G. Stüttgen · H. Schaefer

Funktionelle Dermatologie

Grundlagen der Morphokinetik Pathophysiologie, Pharmakoanalyse und Therapie von Dermatosen

Unter Mitarbeit von
L. Juhlin (Uppsala) · W. Lindemayr (Wien)
A. Zesch (Berlin) · P. Harth (Frankfurt)

Mit 120 Abbildungen und 338 Tabellen

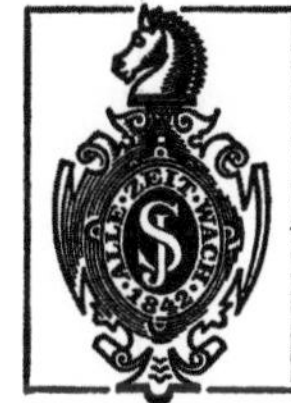

Springer-Verlag
Berlin · Heidelberg · New York 1974

Dr. med. GÜNTER STÜTTGEN
o. Professor für Dermatologie und Venerologie

Dr. rer. nat. HANS SCHAEFER
Professor für Biochemie in der Dermatologie

Universitäts-Haut- und Poliklinik der
Freien Universität Berlin im
Rudolf-Virchow-Krankenhaus

ISBN-13:978-3-642-93019-5 e-ISBN-13:978-3-642-93018-8
DOI: 10.1007/978-3-642-93018-8

Vorwort

Die Fortschritte der Naturwissenschaften haben von jeher ihren Niederschlag in der Medizin gefunden. Die Integrierung von Naturwissenschaftlern in Forschung und Lehre der Medizin ist im Fluß. Die Berufung von Chemikern als Hochschullehrer für Biochemie in der Dermatologie ist bereits Realität. Zu entsprechenden Wissensvermittlungen bietet sich die Alternative an, ein Problem von seiten des Chemikers und von seiten des Mediziners gesondert darzustellen. Zum anderen kann das Problem so gelöst werden, daß in enger Verflechtung des Wissens ein Thema gemeinsam angegangen wird. Wir haben diesen letzteren Weg gewählt.

Der galenische Teil wurde von Herrn Assistenzprofessor Dr. A. Zesch als Pharmazeut und Dermatologe bearbeitet. Herr Professor Juhlin aus Uppsala gab uns viele Anregungen aus seinem Arbeitskreis, die dem Titel dieses Buches entgegenkamen, und schließlich war Herr Professor Lindemayr, Wien, so selbstlos, die Korrektur vorzunehmen. Der Beitrag von Herrn Diplomchemiker Harth zum Zeitpunkt der Beendigung seines medizinischen Studiums sowie die Mitarbeit von Fräulein cand. med. Ingrid Lahl schlug sich in Formulierungen und Schwerpunkten nieder, die vom Didaktischen her den Zugang zu diesem Buche erleichtern sollten.

Auch danken wir Herrn Professor Dr. Klaus Halter und Herrn Privatdozenten Dr. Hans Bockendahl für die Hilfe während der Manuskriptentwicklung.

Wir danken Fräulein Doris Eichler und Frau Susi Bartel für die technische und Frau Inken Supp für die graphische Hilfe bei der Fertigstellung des Buches.

Schließlich danken wir dem Springer-Verlag für die Aufgeschlossenheit und Sorgfalt, die er diesem Buche angedeihen ließ.

Berlin, im Herbst 1973 G. Stüttgen

Inhaltsverzeichnis

Einleitung

Der Begriff funktionelle Dermatologie stellt eine bewußte Einschränkung der normalen und krankhaften Vorgänge der menschlichen Haut auf physiologisch und biochemisch darstellbare Fakten dar. Die Haut liegt wie kein anderes Organ für strukturelle und funktionelle einschließlich pharmakoanalytischer Betrachtungen offen. Was früher noch in einem Buch über die normale und pathologische Physiologie der Haut in monographischer Form gesondert niedergelegt wurde, übersteigt heute schon nicht mehr den Rahmen des Faches Dermatologie, wie es den Studenten dargeboten wird. Das Wissen über funktionelle Zusammenhänge ebnet den Weg zum Verständnis und zur Therapie von dermatologischen Erkrankungen. Diese Entwicklung ist an den Fortschritt der naturwissenschaftlichen Erkenntnis und an die technischen Möglichkeiten eng gebunden. Die Reaktionen der Haut, einschließlich der Entwicklung maligner und beniger Proliferationen, sind demgegenüber im Prinzip unveränderliche Gegebenheiten der gestaltlichen Ausprägung in der von uns überschaubaren Zeit. In der minutiösen Differenzierung verschiedenster Ausdrucksformen krankhafter Reaktionen der Haut erreichte die klassische Dermatologie ein Niveau, das von keinem anderen Fachgebiet der Medizin nur annähernd erreicht wurde (G. Niebauer, 1971). Der Brückenschlag zwischen den mehr morphologisch orientierten und den mehr funktionell eingestellten Strömungen in der Dermatologie soll beiden Richtungen zugute kommen, zumal im molekularbiologischen Bereich sich die Grenzen verwischen. Die weitere Entwicklung in der Dermatologie wird nur durch intensive Forschungsarbeit gefördert werden, die sich mit der Strukturfunktion der normalen Haut und ihren Grundreaktionen unter pathologischen Bedingungen beschäftigt, und die schließlich die Beziehungen zum allgemeinen Organismus herstellt (O. Braun-Falco, 1968).

Es ist nicht zu verkennen, daß das funktionelle Denken in der Dermatologie weltweit lawinenartig angeschwollen ist. Niemals wird aber diese Lawine den stärksten Pfeiler der Dermatologie, die Morphologie, hinwegreißen. Im Gegenteil – funktionelles Denken entwickelte sich in der Dermatologie aus der Kenntnis der Struktur, aus der geweblichen Reaktion der Haut.

Die Autoren erheben nicht den Anspruch auf Originalität der Darstellung, sondern sind sich bewußt, durch mannigfachen Kontakt mit vielen Arbeitsgruppen in den großen Strom der sich entwickelnden Dermatologie integriert zu sein.

Die Entwicklung der menschlichen Haut

Embryologie, perinatale Periode

Die embryologische Differenzierung (Determinierung) des primären Ektoderms nach Pinkus und Tanay ist mit der Entwicklung des Neuroektoderms und des sekundären Ektoderms, von dem sich Epidermis, Haar-Talgdrüsenanlage und Schweißdrüsen ableiten, beendet. Die treibenden Kräfte einer morphologischen Differenzierung werden unterschiedlich gedeutet. Funktionelle Anpassung, entwicklungsmechanische Einflüsse und der Zelle innewohnende Programmierung sind Annahmen, die den heutigen Modellvorstellungen entsprechen.

Das zunächst aus einer Zellschicht bestehende Ektoderm zeigt bei weiterer Entwicklung eine zunehmende Schichtung. Exfoliierende epitheliale Zellen, die zur Oberfläche als Periderm eine Sonderstellung einnehmen und mit Mikrovilli am Stoffwechselaustausch mit der Amnionflüssigkeit beteiligt sind, regenerieren sich aus einer Schicht des inneren Stratum germinativum, aus dem sich auch die Hautanhangsgebilde entwickeln.

Ab 13.–17. Woche hat sich unter Bildung intermediärer Zellen ein Stratum spinosum geformt, welches einen auffälligen granulären Glykogengehalt besitzt.

Nach dem 5. intrauterinen Monat wird das äußere Periderm langsam durch keratinisierende Zellen unter Ausbildung eines Stratum corneum ersetzt, welches keine Zellkerne mehr aufweist. Diese Zellen können als fetale *Keratinocyten* bezeichnet werden.

Bereits in der 7. Woche sprossen von Desmosomen aus Tonofilamente in das Cytoplasma.

Verhornungsanomalien resultieren aus fehlerhafter Entwicklung dieser Stadien unter dem Bild persistierender, peritrichialer Schichten. Entsprechende Krankheitsbilder liegen im Formenkreis der Ichthyosis und deren Varianten vor.

Im letzten Drittel des intrauterinen Lebens wird das Stratum corneum durch die Vernix caseosa vor dem Fruchtwasser geschützt.

Die Hornschichtabschilferung beginnt wenige Tage nach der Geburt mit zunehmender Abstoßung der Vernix caseosa-Reste. Eine lamellöse Ablösung von Verbänden des Stratum corneum geht über den Rahmen des Physiologischen hinaus.

Die Dicke der Epidermis ist individuell und topographisch äußerst variabel. Die Hornschicht ist bei der Geburt dünn, wächst aber in den ersten Monaten rasch. In den ersten Tagen liegt eine physiologische Parakeratose vor.

Das feine Oberflächenrelief der Papillarleisten ist beim Neugeborenen durch die Vernix caseosa verdickt. Die Breite der Papillarleisten beträgt an der Volarfläche der Finger des Neugeborenen 0,08–0,22 mm. (Bei Erwachsenen 0,4–0,5 mm.) Es lassen sich drei Faltensysteme an den Fingern unterscheiden, von denen eines an der Gliedfurche, ein zweites am Nagelwall und ein drittes am Fingerballen beginnt, die sich dann distal, volar oder zentrifugal ausbreiten. Es kommt so zu Bogen-, Schlingen- und Wirbelmustern. Die Zahl der Leisten ist abhängig von der Dicke der Epidermis. Je dünner, desto größer ist die Wölbung der Finger und die Zahl der Hautleisten. Diese *Dermatoglyphics* bilden sich im 3.–4. embryonalen Monat, zeigen charakteristische Papillarmuster, wie Wirbelschleifen und -bögen und erlauben allgemein genetische und krankheitsspezifische Aussagen (Hirsch).

Die Differenzierung zu *Talg-* und *Schweißdrüsen* setzt etwa im 2.–3. Monat von epidermalen Graten aus ein.

Bei 12–22 Wochen alten menschlichen Feten lassen sich elektronenmikroskopisch erste Anlagen intraepidermaler ekkriner Schweißdrüsen und in der 12. bis 13. Woche bereits Schweißdrüsengänge mit einer Differenzierung in intradermale und epidermale Entwicklungsformen nachweisen. Die dermale Papille der Haaranlage setzt sich aus mesenchymalen Zellen im Bereich von Ausstülpungen der Epidermis (Follikelbildung) zusammen. Fehlentwicklungen in diesen Stadien führen zur angeborenen Atrichie. Haaranlage und Talgdrüse dürfen als mikroorganische Einheit aufgefaßt werden, zu denen sich in der Darstellung nach Pinkus die Schweißdrüsen als weitere Komponente hinzufügen. Die Entwicklung dieser Anhangsgebilde geschieht durch Zellteilungen der differenten Elemente.

Die Entwicklung der Schweißdrüsen, insbesondere der Ausführungsgänge, ist beim Säugling nicht immer völlig abgeschlossen. Die Haut des Neugeborenen bzw. des Säuglings in den ersten Wochen weist mehr Fett auf als im späteren Kindesalter, jedoch bedarf die entsprechende Beobachtung noch eines quantitativen Belegs. Der Androgenspiegel der Mutter dürfte wohl durch diaplacentaren Übergang der Hormone in den kindlichen Kreislauf für eine gewisse Aktivierung der Talgdrüsen von Bedeutung sein.

Das Bild einer *Miniaturpubertät* wird durch mütterliche, bzw. placentare Hormone hervorgerufen.

Das *Corium* entsteht aus den undifferenzierten mesenchymalen Zellen, aus denen sich auch Fibroblasten, Mastzellen und schließlich die Fettzellen der Subcutis entwickeln. Bereits im dritten Monat sind feine, mit Silber imprägnierbare (argyrophile) Netzwerke aufzudecken, die auf eine sekretorische Aktivität von Fibroblasten hindeuten. Es bilden sich intracytoplasmatische Filamente, die durch transcelluläre Permeation in den extracellulären Raum gelangen. Elastische Fibrillen werden wahrscheinlich durch Anlagerung entsprechender Filamente geformt. Argyrophile Fasern nehmen allmählich an Zahl und Dicke zu und formen Kollagenbündel, die denen im späteren Leben entsprechen. Störungen in diesem Entwicklungsstadium führen unter anderem zum Ehlers-Danlos-Syndrom.

Die basale Grenzmembran wird bereits bei 12 Wochen alten menschlichen Feten aufgefunden.

Cutis und Epidermis bleiben eine biologische Einheit und beeinflussen sich gegenseitig. Eine als sekretorisch zu deutende Aktivität der Epidermiszellen ist bereits im 3. Monat aus dem elektronenmikroskopischen Bild abzuleiten.

Untersuchungen von Hay an der Salamanderhaut weisen darauf hin, daß die Epidermis in der Lage ist, Substanzen zu sezernieren, die zusammen mit den Fibroblasten der Cutis basale Lamellen bilden. Auch die Entwicklung eines epidermalen Proteins, welches an der Kollagenbildung beteiligt ist, wurde wahrscheinlich gemacht.

Im späteren Leben ist die Induktion epidermaler Proliferationen im Bereich fibrocytärer bzw. histiocytärer Zellansammlungen als Reteleistenproliferation, Acanthose und ggf. als Basaliom bekannt.

Zellspezifische Leistungen der Epidermis scheinen einer phänotypischen Variation zu unterliegen. Moscona (The Epidermis. New York: Academic Press 1964) wies nach, daß 15 Tage alte Mäusehaut, die durch Trypsineinwirkung und Schütteln in eine Suspension umgewandelt wurde, sich in Lösung aggregierte und wiederum Zellverbände formte. Mit Wiedereinsetzung einer Keratinbildung zeigten sich Ansätze zur Haarentwicklung.

Die Regenerationsfähigkeit der Epidermis bei einer Reepithelisation von Wundflächen zeigt hierzu Parallelen, da im Bereich der Wundflächen sich die zunächst unausgerichteten Epidermiszellen später wieder zusammenfinden zur Epidermisformation.

Transplantationsimmunität fetaler Haut

Wenn eine relativ geringe Gewebsunverträglichkeit (Histoinkompatibilität) vorliegt, wird die neonatale Haut vom ausgewachsenen Tier nicht nur angenommen, sondern induziert auch eine Toleranz gleichen Genotyps (Experimente an Mäusen). Entsprechende Ansätze, dieses Modell beim Menschen anzuwenden, stehen zur Diskussion.

Subcutanes Fett

Subcutanes fetales Fettgewebe wird im 3. Monat deutlich und besteht bis zur neonatalen Periode. Persistieren des fetalen Fetts führt zur subcutanen Fettnekrose und zur Sklerema neonatorum. Die Besonderheit einer solchen Fettbildung wird durch eine bräunliche Verfärbung betont.

Melanocyten

Pigmentzellen stammen aus der Neuralleiste. Die Ausbildung der Neuralleiste und die mesoektodermale Auswanderung erfolgt bis zur 6. Schwangerschaftswoche. Erste Vorläufer der Melanocyten sind von der 10. Woche an nachweisbar. Zunächst sind die Melanoblasten bis zur 9. Woche nicht von den Mesenchymzellen zu unterscheiden, wie Becker, Fitzpatrick und Montgomery an Negerfeten belegten. Aus Beobachtungen an Säugetieren geht hervor, daß Vorläufer der Pigmentzellen aus der Neuralleiste in die Epidermis einwandern. Sie erscheinen zuerst im Kopfbereich. Melanoblasten wandern aus der Dermis gegen die Unterfläche der Epidermis vor und dringen von der 11.–12. Woche in diese ein. Eine Aufnahme von Pigmentgranula aus dendritischen Melanocyten in Epithelzellen, ein Vorgang, der als Cytokrinie bezeichnet wird, wurde im 5. Monat nachgewiesen. Schließlich erschöpft sich das dermale Melanocytenreservoir bis auf Restbestände in einzelnen Körperregionen, die z. B. später klinisch als Mongolenfleck, blauer Naevus oder Naevus Ota imponieren können.

Bei dunkel pigmentierten Menschenrassen entwickelt sich der Farbton erst nach der Geburt in den Basalschichten der Epidermis. Die Linea fusca wird als schmale Pigmentierung der Mittellinie des Bauches ausnahmsweise in der 2.–3. Lebenswoche beobachtet, gewöhnlich aber erst vom 3.–6. Monat an festgestellt.

Von Melanocyten abzugrenzen sind die Langerhansschen Dendritenzellen, die wie Melanocyten keine Tonofilamente und Desmosomen aufweisen. Langerhanssche Zellen sind elektronenmikroskopisch im Bereiche der basalen und intermediären Schicht der neonatalen Haut von Pigmentzellen zu differenzieren. Über die Funktion dieser Zellen besteht noch keine Klarheit. Verschiedene Arbeitsgruppen haben als Arbeitshypothese den Langerhansschen Zellen eine endokrine nervöse Funktion zugeschrieben.

Nerven

Das terminale nervöse Netz ist bei Neugeborenen noch unreif. Die bereits bei der Geburt präformierten Meissnerschen Tastkörperchen entwickeln sich später. Verhältnismäßig zahlreich sind freie epitheliale Nervenendigungen an den Fingerspitzen von Neugeborenen. Die Vater-Pacinischen Lamellenkörperchen werden erstmals im 5.–6. Fetalmonat sichtbar. Bei Neugeborenen fällt der Reichtum terminaler nervöser Formationen freier Nervenfasern an den Lippen auf. Der Zusammenhang mit dem Saugreflex ist naheliegend.

Hautgefäßsystem

Beim Embryo steigen die regelmäßig verteilten Gefäße schräg in der Haut auf. Erst mit Vermehrung der fibrillären Elemente und Weiterentwicklung der Schweißdrüsen nehmen sie den endgültigen, horizontalen Verlauf ein, soweit es die Lage der verschiedenen Gefäßplexus anbetrifft.

Mesenchymale Zellen der Wand von Präcapillargefäßen haben eine hochgradig multipotente, variable, prospektive Fähigkeit. Aus diesen Zelltypen kann eine Blutzellneubildung wie auch eine Fettspeicherung in Analogie zum Knochenmark vor sich gehen. Blutbildung und Fettspeicherung konkurrieren miteinander und können sich u. U. ablösen.

Beim Reifgeborenen entspricht das Gefäßnetz in Zahl und Anordnung dem des Erwachsenen. Die Endschlingen der Hautcapillaren sind beim Neugeborenen gut ausgebildet und zeigen eine deutliche Differenzierung des arteriellen und venösen Schenkels. Als Reifezeichen läßt sich das Capillarbild beim Neugeborenen nicht verwenden. Der Capillargefäßdruck steigt bis zum Ende des ersten Lebensjahres geringfügig an. Die Capillarpermeabilität ist im ersten Trimenon verstärkt.

Lymphbahnen

sind beim 47 mm langen Feten nachweisbar und zeigen bereits Klappenbildung. Die spätere Entwicklung eines zweiten Lymphbahnnetzes wurde beim 380 mm langen Feten beobachtet.

Hautfarbe

Nach Verschwinden der Vernix caseosa nimmt die Neugeborenenhaut einen blaßcyanotischen Farbton an, der bereits nach den ersten Atemzügen in ein kräftiges Rot übergeht. Beim Frühgeborenen besteht eine auffallende Durchsichtigkeit der obersten Hautschichten, die es erlaubt, kleine Gefäße direkt zu beobachten. Hinzuzufügen wäre, daß die Haut beim Feten Sauerstoff über das Periderm direkt aufnehmen kann und so einen O_2-Bedarf eines extrauterinen Feten wenigstens zeitweise zu befriedigen vermag.

Die Gesichtshaut des Neugeborenen spielt eine wichtige Rolle bei der Temperaturregelung. Es konnte nachgewiesen werden, daß eine Senkung der Körperkerntemperatur den Stoffwechsel weniger stimuliert als die Senkung der Hauttemperatur. Die Auswirkung von Erwärmung sowie Abkühlung des Gesichts auf den Metabolismus unter einer Umgebungstemperatur von 20–22° C zeigt, daß die Lokalerwärmung des Gesichtes mit infraroter Bestrahlung den Sauerstoffverbrauch vermindert; demgegenüber führt eine lokale Abkühlung des Gesichts zu einer Erhöhung des Sauerstoffverbrauchs.

Nägel

Diese bilden sich vom 3. Monat an mit einer Einstülpung der Epidermis an der Dorsaloberfläche der Fingerspitzen. Histochemisch ist die Bildung einer hornartigen Substanz bereits im 3. Monat nachweisbar. Es hat sich dann ein Keratin entwickelt, welches durch proteolytische Fermente nicht mehr spaltbar ist. Fortoyn konnte feststellen, daß vom 5.–10. Monat in der Fetalentwicklung der Nagel mehr in die Länge als in die Breite wächst. Die individuellen Schwankungen sind aber zu groß, um den Nagel zu Altersbestimmungen zu benutzen. Der Keratinentwicklung geht die Formung eines Nagelfeldes voraus, welches etwa nach 16 Wochen von einer dünnen Nagelplatte belegt ist. Der Nagel des geburtsreifen Kindes läßt sich mit demjenigen des Erwachsenen vergleichen. Nur ist er dünner und weicher und erreicht mit der Geburt die Linie der Fingerbeere.

Haarentwicklung

In der noch nicht differenzierten Epidermis bildet sich durch Mitosen eine Zellanhäufung in säulenförmiger Anordnung, die den Haarkeim darstellt. An dessen Basis liegt bereits ein Fibroblastenhaufen vor, in dem histochemisch eine alkalische Phosphatase belegbar ist. Diese Zellansammlung entspricht der Haarpapille, die nun dermalwärts vordringt. Während sich diese Säule zum Haarzapfen verlängert, bildet sich um die Papille proliferativ ein Zellmantel. Zu diesem Zeitpunkt entwickeln sich zwei neue Ausstülpungen; aus der oberen formt sich die Talgdrüse und aus der unteren der Haarwulst, welcher später der unterste Teil des permanenten Haarfollikels bleibt. Innerhalb der Zellsäule differenzieren sich sowohl die Zellen des Haarbulbus, der Haarmatrix als auch die der Haarscheide. Am Follikel entstehen Zellformationen, aus denen sich der *Musculus arrector pili* bildet.

Nach einer gewissen Zeit gehen die vorliegenden Haare in das Katagen-, später in das Telogenstadium über, und zwar nach Gesetzen, die auch für das postnatale Leben gelten. Der erste Haarwechsel beginnt etwa im 8. fetalen Monat und dauert bis in die Kindheit an. Nacheinander wechseln individuell verschieden die Haare der Augenbrauen, der Stirn, der Lippen, des Scheitels, des Rumpfes, der Arme, Beine, Hand- und Fußrücken. Die Regenerationszeiten der Haare an den verschiedenen Körperregionen sind, wie auch im späteren Leben, recht different. Bereits beim Neugeborenen unterscheiden sich die Haare einzelner Körperstellen. Die Lanugohaare sind seidig und pigmentarm. Sie bleiben als allgemeine Körperbehaarung bestehen und werden im späteren Leben nur z.T. durch Terminalhaare ersetzt. Die Lanugobehaarung ist einmal in das zarte Flaumhaar und zum andern in ein gröberes Wollhaar (Vellushaar) zu unterteilen. Das Wollhaar entwickelt sich auf der Kopfhaut etwa 6 Monate nach der Geburt und bleibt bis zur Pubertät bestehen. Dieser Haartyp kommt auch an Wimpern und Augenbrauen vor. Bis zum 13. Jahr und auch darüber hinaus ist das Wollhaar die vorherrschende Haarart. Diese Haare gleichen in ihrer anatomischen Struktur bereits dem endgültigen Haar. Die Wimpernhaare sind bei der Geburt verhältnismäßig stark entwickelt und bei brünetten Kindern auch die pigmentreichsten. Die Augenbrauenhaare haben bei der Geburt meist schon gewechselt, so daß bei Neugeborenen fast stets bogenförmig angeordnete, kräftig ausgebildete Augenbrauen vorhanden sind.

Die Farbe der bei der Geburt vorhandenen Lanugohaare entspricht nicht immer der im späteren Leben bestehenden Tönung, d.h. Kinder können dunkelhaarig auf die Welt kommen und durch Nachwachsen der Haare (Vellushaar, Terminalhaar) später blond werden und umgekehrt.

Das Haarkleid des Neugeborenen

Der bei der Geburt erfolgende Haarwechsel gleicht der Entwicklung der ersten Haaranlage beim Embryo. Zwischen dem 2. und 5. Monat erscheinen, beginnend am Kopf und am Körper fortschreitend, die ersten Haare.

Diese fetale Lanugo bedeckt gleichmäßig alle behaarten Hautstellen. Eine Differenzierung in verschiedene Haararten tritt erst kurz vor oder nach der Geburt nach dem ersten Haarwechsel auf. Die Ausbildung der unterschiedlichen Haartypen ist von der Lokalisation an der Körperoberfläche abhängig. Welche Faktoren für die Determination der Haare von Bedeutung sind, steht zur Klärung aus.

In der frühen Säuglingsphase befinden sich die Kopfhaare in der Telogenphase und sind mechanisch leichter zu entfernen (Säuglingsglatze an Kopfdruckstellen). Im 2. Halbjahr ist der Prozentsatz der Telogenhaare ähnlich wie beim Erwachsenen etwa um 15%.

In Dermoidcysten können alle Haartypen von Vellus-Kopfhaar, Pubertätshaar usw. aufgefunden werden. Offenbar sind die determinierenden Faktoren in der Haut selbst vorhanden, und transplantierte Haut behält den Herkunftscharakter bei.

Das Auftreten von Mark in den Kopfhaaren belegt, daß der Fetus bzw. das Kind gelebt hat, während Mark in den Cilien für die Reife des Fetus spricht. Zwillingsuntersuchungen haben die Erbgebundenheit der Entwicklung und des Typs der Haarverteilung betont.

Physiologische Charakteristika der fetalen Haut

Histochemie

Aktivität von *Cholinesterase* ist frühzeitig im subepidermalen und perifollikulären Nervenplexus darstellbar. Auch in den Anlagen der Piloarrektoren zeigt sich dieses Ferment.

Monoaminoxidase ist in der embryonalen Rattenhaut aufgefunden worden, nimmt mit der Reifung der Organe zu und ist an Nervenfasern deutlich darzustellen.

Lysosomale Hydrolasen sind in der menschlichen fetalen Haut ab 3. Monat gegenüber den Vormonaten akut erhöht (β-Glucuronidase, β-Galaktosidase, Kathepsin und Arylsulfatase).

Die *alkalische Phosphatase* zeigt im frühen fetalen Leben eine hohe Aktivität besonders in der Wand der dermalen Blutgefäße. Dieses Enzym ist in dieser Entwicklungsphase entsprechend den Organen mit hoher Wachstums- und Differenzierungsrate besonders aktiv. In Haarfollikeln und Talgdrüsen fehlt die alkalische Phosphatase oder ist nur in Spuren vorhanden.

Die *Phosphorylaseaktivität* nimmt nach Beginn der Differenzierung in den Schweißdrüsenzellen deutlich ab, während apokrine Drüsen von Beginn an wenig Phosphorylaseaktivität aufweisen. Die saure Phosphatase fällt in fetaler Haut in ihrer Aktivität vom 1. bis 5. Monat ab, während die der Arylsulfatase stetig ansteigt.

Nägel und Haare sowie die Epidermis sind in der frühfetalen Haut stets reich an Glykogen und Phosphorylase. Mit Beginn der Keratinisierung nimmt der Glykogengehalt in der Epidermis ab und bleibt nur in den Basalschichten bestehen.

Glucose-6-phosphat-Dehydrogenase, Succinat-Dehydrogenase, Cytochrom-Oxidase und β-Glucuronidase und schließlich auch die Aminopeptidase sind etwa ab der 16. Woche nachweisbar. Die Amylophosphorylase ist mit der Bildung von Glykogen aus Glucose in den fetalen epidermalen Zellen gekoppelt.

Stoffliche Hinweise

Mucopolysaccharide sind an der Oberfläche des Periderms menschlicher Fetalhaut bereits nachweisbar. Der Histamingehalt der fetalen Haut steigt mit der Reifung an und steht in sicherer Beziehung zur Zahl der Mastzellen.

Das pH der Säuglingshaut

Bei pH-Bestimmungen am Arm von 24 Wochen alten Säuglingen liegt das pH um 5,5. Wird unmittelbar nach dem Waschen mit Seifenlösung (von pH 10) gemessen, so steigt das pH der Haut im Mittel um 2,5 an. In 75% der Versuche braucht die mit Seifenlösung gewaschene Säuglingshaut mehr als 60 min, um zu ihrem Ausgangswert zurückzukehren. Nach Anwendung neutraler Detergentien ist eine schnellere Rückkehr zum sauren pH zu beobachten.

Die Hautflora des Neugeborenen

Kaiserschnitt-Kinder zeigen zum Zeitpunkt der Geburt eine sterile Haut, während die Haut Spontangeborener hauptsächlich durch nicht pathogene Staphylokokken und diphtheroide Bacillen besiedelt ist. Gelegentlich treten koliforme Bakterien und Streptokokken auf. Das Muster der Hautflora geht nicht auf Routinemanipulationen bei der Geburt, wie Waschen des Kindes, Zangenanwendung usw. zurück.

Die Permeation durch die Neugeborenenhaut

Klinische Berichte über toxische Resorptionsfolgen einschließlich erhöhter O_2-Aufnahme weisen auf wesentlich erhöhte Resorption durch die Neugeborenenhaut hin, die auch aufgrund der anatomischen Gegebenheiten zu erwarten ist.

Literatur

Gleis, J., Stüttgen, G.: Morphological and Functional Development of the Skin. In: Physiology of the Perinatal Period, Vol. 1. New York: Appleton Century Crofts 1970.

Pinkus, H., Tanay, A.: Embryologie der Haut. In: Handbuch der Haut- und Geschlechtskrankheiten, Bd. I/1. Berlin-Heidelberg-New York: Springer 1968.

Die Epidermis

Die Oberfläche der Hornschicht, also die Kontaktfläche zu der Außenwelt, beträgt beim Erwachsenen etwa 1,5 – 2 m^2. Die Basalschicht der Epidermis, d. h. die Kontaktfläche zu dem ernährenden Corium, ist größer, da die Epidermiszapfen sich in das Corium einsenken und die Papillen von dem epidermalen Gewebe gewölbeartig umschlossen werden. Die Dicke des Stratum Malpighii ist von der Lokalisation abhängig und beträgt durchschnittlich 5 – 12 Zellagen (Melanocyten s. S. 102).

Tabelle 1. Hautoberfläche (67)

ca. 1,85 m^2 bei 170 cm Größe und 75 kg Gewicht

Tabelle 2. Hautdicke (54)

Oberhalb des Sternums: 1,93 mm (mit ca. 32 Jahren Maximalwert erreicht)
Oberschenkel: 1,39 mm (mit ca. 36 Jahren Maximalwert erreicht)

In Abhängigkeit von der proliferativen Aktivität entwickeln sich an der Rumpfhaut epidermale columnäre Strukturen, die von der Basalis bis zur Hornschicht eine gut ausgebildete Säulenformation aufweisen. Dieses Phänomen zeigt sich an den distalen Körperpartien und an den Extremitäten nicht (Christophers, 1972).

Eine Verdickung der Epidermis auf das Mehrfache wird durch Hyperplasie der Zellagen hervorgerufen.

Die *Hornschicht* als Endprodukt der sich abstoßenden, mausernden, epidermalen Zellen ist je nach Lokalisation von wechselnder Stärke. Am Bauch beträgt sie 6 – 36 μ, unter den Füßen bis zu 80 μ. Stratum Malpighii und Stratum corneum zusammen variieren in der Dicke von 0,03 mm (Kopf, Rumpf, Arm) bis zu 1 mm (Fußsohle).

Die voll entwickelte Epidermis gliedert sich in fünf horizontale Schichten, die über eine Transformierung in vertikaler Richtung verbunden sind. Die Basis besteht aus Basalzellen, die einmal für den Zusammenhalt mit der Cutis über die Basalmembran verantwortlich sind und zum anderen als Matrix des Stratum germinativum gelten. Von den Basalzellen greifen celluläre Wurzelfüßchen in eine Grenzmembran über, die Epidermis und Corium miteinander verbinden. Fibrillen des Coriums sind in diese Membran eingeflochten (s. Abb. 5, S. 20).

Elektronenmikroskopie

Die Basalmembran zeigt als epitheliales Fasernetz Kontakte mit den extracellulären Komponenten der Desmosomen.

Die Basalzellen mit ihren ovalen Centriolen sind durch eine häufige Zellteilung

Tabelle 3. Hautdicke in Abhängigkeit von Alter und Geschlecht (radiographische Methode) (13)

Probanden	*n*	Durchschnittliches Alter	Bereich (mm)	Mittlere Dicke (mm)
Männer unter 65 Jahre	51	32	1,0 – 1,7	1,3 ± 0,02
Frauen unter 65 Jahre	53	35,1	0,9 – 1,4	1,1 ± 0,005
Männer über 65 Jahre	14	78,6	0,7 – 1,2	0,9 ± 0,041
Frauen über 65 Jahre	22	77,2	0,6 – 1,2	0,9 ± 0,03

Tabelle 4. Strukturelle Dimensionen und Diffusionsdaten der Epidermis nach Scheuplein [J. invest. Derm., **48**, 79 (1967), weitere Literatur s. dort]

Anhangsgebilde	Zahl/cm² Hautoberfläche	Durchschnittlicher Abstand	Jeweiliger Querschnitt	Querschnittsanteil bezogen auf Oberfläche = 1	Nominelle Diffusionskonstante (cm²/sec)	Nomineller Durchmesser (Dicke)
Haarfollikel (nur Haare)	40 (Bauchhaut)	2200 µm	$3{,}84 \cdot 10^{-5}$ cm²	$1{,}5 \cdot 10^{-3}$	$2 \cdot 10^{-7}$	70 µm
	100 (Unterarm)	1400 µm	$3{,}84 \cdot 10^{-5}$ cm²	$3{,}8 \cdot 10^{-3}$	$2 \cdot 10^{-7}$	70 µm
Schweißdrüsenausführungsgänge					$1-8 \cdot 10^{-7}$	
	210 (Bauchhaut)	980 µm				
	220 (Unterarm)	950 µm				
1. Querschnittsfläche der Öffnung		Bauchhaut	$3{,}84 \cdot 10^{-5}$ cm²	$8{,}1 \cdot 10^{-3}$		70 µm
2. Äußerer Duct		Bauchhaut	$1{,}77 \cdot 10^{-6}$ cm²	$3{,}7 \cdot 10^{-4}$		
3. Innerer Duct		Bauchhaut	$1{,}73 \cdot 10^{-7}$ cm²	$3{,}6 \cdot 10^{-5}$	$2 \cdot 10^{-5}$	4,7 µm
4. Zellquerschnittsfläche		Bauchhaut	$1{,}54 \cdot 10^{-6}$ cm²	$3{,}3 \cdot 10^{-4}$	10^{-6}	
1. Querschnittsfläche der Öffnung		Unterarm	$3{,}84 \cdot 10^{-5}$ cm²	$8{,}4 \cdot 10^{-3}$		70 µm
2. Äußerer Duct		Unterarm	$1{,}77 \cdot 10^{-6}$ cm²	$3{,}9 \cdot 10^{-4}$		14 µm
3. Innerer Duct		Unterarm	$1{,}73 \cdot 10^{-7}$ cm²	$3{,}8 \cdot 10^{-5}$	$2 \cdot 10^{-5}$	4,7 µm
4. Zellquerschnittsfläche		Unterarm	$1{,}59 \cdot 10^{-6}$ cm²	$3{,}5 \cdot 10^{-4}$	10^{-6}	
Stratum corneum (Unterarm und Bauchhaut)				1,00	$1{,}0 \cdot 10^{-10}$	13 µm
Hydratisiertes Stratum corneum				1,00	$1{,}0 \cdot 10^{-9}$	38 µm
Epidermis (Unterarm und Bauchhaut)				1,00	$1{,}0 \cdot 10^{-6}$	110 µm
Cutis (Unterarm und Bauchhaut)				1,00	$1{,}0 \cdot 10^{-6}$	0,5 mm

Tabelle 5. Zellgröße (größte Längenausdehnung) (100)

Basalzellen ca. 6 µm
Stachelzellen ca. 10—15 µm
Zellen des Stratum granulosum ca. 20 µm
Corneocyten 30—45 µm

charakterisiert. Zwischen dem nach oben folgenden Stratum spinosum liegen Zellen, welche als transitorische Zellen bezeichnet werden können. Das *Stratum spinosum* besteht im wesentlichen aus Zellen, deren Aufgabe die Hornschichtbildung ist, und die somit als Keratinocyten bezeichnet werden. Jede Zellage aus polygonalen Keratinocyten ist mosaikartig zusammengesetzt. Je dicker die Haut, um so größer ist die Zahl der Zellschichten der Keratinocyten, falls keine Anomalie der Hornschichthaftung vorliegt. Beachtet werden muß auch das

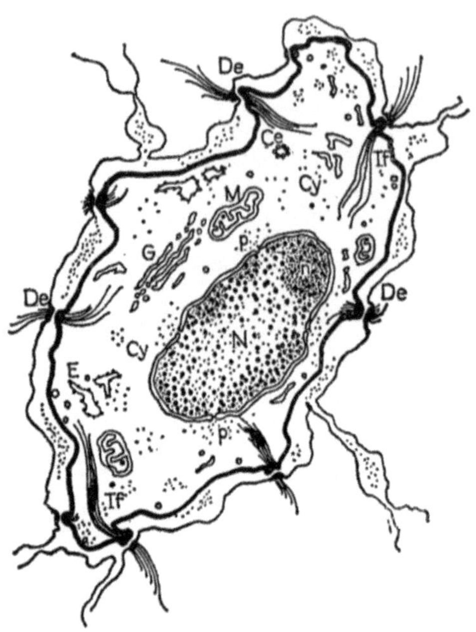

Abb. 1. Elektronenmikroskopische Struktur einer Zelle des Stratum spinosum (Orfanos, C., 1965). *N* Nucleus, *n* Nucleolus, *P* Poren, *E* Ergastoplasma, *Cy* Cytoplasmatischer Raum, *M* Mitochondrien, *G* Golgiapparat, *Ce* Centrosom, *De* Desmosomen, *Tf* Tonofilamente

Zellvolumen der einzelnen Keratinocyten, da z.B. bei der Psoriasis eine wesentliche Vergrößerung (Hypertrophie) der Einzelzelle beschrieben wurde. Volumenzunahme der Epidermis ist somit nicht nur eine Funktion der Zellzahl. Ein elektronenmikroskopisch erfaßbares Charakteristikum der Keratinocyten sind Desmosomen, welche leistenförmig die Zelloberfläche überziehen. Von *Desmosomen* ziehen fibrilläre Büschel, sog. Tonofibrillen, die aus Tonofilamenten bestehen, durch den cytoplasmatischen Raum der Zelle. Diese *Tonofibrillen* entwickeln sich vermutlich zu Präkeratin, in den Endphasen der Transformation zur Hornschicht. Zu Körperchen, die elektronenmikroskopisch bei der Transformation von Keratinocyten zur Hornzelle zu beobachten sind, gehören *Keratinosomen* (Odland-Bodies). Diese Körperchen scheinen mit der Keratinisation der Epidermis in Zusammenhang zu stehen (Niebauer, 1972). Die Desmosomen sind Haftstellen zwischen den einzelnen Keratinocyten, und dementsprechend ist in den mitoseaktivsten Schichten der Epidermis die Entwicklung dieser Leisten nicht in dem Maße ausgeprägt, wie in der Mitte des Stratum Malpighii. Die Keratinocyten sind nicht durch eine besondere synthetische Aktivität im physiologischen Bereich charakterisiert, wofür auch die geringe Zahl elektronenmikroskopisch feststellbarer Zellelemente, wie Golgi-Apparat und Centriolen, sprechen.

In dem nun zur Peripherie hin folgenden, etwa 2–3 Zellschichten starken *Stratum granulosum* ist das hervorstechende Merkmal die Bildung von Keratohyalingranula innerhalb der Zellen. Damit ist die Differenzierung zur Keratinbildung auch lichtmikroskopisch offenbar. Mit dem Ausdruck *Stratum intermedium* nach Brody sind die granulahaltigen Zellen als funktionelles Zwischenglied zur Hornschicht angesprochen. Bei dem Stratum granulosum ist eine Ausrichtung der Zell-Längsachse parallel zu der Hautoberfläche ausgeprägt, diese entspricht dem Durchmesser von 5 Zellen des Stratum spinosum bzw. 6 Zellen des Stratum basale. Weiter peripherwärts werden zwischen Stratum lucidum und Stratum intermedium transitorische Zellen oder T-Zellen beschrieben, die in verschiedene Typen zu unterteilen sind. Bei dem nun folgenden *Stratum lucidum*, das sich durch eine schwache Anfärbbarkeit auszeichnet und sich (durch Behandlung mit Osmiumsäure) elektronenmikroskopisch in zwei Schichten darstellen läßt, ist die Frage nach der typographischen Ausprägung durchaus nicht einheitlich. Während an der Plantar- und Palmarhaut das Stratum lucidum lichtoptisch deutlich darstellbar ist, ist diese Schicht an der übrigen Haut weniger imponierend. Im Stratum lucidum sind elektronenmikroskopisch noch Zellstrukturen erhalten. Dieses Stratum lucidum von dem Stratum corneum compactum zu differenzieren gelingt durch deren Fibrillendichte und Undurchsichtigkeit.

Elektronenmikroskopisch zeigt das *Stratum corneum* eine Unterteilung in mehrere Schichten, wobei eine Intermedial- und eine Oberflächenschicht unterschieden werden kann. Die fibrillären Strukturen der kernlosen *Hornzellen* sind in der intermedialen Schicht besonders ausgeprägt. Die Hornzellen bzw. Hornlamellen zeigen einen unterschiedlichen Durchmesser und eine damit verbundene variable Oberfläche in Abhängigkeit von der Lokalisation. So ist an der Stirn im Durchschnitt ein Durchmesser von 34,2 μ aufgefunden worden mit einer damit verbundenen Oberfläche von im Durchschnitt 746 μ^2, während an der Axilla z. B. ein Durchmesser von 43,6 μ und eine Oberfläche von 1220 μ^2 besteht.

Tabelle 6. Anzahl Corneocyten/cm² an verschiedenen Körperregionen (79)

Körperregion	Mittelwert
Stirn	82000
Axilla	118000
Arm	187000
Handinnenfläche	103000
Bauchhaut	218000
Oberschenkel	133000
Ferse	319000

Im Verlaufe des Alters stellt sich eine Vergrößerung der Zelloberfläche ein. Nach Untersuchungen von Plewig u. Mitarb. sind die sich abschilfernden Schleimhautzellen in ihrem Durchmesser größer und betragen an der Zunge um 70 μ Durchmesser und 2220 μ^2 Oberfläche. In den Hornzellen (Corneocyten) werden entsprechend der Hautfarbe und der Rasse Melaningranula aufgefunden, deren Zahl durchschnittlich 195–520 und bei der weißen Rasse ebenfalls in Abhängigkeit von der Hauttönung 6–67 beträgt.

Bei der Cytodiagnostik der Hornzellen kann bei verschiedenen Formen der Parakeratose die Auszählung der Halo-Cells (Ringzellen) ein Hinweis für das Vorliegen einer Psoriasis bieten.

Bei Untersuchung der *psoriatischen Hornschicht* mit dem Raster- (SEM) und mit dem Transelektronenmikroskop (TEM) zeigte sich im SEM, daß der veränderte *cytoarchitektonische Aufbau* der psoriatischen Hornschicht im Vergleich zur gesunden zum Verlust der normalen Oberflächengestaltung führt. Die Einteilung der Hautoberfläche in Hautfelder wird bei der Psoriasis durch eine unregelmäßige Anordnung abschuppender Hornzellverbände, der *psoriatischen Schuppen*, ersetzt. Die Hornzelloberfläche der psoriatischen Hornzellen ist selbst in den tieferen Hornzelllagen nach 4, 8 und 16 Abrissen villös verändert *(villöses Oberflächenmuster)*. Die Intercellularräume (ICR) sind relativ weit. Im TEM zeichnet sich die psoriatische Hornschicht durch ihre Dicke und durch die *Polymorphie* ihrer Hornzellstruktur aus. Die psoriatischen Hornzellen enthalten Kern- und Cytoplasmareste, die in den normalen Hornzellen nicht vorhanden sind. Die Osmiophilie der psoriatischen Hornzellen ist insgesamt vermindert, da die Lipide offenbar nicht in dispergierter Form in die Matrix eingebaut werden, sondern in Form von Lipidgranula vorliegen.

Die Differenzierung der Keratinocyten im Verlauf der Wanderung aus der Proliferationszone der Basalschicht bis zur Endproduktzone der Hornschicht geht über verschiedene Stufen enzymatischer Aktivitäten und stofflicher Umsetzungen. Aus der funktionellen Zoneneinteilung, wie Stratum basale als Proliferationszone und Stratum spinosum und Stratum granulosum als Differenzierungszone ist bereits abzuleiten, daß die Differenzierung ihren Ausdruck in der Zellstruktur finden kann. Zwar besitzen epidermale Zellen einschließlich der Keratinocyten im vitalen Zustand qualitativ die gleiche strukturelle Grundausstattung wie die übrigen Säugetierzellen, doch ist vom Quantitativen her eine unterschiedliche Besetzung der jeweiligen Zellen mit bestimmten strukturellen Funktionseinheiten festzustellen. Die Proteinsynthese, vermittelt durch verschlüsselte Informationen über Messenger-Ribonucleinsäure, läuft im Ergastoplasma ab, welches im cytoplasmatischen Raum liegt, und als Hohlraumsystem für Rohstoffdeponierung und Energiegewinnung für synthetische Vorgänge dient. Der Golgi-Apparat wiederholt das Strukturprinzip der Cytoplasmamembran mit eingeschlossenen wäßrigen Phasen und ist von dem übrigen Membransystem isoliert. Centrosomen, Lipidtropfen, Ribo-

Tabelle 7. Enzymfreisetzung aus Lysosomen. Aus: Appel, W.: Die klinische Enzympathologie der Lysosomen. Med. Welt (Stuttgart) **23**, 574 (1972)

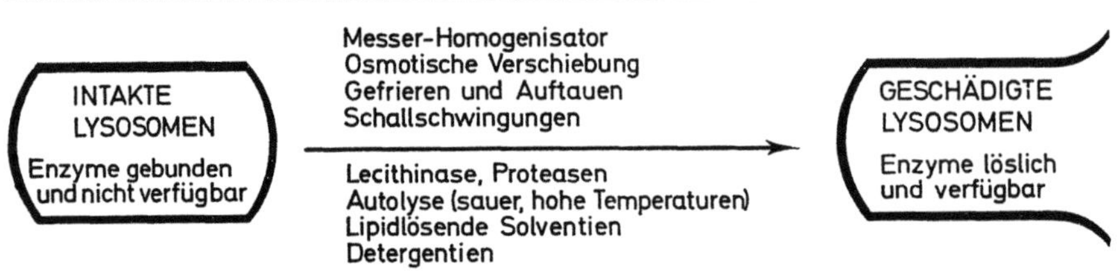

somen als cytoplasmatische RNS-Granula und schließlich Lysosomen als separate Träger hydrolytischer Enzyme sind bei den Keratocyten weniger ausgeprägt als in den übrigen Körperzellen, insbesondere auch den Zellen der Proliferationszone der Epidermis.

Lysosomen sind von Membranen begrenzte Strukturen, die spezifische saure Hydrolasen enthalten. Das primäre Lysosom ist offenbar ein Transportvehikel zwischen dem Ort der Enzymsynthese und einem Körperchen mit vornehmlicher intracellulärer Verdauungsfunktion. Im intakten Lysosom sind die Enzyme, wie saure Ribonuclease, saure Desoxyribonuclease, saure Phosphatase, Phosphoproteinphosphatase, Kathepsine, Kollagenasen, α-Glucosidase, β-N-Acetylglucosaminidase, β-Glucuronidase, β-Galaktosidase, α-Mannosidase und Arylsulfatase gebunden und nicht verfügbar. Durch variable Schädigung der Lysosomen werden diese Enzyme freigesetzt und stehen für stoffwechselmäßige Verwertung entsprechender Substrate zur Verfügung. Mit Aktivierung lysosomaler Enzyme werden Zellschädigungen bis zur Nekrose induziert. Es erscheint wahrscheinlich, daß diese Enzyme erst nach einer gewissen Latenzzeit zur Wirkung kommen. Besonders gut untersucht ist die Rolle der Lysosomen bei Strahlenschädigungen einschließlich der Photosensibilisierung. Des weiteren können bakterielle Toxine an den Lysosomen angreifen, und schließlich scheint das lysosomale System von Phagocyten bei der Verwertung exogenen Materials von besonderer Wichtigkeit zu sein.

Aufgabe lysosomaler Enzyme ist u.a. die Autophagie. Darunter wird eine Abkapselung geschädigter Zellbestandteile durch eine Membran verstanden, in die Lysosomen Enzyme transferieren und das eingeschlossene Material verdauen. Auch an dem Phänomen der Heterophagie sind lysosomale Enzyme beteiligt, indem sie exogenes, auch höher molekulares Material, welches von epidermalen Zellen aufgenommen wurde, enzymatisch abbauen (Wolff, 1972).

Aus Epithelzellen von Mundschleimhaut oder Haarwurzel sowie an Leukocyten lassen sich X-Chromosomen als sog. *Sexchromatin* darstellen. Im Interphasekern wird dieses kondensierte X-Chromosom als *Barrsches Körperchen* bezeichnet. Das weibliche Sexchromatin hat eine plankonvexe Struktur und ist adhärent an der inneren Seite der Kernmembran gelegen, während das männliche Sexchromatin frei in der Membran liegt. Findet man in 30 bis 60% der untersuchten Zellen Chromatinpositive Kerne, darf auf 2 X-Chromosomen im diploiden Karyotyp geschlossen werden. Für die Diagnose Chromatin-negativ muß gefordert werden, daß in 200 der untersuchten Zellen keine Kerne mit Sexchromatin auftreten. Beim weiblichen neutrophilen Granulocyten findet man runde bis ovale Kernanhänge von 1,2–1,5 μ Durchmesser, die sog. Drumsticks (s. Böhm, R.: Diagnostik, S. 489, 1972).

Literatur

Orfanos, C. E.: Feinstrukturelle Morphologie und Histopathologie der verhornenden Epidermis. Stuttgart: G. Thieme 1972.

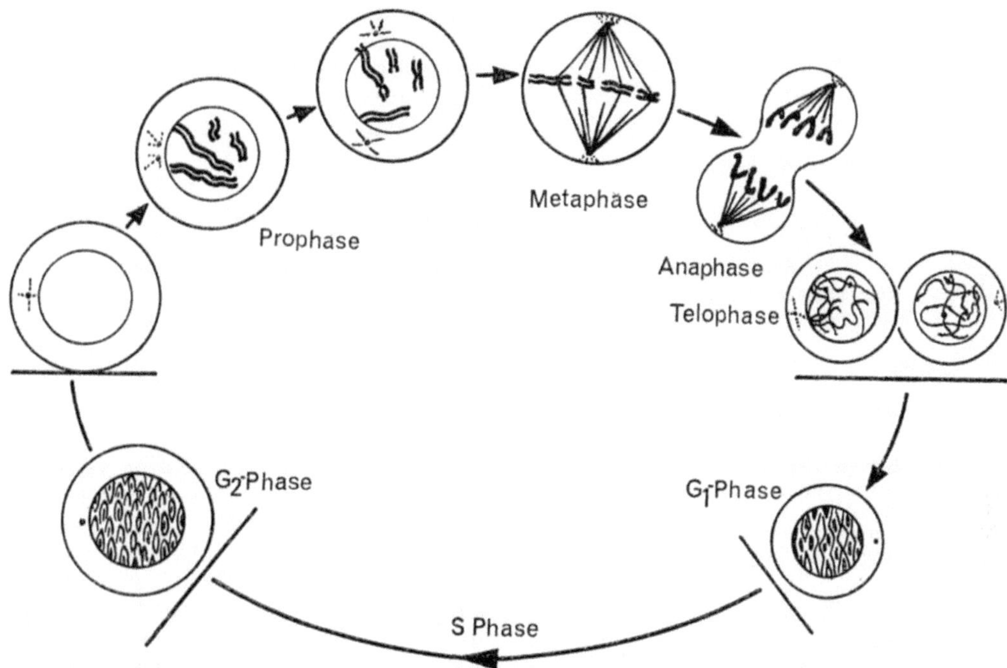

Abb. 2. Stadien der Mitose

Die Zellteilung

Die Zellteilung verläuft beim Säugetier rhythmisch, im allgemeinen liegt ein 24 Std-Rhythmus der Mitosehäufigkeit vor. Die cytologische Charakteristik der Mitose in der menschlichen Epidermis stellt sich nach Ollson u. Mitarb. folgendermaßen dar:

1. Kondensation des Chromatins,
2. Auflösung der Kernmembran,
3. Bildung einer polaren hellen Zone, frei von Tonofilamenten,
4. Spindelbildung,
5. Anlagerung der Spindel an den Kinetochor und an Chromosomen,
6. Ausrichtung der Chromosomen in der Äquatorialplatte,
7. Wanderung gegen die Pole,
8. Bildung der Kernmembran,
9. Teilung des Cytoplasmas bei äquatorialer Abschnürung.

Der *mitotische Index* sagt aus, wieviel Zellteilungen auf 1000 ausgezählten Zellen zu beobachten sind (Tabelle 11). Dieser liegt in der Epidermis zwischen 0,1 – 1,6. Die Reproduktion einer Zelle wird in vier Perioden eingeteilt, wobei jede einzelne Periode eine Konstante für bestimmte Zellformen darstellt.

Unterschieden wird in

die DNS-Synthese-Periode = S
die „Ruheperiode" = G2
Intervall zwischen S und M
die eigentliche Mitose = M
die Interphase = G1

Aus der Interphase heraus entwickelt sich die Zelldifferenzierung.

Die Turnover-Zeit einer proliferierenden Zellpopulation gibt die Mitosezahl, dividiert durch Mitosedauer an.

$$\text{Turnover-Zeit} = \frac{\text{Mitosezahl}}{\text{Mitosedauer}}$$

In der Epidermis sollte sie sich nicht auf die gesamten Zellen der Epidermis, sondern lediglich auf die germinativen Zellen der Proliferationszone beziehen. Dort beträgt die Zeit zur Entwicklung einer Toch-

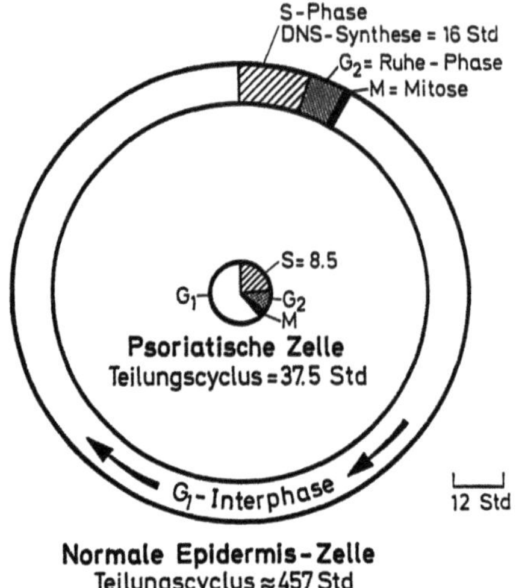

Abb. 3. Teilungscyclus einer normalen Epidermiszelle und eines Keratinocyten bei Psoriasis

terzelle und Entwicklung eines in das Stratum spinosum einwandernden Keratinocyten 12 Tage (Tabelle 12, 13).

In der Zellkultur zeigt die Basalschicht eine deutliche mitotische Duplikation im Gegensatz zum Stratum spinosum. Lediglich eine Tochterzelle aus der Basalschicht dient zum Erhalt des Stratum basale, während eine andere Tochterzelle nach einer weiteren mitotischen Teilung in den der Basalzelle anliegenden Schichten als Keratinocyt dann zur Hautoberfläche wandert. Bei reaktiv-reparativen Regenerationen der Epidermis liegen zwei Mechanismen vor

1. Verkürzung der Zellcyclusdauer und
2. Vergrößerung der Proliferationszone.

Diese reaktiv-reparative Regeneration geht über einen besonderen Stimulus zur Zellreduplikation vonstatten. Die regenerative Zellteilung ist besonders häufig in der Nacht. Tags, namentlich bei körperlicher Arbeit ist sie eingeschränkt.

Pro Tag wird eine Schicht von Lamellen des Stratum corneum im Zuge der Mauserung abgestoßen.

In etwa 8 Tagen hat sich die Hornschicht unter normalen Bedingungen voll regeneriert. Diese Annahme wird durch Bestimmungen der Regenerationszeit nach Abziehen der Hornschicht mit Klebestreifen im Stripping-Verfahren gesichert. Mittels des Einbaues radioaktiv markierter Purin- bzw. Pyrimidinkörper läßt sich die Regenerationsrate der gesamten Epidermis exakt bestimmen und sie beträgt 28 Tage. In Abhängigkeit von dem Typ einer Hautkrankheit bzw. einer vorangegangenen Hautirritation entwickeln sich verschiedene epidermale *Regenerationszeiten*, die, bezogen auf die Erneuerung der gesamten Epidermis, zwischen 4–40 Tage schwanken. Unter der Berücksichtigung einer Mitosezeit von 1 Std und bezogen auf die Tatsache, daß auf eine Hornzelle 25 Basalzellen kommen und innerhalb 24 Std jede Basalzelle eine Mitose durchläuft, darf geschlossen werden, daß sich zu jeder Zeit eine von 600 Basalzellen in der Mitosephase befindet (Tabelle 11). Ein mitotischer Index von 1,5 reicht somit aus, um die normale epidermale Regeneration zu gewährleisten. Eine Aktivierung der epidermalen Regeneration in vitro ist durch Zuführung von Substanzen zu erzielen, die im Zuge energetischer Stoffwechselprozesse metabolisiert werden. Auch eine Erhöhung der Sauerstoffspannung gibt die Voraussetzung für eine Steigerung der mitotischen Aktivität. Ehring untersuchte 1962 in subtilen vitalmikroskopischen Untersuchungen die Regenerationszeit am Fingernagelwall anhand der biologischen Markierung von Epidermiszellen durch Mikroextravasate der Papillarcapillaren. Mit einer Regenerationszeit von 15–38 Tagen

Tabelle 8. Volumen von cellulären Komponenten normaler Epidermis (in Prozent der Gesamtepidermis) (169)

	Unterarm		
	Beugeseite (%)	Streckseite (%)	Rücken (%)
Keratinocyten	95,2	94,0	94,7
Melanocyten	1,2	2,4	0,3
Langerhanssche Zellen	1,0	1,2	1,7
Undeterminierte Zellen	1,1	0,9	1,2
Intercellularraum	1,5	1,5	1,9

Tabelle 9. Zellteilungsrate in bezug auf die Fläche (42)

	n	Mittlerer Durchmesser der Basalzellen (µm)	Mitosen/cm Basallinie	Mitosen/cm Oberflächenlinie	Verhältnis Basallinie zur Oberflächenlinie	Fläche Epidermis unter 1 cm Oberflächenlinie ($\mu m^2 \cdot 10^4$)	Fläche dermaler Papillen unter 1 cm Oberflächenlinie ($\mu m^2 \cdot 10^4$)
Normale Teilungsrate	3	8,0± 0,8	7,7± 3,3	8,7± 4,1	1,08± 0,12	44,1± 16,6	9,0± 3,9
Ichthyosis vulgaris	5	7,2± 0,7	2,5± 1,8	3,1± 2,3	1,22± 0,15	69,4± 16,4	16,1± 8,3
Lamellar-Ichthyosis	3	7,1± 0,7	24,8± 6,7	30,7± 8,3	1,25± 0,02	86,5± 12,5	22,5± 6,6
Epidermolytische Hyperkeratose	4	7,3± 0,4	40,7± 16,1	55,0± 27,1	1,31± 0,11	16,2± 43,8	25,9± 4,2
Psoriatische Erythrodermie	3	7,9± 0,3	39,5± 3,5	81,4± 24,5	2,02± 0,48	1,96± 75,6	49,6± 21,4

Tabelle 10. Zahl der Mitosen auf 2 mm Länge eines 8 µm dicken Schnittes (120)

Psoriasis	Segmentlänge (absolut)	Durchschnittliche Länge der Epidermis/Coriumlinie (abhängig von dem Papillenraum)	Durchschnittliche Anzahl von Mitosen auf 2 mm (absolut)
Nicht befallene Haut	2 mm	2,33 mm	1,8
Psoriatischer Herd	2 mm	7,9 mm	50,4
Mundschleimhaut	2 mm	4,33 mm	6,25

Tabelle 11. Erneuerungszeit der Epidermis (37, 100)

Durch Zellteilung	27 Tage
Mitosen	1/600 Basalzellen
Mitotischer Index (Zellteilungen/1 000 Zellen)	1,59

Tabelle 12. Prozentuale Verteilung der Mitosen in der menschlichen Epidermis (134)

Altersklasse (Jahre)	Basalschicht (%)	Stratum spinosum unteres Drittel (%)	Stratum spinosum mittleres Drittel (%)	Stratum spinosum oberes Drittel (%)
0–21	31,6	46,4	18,6	3,2
21–40	40,9	45,9	10,6	1,8
41–60	48,9	41,1	9,2	0,7
61–80	51,5	41,6	6,7	0,1

Tabelle 13. Zellteilung in der Basalis menschlicher Haut (51)

Dauer der S-Phase	10 Std
Markierungs-Index [a]	3,8–5,5%
Mittlere Dauer des Cyclus	213 Std

[a] Zahl der markierten Zellen durch Einbau von ^{3}H-Thymidin in die DNS des Zellkerns als Maß für die Häufigkeit der Zellteilungen. (Die unterschiedlichen Angaben für die Dauer der Zellteilungsphasen in Tabellen 14, 17 und 18 beruhen auf unterschiedlichen Bestimmungsmethoden.)

und einer Durchschnittsgeschwindigkeit von 1,5–3,4 Mitosen pro Stunde wurden mit den durch die übrigen Methoden erzielten Resultaten vergleichbare Ergebnisse gewonnen.

Aufgrund der prinzipiellen Übereinstimmung der Zellregeneration mensch-

Tabelle 14. Dauer der Phasen des Zellteilungscyclus bei normaler und psoriatischer Haut (bestimmt über den Markierungsindex mit ^{3}H-Thymidin) (163)

	Normale Haut	Psoriatische Haut
Markierungsindex (%)	5,2	22,7
S-Phase (Std)	8,5[a]	8,5
G 2-Phase (Std)	6—8	4
Mitosephase (Std)	1[a]	0,3
G 1-Phase (Std)	146[a]	25
Basalzellencyclus (Std)	163[a]	37,5

[a] Vorläufige Daten. Vgl. Abb. 3.

Tabelle 15. Zahl der Basalzellen in der DNS-Synthesephase (S-Phase) (21)

Normale Epidermis 4,5% aller Basalzellen
Psoriatische Epidermis 7,6% aller Basalzellen

Tabelle 16. Durchwanderungszeit epidermaler Zellen im Stratum Malpighii (^{3}H-Thymidin-Markierung) (164)

ca. 13 Tage

Tabelle 17. Dauer der DNS-Synthesezeit (4, 24, 26, 55, 60, 75, 76, 78, 99, 101, 123, 136)

	DNS-Synthesezeit (Std)	Generationszeit (Std)
Colon (Mensch)	11,0—15,0	24
Colon (Maus)	6,5	16
Jejunum (Maus)	7,5	18,7
Oesophagus (Maus)	6,1	—
Embryonale Epidermis (Maus)	5,5	11
Ohrepidermis (Maus)	30,0	24,4 Tage
Haarfollikel, anagen (Maus)	7,5	13
Epidermis (Maus)[a]	7,1	—
Epidermis (Maus)[a]	5,5	—
Epidermis (Maus)[a]	4—5	1—5 Tage
Fibroblast in vitro (Hamster)	5,8	11

[a] Verschiedene Autoren.

Tabelle 18. Dauer der S-Phase menschlicher Haut (Doppelinkubation, ^{3}H-Thymidin) (26)

Inkubationstemperatur	S-Dauer in Std
32° C	6,36 ± 1,13
37° C	5,83 ± 0,33
42° C	5,45 ± 1,56

Tabelle 19. Tageszeitliche Schwankungen der mitotischen Aktivität (64)

	Alter	Gewebe	Zeit maximaler Aktivität	Zeit minimaler Aktivität	Verhältnis max./min. Aktivität
Küken	neugeboren	Lymphat.	22.30—2.30	10.30	2,1/1
Mäuse	nicht angegeben	Lymphat.	11.00	3.00	2,5/1
Weiße Mäuse	28 Tage	Epid. Lendengegend	12.00	20.00—24.00	3,0/1
Weiße Mäuse	1—7 Tage	Bauch	20.00	12.00	2,0/1
Säuglinge (männl.)	8 Tage	Epid. Vorhaut	21.00	10.00	—
Säuglinge (männl.)	6—11 Tage	Epid. Vorhaut	22.00	5.00—10.00	3,6/1
Kinder (männl.)	nicht angegeben	Epid. Vorhaut	21.00	10.00	2,0/1
Männl. weiße Ratten	28 Tage	Epid. Bauchhaut	8.00	2.00	3,5/1
Männl. Mäuse	24 Monate	Epid. und andere	6.00 und 14.00 *(2 Maxima)*	10.00 und 20.00 *(2 Minima)*	3,2/1 jeweils
Männer	20 Jahre	Epid. Schulter	24.00—3.00	10.00—13.00	6,0/1
Haarlose Mäuse	nicht angegeben	Epid. Rücken	24.00	14.00	4,7/1

Bei Bestimmung durch Messung des Markierungsindex mit Hilfe von ^{3}H-Thymidin sind die tageszeitlichen Schwankungen (vgl. letzte Spalte) sehr viel geringer:

	24.00	6.00	12.00	18.00
% markierte Basalzellen:	3,8 ± 1,1	3,0 ± 0,9	3,5 ± 1,2	3,4 ± 1,2

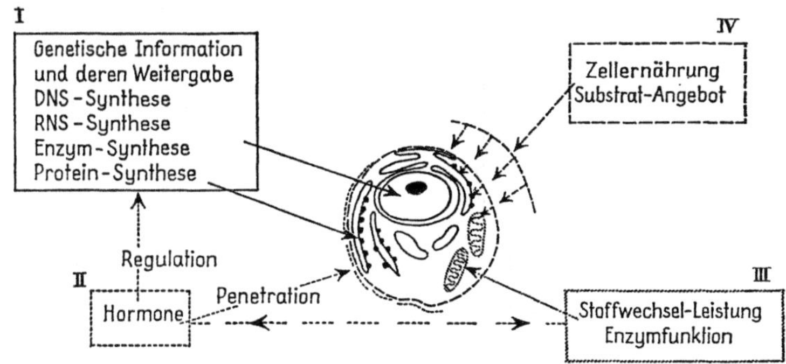

Abb. 4. Beeinflussung des Zellstoffwechsels durch Cytostatica und Corticosteroide. (Schaefer u. Stüttgen, 1969)

licher Haut mit derjenigen der übrigen Säugetiere ist eine Untersuchung über den Mechanismus und den Effekt von cytostatischen, d.h. die Mitose hemmenden Substanzen für die menschliche Epidermis möglich.

Zum Vergleich zwischen Menschen- und Tierhaut ist der Hinweis auf die Verhältnisse bei der Maus von Bedeutung, da auf dem Gebiete der epidermalen Regeneration viele Untersuchungen an der Mäusehaut und da besonders an der Ohrhaut durchgeführt wurden.

Bei ausgewachsenen Mäusen liegen 2—80 sich teilende Zellen auf einer Länge von 1 cm und einer Schnittdicke von 7 μ am Ohr vor. Die Dauer der Mitosephase liegt bei 2,4 Std. Die Lebensdauer der Zelle der Rattenepidermis ist 19,1 Tage. Die Verweildauer beträgt 16,9 Tage in den unteren epidermalen Schichten und 2,2 Tage im Stratum granulosum. Die Epithelisierungsrate ist proportional der Größe der Wundfläche. Ein überwucherndes Epithel hemmt die weitere Entwicklung eines Granulationsgewebes. Für die engen Beziehungen zwischen Mesenchym und Ektoderm ist möglichwereise ein sekretorisches Stoffwechselprodukt aus basalen Zellen verantwortlich.

In der Abb. 4 ist schematisch der Angriffspunkt der verschiedenen physiologischen Substanzen und entsprechender Pharmaka auf den Mitoserhythmus dargestellt. Wesentlich ist die Beeinflussung der Permeation der Zellmembran und damit die Substratverwertung bei dem Energiestoffwechsel und bei synthetischen Leistungen, die offenbar mit einem Feed-back-Mechanismus für die Stimulation zur Reduplikation verbunden sind. Der Wirkungsmechanismus von Antimetaboliten geht durch Einwirkung auf Enzyme vor sich, die mit der DNS-Synthese in Beziehung stehen und damit den normalen Mitoserhythmus hemmen können. In der Tabelle 20 sind die verschiedenen Möglichkeiten, in den Zellstoffwechsel gezielt einzugreifen, dargestellt.

Vom *therapeutischen Gesichtspunkt* aus ist die Beeinflussung der Regenerationsrate der Epidermis von verschiedenen Seiten aus zu bewerten. Eine pathologisch beschleunigte Zellreduplikation innerhalb der epidermalen Zellverbände kann durch Anwendung von Cytostatica gehemmt werden. Diese Situation wird bei den Hautveränderungen ausgenutzt, wo eine Stimulation der Proliferation, sei sie benigner oder maligner Form, vorliegt. Da mit der Hemmung der Syntheseleistung und der Reduplikationsrate schließlich eine Atrophie der Haut erreicht wird, wurde versucht, diesen katabolen Mechanismus bei der Einwirkung von Corticosteroiden durch den Einsatz von anabolen Substanzen aufzuhalten und damit das Ausmaß einer allgemeinen Schädigung durch Hemmung der Reduplikation zu vermindern. Diese Gegebenheiten gelten auch für eine Hemmung der transepidermalen Permeation, da die Epidermisdicke ein Parameter einer Barrierefunktion darstellt, die besonders bei den Substanzen zum Tragen kommt, für die epidermale Zellen insgesamt eine Barriere darstellten, so z.B. für Metalle. Eine Verdickung der Epidermis durch Hyperplasie und Hypertrophie ist im Tierexperiment durch anabole Wirkstoffe zu erzielen, doch konnte die Übertragung dieser experimentellen Ergebnisse auf menschliche Erfordernisse, z.B. bei der epicutanen Applikation dieser Substanzen bei der senilen Hautatrophie, nicht in dem

Tabelle 20. Beeinflussung des Zellstoffwechsels. Aktivierung: z.B. durch Antigen-Induktor-Bindung des Repressors und Aktivierung der Enzymsynthese als Voraussetzung einer Proliferation

I. *Hemmung* z.B. durch	
Antibiotica:	*Wirkung:*
Actinomycin D, Rifamycin	Hemmung der RNS-Polymerase
alkylierende Substanzen *(Radiomimetika):* Stickstoff-Lost-Derivate	DNS-Vernetzung, Strangbrüche
Äthylenimine	Hemmung der DNS-Synthese
Methylhydrazin-Derivate *Antimetaboliten:* Folsäure-Antagonisten Aminopterin Amethopterin Pyrimidin-Antagonisten Fluoruracil Purin-Antagonisten Azathioprin 6-Mercaptopurin	Neubildung der RNS DNS wird gehemmt oder durch Einbau falscher Bausteine gestört
Spindelgifte: *Alkaloide:* Vinca-Alkaloide, Colchicin Podophylline	bestimmte Zellteilungsphasen werden angehalten (Metaphase)
II. *Hormone:* natürliche und synthetische Steroide, Corticoide	Physiologische Enzymregulation (anabole/katabole Prozesse) Aktivierung der RNS-Synthese Hemmung der DNS-Synthese Aktivierung der Proteolyse Hemmung der Proteinsynthese Hemmung der Mucopolysaccharid-Synthese Eingreifen in den Glykogen- und Glucose-Stoffwechsel
III. Beeinflussung der Zellstoffwechsel-Leistung durch spezifische und unspezifische *Enzymhemmer:*	
Cignolin 4-Hydroxy-1,3-benzoxathiol-2-on Dimercaptopropanol	Hemmung mehrerer Enzyme der Glykolyse, Atmungskette und des Pentosephosphatcyclus
Monojodacetat Fluorid	Hemmung der Glykolyse
Arsenit Malonsäure	Hemmung des Citronensäurecyclus
Cyanid	Hemmung der Atmungskette
IV. Beeinflussung des Zellstoffwechsels durch Veränderung der Zellernährung, z.B. Verarmung an einem wichtigen Substrat	
durch: *Asparaginase*	der (Tumor-)Zelle wird zu wenig essentielles Asparagin angeboten, da es von der Asparaginase abgebaut wird

Maße realisiert werden; eine Ausnahme stellt Nandrolon-decanoat dar.

Am Beispiel der Nebenwirkungen von Corticosteroiden auch bei epicutaner Applikation konnte belegt werden, daß unter langfristiger Gabe eine Minderung der Zellschichten der Epidermis eintritt und sich auch cytologische Alterationen einstellen. Damit kombinieren sich atrophische Prozesse in den gefäßführenden Schichten des Coriums schließlich mit einem Schwund elastischer Fasern und einer sich entwickelnden Capillarfragilität. Eindrucksvoll ist die Atrophie der gesamten Haut nach intracutaner Injektion von Steroiden, die sich erst nach Jahren zurückbilden kann.

Neuere Untersuchungen von Bullough machen wahrscheinlich, daß in der Epidermis zelleigene Inhibitoren für die Mitoserate vorliegen. Mit Schwund der Inhibitoren ist eine Aktivierung der Mitose und damit eine Proliferation verbunden. Diese *Chalone* nach Bullough, die chemisch zur Klasse der Glykoproteide gehören, haben in Zellkulturen einen hemmenden Einfluß auf die Mitoserate, und am Mäuseohr konnte die Hemmung der Zellproliferation gemessen werden. Daraus resultiert die Fragestellung, ob die epidermale Proliferation von solchen Inhibitoren abhängig ist und damit einer gewebseigenen Regulation unterliegt, die mit hormonellen Faktoren verzahnt sein kann. Die Zellteilung in der Epidermis wird durch ein feed-back kontrolliert. Sicher ist, daß die Epidermiszellen einen gewebsspezifischen Mitosehemmer, das sog. epidermale Chalon synthetisieren. Dieses könnte damit der aktive Faktor eines solchen Mechanismus sein. Je dichter die Epidermis wird, um so mehr Chalon produziert sie und um so stärker wird die Zellneubildung gebremst. Diese Chalone sind gewebsspezifisch auch für die Anhangsgebilde der Haut, wie Talgdrüsen, Schweißdrüsen und für bestimmte Zellsysteme, wie die Melanocyten. Darüber hinaus liegen für den Organismus jeweils spezifische Chalone vor. In Verbindung mit Glucocorticoiden und Catecholaminen werden die Chalone im Rahmen allgemeiner Reaktionsketten wirksam; Adrenalin aktiviert direkt die Chalone und verstärkt damit deren antimitotische Wirkung. Corticosteroide stabilisieren die Zellmembran und verhindern einen Austritt der Chalone. Tumoren haben einen geringen Chalongehalt, der durch eine Membrananomalität der Tumorzellen erklärt werden kann.

Cytostatica wirken besonders intensiv auf schnell regenerierende Gewebe mit einer hohen Proliferationsrate ein, so z.B. auf menschliche und tierische Haare; die Folge ist eine Alopecie. Unter Weiterführung der Cytostaticagaben tritt allmählich eine Induktion enzymatischer Abbauvorgänge dieser Substanzgruppe ein, so daß sich später wieder eine relative Normalisierung der Haarbildung ergibt. Von besonderem Interesse ist dabei, daß bezüglich der Haare die dem Follikel innewohnenden Eigenschaften zur Proliferation gegenüber dem Einfluß des umliegenden Hautterrains von größerer Bedeutung sind, wie die Transplantationsversuche von Orentreich ergeben haben (s. dort).

Die Bildung der Hornschicht (Ortho- und Parakeratose)

Diese ist nach Schwarz das auffälligste Merkmal der epithelialen Grenzstruktur unseres Organismus und eine der wesentlichsten Voraussetzungen für eine Barrierebildung gegen die Umwelt. Unter dem Begriff der Keratinisation, also der Bildung des Endprodukts der Keratinocyten, wird die Transformation der Keratinocyten zu Hornmaterial und damit die Keratinbildung verstanden. Durch allgemeine Destruktion der Zellstrukturen, der Zellkerne und Zellorganellen liegt in der Hornschicht nicht nur Keratin, sondern auch ein großer Teil der nicht resorbierten oder nicht wieder verwandten Abbauprodukte vor.

Keratin

Keratin ist als fibrilläres Protein Hauptbestandteil der Hornschicht. Dieses Skleroprotein ist in verschiedene Fraktionen zu trennen, wie Skleroprotein A, das bei pH 7,1 aus einem dialysierbaren und nicht dialysierbaren Anteil zusammengesetzt ist. Der unlösliche Rückstand besteht aus Skleroprotein B, welches bei pH 10–13 löslich ist, schließlich bleiben resistente Zellmembranen übrig. Die Festigkeit und Stabilität des harten Keratins beruht vornehmlich auf der Verknüpfung parallel ge-

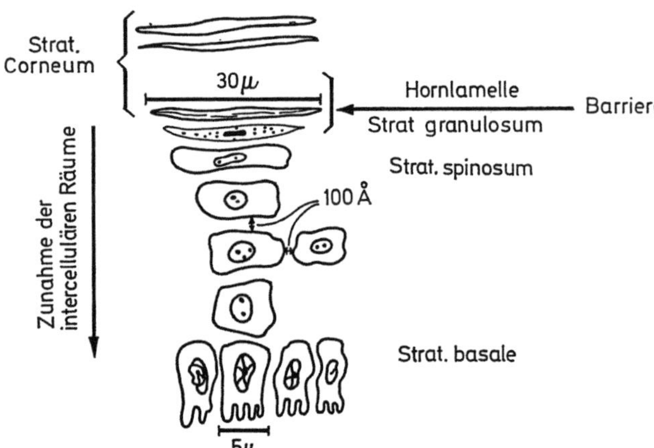

Abb. 5. Transformationsformen des Keratinocyten von der Basalschicht bis zur Hornlamelle. [Aus: Mehregan, A. H., Pinkus, H.: Cancer (Philad.) **17**, 609 (1964)]

richteter Peptidketten durch Wasserstoffbrücken und insbesondere durch Disulfidbindungen. Das Keratin der Haare, Nägel und Haut unterscheidet sich durch den Aminosäuregehalt, insbesondere der schwefelhaltigen Aminosäuren. Der Entwicklung einer normalen Hautschicht geht die Bildung von Keratohyalinkörpern in den Zellen des Stratum granulosum voraus. Bei der Entwicklung einer Parakeratose, einer weichen kernhaltigen Hornschicht, ist eine solche vorhergehende Keratohyalinbildung nur mangelhaft ausgeprägt. Die Keratohyalinkörper leiten sich vom Golgi-Apparat oder auch vom Nucleus ab und sind durch Calciumreichtum gekennzeichnet. Diese Granula haben das Maximum ihrer Löslichkeit in Säuren bei pH 1,0 oder in Alkalien bei pH $>$ 10. Im Gegensatz zu den fibrillären Proteinen ist Keratohyalin ohne besonderen Schwefelgehalt, besitzt aber viel Histidin, einen Vorläufer des Histamins und der Urocaninsäure. Das endgültige Schicksal des Keratohyalins scheint das einer interfibrillären Substanz in der Hornschicht zu sein.

Die fibrilläre Struktur des Keratins geht von den cytoplasmatischen Fibrillen aus, den Tonofibrillen, die sich adhäsiv aneinanderlegen.

Die Analyse der *anderen chemischen Bausteine der Hornschicht* (Tabelle 21) weist darauf hin, daß offenbar die Kernabbauprodukte, wie Purine, im Bereiche der Kernauflösungen so verwertet werden, daß sie nicht mehr in der Hornschicht nachweisbar sind bzw. diese Stoffgruppen einer möglichen Rückresorption unterliegen können. Im Wasserlöslichen der gesamten normalen menschlichen Hornschicht liegen etwa 30 mg Purine vor. An stickstoffhaltigen Basen der Nucleinsäuren wurden die Pyrimidine Cytosin, Thymidin und Uracil in der Hornschicht nachgewiesen. Es verschwindet also der größte Teil der Purine und läßt sich in der Hornschicht nicht mehr auffinden. Es wird vermutet, daß die Purine, die aufgrund charakteristischer UV-Absorption gut nachweisbar sind, einer Destruktion während der Keratinisation unterliegen. Für Pyrimidine gelten im wesentlichen die gleichen Gesichtspunkte. Es ist ein Abbau unter Ringsprengung wahrscheinlich gemacht worden. Offenbar liegt in der Epidermis ein atypischer Katabolismus der Purine im Verhältnis zu den Gegebenheiten im übrigen Organismus vor, da eine Metabolisierung zu Harnsäure nicht auftritt. Pathologische Keratinisationsvorgänge, wie z.B. bei der psoriatischen *Parakeratose*, sind durch besondere biochemische Daten ausgezeichnet. Einmal liegt in der psoriatischen Schuppe ein abnorm hoher Gehalt an DNS vor, außerdem fällt ein relativ hoher Gehalt an RNS auf. Im Callus als Beispiel für eine Hyperorthokeratose sind dagegen nur Spuren von Ribonucleinsäure nachweisbar. Offenbar ist mit einem fehlenden Abbau der Kernsubstanz auch eine verminderte Desintegration von Enzymen in der parakeratotischen Hautschicht verbunden. In der Tabelle 38 ist der Unterschied zwischen der eukeratotischen und der parakeratotischen Hornschicht deutlich erkennbar. Als weiteres Kennzeichen einer parakeratotischen Verhornung bei der Psoriasis ist der geringe Gehalt der Hornschicht an Urocaninsäure erwähnenswert. Im Wasserlöslichen der abgeschabten Hornschicht unbefallener Haut von Psoriatikern fand Schwarz bei allen 28 untersuchten Patienten Urocaninsäure. Es muß aber hervorgehoben werden, daß derartige Einzelbefunde nicht spezifisch für die Psoriasis sein müssen. Alle mit einer parakeratotischen Hornschicht verbundenen Veränderungen, wie Substratanhäufung oder erhöhte Enzymaktivitäten, sind auf eine durch eine Fehlsteuerung induzierte oder ungehemmt gesteigerte epidermale Proliferation zurückzuführen. Spier stellte die Situation so dar, daß von einer Dissoziation von dem normalerweise aufeinander abgestimmten Kernabbau und den Verhornungsvorgängen beim Parakeratosephänomen gesprochen werden kann.

Erwähnenswert ist, daß der Aminosäuregehalt verschiedener Schuppen bei Retentionshyperkeratosen im Verhältnis zu der normalen Hautschicht verschoben ist, wenn man diese mit einer genetisch bedingten Retentionshyperkeratose vergleicht. Schwarz konnte belegen, daß das Aminosäurespektrum Hinweise für Verhornungsanomalien gibt und z.B. im Aminosäuregehalt der Dyskeratose beim Morbus Darier und der Brocqschen Ichthyosis vulgaris bzw. Ichthyosis congenita statistisch signifikante Unterschiede zeigt. Schwarz u. Mitarb. (1969) fanden im orthokeratotischen Callus eine signifikante Verminderung von Citrullin im Schuppenmaterial, während bei der psoriatischen Parakeratose demgegenüber Serin, Citrullin und Glycin auf ein Fünftel der Gesamtsumme der Verhältnisse in der normalen Hornschicht reduziert waren. Bei der Ichthyosis lag nur eine mäßige Citrullinverminderung vor. Ichthyosis und Callus weisen gemeinsam eine Vermehrung von Lysin, Leucin und Isoleucin auf. Die geschlechtsgebundene Ichthyosis zeigt als einzige eine Reduzierung an Serin und läßt sich auch in dieser Hinsicht von der Ichthyosis vulgaris abtrennen.

Vom *physikalisch-chemischen* Standpunkt aus sind die Hauptorientierungsrichtungen der Lipid- und Proteinketten in der Hornschicht und damit die Ultrastruktur von besonderer Bedeutung. Gegenüber dem Durchmesser einer normalen Proteinfibrille in der Hornlamelle hat die in ichthyotischen Schuppen und auch in psoriatischen Schuppen einen wesentlich geringeren Durchmesser. Mittels der Methode der Röntgendiffraktion konnten Strukturanalysen obiger Art durch Erfassung von Periodizitäten in fibrillären Proteinen durchgeführt werden. Zusammenfassend ist zu sagen, daß die Endstufe der Keratinisation die Bildung von lamellären Elementen ist, die mit schwefelreichem amorphem Protein angefüllt sind. Diese sind von einer Plasmamembran umhüllt, die vom teleologischen Gesichtspunkt als Schutzschicht gegenüber den tieferen Hornschichten zu funktionieren scheint. Die fibrösen Komponenten formen ein Netzwerk in der Hornzelle, welches parallel zur Oberfläche gelagert ist.

Tabelle 21. Zusammensetzung der Hornschicht. Grundfraktionen (46, 128, 138, 157)

	Barriere (%)	Oberflächenschabsel (%)	Psoriasis (%)
Skleroproteine	50	50	—
Lipide	2	20	—
Wasser	10[a]	7[b]	—
Wasserlösliches (WL)	38	23	—
Gesamtstickstoff des WL	15,3[c]	—	13,6
Aminostickstoff des WL	5,8[c]	—	6,4

[a] 5—15% bei 50% rel. Luftfeuchte.
[b] Unter Raumbedingungen.
[c] Bezogen auf WL = 100%.

Die Keratinisation in der hier geschilderten Art ist Voraussetzung für das Funktionieren der Hornschicht als Hemmer einer *Permeation* von außen und *Steuerungsorgan* für eine *Abgabe* von Substanzen aus dem Innern. Durch Abriß der Hornlamellen, der etwa bis zur Mitte der Hornschicht durchgeführt werden muß,

Tabelle 22. Kohlenhydrate in wäßrigen Eluaten der Hautoberfläche (94)

	% des Gesamtzuckers
Glucose	46,7
Fructose	31,1
Galaktose	2,1
Mannose	3,0
Psicose	0,2
Glutose	2,2
Lactose	6,5
Nicht identifiziert	11,2

Gesamtkohlenhydratgehalt der lipoidfreien Trockensubstanz im Hautoberflächeneluat: ca. 3%.

Tabelle 23. Ätherlösliche Stoffe und Wasseraufnahme von Schuppen, Hornschichtschabsel und Callus (69)

	% Ätherlösliches	% H_2O-Aufnahme
Schuppen	39	11
Schabsel[a]	10	21
Callus	3	16

[a] Leicht abschabbarer Teil der Hornschicht nach Spier.

Tabelle 25. Analyse von Hornschichtschabseln (Sammelgemische von 25–31 Individuen) (129)

	Mittelwerte in % des	
	Gesamtmaterials	Wasserlöslichen
Wasser	8,5	–
„Rohkeratin" Skleroproteine	54,0	–
Ätherlösliche Anteile	11,2	–
Wasserlösliche Anteile	26,3	–
Freie Aminosäuren im Wasserlöslichen	12,1	45,8
Polypeptide	0,36	1,3
Ammoniak	0,12	0,45
Harnstoff	1,7	6,6
Harnsäure	0,03	0,1
Natrium	1,4	5,3
Kalium	0,9	3,3
Calcium	0,34	1,3
Gesamt-Phosphat als PO_4^{3-}	0,2	0,8
Gesamt-Sulfat	0,78	3,12
Chloride	1,6	6,0
Milchsäure	4,01	16,0
Citronensäure	0,02	0,1
Nicht identifizierte Stoffe	5,03	20,61

Tabelle 26. Zinkkonzentration im Keratin und in Biopsien von Psoriatikern (162)

Normales Keratin	28,0 ± 3,2 PPM[a]
Psoriatische Schuppen	51,0 ± 12,2 PPM[a]
Biopsie Psoriatiker (Gesamthaut):	
Unbefallene Haut	20,1 ± 8,1 PPM[a]
psoriatische Haut	11,4 ± 3,2 PPM[a]

[a] Unterschied mit $p < 0{,}001$ statistisch gesichert. PPM = 1 Teil auf 1 Million.

Tabelle 24. Wasser- und Fettgehalt, wasserlösliche und nichtlösliche Bestandteile der peripheren Hornschicht[a] in Abhängigkeit vom Alter (113)

Lokalisation	Altersgruppe (Jahre)	Zahl der Versuchspersonen insgesamt	Zahl der Untersuchungen	Trocknungsverlust und Ätherlösliches in %	Wasserlösliches in %	Nichtlöslicher Hornanteil in %
Handrücken	20–30	41	4	21,0	18,9	60,9
	40–50	36	3	18,7	19,2	62,1
	70–80	27	3	12,1	25,1	62,8
Rücken	20–30	16	6	32,0	21,0	47,0
	40–50	14	3	21,9	23,1	49,0
	70–80	17	5	23,1	25,0	51,9

[a] Schabsel nach Spier u. Pascher.

Tabelle 27. Wasserlösliche, N-freie Bestandteile in nicht entfetteten Hornschicht-Schabseln (127) (Mittelwerte von 3—4 Personen)

	In g-% des Ausgangsmaterials
Milchsäure	2,78
Chloride (ohne Veraschung)	0,96
Chloride (nach Veraschung)	1,23
Freier anorganischer Phosphor	0,012
Veresterter Phosphor	0,01
Gesamt-säurelöslicher Phosphor	0,035
Citronensäure	0,018
Ameisensäure	0,024
Gesamt-Schwefel = freies Sulfat, verestertes Sulfat, organisch gebundener Schwefel und Neutralschwefel	0,032
Natrium	1,17
Kalium	0,77
Magnesium	0,068
Calcium	0,32

Tabelle 28. Callus (61, 62)

Milchsäure	⌀ 1289 mg-% (TF)
Creatin	ca. 28 mg-% (TF)
Creatinin	⌀ 57,9 mg-% (TF)
Harnstoff	⌀ 749 mg-% (TF)
Cholin	⌀ 22 mg-% (TF)
Wasser	6,1—25,0 %; ⌀ 14,3% (F)
Hauttalg und Hornfett	0,0—12,3%; ⌀ 3,7% (F)
Pentosen	⌀ 41,3 mg-%
Desoxyribose	⌀ 9,6 mg-%
Glucosamin	⌀ 29,2 mg-%

Tabelle 29. Menschliche Hornschicht (61, 62, 156)

Gesamtschwefel	ca. 317 mg-%
Freie SH-Gruppen	ca. 29 mg-%
Milchsäure	⌀ 2780 mg-% (TF)
Creatin	ca. 53 mg-%
Harnstoff	⌀ 1420 mg-%
Cholin	⌀ 19 mg-%
Wasser	1,10—15,99%; ⌀ 6,65%
Hauttalg und Hornfett	8,78—44,23%; ⌀ 27,08%
Pentosen	⌀ 65,9 mg-% (TF)
Desoxyribose	⌀ 21,5 mg-% (TF)
Glucosamin	⌀ 47,7 mg-% (TF)

(TF) = Trockenes, entfettetes Material; (F) = bezogen auf Feuchtgewicht.

ist bereits eine wesentlich erhöhte Permeationsmöglichkeit für die verschiedenartigen Substanzen gegeben. Mit völliger Entfernung der Hornschicht ist die Permeationsintensität auf ein Mehrfaches gesteigert; damit verbunden ist eine Wasserdampfabgabe, die etwa der einer freien Wasseroberfläche entspricht. Elektrophysikalische Messungen zeigen einen Zusammenbruch des Potentials sowie eine extrem hohe elektrische Leitfähigkeit, wenn die Hornschicht bis auf diese untersten Schichten entfernt wurde und nunmehr die vitale Schicht in Kontakt mit dem Meßgerät tritt.

Keratolytica

Die Substanzen, die allgemein als „Keratolytica" bezeichnet werden, wirken auf zwei verschiedenen Wegen auf das Keratin ein.

Einerseits kann das Keratin gequollen und dann echt gelöst werden. Diese Keratolyse im eigentlichen Sinne wird von

Alkalisulfiden,
Erdalkalisulfiden,
Thioglykolsäure und
Thiomilchsäure bewirkt.

Sie schieben sich in die quervernetzenden Disulfidbrücken des Keratins ein. Durch deren Sprengung wird die räumliche Vernetzung des Keratins aufgehoben.

Eine zweite Substanzgruppe wirkt mehr auf die — in ihrer genauen Struktur noch nicht aufgeklärten — Kittsubstanz zwischen einzelnen Keratin-Strängen ein. Chemisch werden hydrophobe Bindungen — das sind parallele Anlagerungen von Kettenmolekülen unter Ausbildung von adhäsiven *(van der Waalsschen)* Bindungen über längere Molekülstrecken — gelöst, indem sich die Substanzen zwischen diese Moleküle einschieben.

Hierzu gehören vor allem Harnstoff, Salicylsäure und Resorcin. Diese Stoffe sollten, da sie das Keratin nicht lösen, sondern dispergieren und damit erweichen, als Keratoplastica bezeichnet werden.

Beiden Substanzgruppen ist gemeinsam, daß sie die Penetration von Medikamenten und Fremdstoffen in die Haut erheblich erleichtern. Nach Behandlung der

Tabelle 30. Sulfhydryl- und Disulfid-Gehalt in menschlichem Keratin (90)

	Sofort reagierendes SH (µm/100 g)[a]	Mit Na-Laurylsulfat auswaschbares SH (µm/100 g)	% S als SH	% als SH und SS	% S als SS
Normales Plantarkeratin	14	49	0,016	0,358	0,342
Bauchhaut	59	186	0,060	0,462	0,402
Psoriasis	80	208	0,067	0,455	0,388
Ichthyosis	13	73	0,023	0,389	0,365
Haare	6	11	0,0036	5,7	5,7
Nägel	9	146	0,047	3,46	3,41

[a] Trockengewicht.

Tabelle 31. Aminosäureverteilung in Sammelschabselgemischen (bezogen auf Gesamtaminosäuren = 100%) (129)

	%		%		%
Serin	20—33	Glycin	3—5	Phenylalanin	3— 5
Citrullin	9—16	Leucin	3—5	Tyrosin	3— 5
Alanin	6—12	Valin	3—5	Glutaminsäure	0,5— 2
Threonin	4—9	Histidin	3—5	Pyrrolidon-carbonsäure	8—20
Prolin	3—5	Arginin	3—5		
Asparaginsäure	3—5	Lysin	3—5	Urocaninsäure	ca. 3

Tabelle 32. Aminosäuren in normaler und pathologischer Hornschicht (139, 140)

	Normale Hornschicht		Callus		Psoriasis-Schuppen		Hornschicht bei Psoriasis, unbefallene Haut	
	Mol.-%	S (%)[a]	Mol.-%	S (%)[a]	Mol.-%	S (%)[a]	Mol.-%	S (%)[a]
Taurin	0,32	(31,8)	0,25	(154,1)	0,55	(69,0)	0,18	(58,0)
Asparaginsäure	3,00	(49,3)	6,65	(7,5)	3,96	(30,6)	5,54	(24,2)
Threonin	7,13	(11,2)	5,81	(10,8)	6,32	(9,8)	6,65	(6,0)
Serin	23,20	(18,1)	23,38	(12,3)	10,74	(39,6)	27,23	(6,3)
Glutaminsäure	2,43	(45,0)	1,82	(37,7)	5,09	(23,2)	2,65	(45,2)
Citrullin	10,00	(19,7)	1,09	(38,8)	1,53	(30,7)	7,94	(17,0)
Prolin	1,48	(65,0)	2,61	(40,1)	3,50	(18,7)	1,99	(54,6)
Glycin	16,12	(21,6)	16,14	(4,9)	8,50	(18,7)	14,52	(14,2)
Alanin	9,21	(23,9)	8,21	(11,3)	10,14	(22,7)	9,78	(10,6)
Valin	3,81	(18,9)	4,28	(23,7)	6,10	(16,1)	3,25	(8,0)
Methionin	0,72	(36,0)	0,97	(33,7)	2,32	(19,0)	0,50	(38,4)
Isoleucin	1,94	(24,2)	2,79	(20,8)	4,32	(23,6)	1,67	(11,5)
Leucin	2,62	(36,7)	4,45	(31,3)	9,23	(18,5)	2,26	(30,8)
Tyrosin	2,95	(24,4)	1,93	(31,8)	3,31	(14,5)	2,32	(23,7)
Phenylalanin	2,83	(45,0)	2,19	(12,3)	4,40	(14,8)	1,27	(21,4)
Ornithin	2,87	(39,4)	7,69	(31,4)	3,97	(67,0)	3,56	(35,7)
Lysin	1,79	(25,7)	4,27	(36,0)	5,87	(16,2)	2,05	(20,8)
Histidin	4,29	(22,8)	3,36	(59,8)	3,41	(37,3)	4,78	(23,5)
Arginin	0,73	(149,0)	1,82	(61,8)	2,65	(95,0)	1,24	(142,3)
Urocaninsäure	6,64	(27,7)	—	(—)	—	(—)	1,49	(97,1)

[a] Standardabweichungen in Prozent des Mittelwertes.

Tabelle 33. Biogene Amine in Hautschuppen (Mittelwerte). Dünnschichtchromatographische Bestimmung, vgl. auch Abb. 13, S. 69 (154)

	Methyl-amin (Mol/g)	Di-methyl-amin (Mol/g)	Äthyl-amin (Mol/g)	Isoamyl-amin (Mol/g)	Col-amin (Mol/g)	Piperi-din (Mol/g)	Histamin (Mol/g)	Spermin (Mol/g)	Spermi-din (Mol/g)
Sammelschabsel	$4 \cdot 10^{-9}$	$4 \cdot 10^{-8}$	$4 \cdot 10^{-10}$	$4 \cdot 10^{-9}$	$4 \cdot 10^{-9}$	$4 \cdot 10^{-8}$	$4 \cdot 10^{-10}$	$4 \cdot 10^{-9}$	$4 \cdot 10^{-10}$
Ichthyosis	$4 \cdot 10^{-9}$	$4 \cdot 10^{-8}$	$4 \cdot 10^{-9}$	$4 \cdot 10^{-10}$	$4 \cdot 10^{-8}$	$4 \cdot 10^{-8}$	$4 \cdot 10^{-10}$	$4 \cdot 10^{-9}$	$4 \cdot 10^{-10}$
Psoriasis	$4 \cdot 10^{-9}$	$4 \cdot 10^{-8}$	$4 \cdot 10^{-9}$	$4 \cdot 10^{-10}$	$4 \cdot 10^{-8}$	$4 \cdot 10^{-8}$	$4 \cdot 10^{-9}$	$4 \cdot 10^{-9}$	$4 \cdot 10^{-9}$
Cornu cutaneum	$4 \cdot 10^{-9}$	$4 \cdot 10^{-7}$	$4 \cdot 10^{-9}$	$4 \cdot 10^{-8}$	$4 \cdot 10^{-8}$	$4 \cdot 10^{-7}$ bis $4 \cdot 10^{-8}$	$4 \cdot 10^{-9}$	$4 \cdot 10^{-9}$	$4 \cdot 10^{-9}$

Tabelle 34. Nucleinsäuren und deren wasserlösliche Abbauprodukte in normaler Hornschicht, im Callus und bei Parakeratose (90)

	Normal (mg-%)	Callus (mg-%)	Parakeratose (mg-%)
RNS	70	22	336
DNS	10	5	138
Xanthin	34	41	93
Hypoxanthin	19	26	68

Tabelle 35. Vitamine in wäßrigen Extrakten von Hornschichtschabseln, bezogen auf natives Schabsel (95)

Aneurin, Thiamin-HCl	B_1	0,19 μg/g
Lactoflavin, Riboflavin	B_2	0,54 μg/g
Pantothensäure (als Ca-Pantothenat)	B_3	1,00 μg/g
Nicotinsäuregruppe	B_5	1,61 μg/g
Pyridoxin	B_6	0,484 μg/g
Biotin	B_7	0,41 ng/g
Cobalamin	B_{12}	0,038 ng/g
Folsäure		1 ng/g
Ascorbinsäure	C	7,0 μg/g

Tabelle 36. Steroide an der Hautoberfläche im Vergleich zu Plasmasteroiden (67)

	Hauteluate (μg/100 cm²)			
	Normalpersonen		Aknepatienten	
	männl.	weibl.	männl.	weibl.
Testosteron	0,14—1,21	0,11—0,31	0,1—0,3	0,3—1,1
Dehydroepiandrosteron	3,7—9,4	3,2—6,9	0,3—2,3	0,6—3,2
Ätiocholanolon	1,9—6,3	1,6—4,2	1,1—4,7	0,5—4,1
Oestrogene [a]	0,7—2,21	0,49—2,63	0,5—2,3	0,5—2,3
Androsteron	4,4—15,8	3,9—13,6	0,6—3,2	0,3—3,8
	Plasma (μg/100 ml)			
	Normalpersonen		Aknepatienten	
	männl.	weibl.	männl.	weibl.
Testosteron	—	—	—	—
Dehydroepiandrosteron	166 ± 43	73 ± 31	73,4 ± 15,4	70,2 ± 9,4
Ätiocholanolon	4 ± 2	3 ± 1	5,9 ± 1	3,1 ± 0,66
Oestrogene [a]	0,04 ± 0,02	0,6 ± 0,29	0,08 ± 0	0,4 ± 0,03
Androsteron	43 ± 14	31 ± 15	32,6 ± 8,6	24,1 ± 3

[a] Oestron + Oestradiol + Oestriol.

Tabelle 37. Die Topographie von Enzymen in der Epidermis (156)

Enzym	Basalschicht	Strat. spin.	Strat. gran.	Hornschicht
Bernsteinsäure-Dehydrogenase	+++	++	(+)	∅
Milchsäure-Dehydrogenase	+			
Cytochromoxidase	+++	++	∅	∅
Saure Phosphatase	+	++	+++	(+)
Alkalische Phosphatase	∅	∅	∅	∅
Ribo- und Desoxyribonuclease	+	+	++	+
Phosphoamidase	+	+	+++	
Aminoxidase	++	+	∅	
Phosphorylase = Transglucosidase	++	+++	+	
Aminopeptidase	+	+		
Tween-Esterase	+	+		
Indoxylacetat-Esterase				+
Unspezifische Esterase	+	+	+++	
Arginase	(+)	++		
Unspezifische Cholinesterase	+	+	+	

Tabelle 38. Histochemische Befunde in der Intermediärzone[a], der normalen und der parakeratotischen Hornschicht (Psoriasis) (156)

	Intermediärzone	Hornschicht normal	Parakeratotische Hornschicht
Cholinesterase		+	+++
Unspezifische Esterasen	+++	−	+++
Lipasen	(++)	−	(++)
Saure Phosphatasen	+++	−	+++
β-Glucuronidase	+++	−	++
Ribonuclease	+++	−	+++
Aldolase	+		+++
Fermente der anaeroben Glykolyse	−	−	−
Fermente des Citronensäurecyclus		−	−
Proteolytische Aktivität[b]		−	++
Freie α-Aminosäuren	++	+/−	+++
SH-Gruppen	+++	+	+++
SS-Gruppen	+/++	+++	+++
$KMnO_4$-Aldehyd-Fuchsin	−	+++	+++
Sudan-Schwarz B	+++	−/+	+++
Fettsäuren	+++	−	+++
Ungesättigte Fettsäuren	+	−	+++
Phospholipide	+++	−	+++
Freie Carbonylgruppen	+++	−	+++
Plasmalogen	−	−	−
Glykogen	+/−	−	++
PAS-reaktive Substanzen	−	−	+++
Toluidin-Blau pH 5,0	++	−	++

[a] Intermediärzone = Strat. granulos. + Strat. compact. corn. (Barriere).
[b] Steigleder u. Endres: Arch. klin. exp. Derm. **218**, 105 (1964).

Hornschicht mit Thioglykolsäure kann die Penetration u. U. verzehnfacht werden.

Die Keratolytica werden vor allem in der Kosmetik verwandt. So werden bei der Haarverformung zunächst die Disulfidbrücken des Keratins gelöst und nach verformender Verschiebung mit Oxidantien in der neuen Lage wieder verknüpft. In höheren Konzentrationen (ca. 5%, pH 12,5) werden sie als Haarentferner verwandt. Die

Haarwurzel bleibt hierbei voll funktionstüchtig, da das Haar nur am Follikelausgang erweicht und durch leichten Zug (Reiben) abgetrennt wird.

Die Keratoplastica dienen zur Schuppenlösung bei der Psoriasis und Ichthyosis vulgaris (hier vor allem Salicylsäure), der Harnstoff auch zur Penetrationsförderung für Medikamente.

Avitaminosen, wie Vitamin A-Mangel, führen zu Keratinisierungsanomalien, und auch bei Fehlen des Vitamin B_6 ist offenbar eine vermehrte Keratinisierung vornehmlich follikulärer Art deutlich. Entsprechende Symptome zeigen sich auch bei hochgradigen Proteinmangelernährungen (vgl. Tabelle 71). Der Einfluß des Vitamin A auf die Hornschichtbildung ist dabei vielgestaltig. Eine hohe Vitamin A-Zufuhr, etwa 1 Mill. Einheiten täglich, führt zu einer Vitamin A-„Intoxikation" mit Austrocknung der Schleimhäute und vermehrter Hornschuppenbildung, auch beim Vitamin A-Mangel stellt sich ein ähnliches Bild ein.

Vitamin A-Säure (Therapeutischer Einsatz, Stüttgen 1960), wirkt durch Eingriff in die Verhornungsvorgänge in derartiger Form, daß sich die oberflächlichsten Hornzellen leichter und schneller aus dem Zellverband herauslösen. Comedonen, die fest verankert im Follikel sitzen (Plewig und Braun-Falco), fallen innerhalb kurzer Zeit aus dem Follikelostium heraus oder lassen sich leicht entfernen.

Pathologische Reaktionsformen der Epidermis

Als *Spongiose* bezeichnet man die Verbreiterung der intercellulären Räume unter Lösung des desmosomalen Zusammenhaltes und die Entwicklung intercellulärer Bläschen mit begleitender Veränderung der Zellstruktur. Die Spongiose ist ein Charakteristikum bei einer entzündlichen Reaktion, unabhängig davon, ob eine solche allergischer oder toxischer Pathogenese ist. Dieser Vorgang ist mit einer entzündlichen Veränderung der oberflächlichen Hautgefäße verbunden und bei der Ekzementwicklung mit perivasculärer, lymphocytärer Infiltration und Ödem im Papillarkörper verbunden. Morphologisch äußert sich schließlich diese Entwicklung einer Spongiose als papulovesiculöser, partiell nässender Ekzemherd. In der Flüssigkeit mit spongiotischen Bläschen ist Arginase als Leitenzym der oberen epidermalen Zellen vermehrt nachzuweisen, ein Symptom, welches darauf hinweist, daß mit der Spongiose ein Zelluntergang, zumindest eine hochgradige Zellpermeabilitätsstörung verbunden ist.

Ein interessantes cytologisches Phänomen ist die sog. *Acantholyse*, die sich unter Loslösung epidermaler Zellen aus dem Gewebsverband bei Blasenbildung entwickelt. Diese Acantholysezellen zeigen runde, geschwollene, hyperchromatische Kerne, das Cytoplasma ist perinucleär aufgehellt. Der Nachweis dieser Zellen im Ausstrichpräparat (Tzanck-Test) gibt differentialdiagnostische Hinweise für eine intraepidermale Blasenbildung. Die Entwicklung einer Acantholyse findet man nicht nur beim Pemphigus, sondern auch bei einer Pustelbildung, weiterhin bei der Porphyria cutanea tarda, sie ist somit kein spezifisches Phänomen (Steigleder).

Toxische Schädigungen, die die Epidermis von außen treffen, führen zu degenerativen Veränderungen der oberen Zellschichten, verbunden mit einer Homogenisierung der Gewebsverbände.

Degenerative Veränderungen der Epidermis sind auch bei Blasenbildungen zu sehen, wenn dieser Epidermisanteil das Blasendach bildet. Sowohl bei dem Pemphigus vulgaris als auch besonders charakteristisch beim sog. Lyell-Syndrom, der Nekrolysis bullosa toxica, sind Homogenisierungen der obersten Hautschichten, die durch Flüssigkeitsräume von dem Blasengrund getrennt sind, zu beobachten. Auch bei subepidermaler Blasenbildung, unter der die Epidermis in toto das Blasendach und das Corium den Blasengrund darstellen, ist in Abhängigkeit von der Bestandsdauer der Blase schließlich eine Degeneration im Bereiche der epidermalen Zellverbände festzustellen.

Toxische Reize, die die Epidermis treffen, lösen Substanzen aus den geschädigten Zellen, die zu der Gefäßschicht diffundieren, sekundär eine Permeabilitätsstörung im Bereiche der Gefäße auslösen und mit einer subepidermalen Blasenbildung oder Invasion eines Ödems in die Epidermis verbunden sind. Es kann aber auch zur primären Schädigung der Gefäße mit massiver Ödembildung und Abhebung der Epidermis in Form eines zusammenhängenden Gewebsverbandes kommen. Charakteristisch für eine subcorneale Blasenbildung ist der Gewebsreiz, der z. B. durch Staphylokokken- bzw. Streptokokken-Toxine ausgelöst wird und zu dem Bilde der Impetigo bullosa führt.

Angeregt wird die Frage nach der Pathogenese der Blasenbildung schließlich noch durch den Nachweis von Antikörpern, die sich intraepidermal – wie beim Pemphigus vulgaris – und auch subepidermal an der Grenzmembran – wie beim Pemphigoid – fixieren und damit auf immunopathologischem Wege zu einer Lösung des cellulären Zusammenhanges unter Bildung von flüssigkeitsgefüllten Hohlräumen führen können (s. Abb. 38, S. 154).

Trotz der vielfältigen Chancen, die Epidermis nach den verschiedenartigsten Gesichtspunkten hin zu untersuchen, ist es bisher noch nicht gelungen, ihre Reaktivität, die cytologischen Eigenheiten, Enzymaktivitäten und stoffliche Analyse in einem derartigen Zusammenhang darzustellen, daß die Pathogenese der verschiedenartigen morphologischen Strukturänderungen der Epidermis sich daraus entwickeln ließe. Sowohl die Aktivierung einer epidermogenen Proteolyse, verbunden mit dem Vorgang einer spontan induzierten Autolyse durch die verschiedensten Reize, wie auch die Anlagerung von Antikörpern und Einwanderung von Immunocyten in die Epidermis haben zur Zeit zu mehr Arbeitshypothesen geführt, als zu gesicherten naturwissenschaftlichen Kenntnissen.

Charakteristische epidermale Veränderungen sind auch die *Hypertrophie* als Vergrößerung der Einzelzelle und die *Acanthose* als Vermehrung der Zellschichten als monotone Reaktionsform der Epidermis auf die verschiedenartigsten, besonders physikalisch-chemischen Reize. So wird eine Parakeratose unter Bildung von anormalem Keratin vornehmlich bei der Psoriasis gesehen. Andere Hyperkeratosen produzieren erhöhte Mengen an normalem Keratin (Hyperorthokeratosen). Schließlich weist die Retention von Hornlamellen im Verband des Stratum corneum als Retentionskeratose auf bestimmte Ichthyosisformen hin (s. Tab. 324—326).

Eine Verminderung der Zellzahl der Epidermis wird als *Atrophie* und *Hypoplasie* bezeichnet. Damit verbunden ist ein Abflachen der Papillarräume.

Einwanderung von Blutzellen oder auch von Zellelementen aus der adventitiellen Indifferenzzone der Hautgefäße können Faktoren einer epidermalen Strukturveränderung sein und damit in Abhängigkeit von deren Lokalisation pathologische Eigenheiten für manche Hautkrankheiten kennzeichnen.

Der *Chromatingehalt* epidermaler Zellen ist annähernd gleich. Große Zellen zeigen deswegen einen mäßig angefärbten Kern, kleine Zellen einen dunkel angefärbten Kern.

Das *Verteilungsmuster der DNS* ist charakteristisch für entsprechende Tumoren, die sich aus der Epidermis ableiten. Die cytophotometrische Erfassung derartiger Veränderungen im UV-Licht und im sichtbaren Licht nach der Feulgen-Färbung geben Einblicke in die Chromosomengarnitur dieser Tumoren.

Die Begriffe *Dyskeratose*, *Dysplasie* und *Anaplasie* geben Hinweise auf eine individuelle Zellkeratinisation, die mit genetisch bestimmten Eigenschaften bzw. erworbenen Entdifferenzierungen korreliert ist (Pinkus).

Das Grenzflächenbild der Epidermis

Die Epidermis kann durch spezielle Präparation unversehrt derartig vom Corium abgelöst werden, daß das Relief der Unterseite als dauerhafte Präparation mittels Terpentinimprägnation sichtbar wird. Diese Darstellungstechnik, die von Horstmann entwickelt und von Oberste-Lehn weitergeführt wurde, läßt Aufschlüsse über strukturelle Besonderheiten und Veränderungen zu, die im histologischen Serienschnittbild nicht so deutlich zutage treten. Mit dieser Darstellungstechnik werden Formationen, sog. Motivbildungen, der Hautanhangsgebilde erfaßt. Als Zifferblattmotiv wird die Zuordnung der Schweißdrüsen zu den Haaren, als Kokarden- oder Rosettenmotiv die Zuordnung der Papillarkörper zu den Haaren oder Schweißdrüsen bezeichnet. Darüber hinaus ist der plastische Einblick in die dreidimensionale Struktur des Papillarkörpers ermöglicht. Die Darstellungstechnik hebt die Zusammengehörigkeit der Epidermis mit den Anhangsgebilden auf der Basis einer Symbiose besonders hervor und ergänzt damit den Begriff der epidermalen Einheit von Pinkus.

Literatur

Brody, I.: Epidermis. In: Handbuch der Haut- und Geschlechtskrankheiten, Band I/1. Berlin-Heidelberg-New York: Springer 1968.

Montagna, W., Lobitz, W. C., Jr.: The Epidermis. New York-London: Academic Press 1964.

Steigleder, G. K.: Pathologische Reaktionen in der Epidermis. In: Handbuch der Haut- und Geschlechtskrankheiten, Bd. I/2. Berlin-Göttingen-Heidelberg-New York: Springer 1964.

Verhandlungen der Deutschen Dermatologischen Gesellschaft, Berlin, 1971. Thema: Epidermis. Arch. derm. Forschung 244, 1972.

Pinkus, H.: Die makroskopische Anatomie der Haut. In: Handbuch der Haut- und Geschlechtskrankheiten, Bd. I/2. Berlin-Göttingen-Heidelberg-New York: Springer 1964.

Das Corium

Das typische Merkmal dieser Hautschicht ist die Zusammensetzung aus bestimmten Zellen, großmolekularen Fasern und einer gelartigen Substanz, in die die genannten strukturellen Elemente eingebettet sind. Dazu kommen spezielle, differenzierte Strukturen wie Hautgefäße, Nerven und Hautanhangsgebilde. Die Unterscheidung in die verschiedener Schichten im Corium richtet sich nach morphologischen Gegebenheiten. In der Pars papillaris herrschen Zellen und Capillaren vor, zu denen sich Kollagenfibrillen in dünnen Bündeln hinzugesellen. In der Pars reticularis liegen Kollagenbündel vor, die mit elastischen Fasern verwoben sind. Kennzeichen dieser Ausrichtung des Kollagens in Abhängigkeit von der Topographie sind die Langerschen Linien, die Spaltlinien der Haut.

Die Pars papillaris des Coriums bildet mit der Epidermis eine Einheit. Diese Schicht ist eine sehr reaktive Gewebsformation und besonders bei entzündlichen Prozessen der Haut beteiligt.

Insgesamt entstammt das Corium dem parietalen Mesoderm und ist Abkömmling des embryonalen Bindegewebes. Die Haut kann als ein Bindegewebsorgan bezeichnet werden, das von einem ektodermalen Mantel bedeckt wird. Dieses Bindegewebe besitzt Gemeinsamkeiten mit dem Bindegewebe anderer Organe, zeigt aber in der Haut lokale Eigenständigkeiten.

Der Aufbau des Coriums ist in Abhängigkeit von den Cutislamellen der Urwirbel metamer gegliedert.

Die Zellen des Bindegewebes wie Histiocyten mit phagocytärer Eigenschaft, Fibrocyten als Syntheseorte der Vorstufen von Kollagen und Elastin sowie Mastocyten als Träger gewebsirritierender Substanzen vom Histamintyp, leiten sich von der primitiven mesenchymalen Zelle ab.

Besonderheiten der das Corium durchsetzenden Zellen wie Fibrocyten, Histiocyten, Mastzellen einschließlich der extravasalen Leuko- und Lymphocyten sowie der Anhangsorgane der Haut und schließlich der Blut- und Lymphgefäße, Nerven und Sinnesorgane geben die Basis für eine große Reaktionsbreite, die zu funktionellen und strukturellen Veränderungen unter passiver und aktiver Transformation führt.

Amorphe Grundsubstanz

Die amorphe Grundsubstanz ist die extravasculäre, extracelluläre, extrafibrilläre Phase der Dermis. Chondroitin B-sulfat als charakteristisches Glykosaminoglycan (Dermatan-sulfat) kann aus der Dermis durch chemischen und enzymatischen Abbau gewonnen werden. $^2/_5$ des Dermisgewichts sind auf Blutbestandteile zurückzuführen.

Der Begriff amorphe Grundsubstanz leitet sich aus dem lichtoptischen Bild ab. Elektronenmikroskopische Untersuchungen lassen deutlich werden, daß die Mucopolysaccharide und ihre Verbindungen mit Proteinen ein kolloidales Netzwerk bilden und an dem Aggregationsprozeß der Vorstufen von Fasersystemen teilnehmen. Der Begriff amorph bliebe dann lediglich für Flüssigkeiten und Ionen übrig (Merker, 1972).

Die Grundsubstanz des Bindegewebes in ihrer gelartigen Konsistenz füllt somit den Raum zwischen den Fasernetzen aus. Sie zeichnet sich durch einen hohen Gehalt an Mucopolysacchariden aus, welche Aminozucker, insbesondere Hexosamine bzw. deren Oxidationsprodukte enthalten. Die Synthese dieser Mucopolysaccharide geht von Zuckern aus und ist in Fibroblasten lokalisiert.

Die Depolymerisation der Mucopolysaccharide verläuft enzymatisch über Mucinase und Hyaluronidase. Ein qualitativer Hinweis für die Grundsubstanz ist deren

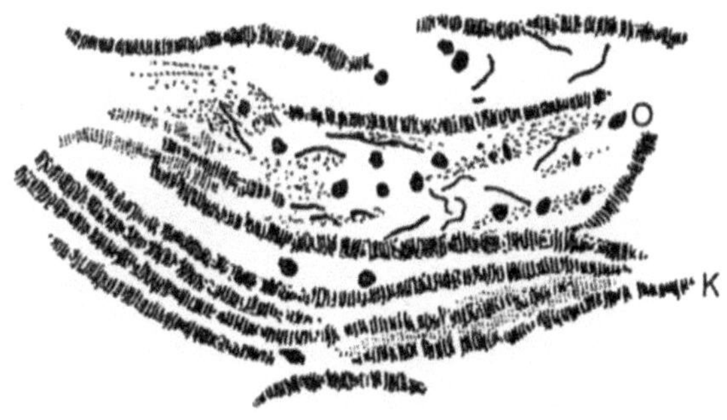

Abb. 6. Elektronenmikroskopie der sog. „amorphen Grundsubstanz" (Merker, H. J., 1972). Corium eines 45jährigen Mannes mit zahlreichen Bündeln kollagener Fibrillen (*K*), dazwischen — durch feine Fäden vernetzt — die mit Rutheniumrot hervorgehobenen Glykosaminglycan-Granula (*O*). Vergr. 1:42000

„Leitfossil", das Hexosamin. Mittels der PAS (Periodic-Acid-Schiff)-Reaktion lassen sich histochemisch entsprechend oxidierbare Substanzgruppen je nach Stärke der Reaktion aufgliedern (s. Tab. 42).

Wie bereits Mucopolysaccharide werden auch die großmolekularen Fasern von Bindegewebszellen gebildet. Großmolekulare Fasern und die umgebende Grundsubstanz bilden eine funktionelle Einheit. Saure Mucopolysaccharide und Kollagen mit seinen polaren Seitenketten und Peptidbindungen sind in der Lage, Wasser zu speichern, zu fixieren und stellen einen wesentlichen Faktor des sog. Hautturgors dar.

Cytologisch werden Fibroblasten, Fibrocyten, Histiocyten und als deren weitere Reaktionsform große und kleine Reticulumzellen und schließlich als eigenes System die Mastzellen unterschieden. Im Bereiche des undifferenzierten Mesenchyms der Adventitia der Gefäße, die eine pluripotente Funktion besitzt, können sich Zelltypen entwickeln, die Gemeinsamkeiten mit den bereits vorliegenden Bindegewebszellen besitzen. Darüber hinaus ist diese Gefäßschicht in der Lage, jedwede Zellform, die im Corium primär vorliegt, nachzubilden.

Allerdings sind Zweifel angemeldet worden, ob außerhalb der perinatalen Zeit Erythrocyten und eosinophile Leukocyten aus dieser Zellschicht entstehen können. Analysen der Entwicklung pathologischer Prozesse an der Haut lassen eine Bildung zumindest eosinophiler Leukocyten auch in dieser Zellage wahrscheinlich werden.

Die zur Phagocytose befähigten *Histiocyten*, die als freie Zellen im Bindegewebe vorliegen und auf chemotaktische Reize reagieren, sind offenbar für die Histogenese und darüber hinaus für die Morphokinese von Dermatosen, die sich aus dem Bindegewebe ableiten, im Rahmen der Thesaurismosen von besonderer Bedeutung.

Plasmazellen des Bindegewebes mit den typischen, exzentrisch gelegenen Kernen sind Produzenten frei zirkulierender Antikörper. Immunkompetente *Lymphocyten* können in die Entwicklung Antigen-Antikörper-äquivalenter Vorgänge unter Abgabe von Antikörpern eingeschaltet werden (s. Abb. 82).

Mastzellen

Spezielles Interesse beanspruchen zweifelsohne die Mastzellen, die Reservoire für gewebsirritierende Substanzen, wie Histamin- und Serotoninvorstufen, darstellen, welche Überträgersubstanzen verschiedener Reizformen in der Haut sind. Deren Zellzahl beträgt etwa 7000/cm² und nimmt gegen das 8. Lebensjahrzehnt bis 1000/cm² ab. Damit verbunden ist eine Abnahme der Reaktivität der Haut. Die Mastzellen sind vornehmlich um kleinere Gefäße gelagert. Auf chemische und physikalische Reize wird die Bildung der Mastzellgranula aktiviert, die ohne Zellschädigung ausgeschleust werden können. Diese Granula lösen sich im Interstitium auf, und es werden deren Inhaltsstoffe wie Histamin und Heparin frei, die zuvor über eine Zinkbindung miteinander verbunden waren. Nach einer Zerstörung der Mastzellen ist die Reaktivität der Haut, insbesondere deren exsudative Form, herabgesetzt. Ge-

Tabelle 39. Anzahl Mastzellen in menschlicher Haut (Unterarminnenseite) (3)

Insgesamt	25,79 ± 4,57 Zellen/mm²
Perivasculär	301,3 ± 95,98/mm²
Periadnexal[a]	83,6 ± 25,50/mm²
Dazwischenliegendes Gewebe	17,1 ± 4,16/mm²

[a] Um Schweißdrüsen, Talgdrüsen, Haarfollikel liegende Mastzellen.

Tabelle 40. Verteilung der Mastzellen in gesunder menschlicher Haut (93)

Auszählungsort	MZ/mm³	Mittlerer Fehler des Mittelwertes
1. Subepidermaler Bindegewebsanteil	6920	± 710 (± 10,3%)
2. Inter- und periacinär	104300	± 7900 (± 7,6%)
3. Bindegewebe in weiterer Umgebung der Drüsen	2110	± 260 (± 12,2%)
4. In „reinem" Bindegewebe	2460	± 190 (± 7,7%)

Tabelle 41. Das Zerfallsstadium und die Folgen der Mastzellengranulierung durch den Histaminliberator 48/80 mit besonderer Berücksichtigung der cytotaktischen und mesenchymalen Reaktion. [Orfanos, C., Stüttgen, G., Z. Zellforsch. **61**, 622 (1963)]. MPS = Mucopolysaccharid

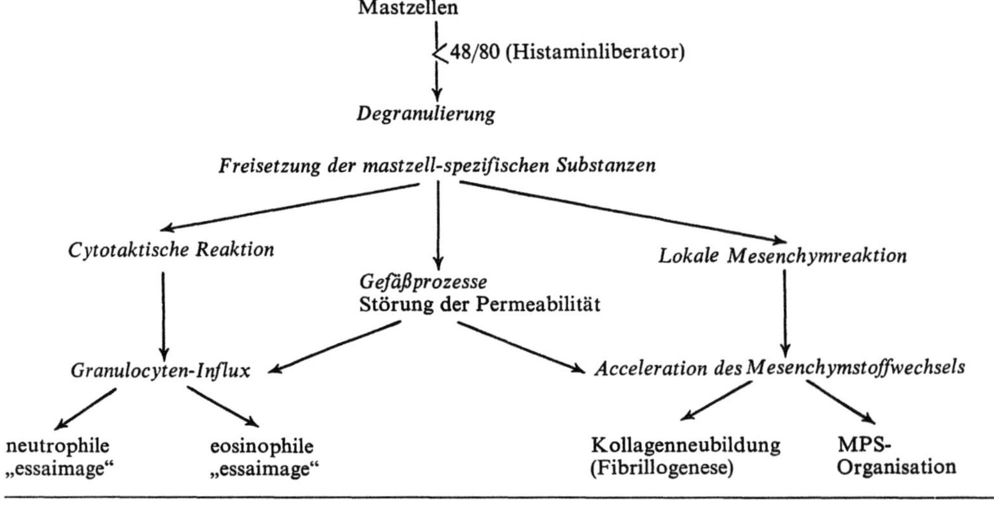

Tabelle 42. Ausfall der PAS-Reaktion (156)

1. Glykogen, Stärke, Cellulose +++ (Amylase-Einwirkung zerstört die Reaktionsfähigkeit auf PAS)
2. Saure Mucopolysaccharide + (Mucoide)
   Hyaluronsäure ∅
   Chondroitinsäure (+)
   Chondroitinsäure B ++ (Grenzstreifen)
   Heparin (je weniger Sulfatgruppen, um so stärker + bis ++++)
3. Neutrale Mucopolysaccharide ++
4. Glykoproteide ++
5. Glykolipide ++

websmastzellen entsprechen den basophilen Leukocyten im Blut, welche unter den gleichen Voraussetzungen wie die Mastzellen eine Degranulation zeigen. Die Restitution der Mastzellen nach einer Granulaausstoßung, die mit einer Histaminliberation pharmakologisch gleichgesetzt werden kann, ist innerhalb 5—10 min möglich. Mit dem Vorgang einer solchen Degranulation scheint die Entwicklung von Makrophagen gekoppelt zu sein. Die Regranulation ist an eine in ihrer Vitalität noch erhaltenen Mastzelle gebunden, während starke Reize zu einer Vernichtung der Mastzelle führen bzw. zu einer Zellschädigung, die monatelang bis zur Restitution benötigt. Mit Wiedererlangen der Reaktivität der Haut, insbesondere der Fähigkeit zur Quaddelbildung, ist ein klinisch experimenteller Hinweis für die Restitution der Mastzelle gegeben.

Kollagen

Mehr als 40% des Kollagens des gesamten Organismus liegt in der Haut vor. Die biologische Halbwertszeit des Kollagens ist länger als 1 Jahr. Dessen Metabolismus ist in nekrotischen Wunden oder auch unter endokrinologischer Beeinflussung erhöht. Durch Hydrocortison ist offenbar eine Induktion einer kollagenolytischen Aktivität der Fibrocyten möglich, die durch Trypsinbehandlung des Gewebes weiter gesteigert werden kann. Es handelt sich dabei um eine gleichsinnige Wirkung von Corticosteroiden und Trypsin, zumindestens im Tierexperiment an der Ratte. Dies scheint ein direkter Effekt zu sein, der nicht allein durch Stabilisierung der Gefäße und Verhinderung der Permeation des Trypsininhibitors zu erklären ist. Im Zuge der Alterung ist eine Minderung der Kollagenaseaktivität zu beobachten. In der Haut sind auch Substanzen nachweisbar, die die Kollagenase hemmen (s. Abb. 7). Im Zuge der Darstellung der hormonbedingten Aktivitätssteigerung der fibroblastischen Kollagenase wurde die Arbeitshypothese aufgestellt, daß die Produkte des cutanen Kollagen-Katabolismus in der Leber zur Glykoneogenese beitragen.

Fibroblasten bilden das Material für die Grundsubstanz, weiterhin sind sie für

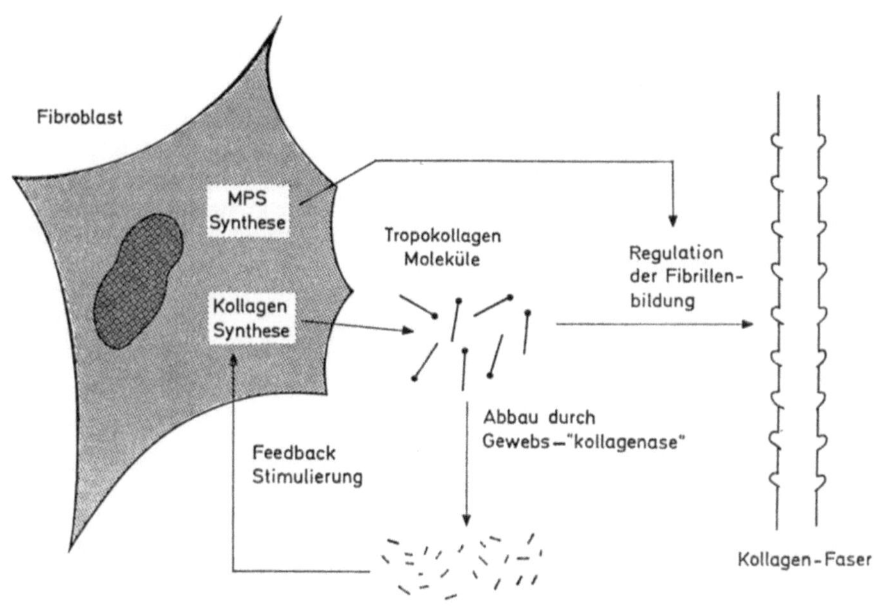

Abb. 7. Vorstellung über die Regulation der Kollagenbildung. (Nach Bentley, 1970)

die Kollagenbildung von zentraler Bedeutung. Kollagen wird zunächst in Vorstufen innerhalb der Fibroblasten als Tropokollagen gebildet und sezerniert.

Aufbau des Kollagens

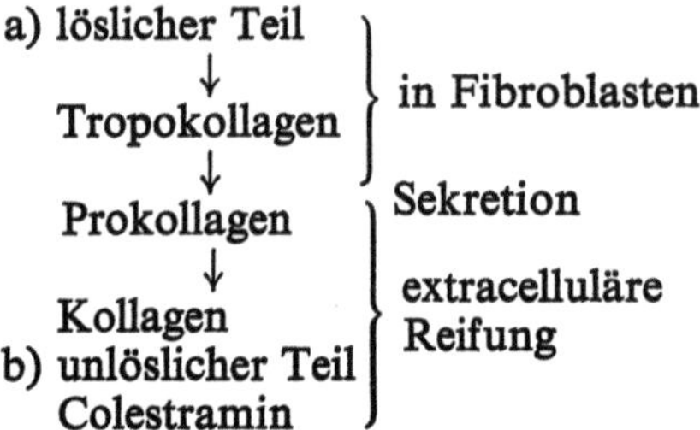

Die Primärstruktur des Kollagens enthält eine recht regelmäßige Aminosäuresequenz, die in der Hauptsache aus den Aminosäuren Glycin, Prolin, Hydroxyprolin sowie weiter aus Glutaminsäure, Asparaginsäure, Arginin und Lysin besteht. Drei derartige Aminosäureketten sind im Kollagenmolekül zur linksspiraligen Sekundärstruktur verbunden. Eine weitere Verdrillung um eine gemeinsame Hauptachse bildet die Tertiärstruktur, die durch Wasserstoffbrückenbindungen verfestigt ist.

Das Kollagenmolekül enthält zwei differente Arten von antigenen Determinanten, wovon die eine proteolytisch (mit Pepsin, Protease) abgespalten werden kann, die andere Gruppe ist Protease-stabil. Die Protease-labilen Determinanten von menschlichem und Kalb-Kollagen sind in der α_1-Kette lokalisiert und befinden sich in den meisten Fällen am C-terminalen Ende (Kettenende mit einer —COOH-Gruppe). Hier wiederum besitzen vornehmlich die nicht verdrillten Kettenglieder antigene Eigenschaften, was die Beteiligung von aromatischen Aminosäuren annehmen läßt.

Das harnfähige chemische „Leitfossil" des Kollagens ist *Hydroxyprolin*, da es nur hierin vorkommt und daher als Abbauprodukt einer Kollagenauflösung ausgeschieden wird.

Bei jugendlichen Menschen zeigt sich ein höherer Kollagenumsatz, der sich in einer vermehrten Hydroxyprolinausscheidung im Harn äußert. Mit steigender Vernetzung des Kollagens im Alter wird ein enzymatischer Abbau offenbar erschwert. Ein unspezifischer Kollagenabbau (Proteolyse) ist nach Kollagendenaturierung möglich, während Kollagen physiologisch durch Kollagenase noch spaltbar ist.

Zwischen den Kollagen-Filamenten lagern sich Mucopolysaccharide ein und die Gesamtheit der wasserunlöslichen Strukturelemente besteht aus Fasern, die von Glykoproteiden und Mucopolysacchariden ummantelt sind und im elektronenmikroskopischen Bild eine netzartige Verknüpfung untereinander aufweisen. Die bei der Bewegung des kollagenen Netzwerkes auftretenden Reibungskräfte werden durch eine Umhüllung der Fasern mit Mucopolysacchariden offenbar kleingehalten. Eine intercelluläre Verbindung von Bindegewebszellen ist im übrigen auch elektronenmikroskopisch über variable Kontaktstellen nachweisbar.

Hyaluronsäure nimmt mit 70% den größten Teil der Polysaccharide in der Dermis ein. Sie zeigt keine sichere Beziehung zum Alter oder zum Geschlecht. Eine Depolymerisierung der Hyaluronsäure ist nicht nur durch die Hyaluronidase, sondern auch durch Kupfer, Ascorbinsäure und Cystin möglich; auch durch Röntgenbestrahlung ist dieser Effekt zu erzielen. Das Enzym Hyaluronidase – das mit dem *spreading factor* nach Reynauld identisch ist – liegt in der menschlichen Haut nicht vor und ist exogen bakteriellen Ursprungs.

Die Hyaluronidase wird zur Auflockerung des Bindegewebes therapeutisch verwandt (intraläsionale Injektion), weiter bewirkt sie eine bessere Verteilung von Medikamenten in der Haut.

In der Haut kommt es nach einer ersten Injektion von Hyaluronidase zu einer reaktiven Vermehrung von Heparin. Dieser Effekt stellt einen protektiven Mechanismus gegenüber einer weitergehenden Bindegewebsauflockerung bei wiederholter Injektion in derselben Lokalisation dar.

Endokrine Vorgänge wirken auf Mucopolysaccharide ein. So wird bei dem lokalisierten Myxödem der Mucopolysaccharidgehalt um das 6–16fache erhöht. Diese Vermehrung geht vornehmlich auf das Konto der Hyaluronsäure.

Genetische Determination definierter Funktionen von Fibroblasten konnte in Hautkulturen nachgewiesen werden, die von Patienten mit Hurler-Syndrom stammten und die Chondroitin-sulfat *A*, *C* und *D* sowie Hyaluronsäure im vermehrten Maße sezernierten.

Die Symbiose zwischen Epidermis und Dermis kann bei Induzierung einer epidermalen Neoplasie durch Dimethylbenzanthracen demonstriert werden. Dabei geht der epidermalen Neoplasie eine Vermehrung von Mucopolysacchariden, insbesondere Hyaluronsäure voraus. Strukturell äußert sich dies in einer Verdickung der Basalmembran, einer Vermehrung der dermalen Grundsubstanz und einer Verringerung des Durchmessers der Kollagenfasern.

Elastin

Elastin unterscheidet sich vom Kollagen durch eine größere Widerstandsfähigkeit gegenüber verdünnten Säuren und Alkalien. Seine chemische Zusammensetzung ähnelt dem Kollagen, allerdings mit dem Unterschied, daß Hydroxyprolin im Elastin nicht vorkommt. Die elastischen Fasern stellen ein subepidermales Geflecht feiner Fibrillen dar, welche in den tieferen Schichten vergröbert sind. Daneben liegt Elastin auch in Form kleinerer amorpher Anhäufungen vor. Diese zeigen eine runde unregelmäßige Form und sind in der Gesichtshaut und an den Unterschenkeln am häufigsten aufzufinden. Pathologische Prozesse, die zu einer Störung der Kollagenstruktur führen, sind nicht notwendigerweise von einer entsprechenden Veränderung am Elastin begleitet, obwohl beim Pseudoxanthoma elasticum das Elastin vornehmlich in Form amorpher Klumpenbildungen, gelegentlich sogar in der Substanzmasse vermehrt vorliegt. Bei typischen Kollagenerkrankungen, wie z.B. der Sklerodermie, sind die elastischen Fasern zunächst erhalten. Die funktionelle Eigenständigkeit des Elastins wird dadurch betont, daß es bei Alterungsprozessen und bei der sog. aktinischen Elastose eine augenfällige Transformation in Form einer elastoiden Degeneration erleidet. Demgegenüber zeigt hier das Kollagen sowie das interfibrilläre Material nur geringfügige Veränderungen.

Tabelle 43a. Schema des Synthesestoffwechsels von Hautfibroblasten (Hautfibrocyten). (Buddecke, E., in: Archiv für Dermatologische Forschung, Vol. **244**, Kongreßbericht. Berlin-Heidelberg-New York: Springer 1972)

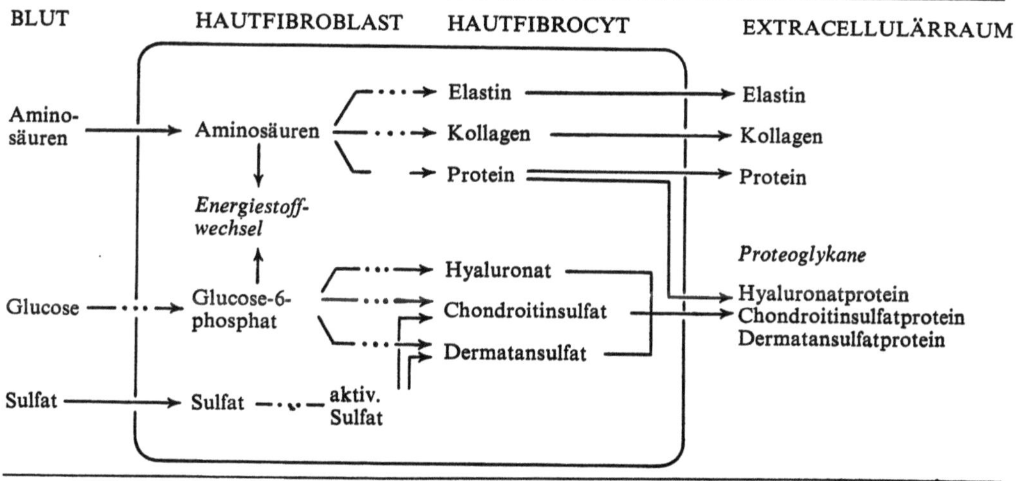

Tabelle 43b. Pathologische Veränderung der elastischen Fasern. (Pinkus, H., Mehregan, A. H.: A Guide to Dermatohistopathology. London: Butterworths 1969)

1. Kongenital
   - A. Umschrieben
     1. Naevus elasticus (Lewandowsky)
     2. Juveniles Elastom, Naevus elasticus (Staricco-Mehregan)
   - B. Generalisiert
     1. Cutis laxa (generalisierte Elastolyse)
     2. Pseudoxanthoma elasticum
     3. Ehlers-Danlos-Syndrom (?)
     4. Werner-Syndrom
2. Erworben
   - A. Idiopathisch
     1. Elastosis perforans serpiginosa
     2. Anetodermia, primäre Form
   - B. Ausgelöst durch:
     1. Aktinische Elastose
     2. Anetodermia (sekundär)
     3. Striae distensae

Der Verlust der Elastizität der *Altershaut* geht mit einer entsprechenden Veränderung am elastischen Material parallel. Bei der Synthese des Elastins ist Kupfer als Cofaktor beteiligt, welches die Aminooxidase aktiviert, die die Oxidation der ε-Aminogruppe des Lysins katalysiert. Ähnlichkeiten des Lathyrismus mit Kupfermangel weisen darauf hin, daß lathyrogene Verbindungen als Inhibitoren der Desmosomen-Synthese wirken können.

Literatur

Braun-Falco, O.: Pathologische Veränderungen an Grundsubstanz, Kollagen und Elastica. In: Handbuch der Haut- und Geschlechtskrankheiten, Bd. I/2. Berlin-Göttingen-Heidelberg-New York: Springer 1964.

Montagna, W., Bentley, J. P., Dobson, R. L.: Advances in Biology of Skin, Vol. X. The Dermis. New York: Meredith Corporation 1970.

Verhandlungen der Deutschen Dermatologischen Gesellschaft. Berlin, 1971. Thema: Bindegewebe. Arch. Derm. Forschung 244, 1972.

Pathophysiologie des corialen Raumes

Krankhafte Vorgänge innerhalb des Coriums sind einmal als Ablagerung, andererseits als infiltrative Vorgänge von seiten der Blutgefäße aufzufassen bzw. schließlich als gewebsständige Proliferationen und Stoffwechselprozesse zu deuten. Die Ablagerung verschiedenartiger Substanzgruppen wird durch die Bindungsfähigkeit von Proteinen und Mucopolysacchariden mitbestimmt. Darüber hinaus sind definierte Zellverbände zur Phagocytose befähigt und geben die Basis für Speicherungskrankheiten in Form von Thesaurismosen. Schließlich liegen Zellen vor, die eine spezifische Sekretionsleistung und eine ausgeprägte Reaktivität besitzen, wie die Mastzellen. Die Veränderungen im Bindegewebe, insbesondere an den Kollagenfasern, wurden mit dem Ausdruck *Kollagenosen* von Klemperer umrissen, ohne daß damit die Eigenständigkeit präjudiziert wurde, die dieser Ausdruck im Rahmen der pathologischen Prozesse der Haut inzwischen eingenommen hat. Direkte Veränderungen der Kollagenfasern, also Veränderungen der fibrillären Struktur, sind bei Kollagenosen noch nicht sicher gesehen worden. Es wurde aber beobachtet, daß die *Quervernetzung* der mantelartigen Umhüllungen bei Erkrankungen aus dem Formenkreis der Kollagenosen bestimmte Veränderungen zeigt, die auf Abnormitäten der Einbettungssubstanz der Fasern, also der Grundsubstanz, zurückzuführen sind, die sich mit einer Vermehrung der Fibroblasten und einer fibrinoiden Necrose kombinieren.

Die Erhöhung der sekretorischen Leistung der Fibrocyten geht mit einer Vermehrung der Fibrillenaggregation außerhalb der Zellen einher, die sich in einem vermehrten Vorkommen dünner Fibrillen äußert.

Vorstadium einer ausgeprägten Sklerosierung der Haut (Sklerodermie) ist in den meisten Fällen eine perivasculäre Infiltration von Rundzellen. Die Frage ist z.Z. unentschieden, an welcher Stelle der primäre Schritt zur Kollagenose im Sinne einer

Bindegewebsveränderung und Reifungshemmung des Kollagenmaterials einsetzt. Die scheinbar primäre Rundzellenproliferation bei Kollagenosen kann bereits die Reaktion auf eine Aggression sein, welche die Fibroblasten zu einer vermehrten Zellleistung zwingt. Darüber hinaus ist ein Eingriff in das Gleichgewicht der Kollagenbildung und des Kollagenabbaus als Ursache einer Kollagenmassenzunahme im Corium denkbar.

Die Untersuchung der Biosynthese von Glykosaminoglycanen an Hautschnitten von Patienten mit progressiver Sklerodermie [Kreysel, Köhler und Kleine, Klin. Wschr. 214 (1973)] ergab eine wesentlich erhöhte Einbaurate von Vorstufen, wie Sulfat, Glucosamin bzw. Prolin, in Glykosaminoglycane bzw. Proteine von Zellen ektodermalen und mesenchymalen Ursprungs.

Bei Sklerodermiepatienten ist eine Vermehrung der Sulfatgruppen am C_6-Atom und eine mehrfache Zunahme der Uronsäure festzustellen. Der vermehrten Biosyntheseraten von sulfatierten Glykosaminoglycanen bei Sklerodermiepatienten geht ein vermehrter Abbau und damit eine erhöhte Umsatzrate parallel.

Systematische Untersuchungen von Korting u. Mitarb. über den Einfluß von Medikamenten auf Kollagenneubildung, -reifung und -abbau beim experimentellen *Lathyrismus* von Ratten führten zum therapeutischen Einsatz von Gestagenen, die anscheinend den Abbau des Kollagens beschleunigen. Derartige Erkenntnisse spielen eine Rolle bei der Behandlung der progressiven Sklerodermie und ermöglichen damit eine von immunologischen Gesichtspunkten offenbar unabhängige Betrachtung dieser Erkrankung. Demgegenüber wirken beim *Erythematodes*, der den Kollagenosen zugeordnet wird, verschiedenartige, insbesondere cytotoxische Antikörper auf Strukturen besonders im Bereich der Basalmembran ein. Es wird angenommen, daß diese Antikörper – ggf. Immunocyten – auch an den Kollagensezernierenden Fibrocyten angreifen und entsprechende Veränderungen an deren Stoffwechselleistung verursachen. Der pathogenetische Weg einer Autoimmunreaktion ist beim Erythematodes unbestritten und spielt sich nicht nur am Kollagen, sondern auch im Blut (LE-Phänomen) und sekundär oder ebenfalls cytotoxisch an der Epidermis ab. Charakteristisch sind dabei eine Veränderung der Basalmembran und perikollagene Ablagerungen einer basalmembranähnlichen Substanz (Haustein, 1972).

Störungen der *Mucopolysaccharid-Bildung* im Sinne von Mucopolysaccharidosen, wie das Hurler-Syndrom, können sowohl von einem defekten Feed-back-Mechanismus herrühren, als auch auf einen Mangel an abbauenden Enzymen zurückgeführt werden.

Das gleiche Bild einer Erkrankung kann durch genetisch verschiedene Determinanten ausgelöst werden. Der Phänotyp bildet sich somit morphologisch einheitlich auf der Basis variabler Genotypen.

Epithelial-mesenchymale Wechselwirkungen

Es besteht Übereinstimmung, daß die Entwicklung und das Verhalten der einzelnen individuellen Zellen durch Wechselwirkungen mit Zellen und Geweben anderen ontogenetischen Ursprungs und anderen Eigenschaften beeinflußt wird, insbesondere was die Morphogenese betrifft. Die Haut gehört zu den Organen, deren phänotypische und morphogenetische Entwicklung aus heterotypen Wechselwirkungen zwischen epithelialen und mesenchymalen Zellen besteht.

Man kann die Proliferation der differenten Schichten der Haut von verschiedenen Gesichtspunkten aus betrachten. Die Mitoserate eines Gewebes wird von spezifischen Chalonen reguliert. Eine Beeinflussung der Mitoserate (über Chalone ?) ist auch auf endokrinologischem Wege möglich. Die anfangs genannte heterotypische Beeinflussung unterscheidet sich von der durch Chalone, da die Gewebsspezifität der Chalone eine allgemeine epithelial-mesenchymale Wechselwirkung ausschließt. Während Bullough darauf hinweist, daß sich die Papillen durch Faltung der Oberfläche der Epidermis in Richtung Corium durch den Proliferationsdruck des sich teilenden und vermehrenden epithelialen Gewebes entwickeln, führen van Scott und Flaxmann an, daß es eine wesentliche Funktion der mesenchymalen Papille ist, die epitheliale Zellpopulation zu kontrollieren. Die Basis dieser Vorstellung ist der Aufbau des Stratum germinativum auf der Grenzfläche Papille/Epidermis. Die Beeinflussung epithelialer und mesenchymaler Gewebsverbände heterotypischer Art ist vornehmlich an embryonalen Systemen studiert worden. Im embryonalen Gewebe liegen offenbar primäre Induktoren vor, die aus benachbartem Gewebe stammen können, wie es Experimente bei der Auswanderung von Zellen aus der Neuralleiste belegen. Die morphogenetische Beeinflussung der Zellen der Epidermis durch mesenchymale Gewebe ist verschiedenartig. So kann bei einem mesenchymalen Tumor durch entsprechende Veränderungen der Blutzirkulation und durch Expansion des Tumors eine Atrophie der Epidermis resultieren. Doch ist auch das entgegengesetzte Verhalten bekannt, nämlich eine Acanthose bei primärem Vorliegen eines Fibroms im Corium; im Zuge solcher Zusammenhänge kann sich die Epidermis verdicken und neben der Acanthose eine vermehrte Schuppung aufweisen. Eine maximale Vermehrung der Zellen des Stratum germinativum in Verbindung mit einer Verbreiterung der dermalen Papille ist am Haarbulbus der Kopfhaut zu beobachten. Mitosen finden in allen Zellschichten, die an die dermale Papille angrenzen, statt. Über die Art und Weise der Vermehrung bindegewebiger Zellen wie der Fibrocyten herrscht keine endgültige Klarheit. Die Ansicht von Bullough, daß die Fibrocyten primär aus dem Blutstrom stammen, sich beim Verlassen der Blutbahn teilen und schließlich sich im Corium endgültig festsetzen, bedarf der Sicherung. Die Vermehrung der Fibrocyten wäre dann die Folge eines Durchtritts von Blutzellen aufgrund einer chemotaktischen Wirkung auf Vorstufen der Fibrocyten im Blut bzw. auf die indifferente Zone der Adventitia der Gefäße.

Aus der klinischen Beobachtung sind viele Beispiele zu erbringen, die darauf hinweisen, daß Gewebsverbände eine wechselseitige Beeinflussung auf ihre Gewebsformation und Zelldichte besitzen. Dieser rote Faden zieht sich von dem embryonalen Leben bis zur pathologischen Entwicklung von Hautanomalien und Hauttumoren hin. Davon abgetrennt werden muß allerdings die spezifische Regulation der Mitose durch Chalone im Sinne von Bullough. Ein Bindeglied zwischen den gewebespezifischen und den übergreifenden Faktoren könnte die direkte oder indirekte Beeinflussung der Chalon-Funktion durch Hormone bzw. Regulatoren anderer Art darstellen.

Variable mesodermale Beeinflussung der epithelialen Proliferation

1. Das Mesoderm bleibt bei Entwicklung des Morbus Bowen und der Arsenkeratose passiv.

2. Ein aktivierender Einfluß über das mesodermale vasculäre Stroma kann bei Angiomen vorliegen.

3. Eine Stimulation der benachbarten Epidermis entwickelt sich u.a. bei:
Histiocytom,
Granulom,
chronischer Ulceration.

4. Eine gleichzeitige gegenseitige Stimulation von Mesoderm und Epithel liegt bei Fibroepitheliomen, benignen Hautadnextumoren und Basalzellenepitheliomen vor.

5. Bei Degeneration des Bindegewebes kann eine gegenläufige epitheliale Reaktion auftreten:
a) nach Sonneneinwirkungen,
b) bei chronischer Röntgenstrahlendermatitis.

6. Eine Hemmung findet durch bindegewebige Einkapselung und bei immunologischen Abwehrvorgängen statt.

Literatur

Fleischmajer, R., Billingham, R. E.: Epithelial-Mesenchymal Interactions. Baltimore: Williams and Wilkins 1968.

Pinkus, H.: The role of the Mesodermic Basaliomas XIII. Congressus Internat. Dermatologiase, München 1967. Springer Berlin 1968.

Das subcutane Gewebe

Die Grenze zwischen Corium und Subcutis ist nicht scharf. Fettläppchen werden, von Bindegewebssepten umhüllt, zentral durch Arteriolen versorgt; der Abfluß aus Venolen liegt ringförmig in der Peripherie. Schweißdrüsen und die tieferen Anteile der Haarfollikel reichen bis in das Fettgewebe. Der weitaus größte Teil des Fettes in der Subcutis besteht aus Neutralfett, also aus Triglyceriden. Das in das Bindegewebe als Panniculus adiposus eingelagerte Fett umfaßt etwa die Hälfte des physiologischen beim Menschen und Säugetier vorhandenen Fettdepots. Die Verteilung des Neutralfettdepots unterliegt endokrinen Einwirkungen. Aus dem Hypophysenhinterlappen wird ein Hormon (LMH) freigesetzt, welches Triglyceride aus den mesenterialen Depots in die Zirkulation bringt. In der Haut ist eine solche Mobilisation noch nicht nachweisbar, doch können Adrenalin und Noradrenalin eine Lipolyse auch in der Haut aktivieren. In Abhängigkeit von der Schichtdicke des subcutanen Fetts und der Kammerung der Bindegewebssepten, die das Fett einhüllen, zeigt sich eine verschiedenartige Strukturierung der Hautoberfläche, besonders in fettreichen Körperpartien.

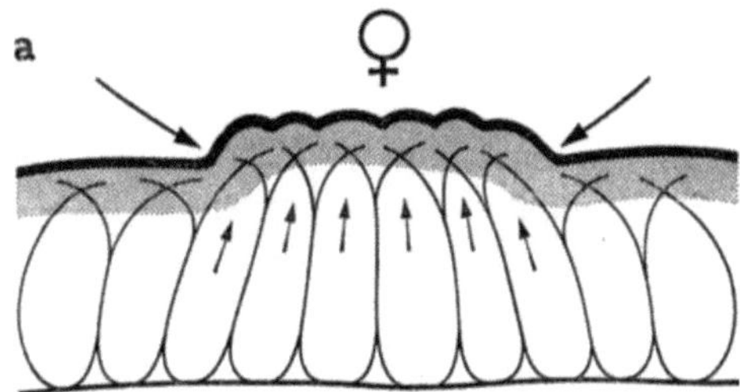

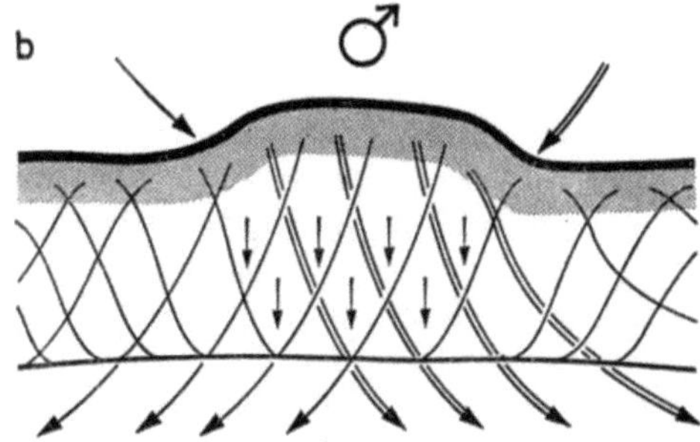

Abb. 8. Unterschiede der Fettgewebskammerung bei Mann und Frau (Müller u. Nürnberger, 1972). a Bei der Frau radiär ausgerichtete Fettkammern mit bogenförmig im Corium fixierten Zwischensepten. b Bei dem Mann charakteristische, in das Corium einstrahlende Bindegewebszüge. Unter mechanischer Verschiebung (Kneiftest) Entwicklung des sog. Matratzenphänomens („Cellulitis") bei der Frau, während beim Mann die gleiche mechanische Einwirkung eine Wellung der Oberfläche nicht zuläßt

Das „Orangenhaut-Phänomen" bei der sog. „Cellulitis" beruht auf einer physikalischen Resistenzabnahme gegen eine „Fettprotrusion", einer Massenzunahme (Hypertrophie) von Fett-Trauben und zugeordnetem Bindegewebe in der Subcutis, verbunden mit einem Vorquellen auf Kneifen und Druck. Damit ist ein Hinweis gegeben, daß die Textur der Epidermis und der Dermis aufgrund von Strukturänderungen der Faserrichtung in der Subcutis nicht mehr ausreicht, diese Fett-Trauben in einem Zustand zu halten, der vom äußerlichen Aspekt her als glatte Oberfläche imponiert. Diese Auswirkungen eines in seiner Anordnung typischen subcutanen Fettdepots sind als physiologisches Merkmal geschlechtsgebunden und zeigen bereits beim Kinde ihre Ausprägung (Müller u. Nürnberger, 1972). Beim Mann ist ein Orangenhautphänomen Hinweis für eine endokrinologische Störung, z.B. beim Klinefelter-Syndrom (Nürnberger).

Als eines der zahlreichen im subcutanen Fett sich abspielenden klinischen Probleme sind die in ihrer Gesamtheit komplexen Lipogranulomatosen zu nennen, bei denen sich verschiedene cytologische, humorale und offenbar auch andere pathogenetische Wege treffen, die unter dem Namen der Panniculitis zusammengefaßt werden.

Charakteristika des subcutanen Fettgewebes und seiner Reaktionsform

Fettzellen entwickeln sich aus den primitiven pluripotenten mesenchymalen Zellen.

Die Zahl der Fettzellen wird in der perinatalen Periode und frühkindlichen Zeit bestimmt. Die Zunahme des Fettgewebes erfolgt später durch Hypertrophie der Einzelzelle, die von endokrinen, nervösen und nutritiven Faktoren gesteuert wird.

Die Faserstruktur des die Fettläppchen einhüllenden Bindegewebes wird von Sexualhormonen sowohl endogenen als auch exogenen Ursprungs reguliert.

Die Wasserbindungskapazität des subcutanen Fettgewebes – etwa 10–30% – hängt von der Kapillarpermeabilität, dem Wasserbindungsvermögen der Grundsubstanz und dem Strömungsabfluß über Lymphe und Blut ab.

Die Blutzufuhr zum subcutanen Fettgewebe erfolgt aus den Gefäßen der großen Muskeln.

Die Pathologie des subcutanen Fettgewebes entwickelt sich aus der Empfindlichkeit der einzelnen Fettzellen gegenüber traumatischen, ischämischen und entzündlichen Reizen und zeigt sich in Form einer Nekrobiose, Nekrose oder Entzündung des subcutanen Fetts (Pannikulitis). Während beim Vorgang der Nekrobiose ein Zelluntergang mit reaktiver Hyperplasie und Regeneration der übrigen Zellen verbunden ist, liegt bei der Nekrose ein völliger Untergang des Fettgewebes vor.

Abheilungsvorgänge imponieren als Fibrose.

Wie bereits innerhalb des Coriums können Fettsäuren eine entzündliche Reaktion vom Fremdkörpertyp provozieren, die in der Subcutis als Lipogranulome oder lipophagische Granulome bezeichnet werden.

Die entzündlichen Veränderungen des subcutanen Fetts werden unter dem Begriff der Panniculitis subsummiert, wobei die Beziehungen zu Umgebungsfaktoren (z.B. Kälte, Trauma) und auch zu Pankreaserkrankungen hervorgehoben werden können. Die Adipositas dolorosa (Dercumsche Erkrankung) ist durch eine Stoffwechselanomalie charakterisiert (s. dort).

Die vielfältigen Granulome der Subcutis sind in der Tabelle 320a zusammengefaßt. Idiopathische Lipoatrophien sind seltene Erkrankungen; die Insulinfettatrophie im Bereiche der Insulininjektionsorte ist in ihrem Mechanismus noch ungeklärt, zumal eine regelmäßige Bindung an einen entzündlichen Prozeß fehlt.

Lipome als benigne Tumoren sind eine Proliferation von Fettzellen, die sich in verschiedenen Lebensaltern entwickelt und häufig eine familiäre Häufung zeigen (s. dort). Im jüngeren Alter können sich auch Angiolipome entwickeln, die durch eine exzessive vaskuläre Proliferation charakterisiert sind.

Für die Mehrzahl der Erkrankungen im Bereiche des Fettgewebes scheinen die Strömungsverhältnisse der Gefäße von besonderer Bedeutung zu sein, zumal auch die Kombination mit statischen Einwirkungen, wie z.B. an den Unterschenkeln, einen besonderen Stellenwert in der Entwicklung entzündlicher Prozesse haben.

Literatur

Ehlers, G.: Allgemeine Pathologie des Fettgewebes. In: Handbuch der Haut- und Geschlechtskrankheiten, Bd. I/1. Berlin-Heidelberg-New York: Springer 1968.

G. Müller, F. Nürnberger: Anatomische Grundlagen der sog. „Cellulitis". Arch. Derm. Forsch. **244**, 171 (1972).

Die Mundschleimhaut

Der histologische Aufbau der die Mundhöhle auskleidenden Schleimhaut ähnelt dem Aufbau der Epidermis und des Coriums. Während in der Mundumgebung vor dem Lippenrot eine normale Epidermis und von dem Bereiche des Lippenrots an ein sog. Epithelübergang besteht, ist die eigentliche Mundhöhle mit einer Schleimhaut ausgekleidet, die als Tunica mucosa entsprechend der Epidermis aus mehreren Schichten eines Plattenepithels aufgebaut ist. Eine eigentliche Keratinisierung wie in der Epidermis findet nicht statt. Vornehmlich liegt eine Verdichtung der Plattenepithelzell-Lagen vor, die das Bild einer Parakeratose imitiert.

Am *harten Gaumen* ist die Schleimhaut allerdings durch Bindegewebsfasern mit dem Periost verbunden und zeigt eine Neigung zur Keratinisierung, die dann als Leukoplakie imponiert. Diese Leukoplakie ist auch in Form einer parakeratotischen Keratinisierung an anderen Schleimhautstellen aufzufinden. Hain hat elektronenmikroskopisch den Vorgang einer echten Keratinisation an der unverschieblichen Mundschleimhaut darstellen können. Die Bildung eines nicht keratinisierten und eines keratinisierten Epithels als physiologischer Vorgang ist an die topographischen Gegebenheiten gebunden.

Das *Lippenepithel* als Epithelübergang ist durch eine fehlende Keratinisierung – im Sinne der Bildung von Eukeratin – charakterisiert. Es fehlt das Stratum granulosum. Die äußerste Schicht ist offenbar eine hochgradige Verdichtungszone parakeratotischer Lamellen. Die capillarführenden Gewebspapillen und die terminale Strombahn sind im subepithelialen Raum stark entwickelt und bilden die Grundlage des Lippenrots. Die Empfindlichkeit der Lippen beruht auf der leichten Austrocknung und der fehlenden Fettung, da dort weder Talgdrüsen noch Schweißdrüsen lokalisiert sind. Ektopische Talgdrüsen sind in ihrer Funktion bedeutungslos, da sie nicht auf die Schleimhaut bzw. Übergangsschleimhaut münden. Die Unterlippe ist gegen Lichteinwirkung exponiert, da neben der geringen Ausbildung einer Hornschicht normale Melanocyten fehlen, die lediglich in Sonderfällen als naevoide Zellnester auftreten. Entsprechend diesen Gegebenheiten sind Lichtdermatosen häufig auf die Unterlippe beschränkt. Als Besonderheit ist festzuhalten, daß sich auf der Unterlippe vornehmlich Carcinome entwickeln, wogegen auf der Oberlippe Basalzellenepitheliome vorherrschen.

Beziehungen der Mundschleimhaut zur äußeren Haut zeigen sich nicht selten in Gemeinsamkeiten gleicher Reaktionsmechanismen, die durch besondere strukturelle Gegebenheiten der Epithelien ihre morphologische Ausprägung erhalten. Als Kopfteil des Magen-Darm-Traktes mit Eigenheiten in der Durchblutung und der nervösen Versorgung besitzt die Mundschleimhaut Charakteristika, die in ihrer Beziehung zum Gesamtorganismus einen diagnostischen Stellenwert haben.

Literatur

Hain, G.: Elektronenmikroskopische Untersuchungen des normalen Epithels der menschlichen Mundschleimhaut. München: C. Hanser 1964.

Schuermann, H., Greither, A., Hornstein, O.: Krankheiten der Mundschleimhaut und der Lippen. München-Berlin-Wien: Urban u: Schwarzenberg 1966.

Der Stoffwechsel der Haut

s. Enzyme der Haut (Tabelle 99, 100)

Wie bei anderen Organen umfaßt der Stoffwechsel der Haut einmal die energieliefernden Prozesse, die entsprechende Reaktionen auf innere und äußere Anforderungen ermöglichen; zum anderen dient der Synthesestoffwechsel zum Erhalt und zur Regeneration der Struktur. Im Unterschied zu anderen Organen wird dies in der Epidermis durch ständige Neubildung, stufenweise Umwandlung und Abstoßung von Zellen – durch *Mauserung* – bewerkstelligt. Insofern ist die Haut als *partiell-holokrine Drüse* aufzufassen. Energie- und Synthesestoffwechsel sind eng miteinander verzahnt im Gesamtstoffwechsel, unter dem die Summe aller in einem Lebewesen ablaufenden Reaktionen verstanden wird.

In der Haut liegt eine weitgehende Analogie der Stoffwechselwege und -leistungen zu anderen Organen vor. Es zeichnet sich ab, daß die Haut unabhängig von anderen Organen zu metabolischen Eigenleistungen befähigt ist. Als Faustregel kann gesagt werden, daß, auf die Zellzahl bezogen, die Epidermis ein Drittel der metabolischen Aktivität der Leber aufweist. Die Haut gehört damit zu den metabolisch hochaktiven Organen.

Des weiteren wurden spezifische Abweichungen in Aktivität und Ablauf einzelner Stoffwechselwege von denen anderer Organe nachgewiesen, die offensichtlich den speziellen Aufgaben der Haut angepaßt sind.

Typische Stoffwechselstörungen der Haut, entweder genetisch bedingt oder durch exogene bzw. endogene Einwirkungen erworben, kombinieren sich ggf. mit pathologischen Stoffwechselstörungen des Gesamtorganismus.

Kohlenhydrate und deren Stoffwechsel
(s. Tabelle 99)

Glucose als einer der wichtigsten Energielieferanten kann in der Haut sowohl zu Glykogen aufgebaut und gespeichert, als auch im Zuge der Glykolyse abgebaut werden. Die Anpassung an die jeweils notwendige Energiespeicherung oder Energiefreisetzung wird im allgemeinen über die Regulatorwirkung von cyclischem Adenosinmonophosphat bewirkt. Teilschritte dieses Regulationsmechanismus wurden in der Epidermis aufgefunden. Auch die Aktivierung der Glykolyse durch Glucocorticoide, verbunden mit einem verstärkten Glykogenabbau, ist in der Haut festzustellen.

Die Glykolyse verläuft in der Epidermis vornehmlich anaerob, d.h. nur bis zur Milchsäure. Auf diesem Wege werden vor allem Wasserstoff sowie Substrate für Biosynthesen gewonnen, der Energiegewinn in Form von Adenosintriphosphat ist auf diesem Wege gering.

Enzyme des Citratcyclus werden im Vergleich zu anderen Organen in erheblich geringerem Maße nachgewiesen, dasselbe gilt für die Enzyme der oxidativen Phosphorylierung, den hauptsächlichen Weg des Energiestoffwechsels.

Über die Bedeutung der angeführten Befunde herrscht jedoch noch keine volle Klarheit. So ist an Epidermisschnitten sehr wohl ein deutlicher – wenn auch im Vergleich zur Leber geringer – Sauerstoffverbrauch meßbar und belegt damit, daß die *oxidative Phosphorylierung* funktionsfähig ist, wie die Tabellen 45–49 zeigen. Damit ist jedoch noch keine Aussage darüber möglich, ob die Epidermis diesen Weg in vivo tatsächlich benötigt und beschreitet.

Vielmehr ist, solange nicht differenzierende Untersuchungen vorliegen, ebenso die Annahme berechtigt, daß die Atmungskette lediglich als phylogenetisches Relikt in den epidermalen Zellen vorhanden ist, daß diese Zellen aber ihren Stoffwechsel ohne Schaden aus der anaeroben Glykolyse bestreiten können und damit auf eine Sauerstoffzufuhr nicht angewiesen sind.

Sauerstoffverbrauch

Der experimentell induzierbare Sauerstoffverbrauch in der Epidermis liegt erheblich über dem im Corium (vgl. Tabelle 45–51), ein Befund, der mit der höheren Zellzahl der Epidermis in Zusammenhang gebracht werden kann, gleichzeitig aber auch einen Hinweis für deren höhere metabolische Aktivität darstellt.

Eine Erhöhung des Sauerstoffverbrauchs und damit eine Aktivierung (möglicherweise auch eine Regulationsstörung) der oxidativen Phosphorylierung wird bei acanthotischen Veränderungen der Epidermis beobachtet.

Die starke Erhöhung der Atmung psoriatisch veränderter Haut stellt einen Sonderfall dar. Acanthogene Reize sind mit einer Aktivitätssteigerung fast aller untersuchter Enzyme begleitet, während eigenartigerweise bei der Röntgenacanthose des Meerschweinchens die Aktivität der meisten untersuchten Enzyme der Glykolyse, des Citratcyclus, des Phosphatcyclus und auch anderer Stoffwechselwege erniedrigt ist (Rassner).

Gleiches gilt für den *Pentosephosphatcyclus*, der von Glucose-6-phosphat ausgeht und in seinem Ablauf sowohl reduzierten Wasserstoff in Form von $NADPH_2$ für enzymatische Synthesen als auch Pentosephosphate liefert, die für den Aufbau der Nucleinsäuren von Bedeutung sind. Auch hier konnte die Aktivität von einigen Enzymen im Cyclus quantitativ erfaßt werden.

Über die Trennung und Charakterisierung von *Isoenzymen* (also Enzymen unterschiedlicher Struktur, die dieselbe Reaktion katalysieren) ist es möglich, Aufschluß darüber zu gewinnen, inwieweit Enzyme aus der Haut ins Serum bzw. umgekehrt, ggf. in Hautblasen diffundieren. Charakteristisch hierfür ist der Verteilungsmodus

Tabelle 44. Zahl der Mitochondrien (124)

Meerschweinchenepidermis	$100/\mu m^2$
Stratum basale	52,6
Stratum spinosum	25,2
Stratum granulosum	13,3

Tabelle 45. Sauerstoffverbrauch der Haut (Schnitte in Ringerlösung und Glucose) (102)

Menschliche Haut	0,8 µl/Std · g Feuchtgew.
Meerschweinchenhaut	0,7 µl/Std · g Feuchtgew.
Rattenhaut	1,4 µl/Std · g Feuchtgew.
Mäusehaut	2,6 µl/Std · g Feuchtgew.

Tabelle 46. Atmung menschlicher Haut (74)

	Epidermis + dermaler Anteil	Dermis	Epidermis
Q_{O_2}	2,03 ± 0,31	0,49 ± 0,12	4,53 ± 1,39

Q_{O_2} = Verbrauch von Sauerstoff im Warburg-Apparat durch Gewebe in µl O_2 pro mg und Stunde.

Tabelle 47. Atmung von Meerschweinchenepidermis (Schnitte) (111)

Q_{O_2} = 0,254 (Medium nach Cruickshank)

Tabelle 48. Sauerstoffverbrauch von Epidermiszellen haarloser Mäuse (Q_{O_2} = µl O_2/mg Trockengewicht · Std) (70)

Basalzellen Q_{O_2} = 6,54 ± 1,30
Differenzierte Zellen Q_{O_2} = 6,56 ± 1,79

Tabelle 49. Sauerstoffverbrauch von Mäusehaut (38)

Material	*n*	µl O_2/100 mg · Std Trockengewicht	Q_{O_2}
Ohrhaut			
Epidermis	18	137 ± 33,5	4,98 ± 0,38
Cutis	15	33,0 ± 9,7	2,86 ± 0,40
Gesamthaut gemessen	24	43,6 ± 2,3	2,28 ± 0,14
Gesamthaut berechnet	15	49,3 ± 13,8	3,08 ± 0,37
Rückenhaut			
Epidermis	6	79,5 ± 21,5	2,13 ± 0,29
Cutis	5	14,6 ± 3,3	1,33 ± 0,31
Gesamthaut gemessen	7	18,0 ± 1,5	1,24 ± 0,05
Gesamthaut berechnet	5	18,4 ± 3,7	1,28 ± 0,24

Tabelle 50. Atmung, aerobe und anaerobe Glykolyse (156)

Gewebeart	Q_{O_2}	$Q_{CO_2}^{O_2}$	$Q_{CO_2}^{N_2}$	Verhältnis $Q_{O_2}:Q_{CO_2}^{O_2}:Q_{CO_2}^{N_2}$
Epidermis	−1,5	3,0	4,5	1 : 2 : 3
Corium	−0,8	2,0	3,0	1 : 2,5 : 4
Psoriasis[a]	−4,5	9,9	13,3	1 : 2,1 : 2,9
(acanthotische Epidermis)	−2,9	10,2	18,4	1 : 3,41 : 6,16
Basaliom	−3,98	—	6,5	1 : — : 1,6
Carcinom	−3,02	8,96	9,51	1 : 2,87 : 3,17
Melanommetastase	−1,45	2,4	3,89	1 : 1,65 : 2,7
Melanom	−2,7	1,7	2,6	1 : 0,7 : 0,9
Melanom	−2,3	3,3	3,5	1 : 1,5 : 1,6
Amelanotische Metastase	−2,07	1,5	1,74	1 : 0,71 : 0,83

[a] 2 Fälle.

Tabelle 51. Atmung und Glykolyse der kranken Haut (156)

Material	Atmung Q_{O_2}	Anaerobe Glykolyse $Q_{CO_2}^{N_2}$
Entzündete Haut (Meerschweinchen)	−1,85 bis −1,89 (−1,13 bis −1,21[a])	—
Entzündete Haut (Mensch)	−0,34 bis −0,37 (−0,20 bis −0,22[a])	—
Frische Psoriasis	−3,38 (−0,80[a])	—
Alte Psoriasis	−1,20 (−0,46[a])	—
Cancroid	−3,46 (−1,78[a])	—
Trockener Lupus	−2,74 (−1,77[a])	—
Verrucöser Lupus	−3,08 (−2,59[a])	—
Diabetes, frische Haut	—	3,5
Diabetes, Leichenhaut	—	1,6
Warzen (Mensch)	−1,97 (3)	3,93 (3)
Psoriasis	−3,3 (12)	16,0 (11)
Neurodermitis	−2,4 (4)	9,3 (3)
Vitiligo	−0,67	—
Frisches Granulationsgewebe von Hautwunden		
3. Tag	−1,93 (0,45[a])	—
6. Tag	−2,47 (0,52[a])	—
9. Tag	−2,17 (0,75[a])	—
12. Tag	−1,73 (0,52[a])	—
18. Tag	−1,38 (0,47[a])	—
Psoriasispapel	−2,6 ± (0,4)	12,2 ± 0,5
Psoriasis	—0,6 bis —3,1	2,2 bis 6,8
Ekzeme	−1,4 bis −2,5	3,0 bis 7,5
Lichen ruber	−0,3 bis −0,9	0,6 bis 2,4
Hautblasendach	−0,1 bis −0,3	0,2 bis 1,58
Epitheliom	−0,42 bis −2,34	2,6 bis 7,8
Carcinom	−0,1 bis −0,73	0,6 bis 4,3
Retotheltumor	−0,3 bis −1,7	1,7 bis 5,8

[a] Vergleichswerte der normalen Haut.

von Isoenzymen der Malat-Dehydrogenase und Lactat-Dehydrogenase.

Glucose

Glucose liegt in der Haut intracellulär und extracellulär vor. Der Gehalt der menschlichen Haut an nicht phosphorylierter Hexose liegt nach älteren Untersuchungen zwischen 50 und 70 mg pro Gramm Frischgewicht. Zur Erfassung kleiner Glucosemengen ist aber die spezifische Glucose-6-phosphat-Dehydrogenase-Methode zu empfehlen, die in menschlicher Haut (Epidermis und Corium) einen durchschnittlichen Wert von 39 mg-% ergab. Die Beziehung zwischen Haut- und Blut-Glucose, besonders nach Glucosebelastungen, ließ den Hinweis zu, daß die Haut einen Glucosespeicher darstellt (Fusaro). Nach intravenöser Injektion von Glucose kann bis zu 20% der injizierten Menge von der Haut aufgenommen werden. Der Rückfluß erfolgt entweder direkt ins Blut oder indirekt über das Lymphsystem. Nachdem Glucose als Energiequelle intracellulär zu Milchsäure metabolisiert wurde, geht letztere in das Gefäßsystem über und wird nach Aufnahme in die Leber wieder zu Glykogen aufgebaut.

Bei *Diabetikern*, deren *celluläre* Glucoseaufnahme auch in der Haut vermindert ist, besteht eine lineare Beziehung zwischen dem interstitiellen Zuckergehalt der Haut und des Blutes, wobei der Glucosespiegel der gesamten Haut etwa zwei Drittel des Blutzuckerspiegels erreicht.

Glykogen

Der Glykogengehalt der Epidermis beträgt etwa zwischen 65—85 mg-% (Feuchtgewicht). In den Stachelzellen und in der Körnerschicht läßt sich Glykogen ebenso wie in der äußeren Wurzelscheide der Haare immer nachweisen. In der Perinatalzeit ist Glykogen stets auch in der Basalschicht aufzufinden. Beim Erwachsenen erscheint es in dieser Schicht, wenn eine Steigerung der epidermalen Mitoserate durch die verschiedenartigsten endogenen und exogenen Irritationen induziert wird. Dementsprechend ist Glykogen histochemisch bei Keratosen wie Psoriasis vulgaris, Papillomen und akuten Dermatitiden in der Epidermis angereichert.

Im Hinblick auf die Glykogen- und Glucoseverwertung ist hervorzuheben, daß in der Haut keine qualitativen Besonderheiten gegenüber anderen Geweben vorliegen, insbesondere, was die Enzymbesetzung anbetrifft. Nach Rassner entsprechen die Befunde an der menschlichen Haut denen der Meerschweinchenhaut.

Auf- und Abbau von Fetten

Im Vorhergehenden wurde betont, daß die Haut die Voraussetzungen für eigene Syntheseleistungen besitzt, das sind im wesentlichen reduzierter Wasserstoff (in Form von $NADPH_2$) und Energie zur Knüpfung neuer Bindungen (gespeichert im ATP). Praktisch konnte belegt werden, daß aus aktivierter Essigsäure, dem Grundstoff vieler Syntheseprodukte, in der Epidermis sowie in der Talgdrüse Fette aufgebaut werden. Damit ist die Haut nicht allein auf die Zulieferung von Fettstoffen aus der Blutbahn angewiesen, obwohl bei exzessiver Ernährung mit bestimmten, leicht erfaßbaren Fettsäuren diese im Hautfett nachgewiesen werden können. Bedeutsam ist dieser Syntheseweg für Erkrankungen, die mit einer vermehrten oder verminderten Fettproduktion einhergehen (Seborrhoe, Akne, Sebostase). Ob hierbei Abweichungen vom normalen Verteilungsmuster der Fette, d.h. typische Veränderungen im Aufbau vorliegen, konnte noch nicht mit Sicherheit belegt werden.

Andererseits hat in diesem Zusammenhang der Fettabbau erhöhtes Interesse gewonnen. Durch hauteigene Enzyme (Lipasen) werden die Triglyceride im wesentlichen nur zu langkettigen Fettsäuren und Glycerin gespalten.

Bakterielle Enzyme, vor allem die von Corynebacterium acnes und Staphylococcus albus, sind jedoch offensichtlich zu einem weiteren Abbau in der Lage, so daß mittelkettige Fettsäuren entstehen, die hautreizend sind. Hieraus wird eine Hypothese für die Pathogenese der Akne abge-

Tabelle 52. Verteilung von NADP und $NADPH_2$ in menschlicher Haut (in nMol/g Trockengewicht) (57)

	Probe	Gesamt-NADP	$NADPH_2$	$NADPH_2$/ Gesamt-NADP
Epidermis	I.	108,1 ± 3,3	66,9 ± 5,2	0,62
	II.	125,7 ± 11,2	78,1 ± 4,6	0,62
Haarfollikel	I.	115,8 ± 9,9	77,2 ± 4,3	0,67
	II.	137,3 ± 15,7	68,9 ± 4,5	0,57
Talgdrüse	I.	188,1 ± 12,8	130,6 ± 16,1	0,70
	II.	275,0 ± 33,6	202,2 ± 19,3	0,74
Schweißdrüse, ekkrin	I.	102,7 ± 7,5	41,2 ± 6,3	0,40
	II.	314,9 ± 36,5	89,7 ± 11,1	0,28
Schweißdrüse, apokrin	I.	141,6 ± 19,1	75,6 ± 13,1	0,53
	II.			
Cutis	I.	10,1 ± 0,7	5,4 ± 0,5	0,53
	II.	6,7 ± 1,3	3,7 ± 1,0	0,55

Mittelwert von 6—10 Bestimmungen ± Standardabweichungen; I. = Leistengegend; II. = Abdominalhaut.

leitet, indem diesen bakteriell gebildeten Säuren die follikuläre Entzündung, d.h. die Bildung von Aknepusteln angelastet wird.

Bakterien und Pilze können jedoch weitere Schadensstoffe für die Haut bilden, die in keinem Zusammenhang mit dem Fettabbau stehen.

Nucleinsäuren und deren Stoffwechsel

Die etwa 28tägige Erneuerungsrate der Epidermis (Regenerationszeit) ist an den Nucleinsäure-Stoffwechsel gebunden, und die Epidermis bietet sich für entsprechende Untersuchungen der Zellregeneration besonders an. Die Lokalisation der DNS- und der RNS-Synthese wurde mittels Isotopentechnik bestimmt, zur Erfassung der DNS-Synthese über den Einbau von ^{3}H-Thymidin, und bei der Synthese der RNS anhand der Einbaurate von ^{3}H-Cytidin und ^{3}H-Uridin. Mit Hilfe dieser Technik (Autoradiographie) wurde nachgewiesen, daß die DNS-Syntheserate der histologischen und biochemisch dargestellten Regenerationszeit entspricht. Nach Injektion von ^{3}H-Thymidin erscheinen die Basalzellen, die Thymidin aufgenommen haben, nach 10—14 Tagen im Stratum granulosum.

Hinsichtlich des Einbaus von entsprechenden Substanzen in die RNS ließ sich zunächst zeigen, daß in der gesunden Haut das Stratum basale die höchste Einbaurate besitzt. Danach folgen das Stratum spinosum und das Stratum granulosum.

Der enzymatische Abbau von Nucleinsäuren und deren Vorläufer bzw. Abbauprodukten ist nicht allein von der Aktivität der zelleigenen Elemente der Haut abhängig. Es kann auch aus dem Blut, d.h. nicht hauteigene DN-ase in die Epidermis diffundieren und dort wirksam werden.

Die Keratinisation (Orthokeratose) ist dadurch charakterisiert, daß die Endstufen des Nucleinsäureabbaus in der Hornschicht nur in minimaler Konzentration nachweisbar sind. Im Prinzip muß allerdings festgehalten werden, daß nach den Ergebnissen von Lukacs und Braun-Falco die RNS-Synthese in der Epidermis in gleicher Form wie an anderen Organen abläuft, zumal die DNS-abhängige RNS-Polymerase in der Meerschweinchenhaut in zellfreien Extrakten ebenfalls nachweisbar ist.

Der Metabolismus der Endstufe von Nucleinsäuren ist bei Mensch und Tier unterschiedlich. So sind nur bei Affen und Meerschweinchen die Oxidation des Hypoxanthins und die Stufe von Xanthin zur

Harnsäure nachweisbar. Adenosin-Desaminase liegt in der menschlichen Epidermis vor, wurde aber in der Rattenhaut nicht aufgefunden. Die Frage ist noch nicht geklärt, ob die Haut einen eigenen Stoffwechselweg für Nucleinsäuren besitzt. Der lückenlose Nachweis der einzelnen Enzyme war bisher nicht möglich. Die Verhältnisse des Nucleinsäurestoffwechsels entsprechen anscheinend nur in bezug auf die Synthese denen der übrigen Organe, während der Abbau der Nucleinsäuren in den letzten Verzweigungen offenbar Besonderheiten aufweist. Vieles spricht dafür, daß Pyrimidine oder entsprechende Metaboliten ins Blut übertreten oder aber bereits in der Epidermis wieder für synthetische Leistungen verwandt werden (Salvage-Pathway).

Der Nucleinsäurestoffwechsel der Haut ist durch *Corticosteroide* zu beeinflussen. So wird der RNS-Gehalt in gesunder und noch ausgeprägter in psoriatischer Haut durch Corticosteroide vermindert. Auch in Hautkulturen waren entsprechende Vorgänge zu belegen. Fluocinolon-acetonid bewirkt einen verminderten Einbau von ^{3}H-Thymidin in die Epidermis der menschlichen gesunden und psoriatischen Haut. Dies leitet zu Stoffwechselbesonderheiten der Psoriasis über, da unter Antipsoriatica, wie Cignolin, gemessen am Einbau von ^{3}H-Uridin in vitro, eine verminderte RNS-Synthese nachgewiesen werden konnte. Eine Blockierung der DNS-Synthese über Hemmung der Thymidylat-Synthetase durch 5-Fluor-uracil erhellt die Wirkung von Cytostatica auf den Hautstoffwechsel.

Cytophotometrische Untersuchungen der Epidermiszellen mit der Feulgenfärbung der Zellkerne und Messung der Farbintensität durch mikrospektrophotometrische Methoden sind geeignet, Besonderheiten der Mitose und der Kernentwicklung festzuhalten. Neben der eigentlichen Mitose konnte das Phänomen der Mehrkernigkeit aufgrund von Kernabschnürungsvorgängen mit dem Typ der Zellproliferation und der Zuordnung zu benignen und malignen Zellreduplikationen in Beziehung gebracht werden (Ehlers).

Sonstige *Cytodiagnostik* in der Dermatologie:

Optische Methode zur Untersuchung der Ausstriche von Zellen, die mit Gewebsflüssigkeit vermischt sind. Gewebe kann mit gewöhnlicher Probeexcision oder Punktionsspritzen z.B. nach Franzen gewonnen werden. Bei der Mundschleimhaut empfiehlt sich eine Saugmethode. Cytodiagnostische Kriterien sind:

1. Kernpolymorphismus,
2. Kern-Protoplasma-Relation,
3. Vergrößerung der Nucleolen,
4. Dissoziation des Cytoplasmas,
5. abnorme Mitosen,
6. atypische Riesenzellen.

Dark-repair

Wegen ihres Aufbaus aus Nucleinsäuren (die photochemisch gute Acceptoren für UV-Licht darstellen) ist die Desoxyribonucleinsäure gegenüber Lichtschäden besonders empfindlich. So katalysiert UV-Licht z.B. die Dimerisierung von Thymidin: Dabei entstehen zwischen zwei Thyminresten zwei neue Bindungen, wobei eine Cyclobutanring-Struktur als Verbindung der Ausgangsmoleküle gebildet wird. Dies führt zur lokalen Veränderung auch der Tertiärstruktur, der DNS-Strang wird „verbogen". Dieser Vorgang läßt sich auch an Meerschweinchenepidermis beobachten, wenn sie in vivo mit relativ langwelligem UV-Licht bestrahlt wird, wie es im Sonnenlicht enthalten ist.

Rechnerisch müßte schon eine geringe Quantität an UV-B ausreichen, um an der DNS zahlreiche Veränderungen und Brüche hervorzurufen, die in vivo zur Fehlablesung des genetischen Codes führen bzw. eine Ablesung und damit die Zellreduplikation unmöglich machen würde. Dieser zunächst theoretischen Überlegung steht die Erfahrung gegenüber, daß gleiche Mengen an Lichtquanten in vivo nur selten entsprechende DNS-Schädigungen beobachten lassen. Der Grund hierfür liegt darin, daß die DNS ein eigenes Reparatursystem besitzt:

Die unter Lichteinfluß hervorgerufenen Veränderungen an der DNS werden durch ein Enzymsystem erkannt. Nun erfolgt zunächst ein Einschnitt, d.h. eine Auftren-

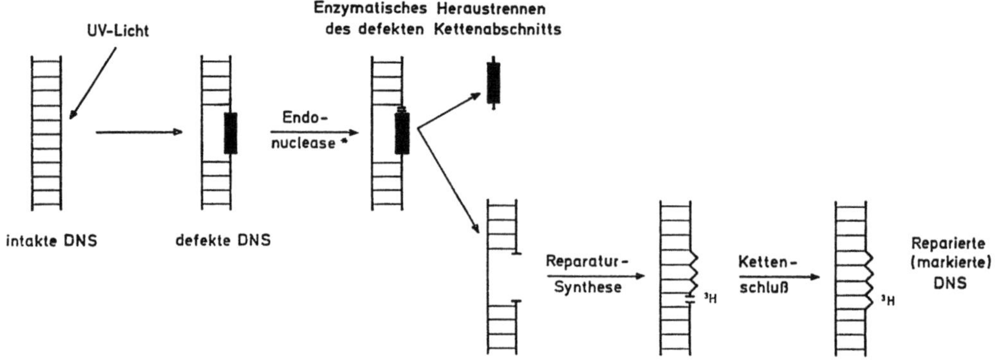

Abb. 9. Mechanismus der Dark repair. * Dieser Schritt ist beim Xeroderma pigmentosum gestört. Einbau von (tritiummarkierten) Nucleotiden unter Orientierung an der intakten Kette des Doppelstranges. [Nach Cleaver, J. E.: J. Invest. Derm. **54**, 181 (1970)]

nung des geschädigten Stranges der DNS-Doppelhelix in der Nähe der Schadenstelle. Das entsprechende Enzym, eine Nuclease, spaltet hierbei eine Zucker-Phosphat-Bindung hydrolytisch. Eine weitere Desoxyribonuclease trennt den geschädigten Strangteil heraus. Anschließend wird die entstandene Lücke mit Hilfe einer Polymerase durch niedermolekulare Bausteine wieder geschlossen. Hierbei findet die Orientierung bezüglich der „richtigen" Nucleinsäuresequenz anhand des komplementären, intakten DNS-Stranges statt.

Neuerdings wurde erkannt (Kornberg), daß die Funktion zur Erkennung, Eliminierung und Substituierung von Schadensstellen, d.h. die einer spaltenden DN-ase und einer resynthetisierenden Polymerase, in einem Enzym vereint sind. Kornberg konnte aus E. coli ein Enzym isolieren, das mit Trypsin in ein synthetisierendes und ein spaltendes Fragment zerlegbar ist. Durch Rekombination entsteht wieder das intakte Enzym mit beiden Funktionen.

Das gesamte System wird, da die Reparatur nach der Bestrahlung stattfindet, mit „Dark-repair" bezeichnet, und wurde vor allem an Bakterien aufgeklärt.

Seine Funktion ist in der obigen Abbildung dargestellt und läßt sich schematisch als stetiges Entlanggleiten des Reparatur-Enzyms am DNS-Strang beschreiben. An einer Schadensstelle der DNS bleibt das System stehen und erfüllt seine Reparaturfunktion. Erkennbar wird diese vor allem durch den Einbau von radiomarkiertem Thymidin, das an die Stelle eines herausgeschnittenen photo-dimerisierten Thymin-Doppelmoleküls tritt.

Das Dark-repair-System läßt sich auch in menschlicher Haut nachweisen. Es zeigt sich, daß erst relativ große Strahlenmengen soviel Schäden an der DNS hervorrufen können, daß die Kapazität des Dark-repair nicht mehr ausreicht. Es kommt dann zu einer irreversiblen funktionellen und strukturellen Schädigung von Zellen.

Interessante Ergebnisse bezüglich des Dark-repair erbrachten vor allem Untersuchungen an der Haut von Patienten mit *Xeroderma pigmentosum*. Es ist seit langem bekannt, daß diese Patienten sehr empfindlich gegenüber UV-Licht sind. Als erstes wurde nun von Cleaver gefunden, daß Fibroblastenkulturen der Haut von Patienten mit Xeroderma pigmentosum keinen Reparaturmechanismus nach Bestrahlung mehr aufweisen. Diese Ergebnisse wurden an nativ kultivierter Haut gleicher Patienten von Jung und Bay bestätigt und ergänzt. Sie belegten, daß die Repair-Aktivität stark erniedrigt ist. Schließlich konnte Bootsma zeigen, daß kultivierte Fibroblasten von Patienten mit klassischem Xeroderma pigmentosum (X.p.-4-Typ) mit Fibroblasten vom xerodermischen Idiotie-Syndrom (de Sanctis-Cacchione-Syndrom) zur Fusion gebracht werden können. Aus den entstehenden 3 Arten zweikerniger Zellen (solchen mit zwei X.p.-4-Kernen, mit zwei X.p.-12-Kernen sowie mit je einem X.p.-4- und einem X.p.-12-Kern) zeigten die letztgenannten gemischt-kernigen Zellen erneut ein intaktes Dark-repair-System, während die ersten 2 Arten weiterhin keine derartige Fähigkeit aufwiesen. Die Deutung dieses Phänomens ist noch offen, es liegt die Vermutung nahe, daß erstens die beiden in einer Zelle vereinten Kerne Informationen austauschen können und zweitens die genetisch fixierte pathologische Veränderung der beiden Erkrankungen auf verschiedenen Ebenen des Dark-repair-Systems liegen, und die verschiedenen richtigen Informationen sich komplementär ergänzen können.

Unterstützt werden diese Erkenntnisse durch die Beobachtung (Beck), daß in der Elektrophorese der DN-asen aus Haut von Xeroderma pigmentosum anstatt normalerweise 4, nur 3 DN-ase-Banden nachweisbar sind.

Aminosäurenaufbau, -abbau und -verwertung

Der Aminosäuremetabolismus in der Haut spielt sich qualitativ auf denselben Ebenen ab wie der des Gesamtorganismus.

Soweit die Aminosäuren nicht durch die Mikrozirkulation geliefert werden, können sie intracellulär auf- und umgebaut werden.

Der verknüpfende Schritt zwischen dem Kohlenhydratstoffwechsel und dem Aminosäuremetabolismus ist die reversible Übertragung von Aminogruppen auf Ketosäuren (Transaminierung). Hierfür verantwortliche Enzyme sind in der Epidermis qualitativ und quantitativ erfaßbar:

1. Die *Glutamat-Oxalacetat-Transaminase* (GOT), die die Aminogruppen der Glutaminsäure auf Oxalessigsäure überträgt und damit Asparaginsäure bildet.

2. Die *Glutamat-Pyruvat-Transaminase* (GPT), die auf dem gleichen Wege aus Glutamat und Pyruvat Alanin (und α-Ketoglutarsäure als desaminiertes Produkt) bildet.

Beide Wege sind reversibel, so daß je nach Erfordernis Glutaminsäure, Asparaginsäure oder Alanin synthetisiert werden können.

Weiter ist die Glutamat-Dehydrogenase nachweisbar, die (durch oxidative Desaminierung) aus Glutamat direkt die entsprechende Ketosäure α-Ketoglutarsäure und Ammoniak bildet. Diese Ketosäure wird im *Citratcyclus* zu Oxalessigsäure abgebaut

Tabelle 53. Störungen des Aminosäurestoffwechsels

Krankheit	Enzymdefekt	Aminosäure im Blut	Hautveränderungen
Phenylketonurie	Phenylalanin-Hydroxylase	Phenylalanin +	s. Abb. 11
Albinismus	Tyrosinase		Depigmentierungen
Alkaptonurie	Homogentisinsäure-oxidase	Homogentisinsäure +	Ochronose
Oasthousesche Krankheit	?	Phenylalanin, Methionin −	weiße Haare, Ödeme
Hyperlysinämie	?	Lysin +	feine, spärliche Haare
Störungen des Aminosäurestoffwechsels mit Aminoacidurie			
Hartnup-Krankheit	?	AS mit Monoamino- bzw. Monocarboxyl-Gruppe −	Pellagroid
Arginin-bernsteinsäureurie	Arginino-Succinase	Argininbernsteinsäure, Citrullin +	Haarwachstums-störungen, Monilethrix?
Homocystinurie	Cystathion-Synthetase	Homocystin +	dünne Haare, Wangen-erythem
Orotacidurie	Orotidyl-Pyrophosphorylase und -Decarboxylase	Orotsäure +	brüchige Haare

Tabelle 54. Schema des Stoffwechsels der aromatischen Aminosäuren mit Kennzeichnung der Stoffwechselblocks bei: 1 = Phenylketonurie, 2 = Hypertyrosinämie, 3 = Alkaptonurie, 4 = Albinismus. [Struwe, F. E.: Therapiewoche 13, 198 (1971)]

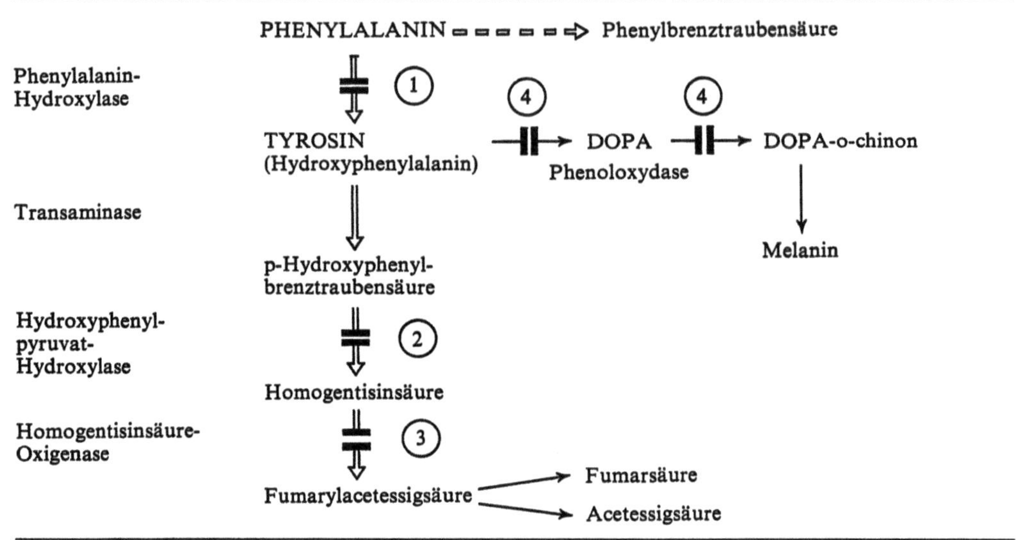

und steht damit (s.o.) wiederum zur Bildung von Asparaginsäure zur Verfügung.

Die Aminosäuren werden zum Teil enzymatisch zu den entsprechenden Aminen decarboxyliert, die als sog. biogene Amine in der Haut (s.d.) von besonderer physiologischer Bedeutung sind.

Quantitativ zeigen sich in bezug auf die Aminosäurezusammensetzung deutliche Abweichungen von der anderer Gewebe und der seröser Flüssigkeit (s. Tabellenanhang), die als typisch für die Haut als strukturbetontes Organ diskutiert werden können. Dies gilt naturgemäß vor allem für die Hornschicht, in der die Aminosäuren des Keratins den hauptsächlichen Anteil darstellen, und für die Cutis, wo die Aminosäuren des Kollagens (insbesondere Prolin und Hydroxyprolin) hervortreten.

Bei pathologischen Prozessen (z.B. den Hyperkeratosen) können die Relationen zueinander erheblich verschoben sein, womit die Deutung des Aminosäurespektrums als typische Eigenheit für das Hautorgan gerechtfertigt ist (Schwarz, E.).

Da die Haut wegen der proliferativen Bildung der Hornschicht als keratin- bzw. proteinsezernierendes Organ aufzufassen ist, und da auch die Hornschicht proteinabbauende Enzyme enthält, erscheint eine Reihe von Aminosäuren auf der Hautoberfläche, und sie sind in wäßrigen Eluaten bzw. dem Hornschichtschabsel nach Spier nachweisbar.

In der Hornschicht erfüllen diese Aminosäuren und ihre Derivate im Verein mit weiteren niedermolekularen Stoffen wie Zuckern wichtige Aufgaben, indem sie durch ihre hohe Affinität zum Wasser den Feuchtigkeitshaushalt der Hornschicht und damit deren Geschmeidigkeit aufrechterhalten.

In diesem Zusammenhang ist vor allem die Pyrrolidoncarbonsäure (Pyroglutaminsäure), die aus Glutaminsäure durch enzymatische Abspaltung von Wasser entsteht, zu nennen.

Hartnup-Erkrankung

Diese Erkrankung kann in den Rahmen der Enzymdefekte hineingestellt werden, weil offenbar die Resorption des Tryptophans durch die Darmwand und weitere Metabolisierung zur Nicotinsäure vermindert ist. Verbunden mit einer Reduzierung der Synthese von Nicotinsäure ist eine Anhäufung von Indol, Tryptamin und Indol-3-essigsäure.

Tabelle 55. Pathogenese der Hartnup-Krankheit

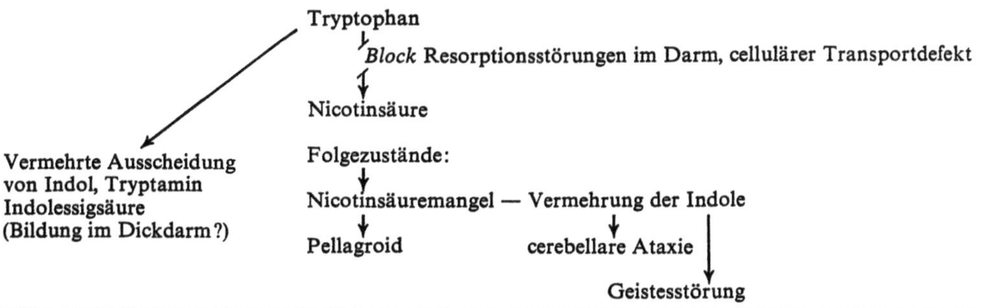

Das Krankheitsbild an der Haut entspricht weitgehend dem Vitaminmangel an Nicotinsäureamid und somit einer Pellagra.

Entsprechend dieser Stoffwechselstörung, die an der Haut durch einen photodynamischen Effekt an lichtexponierten Stellen gekennzeichnet ist, sind gleichzeitig Veränderungen am Nervensystem vorhanden.

Alkaptonurie und Ochronose der Haut

Die Alkaptonurie ist ein enzymatischer Defekt im Stoffwechsel des Phenylalanins und des Tyrosins. Auf der Stufe der weiteren Metabolisierung dieser Aminosäuren zur Homogentisinsäure und Fumarylacetessigsäure liegt ein Block im letzteren Schritt vor, der zu einer Anhäufung von Homogentisinsäure in den Geweben und zu einer vermehrten Ausscheidung im Urin führt. Die im Überschuß vorliegende Homogentisinsäure bildet durch Autoxidierung und Polymerisierung ein melaninähnliches Pigment, dessen Ablagerung zur Ochronose führt.

Dermatologisch steht eine blauschwarze Verfärbung der Skleren im Vordergrund. Eine Pigmentation der Haut ist gegenüber einer Pigmentation des Knorpels an Ohren und Nase selten. Verbunden mit dieser Pigmentablagerung ist eine Knorpeldeformierung im Bereiche der Gelenke, die röntgenologisch faßbar ist. Die Homogentisinsäure hat eine besondere Affinität zu kollagenen Fasern, an denen die Haut besonders reich ist. Entsprechend liegt ochronotisches Pigment vornehmlich im Corium.

Histologisch zeigt sich bei einer Färbung der Hautschnitte mit Hämatoxylin-Eosin eine gelbbraune und mit Kresylechtviolett eine blauschwarze Verfärbung.

Phenylalanin

↓

Tyrosin

↓ **Transaminase**

OH / CH_2 / C=O / COOH

p-Hydroxyphenylbrenztraubensäure

→ **p-Oxiphenylbrenztraubensäure-Oxidase** →

OH / CH_2COOH / OH

Homogentisinsäure

Anhäufung der Homogentisinsäure in Geweben — **Block** — **Ausscheidung im Urin**

↓

Fumarylacetessigsäure

Abb. 10. Pathogenese der Alkaptonurie

Abb. 11. Pathogenese der Phenylketonurie

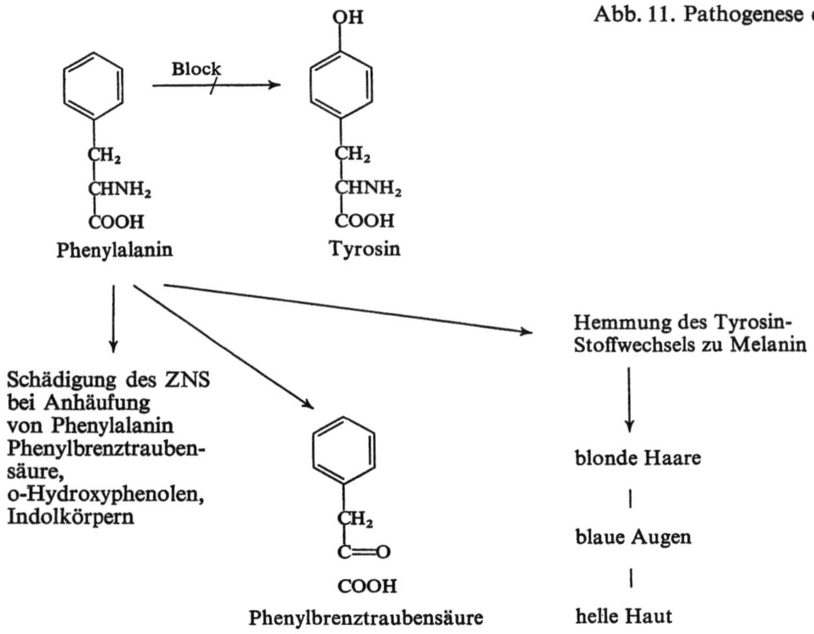

Phenylketonurie (Föllingsche Krankheit)

Diese Erkrankung stellt einen enzymatischen Defekt im Stoffwechsel der Phenylalaninverwertung dar. Die klinischen Symptome leiten sich aus einer Anhäufung der Phenylbrenztraubensäure in Blut, Liquor cerebrospinalis und Geweben ab. Mit dieser Krankheit verbunden ist offenbar eine mangelnde Tryptophanverwertung. Im Zuge der Stoffwechselstörung kommt es zu einer mangelnden Tyrosinbildung aus Phenylalanin, darüber hinaus verdrängt das vermehrte Phenylalanin Tyrosin kompetitiv von der Tyrosinase.

Aus der Sicht des *Dermatologen* ist das klinische Bild durch eine Störung der Melaninsynthese (blaue Augen, blonde Haare, blasse Haut) gekennzeichnet. Zusätzlich erfolgt auch eine Anhäufung des in dieser Menge cytotoxischen Phenylalanins, die mit einer Xerose und ekzematösen Veränderungen einhergehen kann.

Tryptophanstoffwechselstörung (Knapp)

Bei dieser familiären Stoffwechselerkrankung erfolgt eine Vermehrung von Xanthurensäure und Kynurenin unter Tryptophanbelastungen. Der Stoffwechselstörung liegt ein Kynureninase-Defekt zugrunde. Ein alimentärer Vitamin B_6-Mangel war auszuschließen. Bei der Besprechung dieser Erkrankung weist Knapp darauf hin, daß das phänotypische Bild einer Erkrankung zweifellos in den meisten Fällen nicht nur durch ein einziges abnormales Gen bestimmt wird und Genkombinationen in Verbindung mit dem äußeren Einfluß zu ganz verschiedenen Krankheitsbildern führen können.

Dermatologisch wird eine Häufung von Veränderungen im Sinne des Erythema exsudativum multiforme hervorgehoben.

Proteine und deren Stoffwechsel

Die Proteinsynthese in den Ribosomen läßt in der Haut die Charakteristika erkennen, die auch für die übrigen Organe sowie für Zellkulturen gelten. Mittels autoradiographisch erfaßter Verteilung des Einbaus von Tritium-markierten Aminosäuren in die Epidermis konnte im Tierexperiment und beim Menschen eine unterschiedliche maximale Einbaurate der verschiedenen Aminosäuren in den jeweiligen Schichten der Epidermis festgestellt werden. Entsprechende Unterschiede wurden auch beim Schwefeleinbau aufgefunden. Der Einbau von ^{14}C-markierten Aminosäuren in epidermale Proteine kann beim Meerschweinchen durch Röntgenoberflächenbestrahlung und auch durch Applikation von Quecksilber und Schwefel stimuliert werden.

Langzeitige Behandlung mit diesen Medikamenten führt jedoch zu einer Hemmung des Aminosäureeinbaus. Starke Irritationen der Haut durch Carcinogene hemmt den Aminosäureeinbau, während weniger intensive diese aktivieren. Eine gezielte Beeinflussung des Proteinstoffwechsels in therapeutischer Hinsicht hat diese Differenzierung zu berücksichtigen. Besonderheiten der epidermalen Proteine wurden bei der Untersuchung des Aminosäuregehaltes der Proteinfraktion normaler und krankhafter Epidermis aufgedeckt. In Abhängigkeit von dem Hautzustand zeigten sich Unterschiede in den Peptidstrukturen. Auch der Aminosäuregehalt der Hornschicht ist von der morphologischen Ausprägung einer Keratose abhängig oder ist Ursache einer veränderten Struktur (Schwarz).

Proteinfraktionierungen der Haut sind von verschiedenen Arbeitskreisen durchgeführt worden, und die damit in Korrelation gesetzten elektronenmikroskopischen Untersuchungen lassen vermuten, daß die Bildung von Tonofilamenten, Tonofibrillen und Desmosomen mit der Keratinbildung verbunden ist.

Mit Ausnahme einer β-2-Globulinfraktion kommen alle Haut-Eiweißfraktionen im Serum vor. Im letzteren sind jedoch mehr Fraktionen als in der Haut enthalten. Die Immunelektrophorese ist eine bewährte Methode, um die Charakteristika der löslichen Proteine zu erfassen. Untersuchungen mit dieser Methode machen es wahrscheinlich, daß z.B. bei der Psoriasis Nucleoproteide auftreten, die in der normalen Epidermis nicht vorkommen. Weiter wurde gefunden, daß sich in der psoriatischen Epidermis, aber auch in den Psoriasisschuppen, eine Proteinfraktion befindet, die eine größere elektrophoretische Beweglichkeit als Albumin hat. Analysen von Leonhardi ergaben, daß es sich um Nucleoproteide handelt.

Vom pathologischen Gesichtspunkt her ist der Eiweißabbau, die Proteolyse, von besonderer Bedeutung. Die Bildung pharmakologisch aktiver, niedermolekularer Eiweißbruchstücke hat immer wieder das Interesse von experimentell ausgerichteten Arbeitsgruppen gefunden.

Proteolyse (156)

In der menschlichen Haut liegen verschiedene Typen eiweißspaltender Enzyme vor. Offenbar handelt es sich einmal um hautspezifische Proteasen, zum anderen um Enzyme, die unter bestimmten Verhältnissen auf dem Blutwege in die Haut diffundieren. Auf diesem Wege kommen auch Inhibitoren proteolytischer Systeme in die verschiedenen Hautschichten und werden dort wirksam. Vom hautbiologischen Standpunkt sind Kathepsine von besonderem Interesse, da es sich hierbei um zelleigene proteolytische Fermente verschiedenartiger Natur handelt, die sich durch unterschiedliche Hemmbarkeit mit Proteasen der Verdauungsdrüsen – wie Trypsin, Pepsin – differenzieren lassen bzw. mit diesen Gemeinsamkeiten zeigen.

Histochemische Untersuchungen über das Ausmaß proteolytischer Aktivität, dargestellt am Abbau von L-Leucyl-β-naphthylamid, decken bei entzündlichen Hautveränderungen keine spezifische Situation für einzelne Dermatosen auf, sondern sind ein generelles Kennzeichen einer Infiltratbildung. Steigleder fand die proteolytische Aktivität beim Erythematodes und auch bei der Dermatomyositis besonders ausgeprägt. Die Bestimmung der Leucin-Aminopeptidase-Aktivität ließ keine sichere positive Korrelation dieser Enzymaktivität zu bestimmten Hauterkrankungen zu, obwohl Leucin-Aminopeptidase-Aktivität (histochemisch und durch Hautextraktion) den entzündlichen Dermatosen zugeordnet werden konnte. Dermoproteasen unterscheiden sich in ihren Eigenschaften deutlich vom Trypsin. Sowohl die Hemmbarkeit dieser Proteasen als auch deren Inaktivierung durch thermische Einwirkungen weisen charakteristische Eigenheiten auf.

Bei acanthotischen Hautveränderungen wurde eine erhöhte Aktivität von Proteasen aufgefunden, während exsudative Hautveränderungen mit einer Verminderung dieser Fermente einhergingen. Es liegt nahe, diese Verminderung mit einem Abfluten der Enzyme in die interstitiellen Räume in Verbindung zu bringen. Auch bei akuten hyperergischen Prozessen – wie bei einer allergischen Kontaktdermatitis – sind derartige Enzymverluste darstellbar. Aus therapeutischer Sicht ist es bemerkenswert, daß sowohl die bisher bekannten Hemmer der Proteolyse – Sojabohnen-Trypsininhibitor oder Trasylol – keine sichere Wirkung auf hauteigene proteolytische Prozesse zeigen. Demgegenüber ist durch Zusatz von menschlichem oder auch tierischem Serum eine eindeutige Hemmung dieser Proteolyse zu erzielen. Von diesem Gesichtspunkt aus kann die Insudation von Plasma in entzündete Hautgebiete teleologisch als Schutzfunktion betrachtet werden. Am Modell des Nicotinsäurebenzylester-bedingten urticariellen Dermographismus konnte die hemmende Wirkung des Anti-Trypsins (Trasylol) belegt werden. Die strukturzerstörende Wirkung von epidermal oder intracutan appliziertem Trypsin konnte auch an lebender menschlicher Haut vielfältig nachgewiesen werden. Sie war durch gleichzeitige Anwendung von Trasylol zu bremsen, das als spezifischer Trypsininhibitor somit an der Haut auch bei exogen zugeführtem Trypsin wirksam wird.

In Anbetracht, daß beim familiären angioneurotischen Ödem im Blut ein *Inhibitor* der C′1-Esterase des Komplementes nicht nachweisbar ist, und dieser C′1-Esterase eine permeabilitätserhöhende Wirkung zugeordnet werden kann, gewinnt das gesamte Problem der Hemmung proteolytischer bzw. esterolytischer Enzyme einen speziellen genetischen Aspekt. Dieser C′1-Esterase-Inhibitor ist ein α-2-Neuraminoglykoprotein.

Von besonderem Interesse dürfte die Tatsache sein, daß die Proteolyse an der Haut durch Corticosteroide verstärkt werden kann. Offenbar wird die Permeabilität für Inhibitoren der Proteolyse durch Anwendung von Corticosteroiden in der Form gebremst, daß eine Diffusion durch das Endothel und die weiteren Schichten der Gefäßwände gemindert wird. Aber auch direkte Einwirkungen auf proteolytische Vorgänge stehen zur Diskussion. Die Aktivierung einer Proteolyse ist dann von Wert, wenn pathogene Peptide schneller abgebaut werden sollen. Auf der anderen Seite ist es möglich, daß spezielle proteolytische Vorgänge erst die Entwicklung gewebsirritierender Peptide fördern. Auf diesem Feld sind im Laufe der nächsten Jahre weitere Ergebnisse zu erwarten (s. Tab. 56).

Biochemische Charakteristika der Parakeratose

Die Betrachtung der Besonderheiten einer Parakeratose vom biochemischen Gesichtspunkt aus ist geeignet, Beziehungen zwischen Therapie und Biochemie herzustellen. Einmal kann das gesamte empirisch ermittelte therapeutische Vorgehen in seiner Beziehung zu den heute bereits vorliegenden Fakten der Parakeratose, z. B. bei der Psoriasis, rückblickend aufgerollt werden. Zum anderen ergeben sich Aspekte, die für die Weiterentwicklung der Therapie von Bedeutung sind.

Die Parakeratose insbesondere bei der Psoriasis ist von einer Proliferation der Reteleisten begleitet. Ihr histologisches Charakteristikum – die Kernhaltigkeit der Hornschicht – kann anscheinend mit biochemisch faßbaren Veränderungen in Beziehung gebracht werden. Speziell ist dabei die DNS-abbauende Enzymkette von Wichtigkeit. Grundsätzlich ist festzuhalten, daß bei der Psoriasis, die bisher den weitaus größten Teil aller Stoffwechseluntersuchungen dieses Typs beansprucht hat, eine recht allgemeine Steigerung der Aktivitäten von enzymatischen Leistungen in der Epidermis aufgefunden wurde. Das gilt sowohl für die Glykolyse als auch besonders für den Pentosephosphatcyclus und für die Atmung.

Während bei der Orthokeratose mit dem Vorgang der normalen Keratinisation die enzymatische Aktivität in den obersten Hautschichten verschwindend klein bleibt, ist bei der Parakeratose ein beachtliches

Enzymspektrum in der Hornschicht erhalten. Dies weist darauf hin, daß die Zelltransformationen zur Hornlamelle bzw. zu den übrigen Produkten, die in der Hornschicht vorliegen, nicht bis zur letzten Konsequenz ablaufen. Die Aktivität esterolytischer Dermoproteasen wurde mit entsprechenden Substraten [N-Acetyl-L-tyrosinäthylester bzw. N-p-Tolylsulfonyl-L-argininmethylester-hydrochlorid (s. Tabelle 56)] in der psoriatischen, parakeratotischen Hornschicht deutlich nachgewiesen, während in der normalen Hornschicht diese Fermente nicht aufzufinden waren. Auch ist Histidin, das in jeder orthokeratotischen Verhornungszone durch Histidase enzymatisch zur Urocaninsäure abgebaut wird, in dieser parakeratotischen Zone nachweisbar (Schwarz und Closs).

Weiter ist in der psoriatischen Epidermis eine Verschiebung der RNS-Aktivität zum Stratum spinosum festzustellen. Die relative Armut an RNS gegenüber DNS in der parakeratotischen Hornschicht wurde auf eine erhöhte RN-ase-Aktivität im Bereich dieser Schicht zurückgeführt. Diese Befunde konnten mit Immunfluorescenzmethoden bestätigt werden. Bemerkenswert ist, daß trotz erhöhter Aktivität an abbauenden Fermenten in der parakeratotischen Hornschicht ein absolut höherer Spiegel an RNS und DNS gegenüber der Orthokeratose vorliegt. Damit sind Hinweise für eine vermehrte Nucleinsäure-Synthese gegeben, welche die Aktivität abbauender Vorgänge übersteigt. Lever und Liss konnten aus Psoriasisschuppen eine hautspezifische Ribonuclease isolieren und gereinigt darstellen.

Die Untersuchungen der letzten Jahre haben gezeigt, daß im psoriatischen Herd eine über das 6–9fache der Norm erhöhte

Tabelle 56. Peptidasen, Proteasen

Endopeptidasen Name	Substrate	pH-Optimum	Reaktionsprodukt	Hemmstoffe
Pepsin	Tyrosin und phenylalaninhaltige Proteine Carbobenzoxy-glutamyl-tyrosin (Spaltung der inneren CONH-Bindung)	1,5–2,5	Albumosen Peptone	
Kathepsin I	Tyrosin und phenylalaninhaltige Proteine Carbobenzoxy-glutamyl-tyrosin (Spaltung der inneren CONH-Bindung)	5,6		
Trypsin	Proteine (denaturiert) Benzoyl-L-argininamid (Spaltung der Amid-Bindung)	8,0	Polypeptide	Sojabohnen-Inhibitor, Kallikrein-Inaktivator
Kathepsin II	Benzoyl-L-argininamid	8,0		
Chymotrypsin-Gruppe	Carbobenzoxy-L-tyrosyl-glycinamid (Spaltung der Tyrosylcarboxyl-Bindung)	8,0		β-Phenylpropionsäure
Kathepsin V	Glycyl-L-phenylalaninamid	8,0		
Endopeptidasen der Haut (Mensch):				
Dermoprotease (Beloff und Peters) (Wells und Babcok)	Hämoglobin Casein Hauteiweiß	alkalisch		Serum
Saure Dermoprotease (Stüttgen)	Hauteiweiß Autolyse Casein	5,6–6,2		Serumhemmung weniger deutlich
Kathepsin (Klaschka)	Casein	3,0–4,5		

Tabelle 56 (Fortsetzung)

Endopeptidasen Name	Substrate	pH-Optimum	Reaktionsprodukt	Hemmstoffe
Saure Proteinasen	(chromatographische Separation)	3,5—5,0 [a]		
Proteasen aus der Rattenhaut (Martin und Axelrod):				
Protease A	Aromatische Aminosäureester N-Acetyl-L-tyrosinäthylester (ATEE) L-tyrosinester (TEE)	8,0		Sojabohnen-Inhibitor
A_1	Aromatische Aminosäureester N-Acetyl-L-tyrosinäthylester (spaltet nicht L-Tyrosinester wie A)	8,0		Geringerer Serumeffekt, Sojabohnen-Inhibitor
A_2	Aromatische Aminosäureester (aber nicht acetylierte aromatische Aminosäureester wie A und A_1)	6,5		Keine Hemmung durch A-Hemmer
C	Casein, synthetische Ester	7,5		Inaktivierung bei 50° C Von A-Hemmer differente Hemmsubstanz
Dermoproteinase	(C'1-Esterase-Typ) ATEE, TAME	7,2		Epidermis > Corium, Serumhemmung
Dipeptidase	z.B. Glycyl-glycin	7,4—9,5		psoriatische Schuppen
Aminopeptidase (Metallproteid Mg^{++}, Mn^{++}, Co^{++})	Peptide mit freier NH_2-Gruppe: $H_2N-\underset{R_1}{CH}-CO-NH-\underset{R_2}{CH}-CO\ldots$	alkalisch		Metallentzug bzw. Bindung
Carboxypeptidase (Zinkproteid)	Peptide mit freier COOH-Gruppe: $\ldots NH-\underset{R_1}{CH}-CO-NH-\underset{R_2}{CH_2}COOH$	alkalisch		

Exopeptidasen der Haut:

Name	Substrate	pH-Optimum
Beloff und Peters Fruton (Mensch) Zamecnik (Hund)	L-Leucyl-glycyl-glycin	7,8
Leucinaminopeptidase (Fruton)	Leucinamid, Leucyl-glycin, Leucyl-glycyl-glycin	
Aminopeptidase (Mensch) (histochemischer Nachweis Braun-Falco)	Leucyl-naphthylamin	alkalisch
Prolidase (Fruton)	Glycyl-L-prolin	alkalisch
Dipeptidasen (Mensch) (Paschoud, Schmidli und Keller)	Leucyl-glycin Alanyl-glycin Glycyl-glycin (Co- und Mn-Aktivierung)	7,4—9,5
Tripeptidase (Paschoud, Schmidli und Keller)	Aminotripeptide	

[a] Jansén u. Hopsu-Havu (1970).
[b] Stüttgen, Gigli u. Harth (1969).

Mitoserate vorliegt. Die Regenerationszeit der Epidermiszellen ist von 28 bis auf 3–4 Tage verkürzt. Ein Enzymdefekt konnte bisher nicht aufgefunden werden.

Mier u. Mitarb. wiesen in Hauthomogenaten eine cAMP-abhängige Proteinkinase nach. Eine Zuordnung zu Patienten mit endogenem Ekzem oder Psoriatikern konnte im Vergleich zu Gesunden nicht festgestellt werden. Es besteht aber eine *Verschiebung der relativen Enzymaktivitäten* zueinander, die sich besonders im Kohlenhydratstoffwechsel auswirken. Untersuchungen des Pentosephosphatcyclus lassen den Hinweis zu, daß eine intensivierte Verwertung der Glucose zum Pentoseaufbau vorliegt, die offenbar Voraussetzung der erhöhten Nucleinsäurebildung bei der Mitoserate ist. Herdenstamm belegte dies, indem er nachwies, daß in der psoriatischen Haut Glucose über den Pentosephosphatcyclus bevorzugt metabolisiert wird. Es wurde dabei der Umstand ausgenutzt, daß markiertes CO_2, welches bei der Inkubation von Hautschnitten mit in 6-Stellung markierter Glucose entwickelt wird, vornehmlich durch deren Metabolisierung über den direkten Embden-Meierhof-Weg freigesetzt wird. Dagegen wird CO_2 aus 1-C-markierter Glucose sowohl über die direkte Glykolyse als auch über den Pentosephosphatcyclus abgespalten. Durch Behandlung mit Cytostatica, z.B. Methotrexat, einem Folsäureantagonisten, tritt nicht nur eine Normalisierung im psoriatischen Herd, sondern auch eine Depression der Enzymaktivität in der nichtpsoriatisch veränderten Haut ein (s. S. 17).

Zur Auslösung des Köbner-Phänomens herangezogene Reize bei Psoriasis. (L. Illig und U. Holz, 1966)

Reiz	Durchführung	Zahl der Probanden	Positive Tests
„Stripping"	Schichtweises Abziehen des Stratum corneum nach Pinkus mit Tesafilm bis zum Feuchtwerden	49	7
Scarifikation	Aufritzen der Epidermis mit einer Sicherheitsnadel, bis zum Auftreten vereinzelter Punktblutungen	40	9
Drahtbürstenschürfung	Aufschürfung der Hautoberfläche mit einer feinen, sterilisierten Drahtbürste bis zum Feuchtwerden, eventuell mit kleinen Punktblutungen	45	6
Podophyllin-Lösung	10–20% in Alkohol. Betupfung der unversehrten Haut mehrere Tage hintereinander, bis zum Auftreten einer deutlichen Entzündung	13	1
Crotonöl	20–30% in 90% Alkohol. Ein- bis zweimaliges Auftupfen auf die Haut, bis zur Bildung von Knötchen, Bläschen und Pusteln	12	1
Drahtbürstenschürfung + Podophyllin	Aufbringen der 10–20%igen Podophyllin-Lösung auf die geschürfte Haut, meist an zwei aufeinanderfolgenden Tagen	36	8
Drahtbürstenschürfung + Colchicin-Lösung	Aufbringen von 0,05% Colchicin (1 Tropfen, wäßrig) auf die geschürfte Haut. Bis dreimal wiederholt	36	11
Chloräthylvereisung	Chloräthylspray, 30–40 sec bei einem Abstand von 10–15 cm	32	2
Kromayer-Kontakt-Bestrahlung	Bestrahlungsdauer 20 sec, einmalig	11	1
Candida-Infektion	Aufbringen einer Candida-Reinkultur auf die gereinigte Haut. Abdecken mit einem Testpflaster (feuchte Kammer!). Es entstand nach 2–3 Tagen eine unterschiedlich starke, papulöse oder pustulöse Entzündung	36	11

Insgesamt ist festzustellen, daß der glykolytische Stoffwechsel sich bei der Psoriasis im Verhältnis zu den übrigen Stoffwechselgrößen verstärkt darstellen läßt. Diese Enzymbefunde sind nicht spezifisch für Psoriasis, sondern dürften auch sonst bei pathologisch gesteigerter Epidermopoese vorkommen. Relativ unspezifische Reize, Stripping, Candida-Infektion (Illig), die vornehmlich die Epidermis treffen, induzieren nach 1–3 Wochen eine erhöhte Proliferation des Stratum Malpighi mit dem Endprodukt einer parakeratotischen Hornschicht *(Köbner-Phänomen)*. Genetisch fixiert ist die latente Anlage, die Realisationsfaktoren lassen sich z.Z. mit biochemischen Gegebenheiten noch nicht korrelieren. Epidermo-mesenchymale Zusammenhänge lassen die Vermutung zu, daß die Entwicklung einer Parakeratose (auch Keratose) mit Faktoren korreliert ist, die aus dem Mesenchym wirksam werden.

Enzymatische Besonderheiten der Haut

Arginase, Harnstoffcyclus

Die durch Magnesiumionen aktivierbare Arginase ist bei Säugetieren vorwiegend in der Leber enthalten. Der beträchtliche Harnstoffgehalt des Schweißes ließ vermuten, daß Arginin im Epithel der Schweißdrüse in Ornithin und Harnstoff zerlegt wird. Im Schweiß selbst läßt sich aber keine Arginase nachweisen. In der Epidermis liegt die Arginase als Desmoenzym vor und ist somit an einen hochmolekularen löslichen Träger gebunden. Der größte Teil der menschlichen Arginase liegt in der Haut vor. Die Enzymaktivität im Corium verhält sich zu derjenigen der Epidermis wie 1:25. Der gesamte Harnstoffcyclus (Krebs-Henseleit-Cyclus) ist in der Haut noch nicht komplett nachgewiesen worden, so ist die Stufe der Carbamyl-Phosphat-Anlagerung an Ornithin in Homogenaten nicht belegt. Eine Aktivität der Ornithin-Transcarbamylase fehlt, obwohl Ornithin in der Haut nachweisbar ist. Proliferationen der *Stachelzellen* sind besonders reich an Arginase. Dem entspricht z.B. der hohe Arginasegehalt bei Spinaliomen, während bei den *Tumoren der Basalschicht* die Aktivität geringer ist. Die Bezeichnung der Arginase als Leitenzym der Stachelzellen ist aus diesem Grunde richtig und die Abhandlung der Arginase im Rahmen der Biochemie der Haut berechtigt. Speicher der Arginase sind somit auch *Verrucae vulgares*. Auch Hornmaterial, welches von Warzen gewonnen wird, und Schuppenmaterial von Arsen-Keratosen enthalten Arginase. Mäuseepidermis, welche mit Methylcholanthren zur Hyperplasie stimuliert wurde, zeigte gegenüber der nicht zuvor behandelten Epidermis eine beträchtlich gesteigerte Arginase-Aktivität. Durch starke Hautirritationen, wie z.B. bei *Verbrennungen*, ist offenbar Arginase als Desmoenzym von seinem Träger zu lösen, denn in Verbrennungsblasen ist ein höherer Arginasegehalt als im Serum aufzufinden.

Eine Störung der Harnstoffbildung im *Krebs-Henseleit-Cyclus* ist die Argininbernsteinsäure-Urie. Bei dieser offenbar autosomal recessiven Erkrankung fehlt in den roten Blutzellen das Enzym Argininbernsteinsäure-Lyase. Danach ist die Spaltung der Argininbernsteinsäure zu Arginin und Fumarsäure blockiert. Klinisch steht zwar die geistige Retardierung im Vordergrund, doch wurde auch von Zusammenhängen mit der Trichorrhexis nodosa und einer Onychorrhexis berichtet. Diese sind aber keineswegs regelmäßig vorhanden.

Unter den klinischen Erscheinungen bei einer Aminoacidurie ist auch die *Dyskeratosis congenita* zu nennen, die mit einer erhöhten Ausscheidung von Glycin im Urin einhergeht. Die *Netherton-Erkrankung* mit der Entwicklung von Bambushaaren ist ggf. ebenfalls mit einer Aminosäurenausscheidungsstörung im Urin in Zusammenhang zu bringen. Dem schließt sich das *Xeroderma pigmentosum* an, welches sicherlich durch einen gehemmten Dark-repair charakterisiert ist, aber darüber hinaus durch eine vermehrte Ausscheidung von Glutaminsäure und anderen Aminosäuren im Harn gekennzeichnet ist.

β-Glucuronidase

Dieses Enzym der Haut ist bei Säugetieren in Mitochondrien und Mikrosomen lokalisiert und kann sowohl Glucuronide von Steroiden als auch saure Mucopolysaccharide hydrolysieren. Freie Glucuronsäure ist als Konjugationspartner von körpereigenen und fremden Stoffen – vor allem Phenolen – und weiterhin auch für die Konjugierung von Oestrogenen bedeutsam, da die Glucuronide wasserlöslicher sind und durch den Harn ausgeschieden werden können. Histotopographisch wurde β-Glucuronidase von Steigleder in der Epidermis vornehmlich unter der Hornschicht nachgewiesen. Auch undifferenzierte Talgdrüsen sind β-Glucuronidase-haltig. Des weiteren ist dieses Enzym bei den cyclisch bedingten Hyperkeratosen histochemisch vermehrt darzustellen.

Eine deutliche Aktivitätsvermehrung besteht bei malignen Tumoren sowohl epithelialer als auch mesenchymaler Herkunft. Der Vergleich der β-Glucuronidase-Aktivität mit dem Glykogengehalt in normaler und krankhafter Haut zeigt eine positive Korrelation.

Tetrahydrofolsäure im Hautstoffwechsel

Bei Enzymhemmern, die zur Wirkungsgruppe der Cytostatica gehören, führte die Untersuchung der Beeinflussung von enzymatischen Hautstoffwechselprozessen zu neuen Erkenntnissen. Ein in der Dermatologie geläufiges Cytostaticum ist Amethopterin, das sich sowohl bei der Psoriasis als auch bei malignen Proliferationen als Therapeuticum bewährt hat. Verschiedene Arbeitsgruppen konnten in der normalen und psoriatischen Haut und in epidermalen Carcinomen Methylentetrahydrofolsäure-Dehydrogenase, Serin-Hydroxymethylase, Cyclohydrolase und Dihydrofolsäure-Reductase nachweisen. Amethopterin ist ein der Folsäure analoger Stoff, der sich stärker als die Folsäure selbst an das Enzym Dihydrofolsäure-Reductase bindet, und so die Bildung der Derivate verhindert, die für die C-1-Übertragung notwendig sind. Die kompetitive Verdrängung des Substrates Folsäure durch Amethopterin induziert jedoch eine stetig erhöhte Synthese der Dihydrofolsäure-Reductase, die nun nach kontinuierlicher Medikation in höherer Konzentration in der normalen und psoriatischen Haut vorliegt (Rebound-Effekt). Aus diesem Grunde ist die Intervall-Behandlung mit Methotrexat einer täglichen Medikation vorzuziehen.

Literatur

Carruthers, Ch.: Biochemistry of Skin in Health and Disease. Springfield/Ill.: Ch. Thomas 1962.

Herrmann, F., Ippen, H., Schaefer, H., Stüttgen, G.: Biochemie der Haut. 1973. Stuttgart: G. Thieme.

Korting, G. W., Holzmann, H.: Die Sklerodermie und ihr nahestehende Bindegewebsprobleme. Stuttgart: G. Thieme 1967.

Schaaf, F.: Probleme dermatologischer Grundlagenforschung. Heidelberg: A. Hüthig 1969.

Hormone und Haut

Die Haut kann einmal ein physiologisches Erfolgsorgan der körpereigenen Hormone sein, zum anderen sich bei hormonalen Störungen krankhaft verändern und schließlich auf exogene Zufuhr von Hormonen sowohl epicutan als auch parenteral oder oral in einem therapeutisch gewünschten Sinne oder mit unerwünschten Nebenreaktionen reagieren.

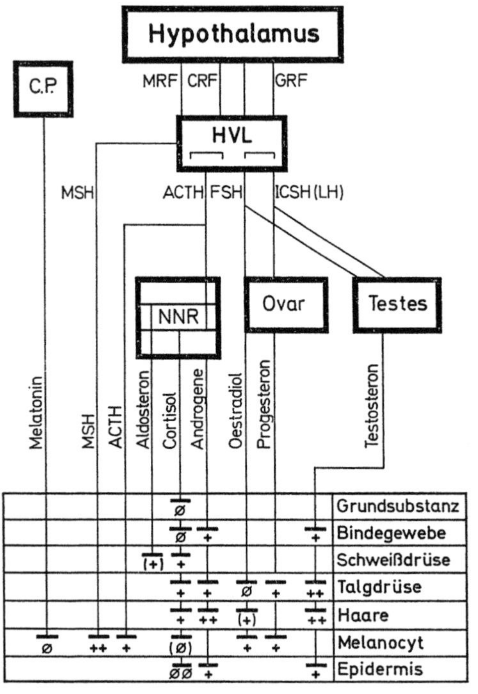

Abb. 12a. Hormonelle Einflüsse auf die Haut und ihre Angriffspunkte unter besonderer Berücksichtigung der Steroidhormone (Goerz, G., 1970). *C.p.* Corpus pineale, *MRF* MSH-releasing factor, *CRF* Corticotropin-Releasing factor, *GRF* Gonadotropin-Releasing factor, *HVL* Hypophysenvorderlappen, ⌀ = Funktionsverminderung, + = Funktionsverstärkung

Nicht-steroidische Hormone

Gonadotrope Hormone aus den basophilen Zellen des Hypophysenvorderlappens.

FSH = Follikelstimulierendes Hormon stimuliert beim Mann die Spermiogenese.

ICSH = Interstitial-cell-stimulating-hormon fördert beim Mann die Produktion von Testosteron in den Leydigschen Zwischenzellen.

Diese Gruppe von Hormonen wirkt auf die Gonaden ein, die ihrerseits durch Sekretion entsprechen der Hormone wie Oestrogene, Progesteron und Testosteron Einwirkungen auf die Haut und Anhangsdrüsen haben. Therapeutisch werden beim primären und sekundären Hypogonadismus gonadotrope Hormone mit FSH-Wirkung und mit ICSH-Wirkung gegeben. Serumgonadotropin besitzt vorwiegend FSH-Aktivität, hat jedoch auch ICSH-Wirkung. Nach solchem Serumgonadotropin (PMS = Pregnant-Mare's-Serum) innerhalb von 6 Wochen bei einer Gesamtdosis von 12000 IE kommt es beim Kryptorchismus zum Descensus.

Heterologe Proteohormone stimulieren die Antihormonbildung und sollen zunächst nur kurzfristig gegeben werden.

Ausdruck des Hypogonadismus beim Mann: Gelbgraue Hautfarbe, vorzeitige intensive Runzelbildung, feminine Körperbehaarung.

Hypophysenvorderlappeninsuffizienz: Abfall der Gonadotropine (FSH, ICSH). Darunter kommt es zu einer Reduzierung der sekundären Geschlechtsbehaarung, auch der lateralen Augenbrauen, zu einer alabasterfarbenen Haut, zu Myxödem und feiner Runzelbildung (Sheehan-Syndrom).

Akromegalie: Eosinophiles Adenom der Hypophyse mit verdickter Haut, die als Cutis verticis gyrata imponieren kann. Androgenähnlicher Effekt über Hemmung der 3-β-Hydroxysteroid-Dehydrogenase.

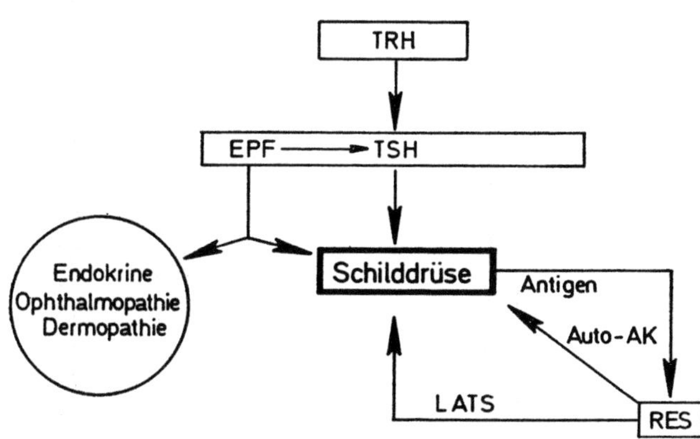

Abb. 12b. Regulation der Schilddrüse und ihre Auswirkung auf die Haut bei Hyperthyreose (Schöffling, K. u. Mitarb.) *TRH* Thyreotropin releasing Hormon, *EPF* Exophthalmus-produzierender Faktor, *LATS* Longacting Thyroid Stimulator, *RES* Reticuloendotheliales System, *TSH* Thyreotropin; *AK* Antikörper

Thyreotropes Hormon (TSH)

Bildung in den basophilen Zellen des Hypophysenvorderlappens.

Chemisch ein Glykoproteid, welches die hormonelle Sekretion der Schilddrüse stimuliert. Darüber hinaus fördert TSH direkt ohne Einschaltung der Schilddrüse die Vermehrung von Mucopolysacchariden im Bindegewebe. Dieser Vorgang steht mit der Entwicklung von Myxödemen im Zusammenhang, da bei dieser Erkrankung, welche vornehmlich bei Störung der Schilddrüse oder nach Schilddrüsenoperationen auftritt, TSH vermehrt gebildet wird. Solch eine Situation ist dann ohne physiologischen direkten Einfluß auf die Schilddrüse, wenn dieses Organ in seiner rezeptiven Funktion gestört wird. Unter exogener Zufuhr von Schilddrüsenhormon kommt es zur Schilddrüsenatrophie und gleichzeitiger Minderung der TSH-Produktion.

Klinisch ist das Myxödem von schütterem Haarwuchs, Atrophie der Schweiß- und Talgdrüsen und spröden Nägeln begleitet. Nach Thyroxin-Medikation tritt eine völlige Reversibilität der genannten Veränderungen ein.

Eine Sonderform ist das Myxoedema circumscriptum praetibiale, welches mit der Einwirkung des *exophthalmusproduzierenden Faktors* in Zusammenhang zu bringen ist.

Somatotropes Hormon (STH)

Bildung in den eosinophilen Zellen des Hypophysenvorderlappens. Ein Hormon mit anabolem Effekt. Testosteron verstärkt diesen Mechanismus. Damit verbunden ist ein Abbau von Fetten, und zusätzlich wird der Umbau von Kohlenhydraten in Fett gehemmt.

Adrenocorticotropes Hormon (ACTH)

Bildung in den basophilen und chromophoben Zellen des Hypophysenvorderlappens unter dem Einfluß eines Neurosekrets aus dem Hypothalamus. Receptor des ACTH ist die intakte Nebennierenrinde, die zur Steroidsynthese stimuliert wird. Daneben sind auch extraadrenale Wirkungen des ACTH bekannt, wie z.B. die Stimulierung der Melanocytengranulabildung, ein Vorgang, der auf die chemische Verwandtschaft (ähnliche Aminosäurensequenz) zum melanocytenstimulierenden Hormon (MSH) zurückzuführen ist. Beim *Morbus Addison*, einer Erkrankung, die auf einer Nebennierenrindeninsuffizienz bei erhöhtem ACTH-Spiegel beruht, ist neben einer diffusen Melaninpigmentierung der Haut und Schleimhaut eine anabole Tendenz durch vermehrte Androgensekretion infolge Enzymstörung der Nebennierenrinde zu beobachten.

Melanocytenstimulierendes Hormon (MSH)

Das melanocytenstimulierende Hormon ist beim Menschen in der Lage, die Haut zu dunkeln, besonders die lichtexponierte Haut. Ein therapeutischer Erfolg bei Vitiligo wird allerdings vermißt.

Insulin

Bildung in den β-Zellen des Pankreas, Wirkung über eine Erhöhung der Zellpermeabilität für Glucose und damit indirekte Stimulierung der Glykolyse. Zum Teil unspezifische Permeabilitätssteigerung der Zellmembran, die nach Insulin auch für Aminosäuren permeabler wird.

Indirekt ist Insulin in der Lage, den anabolen Fettstoffwechsel zu fördern, und ist damit Antagonist des ACTH. Die Insulinantikörperbildung (s. Federlin, 1971) ist bekannt. Diese tritt einmal unter dem Bilde eines insulinresistenten Diabetes auf und zum anderen über die Entwicklung von Früh- und Spätreaktionen als Insulinallergie mit entsprechenden Hautveränderungen an den Insulininjektionsstellen. Insulin wirkt sich besonders auf den Hautstoffwechsel aus, da die Haut eine ausgesprochene Glucosespeicherkapazität besitzt.

In den α-Zellen des Pankreas wird Glukagon gebildet, ein funktioneller Insulinantagonist, welcher den Glykogenabbau in der Leber stimuliert und damit den Blutzuckergehalt erhöht.

Hautveränderungen bei Diabetes

1. *Pruritus:* Mehr lokalisiert als generalisiert. Lichen simplex.

2. *Infektionen:* Bakteriell als chronische Furunkulose, Karbunkelbildung, Phlegmone, Ecthymata cruris. Mykogen besonders Candida als Balanitis, Vaginitis, Intertrigo. Generalisierte Trichophyton-Infektionen.

3. *Gefäßveränderungen:* Verstärkte Neigung zu atherosklerotischen Prozessen, Necrobiosis lipoidica diabetica, Purpura diabeticorum, Rubeosis diabetica, Gangrän an den Acren mit Infektion.

4. *Neurologische Symptome:* Polyneuropathie, trophische Ulcerationen.

5. *Humoral bedingte Veränderungen:* Tuberöse Xanthome bei Hyperlipidämie, Xanthelasma diabeticorum.

6. *Hautveränderungen im Zuge der Insulinbehandlung:* Lokale Infektionen, allergische Reaktionen, Lipodystrophie. Allgemeine allergische Symptome.

Im Zuge der peroralen Behandlung mit Antidiabetica: Allergische Exantheme, Photoallergie (Cave Gruppenallergie mit Sulfonamiden!).

7. *Begleitende allgemeine Stoffwechselstörungen:* Hirsutismus, Xerosis, Hämochromatose, Porphyria cutanea tarda, Mauriac-Syndrom: Diabetes, Hepatomegalie, Nanosomie, Obesitas loc.

(Im übrigen aufgrund der zunehmenden Zahl der Diabetiker Zunahme an korrelierten Erkrankungen ohne pathogenetischen Zusammenhang.)

Schilddrüsenhormon

Thyroxin wird als Thyreoglobulin gespeichert und durch Einwirkung des thyreotropen Hormons des Hypophysenvorderlappens auf die Schilddrüse in das Blut abgegeben. Mit Ausschüttung des Thyroxins kommt es zur Steigerung der Stoffwechselvorgänge und zur Senkung der Reizschwelle gegenüber Hautirritationen. Umgekehrt führt eine verminderte Ausschüttung von Thyroxin zur trägen Gewebsreaktion, besonders im Bereiche der myxödematösen Haut.

Symptome der *Hyperthyreose* an der Haut: Weiche, warme Haut, vermehrte Schweißsekretion, Pigmentanomalien, Haare fein, weich, aber brüchig. Die Reißlast und Reißlänge sind Parameter für die Auswirkung der Hyperthyreose auf das Haarwachstum (s. Abb. 21).

Calcitonin wird in den C-Zellen der Schilddrüse gebildet, ist ein lineares Polypeptid mit 32 Aminosäuren und hemmt die Resorption von Calcium aus den Knochen.

Parathormon

Das Epithelkörperchenhormon bewirkt die Rückresorption von Phosphaten aus den Nierentubuli und Mobilisation von Calciumphosphat aus den Knochen. Der Blutcalciumspiegel ist damit eine Funktion des Parathormons. Dessen physiologischer Antagonist ist das Calcitonin. Vitamin D_3 ist mit der Wirkung des Parathormons synergistisch korreliert. Von besonderer Bedeutung ist offenbar die Funktion des Parathormons bei der *Impetigo herpetiformis*, welche mit niedrigem Calciumspiegel einhergeht und auf Dehydrotachysteron (AT 10) anspricht.

Hypoparathyreoidismus geht klinisch mit einer Alopecie, die sich vornehmlich herdförmig ausprägt, und mit Störungen der Nagelplattenbildung einher (häufig Candidiasis).

Steroidhormone

Ausgangssubstanz der Steroide ist das Squalen. Seine Synthese in der Haut aus aktivierter Essigsäure konnte ebenso belegt werden, wie der weitere Auf- und Umbau zu Cholesterin und weiter zu Androgenen, Oestrogenen, Gestagenen und zu Glucocorticosteroiden. (Vgl. Herrmann, Ippen, Schaefer, Stüttgen, 1973. Thieme, Biochemie der Haut.)

Oestrogene

Oestrogene werden bei der Frau von den Follikeln des Ovars, von der Placenta und der Nebennierenrinde gebildet. Die Hauptmenge des Oestrogens wird beim Mann wahrscheinlich von den Leydigschen Zellen gebildet. Die Höhe der Oestrogenausscheidung nach Chorion-Gonadotropin-Gabe ist ein empfindlicher Indikator der Funktion der Leydigschen Zellen. Auf die Haut wirken Oestrogene durch Hemmung der Sekretion der Talgdrüsen, weiterhin durch Stimulierung der Pigmentierung, besonders am äußeren Genitale und an den Brustwarzen. Die periphere Durchblutung wird gefördert durch die passive Capillarerweiterung der Haut. Mit der durch Oestrogen geförderten Natriumretention besteht die Tendenz zur Ödembildung. Bekannt ist die lipidsenkende Wirkung der Oestrogene. Die Allgemeinwirkung von Oestrogenen verändert auch das strukturelle Zellbild der Mundschleimhaut. Die cytologische Bestimmung der Mundschleimhautepithelien mit cytologischer Differenzierung gilt in gewisser Hinsicht als Ersatz der vaginalen Abstrichmethode für Cyclusanalysen.

Gestagene

Die Gestagene, deren Hauptvertreter das Progesteron ist, wirken an der Haut vornehmlich auf das Bindegewebe. Diese Wirkung führte zum Einsatz bei der progressiven Sklerodermie, da unter Gestagenen eine Hemmung der *Tropokollagensynthese* der Fibroblasten beschrieben wurde, und der Abbau des Kollagens sich nicht zuletzt durch Erhöhung der Hydroxyprolinausscheidung im Urin nachweisen läßt. Wie Oestrogene bewirken auch die Gestagene eine Förderung der Pigmentierung. Weiterhin wirken die Gestagene auf das Wärmezentrum im Zwischenhirn und gelten als thermogener Indikator beim Follikelsprung.

Ovulationshemmer

Unter Ovulationshemmern steigt zunächst die Lichtempfindlichkeit auf UV. Die Wirkung nimmt im Verlaufe der Einnahme von Ovulationshemmern wieder ab. Bei Hyperpigmentierung spielt Oestrogen wohl die größere Rolle. Talgdrüsensekretion nimmt unter Ovulationshemmern ab, wenn der Gestagenanteil keine androgene Potenz hat. Die Durchblutungsgröße und auch die Hauttemperaturen steigen ebenfalls initial an (Tronnier, 1972). Telogener Haarausfall wird durch Ovulationshemmer, insbesondere durch chlormadinonacetathaltige Präparate öfters gebessert.

Arzneimitteldermatosen und provozierte Dermatosen nach Ovulationshemmereinnahme:

Pigmentierung ähnlich dem Chloasma uterinum mit langsamer Rückbildung,
Begünstigung von Candida-Mykosen (Vulvo-Vaginitis), Begünstigung der Trichomoniasis,
vasculäre Purpura, Erythema nodosum.
Erythema exsudativum multiforme,
Urticaria (selten),
Naevi aranei,
Teleangiektasien besonders bei Kombination mit Corticoidexterna.

Bei Neigung zu Varicen Trend zu deren Verstärkung, Thrombosenrisiko noch umstritten.

Relative Unterschiede zwischen weiblicher und männlicher Haut (nach Müller und Nürnberger, 1972; Gusek, 1973; Salfeld, 1973)

	♀	♂
Hautoberfläche	geringere Alkali- und Säureresistenz, Alkalineutralisation vermindert, pH um 5,7	Relief gröber, vermehrte lösliche Hornschicht-Substanzen, pH um 5,4
Epidermis		um 15% dicker
Cutis	dünner, Elastica vermehrt (trotz erhöhter Neigung zu Striae distensae)	Vermehrung der Musculi arrectores (verstärkte Ausprägung der Cutis anserina), Talgdrüsen vergrößert und vermehrt (Talgbildungsrate erhöht), Schweißdrüsen vermehrt (stärkeres ekkrines Schwitzen), apokrine Areale vergrößert
Subcutis	Unterschiedliche Anordnung der Bindegewebsstränge (s. Abb. 8) Neigung zur sog. Protrusio cutis	

In Einzelfällen Entwicklung einer Porphyria cutanea nach Ovulationshemmern.

Bei normalem Haarwachstum gelegentlich verstärkter Haarausfall verbunden mit einer Abnahme der Anagenhaare.

Literatur

Zaun, H. O.: Ovulationshemmer in der Dermatologie. Therapeutische Anwendung und Nebenwirkungen an der Haut. Stuttgart: G. Thieme 1972.

Androgene

Androgene werden beim Mann vornehmlich in den Leydigschen Zellen des Hodens gebildet, während bei der Frau im Ovar die entsprechende Syntheseleistung nachweisbar ist. Pro Tag werden beim Mann etwa 20–30 mg Testosteron gebildet. Es ist für die Förderung der Sekundärbehaarung, aber auch für die Entwicklung der männlichen Glatzenbildung und der androgenen Alopecie bei der Frau verantwortlich. Der Hirsutismus bei der Frau ist auf Androgenbildung und gehemmte Oestrogenbildung durch Mangel an 3-β-Hydroxysteroid-Dehydrogenase zurückzuführen (AGS, Stein-Leventhal-Syndrom). Die glatte Muskulatur der Skrotalhaut wird durch Androgene kontrahiert, ein Vorgang, der mit der Temperaturregulation im Bereiche der Skrotalgegend in Zusammenhang zu bringen ist.

In der menschlichen Haut, insbesondere innerhalb der Epidermis, wird Testosteron zu Dihydrotestosteron reduziert,

Tabelle 57. Einfluß des Antiandrogens auf Hoden und akzessorische Geschlechtsdrüsen. Gusek, Kowalzig: Verhalten der Leydigschen Zwischenzellen und der Zirbeldrüse unter dem Einfluß von Antiandrogen. Therapiewoche **50** (1971)

Organ	Cyproteron	Cyproteron-acetat
Leydigsche Zellen	vorübergehend hypertrophiert, dann normal	gering atrophiert
Tubuli	Spermiogenese gehemmt	Durchmesser verkleinert, Keimepithel reduziert, Spermiogenese gehemmt, Spermien fehlen teilweise
Interstitium	Hyper-stimulation	Atrophie
Samenbläschen	Atrophie, reduziertes Epithel	
Prostata	kleine Drüsenalveolen, flaches Epithel, Fehlen des Sekretes	
Präputialdrüsen	Atrophie, Fehlen des Sekretes	
Ductus deferens	Abflachung des Epithels	
M. levator ani	Atrophie	
Uterus	Atrophie der Muskulatur	
Libido/Fertilität	Hemmung	

Tabelle 58. Hautveränderungen bei endokrinen Störungen. [Aus: Fitzpatrick, T. B., Arndt, K. A., Clark, W. H., Eisen, A. Z., Van Scott, E. J., Vaughan, J. H. (eds.): Dermatology in General Medicine. New York: McGraw-Hill 1971]

	Thyroxin		Glucocorticoide		Androgene		STH—Hypophyse	
	↑	↓	↑	↓	↑	↓	↑	↓
Epidermis	dünn, weich	ichthyotisch, follikuläre Hyperkeratose	Atrophie		Vergröberung des Reliefs und der Dicke	dünn	Vergröberung (Relief und Dicke)	dünn, trocken
Haar	dünn	trocken, Alopecie der Kopfhaut und Augenbrauen	Hypertrichose des Gesichts	weniger Achselhaare	Hirsutismus	verminderte Körperbehaarung	vermehrte Körperbehaarung	verminderte Körperbehaarung
Talgdrüse	—	verminderter Fettfilm	Akne	—	Akne, Seborrhoe	verminderter Fettfilm	—	verminderter Fettfilm
Schweißdrüse	erhöhte Transpiration emotionell	verminderte Transpiration	—	—	—	—	vermehrt	vermindert
Nägel	Onycholysis	spröde, langsames Wachstum	—	—	—	—	verdickt	langsames Wachstum, spröde
Melanin	scheckige Haut, Hyperpigmentation und Leukoderm	—	—	Hyperpigmentation, Leukoderm	Hyperpigmentation in der Achselhöhle, an Perineum und Genitalien	Hypopigmentation an Achselhöhlen, Perineum und Genitalien	gelegentlich Hyperpigmentation	Hypopigmentation besonders der Sexualhaare
Hautbindegewebe	verdünnt	Myxödem, schlechte Wundheilung	Striae, schlechte Wundheilung		verdickt	Progerie des Gesichts	Verdickung und Ödeme (Wülste)	Progerie des Gesichts
Gefäßnetze	erhöhte Temperatur, Erythembildung	erniedrigte Temperatur, Blässe	Plethora	—	—	Blässe	—	Blässe, besonders Ohren, Gesicht und Hände

↑ Vermehrung, ↓ Verminderung.

das heute als die eigentliche Wirkform des Testosterons angesehen wird. Diese Umwandlung des Testosterons wird durch eine 5-α-Reductase bewerkstelligt. Das Enzym benötigt $NADPH_2$ als Cofaktor. Dihydrotestosteron hemmt die Adenyl-cyclase, wodurch eine Weichenstellung zur verminderten Bildung von cyclischem Adenosin-Monophosphat erfolgt. Damit wird die Voraussetzung für eine verstärkte Zellteilung in der Haut gegeben und die Basis für anabole Vorgänge belegt.

Tabelle 59. Physiologische/therapeutische Wirkungen von Glucocorticoiden

Aktivierung der Gluconeogenese		
Glykogenanreicherung in der Leber Glykogenverminderung im Muskel Erhöhung des Blutzuckers Verminderte Glucosetoleranz Beeinflussung der ACTH-Bildung	funktionelles Insulinmangel-Syndrom Steroid-Diabetes	Gefäßwandstabilisierung, Hemmung der Wasserrückresorption, allgemeine Zellwandstabilisierung *Stabilisierung der Lysosomen,* *Stabilisierung der Mastzellen*
Fettumverteilung Na^+-Retention K^+-Ausscheidung	Hyperlipidämie hypokaliämische Acidose	*Empfindlichkeitssteigerung für Catecholamine*
Eiweiß-kataboler Effekt *Hemmung der Bindegewebsproliferation* }	*Immunsuppression*	*Lymphopenie* Eosinopenie Anstieg der Neutrophilen
Antiphlogistischer Effekt	Aktivierung der Magensaftsekretion, des Gallenflusses (Cave Ulcus!)	

Tabelle 60. Unerwünschte Folgen einer Corticosteroid-Therapie auf die menschliche Haut

Erkrankung	Applikationsform	Wirkungen morphologisch	Wirkungen funktionell
Atrophie			
a) Epidermis	lokal, syst.	Erniedrigung der Mitoserate	Hemmung der DNS-Synthese
b) Corium	lokal, i.c., syst.	Kollagenschwund, Rarefizierung der Grundsubstanz	Hemmung der Mucopolysaccharid-Synthese
c) Gefäße	i.c., syst.	Vasculäre Purpura, perivasculärer Substanzverlust, Teleangiektasien	Katabolismus, Vasomotorik (Vasoconstriction)
d) Fettgewebe	intraläsional		
Striae	lokal, syst.	Rarefizierung der Elastica	
Steroid-Akne	lokal, syst.	Folliculitis (keine vermehrte Talgbildung)	Infektion (Candida, Bakterien)
Cutis linearis punct. colli	syst.	Talgdrüsen ragen aus atrophischer Haut heraus	dissoziierte Atrophie
Ödeme	syst.	Wasserretention	Schwund saurer Mucopolysaccharide (Na-Retention)
Zunahme des subcutanen Fettgewebes	syst.	Stammfettsucht, Cushing-Symptome	Fettsynthese, Gluconeogenese aus Proteinen etc., Einwirkung auf Hypophysen-Nebennierenrinden-Achse
Abnahme der Resistenz bei immunologischen Prozessen	syst.	Neigung zu Infektion	Hemmung der Antikörper-Bildung und Immunzellenproliferation

Antiandrogene

Antiandrogene, wie Cyproteron und Cyproteron-acetat, sind chemische Substanzen, die die zentralen und peripheren Wirkungen der Androgene hemmen. Damit verbunden ist eine Hemmung der Talgsekretion und eine günstige Beeinflussung der androgenetischen Alopecie. Antiandrogene gelten als die wirksamsten Hormone zum Stop des Talgflusses bei der Seborrhoe.

Tabelle 61. Steroid-Biosynthese aus Cholesterin in der Haut. (Nach Strauss u. Pochi, 1969)

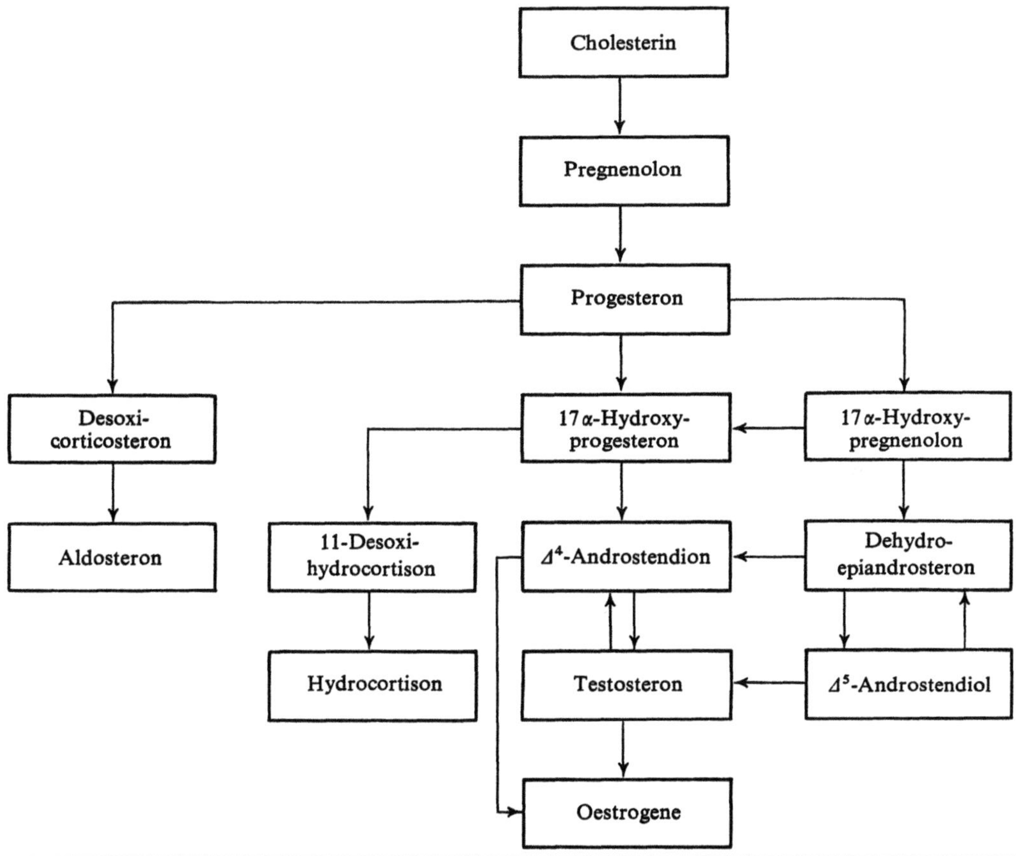

Nebennierenrindenhormone

Diese werden unterteilt in die *Mineral-corticoide*, wie Aldosteron und Desoxi-corticosteron, und die als Mineral- und *Glucocorticoide* wirksamen Nebennierenrindenhormone, wie Cortison und Hydrocortison. Die Mineralcorticoide regeln den Elektrolythaushalt über Rückresorption von Natrium aus den Nierenkanälchen. Sie zeigen eine entzündungsfördernde Wirkung, gelten deswegen als prophlogistische Hormone und haben damit einen über die Behebung von Mangelsyndromen durch Substitution hinausgehenden Indikationsbereich. Die wichtigsten Wirkungen der Glucocorticoide sind in der Tabelle 59 dargestellt.

Hyperhydrocortisonismus = Cushing-Syndrom, hervorgerufen durch vermehrte ACTH-Ausschüttung bei intakter Nebennierenrinde. Entsprechende Symptome sind auch bei Nebennierenrindentumoren festzustellen.

Klinisches Bild: Plethora, vermehrter Fettansatz, Elasticadegeneration, Ekchymosen und bei begleitender Androgenüberproduktion Hirsutismus und Akne.

Metabolismus von Steroiden

Dieses Gebiet des Hautstoffwechsels erhält seine besondere Bedeutung aus der für die Entwicklung der Dermatologie überaus wichtigen Einführung der Corticosteroid-Therapie. Zunächst muß erwähnt werden, daß in der Epidermis (und Talgdrüse) aus aktivierter Essigsäure außer den erwähnten Fetten auch Squalen und Cholesterin, die

Grundkörper aller Steroide, aufgebaut werden.

Wesentlich ist weiterhin, daß exogen zugeführte Corticosteroide umgebaut und damit inaktiviert werden, und zwar einerseits durch Glucuronidierung, wodurch sie leicht wasserlöslich und damit abtransportiert werden (Glucuronidase s. S. 59), andererseits kann die chemische Struktur so verändert werden, daß die pharmakologische Aktivität verlorengeht. Dies gilt vor allem für Hydrocortison, dessen biologische Halbwertzeit (d.i. die Zeit, in der die Hälfte des Steroids durch Umbau oder Abtransport in seiner Aktivität verlorengeht) in der Haut nur ca. 4 Std beträgt. Ein weiterer Inaktivierungsmodus von Steroiden ist ihre Bindung an Eiweiße, die jedoch als Überträgerfunktion auf Zellmembranen aufgefaßt werden muß, zu deren Stabilisierung sie wesentlich beitragen.

Androgene, Gestagene und Oestrogene, die mit unterschiedlichem Wirkungsgrad als Regulatoren der Talgdrüsenfunktion erkannt wurden, werden ebenfalls aktiviert und inaktiviert. So kann als gesichert gelten, daß die Talgdrüsenaktivierung nicht so sehr durch Testosteron als vielmehr durch das in der Haut daraus gebildete Dihydrotestosteron und Dehydroepiandrosteron ausgelöst wird.

Die anschließende Inaktivierung erfolgt durch enzymatischen Umbau zu Metaboliten, die im Sinne einer androgenen Aktivität schwächer wirksam sind. Hierzu gehört vor allem Dehydroepiandrosteron, 7 α-Hydroxydehydroepiandrosteron und weiter 7-Ketodehydroepiandrosteron sowie 7 β-Hydroxydehydroepiandrosteron. In geringerer Menge werden auch Androstendion, Androsteron und Androstendiol gebildet. Zumindest teilweise werden diese Steroide enzymatisch mit Schwefelsäure zu den entsprechenden Sulfaten verestert. Damit werden sie wasserlöslich, können via Gefäßsystem abtransportiert und im Harn ausgeschieden werden. Jedoch konnte auch der umgekehrte Weg, nämlich die Bildung von Dihydrotestosteron und Testosteron aus inaktiven Vorstufen wahrscheinlich gemacht werden.

Da derartige Untersuchungen bisher in vitro durchgeführt wurden, bleibt die Frage offen, welche epicutan applizierten Steroidmengen in der Haut auf den genannten Wegen metabolisiert werden und diese inaktiviert verlassen, bzw. ab welchen Dosierungen aktive Steroidkonzentrationen im Gesamtorganismus sich verteilen. Diese für die optimale Therapie von Hauterkrankungen unter minimalen Risiken wichtige Frage hängt eng mit der Permeationskinetik von Medikamenten und den daraus resultierenden Dosis-Wirkungs-Inaktivierungsrelationen zusammen (s. S. 359, 378). Aus der Kenntnis der Spezifität enzymatischer Prozesse kann jedoch geschlossen werden, daß Steroide, die nicht natürlicherweise in der Haut vorkommen, hier auch nicht umgesetzt, d.h. desaktiviert werden. Dies gilt also vor allem für die in der Therapie gebräuchlichen halogenierten (fluorierten und chlorierten) Corticosteroide, für substituierte Oestrogene (z.B. Äthinyloestradiol) und Androgene (z.B. Methyltestosteron) und damit prinzipiell für alle synthetisch veränderten Steroide. Bei diesen kann allenfalls durch unspezifische Esterasen evtl. eine Säuregruppe (Acetat, Butyrat, Valerianat usw.) bzw. das Aceton aus Acetoniden abgespalten werden. Die freigelegten Grundmoleküle bleiben dann jedoch unverändert und werden in dem Maße, wie sie die Hornschichtbarriere überwunden haben, zum größten Teil durch das Gefäßsystem resorbiert.

Sichere Hinweise dafür, daß bei bestimmten Erkrankungen der Steroidmetabolismus der Haut ursächlich gestört ist, liegen nicht vor. So ist aufgrund metabolischer Daten von Julesz *et al.* beim Hirsutismus eher eine verstärkte Androgenzufuhr zur Haut durch den Blutstrom als eine spezifische Mehrbildung von Androgenen in der Haut anzunehmen.

Literatur

Julesz, M., Faredin, I., Tôth, I.: Steroids in human skin. Akadémiai Kiadó, Budapest: 1971.

Labhart, A.: Klinik der inneren Sekretion. Berlin-Heidelberg-New York: Springer 1971.

Wilson, J. D., in: Haut als endokrines Erfolgsorgan. Heidelberg, New York: Springer 1971.

Winkler, K.: Hormonbehandlung in der Dermatologie, 2. Aufl. Berlin: Walter de Gruyter 1969.

Gewebshormone

Biogene Amine

In der Gruppe biogener Amine werden niedermolekulare Substanzen zusammengefaßt, die schon in kleinen Konzentrationen hormonartige Wirkungen ausüben, zum Teil selbst Hormone darstellen, weiter deren Vorstufen und Abbauprodukte. In chemischer Hinsicht umfaßt diese Stoffgruppe:

1. Die *Brenzcatechinamine:* Adrenalin, Noradrenalin, Dopamin.

2. Die *Heterocyclen:* Histamin, Histidin, Tryptophan, Serotonin.

3. Die *Alkylamine, Alkylolamine* sowie ihre substituierten Derivate: Acetylcholin, Colamin, Methylamin, Dimethylamin, Äthylamin, Isoamylamin, Spermin und Spermidin.

Alle genannten Substanzen wurden in der Haut nachgewiesen und gelangen dorthin einerseits durch das Einströmen seröser Flüssigkeit sowie cellulärer Elemente aus den Blutgefäßen. Andererseits können sie

1. durch *Transaminierung* von Vorstufen,

2. durch *Decarboxylierung* von Aminosäuren,

3. durch *Hydroxylierung* von Vorstufen

gebildet werden.

Der chemische Nachweis dieser Substanzklasse gestaltet sich zum Teil schwierig, da die Substanzen vielfach flüchtig bzw. instabil sind und in biologischen Medien schnell abgebaut werden.

Für ihre Erfassung empfiehlt sich daher die möglichst schnelle und quantitative Substituierung der Aminogruppe z.B. mit

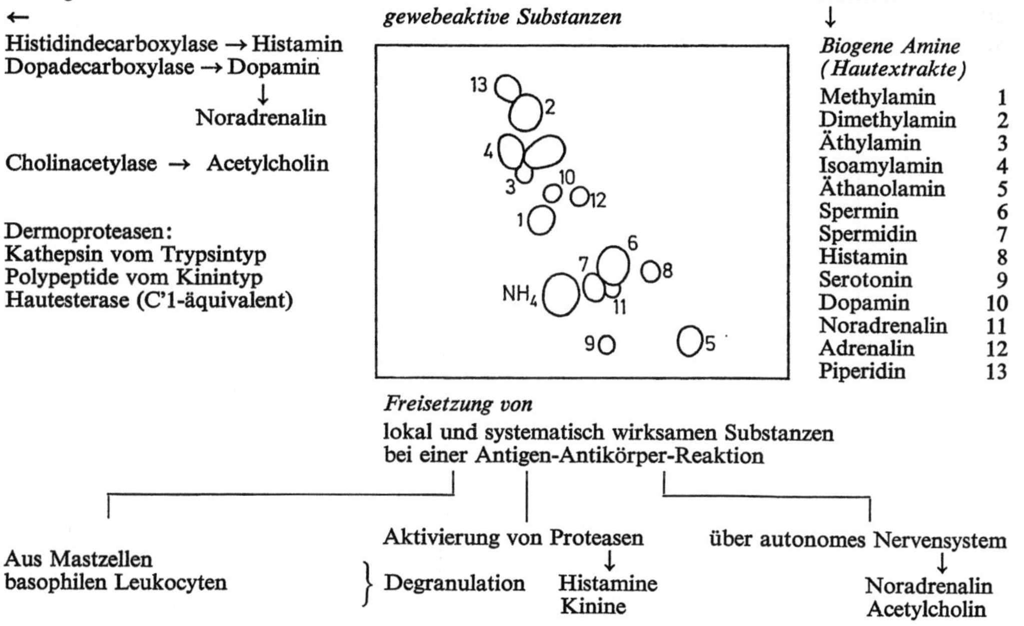

Abb. 13. Die Haut als Bildungsort und Reservoir gewebeaktiver Substanzen

DANS-Cl (1-Dimethylaminonaphthalin-5-sulfonylchlorid) und die qualitative oder quantitative dünnschichtchromatographische Analyse mit anschließender Kontrolle im Massenspektrometer (Seiler).

Catecholamine

Catecholamine (Brenzcatechinamine) gehören zu den *Hormonen mit tyrosinähnlicher Struktur*. Die Bildung erfolgt im *Nebennierenmark*, aber auch peripher an den Synapsen mit adrenergischer Impulsvermittlung im vegetativen Nervensystem. Catecholamine gehören zur Gruppe der Gewebshormone. Außer den Angriffspunkten der Catecholamine an den α-Receptoren der Gefäße, Myoepithelien und Pilomotoren stehen genauere Kenntnisse über pharmakologische Aktivitäten in der Haut noch aus.

In der Haut wird vornehmlich Noradrenalin und Dopamin nachgewiesen und in geringerem Maße Adrenalin, welches offenbar aus der Blutbahn aufgenommen wird.

Bei der Melaninsynthese in Melanomen konnte auch als Nebenprodukt der Pigmentbildung eine erhöhte Entwicklung von Dopamin und Noradrenalin belegt werden. Inwieweit dendritische Zellen in der Epidermis, die Langerhansschen Zellen, in der Lage sind, ein Hormon von tyrosinähnlicher Struktur zu sezernieren, ist noch nicht geklärt.

Catecholamine sind Stimulatoren der Lipolyse insbesondere der Triglyceride, ein Vorgang, der mit einem Anstieg der Fettsäuren im Blut einhergeht. Inwieweit die Catecholamine als Transmitter des autonomen Nervensystems in der Lage sind, die Fettverteilung in der Subcutis zu regeln, bedarf weiterer Untersuchungen.

Ausgangspunkt ihrer Synthese ist die Oxidierung von Tyrosin zu Dihydroxyphenylalanin (Dopa) und dessen Decarboxylierung durch die Dopa-Decarboxylase

Tabelle 62. Synthese und Abbau von Noradrenalin in der Haut (Hemmstoffe enzymatischer Vorgänge sind mit ---- charakterisiert) [s. Handbuch der experimentellen Pharmakologie, Bd. 33: Catecholamines (Blaschko, H., Muscholl, E., eds.). Berlin-Heidelberg-New York: Springer 1972]

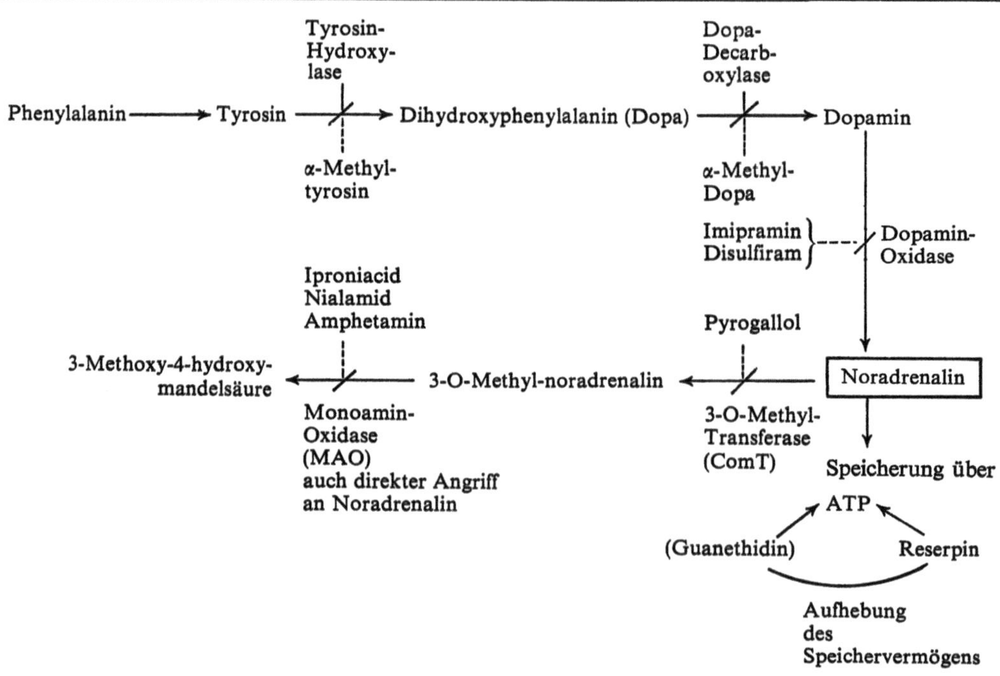

Tabelle 63. Catecholamine und Haut

Mitose	Blutgefäße	Myoepithelien	Metabolische Effekte
Hemmung der Mitose Aktivierung der Chalone	Vasoconstriction, Stimulierung der α-Receptoren der Hautgefäße	Constriction der Schweißdrüsen-ausführungsgänge a) der ekkrinen und b) der apokrinen Schweißdrüsen	Aktivierung von Enzymen via Adenylcyclase (cyclisches AMP)
Tag- und Nacht-Rhythmus der Mitose	Anämische Hautreaktion Nekrose		
Hemmung der vermehrten Talgsekretion im Gesichtsbereich bei M. Parkinson durch L-Dopa	Hemmung der Kininwirkung auf die Gefäßpermeabilität	Kontraktion der M. arrectores pilorum	

zu Dopamin. Die weitere Oxidation in der aliphatischen Seitenkette durch *Dopamin-Hydroxylase* führt zur Bildung von Noradrenalin. Der Abbau verläuft über oxidative Desaminierung (Monaminoxidase) und weitere Oxidierung zu 3,4-Dihydroxymandelsäure bzw. Reduktion zu 3,4-Dihydroxyphenylglykol. Enzyme dieses Auf- und Abbaus, wie die Dopadecarboxylase, Catechol-O-methyl-Transferase und die Monaminoxidase konnten in der menschlichen Haut nachgewiesen werden. In das Blut übergetretene Catecholamine werden durch O-Methylierung in der Leber und Niere inaktiviert. Eine physikalische Inaktivierung erfolgt durch Aufnahme in die Neuronen oder in extraneuronale Zellen. Dort werden sie in größeren Vesikeln vor einem enzymatischen Abbau geschützt. Blocker dieser Speicherung von Catecholaminen (Reserpin) geben die Voraussetzung zu einer oxidativen Desaminierung. Während diese durch die Monaminoxidase sowohl intra- als auch extraneural vor sich geht, ist der Abbau über die Catechol-O-methyl-Transferase vornehmlich extraneural.

Der zentrale Catecholamingehalt, wie auch der an den sympathischen Nervenendfasern, wird somit durch Reserpin gesenkt und durch Methyldopa infolge einer induzierten Fehlsynthese ebenfalls vermindert. Damit ist die adrenergische Aktivität an den peripheren Widerstandsgefäßen erheblich vermindert.

Hautreaktionen auf Catecholamine

Noradrenalin und Adrenalin führen bei der intracutanen Injektion zu einer Piloarrektion und einer scharf umschriebenen Hautblässe mit rotem Saum, die mit ihrer dendritenartigen Verzweigung und Fortsetzung einen Hinweis für den Abfluß im Lymphgefäßsystem geben kann. [Besonders deutlich ist dieses Phänomen (Piloarrektion) bei gleichsinnig wirksamen, aber chemisch beständigeren Substanzen, zu demonstrieren (Sympatol, Novadral).]

Tabelle 64. Catecholamine und cyclisches AMP

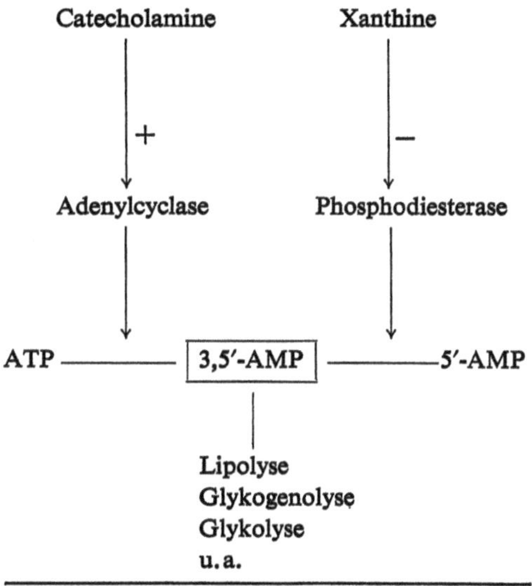

Histamin

Histamin liegt in der Haut einerseits in strukturell gebundener Form vor. Wesentlicher Speicherungsort hierfür ist die Mastzelle, in der es über Zink an Heparin gebunden ist. Zum anderen wird es auch extracellulär an saure Mucopolysaccharide bzw. Proteine gebunden und tritt außerdem in freier Form auf. Nur freies Histamin ist biologisch aktiv, jedoch führen verschiedene exogene und endogene Vorgänge (Histaminliberatoren wie Comp. 48/80, Antigen-Antikörper-Reaktionen) zu einer Freisetzung aus den Mastzellen. Im letzteren Fall kommt es zur Vasodilatation und Permeationserhöhung, die bis zur Ausschüttung von seröser Flüssigkeit ins Gewebe gehen kann und damit alle Stufen vom leichten Erythem bis zur Quaddelbildung durchläuft.

Wie in anderen Organen, so wird Histamin auch in der Haut durch enzymatische Kohlendioxidabspaltung aus Histidin gebildet. Der Histaminabbau, d.h. seine Inaktivierung, kann sowohl durch oxidative Abspaltung der Aminogruppe als auch durch ihre Methylierung erfolgen. Weiter sind noch die Acetylierung sowie die Konjugation mit Ribose zu nennen.

(Histamingehalt der Haut s. Tabelle 133, 137, 138).

Tabelle 65. Dopaverwertung und Histidinstoffwechsel. (Nach Stüttgen, 1968)

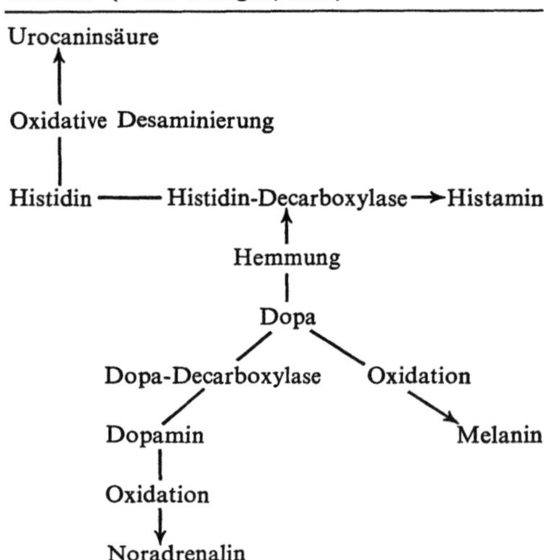

Hautreaktionen auf Histamin (1 – 10 μg)

1. Lokale Rötung als Folge einer direkten Dilatation und eine über diese Rötung hinausschießende Bildung eines Erythems aufgrund reflektorischer Erweiterung der Hautgefäße (Axonreflex).

2. Lokales Ödem (Quaddel) durch Erhöhung der Gefäßpermeabilität. Nur die Kombination dieser Veränderungen ist ein Hinweis für eine Histaminwirkung (Lewis).

Pharmako-analytisch kann diese Reaktion auf Histamin durch die sog. Antihistamine kompetitiv unterdrückt werden, d.h. zwischen Histamin und seinem Receptor schiebt sich das Antihistamin.

Serotonin (5-Hydroxytryptamin)

Im Gegensatz zu manchen Tierarten (z.B. Ratte und Maus) konnte Serotonin in den Mastzellen der menschlichen Haut pharmakologisch nicht sicher nachgewiesen werden, obwohl auch in der gefäßlosen Epidermis dünnschichtchromatographisch Serotonin aufgefunden wurde. Es wird in menschlichen Thrombocyten gespeichert, so daß diskutiert werden muß, ob es durch Thrombocyten-Einwanderung und deren Zerfall in die Haut gelangt. Serotonin wird durch Hydroxylierung von Tryptophan zu 5-Hydroxytryptophan, das in Mastzellen der menschlichen Haut nachweisbar ist, und anschließende Abspaltung der Carboxylgruppe gebildet. Beim Menschen konnte die entsprechende Carboxylase nicht aufgefunden werden. Der Abbau erfolgt durch desaminierende Oxidation zu 5-Hydroxyindolyl-3-essigsäure. Letztere wird im Urin ausgeschieden. Beim Carcinoid-Syndrom wird vermehrt Serotonin und dessen Vorstufe 5-Hydroxytryptophan gebildet, und demzufolge werden bis zu 300 mg Hydroxyindolylessigsäure pro Tag im Harn ausgeschieden.

Hydroxyindole im Harn bei Patienten mit Porphyria cutanea tarda sowie mit Arzneimittelexanthemen haben aber mit der Serotoninbildung primär keinen Zusammenhang.

Hautreaktion auf Serotonin

Bei relativ hoher Dosierung konnte nachgewiesen werden, daß nach iontophoretischer Applikation eine Quaddelbildung, ein deutliches Erythem und ebenfalls ein roter Hof als Axon-Reflex entsteht. Recht typisch ist bei höherer Dosierung (750 µg/ml) die lividcyanotische Verfärbung der Haut, die sich im Abflußgebiet der Venen großflächig ausbreitet und darauf hinweist, daß Stauungsvorgänge im venösen Plexus auftreten. Erwähnenswert ist noch die Beobachtung, daß bei iontophoretischer Applikation des Serotonins über ausgeprägten Varicen eine Kontraktion von muskelhaltigen, ampullär ausgebuchteten Venen auftreten kann. Im Bereich muskelfreier Venen kommt es aber zu einer Entwicklung hellroter Zonen.

Acetylcholin

Acetylcholin wird aus Serin über die Spaltung dieser Aminosäure zu Äthanolamin (Colamin) und dessen Methylierung zu Cholin gebildet.

Der Aufbau über die Cholinacetylase und der Abbau durch Cholinesterase stehen miteinander im Gleichgewicht und regeln die pharmakologische Wirkung des Acetylcholins. In der Haut konnten die abbauenden Cholinesterasen nachgewiesen werden (sog. unspezifische und in geringerer Aktivität spezifische Cholinesterase). Bei Hauterkrankungen soll der Acetylcholingehalt der menschlichen Haut erheblich ansteigen.

Hautreaktionen auf Acetylcholin

Acetylcholin führt an der menschlichen Haut nach intracutaner Injektion zu einem kräftigen Erythem mit einer Schweißsekretion und erst bei höherer Dosierung (ab 100 µg) auch zu einer Quaddelbildung. Beim endogenen Ekzematiker bzw. allgemein beim atopischen Patienten (Heuschnupfen, Rhinitis vasomotorica, Bronchialasthma) entwickelt sich auf die intracutane Injektion von Acetylcholin hin eine porzellanartige Blässe (Delayed blanche), die von Juhlin auf eine reaktive Freisetzung von Noradrenalin in der menschlichen Haut bezogen wird. Bemerkenswert sind die Befunde von Champion, der die Delayed blanche-Reaktion durch eine Muscarinlösung 1:1000 auslöste. Die Wirkung von Acetylcholin zerfällt einmal in einen nicotin- und zum anderen in einen muscarinähnlichen Effekt. Auf Muscarin tritt in der angegebenen Konzentration bei Patienten, die auf Acetylcholin mit einer Delayed blanche reagieren, eine Gefäßkonstriktion ein. Es handelt sich also um eine paradoxe Gefäßreaktion, da der übliche Muscarin-Effekt auf die Hautgefäße in einer Erweiterung liegt. Intraarteriell oder intravenös verabfolgtes Acetylcholin löst bei den Patienten, die eine Delayed blanche zeigen, keine Gefäßkonstriktion aus. Die Entwicklung einer Vasoconstriction durch Acetylcholin ist also an die Haut gebunden.

Methylamin, Dimethylamin, Trimethylamin und Isoamylamin; Spermin, Spermidin

wurden bereits in psoriatischen Schuppen aufgefunden. Da derartige Amine auch in tieferen Lagen der Haut nachweisbar sind, kann ihre Bildung nicht allein durch bakterielle Zersetzung erklärt werden. Des weiteren wurden dünnschichtchromatographisch *Spermin* und *Spermidin* nachgewiesen. Die Herkunft und Bedeutung dieser Amine in der Haut bedürfen noch weiterer Untersuchungen s. Tabelle 33, 138a.

Literatur

Blaschko, H., Muscholl, E. (Hrsg.): Catecholamines. Berlin-Heidelberg-New York: Springer 1972.

Franzen, F., Eysell, K.: Biologically Active Amines found in Man. Oxford-London-Edinburgh-New York - Toronto - Sydney - Paris - Braunschweig: Pergamon Press 1969.

Guggenheim, M.: Die biogenen Amine, 4. Aufl. Basel: S. Karger 1951.

Rocha e Silva, M. (Eds.): Histamine and Anti-Histaminics, Part 1: Histamine. Its Chemistry, Metabolism and Physiological and Pharmacological Actions. Handbuch der experimentellen Pharmakologie, 18. Bd. Berlin-Heidelberg-New York: Springer 1966.

Schümann, H. J., Kroneberg, G.: New Aspects of Storage and Release Mechanisms of Catecholamines. Bayer-Symposium II. Berlin-Heidelberg-New York: Springer 1970.

Polypeptide mit Wirkung auf die glatte Muskulatur

Im Organismus wird eine Anzahl von Polypeptiden mit relativ kleinem Molekulargewicht gebildet, die man wie die biogenen Amine als Gewebshormone bezeichnen kann. Diese Substanzgruppe wirkt in der Haut vornehmlich auf die Gefäße, und zwar sowohl auf die Lumenweite als auch auf den Zustand der Gefäßwände. Diese Substanzen, zu denen *Bradykinin*, *Kallidin*, *Angiotensin* und die *Substanz P* gehören, bedürfen hinsichtlich ihrer pathogenetischen Bedeutung bei Hauterkrankungen bzw. Hautveränderungen im Rahmen einer physiologischen Aufgabe noch der Klärung. Das gemeinsame Charakteristikum dieser Polypeptide ist die Bildung aus inaktiven Vorstufen im Plasma oder in noch nicht exakt zu definierenden Zellen des Intestinaltraktes und des Zentralnervensystems. Offenbar wird das jeweils charakteristische Peptid aus der α-2-Globulinfraktion unter dem Einfluß spezifischer Fermente gebildet.

Kininhormone

Diese Gewebshormone werden nach Rocha e Silva als Kininhormone eingeordnet. Der Vorgang, der in der Tabelle 66 dargestellt ist, soll schematisch das Ineinandergreifen von biogenen Aminen und Polypeptiden vom Kinintyp zeigen, zumal besonders von der Arbeitsgruppe um Winkelmann gezeigt werden konnte, daß neben Histamin Kinine bei urticariellen Eruptionen bzw. Ödementwicklungen von Bedeutung sein können. Winkelmann u. Mitarb. konnten 1965 so bei der Auslösung von urticariellem Dermographismus sowie beim UV-Erythem mittels pharmakologischer Methode Kinin im Perfusat der Haut nachweisen, wogegen die Histaminkonzentration eindeutig erniedrigt war. Vom pharmako-analytischen Standpunkt ist darauf hinzuweisen, daß es urticarielle Krankheitsbilder gibt, die nicht besonders auf Antihistaminica ansprechen und darauf hinweisen, daß u.a. Kinine für die Unterhaltung solcher Permeabilitätsstörungen verantwortlich sind. Die Bildung von Kininen in Hautschichten kann durch Diffusion von Vorstufen des Kinins aus dem Plasma (Kininogen-Diffusion) und Einwirkung von Peptid-Esterasen auf diese Vorstufen abgeleitet werden. Der hemmende Einfluß von Pharmaka, wie dem Kallikrein-Inaktivator, ist ebenfalls als pharmakoanalytischer Hinweis zu werten (s. Tabelle 69).

Tabelle 66. Schema der Kininbildung

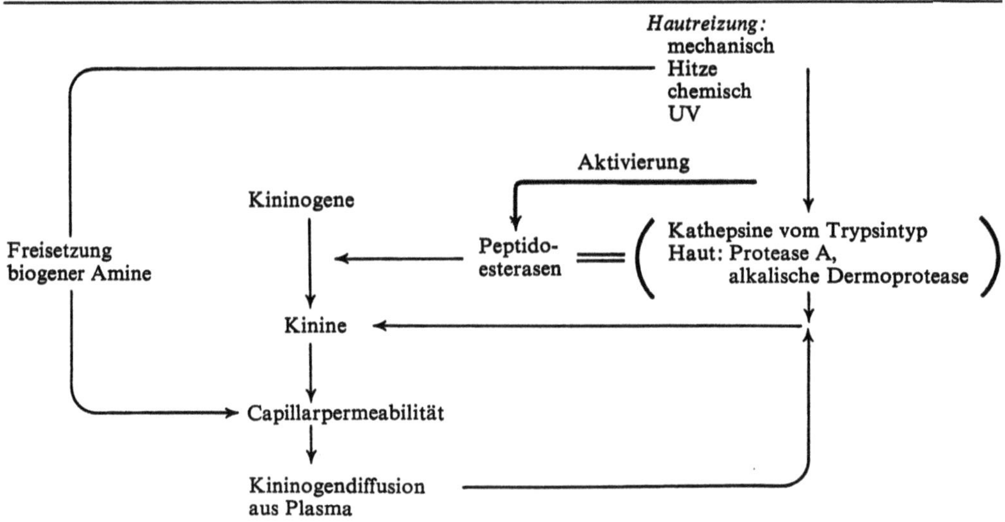

Hautreaktionen auf Bradykinin

Eindeutig steht der quaddelbildende Effekt durch Erhöhung der Hautpermeabilität im Vordergrund, der sowohl an der Meerschweinchenhaut als auch am Menschen nachweisbar ist. Eine Quaddelreaktion ist bereits auf 7,5 µg (0,1 ml Injektionsvolumen) festzustellen. Damit entspricht der lymphagoge Reiz des Bradykinins in etwa dem des Histamins. Im menschlichen Schweiß ist Bradykinin nachgewiesen worden, und es wird sich wohl in der Zukunft ergeben, ob dieser Wirkstoff für die antihistaminrefraktären Phasen physiologischer oder pathophysiologischer Vorgänge in der menschlichen Haut verantwortlich zu machen ist. Das wesentliche Charakteristikum des Bradykinins ist nämlich die fehlende Hemmung der Kontraktion glattmuskeliger Organe durch Antihistaminica. An der menschlichen Haut läßt sich allerdings durch eine Mischinjektion von Bradykinin mit einem Antihistaminicum die lymphagoge Reaktion vermindern.

Das Renin-Angiotensinsystem

Das Renin-Angiotensinsystem zeigt den gleichen Bildungsmodus und wird durch enzymatische Einwirkung auf Vorstufen des Peptids Hypertensin gebildet.

Tabelle 67. Ergebnisse proteolytischer Einwirkung auf biologisch aktive oder auf indifferente Substrate. (S. Greuer, W.: Die proteolytischen Enzyme... Aulendorf: Editio Cantor 1962)

Substrat	Wirksame Proteinasen und ihre Abbauprodukte				
	Kininogenase[a]	Faktor X	Plasmin	Renin Converting enzyme	Thrombin
Bradykininogen (Serumglobulin)	Bradykinin				
Prothrombin		Thrombin			
Fibrinogen					Fibrin
Fibrin			Spaltprodukte		
Plasmaeiweiß			Leukotaxin		
Plasmaeiweiß			Nekrosin		
Plasmaeiweiß			Pyrexin		
Hypertensinogen (α-Globulin)				Angiotensin	
Diphtherietoxin	unwirksame Spaltprodukte				
Tuberkulin	unwirksame Spaltprodukte				
Staphylokokkentoxin	unwirksame Spaltprodukte				
Gasbrandtoxin	unwirksame Spaltprodukte				

Tabelle 68. Kininbildung und -abbau

Kininogene

(Bradykininogen, Kallikreinogen) im Interstitium oder im Blut
(Kininogenasen = Peptido-Esterasen, aktivierbar durch Wärme, hemmbar durch ← Kallikreininaktivator)

↓

Kinine { refraktär auf: Antihistaminica, Antiserotonin, Atropin }

Vasodilatation
Schmerz
Leukotaxie
Ödem und durch Permeabilitätserhöhung der Gefäßwand vermehrter Austritt von Bradykininogen

↓

Kinin-Abbau durch Carboxypeptidasen = Kininasen
Hemmkörper der Carboxypeptidasen, wie Thiole und Chelatbildner, verstärken Bradykininwirkung

Tabelle 69. Physiologische und pathologische Beziehung bei der Ödementstehung in der Haut

I Blut Biologische Vorstufen und Inhibitoren von Mediatoren einer Permeabilitätserhöhung	II Haut Enzyme und Mediatoren	III Mechanismus der Freisetzung von II	IV Medikamentöse Hemmung von II und III
Trypsin-Inhibitor Kallikrein-Inhibitor → C1-Esterase-Inhibitor	Proteolytische Enzyme vom Trypsin-Typ Esterasen vom C1-Typ	Allergische Reaktion vom Sofort-Typ ←	Kallikrein-Inhibitoren, Trasylol
Kininogene →	Kinine	Mechanische Irritation ← UV-B-Strahlung Wärme-Einwirkung	Acetylsalicylsäure, Butazolidin
Immunglobuline → Komplement	Histamin (Mastzellen)	Chemische Reizung Nicotinsäure-Verbindungen Histaminliberatoren ←	Antihistaminica
	Acetylcholin/Cholinesterase Noradrenalin/Dopamin	cholinergisch } nervöse adrenergisch } Reize ←	Reserpin, Guanethidin
Blutplättchen →	Serotonin Prostaglandine	Entzündung	Indomethazin Acetylsalicylsäure
Corticosteroide, Gefäßwand			

Tabelle 70. Endogen wirksame Substanzen bei verschiedenen Urticariaformen und deren medikamentöse Beeinflussung (↑)

Histamin	Kinine	Acetylcholin (indirekt)	Prostaglandine
Urticaria pigmentosa, Urticaria factitia, Druckurticaria (Frühtyp), Kälteurticaria, Wärmeurticaria, Cholinergische Urticaria Nutritive und medikamentöse Urticaria	Urticarieller Dermographismus auf Nicotinsäureester Cholinergische Urticaria Urticaria factitia (Spättyp)	Cholinergische Urticaria	
↑	↑	↑	↑
Antihistaminica	Aspirin, Noradrenalin, Proteasenhemmer (Trasylol)	zentrale und periphere Blockierung des autonomen Nervensystems	Aspirin u.a.

Hautreaktionen auf Hypertensin

Das Charakteristikum nach intracutaner Injektion von Hypertensin, welches bereits bei einer Dosis von 0,1 μg eine deutliche anämische Reaktion auslöst, ist die sich in Minuten entwickelnde Hautblässe mit Pseudopodien-Bildung, die von einem mäßigen Erythem umsäumt wird. Im Verhältnis zu einer der Hypertensindosis äquimolaren Adrenalinmenge ist das Erythem um die anämische Zone beim Adrenalin stärker ausgeprägt und länger anhaltend. Eine Piloarrektion tritt aber beim Hypertensin im Gegensatz zu den Catecholaminen nicht ein. Interessanterweise kann sich unter gegebenen Verhältnissen, z. B. bei einem Serumexanthem, eine sich nach

Stunden entwickelnde Spätreaktion auf Hypertensin in Form einer geröteten Papel einstellen, ohne daß allerdings eine Entscheidung über eine Wirkung als Allergen oder als reaktive Hyperämie mit entsprechender Störung der Gefäßpermeation getroffen werden konnte. Weiterhin sind anämische Bezirke auf Hypertensin durch einen Axonreflex oder durch lokale Rötung auf Nicotinsäure-benzylester zu durchbrechen.

Literatur

Erdös, E. G., Back, N., Sicuteri, F. (Eds.): Hypotensive Peptides. Berlin-Heidelberg-New York: Springer 1966.

Erdös, E. G., Wilde, A. F. (Eds.): Bradykinin, Kallidin and Kallikrein. Handbuch der experimentellen Pharmakologie, 25. Bd. Berlin-Heidelberg-New York: Springer 1970.

Prostaglandine

Die Prostaglandine kommen ubiquitär in allen Zellen von Säugetiergeweben und zwar in den Mikrosomen vor. Sie unterscheiden sich in ihren biologischen Wirkungen beträchtlich, obwohl sie insgesamt zum Typ der C_{20}-Cyclopentan-Fettsäuren gehören. Chemische Variationen beziehen sich auf diesen Cyclopentan-Ring und die Seitenketten. Bisher sind etwa 20 natürlich vorkommende Verbindungen isoliert worden.

Biologische Wirkungen unter besonderer Berücksichtigung der Haut

Prostaglandine können als Kininaktivatoren betrachtet werden und lassen eine gleichsinnige Beeinflussung durch Antiphlogistica erkennen. Aspirin hemmt die Bildung von Prostaglandin $F_{2\alpha}$. Den gleichen Effekt fand Greaves (1973) auch mit Indomethacin. Nach Verbrennung, allergischer Kontaktdermatitis und Ultraviolettbestrahlung werden größere Mengen von PGE_2 in der Haut synthetisiert. Die Synthese wird durch Aspirin, Indomethacin, Resochin und Fluoinolin-acetonid blockiert.

Die Prostaglandine E_1 und $F_{1\alpha}$ induzieren eine unspezifische, durch Granulocyten charakterisierte Entzündung, die keine Beziehung zu einer Immunreaktion aufweist.

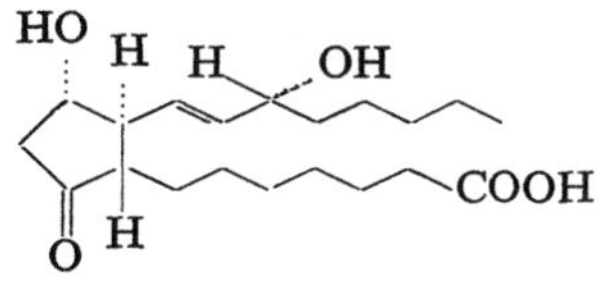

Abb. 14. Prostaglandin Pg E_1

Typ	
PGE_1, PGB_1	Einfluß auf die epidermale Proliferation und Keratinisation.
PGE_1 →	hemmt die ADP-induzierte Thrombocytenaggregation.
PGE_1 → (PGE_2)	1 – 10 µg ic. bewirkt ein Erythem von 1 – 10 Std Dauer. Höhere Dosen über 10 µg bewirken Hyperalgesie und zudem Quaddelbildung bei chronischer Urticaria. Die vasodilatatorische Wirkung wird im Verhältnis 1:1000 durch Adrenalin ic. gehemmt. Kein Effekt durch Histaminliberatoren oder Antihistaminica.
PGF_1, PGF_2	bewirken ein wesentlich geringeres Erythem.

PGE_1 hemmt offenbar die Adenylcyclase und damit die Bildung von cyclischem AMP. Weitere Eigenschaften von PGE_1 sind hemmende Auswirkungen auf den vasoconstrictorischen Effekt von Catecholaminen. Dies steht im Einklang mit der Vasodilatation an der Haut. Auch die Aktivierung der Lipolyse durch Catecholamin wird durch PGE_1 gehemmt. Diese am menschlichen subcutanen Fettgewebe gewonnenen Ergebnisse stehen nicht im Einklang mit der direkten Wirkung von PGE_1 auf den Spiegel der freien Fettsäuren im Plasma und des Glycerins nach intravenöser Infusion. Derartige Unklarheiten sind aber auf der ganzen Ebene der Prostaglandinforschung zur Zeit festzustellen.

Literatur

Horton, E. W.: Prostaglandines. Monographs on Endocrinology, Vol. 7. Berlin-Heidelberg-New York: Springer 1972.

Vitamine und Haut

Tabelle 71

Tabelle 71

Vitamin, Name	Hautspiegel	Mangelkrankheit allgemein	Haut
A, Retinol	≈ 1 IE (0,34 μg/g Frischgewicht)	Hemeralopie, Keratomalacie, Bindehautxerose	Hyperkeratosen, sowohl Retentionskeratosen (Ichthyosis vulgaris) als auch Dyskeratosen, Phrynoderma. Therapeutische Verwendung ohne direktes Mangelsyndrom u.a. bei: Ichthyosis (lokal und systemisch), Pityriasis rubra pilaris, Akne vulgaris, Psoriasis (Vitamin A-Säure)
B_1, Aneurin, Thiamin	0,3 μg/g Trockengewicht 0,5 μg/100 ml Schweiß, Hornhautschabsel 19 μg %	Beriberi	Ödeme Therapeutische Verwendung ohne direktes Mangelsyndrom: u.a. bei Pyodermien, Zoster (antineuralgisch)
B_2, Riboflavin	1,9 μg/g Trockengewicht, Hornhautschabsel 54 μg %	Ariboflavinose	Rhagaden an den Mundwinkeln, Perlèche, periorales seborrhoisches Ekzem, Koilonychie, Zungenveränderungen: Vergröberung des Reliefs mit Rötung, auch Atrophie
B_6, Pyridoxin	Hornhautschabsel 48 μg %	Zentralnervöse Störungen, mikrocytäre Anämie, Störung des Tryptophanabbaus, Antivitamin B_6 (= Isoniazid)	Entzündliche Haut- und Schleimhautveränderungen, anguläre Stomatitis, Cheilosis, Glossitis, Conjunctivitis
B_{12}, Cyanokobalamin	0,021 μg/g Trockengewicht, Hornhautschabsel 0,0038 μg %	Addison-Biermersche Krankheit, perniziöse Anämie, Neuropathie (genetischer Defekt der Permeabilität)	Möller-Huntersche Glossitis, auch Mundschleimhautveränderungen, zunächst dunkelrote hypertrophische Flecken, die bei Berührung brennen. Subjektive Erscheinungen als Frühsymptome. Spätere Atrophie der Zungenschleimhaut. Gestörte B_{12}-Resorption bei Vitiligo. Therapeutische Verwendung ohne direktes Mangelsyndrom u.a. bei: seborrhoischem Formenkreis, Neuralgien
C, Ascorbinsäure	41 μg/g Trockengewicht, 200 μg/100 ml Schweiß, 700 μg % Hornhautschabsel	Skorbut, Möller-Barlowsche Krankheit bei Kindern	Follikuläre Hautblutungen, Schleimhautblutungen, Rumpel-Leede +, Lichen pilaris, Zahnfleischwucherungen. Therapeutische Verwendung ohne direktes Mangelsyndrom u.a. bei: Tuberkuliden, Purpura
D (D_2 und D_3)	0,30 % des Lipid-Haut-Films	Rachitis, Osteomalacie	Vitamin D-Bildung durch Belichtung des Hautfetts in vivo. Therapeutische Verwendung ohne direktes Mangelsyndrom u.a. bei: Lupus vulgaris (Bindegewebsaktivierung), Lichen ruber planus

Tabelle 71 (Fortsetzung)

Vitamin, Name	Hautspiegel	Mangelkrankheit allgemein	Haut
E, α-Tocopherol		Abortneigungen, verminderte Spermatogenese, Hodenatrophie, Sterilität (Tier), Muskelstoffwechsel (vermehrte Creatinausscheidung)	Therapeutische Verwendung ohne direktes Mangelsyndrom u.a. bei: Dupuytrenscher Kontraktur, Induratio penis plastica
K, Phyllochinon		Darmflora produziert im Überfluß. Primäre Avitaminose unbekannt. Sekundäre Avitaminose: Verzögerte Blutgerinnung	Purpura
H, Biotin	0,046 µg/g Trockengewicht, 0,041 µg% Hornhautschabsel		Experimentell seborrhoische Haut, wenn große Mengen von Hühnereiweiß zugeführt werden. Das Glykoprotein Avidin inaktiviert Biotin
Folsäure	0,11 µg/g Trockengewicht, 0,1 µg% Hornhautschabsel	Bei Folsäuredefizit: Megaloblastose. Folsäureantagonist (z.B. Amethopterin)	
Nicotinsäureamid	15 µg/g Trockengewicht, 161 µg% Hornhautschabsel	Pellagra (Hautveränderungen, Diarrhöe, Demenz, Psychosen). Die Tryptophanarmut von Mais ist der verantwortliche Faktor für das gehäufte Auftreten von Pellagra in Gegenden mit hohem Maiskonsum. Für die einzelnen Stufen der Tryptophankonversion zu Niacin im Stoffwechsel sind Thiamin, Niacin und Vitamin B_6 notwendig (Mindestzufuhr 4,4 mg Niacin auf 1000 kcal)	In belichteten Hautpartien scharf begrenzte symmetrische Erytheme mit bräunlichem Unterton, Casalsches Halsband, pellagröses Pemphigoid, Rötung und Brennen der Zunge, die zunächst geschwollen und später atrophisch glatt, aber rot ist, Schleimhautbefall
Pantothensäure	3,7 µg/g Trockengewicht, etwa 5 µg/Std Ausscheidung durch Transpiration auf Hautoberfläche, 100 µg% Hornhautschabsel	Experimenteller Pantothensäuremangel führt zu: Parästhesien, Muskelschwäche. Cholesterinabnahme, 17-Ketosteroidverminderung	Rhagaden, Glossitis, Haarwachstumsstörungen, Pigmentierungsanomalien, Wunden und Epitheldefekte

Haut und Ernährung

Beziehungen zwischen Haut und Ernährung leiten sich aus der Tatsache ab, daß die Haut einen Stoffwechsel hat, der dem der übrigen Organe gleicht, aber darüber hinaus auch Stoffwechsel-Charakteristika besitzt, die nur der Haut eigen sind. Eine Mangelernährung wird sich somit mit dem ungenügenden Angebot notwendiger Substanzen zur Erhaltung des normalen Stoffwechsels in Verbindung bringen lassen. Primär krankhafte enzymatische Stoffwechselstörungen können auch bei einer normalen Ernährung unterhalten werden, und in diesem Falle läßt sich durch Vermeiden bestimmter Nahrungsstoffe bzw. durch gezielte Zufuhr besonderer Substanzen eine klinische Besserung erzielen. Darüber hinaus reagiert die Haut in der ihr entsprechenden Weise auch auf Stoffwechselprodukte, die in krankhafter Form in ihr eingelagert werden (Thesaurismose).

Aus all diesen Beobachtungen läßt sich ableiten, daß die Haut ein *Analysator* für bestimmte Ernährungsverhältnisse sein kann. Hauterkrankungen, die mit einer Besonderheit der Ernährungsform verknüpft sind, lassen sich folgendermaßen unterteilen.

1. Enzymdefekte,
2. Malabsorption,
3. Avitaminosen bzw. Hypervitaminosen,
4. Ablagerungserkrankungen,
5. Ernährungsbelastungen,
6. Nahrungsmittelallergie.

Eine solche Unterteilung berücksichtigt, daß die Haut bei Vorliegen einer besonderen Verwertung von Nahrungsmitteln bzw. bei fehlendem Angebot sich in recht spezifischer Weise verändert.

Hauterkrankungen durch Enzymdefekte im Stoffwechsel (s. S. 49ff.) **und ihre Ernährungstherapie**

a) Alkaptonurie und Ochronose: Therapeutisch ist zu einer phenylalanin- und tyrosinarmen Diät zu raten, um die Entwicklung von Homogentisinsäure durch Oxidierung der p-Hydroxyphenylbrenztraubensäure möglichst gering zu halten.

b) Phenylketonurie (Föllingsche Krankheit): Da im Zuge dieser Erkrankung die Phenylalaninverwertung gestört ist, leitet sich therapeutisch die Empfehlung einer möglichst phenylalaninfreien Diät ab.

c) Hartnup-Erkrankung: Da die Resorption des Tryptophans durch die Darmwand und damit eine weitere Metabolisierung zur Nicotinsäure verhindert ist, zeigt dieses Krankheitsbild im wesentlichen die Hautveränderungen einer Pellagra. Es bietet sich die entsprechende Therapie mit Nicotinsäureamid an.

d) Tryptophanstoffwechselstörungen: Diese Veränderungen sind recht vielgestaltig und sind im wesentlichen durch ein abnormales Gen bzw. Genkombination charakterisiert. Von Knapp wird eine Gabe von Vitamin B_6 (120 mg täglich) empfohlen.

Malabsorption und Hauterkrankungen

Bei Erkrankungen der Verdauungsorgane und ihrer großen Anhangsdrüsen kann durch Enzymmangel mit daraus resultierender fehlender Verwertung von Nahrungsstoffen eine Mangelernährung auftreten. Eine derartige defekte Absorption vom Dünndarm her kann sich in jedem Alter zeigen. Unter dem Namen Malabsorptionssyndrom wird ein breiter Symptomenkomplex verstanden, der das Cöliakiesyndrom in der Kindheit und im Erwachsenenalter (im Sinne einer *Kleber-*

Protein-Unverträglichkeit gegenüber Weizenmehl), die idiopathische Diarrhoe und die sekundäre Enteropathie im Verlaufe anderer Erkrankungen einschließt. 10 bis 20% der Patienten mit Malabsorptionssyndromen zeigen Hautveränderungen. Die dabei häufigen pruriginösen und ekzematösen Hautveränderungen sind in ihrer spezifischen Beziehung zum Malabsorptionssyndrom nicht ohne weiteres zu erklären. Eine Dyschromie ist eine der häufigsten Hautveränderungen bei Malabsorption. Vornehmlich liegt eine schwach ausgeprägte generalisierte Melanosis vor, und auch Veränderungen wie Chloasma können sich in den Vordergrund spielen, so daß eine Addison-Erkrankung simuliert wird. Eine milde Ichthyosis, die an ein Ekzema craquelée erinnert, ist nicht selten. Trockenes sprödes Haar sowie Nagelwachstumsstörungen sind Begleitsymptome. Angulus infectiosus auf Grund eines niedrigen Serum-Eisen-Spiegels bzw. einer fehlenden Zufuhr bzw. Verwertung von Vitaminen der B-Gruppe ist geläufig. Mangelnde Resorption von Vitamin B_{12} und Folsäure zeigen sich in einer Atrophie der filiformen Papillen der Zunge verbunden mit Schleimhautulcerationen. Bei Malabsorption sind häufig flächige, ekzematöse Veränderungen und Pruritus das erste Symptom und können bei latenten Malabsorptionssyndromen entsprechende Hinweise geben.

Ursachen der Malabsorption

1. Bindung von Nährstoffen im Darmlumen.

2. Mangel an Verdauungsenzymen und deren Aktivatoren bei Gallengangsverlegung, Pankreatitis.

3. Defekt des Transportmechanismus der Mucosa auf cellulärer Ebene bei Hartnup-Erkrankung, gluteninduzierter Enteropathie, Acrodermatitis enteropathica.

4. Verminderung der absorptiven Oberfläche bei: Magen-Darmresektionen, progressiver Sklerodermie, Vasculitiden und Thrombosen, intestinaler Amyloidose, Crohnscher Erkrankung.

5. Anomalien und Verlegungen des Lymphabflusses bei Lymphadenitiden, Lymphosarkom.

Ein Proteinmangel in der Ernährung und ein damit verbundener relativer Überschuß an Kohlenhydraten führt zum *Kwashiorkor-Syndrom*. Dieses Krankheitsbild ist durch schnelle Entwicklung, bevorzugt im 1. und 2. Lebensjahr, charakterisiert. Typische Alterationen und eine allgemeine Abnahme der Resistenz begleiten diesen Zustand. Der Beginn der Kwashiorkorerkrankung fällt mit einem Absinken der Serumalbuminkonzentration unter 3 g pro 100 ml zusammen (Whitehead, 1973).

Entsprechend den Veränderungen des Hautstoffwechsels, insbesondere einer gestörten Tyrosinverwertung, zeigen sich bei dunkelfarbigen Rassen Dyschromien, Aufhellung des Haar- und Hautpigmentes mit rötlichem Schimmer und dünne brüchige Nägel, daneben bronzefarbene Pigmentationen und ekzematöse flächige Herde. Eine Resistenzminderung gegenüber bakteriellen Infektionen ist ein Begleitsymptom. Die Therapie besteht in einer proteinreichen Ernährung und einer antibiotischen Behandlung.

Allgemeine Unterernährung: Die Auswirkungen einer chronischen Unterernährung und das Malabsorptionssyndrom ähneln sich. Aufgrund des Abfalls der Plasmaproteine zeigt sich eine Verminderung des onkotischen Drucks mit Entwicklung von Ödemen (Stauung-Dermatitis).

Ernährung als besondere Therapieform von Dermatosen

Der Einfluß einer bestimmten Ernährungsform auf die Haut und die Hauterkrankungen sind rückblickend auf erzwungene Hungerperioden instruktiv zu analysieren. Lorincz schrieb 1953, daß zwar die Haut bei Mangel an essentiellen Ernährungsstoffen als erstes Organ erkrankt, jedoch sei es prinzipiell unmöglich, daraus bzw. aus den Hautveränderungen selbst den Einfluß eines besonderen Faktors auf bestimmte physiologische Vorgänge zu erkennen. Langfristige Hungerperioden gleich welcher Ursache lassen folgende Aussage im Hinblick auf den Verlauf von Dermatosen zu:

1. Eine Anzahl von Dermatosen zeigen stark rückläufige Frequenzziffern. Es handelt sich hierbei vornehmlich um die Neurodermitis constitutionalis, die Urticaria und auch den Pruritus. Korrelativ damit verbunden war eine Minderung von Stoffwechselleiden wie Diabetes und Gicht.

2. Eine Reihe von Dermatosen tritt in erheblich vermehrtem Umfang auf. Es handelt sich hierbei vornehmlich um Dermatosen, bei denen der Proteinmangel unter erzwungener Nahrungskarenz ein Faktor ist wie z.B. bei Pyodermien, im Extremfall verbunden mit Pigmentstörung, wie Chloasma cachecticorum, Verlust der Hautelastizität, Ausbildung von Schuppung und Hämorrhagien sowie eine allgemein herabgesetzte Heilungstendenz von Hautverletzungen. Die offenbar durch Mangelernährung bedingte Veränderung der Hautoberfläche verursachte zusätzlich eine verstärkte Ansiedlung von Bakterien und Pilzen. Allerdings ist bei dieser Aufzählung zu beachten, daß eine Interferenz mit Avitaminosen auftreten kann.

3. Andere recht bekannte Dermatosen erweisen sich als nicht beeinflußbar durch Mangelernährung, wie Psoriasis und Akne vulgaris, wenn man größere Übersichten berücksichtigt und die eigene Meinung in den Hintergrund stellt.

Während es sich in der Zivilbevölkerung während der letzten Kriege um eine Proteinmangelernährung gehandelt hat, kam es in Gefangenschaft und Konzentrationslagern zu einer Mangelernährung, die nicht nur zu Proteinmangelerscheinungen führte, sondern auch die ganze Skala der *Avitaminosen* auftreten ließ. Demzufolge konnte unter den letzten Bedingungen die Entwicklung von *ichthyosiformen Keratosen*, *pellagroiden Zuständen* und Hautinfektionen beobachtet werden. Bei Hungerperioden kommt es offenbar auch zu Streßsituationen, die nun auf eine andere Art und Weise auf Dermatosen einwirken können.

Das Abklingen der *Rhinitis allergica* und allergischer *Asthmaformen* und auch des *endogenen Ekzems* war zu auffällig, als daß es alleine auf Veränderungen der Ernährungsbedingungen zurückzuführen wäre. Somit tritt hier das psychosomatische Moment in den Vordergrund, ohne daß damit eine Abgrenzung der ernährungsbedingten und seelischen Momente in ihrer Einflußnahme auf die Haut genügend abgeklärt werden könnte.

Empfohlene Diätformen

Kochsalzarme Kostform

Eine kochsalzarme bzw. kochsalzfreie Ernährung wird besonders bei Ekzematikern empfohlen. Kochsalzarm ist auch die Schroth-Kur, für die außerdem eine Einschränkung von Fett, Eiweiß, Gewürzen und eine Begrenzung der Flüssigkeitszufuhr charakteristisch ist.

Obstdiät

Eine starke Einschränkung der Kochsalzzufuhr wird bei dem Obstsäfte-Fasten erreicht. Bommer führt aus, daß in der Greifswalder Klinik zu seiner Zeit jede akute Dermatitis, jedes akute Ekzem zunächst mit einigen Fastentagen behandelt wurde. Unter Obstdiät fand ein Übergang zur Rohkost statt (s. Tabelle 73). Eine Fastenkur kann auch bei chronischem Ekzem wirkungsvoll sein. Die besondere Konstitution des Patienten sollte allerdings beachtet werden. Die entwässernde Wirkung einer kochsalzarmen Diät, zu der auch die Milchkuren von Carell zu rechnen sind, wirkt sich bei exsudativen Hauterkrankungen auf die Ödembildung positiv aus.

Rohkost

Die Rohkost hat sich in der Behandlung von Ekzemen, insbesondere auch in der Behandlung von kindlichen Dermatosen nach Angabe einiger Autoren bewährt. Im großen und ganzen ist festzuhalten, daß die hier genannten Kostformen in Abhängigkeit von den jeweiligen Arbeitskreisen besondere Erfolge vornehmlich bei ekzematösen Veränderungen erzielten.

Tabelle 72. Diätform nach Bommer (1961/62)

Stufe 1
Einige Obstsaftfastentage, danach einige Rohkosttage
Stufe 2
Vegetarische Kost, Vollkornbrot, Kartoffeln (mit Schale gekocht), 30 g Butter oder Pflanzenöl, nicht mehr als 3 g Kochsalz täglich, kein Tee, Kaffee, Tabak, Alkohol
Stufe 3
Lactovegetabile Kostform; zusätzlich Milch, Quark, Joghurt
Stufe 4
Zusätzlich nun mäßige Mengen von Fleisch und Fisch, im ganzen aber wenig Eiweiß

Wichtige Indikationsgebiete der besonderen Diätformen überkreuzen sich in ihren Erfolgsquoten. Die Diät zeigt bei exsudativen Hautreaktionen, dem endogenen Ekzem und den verschiedenen Pruritusformen ihren Wert.

Beim *Ekzema infantum* wird linolsäurereiches Pflanzenöl besonders empfohlen. Als Besonderheit ist bei dieser Erkrankung noch der Vorschlag der Specktherapie zu nennen. Linolsäurereiches Pflanzenöl soll bei *Psoriasis*, *endogenem Ekzem* und *Xanthomatosen* vornehmlich Fett und Kohlenhydrate als Energielieferanten ersetzen. Die Diätbehandlung der Hauterkrankung ist von Herzberg besonders deutlich dargestellt worden. Seine Unterteilung der Diätform in eine saure und alkalische, dehydrierende entzündungswidrige kochsalzarme Kostform, weiterhin in Austrocknungsdiät und schließlich Nennung der Gerson-Sauerbruch- und Herrmannsdorfer- sowie Rohkostdiät einschließlich der Schroth-Kur, Carell-Kur, Apfel-, Reisdiät, Obstsäfte-Fasten sind dabei auf dem Boden der Elektrolytverschiebungen bei Permeabilitätsstörungen diskutiert worden. Inwieweit die pH-Verhältnisse des Urins bei Dermatosen als Indikation für ansäuernde oder basische Ernährungsformen zu verwenden sind, ist vom klinischen Gesichtspunkt schwer zu beurteilen, zumal die Veränderung der Alkalireserve, Abfall des pH und Anstieg der Titrationsacidität zusätzlich erfaßt werden müßten, um die Tendenzen zu Verschiebungen im Säure-Basen-Gleich-

Tabelle 73. Empfohlene Diätformen bei Dermatosen (s. Herzberg, 1962; Bommer, 1962)

Kochsalzfrei → indiziert bei: Ödemen, exsudativen Hautveränderungen, Erythrodermien, Rosacea	*Rohkost* nach Gerson → u. Mitarb. (1939) indiziert bei: Hauttuberkulose, chronischen Dermatitiden	*Saftfasten* einschließlich Schroth-Kur Trockentage, Trinktage, insbesondere bei Adipositas in Kombination mit Dermatosen
↓	↓	↓
Austrocknungsdiät nach Urbach (1946) (eiweißreich) indiziert bei: exsudativen Hautveränderungen, großflächigen Ekzemen, Pyodermien Akne conglobata	Rohkost nach Bircher u. Brenner (1943) indiziert bei: Urticaria, Neurodermitis, chronischen Dermatitiden	nach Buchinger (1970) (Gemüse- und Obstpreßsäfte) indiziert bei: Adipositas, Allergosen, chronischen Dermatosen ↓ Milchdiät (Perutz, 1931) indiziert bei: Erythrodermien

Umstimmungs-Kostformen (Herzberg, 1962)

Ansäuerung ↔ Alkalisch (Schaukelkost)
(Acidotische Stoffwechsellage bei über 50% der Dermatosen)
indiziert bei:

torpiden Ulcerationen, chronischem Ekzem, Prurigo, Urticaria	bei alkalisierender Kost ruhigere Verlaufsform von Ekzemschüben (cave saure Obstsäfte bei Neurodermitis constitutionalis; Pirlet, 1968)

In: Handbuch der Haut- und Geschlechtskrankheiten, Bd. V/1, S. 561. Berlin-Göttingen-Heidelberg: Springer 1962.

gewicht zu erkennen. Bei Gabe von Ammoniumchlorid 3,0 g, oder Calciumchlorid 2,0 g, 3mal täglich zur Ansäuerung der Nahrung bzw. 3mal täglich 0,5 g Natriumbicarbonat zur Alkalisierung soll eine Laborkontrolle zur Sicherung eines ansäuernden oder alkalischen Effektes erfolgen.

Im allgemeinen ist zu sagen, daß die Abklärung enzymatischer Defekte und die Darstellung von Anhäufung bestimmter Stoffwechselprodukte bei Vorgängen, die sich auch an der Haut abspielen können, den Schwerpunkt von der allgemeinen Ernährungstherapie zur spezifischen Substitution bzw. gezielten Mangelernährung verlegt haben.

Literatur zu Tabelle 72 und 73

Stüttgen, G., in: Cremer, Heilmeyer: Ernährungslehre, Bd. II/2. Stuttgart: G. Thieme 1972.

Das menschliche Haar

Das Haar bildet mit epidermalen und bindegewebigen Schichten einen zylinderförmigen Körper. Der Haarmuskel setzt an der Seite an, die mit der Hautoberfläche einen spitzen Winkel bildet.

Alle Haare werden periodisch erneuert und ersetzt. Am Kopf geschieht dieses mindestens 4mal im Laufe eines Lebens, dagegen am Stamm 2mal jährlich. Die *Wachstumskinetik* des Haares nimmt von den

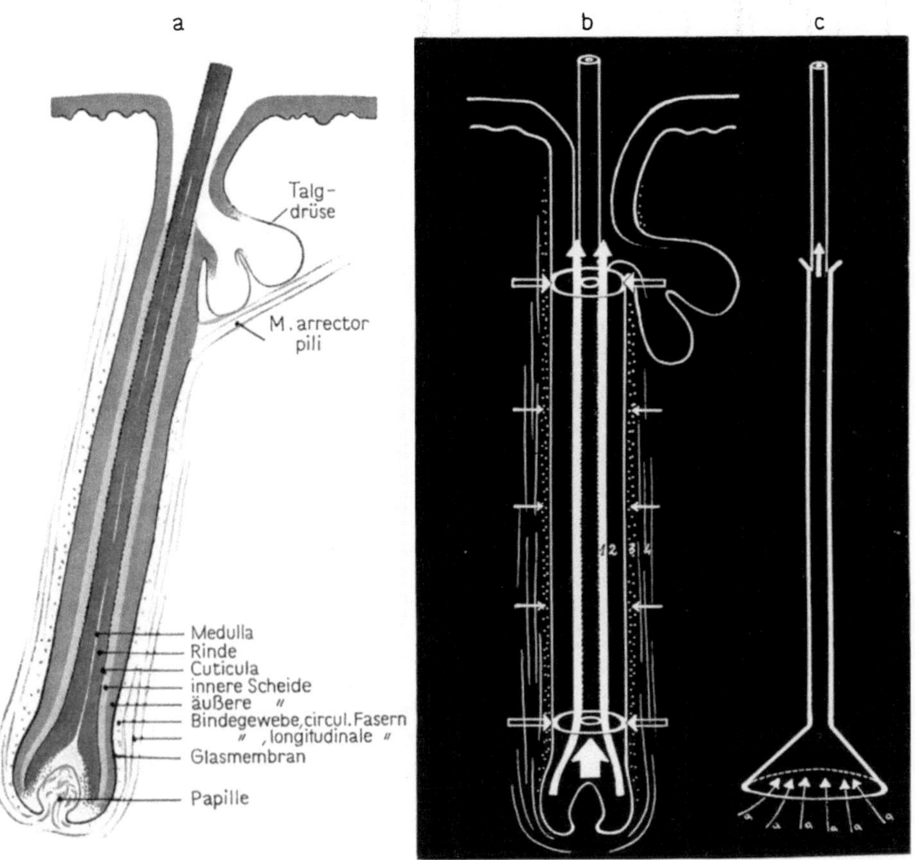

Abb. 15. Die Struktur des Haarfollikels und die Wachstumsformung des Haares. Eine graphische Übersicht (a) über den Haarschaft in seinem Follikel und ein Versuch (b, c), die biologischen Strukturen im Hinblick einer Wachstumsformung zu erklären. In b veranschaulicht der dicke Pfeil die „Vis a tergo" der Zellen, die aus der Matrix zum Bulbus wandern. Die 2 dünn ausgezogenen Pfeile zeigen auf die begrenzende innere Scheide. Die 4 „leeren" Pfeile weisen auf die zylindrische Kammer, die vom oberen und unteren Isthmus geformt wird. Die kleinsten Pfeile deuten den Widerstand der 2 Lagen der Bindegewebsmembran, der inneren und äußeren Scheide an. In c stellen die kleinen Pfeile die Zellen dar, die in den gebildeten Trichter einwandern. (Moretti, G., 1965; in: Stüttgen, G.: Die normale und pathologische Physiologie der Haut. Stuttgart: Fischer 1965)

Tabelle 74. Beziehung zwischen Haarwechsel, Haarwachstum und Sexualcyclus bei Mensch und Tier (Daten über Brunstrhythmus zusammengestellt nach Angaben von Benesch, 1952)

	Wildtiere[a]	Haustiere, Laboratoriumstiere	Mensch
Haarwechsel	periodisch von der Jahreszeit abhängig	Lockerung der jahreszeitlichen Periodik	aperiodisch
Haarwachstum	synchron	synchron, z. T. nicht synchron	nicht synchron
Oestrus	periodisch von der Jahreszeit abhängig	Lockerung der jahreszeitlichen Periodik	praktisch kein Einfluß der Jahreszeit auf Cyclus
	monoestrisch (dioestrisch)	(dioestrisch) polioestrisch	fortlaufender Cyclus

[a] Arktischer und gemäßigter Zonen. K. Bosse: Arch. klin. exp. Derm. **227**, 511 (1966).

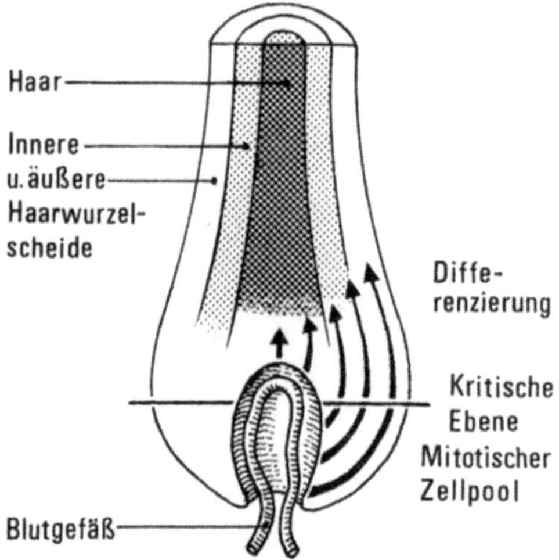

Abb. 16. Haarwurzel in der Wachstumsphase (nach Bullough), Zellproliferation und Ausdifferenzierung zeigend. (Braun-Falco, O., in: Kosmetologica, 1971)

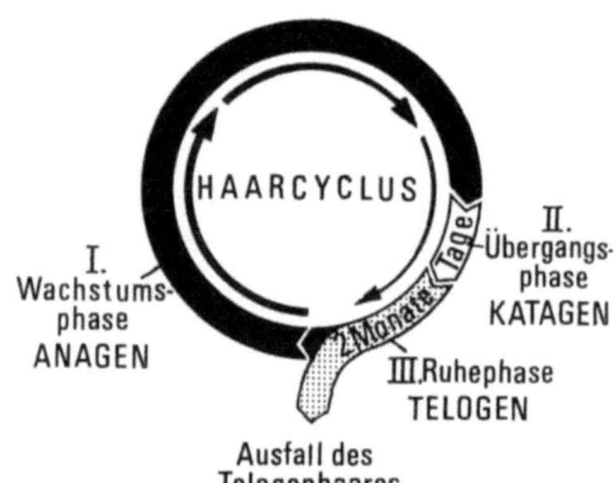

Abb. 17. Der Haarcyclus des Kopfhaares beim Menschen. (Braun-Falco, O., in: Kosmetologica, 1971)

Zellteilungen der Matrixzellen ihren Ausgang, die den Nachschub für die Bildung von Haar und die inneren Wurzelscheiden liefern.

Die dort befindlichen Zellen teilen sich etwa alle 23 Std. Die *Mitose* selbst dauert um 25 min. Diese Zellteilung führt zu einem Vorschub des Haarmaterials über eine sog. kritische Linie, von der aus die Strukturformung zum endgültigen Haar vor sich geht. Da sich auch die Haarscheiden, die die Haaranlage aus Medulla, Rinde und Cuticula umgeben, zur Hautoberfläche bewegen, wird damit ein Schleppersystem für das Haarwachstum nach außen in Gang gesetzt.

Der *Haarschaft*, der mit dem Haar identisch ist, welches aus der Haut herausragt, hat einen durchschnittlichen Querschnitt von 100 μ. Im Aufbau des normalen menschlichen Haares ist von außen nach innen zunächst eine 3–4 μ dicke Lage von Cuticula-Zellen zu unterscheiden, die einen dachziegelartigen Aufbau besitzt. Die Cuticula-Zellen sind mit einem zementähnlichen Material miteinander verbunden. Es folgt die Rinde, die aus fibrillär aufgebauten Rindenzellen besteht.

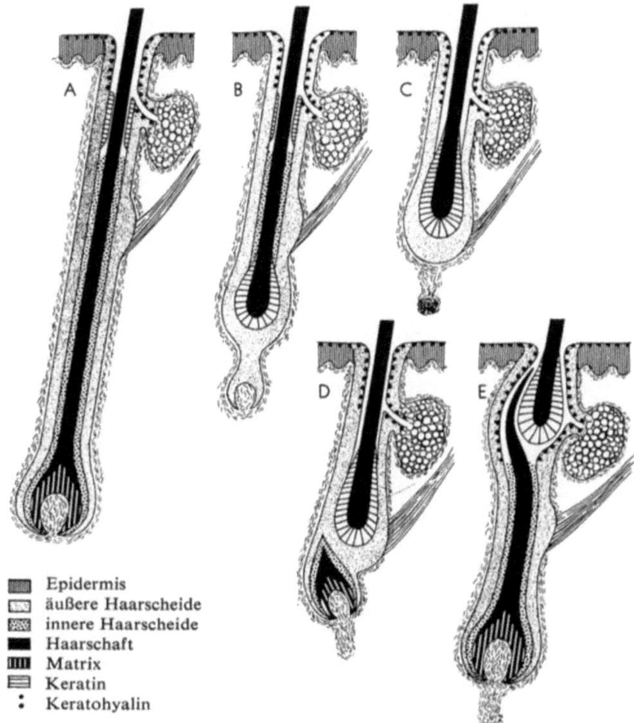

Abb. 18. Diagramm des Haarcyclus (Pinkus, H., Mehregan, A. H., in: A Guide to Dermatohistology. London: Butterworth 1969). *A* Anagen, *B* Katagen, *C* Telogen, *D* frühes Anagen, *E* telogenes Effluvium

Die Kenntnisse über die Struktur des Haarschaftes wurden besonders mit Hilfe der Raster- oder Stereoelektronenmikroskopie erweitert (Orfanos, 1971/72).

Während eines Menschenlebens finden sich *verschiedene Haartypen*, die eine Sequenz von Entwicklungsformen erkennen lassen:

Zunächst liegt das Flaum- oder Lanugohaar vor, welches bis 6 Monate nach der Geburt besteht. Danach entwickelt sich das Vellushaar, Wollhaar, welches fein und marklos ist. Dieses Haar wird von dem Übergangshaar oder Zwischenhaar (12. bis 16. Lebensjahr) abgelöst. Bei diesem Haartyp zeigt sich bereits eine konstante Länge und eine regelmäßige Verteilung. Schließlich hat sich das Terminalhaar entwickelt, welches das starke, reife, pigmentreiche Haar des Erwachsenen darstellt und um das 20. Lebensjahr zu erkennen ist.

An Stamm und Extremitäten zeigen sich beim Mann 90% Terminalhaare, während bei der Frau vornehmlich caudal und an den Beinen 35% Terminalhaare vorliegen.

Bereits frühzeitig beginnt eine rückläufige Haarentwicklung, nämlich ein Ersatz von Terminalhaaren durch Haare vom Vellustyp, der bei entwickelnder Glatzenbildung Ausdruck der Androgenstimulation ist. Eine solche Androgenstimulation (Testosteron und seine Vorstufen) auf das Haar ist mit bestimmten biochemischen Auswirkungen auf den Energiestoffwechsel, insbesondere den anabolen Stoffwechsel verbunden. Reize des autonomen Nervensystems können mit den die Papille durchsetzenden Capillaren die nährende Schicht, die Matrix, erreichen. Darüber hinaus wird von den Haaren auch das sensible Nervensystem durch Informationen versorgt.

Die jeweilige anatomische Struktur des menschlichen Follikels und seiner Haare ist phasengebunden. Beim Menschen und Tier werden *drei aufeinanderfolgende Phasen unterschieden:*

1. *Das Wachstums- (Proliferations-) oder Anagenstadium.*
2. *Das Übergangs- oder Katagenstadium.*
3. *Das Ruhe- oder Telogenstadium.*

Die *Anagenhaare* zeigen eine knapp distal vom Bulbus liegende keratogene dunkle Zone, eine reiche Melaninentwicklung und eine unversehrte innere und äußere Scheide. Diese Formation liegt tief in der Subcutis.

In der *Katagenphase*, in der sich eine Unterbrechung der mitotischen Aktivität der sich nun verdünnenden Matrix zeigt, deutet sich bereits die Entwicklung der weiteren Stufe, nämlich des Kolbenhaares an. Der Bulbus ist bereits unvollständig keratinisiert, es liegen aber noch Wurzelscheiden vor. Demgegenüber besitzt das *Telogenhaar* als typisches Kolbenhaar keine Wurzelscheiden mehr, und das histologische Charakteristikum des telogen differenzierten Haarfollikels ist das hochliegende Kolbenhaar mit dem anhängenden Nippel als proliferationsbereitem Epithelhaufen, von dem aus eine Sprossung um die Papille und Neubildung eines Haars ihren Ausgang nimmt.

Dauer der Haarcyclusphasen beim Menschen (19)

Kopfhaut (einschließlich Typenverteilung)

Anagen	2–6 Jahre	85–90%,
Katagen	2 Wochen	1%,
Telogen	3–4 Monate	9–14%.

Augenbrauen und terminale Ohrhaare

Anagen	4–8 Wochen,
Katagen	3 Monate.

Handrücken

Anagen	10 Wochen,
Telogen	7 Wochen.

Barthaare

Anagen	10 Monate,
Telogen	2 Monate.

Tägliches Haarwachstum

Kopf	0,35 mm,
Kinn, Bartregion	0,38 mm,
Achselhaare	0,3 mm,
Augenbrauen	0,16 mm.

Regionale Dichte der Haare am Kopf 880±60 Haare/cm².

Nach Zaun läßt sich für den Menschen errechnen, daß unter Zugrundelegung eines durchschnittlichen Haarbestandes von 100000 Haaren und eines Verhältnisses der wachsenden zu den ruhenden Haaren von 18:20 im Bereiche der behaarten Kopfhaut pro Tag 25–30 m Haar, pro Monat also 800 m Haar gebildet werden. Unabhängig von der Zahl der sichtbaren Haare, also der Haarschäfte, die aus dem Follikel herausragen, ist die Differenzierung in die verschiedenen Cyclusphasen der Haare für die Beurteilung pathologischer Verhältnisse des Haarwachstums von großem Wert.

Tabelle 75. Wachstumsrate von Axillarhaar im Zentrum der Axille (126 Probanden) in mm/Tag (96)

	Männlich	Weiblich
Pubescenz	3,75 ± 0,22	3,48 ± 0,17
Adolescenz	4,14 ± 0,08	3,87 ± 0,10
Senescenz/ Menopause	3,22 ± 0,11	2,98 ± 0,14

Zu beachten ist dabei noch vom allgemeinmedizinischen Standpunkt, daß die Haare ein mitosereiches Gewebe sind und Allgemeinstörungen und toxische Beeinflussungen auf den Gesamtorganismus sich häufig in Wachstumsstörungen der Haare niederschlagen. Dadurch gewinnt die Technik der Bestimmung des Haarwurzelstatus, das *Trichogramm,* über die Dermatologie hinaus eine allgemeine medizinische Bedeutung.

Trichogramm-Technik

Mit einem chirurgischen Nadelhalter oder mit einer Arterienklemme, deren Klemmbacken mit (Fahrradventil-)Gummi überzogen sind, wird ein Haarbüschel von 70–90 Haaren temporal, parietal und occipital mit raschem Zug epiliert. Die epilierten Haarbüschel werden sofort in eine feuchte Kammer eingebracht. Die Differenzierung der zwischen zwei Objektträger mit Wasser eingedeckten Haarwurzeln erfolgt mit etwa 32facher Vergrößerung. Die

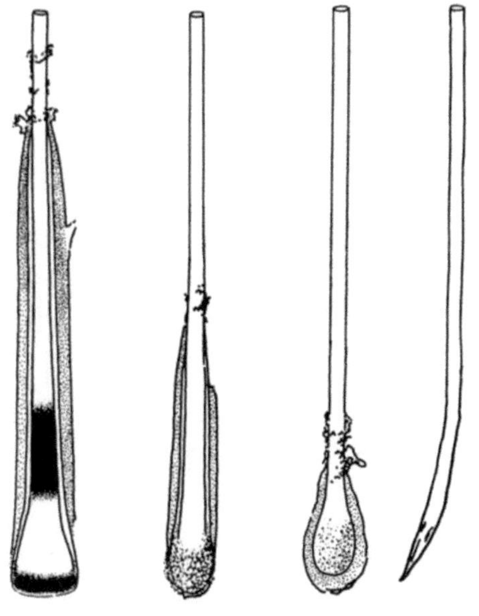

Abb. 19. Trichogramm Haartypen

einzelnen Haarwurzeltypen werden registriert, und durch prozentuale Umrechnung erhält man das Haarwurzelmuster.

Störungen des Haarcyclus

Die anagene Haarmatrix, der aktivste Gewebsverband des menschlichen Organismus, besitzt eine hohe Empfindlichkeit gegenüber Röntgenstrahlen, Enzyminhibitoren, Mitoseinhibitoren und allgemein toxisch wirkenden Einflüssen einschließlich einer lokalen Entzündung. Auf eine entsprechende Einwirkung reagiert die Haarentwicklung in folgender Weise:

1. Beendigung der Anagenphase und vorzeitiger Beginn der Telogenphase. Anschließend entwickelt sich eine Alopecie, ein sog. telogenes Effluvium nach 2 bis 3 Monaten. Diese Reaktion ist Ausdruck einer geringfügigen Haarschädigung. Die Zahl der ausfallenden Haare beträgt über 60/Tag.

2. Übergang von Anagen in dystrophisches Anagen bei massiv schädigenden Einflüssen. Charakteristisch ist im Trichogramm das dystrophische oder dysplastische Haar.

3. Akute Matrixdegeneration bei massiver Schädigung der mitotisch aktiven Haarmatrix. Die Folge ist ein Abbruch des Haares oberhalb der Keratinzone. Insgesamt ist die Reaktionsweise der Haarfollikel auf die verschiedenen Haarschädigungen an den jeweiligen Zustand des Haarcyclus, welches ein individuelles Charakteristikum jedes einzelnen Haares darstellt, gebunden.

Neben den genannten, mehr toxisch bedingten oder medikamentös ausgelösten Störungen des Haarcyclus können auch *Hormone den Haarcyclus* modulieren oder, wie Hamilton bereits 1941 herausstellte, den Finger am Abzug für die Veränderung des Haarmusters bei vorgegebener genetischer Determination darstellen. Wesentlich ist die Erkenntnis der letzten Jahre, daß *Androgene* den Stoffwechsel beeinflussen können und sich unter anderem eine katabole Stoffwechselsituation über die Einwirkung auf cyclisches Adenosinmonophosphat entwickelt. Nach Zaun sind Antiandrogene geeignet, Hirsutismus und androgene Alopecie zu unterdrücken. Hin-

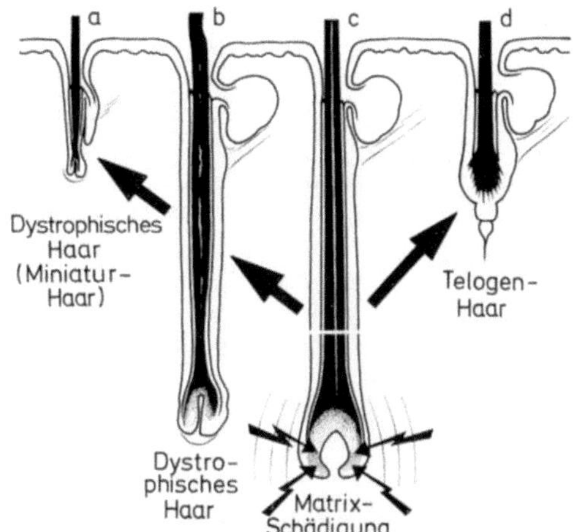

Abb. 20. Die 2 Alternativen einer Haarreaktion nach einer Matrixschädigung (abhängig von der Cyclusphase, der Intensität der Schädigung und der individuellen Resistenz des Haares (Moretti, G., in: Stüttgen, G.: Die normale und pathologische Physiologie der Haut. Stuttgart: Fischer 1965)

weise auf diffuse Alopecien unter oralen Contraceptiva mehren sich (Tab. 89).

Vorauszustellen ist, daß bei fehlendem Receptor für den hormonellen Reiz auch eine Beeinflussung des Haarwuchses auftreten kann, obwohl sich keine Störung in der allgemeinen hormonellen Regulation findet. Eindrucksvoll wird dies durch verschieden genetisch bedingte Syndrome ohne endokrine Störung, aber mit mehr oder weniger ausgeprägter Form einer diffusen Alopecie bestätigt. Bei von der Hypophyse abhängigen Hormondrüsen ist insbesondere die *Nebennierenrinde* herauszustellen, zumal Regulation und Zusammenhänge der verschiedenen Reglerkreise bei diesen Hormonen am besten überschaubar sind.

In der Tab. 83 ist der Versuch unternommen worden, die verschiedenen Nebennierenrindenhormonstörungen und ihre Rückwirkungen auf das Haarwachstum bzw. die Haarverteilung darzustellen.

Einwirkungen auf Haarwachstum und Haarform sind durch *Schilddrüsenhormone* zu erreichen. Dabei besteht nicht nur ein Rückkopplungsmechanismus zwischen dem hypophysären TSH und den Schilddrüsenhormonen, wie Thyroxin und Trijod-thyronin, sondern es finden sich Reglerkreise für die Jodanreicherung in der Schilddrüse und die Jodid-Oxidation zu Jod. Jodeinbau in Tyrosin, enzymatische Hormonfreisetzung aus dem Thyreoglobulin sowie Dejodierungen schlagen sich in einer Haarwachstumsbeeinflussung nieder. Beim Hyperthyreoidismus, beim Morbus Basedow kann es zu diffusem telogenem Haarausfall bei gleichzeitiger Verdünnung der Haare und Veränderung der meßbaren

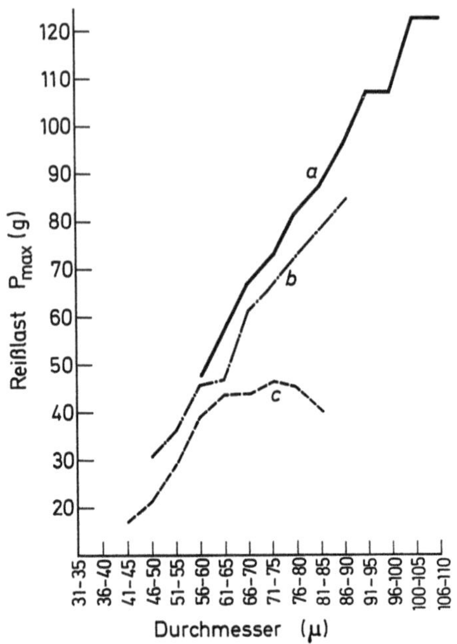

Abb. 21. Reißlast-Haardurchmesser-Diagramm. [Aus: Stüttgen, G., Böhme, W.: Aesthet. Med. 9, 343 (1960).] 250 Normalhaare = 15 Patienten, 160 Haare bei Hyperthyreose = 16 Patienten, 100 Haare bei Lebercirrhose = 10 Patienten. *a* Normalhaare, *b* Lebercirrhose, *c* Hyperthyreose

mechanischen Haarqualitäten kommen. Die durchschnittlichen Werte für den Durchmesser der Haare bei Hyperthyreose betrugen 40 – 85 μ, während die Werte der Kontrollpersonen zwischen 50 – 110 μ lagen.

Die *Haarfestigkeitsprüfung* ergab eine Belastungsfähigkeit des Normalhaares bis zur Reißgrenze mit 88 g und bei der Hyperthyreose mit 36 g. Darüber hinaus zeigten sich charakteristische Veränderungen des Kraft-Längenänderungs-Diagramms, sowie des Reißlast-Haardurchmesser-Diagramms (Abb. 21).

Tabelle 76. Dehnungseigenschaften von menschlichem Haar im Vergleich zu Merino-Wolle bei 21° C (80)

	Bei 65% rel. Feuchte		In Puffer pH 7	
	Haar	Wolle	Haar	Wolle
Elastizitätsmodul zu Beginn der Dehnung (mg · cm^{-2})	55	31	21	12
Zug an der Streckgrenze (mg · cm^{-2})	1,16	0,62	–	–
Zug bei 20%iger Ausdehnung (mg · cm^{-2})	–	–	0,52	0,45
Dehnung über die Streckgrenze (%)	–	–	27	29
Modul nach der Streckgrenze (mg · cm^{-2})	–	–	5,3	3,4
Dehnung beim Bruch (%)	37	20	51	41
Zug beim Bruch (mg · cm^{-2})	2,0	1,1	1,7	0,8

Tabelle 77. Elastizitätsmodul (Young) des Haares (77)

$8{,}8 \cdot 10^{10} \cdot \text{dyn} \cdot \text{cm}^{-2}$ bei 53% rel. Feuchte
$11{,}7 \cdot 10^{10} \cdot \text{dyn} \cdot \text{cm}^{-2}$ bei 6% rel. Feuchte

Tabelle 78. Elastizitätsmodul Haar (56)

$E = 4{,}10 \cdot 10^{-15}\,\text{cm}^{-2}$

Beim *Myxödem* ist das Haar infolge verminderter Talg- und Schweißsekretion stumpf und glanzlos. Es können sich hier verschiedene diffuse Alopecien entwickeln. Mangelnde Schilddrüsenwirkung hemmt die Anagenphase.

Besondere Aufmerksamkeit verdient die *Nebenschilddrüse*, zumal beim Hypoparathyreoidismus neben einer grob lamellösen Schuppung der Haut und cutaner Pigmentierung sich büschelweiser Haarausfall und ein Dünnerwerden der Haare im Bereiche der Axilla, des Mons pubis, der Augenlider und des behaarten Kopfes einstellen kann.

Eine Alopecie bei Endokrinopathie als Ausdruck einer Stoffwechselstörung zeigt keine Korrelation zwischen der Intensität der endokrinen Störung und dem Grad der Kopfhaarveränderung. Die Behandlung der jeweils vorliegenden endokrinen Erkrankung kann sich aber im Haarausfall niederschlagen. Trotz aller Empfindlichkeit des mitosereichen Haarfollikels, besonders in der Anagenphase, fehlt ein spezifischer Einfluß der hier diskutierten Hormone auf das Alopeciemuster. Auch die bereits erwähnte Beeinflussung des energieabhängigen synthetisierenden Stoffwechsels der Haut durch *Androgene* muß unter diesem Gesichtspunkt bewertet werden.

Wie verwickelt im Einzelfall die Situation ist, zeigt ein Fall von Herzberg, wo eine anagene Synchronisierung des Haarwuchses vorlag. Bei diesem Patienten handelte es sich um ein metastasierendes Gallenblasenwandcarcinom mit Entwicklung eines weißlichen, glänzenden, seidenweichen Haarfelds, verbunden mit Herabsetzung der Ausscheidung von Gonadotropin und Erhöhung der Ausscheidung von Hydrocortison und seinen Metaboliten.

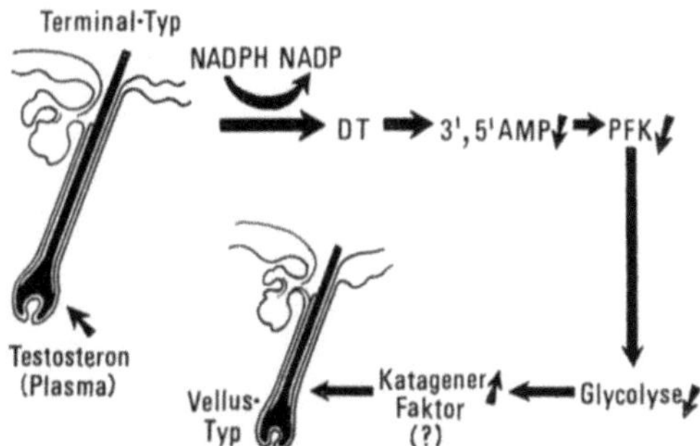

Abb. 22. Hypothetischer Molekularmechanismus bei der Glatzenentwicklung. [Aus: Adachi, K., *et al.*: J. Soc. Cosmet. Chem. **21**, 921 (1970).] *PFK* Phosphofructokinase, *DT* Dihydrotestosteron

Haarkrankheiten

Die Haarkrankheiten können in angeborene, erworbene, qualitative oder quantitative Störungen mit Entwicklung narbenloser oder narbiger Alopecien und schließlich Hypertrichosen unterteilt werden. In den Tabellen 79, 80, 81 ist ein Überblick über derartige Haarkrankheiten gegeben.

Tabelle 79. Haarausfälle mit telogenem Haarwurzelmuster („Kolbenhaar-Alopecien"). (Nach Braun-Falco, 1966)

Haarausfall bei Neugeborenen und Säuglingen
Postpartaler Haarausfall
Postfebriler Haarausfall
Postinfektiöser Haarausfall
Haarausfall bei chronischen Krankheiten und malignen Neoplasien
Haarausfall bei Eisenmangelanämien
Haarausfall bei endokrinen Störungen
Haarausfall durch Cytostatica, Anticoagulantien, chemische Substanzen und Röntgenstrahlen in geringer Dosis
Alopecia areata mit langsamer Progression der Herde
Glatzenbildung vom männlichen Typ beim männlichen und weiblichen Geschlecht
Alopecia climacterica
Psychogener Haarausfall

Durch *haarverformende Mittel* können die cortexnahen Cuticulazellanteile aufgelockert werden, der Zement zwischen den Cuticulazellen wird herausgelöst und die interfibrillären Matrixanteile der Cortex sind desintegriert. Auch nach haarbleichenden Mitteln tritt eine schwammartige, aufgelockerte und desintegrierte Cuticula auf. Pigmentgranula sind nach der Haarbleiche geschrumpft, verklumpt und herausgelöst.

Nach Haarfestiger tritt eine Knotung des Haares auf mit Entwicklung spröder Haarsträhnen. Diese Haarfestiger überziehen das Haar mit einem Film, der beim Knoten stellenweise aufreißt (G. Mahrle, Kosmetologie, November 1972).

Neurohistologische Übersicht des Haares in Anlehnung an G. Niebauer, 1966

In der behaarten Haut werden spezifische, nervöse Endkörperchen des ZNS vermißt.

Die vegetative Versorgung der Haare zeigt demgegenüber keine Besonderheit und ist in das Netz der die Cutis durchziehenden vegetativen Endformation in enger Anlehnung an die Gefäße integriert.

Folgende nervöse Strukturen liegen im Bereiche der Haarfollikel vor: Palisadenendigungen an kleinen Terminalhaaren; Nervenfaserringgeflechte mit Ästen, die durch die bindegewebige Hülle des Haarbalges bis in die Nähe der Glashaut dringen.

Die Haarscheibe (Pinkus) ist durch kräftigere markhaltige sowie feine marklose Nervenfasern charakterisiert, die als Faktoren eines epidermalen Tastsinnes gelten können und damit zur sogenannten „nervösen Haarmanschette“ gehören.

Die Wurzelscheide zeigt auffällige Faserversorgung der Lippen-, Bart- und Wimpern-Haare und intraepidermale Nerven.

In den Haarcyclus scheint die Masse der sensiblen Nervenformationen, die vornehmlich knapp unter der Einmündung der Talgdrüse liegen, nicht einbezogen zu sein, während Fasern der vegetativen Endformation sich im Haarcyclus besonders in der Phase des Katagens widerspiegeln. In diesem Stadium entwickeln sich degenerative Veränderungen (granuläre Entartungen).

Übersicht über histochemisch darstellbare Komponenten im Haarfollikel (s. H. Zaun, Histochemie des Haarfollikels in Handbuch der Haut- u. Geschlechtskrankheiten von J. Jadassohn, Ergänzungswerk, I. Bd./I. Teil, S. 143. Springer-Verlag Berlin-Heidelberg, 1968)

Kohlenhydrate

Glykogen

Hohe Mengen im aktiven Follikel

Haarbalg: intracellulär im Cytoplasma der Fibroblasten; extracellulär entlang der Fasern

äußere Wurzelscheide: starker intracellulärer Glykogennachweis im mittleren Follikeldrittel, weniger im oberen und unteren Drittel

innere Wurzelscheide: Glykogenfrei

Epidermicula (Oberhäutchen): oberhalb des Bulbus viel Glykogen

Rindenzellen: Spuren

Markzellen: Glykogen bis etwa zur Follikelmitte

Haarmatrix: Glykogenfrei

Katagenes Haar: Glykogen im Follikel verschwindet

Saure Mucopolysaccharide (Metachromasie, PAS-Färbung)

Aktive Follikel:

Dermale Papille: intensive Metachromasie; Cytoplasma orthochromatisch

Haarbalg: schwache Metachromasie im unteren, stärkere im mittleren Follikeldrittel

Fast durchweg parallele PAS-Reaktivität mit Ausnahme der Glasmembranen, die stark PAS-positiv ist, aber keine Metachromasie zeigt

Katagen: PAS-Reaktivität und Metachromasie verschwinden

Lipide (Sudanfärbung)

Aktiver Follikel: Als perinucleare Granula in fast allen nicht keratinisierten Zellen

Matrixzellen: Lipidkörper an den Polen der Zellen, diffuse Verteilung im Cytoplasma

Oberer Bulbus: Lipidgranula durch Pigment-Granula überdeckt

äußere Wurzelscheide: Lipidgranula gehäuft im unteren Anteil, wenig im oberen Anteil, dort in Zellen an der Glashaut

dermale Papille: intracelluläre Granula

Katagen: Lipide in Follikelzellen sowie in dermaler Papille vermehrt

Nucleinsäuren (Feulgenfärbung)

Desoxiribonucleinsäure nur in den Zellkernen unverhornter Zonen

Aktiver Follikel:
Matrix: stärkster DNS-Nachweis
Bulbus: abnehmende Menge in Wachstumsrichtung
äußere Wurzelscheide: schwache Färbung in Bulbushöhe, stärker oberhalb des Haarwulstes
Haarrinden: abnehmende Färbung im Zuge der Keratinisierung

Ribonucleinsäure
Aktiver Follikel:
Matrix: starker Nachweis in den differenzierten Zellen, Abnahme im Zuge der Keratinisierung
innere Wurzelscheide: abnehmende RNS-Menge im Zuge der Verhornung

Schwefel (als SH und -S-S-)
äußere Wurzelscheide: gleichmäßige Verteilung von -SH, -S-S- vom Bulbus bis zum Follikelausgang
innere Wurzelscheide: mehr -SH, -S-S- in der Henleschen, weniger in der Huxleyschen Schicht
Cuticula: wenige -SH, -S-S-Gruppen
äußere Rindenzellen: reich an -SH, -S-S-Gruppen
verhornte Haarrinde: -SH frei, reich an -S-S-Gruppen
Katagen: mehr -SH-Gruppen als im Anagen

Tabelle 80. Haarausfälle mit dystrophischem Haarwurzelmuster („Dystrophische Alopecien"). (Nach Braun-Falco, 1966)

Haarausfall durch Cytostatica, Anticoagulantien, chemische Substanzen (z.B. Thallium), Pflanzentoxine und Röntgenstrahlen in höherer Dosis
Postpartaler, postinfektiöser, postfebriler Haarausfall — schwere Verlaufsformen (etwa 15% der Fälle)
Alopecia areata — bei rascher Progression der Herde
Traktationsbedingte Alopecien; auch in Bezirken von Trichotillomanie

Tabelle 81. Haarausfälle mit gemischtem Haarwurzelmuster. (Nach Braun-Falco, 1966)

Alopecia areata (in den meisten Fällen)
Chronisch-diffuse Alopecien bei Frauen, mit unbekannter Ursache (etwa 20% der Fälle)
Glatzenbildung vom männlichen Typ beim männlichen und weiblichen Geschlecht (etwa 20% der Fälle)
Diffuse Haarausfälle bei inneren Krankheiten (etwa 20% der Fälle)
Postpartale Alopecie (etwa 20% der Fälle)
Haarausfälle durch Anticoagulantien (etwa 30 bis 40% der Fälle) und Cytostatica (etwa 85% der Fälle)
Postinfektiöse und postfebrile Alopecie (etwa 20—25% der Fälle)

Tabelle 82. Gesunde und pathologische Haarwurzeltypen nach rascher Epilation (20)

Gruppe	Klinische Diagnose	Haarwurzeltypen	Mittelwert in % ± S.A.
I.	Haar gesund	Anagen, normal, mit Wurzelscheiden	60 ± 28
		Anagen, normal, ohne Wurzelscheiden	25 ± 26
		Anagen, dysplastisch, mit Wurzelscheiden	—
		Anagen, dysplastisch, ohne Wurzelscheiden	3 ± 3
		Katagen	—
		Telogen	10 ± 6
		Dystrophisch	2 ± 5
II.	Alopecia diffusa	Anagen, normal, mit Wurzelscheiden	26 ± 22
		Anagen, normal, ohne Wurzelscheiden	39 ± 15
		Anagen, dysplastisch, mit Wurzelscheiden	—
		Anagen, dysplastisch, ohne Wurzelscheiden	8 ± 10
		Katagen	—
		Telogen	22 ± 8
		Dystrophisch	5 ± 7

Tabelle 82 (Fortsetzung)

Gruppe	Klinische Diagnose	Haarwurzeltypen	Mittelwert in % ± S.A.
III.	Alopecia praematura	Anagen, normal, mit Wurzelscheiden	47 ± 34
		Anagen, normal, ohne Wurzelscheiden	18 ± 22
		Anagen, dysplastisch, mit Wurzelscheiden	—
		Anagen, dysplastisch, ohne Wurzelscheiden	3 ± 5
		Katagen	1 ± 3
		Telogen	29 ± 23
		Dystrophisch	2 ± 3
IV.	Alopecia areata	Anagen, normal, mit Wurzelscheiden	55 ± 30
		Anagen, normal, ohne Wurzelscheiden	28 ± 24
		Anagen, dysplastisch, mit Wurzelscheiden	—
		Anagen, dysplastisch, ohne Wurzelscheiden	3 ± 4
		Katagen	—
		Telogen	12 ± 9
		Dystrophisch	2 ± 3
V.	Gesamtkollektiv	Anagen, normal, mit Wurzelscheiden	47 ± 29
		Anagen, normal, ohne Wurzelscheiden	29 ± 22
		Anagen, dysplastisch, mit Wurzelscheiden	—
		Anagen, dysplastisch, ohne Wurzelscheiden	4 ± 6
		Katagen	—
		Telogen	18 ± 14
		Dystrophisch	2 ± 5

Tabelle 83. Nicht-Sexualhormone und Haarwachstum beim Mann. Aus: Biopathology of Pattern Alopecia. Basel: Karger 1968

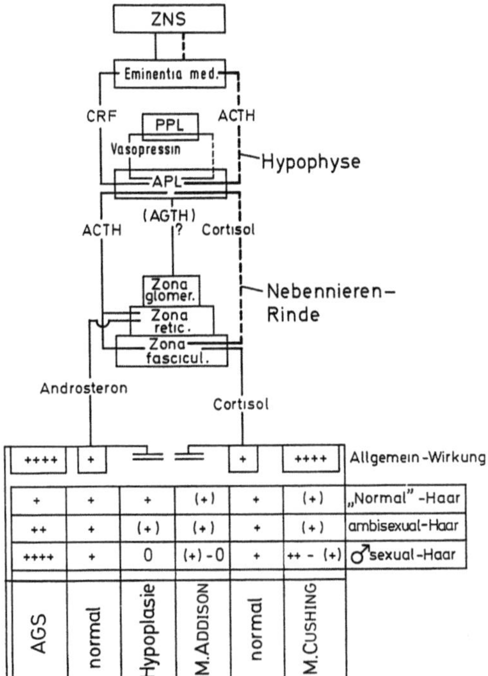

+ = Aktivierung; − = Hemmung. Die Regulation der NNR und Störungen durch Cortisol und Androgene auf verschiedene Haartypen (Goerz u. Stüttgen).

Abnormalitäten des Haarwachstums

Monilethrix
Regelmäßige Variationen der Haarschaftdicke

Hypertrichosis und Atrichosis congenitalis
(seltene Erkrankung)

Haarschaftbrüchigkeit (Fragilitis crinum)
Häufig exogene Einwirkung durch Cosmetica, aber auch bei Malabsorption und cytotoxischer Einwirkung

Pili anulati, Leukotrichia anularis
Dunkle und helle Banden im Haarverlauf in Abständen von 1—3 mm

Pili torti
Um die Achse gedrehte Haare mit Pseudoknötchen

Trichorrhexis nodosa (Trichoclasis)
Auftreten grau-weißer Knötchen im Haarschaft. Ursache: chemische Behandlung der Haare, zum andern hereditärer Effekt

Tabelle 84. Störung der Haarform und des Haarwachstums

Angeborene Störungen Rutilismus, Albinismus, Pili anulati. Konsistenzstörungen des Haarschaftes: Pili torti, Trichorrhexis nodosa, Monilethrix	*Umschriebener narbiger Haarschwund* bei Erythematodes, Lupus vulgaris, Lichen planus (Lassueur-Graham-Little), Sklerodermia circumscripta, Favus, Pseudopelade Brocq, Folliculitis decalvans
Erworbene quantitative Störungen bei Infektionskrankheiten (Lues II, Typhus), Mykosen, Alopecia seborrhoica mit sog. hippocratischer Glatzenbildung auf der Basis einer androgenen Stimulation, Alopecia senilis (Ersatz durch Lanugohaare)	*Hypertrichosen, primär idiopathisch* sekundärer Hirsutismus auf endokrinologischer Grundlage *Endokrin bedingte Alopecien* in variabler Ausprägung, s. Text
Umschriebene narbenlose Alopecie nach mikrobiellen und mykotischen Infektionen Alopecia areata einschließlich der Ophiasis-Form, dabei latente Krankheitsphase auch an der gesunden Kopfhaut, androgenetische Alopecie, mechanisch-physikalische Alopecie bei Zugeinwirkung (Pferdeschwanz-Alopecie)	*Haarbodenerkrankungen ohne obligaten Haarausfall* Seborrhoe oleosa, Seborrhoe sicca, endogenes Ekzem/Neurodermitis constitutionalis, Psoriasis
Symptomatische diffuse Alopecien bei Thalliumvergiftung, Anticoagulantien, Cytostatica, Vitamin A-Hypervitaminose, Lebercirrhose, Alopecia post partum	*Haarbodenerkrankungen mit passagerem Haarausfall* Ausgeprägte Kontaktdermatitis, insbesondere auf Haarfärbemittel

Tabelle 85. Generalisierte Hypertrichosis

Bei Erkrankungen des Nervensystems Postencephalitis, Multiple Sklerose, Meningitis, Schizophrenie, Anorexia nervosa, Periphere Neuropathie	*Bei Allgemeinerkrankungen* Porphyrie, Gargoylismus, Dermatomyositis, Teratoma, Tumor des Thymus, Hypertrichosis lanuginosa (bei Tumoren), Mumps, Malnutrition und rassische und erbliche Variationen

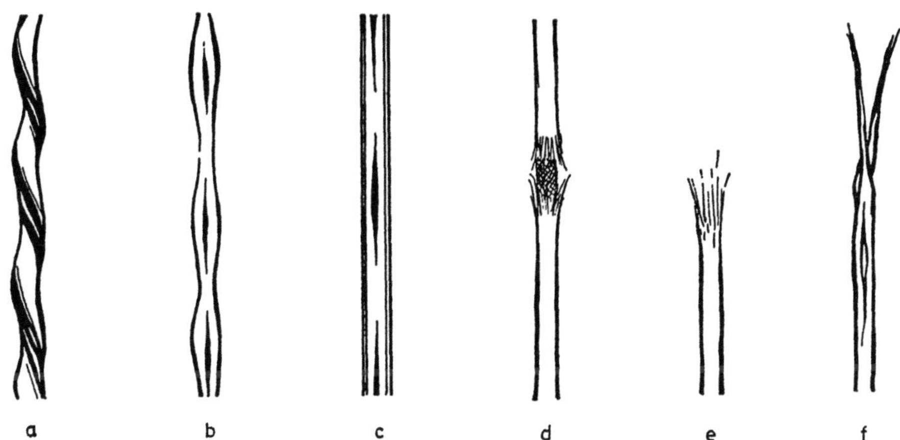

Abb. 23a–f. Haarschaftanomalien und Haarbruch (in: Folia Ichthyolica, Hamburg). a Pili torti: um die Längsachse gedrehtes Haar, mikroskopisches Bild. b Monilethrix (Spindelhaar). c Pili anulati (Ringelhaar). d Trichorrhexis nodosa: Haarknötchen. e Trichorrhexis nodosa: pinselartiges Bruchende eines abgebrochenen Knötchenhaares. f Trichoptilosis: Haarspaltung an der Spitze und am Schaft

Therapie des Haarausfalles

Die Therapie des Haarausfalles richtet sich nach den nachgewiesenen Faktoren, die zu einer Störung des Haarwuchses führen. Eine seborrhoische Dermatitis des Haarbodens ist häufig mit einer Alopecie diffuser Form verbunden, und eine adäquate Behandlung der Haarbodenveränderungen mit corticosteroidhaltigen Tinkturen ist angezeigt. Bei Vorliegen von Avitaminosen, Ernährungsschäden oder eindeutigen hormonellen Dysfunktionen ist eine entsprechende Substitution durchzuführen. Eine der häufigsten Haarkrankheiten ist die *Alopecia areata*. Der kreisrunde Haarausfall, der in jedem Lebensalter vorkommen kann, wurde trotz aller groß angelegten Forschungsprogrammierungen bisher in seiner Pathogenese nicht aufgeklärt. Nach wie vor steht der seelische Streß als wesentlicher Punkt bei der Entwicklung der Alopecia areata im Vordergrund. Es besteht eine angedeutete Korrelation zu der Aktivität der Nebenniere. Nach histologischer Analyse ist die Ansicht von Thies hervorzuheben, der auf Grund der bienenschwarmähnlichen Infiltration von Lymphocyten im unteren Drittel des Haarfollikels diese Alopecieform als allergischen Mechanismus vom Typ der cellulären Spätreaktivität gegen Haarmatrixzellen diskutiert und somit eine Autoaggressionskrankheit in Erwägung zieht. Dieser Vorstellung kommt entgegen, daß die intracutane Injektion von Corticosteroidkristallen zu einem Haarwachstum (schwarze Haare, auf das Injektionsareal begrenzt) führt. Demgegenüber ist die orale Therapie mit Corticosteroiden auch als Langzeitbehandlung in Niedrigdosierung nicht sicher von einer Spontanheilung abzugrenzen. An operativen Möglichkeiten zur Deckung von Haarverlusten ist

1. der Schwenklappen,
2. die freie Transplantation behaarter Hautareale,
3. die pflasterförmige Implantation von Haarinseln aus der Hinterhauptregion in die Glatzenhaut nach Orentreich zu nennen:

Zunächst Haare auf 2 mm kurz schneiden und unter Lokalanaesthesie Ausstanzen bei einem Durchmesser der Stanze von 4 mm und 2 mm Tiefe. Die Stanzen sollen in Richtung der Haare eingeführt werden, damit nicht die Wurzel abgeschnitten wird. Pro Sitzung 20–60 Stanzen, die in vorbereitete Stanzlöcher der alopecischen Gegend eingesetzt werden. Nach 48 Std beginnt bereits der Heilungsprozeß. Zunächst fallen die Haare aus den Excisaten aus, wachsen aber im üblichen Rahmen nach.

Tabelle 86. Spurenmetalle im menschlichen Haar in µg/g (bestimmt durch Atomabsorptions-Spektrometrie) (135)

Material	Männliche Mittelwerte	Weibliche Mittelwerte
Mg	49,7 ± 8,63	85,7 ± 13,83
Zn	157,0 ± 5,00	172,1 ± 9,32
Ca	16,1 ± 1,19	55,6 ± 10,27
Co	0,17 ± 0,025	0,28 ± 0,043
Cd	2,76 ± 0,483	1,77 ± 0,239
Pb	17,8 ± 2,17	19,0 ± 2,95
Ni	0,97 ± 0,147	3,96 ± 1,055
Cr	0,69 ± 0,063	0,96 ± 0,049

Tabelle 87. Sulfhydryl-(-SH)- und Disulfid-Schwefel (-S-S-) in Haaren (bezogen auf Trockengewicht) (90, 91)

	Sofort- -SH in µMol/100 g	Denaturiert[a] -SH in µMol/100 g	% S als -S-S-
Blond (Amerikaner)	37	47	2,9
Braun (Amerikaner)	61	95	3,96
Grau (Amerikaner)	51	111	4,6
Weiß (Amerikaner)	81	96	5,3
Schwarz (Japaner)	75	122	4,32

[a] Nach Behandlung mit Harnstoff.

Tabelle 88. Aminosäuregehalt (%) im Haar (Gaschromatographie) (22)

Aminosäure	Mittelwert ± SA	Mittelwert abnormales Haar	p (Student-Test)
Cysteinsäure	1,29 ± 0,18	1,32	
Alanin	4,37 ± 0,12	4,72	
Threonin	6,41 ± 0,12	5,39	<0,02
Glycin + Serin + Valin	15,44 ± 0,37	16,05	
Isoleucin + Leucin	12,65 ± 0,28	14,14	
Prolin	10,56 ± 0,22	10,54	
Methionin	0,88 ± 0,05	0,90	
Phenylalanin + Asparaginsäure	11,00 ± 0,11	12,13	<0,01
Tyrosin + Histidin	1,48 ± 0,12	1,41	
Glutaminsäure	19,29 ± 0,37	15,59	
Lysin	4,19 ± 0,08	5,00	<0,01
Arginin	8,73 ± 0,26	6,80	<0,01
Cystein	4,69 ± 0,29	2,17	

Tabelle 89. Verhalten des Haarstatus von Patienten mit physiologischen Telogenraten während der kontrazeptiven Behandlung (H. Zaun: Ovulationshemmer in der Dermatologie, S. 17—22. Stuttgart: Thieme 1972)

	Einphasenpräparate	Sequenzpräparate
Zahl der Fälle	42	42
Keine deutliche Veränderung	12 (29%)	26 (62%)
Vorübergehender Anstieg der Telogenrate	24 (57%)	13 (31%)
Protrahierter Anstieg der Telogenrate	6 (14%)	3 (7%)

Chemische Daten der Haare

Tabelle 90. Aminosäurezusammensetzung (in %) von menschlichem roten Haar und vom roten Federpigment (41)

Aminosäuren	Trichosiderin	Saures Federprotopigment	Alkalisches Federprotopigment	Federsiderin
Lysin	5,8	7,4	6,9	7,2
Histidin	3,7	4,1	3,5	3,8
Arginin	6,0	3,7	3,8	4,2
Asparaginsäure	7,8	8,6	8,5	8,3
Threonin	3,7	4,6	5,1	5,1
Serin	6,9	5,7	5,7	5,8
Glutaminsäure	9,6	8,7	9,4	9,9
Prolin	3,8	3,8	3,7	4,2
Glycin	6,7	5,7	6,3	5,8
Alanin	5,6	9,6	9,4	9,2
1/2 Cystin	—	Spuren	1,4	—
Valin	5,5	6,1	6,1	6,7
Methionin	—	0,5	0,9	1,1
Isoleucin	3,3	3,0	3,6	3,6
Leucin	6,8	8,5	8,7	8,7
Tyrosin	2,7	1,2	2,1	2,4
Phenylalanin	3,7	3,6	3,7	4,1
Ammoniak	18,3	15,1	11,1	10,0

Literatur

Lyne, A. G., Short, B. F.: Biology of the Skin and Hair-Growth. Sidney: Angus and Robertson 1965.

Montagna, W., Ellis, R. A.: The Biology of Hair Growth. New York: Academic Press 1958.

Kongreßbericht Dtsch. Dermatologische Gesellschaft Freiburg 1965. Thema: Haarausfall. Arch. klin. exp. Derm. **227**, 390ff. (1966/67).

Zaun, H. O.: Histologie, Histochemie und Wachstumsdynamik des Haarfollikels. In: Handbuch der Haut- und Geschlechtskrankheiten, Bd. I/1. Berlin-Heidelberg-New York: Springer 1968.

Zaun, H. O.: Haarwuchsstörungen nach Sexualhormontherapie — Sexualhormontherapie bei Haarwuchsstörungen. Hautarzt **24**, 1 (1973).

Die Nägel

Morphokinetik

Die Nägel sind ein keratinisierter Anhang der Epidermis und bestehen aus Nagelmatrix, Nagelbett und Hyponychium.

Die Nagelplatte schiebt sich während ihres Wachstums auf das Nagelbett. Diese Nagelplatte besteht aus avitalen, verhornten Zellen, die von der Matrix gebildet wurden. Die Basalzellen der Matrix verlieren ihre Kerne, verhornen und stellen dann eine solide Nagelplatte dar. Im Gegensatz zum Stratum corneum ist in der Nagelplatte keine Urocaninsäure mehr nachweisbar. Die Wachstumsrate der Nägel ist identisch mit der Entwicklung der Matrixzellen. Die Wachstumsrichtung des Nagels wird durch den Sinus unguis, den Nagelfalz, bestimmt, der einen Vorschub der Hornzellen in distaler Richtung erzwingt.

Die dorsale Nagelplatte mit einer durchschnittlichen Dicke von 0,54 mm hat die härteste physikalische Struktur und zeigt histochemisch einen hohen Calciumgehalt sowie hohen Anteil an Disulfidbindungen. Die Nagelplatte wird von einer Matrix geformt. Störfaktoren können Schichten der aktiven Wachstumszentren erfassen und bilden die Grundlage der morphologisch verschiedenartigen Manifestationen von Nagelveränderungen. Die Pigmentation der normalen Nagelplatte wird durch Melanin in der Matrix hervorgerufen. So haben Neger meist pigmentierte Nägel. Die Einwanderung der Melanocyten in die Nagelplatte erfolgt zur gleichen Zeit wie in der Epidermis.

Von besonderem Interesse sind die *Nagelwallcapillaren*, die parallel zur Oberfläche verlaufen und in der Capillarmikroskopie gut darstellbar sind. Arteriovenöse Anastomosen sind im Fingerendglied häufig.

Die Struktur der Nagelplatte weist im Alter längsgerichtete Furchen auf.

Das normale *Wachstum der Fingernägel* innerhalb von 24 Std beträgt 0,12 mm. Bei induzierter Hyperämisierung ist eine Beschleunigung des Wachstums festzustellen, welches dann bis 0,16 mm betragen kann. Eine venöse Stauung führt zu einer geringfügigen Minderung der Wachstumsrate. Nach den Ergebnissen der Schule von Bürger ist das Nagelwachstum alimentär beeinflußbar, insbesondere durch Gaben von Cystin und Methionin. 1 Monat Gelatine-Diät soll zu einer signifikanten Verstärkung der Nagelplatte führen.

Damit in Zusammenhang steht die Beeinflussung des Nagelwachstums durch intensive Aminosäurezufuhr. Auch unterliegt das Wachstum der Nägel einem Tagesrhythmus, und zwar erfolgt die größte Längenzunahme am Tage. Die Nägel der linken Hand wachsen beim Rechtshänder langsamer als die der rechten Hand. Auch werden Unterschiede der einzelnen Finger festgestellt. Im Kindesalter und im Greisenalter ist das Nagelwachstum gegenüber dem Erwachsenenalter verlangsamt.

Fingernägel wachsen schneller als Fußnägel.

Im Prinzip entspricht die *chemische Zusammensetzung* der Nagelplatte dem Haar. In der Nagelfläche liegen α-fibröse Proteine, die auch in Haar und Haut vorkommen, parallel zur Nagelfläche. Der Nagel ist hydratisiert, und die konstante Diffusion für Wasser ist 100mal größer als in der Hornschicht. Die Nägel haben somit eine sehr poröse Struktur, eine Situation, die auch durch Diffusionsmessungen mittels radioaktiver Substanzen belegt werden konnte.

Matrixstörungen wirken sich auf die Oberflächenstruktur der Nägel aus. Die Entwicklung von Querfurchen, der *Beauschen Linien*, ist Ausdruck einer episodenhaften Matrixschädigung und ist somit

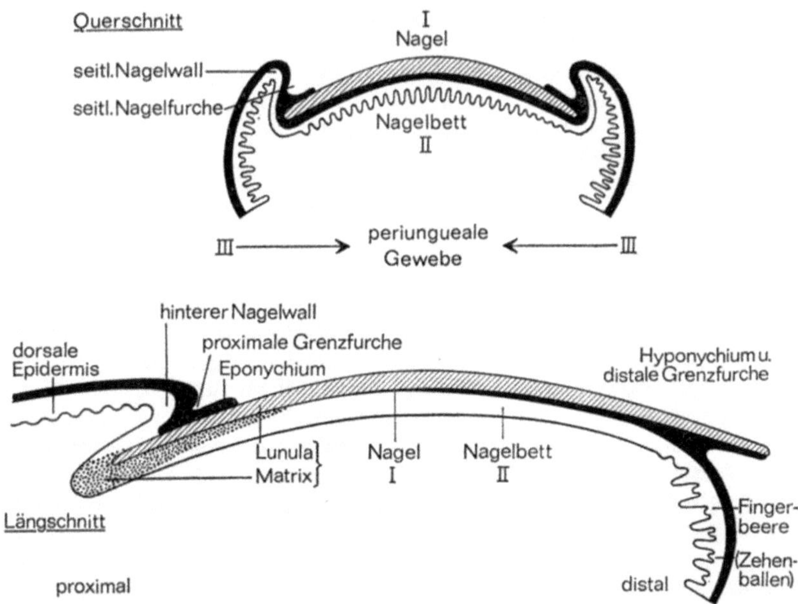

Abb. 24. Schema der Anatomie des Nagels im Querschnitt und Längsschnitt. (Achten, G., in: Handbuch der Haut- und Geschlechtskrankheiten, Bd. I/1. Berlin-Heidelberg-New York: Springer 1968.) Proximale Nagelfalte und Haut der Fingerbeere. Dort Verhornung mit Bildung des Stratum granulosum. Die Matrix, von der die Nagelplattenbildung ausgeht, ohne Entwicklung eines Stratum granulosum. Die Nagelplatte besteht aus Hornzellen, die miteinander fest verkittet sind. Das Nagelbett ist durch locker haftende Hornzellen charakterisiert, dadurch wird ein leichtes Vorschieben des Nagels ermöglicht. Zur Fingerbeere hin tritt wiederum eine normale Verhornung auf. Die Matrix ist äußerlich charakterisiert durch die Nagellunula. Die Nagelcuticula, die aus der proximalen Nagelfalte gebildet wird, ist ebenfalls durch normale Verhornung mit Stratum granulosum gekennzeichnet

Tabelle 91. Sulfhydryl-(-SH- und Disulfid-Schwefel (-S-S-) in Nägeln (männliche und weibliche Probanden, 21—44 Jahre alt), bezogen auf Trockengewicht (90, 91)

Sofort-SH in μMol/100 g	Denaturiert[a] -SH in μMol/100 g	% S als -S-S-
2,42	1024	3,11

[a] Nach Behandlung mit Harnstoff.

Tabelle 92. Wasserdampfabgabe der Fingernägel ($n = 10$) (132)

$2{,}40\ \mathrm{mg} \cdot \mathrm{cm}^{-2} \cdot \mathrm{Std}^{-1}$

Spezifische Wasserdampfabgabe der Fingernägel ($n = 10$)

$0{,}130\ \mathrm{mg} \cdot \mathrm{cm}^{-1} \cdot \mathrm{Std}^{-1}$

(= spez. Permeabilität ≙ Wasserdampfabgabe/ 0,1 mm Nageldicke)

eine vorübergehende Störung der Hornproduktion, die die Folge einer Allgemeinstörung unter Einbezug des Matrixstoffwechsels darstellen kann. Demgegenüber sind Längsleisten, die zum Teil eine dachziegelartige Konfiguration besitzen bzw. perlschnurartiges Aussehen haben, nicht in direkte Beziehung zu einer Stoffwechselstörung zu bringen.

Primäre *Tüpfelung* ist sicherer Ausdruck einer Keratinisationsstörung in der Nagelplatte und vornehmlich ein Zeichen für eine Keratinisierungsanomalie, die wie bei der Psoriasis auch die übrige Haut betrifft. Darüber hinaus liegt das *Rosenowsche Zeichen* als vereinzeltes Grübchen in der Nagelplatte bei Rheumatismus vor.

Leukonychien, weiße Flecken im Nagelmaterial, sind Zeichen einer anormalen Keratinisation und gehen mit einer Vermehrung des Keratohyalins in der Nagelplatte einher. Damit kann ein Verlust der Konsistenz verbunden sein, so daß sich kleine Grübchen wie bei der Psoriasis bilden. *Meessche Streifen* sind weiße, mehrere Millimeter breite Querstreifen, die ein Symptom für Arsen- und Thalliumvergiftung sein können.

Aufsplittern der Nägel in parallele Lamellen, *Onychoschisis*, oder Zerfaserung in Längsrichtung, *Onychorrhexis*, sind auf viele Ursachen, vornehmlich auf exogene Einwirkungen zurückzuführen. Auch die *Koilonychie*, die löffelartige Verformung der Nagelplatte, kann durch äußere Einwirkungen provoziert werden.

Bei Störungen des Nagelbetts, welche sowohl auf Infektion durch Bakterien und Pilze als auch auf toxische Einwirkungen zurückgeführt werden können, entwickelt sich eine Onycholyse, bei der sich die Nagelplatte vom Nagelbett trennt. Auch hier sind die auslösenden Ursachen so vielfältig, daß im gegebenen Fall eine sorgfältige Analyse notwendig ist. Eine Onycholyse durch Pseudomonasbakterien wird mit der Ausscheidung von proteolytischen Enzymen durch diese Bakterien in Zusammenhang gebracht, die die Konsistenz der Verbindung Nagelplatte und Nagelbett stören.

Nagelveränderungen bei Hauterkrankungen

Psoriasis: In 10–50% sind bei dieser Erkrankung Grübchen, Entfärbungen, distale oder laterale Onycholysis sowie subunguale Verdickungen beschrieben worden. Als Sonderform und diagnostischer Hinweis ist der Ölfleck zu nennen, der eine umschriebene Änderung der Transparenz des Nagels darstellt.

Lichen planus: Vornehmlich dystrophische Veränderungen in Form von Längsrillen und Tüpfelung.

Alopecia areata: Transversale Tüpfelung, Minderung der Wachstumsrate.

Onychomykosen: Die Nagelplatte kann von Pilzen durchwachsen werden, ein Vorgang, der mit einer Konsistenzveränderung, Pigmentanomalien und Wachstumsstörungen der Nagelplatte verbunden ist. Während die Candida-Infektion sich vornehmlich im Bereiche des Nagelwalles in Form einer Paronychie äußert, führen die keratophilen Trichophytonarten zu destruktiven Veränderungen im Bereiche der Nagelplatte, die meistens an den freien Rändern beginnen.

Nagelveränderungen bei Allgemeinerkrankungen

Bei Lebercirrhose, insbesondere in Verbindung mit einer Hypalbuminämie zeigt das proximale Ende der Nägel eine weiße Farbtönung, die sich distal zum Nagelrand fortsetzt. Als Muehrcksche Linien werden weiße parallele Bänder bei Dysproteinämien beschrieben. Während bei Schilddrüsenerkrankungen Onycholysis und Beausche Linien beobachtet wurden, zeigen sich bei Hypoparathyreoidismus Fragmentationen der Nagelplatte. Eine Eisenmangelanämie ist häufig mit einer Koilonychie verbunden, und Störungen im Aminosäurestoffwechsel, wie die Homocysteinurie bei Kindern, sind von einer Längsspaltung der Nägel begleitet.

Finger mit Entwicklung von Uhrglasnägeln sind Ausdruck kardiovasculärer Erkrankungen mit Cyanose oder zirkulatorischen Hindernissen im kleinen Kreislauf. Auffällig ist die schnelle Rückbildung der *Trommelschlegelfinger* nach Beseitigung der internen Ursache.

Charakteristisch für die Uhrglasbildung ist dabei die Vergrößerung der distalen Anteile der Finger- und Zehenendglieder sowie die Vergrößerung des Winkels zwischem proximalem Nagel, Nagelplatte und der dorsalen Oberfläche der distalen Nagelphalanx. Ausdruck der Hypoplasie der Matrix ist die ungewöhnliche Beweglichkeit des Nagels in seinem fibrovasculären Gewebe zwischen Matrix und Phalanx. Während der idiopathische Trommelschlegelfinger sowohl autosomal dominant als auch einfach dominant vorliegen kann, ist der erworbene oder sekundäre Trommelschlegelfinger immer ein Hinweis auf eine innere Erkrankung, die sich auf die Durchblutung insbesondere der arteriovenösen Kurzschlüsse an den Fingerendgliedern auswirkt und damit das Nagelwachstum und die Konfiguration des Fingerendgliedes beeinflußt.

Das Syndrom der *gelben Fingernägel* beruht weitgehend auf chronischen Ödemen der Extremitäten und wird durch eine gestörte Zirkulation des Blutes und des Lymphgewebes verursacht.

Pigmentveränderungen der Nägel, die Ausdruck einer vermehrten Melaninbildung sind, werden auf systemische Erkrankungen, wie Vitamin B_{12}-Defizit und das Peutz-Jeghers-Syndrom, zurückgeführt. Ausschluß eines malignen Melanoms ist immer vordringlich. Pigmentationen, die sich unabhängig von Melanin darstellen, bestehen bei der Wilsonschen Erkrankung in einer Kupferablagerung in den Lunula der Nägel mit blaubrauner Verfärbung.

Pigmentanomalien der Nägel durch Arzneimittel bzw. Vergiftungen

Arsen: weiße Bänder.

Argyrie: silbrig blaue Lunula.

Resochin und Atebrin: blaubraune Verfärbung.

Davon abgetrennt werden müssen die lokalen Einwirkungen von:

Quecksilberchlorid, die mit grauer Farbentwicklung einhergehen;

bräunliche Verfärbung bei Kontakt mit Farbfilmentwicklern und Haarfärbemitteln usw.;

grünbraune bis olivfarbene Verfärbung durch Pilze und Bakterien, wobei Pigmentvorstufen mit Farbentwicklung in der Nagelplatte vorkommen oder bereits ausgebildete Pigmente in die Nagelplatte diffundieren.

Subunguale Blutungen, die sich als punktierte oder flächig braun-schwarze Verfärbungen des Nagels zeigen, sind hinweisend auf:

Hämorrhagische Diathesen,
Morbus Osler-Rendu,
Endocarditis lenta,
Röntgenatrophie.

Davon differenziert werden müssen die traumatischen Schädigungen der Nagelplatte mit subungualen Blutungen. Derartige Blutungen sind durch Abhobeln der Nagelplatte und histochemische Darstellung mit Turnbull-Blau als Eisenpigment zu entlarven.

Benigne Tumoren im Nagelbereich sind:

Warzen,
Granuloma teleangiectaticum,
Fibrome, Cave Melanoma!,
Pigmentnaevi,
myxödematöse Cysten,
Glomustumoren.

Charakteristisch sind die von der Nagelfalz ausgehenden Fibrome, die sog. Koenen-Tumoren bei Adenoma sebaceum.

Literatur

Achten, G.: Normale Histologie und Histochemie des Nagels. In: Handbuch der Haut- und Geschlechtskrankheiten, Bd. I/1. Berlin-Heidelberg-New York: Springer 1968.

Pfister, R.: Nagelveränderungen bei inneren Erkrankungen. Dtsch. Med. Wschr. **94**, 279 (1969).

Samman, P. D.: Nagelerkrankungen. Berlin-Heidelberg-New York: Springer 1968.

Die Pigmentierung der menschlichen Haut

Die Pigmentierung der menschlichen Haut ist abhängig von den Gegebenheiten der jeweiligen Hautschichten und ihrer Cellulation. Geht man in der Reihenfolge von der Hornschicht bis zum Corium vor und beachtet die verschiedenartigen Pigmentbildungen, so ist zunächst eine Pigmentierungsmöglichkeit im Bereiche der Hornschicht zu erwähnen, die entsprechend der Maillardschen Reaktion durch eine Umsetzung von Aminosäuren mit Kohlenhydraten unter Bildung von Polymerisaten einen gelblich bis bräunlichen Farbton entwickelt. Diese Hornschichteigenfarbe kann bei Dyskeratosen wie z. B. der Darierschen Erkrankung oder auch bei Verhornungsanomalien wie der Acanthosis nigricans eine dunkelbraune Färbung mit schmutzigem Unterton annehmen.

(Eine chemische Reaktion der Hornschicht mit Dihydroxy-aceton ist ein in der Kosmetik bewährtes Mittel, um der Haut einen bräunlichen Farbton zu verleihen, ohne daß die tieferen Hautschichten davon berührt werden.)

Im Bereiche der Basalschicht tritt nun eine melaninproduzierende Zellart auf.

Melaninproduzierende Zellarten

Allgemein werden melaninproduzierende Zellen bei Mensch und Tier eingeteilt in

1. *Melanoblasten*, die als embryonale Zellen die Fähigkeit besitzen, Melanin zu bilden.

2. *Melanocyten* als reife melaninproduzierende und melaninhaltige Zellen und

3. *Melanophoren* als pigmentierte Nervenzellen bei niedrigen Tierklassen, während beim Menschen unter diesen Zellen Histiocyten verstanden werden, die als Makrophagen Melanin aufgenommen haben und dieses speichern können *(Chromatophoren)*.

Tabelle 93. Anzahl Melanocyten in der Basalis (in % aller Zellen der Basalis) (27)

Kopf und Nacken	14,6 ± 4,5
Oberarm	12,0 ± 3,5
Unterarm	11,8 ± 5,7
Gesamthaut	10,1 ± 4,5

Tabelle 94. Anzahl Melanocyten/mm² (25)

Lokalisation	Mittelwert ± S.A.
Kopfhaut	2300 ± 305
Nase, außen	1930 ± 190
Schleimhaut, Nase	1660 ± 130
Wange	2310 ± 150
Ohr	1400 ± 80
Nacken	1400 ± 220
Stamm	890 ± 70
Penis	2380 ± 280
Scrotalhaut	1190 ± 60
Arme	1160 ± 40
Beine	1130 ± 60
Fußsohlen	1400 ± 420

Tabelle 95. Prozentuale Anzahl Melanocyten bei melanocytischen Tumoren

	Epidermis über Tumoren	Epidermis in Nachbarschaft des Tumors
Einfache intradermale Naevi	15,3 ± 6,2	13,7 ± 6,2
Gemischte Naevi	22,8 ± 10,5	13,2 ± 6,6
Juvenile Melanome	28,5 ± 14,6	17,5 ± 5,5
Lentigo maligna	23,1 ± 10,5	19,7 ± 11,4
Maligne Melanome (Primärtumor)	22,9 ± 10,5	17,1 ± 8,1
Maligne Melanome (Metastasen)	12,9 ± 5,8	11,2 ± 3,9
Blaue Naevi	16,9 ± 7,1	15,5 ± 5,1
Andere Tumoren		
Carcinom-Metastase	9,8 ± 3,0	8,9 ± 2,7
Basaliome	7,9 ± 3,1	14,7 ± 3,1
Squamöse Carcinome	5,5 ± 2,2	9,5 ± 2,1
Basalzell-Papillome	9,3 ± 3,5	8,6 ± 1,6
Dermatofibrome	8,2 ± 1,1	7,8 ± 1,1

Tabelle 96. Anzahl der Melanocyten in Abhängigkeit vom Alter (28)

	Anzahl der Melanocyten[a] in % aller Basalzellen
Feten	3,7 ± 1,8
Kinder	7,1 ± 1,2
Erwachsene	
unter 50 J.	11,9 ± 4,9
über 50 J.	10,9 ± 4,4
gesamt über 20 J.	10,1 ± 4,5

Die Melanocyten sind in der Lage, Melanin in Form kleiner Granula von etwa 1 μ Größe zu bilden. Melaningranula kommen in allen Schichten der Haut vor. Das histologische Charakteristikum der Melanocyten ist die dendritische Verzweigung, die netzartig im Bereich der Basalschicht die Basalzellen umzieht und bei der einfachen mikroskopischen Betrachtung den Eindruck vermittelt, als würden Basalzellen in der Lage sein, Melanin zu produzieren. Es ist sichergestellt, daß diese Dendritenfortsätze der Melanocyten die Basalzellen besonders an ihren Polkappen schleierartig umhüllen. Von dort aus geht die Bildung von Melaninkörnchen vor sich, die gegebenenfalls auch das Innere einer Basalzelle erreichen können. Es hat nicht an Vorstellungen und experimentellen Hinweisen gefehlt, daß mittels dieser Dendriten Melanin in die Basalzellen injiziert wird. Das Phänomen eines gleichzeitigen Vorkommens von Melanocyten, die sich von der Neuralleiste ableiten lassen, und ektodermalen Epidermiszellen wird von Pinkus u. Mitarb. als Symbiose bezeichnet. Diese Symbiose beruht auf der Vorstellung der Aufnahme von Melaningranula durch Basalzellen. Im Verlauf einer Entzündung dehnt sich der Melanocytenschleier im Bereich der Epidermis aus und füllt die intercellulären Räume. Bei endogenen Ekzematikern konnte beobachtet werden, daß eine Pigmentaufnahme durch die Basalzellen oder auch eine Vergrößerung des Melanocyten-Dendritenbereiches nicht auftrat, und somit bei dieser konstitutionellen Hauterkrankung die Symbiose in einer anderen Form verläuft als beim Normalen. Eine Deutung solcher sog. symbiotischer Vorgänge ist aufgrund der nicht völlig bekannten Eigenschaften des Melanins erschwert.

Bei dunkel pigmentierten Rassen konnte von Wassermann 1963 nachgewiesen werden, daß Melanin in *Leukocyten* intracellulär transportiert wird.

Abb. 25. Die Stadien der Entwicklung der Melaningranula. (Nach Fitzpatrick, J. B., Breathnach, A. S.: Derm. Wschr. **147** (1963)]

Name und Größe	Morphologie	Biochemische Zusammensetzung		
Ribosom (100–150 Å)	•	RNA + Protein	Ort der Polypeptid-Biosynthese	
Golgibläschen (0,05 μ)	∘	Phospholipid + Protein	Kondensation (?)	Stadium I: Biosynthese des Proteins
Zwischenbläschen (0,5 μ)		Phospholipid + Protein	Tyrosinase in struktureller Form angeordnet	
Prämelanosom (0,7 μ × 0,3 μ)		Phospholipid + Protein, Tyrosinase	Ende der Tyrosinase-Anordnung. Endstadium des Albino-Melanocyten	Stadium II: Entwicklung der Organelle
Melanosom (0,7 μ × 0,3 μ)		Tyrosinase + Melanin	Charakteristischer Ort der Melaninbildung	Stadium III: Biosynthese des Melanins
Melaningranula (0,7 μ × 0,3 μ)		Melanin + nicht meßbare Tyrosinaseaktivität	Endprodukt des Melanocyten	

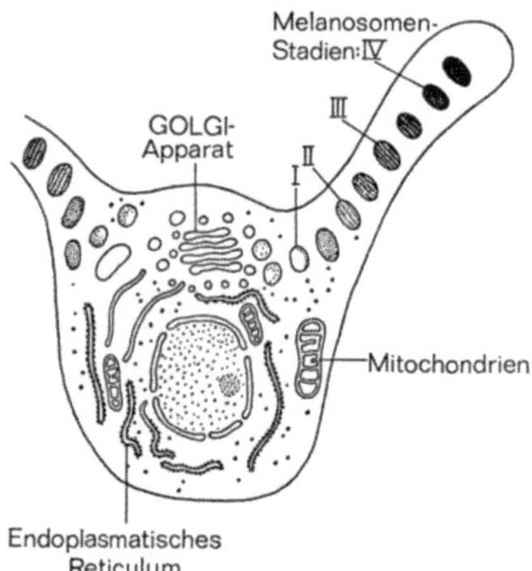

Abb. 26. Schematisches Diagramm eines Melanocyten mit Melanosomen in verschiedenen Entwicklungsstadien. (Fitzpatrick, J. B., in: Dermatology in General Medicine. New York: McGraw-Hill 1971)

Nach Fitzpatrick, Montgomery und Lerner können Vorstufen des Melanins in das Blut übergehen, von dort aus wieder in die Haut gelangen und durch die oxidativen Systeme in Pigmente umgewandelt werden. Es gibt allerdings auch im Serum eine Oxidase, ein Kupferprotein, welches in der Schwangerschaft, bei der Riehlschen Melanose, beim Addison und beim Melanom erhöht ist, während dieses Ferment sich bei der Vitiligo vermindert darstellen soll. Brun (1972) stellte für die Entwicklung der Vitiligo die Hypothese auf, daß die Melanogenese durch phenolische Stoffwechselprodukte des Organismus gehemmt werden könnte. Am Modell der Dopareaktion ergaben sich für diese Vorstellung Hinweise.

Elektronenmikroskopie

Elektronenmikroskopisch zeigt sich bei der Bildung von Melaningranula zunächst eine Vergrößerung der Bläschen im Bereich der Golgi-Zone mit einer Verdichtung der Membran. Diese Membran zeigt eine konzentrische Schichtung. Die einzelnen Schichten verändern sich so, daß später durch Ausfüllen der Hohlräume eine gleichmäßige Dichte und nunmehr eine Strukturlosigkeit eintritt. Die Granula entwickeln sich von durchschnittlich 0,01 bis 0,04 μ großen Ribosomen über Zwischenstrukturen von 0,1 – 0,4 μ und die anschließende Polymerisation mit Proteinen zu den eigentlichen Melaningranula, die sich von den Mitochondrien unterscheiden lassen und deren Proteinkomponente neben Tyrosinase auch Succinat-Dehydrogenase und Glutamat-Dehydrogenase besitzt. Die inaktiv in der Basalschicht liegenden Melanocyten und die Langerhansschen Zellen zeigen mit den aktiven Melanocyten Gemeinsamkeiten, doch sind die Granula im Cytoplasma kleiner, die Kerne stark eingekerbt und Tonofibrillen wie auch Desmosomen nicht nachweisbar.

Die Biochemie der Melaninbildung und ihre Beeinflussung

ist bereits in ihren ersten Stufen aufgeklärt. Es hat sich gezeigt, daß die Blochsche Hypothese, die auf der Oxidation des 3,4-Dihydroxyphenylalanins beruhte, ein wesentlicher Fingerzeig auf dem Wege der Melaninentstehung war.

Lerner und Fitzpatrick gelang der Nachweis, daß die im Tier- und Pflanzenreich weit verbreitete Tyrosinase in den Melanocyten aktiviert wird und dann über eine Tyrosinoxidation zum Dopamelanin führt. Derartige Aktivierungen der Tyrosinase sind besonders bei der lichtenergetischen Belastung der Haut mit Ultraviolettstrahlen und auch durch Zuführung von Röntgenstrahlenenergie zu erreichen. Man muß somit annehmen, daß in der Haut das Ferment inaktiv vorliegt und im Zuge einer Traumatisierung aktiviert werden kann. Die weitere Entwicklung des Melanins in der menschlichen Haut geht über Indolverbindungen und kombiniert sich mit Polymerisierungen von Proteinen bzw. Peptiden.

Aus der Tatsache, daß ein oxidativer Prozeß Voraussetzung einer Melaninbildung in den Melanocyten ist, läßt sich ableiten, daß die Beeinflussung einer fermentativen Oxidation durch entsprechende körperfremde oder auch körpereigene Verbindung von wesentlicher Bedeutung ist.

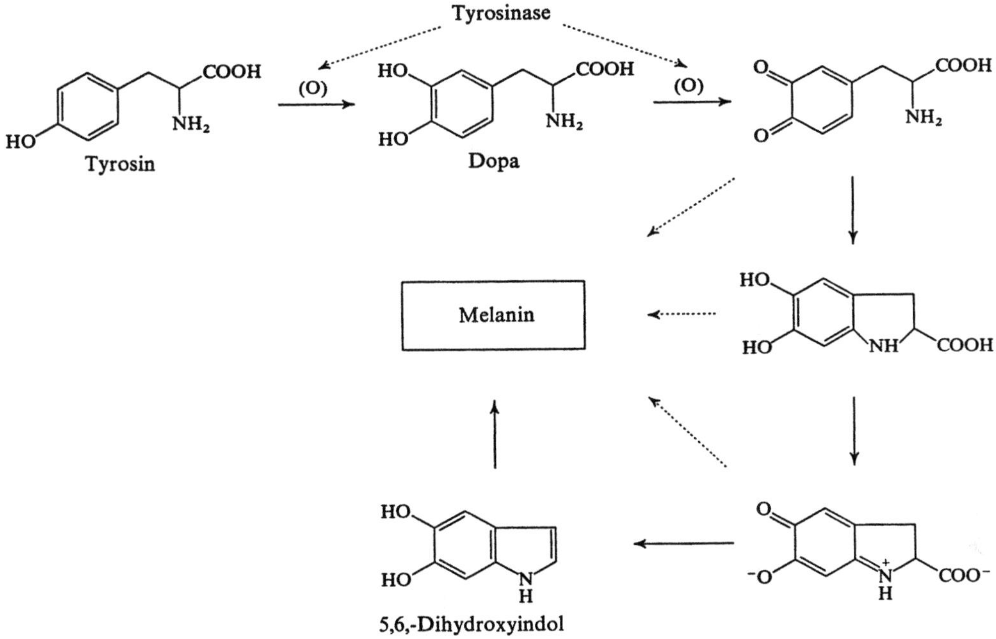

Tyrosinase

Tyrosin (O) Dopa (O)

Melanin

5,6,-Dihydroxyindol

Abb. 27. Melaninbildung, dargestellt von Duchon *et al.* (1968), in: Dermatology in General Medicine. New York: McGraw-Hill 1971

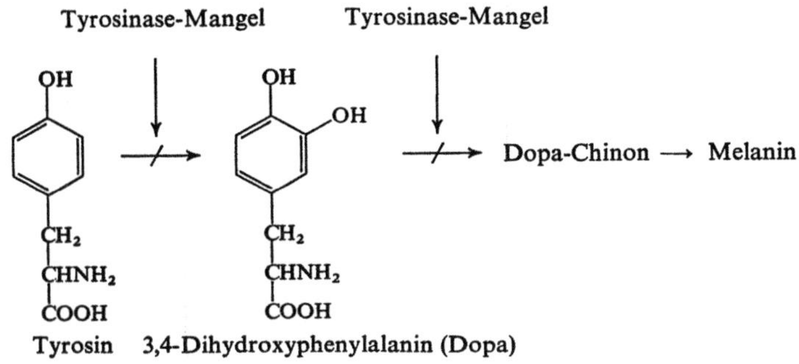

Tyrosinase-Mangel Tyrosinase-Mangel

Dopa-Chinon → Melanin

Tyrosin 3,4-Dihydroxyphenylalanin (Dopa)

Abb. 28. Pathogenese des oculo-cutanen Albinismus

Die *Tyrosinase* ist ein Kupferprotein, welches ein relativ breites Aktivitätsoptimum bei pH 5–7,8 besitzt. Der Zusatz von Schwermetallen als Oxidationskatalysatoren, die chemischen Umsätze bei einer Entzündung und schließlich die lichtenergetische Verwertung von ultraviolettem Licht führen zu einer Aktivierung der Tyrosinase. Entsprechend diesem Vorgang kann durch Prozesse, die mit einer Freisetzung z.B. von Thiolgruppen, einer *Verschiebung des Redoxpotentials* und einer Entwicklung biologischer Antioxidantien einhergehen, eine Hemmung derTyrosinase erzielt werden. Im normalen Lebergewebe der Maus wurde ein hitzelabiler, nicht dialysabler Inhibitor der Melanogenese aufgefunden. Auch das Tumorgewebe besitzt einen hitzelabilen, aber dialysablen und einen hitzestabilen, nicht dialysablen Hemmer der Pigmentbildung. Damit soll nur angedeutet werden, welch kompliziertes Zusammenspiel der verschiedenen biologischen Systeme im Rahmen der Pigmentbildung nötig ist. Entsprechend der Aktivierung der Melaninproduktion durch

Schwermetalle im Sinne einer Oxidations-Katalyse, insbesondere durch Kupfer, werden durch Chelatbildner die melaninaktivierenden Einflüsse der Metalle aufgehoben.

Das melanocytenstimulierende Hormon der Hypophyse (MSH)

Die Existenz des MSH leitet sich aus der Aufhellung der Tierhaut nach Hypophysektomie und verstärkter Pigmentierung nach Substitution mit Hypophysenextrakten ab. Der Bildungsort ist der intermediäre Anteil der Hypophyse. Chemisch handelt es sich bei dem MSH der Säugetiere um ein Polypeptid, dessen Aminosäuresequenz Ähnlichkeit mit der des ACTH hat. Hochgereinigte MSH-Präparate haben allerdings keine corticotrope Aktivität, während das corticotrope Hormon wegen seiner chemischen Ähnlichkeit mit dem MSH eine melanocytenstimulierende Wirkung hat, aufgrund dessen die Braunverfärbung bei der Addisonschen Erkrankung als Ausdruck einer massiven Vermehrung der Corticotropin-Ausschüttung diskutiert wird. Eine Verstärkung der Melaninpigmentierung in lichtexponierten Hautpartien unter ACTH-Therapie (Synacthen-Depot) ist gesichert. Verstärkung der Pigmentierung nach Injektion von MSH beim Neger beobachtet (Lerner, 1961).

Eine Substanz der Zirbeldrüse ist das dem Serotonin verwandte N-Acetyl-5-methoxy-tryptamin: das

Melatonin,

ein endokrin gesteuerter Faktor, welcher die Ausbreitung der Melaningranula in der Zelle hemmt. Eine flächenhafte Ausbreitung der Melaningranula über die gesamte Zelle führt optisch zum Eindruck einer dunklen Haut, während die Konzentration der Granula in Form von Melaninpunkten, die durch größere Zwischenräume getrennt sind, den Eindruck einer helleren Haut hinterläßt. Die Existenz des Melatonins beim Menschen und die angeführten Wirkungen sind noch nicht belegt. Es steht somit die Frage offen, ob die Vitiligo und andere Depigmentierungen beim Menschen einer endokrinen Steuerung dieser Art unterliegen können.

Tabelle 97. Aktivierung und Hemmung der Melaninbildung

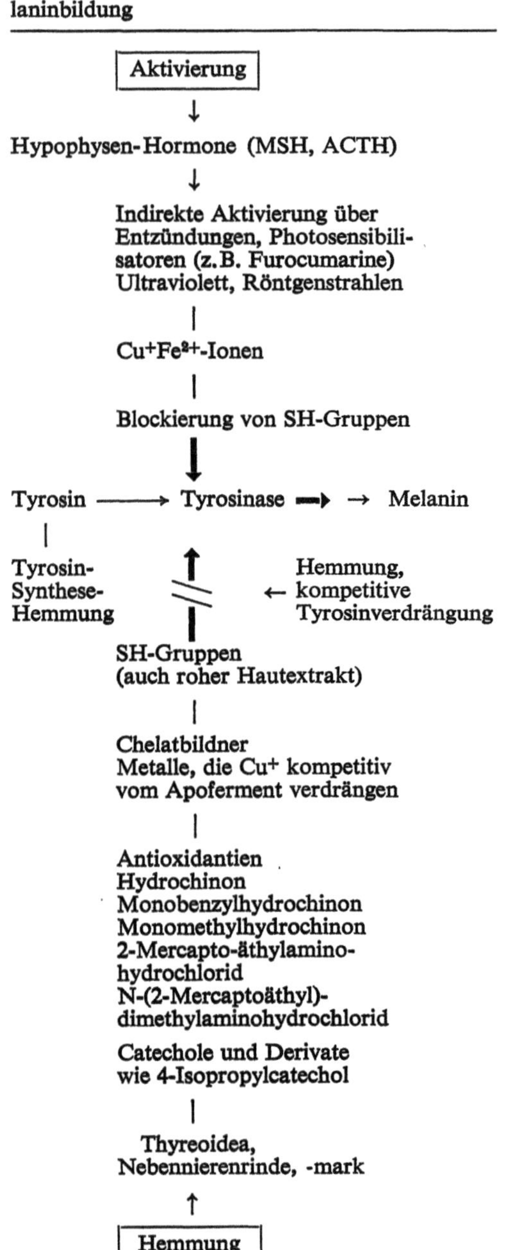

Tabelle 98. Klinische Formen der Melanin-Pigmentanomalien

Hyperpigmentierung	Hypopigmentierung
A. Diffuse Formen (vorwiegend endokrin bedingt)	
Morbus Cushing Hyperthyreoidismus (Neigung zu Heterochromie) Morbus Addison (reaktiv vermehrte ACTH-Ausschüttung mit MSH) Gravidität mit Chloasma Oestrogentherapie	Simmons-Sheehan-Syndrom (Hypophysenvorderlappen-Insuffizienz, öfters post partum) Falta-Syndrom (Pluriglanduläre Drüsenatrophie) Albright-McCune-Sternberg-Syndrom (Pubertas praecox, polyostotische Fibrose und Dyspigmentierung als genetischer Defekt) Ullrich-Turner-Syndrom (genetisch bedingte Gonadendysgenesie) Hereditärer Albinismus (Tyrosinverwertungsstörung)
B. Circumscripte Formen	
Melanocytenaktivierung Epheliden, Lentiginose Naevus spili Naevuszell-Naevus, Naevus caeruleus Juveniles Melanom (gutartig) Melanoblastom (Auftreten erst in der Pubertät bzw. später, hormoneller Faktor)	Vitiligo Vitiligo mit Vitamin B_{12}-Resorptionsstörung (?) (positiver Schilling-Test bei älteren Patienten, Gehrmann und Görz)
Syndrome:	
Peutz-Touraine-Jeghers-Syndrom oder Pigmentflecken-Polypose (Erbgang) Familiärer Chromatophoren-Naevus als Syndrom mit Schweißstörung und Keratosis palmaris et plantaris Neurofibromatose (Morbus Recklinghausen), Erbgang (Kombination der Fibrome mit Naevi spili und Tierfellnaevi) Klein-v. Waardenburg-Syndrom (congenitale Taubstummheit und Heterochromie)	Vogt-Koyanagi-Syndrom (Uveitis, symmetrische Vitiligo und Alopecie, Harada-Syndrom mit Meningoencephalitis) Mafucci-Kast-Syndrom (Dyschondromatose, Angiomatose, Vitiligo und Pigmentnaevi) Lerner-Syndrom (Alopecie, Nageldystrophie und Vitiligo mit Erbgang)
C. In Kombination mit Stoffwechselanomalien	
(diffuse Pigmentstörungen) Pellagra Porphyrie Hämochromatose Wilsonsche Erkrankung	Phenylketonurie Chediak-Higashi-Syndrom (Leukocytenanomalie und Pigmentmangel) totaler Albinismus
D. Postdermatitische Pigmentstörungen	
Physikalisch-chemische Irritation (UV-B, Druck, Verätzungen usw.) Photosensibilisierung Photoallergie Arzneimittelexantheme (Arsen etc.) allgemein nach toxischer oder allergischer ekzematöser bzw. lichenoider Reaktion bei der weißen Rasse Incontinentia pigmenti (Bloch-Sulzberger) als Sonderform im Zuge einer virusbedingten Embryopathie (Grüneberg, Korting), gegebenenfalls mit Zahnbildungsstörungen und retrobulbären Pseudogliomen Lichen ruber pigmentosus	Lues II Lepra Mal de Pinto Kwashiorkor (Eiweißmangel) Psoriasis Erythematodes Nach den gleichen Mechanismen bei brauner Haut (rassebedingt)

Die Melaninpigmentierung der menschlichen Haut

wird von *peripheren* und *zentralen* Mechanismen gesteuert. Während beim Morbus Addison, bei der Schwangerschaft, beim Cushing-Syndrom und bei Leberkrankheiten eine mehr zentrale Aktivierung der peripheren Melaninproduktion angenommen werden kann, sind Avitaminosen (z.B. Pellagra) der Sonnenbrand, die Dermatitis und schließlich die Anwendung von sog. Photosensibilisatoren ein Beispiel für eine periphere Entwicklung von Impulsen zur Hyperpigmentierung. Bekannt ist auch, daß hormonelle Faktoren wie besonders die Aktivitätssteigerung der Schilddrüse zu Hyper- und Depigmentierungen führen können, ohne daß dieser Mechanismus bereits aufgeklärt wäre. Die Bildung des Melanins ist an biologisch vorhandene Grundsubstanzen gebunden. Projiziert man zwei verschiedene melaninbildende Reize übereinander, so kann eine Phasenverschiebung in der Form sichtbar gemacht werden, daß im Bereiche der Sofortpigmentierung später eine Abblassung erfolgt und ein zusätzlich gleichzeitig gegebener Pigmentreiz mit längerer Latenzzeit nun nicht mehr in der Lage ist, in der bereits abgeblaßten Haut ein neues Melaninpigment zu bilden. In der nicht vorbehandelten Haut kommt die Melaninbildung mit Latenzzeit zur guten Darstellung.

Bei dunkelrassigen Völkern ist eine Pigmentproduktion durch Bestrahlung leichter und in wesentlich intensiverer Form zu erzielen, und dementsprechend führt eine relativ kurzfristige Sonnenbestrahlung zu einer kräftigen Bräunung. Diese Aktivierung einer Pigmentproduktion ist *unabhängig* von der Zahl der Melanocyten, sondern betrifft lediglich deren Stoffwechsel. Weiße und dunkle Rassen unterscheiden sich nicht durch die Zahl der Melanocyten voneinander.

Die Funktionen des Melanins

Die primäre Reaktion auf eine Insolation ist – wie bereits aufgeführt – die Entwicklung einer Lichtschwiele nach Miescher, also eine Acanthose mit Verbreiterung der lichtabsorbierenden Hornschicht. Ein guter Beleg für den mangelnden Sonnenschutz des Melanins ist auch der Sonnenbrand primär relativ dunkelhäutiger Personen, die in sonnenarmen Ländern längere Zeit verbracht haben und nach intensiver UV-Exposition trotz bestehender Pigmentierung einen geringen Sonnenbrand erleiden. Der Eindruck, daß Hautentzündungen einen pigment-provozierenden Effekt haben, ist bei der Haut der weißen Rassen häufiger, während bei der Haut dunkler Rassen aufgrund der primären Hauttönung Leukodermien mehr in den Vordergrund treten. Depigmentierungen sind unter dem Einfluß von Pilzinfektionen der Haut besonders eindrucksvoll, doch scheint nach den Untersuchungen von Desai weniger das auslösende Agens der Entzündung als der Entzündungstyp für die Depigmentierung verantwortlich zu sein. Desai spricht von einer „Dyschromia allergica" bei dunkelhäutigen Rassen.

Bei der Entwicklung von malignen Melanomen dürfte der Melaninpigmentgehalt eine gewisse Schutzfunktion aufweisen, da bei dunkelhäutigen Rassen trotz gleicher klimatischer Exposition ein geringerer Befall mit malignen Melanoblastomen gefunden wird. Doch ist die Bedeutung des Lichtfaktors nicht so ausgeprägt wie bei der Entwicklung von Carcinomen (Belisario).

Nach Miescher ist somit das Melanin der Sonnenschirm für die Cutis, während die Lichtschwiele, also die Verdickung der Hornschicht, den Sonnenschirm für die Epidermis darstellt (Ippen). Trotzdem ist die Frage heute schwer zu beantworten, ob für die menschliche Haut die einzige Aufgabe des Melanins die einer Schutzsubstanz ist. Untersuchungen über die pharmakologische Aktivität des Melanins und seiner Vorstufen haben gezeigt, daß Dihydroxyphenylalanin ein empfindlicher Hemmstoff der Histidindecarboxylase ist und damit die enzymatische Histaminbildung blockieren kann. Eine verminderte Histaminbildung ist dementsprechend auch in wasserlöslichen Extrakten der Kopfhaut dunkelhaariger Probanden festzustellen. Inwieweit nun das Dihydroxyphenylalanin der Melanocyten Ausgangssubstanz der Catecholaminsynthese im Bereiche des adrenergischen Nervensystems sein kann, ist noch nicht sicher entschieden. Die Unabhängigkeit des adrenergischen Nervensystems von Melaninbildungsstörungen wie z.B. beim Albinismus mit seinem an die Melanocyten gebundenen Tyrosinaseblock sprechen nicht für eine funktionelle Verknüpfung der topographisch und funktionell getrennten Dopa-Bildung, ohne daß mögliche Korrelationen damit in Abrede gestellt werden sollen.

Die Problematik der Melaninfunktion wird durch dessen Bindungskapazität für viele Medikamente, wie Chlorpromazin, Resochin, Atropin u.a. betont.

Melanin ist insbesondere nach Untersuchungen an chorioidalem Melanin hochaffin gegenüber polycyclischen aromatischen Verbindungen. Radiomarkiertes Phenothiazin und Resochin wird tatsächlich im Auge akkumuliert; zur gleichen Zeit sinkt der Melaningehalt ab.

Pigmentbildung bei Melanoblastomen

Während die Tyrosinoxidation im Bereiche der normalen Haut ohne vorhergehende UV-Bestrahlung gehemmt ist, läßt sich bei Melanoblastomen eine direkte, intensive Oxidation des Tyrosins darstellen. Offenbar fehlt im Melanoblastomgewebe ein Hemmfaktor der Tyrosinoxidation. Die Pigmentbildung ist bei entsprechender Aussaat im Körper – insbesondere bei Lebermetastasen – so vermehrt, daß Melanin im Urin mit Hilfe der Thormälen-Probe usw. nachgewiesen werden kann. Ein solcher Pigmentnachweis im Urin ist ein sicheres Zeichen für eine Absiedlung des Melanoblastoms von seinem primären Hautherd, aber es besteht keine Korrelation zwischen der Bösartigkeit des Melanoms und seiner Pigmentbildung. Metastasen von pigmentbildenden Melanoblastomen, insbesondere im Bereiche der Lymphknoten, zeigen eine Reduzierung ihrer Pigmentbildung, ohne daß damit eine Verminderung des bösartigen Charakters dieser Tumoren parallel geht. Offenbar ist die Pigmentbildung lediglich ein Begleitsymptom der Melanoblastome und somit von morphogenetischer bzw. formalgenetischer Bedeutung. Vergleicht man den Melaningehalt der Tumoren, die Tyrosinaseaktivität und schließlich die cytologischen Veränderungen, wie es von Speece, Chang und Russel durchgeführt wurde, so zeigen sich bei den menschlichen Melanomen folgende Eigenheiten:

1. Beim primären Melanom liegen pigmentierte tyrosinasepositive und nichtpigmentierte, tyrosinasenegative Zellverbände nebeneinander.
2. Die Tyrosinaseaktivität ist am stärksten im Bereiche der vitalen Zellen.
3. Melanin wird phagocytiert. Das Melanin wird von tyrosinasepositiven Zellen abgegeben und durch den intercellulären Strom zu speicherungsfähigen Zellelementen transportiert.
4. Die Melaninproduktion im menschlichen Tumor ist unabhängig von dessen biologischer Aktivität im allgemeinen Sinne.
5. Es gibt beträchtliche Unterschiede zwischen den verschiedenen Melanomen in der Pigmentübertragung.
6. In pigmentierten Tumoren ist die Tyrosinaseaktivität wesentlich höher als in der normalen oder blastomatös veränderten Haut.

Entwicklungen auf dem Gebiet der fluorimetrischen Erfassungen von Thiocatechinen erlauben es u.a., 5-S-Cysteinyldopa in Melanomen sowie im Harn entsprechender Patienten zu erfassen. Diese Methodik wurde von Rorsman, Rosengren und Rosengren verfeinert. Bei Melanompatienten ohne Metastasen erscheinen schon niedrige Mengen von 5-S-Cysteinyldopa im Harn, die bei Metastasierung stark ansteigen. 5-S-Cysteinyldopa ist ein spezifisches Produkt der Tyrosinase, während andere Melanogene, die im Urin erscheinen, auch über die Tyrosin-Hydroxylase und anschließende spontane Oxidation entstehen.

Ein hochspezifischer Indikator für Melanome ist anscheinend das Auftreten von 5-S-Cysteinyldopa im Harn Melanom-verdächtiger Patienten. Dieser anormale Metabolit wird in den Tumoren ausschließlich über die Tyrosinase gebildet und ist dort durch einen empfindlichen fluorinatischen Nachweis zu identifizieren. Andere Melanogene können dagegen auch über die Tyrosin-Hydroxylase und anschließende spontane Oxidation gebildet werden und sind somit unspezifisch (Rorsman u. Mitarb., 1973). Eine hohe Ausscheidungsrate von 5-S-Cysterinyldopa im Harn weist auf das Vorliegen von Metastasen hin.

Bei der Tumorbildung steht der Charakter als Naevuszelle eindeutig im Vordergrund. Eine fehlende Pigmentproduktion kann ein Block der Tyrosinase sein, der für die Teilungsfähigkeit der Zelle unwesentlich ist und der nicht mit einem Verlust der morphologischen Eigenart der Zelle einhergeht. Diskussionsfähig ist auch die Frage, ob die Teilungen im Tumor schneller ablaufen als die Bildung von Melaningranula, und somit die relative Pigmentarmut von Melanomen ein Verdünnungseffekt sein kann. Zu erwähnen ist noch, daß die Tyrosinase zur Gruppe der Phenoloxidasen gehört, daß sie jedoch nur solche Substrate oxidiert, die eine freie Aminogruppe besitzen.

Literatur

Della Porta, G., Mühlbock, O.: Structure and Control of the Melanocyte. Berlin-Heidelberg-New York: Springer 1966.

Furocumarine

Ähnlich wie durch kosmetische Eingriffe eine Verfärbung der Hornschicht erzielt werden kann, ist es auch möglich, durch medizinisch angewandte Produkte wie Furocumarine (z.B. Meladinin = 8-Methoxipsoralen) eine Hautbräunung durch Melaninprovokation zu entwickeln, die auf einer Aktivierung biologischer Mechanismen unter Einschluß der Melanocyten beruht und somit den Zellstoffwechsel beeinflußt.

Furocumarine (in Anlehnung an Fitzpatrick, Pathak und Toda, 1972, als Psoralene bezeichnet) werden bei der Behandlung der Vitiligo und als Sonnenschutz verwandt. Bei der Einwirkung einer Wellenlänge von 320–400 nm bewirken diese Substanzen eine reversible Hautphotoempfindlichkeit, die durch eine verstärkte Sonnenreaktion mit Ödem, Schuppung und nachfolgender Hyperpigmentation charakterisiert ist. Während einer Photosensibilisierung verbindet sich Psoralen mit epidermaler DNS und in geringerem Ausmaß mit ribosomaler RNS. Das entstehende C_4-Cycloadditionsprodukt zwischen den Psoralenen und epidermaler DNS scheint für den primären Zellschaden verantwortlich zu sein.

Die nachfolgende Hyperpigmentation, die sich nach der Anwendung von Psoralen und Lichtexposition einstellt, schließt folgende Stufen ein:

1. Eine Vermehrung der Zahl aktiver Melanocyten.
2. Eine Vermehrung der Melanosomen innerhalb der Melanocyten.
3. Eine Aktivierung der Tyrosinaseaktivität mit nachfolgender Vergrößerung der Melaninbildung innerhalb der Melanosomen.
4. Eine intensivierte Sekretion von Melanosomen in die proliferierenden Keratinocyten.
5. Eine Vergrößerung der Melanosomendurchmesser, verbunden mit Veränderungen im Verteilungsmuster der Melanosomen in der weißen Rasse.

In vitro-Studien der Photoreaktivität von Psoralen mit Pyrimidinen lassen Photoadditionsprodukte des Psoralens mit den Pyrimidinen Uracil, Thymin und Cytosin und auch mit DNS erkennen, welche nach Bestrahlung bei einer Wellenlänge von 365 nm in wäßriger Lösung gewonnen werden können. Die kovalente Bindung des Psoralens an Thymin liegt zeitlich vor anderen biochemischen Vorgängen, seien sie mit cellulären Vorgängen oder mit der Entwicklung eines Erythems gekoppelt.

Klinische Anwendung des Psoralens

Orale Anwendung: 4,5′,8-Trimethylpsoralen bzw. 8-Methoxypsoralen wird 2 Std vor der Sonnenlichtexposition in einer Dosis von 30 mg eingenommen. Die Sonnenexposition beträgt zunächst 30 min und wird bis $1^1/_2$ Std verlängert.

Ziel ist ein deutliches Erythem 20 Std nach jeder Sonnenexposition, und die Dosis des Psoralens sollte an diese Entwicklung eines Erythems ggf. (Erhöhung) angeglichen werden.

Bei der Vitiligo ist durchschnittlich nach 3—4 Monaten eine Wiederholung der Psoralenbehandlung in der genannten Form notwendig, um einen Dauererfolg symptomatischer Natur zu erzielen.

Der „Lichtschutz" nach Psoralen entwickelt sich sekundär durch Intensivierung der Lichtschwiele.

Lokale Anwendung: Bei kleinen Herden einer Vitiligo wird 8-Methoxypsoralen (50—100 µg/2,5 cm^2) täglich auf die befallenen Hautstellen aufgetragen und 2 Std danach eine Ultraviolettbestrahlung (320—400 nm) angeschlossen. Die Lichtexpositionszeit sollte 3—10 min bei natürlichem Sonnenlicht zur Mittagszeit oder bei einer entsprechenden künstlichen UV-Quelle 10—15 min betragen, wenn die Leistung der künstlichen UV-Quelle ca. 10^5 erg/cm^2 · sec beträgt. Es muß beachtet werden, daß nach der lokalen Auftragung die Lichtreizschwelle für längere Zeit erniedrigt bleibt, so daß es noch 8 Tage später zur Blasenbildung durch Bestrahlung kommen kann.

Von Fitzpatrick u. Mitarb. wird hervorgehoben, daß eine allgemein toxische Wirkung des 8-Methoxypsoralens und des 4,5′,8-Trimethylpsoralens nicht beobachtet werden konnte.

Literatur

El Mofty, A. M.: Vitiligo and Psoralens. Oxford: Pergamon Press 1968.

Fitzpatrick, T. B., *et al.*: Hydroquinone and Psoralens in the Therapy of Hypermelanosis and Vitiligo. Arch. Derm. **93**, 589 (1966).

Die Pigmentbildung durch Hämoglobinabbau

So bekannt die Farbeffekte sind, die in intra- und subcutanen Extravasaten auftreten, so wenig weiß man über die hierbei ablaufenden chemischen Prozesse. Bekannt sind nur das Ausgangsprodukt, das Hämoglobin der Erythrocyten, und die Endprodukte, das Bilirubin und das Hämosiderin.

Da bisher keine Anhaltspunkte für das Gegenteil vorliegen, darf wohl angenommen werden, daß der Hämoglobinabbau in der Haut generell auf dem gleichen Wege abläuft wie in irgendeinem anderen Organ des Körpers, also besonders in Leber und Milz.

Mit einer gewissen Wahrscheinlichkeit wird also nach eingetretener Hämolyse das unveränderte Hämoglobin durch Anlagerung von Wasserstoffperoxid oxidiert und durch Spaltung des Porphyrinringes in das Choleglobin umgewandelt. Diese Substanz enthält also noch Eiweiß und Eisen. Den nächsten Schritt stellt die Abspaltung von Eisen und Eiweiß dar, wobei aus dem gespaltenen Protoporphyrinring das Biliverdin entsteht. Ob parallel zu diesem Vorgang oder sogar überwiegend nicht primär die Ringspaltung, sondern die Abspaltung des Eiweißes zum Hämatin eintritt, erscheint zumindest zweifelhaft. Durch dessen Spaltung würde als Zwischenprodukt aber ebenfalls Biliverdin entstehen, das dann zum Bilirubin hydriert und als solches relativ schnell abtransportiert würde.

Im Gegensatz dazu zeichnet sich der eisenhaltige Anteil der Hämoglobinmolekel durch seine langfristige Ablagerung am Ort aus. Histologische und histochemische Untersuchungen haben dazu geführt, die nach Hämorrhagien in der Haut nachweisbare Eisenverbindung als Hämosiderin zu bezeichnen, ohne daß es bisher möglich war, ihre chemische Struktur aufzuklären und vor allem ihre Identität mit dem Hämosiderin von Leber und Milz restlos zu beweisen.

Nach heutigen Vorstellungen handelt es sich beim Hämosiderin um ein kompliziertes Gebilde aus dreiwertigem Eisen, einem Protein und einem (guaninhaltigen) Nucleotid. Darin liegt das Eisen normalerweise wahrscheinlich noch in gelartiger, nicht aber kristalliner (mineraliserter) Oxihydratform vor, kann also noch mobilisiert und abtransportiert werden.

Unter besonderen Umständen scheint aber eine Mineralisierung bis zum FeO(OH) (Goethit) in der Haut einzutreten, die dann eine irreversible Ablagerung solcher Mikrokristalle bedingt.

Über weitere Substanzen, die mit dem Hämoglobinabbau in Verbindung gebracht werden können, ist besonders im Hinblick auf ihre Rolle in der Haut kaum etwas bekannt. Erwähnt seien hier nur noch das eisenhaltige Cytosiderin und das Melanoidin.

Dagegen verdient im Zusammenhang mit den biochemischen Prozessen in Hämorrhagien das Melanin Erwähnung, da die in der Haut auftretenden Eisenverbindungen offenbar einen katalysierenden Einfluß auf die Melaninneubildung ausüben (Stüttgen).

Literatur

Gordon, M.: Pigment Cell Biology. New York: Academic Press 1959.

Fitzpatrick, T. B., Arndt, K. A., Clark, W. H., Eisen, A. Z., van Scott, E. J., Vaughan, J. H.: Dermatology in General Medicine. New York: Mc-Graw-Hill 1971.

Enzyme der Haut

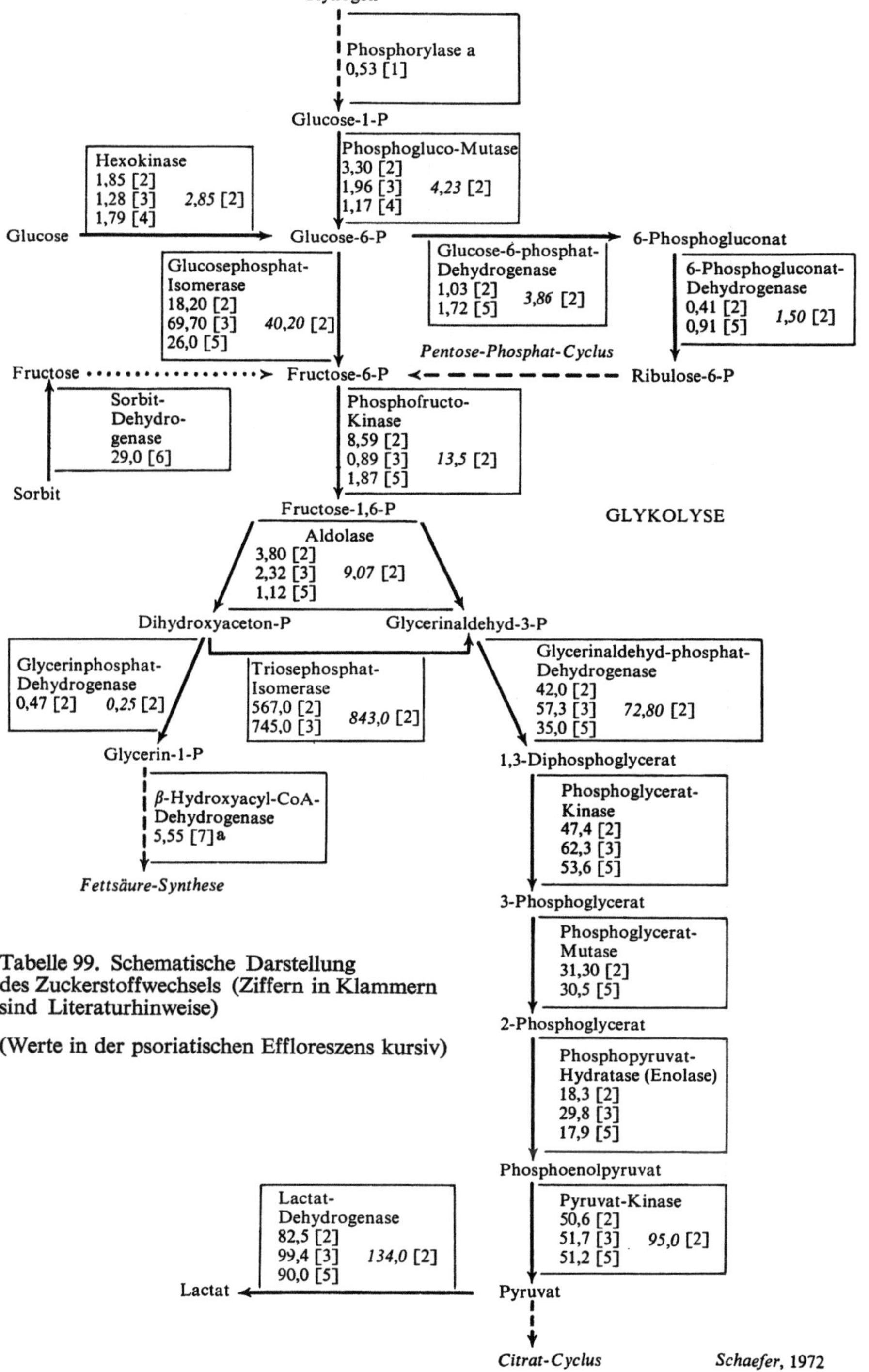

Tabelle 99. Schematische Darstellung des Zuckerstoffwechsels (Ziffern in Klammern sind Literaturhinweise)

(Werte in der psoriatischen Effloreszens kursiv)

Die Enzyme sind mittels der E.C.-Nummern gemäß dem "Report of the Commission on Enzymes of the International Union of Biochemistry", Oxford: Pergamon Press 1961, definiert.

Die in den Tabellen (99 – 111) angegebenen Enzymaktivitäten wurden in Homogenaten der Epidermis von normaler bzw. psoriatischer Haut bestimmt. Die Indizes geben die entsprechenden Autoren an. Alle Werte sind in internationalen Einheiten U/g Feuchtgewicht angegeben und nötigenfalls umgerechnet (außer in den mit * bezeichneten und in den Fußnoten erläuterten Fällen). Dies entspricht einem enzymatischen Substratumsatz von μMol/g und min.

Tabelle 100

Enzym	Normale Epidermis	Psoriasis
Citrat-Cyclus		
Isocitrat-Dehydrogenase ($NADH_2$-spezifisch) 1.1.1.42	1,25 [2]	2,63 [2]
Isocitrat-Dehydrogenase ($NADPH_2$-spezifisch) 1.1.1.41	2,35 [3] 2,54 [5]	
Succinat-Dehydrogenase 1.3.99.1	0,053 [2]	0,062 [2]
Malat-Dehydrogenase 1.1.1.37	45,17 [2] 78,69 [3] 91,20 [5]	70,50 [2]
Malat-Dehydrogenase decarboxylierend 1.1.1.40	0,202 [2]	0,540 [2]
Aminosäure-Metabolismus		
Glutamat-Oxalacetat-Transaminase 2.6.1.1	9,70 [3]	10,18 [3]
Glutamat-Pyruvat-Transaminase 2.6.1.2	2,53 [3]	0,86 [2]
Glutamat-Dehydrogenase 1.4.1.2	8,20 [8][b]	
Uronsäureweg		
Uridin-diphospho-glucose-Dehydrogenase 1.1.1.22	0,017 [9]	

Tabelle 100 (Fortsetzung 1)

Enzym	Normale Epidermis	Psoriasis
D-Glucuronat-Reductase 1.1.1.19	0,033 [9]	
L-Xylulose-Reductase 1.1.1.10	0,012 [9]	
Xylitol-Dehydrogenase 1.1.1.9	0,037 [9]	
β-Glucuronidase 3.2.1.31	0,0735 [10][c]	
Saure Hydrolasen		
β-Galactosidase 3.2.1.23	0,390 [11][d]	
β-Glucosidase 3.2.1.21	0,168 [11]	
α-Glucosidase (Maltase-Transferase) 3.2.1.20	0,0216 [11]	
α-Glucosidase (= Maltase) 3.2.1.20	0,0693 [11]	
β-Acetylglucosamidase 3.2.1.30	2,65 [11]	
α-Mannosidase 3.2.1.24	0,125 [11]	
α-Fucosidase	0,458 [11]	
β-Xylosidase	0,230 [11]	
Saure Phosphatase 3.1.3.2	27,70 [12][c] 7,71 [11] 0,70 [13]	0,70 [13]
Folsäure-Metabolismus		
Formyltetrahydrofolat-Synthetase 6.3.4.3	38,37 [14]	65,26 [14]
Methylentetrahydrofolat-Dehydrogenase 1.5.1.5	37,20 [14]	53,15 [14]
Serin-hydroxymethyl-Transferase 2.1.2.1	30,20 [14]	48,00 [14]
Cyclohydrolase	72,20 [14]	139,45 [14]
Glutamat-forminimo-Transferase 2.1.2.5	0 [14]	0 [14]
Dihydrofolat-Reductase (Tetrahydrofolat-Dehydrogenase) 1.5.1.3	1,09 [14]	7,62 [14]

Tabelle 100 (Fortsetzung 2)

Enzym	Normale Epidermis	Psoriasis
Energie-Transfer		
Creatin-Kinase 2.7.3.2	4,00 [15]	
Adenylat-Kinase 2.7.4.3	5,56 [15]	
Nucleinsäure-Stoffwechsel		
Phosphodiesterase 3.1.4.1	ca. 47 [16]	ca. 79 [16]
DNS-Polymerase (DNS-abhängig) 2.7.7.7	$3{,}2 \cdot 10^{-3}$ [17][f]	
RNS-Polymerase (DNS-abhängig) 2.2.7.6	$9{,}9 \cdot 10^{-4}$ [17][g]	
Sonstige		
Histidin-Decarboxylase 4.1.1.22	3,2—25,8 [21]	
Unspezifische Esterase	1,61 [13]	0,81 [13]
Glutathion-Reductase 1.6.4.2	0,63 [22]	
Arylsulfatase 3.1.6.1	0,99 [23][d]	

Fußnoten zu Tabelle 99 und 100

[a] U/g Gesamtstickstoff.
[b] U/g Feuchtgewicht, Gesamthaut.
[c] Verbrauch von µMol Phenolphthalein/g Gewebe · min.
[d] U/g Feuchtgewicht, Gesamthaut.
[e] U/g Feuchtgewicht, Gesamthaut.
[f] Gesamthaut, µMol eingebautes ^{3}H-dAMP/g Gewebe · min.
[g] Gesamthaut, µMol eingebautes ^{14}C-UTP/g Gewebe · min.

Literatur zu den Tabellen 99 und 100 s. S. 127.

Tabelle 101. Enzyme der Haut und Anhangsgebilde und ihre Herkunft (53, 86, 130, 141—152)

I. Saure Phosphatasen
II. Unspezifische Esterasen
III. β-Glucuronidasen
IV. Ribonukleasen
V. Proteolytische Enzyme

Mikroben (I.—V.)
Talg (I., II., III., IV.)
Schweiß (I., II., III., V.)
Tiefere Epidermis (I.—V.)

Tabelle 102. Enzymaktivitäten und Substratkonzentrationen in Schuppenextrakten (66)

	Aldolase		Glutamat-Oxalacetat-Trans-aminase		Malat-Dehydro-genase		Glucose-6-phosphat-Dehydro-genase		Lactat µg/100 g Schuppen	Glucose µg/100 g Schuppen
	S	N	S	N	S	N	S	N		
Psoriasis ($n=6$)	17,5	343	37,8	775	2340	54900	10[a]	161[a]	190	513
Ichthyosis vulg. ($n=2$)	0,75	31	2,5	108	24	964	0	0	0	169
Dermatitis dys-seborrh., Erythro-dermie ($n=1$)	65	3281	184	12832	4595	319400	47	825	105	48
Mycosis fungoides Erythrodermie ($n=1$)	10	286	30	856	2386	68136	13	381	32	221

S = mU/100 mg Schuppen; N = mU/10 mg N_2.
[a] $n=4$.

Tabelle 103. Isoenzym-Verteilung der Lactat-Dehydrogenase in % entsprechend ihrer steigenden Wanderungsgeschwindigkeit im elektrischen Feld (17)

Gewebe	LDH_1 (%)	LDH_2 (%)	LDH_3 (%)	LDH_4 (%)	LDH_5 (%)
Normale Haut	0	1,3	12,3	29,6	57,7
Hand- und andere Warzen	0,2	2,5	13,3	32,0	52,1
Fußwarzen	0	1,5	14,7	33,7	50,0
Basaliome	2,9	13,8	33,4	30,3	20,9
Maligne Melanome	5,0	17,3	27,9	26,7	23,4

Tabelle 104. Lactat-Dehydrogenase-Isoenzyme in Cantharidin-Blasen normaler und psoriatischer menschlicher Haut (45, 50)

	Normale Haut	Psoriatische Haut
LDH gesamt	2489 ± 810 U/ml	5166 ± 752 U/ml
LDH_1	6,2 ± 2,7%	3,4 ± 1,9 %
LDH_2	6,3 ± 2,5%	4,7 ± 2,5 %
LDH_3	3,1 ± 2,5%	6,8 ± 4,3 %
LDH_5	74,0 ± 6,6%	61,2 ± 11,6 %
LDH_4	10,3 ± 0,9%	23,9 ± 7,7%

Tabelle 105. β-Hydroxyacyl-CoA-Dehydrogenase[a] (E.C.1.1.1.35) in der menschlichen Epidermis (49)

	n	Unbefallene Haut		Befallene Haut	
		subcorneal	basal	subcorneal	basal
Normal	8	23,8 ± 2,0	35,2 ± 2,3	–	–
Psoriasis	11	33,2 ± 3,0	49,0 ± 2,8	36,5 ± 2,0	72,0 ± 5,5
Neurodermitis	7	34,2 ± 3,0	58,0 ± 3,3	22,3 ± 2,8	51,5 ± 8,0
Lichen planus	8	30,3 ± 2,2	37,3 ± 3,7	8,7 ± 1,7	19,3 ± 2,2
Pityriasis rosea	8	29,3 ± 3,3	40,8 ± 2,5	33,2 ± 3,8	37,0 ± 4,8
	8	35,2 ± 3,5[b]	36,8 ± 2,2[b]	–	–

[a] μMol Substratumsatz/g Trockengewicht und min ≙ U/g.
[b] Excisionen vom Stamm.

Tabelle 106. Glucose-6-phosphat-Dehydrogenase[a] (E.C.1.1.1.49) in der menschlichen Epidermis (49)

	n	Unbefallene Haut		Befallene Haut	
		subcorneal	basal	subcorneal	basal
Normal	6	–	12,2 ± 0,5	–	–
Psoriasis	18	10,8 ± 1,2[c]	10,5 ± 2,0	38,8 ± 3,0[c]	29,2 ± 2,3
Neurodermitis	6	12,5 ± 2,0	11,7 ± 1,8	30,8 ± 3,5	24,0 ± 5,2
Lichen planus	8	12,7 ± 0,8	11,2 ± 0,7	17,5 ± 1,2	22,0 ± 1,7
Pityriasis rosea	5	13,8 ± 0,5	11,3 ± 1,0	22,2 ± 3,5[b]	18,8 ± 3,5[b]
Pityriasis rosea	5	13,0 ± 1,2[b]	10,8 ± 1,2[b]	–	–

[a] μMol Substratumsatz/g Trockengewicht und min ≙ U/g.
[b] Excisionen vom Stamm.
[c] 12 Patienten.

Tabelle 107. Saure Phosphatase[a] (α-Naphthyl-Phosphatase) in normaler Haut (58)

	Bauch	Leiste	Brust	Kopfhaut	Mamma	Mittelwert gesamt
Epidermis						
Gesamt	33,0 ± 4,3	23,7 ± 0,5	30,5 ± 2,2	19,2 ± 1,0	31,8 ± 2,0	27,0
Obere Lagen	—	28,8 ± 3,2	—	26,7 ± 2,5	34,8 ± 2,2	30,2
Untere Lagen	—	14,5 ± 1,3	—	9,8 ± 1,7	22,3 ± 1,2	15,5
Haarfollikel						
Gesamt	16,5 ± 2,3	34,5 ± 5,3	—	—	—	—
Obere Lagen	—	2,3 ± 0,3	5,6 ± 0,8	7,2 ± 2,2	—	5,0
Untere Lagen	—	7,5 ± 1,0	16,3 ± 2,5	9,5 ± 2,0	—	11,2
Keratogene Zone	—	—	59,8 ± 0,6	17,3 ± 1,5	—	38,8
Bulbus	—	—	14,8 ± 5,6	5,8	—	10,5
Glasige Membran	—	—	2,0 ± 0,3	1,0 ± 0,2	—	1,5
M. arrector pili	—	—	4,7 ± 1,5	1,5	—	3,2
Talgdrüsen						
Gesamt	14,6 ± 2,8	15,0 ± 2,8	—	—	—	—
Zentrum	—	24,5 ± 4,7	66,5 ± 19,8	28,3 ± 2,7	—	39,8
Peripherie	—	6,5 ± 1,0	9,5 ± 1,8	3,5 ± 0,8	—	5,6
Schweißdrüsen						
Ekkrin	5,8 ± 1,2	3,5 ± 0,3	10,8 ± 0,8	3,7 ± 0,3	0,63 ± 0,03	6,3
Apokrin	—	7,7 ± 0,30	—	—	0,48 ± 0,05	7,7
Dermis						
Papillarschicht	1,08 ± 0,18	0,32 ± 0,070	—	1,67 ± 0,53		0,92
Reticularschicht	0,40 ± 0,03	0,08 ± 0,017	—	0,47 ± 0,05		0,37

[a] μMol/g Trockengewicht und min ≙ U/g.

Tabelle 108. Aktivitäten von Leucinaminopeptidase und Naphthylamidasen (U/g gefriergetrocknetes Gewebe) (30)

Substrat	Normale Haut		Psoriasis			Basaliom	
	Str. Malpighi	Str. corneum	Str. Malpighi	Str. corneum	Cutis	Tumor	Randgebiet
Alanyl-NA	4,3	1,9	9	3	5	9	19
α-Glutaminsäure-NA	0,65	0,35	1,2	0,8	0,15	1	1,6
Glycyl-NA	0,8	0,4	1,3	0,4	1,2	1	4,5
Leucyl-Na	2,4	0,9	5	3	3,3	5	9
Lysyl-NA	4,1	1,4	9	5	4	5,5	4
Alanyl-Alanyl-NA	0,75	0,4	2,5	1,4	0,9	3,2	7,8
Alanyl-MNA	3,6	1,8	5,2	0,75	4,9	6,6	15
Leucyl-MNA	2,4	1,0	4,3	1,6	2,2	4,3	9
Leucinamid	1,4	0,3	2,4	0,7	0,9	1,8	3,2
Alanyl-alanin	15	0	8,3	8	12	89	110
Alanyl-leucin	32	17	234	33	28	196	450
Leucin-alanin	35	7	217	17	3,3	210	237
Leucyl-glycyl-glycin	33	0	67	20	5		136

-NA = β-naphthylamid; -MNA = -4-methoxy-β-naphthylamid.

Tabelle 109. Saure Phosphatase[a] (α-Naphthyl-Phosphatase) in Keloiden (58)

	Epidermis
Gesamt	40,7 ± 3,3
Obere Lage (1/4)	66,0 ± 3,5
Mittlere Lage (1/2)	19,8 ± 7,3
Untere Lage (1/4)	14,5 ± 0,8
	Dermis
Papillarschicht	3,3 ± 0,5
Keloidknoten	2,7 ± 0,3

[a] µMol Substratumsatz/g Trockengewicht und min ≙ U/g.

Tabelle 110. Leucinaminopeptidase II in menschlicher Haut (mit Leucyl-β-naphthylamid als Substrat) (31)

	U/g Feuchtgewicht
Fußsohle	
Epidermis	0,6887
Cutis	0,2037
Kopfhaut	
Epidermis	0,6492
Cutis	0,2232
Bauchhaut	
Epidermis	0,7297
Cutis	0,1854

Tabelle 111. ATPase-Aktivität der Schweißdrüse (Gesamt-ATPase) (117)

	Mittelwert/ Feuchtgewicht	Mittelwert/ Protein
Gesamt-ATPase		
Sekretorischer Teil	4,148 ± 0,433	55,64 ± 5,83
Gewundener Ductus	4,165 ± 0,283	55,81 ± 3,83
Gesamte Schweißdrüse	4,382 ± 0,566	58,64 ± 7,66
Mg-ATPase		
Sekretorischer Teil	1,749 ± 0,150	23,49 ± 2,00
Gewundener Ductus	1,699 ± 0,233	22,82 ± 3,17
Gesamte Schweißdrüse	1,783 ± 0,267	23,82 ± 3,50
Na-K-ATPase		
Sekretorischer Teil	2,399 ± 0,283	32,15 ± 3,83
Gewundener Ductus	2,466 ± 0,183	32,99 ± 2,50
Gesamte Schweißdrüse	2,399 ± 0,267	34,81 ± 3,50

Aktivität in nMol freigesetztes anorganisches Phosphat/g Feuchtgewicht und min bzw. g Protein und min.

Chemische Daten der Haut

Haut, allgemein

a) Rohfraktionen: Tabelle 112–117.

Tabelle 112. Wassergehalt (25, 156)

Gesamthaut ca.	63–69 %
Hornschicht	2 %
Epidermis	10 %
Cutis, Stratum papillare	71 %
Cutis, Stratum reticulare	61 %
Subcutanes Fett	30 %

Tabelle 113. Fettgehalt (25)

Epidermis und Stratum papillare	ca. 0,3–1,5 %
Stratum reticulare	ca. 1,6–17,2 %

Tabelle 114. Gesamtstickstoff

15–16 % (gesamte Haut)

Tabelle 115. Wasser und Trockensubstanz in fettfreier kindlicher Haut (2)

Alter	*n*	Wassergehalt (%)		Fettfreie Trockensubstanz (%)	
		Min.–Max.	Durchschnitt	Min.–Max.	Durchschnitt
1–12 Monate	10	73,0–83,0	78,7	17,0–27,0	21,3
1–5 Jahre	10	59,6–79,5	71,7	20,5–41,4	28,3
6–8 Jahre	6	64,5–78,0	69,9	22,0–35,5	30,1
10–13 Jahre	4	56,5–80,0	69,7	20,0–43,5	30,3
Erwachsene	7	56,5–78,0	68,0	22,0–43,5	32,0

Tabelle 116. Stickstoffgehalt in kindlicher Haut (getrocknete und entfettete Gesamthaut) (2)

Alter	*n*	Gesamtstickstoff (%)	
		Min.-Max.	Durch-schnitt
1–2 Monate	7	11,8–14,6	13,48
1–2 Jahre	9	12,3–14,5	13,37
2–8 Jahre	5	10,8–15,3	13,71
8–12 Jahre	5	12,8–14,9	14,13

Tabelle 117. Grundfraktionen menschlicher Haut (2, 34, 82, 84, 125, 170)

	Fettfreie Haut		Fettfreie, trockene Haut					
	Wasser-gehalt (%)	Trocken-substanz (%)	Gesamt-N (%)	Kollagen-stickstoff % vom Gesamt-stickstoff	Asche (%)	Calcium (mval/kg)	Magne-sium (mval/kg)	Phos-phat (mMol/kg)
1. Lebensjahr Sternum	–	–	15,2	53,2	–	–	–	–
1. Lebensjahr Oberschenkel	–	–	15,3	51,2	–	–	–	–
50. Lebensjahr Sternum	–	–	15,7	63,0	–	–	–	–
80. Lebensjahr Oberschenkel	–	–	15,3	58,8	–	–	–	–
Neugeborene	82,8	17,2	15,39	63,4	–	58,1	27,3	184,2
3–6 Monate	67,5	35,5	16,73	70,5	–	35,0	22,7	107,1
Erwachsene	68,4	30,6	16,40	89,8	–	29,5	9,6	43,4
Erwachsene	71,8 (69–74)	28,2	16,07		–	18	15	
Erwachsene	73	27			2,17	37,0	40,7	77,5
Erwachsene	–	Epidermis + Papillar-schicht 29,9, 30,8; Reticular-schicht 32,09, 35,01						

b) Elemente: Tabelle 118–123.

Tabelle 118. Kationen (Gesamthaut) (156)

Na	118–408 mg-% (F)≙ ⌀ 93,0 mval/kg
K	ca. 80 mg-% (F)≙ 26,0 mval/kg
K	extracellulär ca. 20 mg-%
Mg	4–8 mg-% (T)
Ca	ca. 5 mg-% (F)
Ca	1,2–49 mg-% (T)
B	1,7–17,2 mg-% (T)
Al	$1{,}7 \cdot 10^{-5}$ bis $4{,}5 \cdot 10^{-5}$ mg-% (T)
Si	ca. 20–50 mg-% (T)
Mn	$2{,}4 \cdot 10^{-6}$ bis $6{,}1 \cdot 10^{-4}$ mg-% (T)
Fe	0,9–5,9 mg-% (T)
Cu	0,74–8,8 mg-% (F)
Zn	1,2–5,5 mg-% (T)
Sr	$3{,}2 \cdot 10^{-6}$ bis $4{,}5 \cdot 10^{-3}$ mg-% (T)
Ag	$1{,}7 \cdot 10^{-5}$ bis $4{,}5 \cdot 10^{-5}$ mg-% (T)

(F)= Feuchtgewicht, fettfreie Haut z.T. starke Variation durch Transpiration; (T)= Trockengewicht.

Tabelle 119. Anionen (Gesamthaut) (156)

Cl	200–300 mg-% (F)
P	3,13–6,6 mg-% (N)
S	ca. 60 mg-% (N)
	ca. 300–500 mg-% (TF)
J	ca. $3 \cdot 10^{-2}$ mg-% (T)

(F)= Feuchtgewicht, fettfreie Haut; (N)= Feuchtgewicht; (TF)= Trockengewicht, fettfreie Haut; (T)= Trockengewicht, nicht entfettete Haut.

Tabelle 120. Eisengehalt normaler kindlicher Haut (mg-%) (2)

Alter	*n*	Min.-Max.	Durchschnitt
1–13 Jahre	16	1,2–7,2	3,70 ± 0,51

Tabelle 121. Mineralgehalt der fettfreien Trockensubstanz der kindlichen Haut (2)

Alter	*n*	Asche (%)		Phosphat (mMol/kg)		Calcium (mval/kg)		Magnesium (mval/kg)	
		Min.-Max.	Durchschnitt	Min.-Max.	Durchschnitt	Min.-Max.	Durchschnitt	Min.-Max.	Durchschnitt
1–12 Mon.	5	1,45–6,16	3,62	49,0–156,4	112	29,5–68,6	54,6	24,9–71,1	39,3
1–2 J.	5	2,10–2,66	2,44	36,8–121,0	84,8	21,0–74,5	47,5	5,2–32,1	23,7
2–8 J.	8	1,54–3,72	2,21	39,3–126,9	70,0	18,4–108,5	49,2	12,6–47,8	21,4
11–13 J.	4	1,10–3,37	2,56	39,3–91,6	75,8	29,0–77,0	52,7		
Erwachsene	25	1,34–6,16	2,68						

Tabelle 122. Kupfergehalt in Epidermis und Corium normaler menschlicher Haut (2)

Alter	*n*	Epidermis (mg-%)		*n*	Corium (mg-%)	
		Min.-Max.	Durchschnitt		Min.-Max.	Durchschnitt
1–12 Monate	9	0,35–2,64	0,86	10	0,13–1,19	0,47
1–2 Jahre	8	0,13–2,43	1,09	13	1,10–1,11	0,55
2–8 Jahre	3	0,51–1,32	0,94	6	0,14–0,95	0,46
9–11 Jahre	4	0,35–0,90	0,60	5	0,12–0,79	0,46
Erwachsene	54	0,02–0,93	0,55	48	0,00–0,73	0,24
Naevi, von Kindern verschiedenen Alters	28	0,30–5,2	1,81	20	0,00–7,54	1,16

Tabelle 123. Elektrolyt- und Wasserverteilung in einigen menschlichen Geweben (67)

Gewebe	H_2O (g/kg)	Cl (mval/kg)	Na (mval/kg)	K (mval/kg)	Ca Gewebe (mval/kg)	Mg (mval/kg)	$H_2O\frac{Cl}{E}$ (g/kg Gewebe)	$H_2O\frac{Na}{E}$ (g/kg Gewebe)	H_2O_c (g/kg)	K_c (mval/kg i.c. Wasser)	Na_c (mval/kg i.c. Wasser)
Sehne	618	74,7	77,0	—	7,5	14,3	694	550	67	154	52
Sehne	668	78,6	93,3	6,1	—	—	659	642	26	—	—
Haut	682	72,8	80,0	18,4	—	—	612	536	146	113	—
Haut	708	86,7	96,5	22,5	6,0	6,1	726	680	28	—	—
Knorpel	628	62,6	154,9	19,9	—	—	526	—	102	—	—
Muskel	751	13,5	21,4	113,5	1,7	23,3	103	127	648	175	6
Muskel	725	16,0	31,6	98,0	4,2	23,6	—	—	—	—	—
Muskel	774	20,0	30,0	98,5	1,9	16,2	168	212	606	161	10
Herz	808	39,8	48,5	77,2	—	—	303	319	503	151	5
Herz	785	24,0	30,9	85,2	—	—	194	217	659	128	—
Magen-schleimhaut	798	29,5	38,6	93,5	—	—	218	265	580	160	—
Leber	729	35,0	39,5	73,2	1,7	14,6	291	274	455	161	—
Hirn	761	36,7	51,0	95,6	2,1	11,4	296	350	457	205	15

Anmerkung: Die Werte sind auf fettfreie Gewebe berechnet: $H_2O\frac{Cl}{E}$ = die aus dem Cl-Gehalt berechnete extracelluläre (e.c.) Flüssigkeit. $H_2O\frac{Na}{E}$ = die aus dem Na-Gehalt berechnete e.c. Flüssigkeit. H_2O_c = intracelluläre (i.c.) Flüssigkeit, die aus dem Gesamtwassergehalt durch Subtraktion der e.c. Flüssigkeit erhalten wurde; bei dieser Berechnung wurde je nach dem kleineren, somit wahrscheinlicheren Wert im betreffenden Gewebe entweder das $H_2O\frac{Cl}{E}$ oder das $H_2O\frac{Na}{E}$ verwendet.

c) Niedermolekulare Bestandteile: Tabelle 124—140.

Tabelle 124. Kohlenhydrate in der Epidermis (156)

Glykogen	68—84 mg-% (F)
Freie Zucker	ca. 72 mg-% (F)

(F) = Feuchtgewicht.

Tabelle 125. Glucosegehalt der Epidermis (Schnitte von 18 Probanden) (48)

	Glucosegehalt in Frischgewicht[a]	Glucosegehalt in Gewebswasser[b]	Glucosegehalt in mg/100 ml Gewebswasser
Bereich	0,5—2,2	0,75—3,3[c]	13,5—59,4[c]
Mittelwert	1,2	1,8 ± 0,65	32,4 ± 11,7

[a] µMol/g.
[b] µMol/ml.
[c] Wassergehalt der Epidermis = 2/3 des Frischgewichts.

Tabelle 126. Glucosegehalt[a] der normalen und psoriatischen Haut (µg/g) (65)

µg Glucose/g feuchte Haut

Normale Haut	Psoriatiker	
	unbefallene Haut	psoriatische Haut
390 ± 55	401 ± 143	224 ± 125

[a] Hexokinase: Glucose-6-phosphat-Dehydrogenase-Methode

Tabelle 127. Hexosen, Hexosamine und Aldehyde in menschlicher Cutis (40)

	Im Kollagen (%)	In cutaner Gelatine (mg/g Trockengewicht)
Hexosen	0,5	5,62 ± 0,35
Hexosamine	0,06	0,56 ± 0,08
Aldehyde		
(hydrolysiert)		0,15 ± 0,008
(nicht hydrolysiert)		0,12 ± 0,013

Tabelle 128. Die Aminosäurezusammensetzung (HCl-Hydrolyse) gesunder Haut (83)

	Gesamthaut		Stratum corneum		Epidermis		Corium	
	mg/g Eiweiß	mg/g N	mg/g Eiweiß	mg/g N	mg/g Eiweiß	mg/g N	mg/g Eiweiß	mg/g N
Asparaginsäure	52	5,5	47	4,9	55	5,8	49	5,1
Glutaminsäure	133	12,6	132	12,5	141	14,3	128	12,1
Lysin	69	13,1	79	15,0	58	11,0	73	13,9
Arginin	33	10,9	43	14,2	36	11,8	27	8,9
Histidin	18	4,9	29	7,8	24	6,5	13	3,5
Tyrosin	16	1,2	37	2,8	34	2,6	14	10,8
Tryptophan	12	1,6	25	3,4	22	3,0	10	1,4
Phenylalanin	70	6,0	71	6,1	50	4,3	66	5,6
Oxiprolin	63	6,9	—	—	45	4,9	71	7,7
Prolin	79	9,5	666	7,9	49	5,9	87	10,4
Cystin	25	3,0	91	11,0	48	5,8	20	2,4
Methionin	18	1,7	20	1,8	19	1,8	18	1,7
Leucin	88	9,6	102	11,1	90	9,8	93	10,1
Isoleucin	29	3,2	21	2,3	37	4,0	31	3,4
Valin	63	7,6	67	8,0	66	7,9	68	8,2
Glycin	81	16,0	37	7,0	78	14,8	99	18,8
Alanin	71	11,4	69	11,0	65	9,8	66	10,6
Serin	86	11,2	83	10,8	97	12,6	88	11,4
Threonin	56	6,2	60	6,7	53	5,8	42	4,6

N = Stickstoff.

Tabelle 129. Konzentration und Mol.-% freier Aminosäuren in Meerschweinchenepidermis (158)

Aminosäuren	µMol/g Feuchtgewicht	µMol/100 µMol Gesamt-Aminosäuren
Serin	76,8 ± 30,0	25,09 ± 2,30
Glycin	48,3 ± 17,7	15,59 ± 1,29
Citrullin	28,2 ± 10,6	9,44 ± 1,21
Alanin	33,6 ± 14,7	10,88 ± 1,26
Prolin	34,8 ± 15,8	10,93 ± 1,23
Ornithin	19,5 ± 6,8	6,42 ± 1,19
Arginin	17,6 ± 8,7	5,85 ± 1,21
Glutaminsäure	12,0 ± 4,8	3,97 ± 1,19
Histidin	6,5 ± 2,5	2,23 ± 0,38
Valin	4,5 ± 2,0	1,43 ± 0,11
Lysin	4,7 ± 1,6	1,53 ± 0,29
Asparaginsäure	3,9 ± 2,3	1,19 ± 0,38
Leucin	3,3 ± 1,5	1,03 ± 0,15
Threonin	2,7 ± 1,1	0,84 ± 0,13
Tyrosin	1,6 ± 0,7	0,50 ± 0,10
Phenylalanin	1,9 ± 0,9	0,57 ± 0,11
Taurin	2,6 ± 0,4	0,83 ± 0,39
Isoleucin	1,6 ± 0,8	0,51 ± 0,08
Methionin	1,2 ± 0,6	0,37 ± 0,18
Gesamt-Aminosäuren	305 ± 110	99,20

Tabelle 130. Vergleich des Gehaltes von freien Aminosäuren, Harnstoff und Ammoniak in der Epidermis von keimfrei und normal aufgezogenen Meerschweinchen (158)

Aminosäuren	µMol/g		Mol.-%	
	Feuchtgewicht		Feuchtgewicht	
	keimfrei	normal	keimfrei	normal
Serin	20,5	76,8	19,30	25,09
Glycin	17,9	48,3	16,70	15,59
Citrullin	6,2	28,2	5,82	9,44
Alanin	11,7	33,6	11,00	10,88
Prolin	9,8	34,8	9,27	10,93
Ornithin	10,0	19,5	9,32	6,42
Arginin	1,6	17,6	1,54	5,85
Glutaminsäure	6,9	12,0	6,48	3,97
Histidin	1,9	6,5	1,80	2,23
Valin	2,1	4,5	1,95	1,43
Lysin	2,1	4,7	2,02	1,53
Asparaginsäure	1,6	3,9	1,50	1,19
Leucin	2,0	3,3	1,87	1,03
Threonin	1,6	2,7	1,55	0,84
Tyrosin	0,7	1,6	0,66	0,50
Phenylalanin	0,8	1,9	0,79	0,57
Taurin	5,7	2,6	5,31	0,83
Isoleucin	1,3	1,6	1,12	0,51
Methionin	0,8	1,2	0,75	0,37
Gesamt	105,2	305	98,75	99,20
Harnstoff	20,5	37,7		
NH_4^+	24,8	57,2		

Tabelle 131. Thio-Verbindungen (156)

Gesamtschwefel ca. 360 mg-% (Epidermis)
Freie SH-Gruppen ca. 46 mg-% (Epidermis)
Glutathion 10—50 mg-% (Gesamthaut)

Tabelle 132. Sulfhydryl-(-SH)- und Disulfid-Schwefel-(-S-S-) in Epidermis und Hautanhangsgebilden sowie bei Dermatosen (auf 100 g Trockengewicht berechnet) (90, 91)

	Sofort-SH (μMol)	Denaturiert[a] SH (μMol)	% S als -S-S-
Epidermis			
(Kaukasier-Autopsiehaut) *47—88 Jahre* *♀ und ♂*			
Mittelwert von Abdomen, Arm, Rücken und Brust	352	584	0,5
Mittelwert von Handfläche und Fußsohle	267	497	0,22
Mittelwert von Brust und Adbomen Alter:			
3—5 Wochen	656	851	0,31
2 Jahre	585	728	0,34
3 Jahre	450	665	0,48
47—88 Jahre	355	593	0,53
(Neger-Autopsiehaut) *58—78 Jahre* *♀ und ♂*			
Mittelwert von Abdomen, Arm, Rücken, Brust, Schenkel	283	504	0,49
Dermatosen			
Senile Keratose bei Weißen	703	923	0,38
Seborrhoische Keratose bei Weißen	728	1223	0,3
Ichthyosis bei Farbigen	349	560	0,38
Psoriasis bei Farbigen	726	964	0,5
Exfoliative Dermatitis	1195	1550	0,38

[a] Nach Behandlung mit Harnstoff.

Tabelle 133. Histamingehalt der Haut (μg/g Feuchtgewicht) (fluorometrische Bestimmung mit o-Phthaldialdehyd) (63)

Diagnose	*n*	Erkrankte Haut	Klinisch normale Haut
Normale Haut	15	—	3,9 ± 0,4
Endogenes Ekzem	12	10,6 ± 16	10,8 ± 1,7
Ekzem	16	5,4 ± 0,9	5,1 ± 0,9
Pos. allerg. Epicutantest	6	9,3	4,9
Pos. Lichttest	2	7,3	2,4
Lichen planus	6	3,7	3,0
Pityriasis rosea	3	2,1	2,9
Pruritus	8	7,6 ± 1,2	—
Psoriasis	15	5,9 ± 0,8	4,8 ± 0,5
Purpura	3	4,2	3,2
Rezidivierende Urticaria	18	7,1 ± 2,1	6,4 ± 1,7
Urticaria pigmentosa	3	70	4,9
Pigment-Naevi	5	3,3	—
Senile Keratosen	3	7,0	2,9
Warzen	5	4,0	—
Basaliome	4	8,0	3,9
Sarkom Kaposi	2	12,7	3,6
Leukämisches Infiltrat	2	2,4	2,5

Tabelle 134. Gluthation in der Epidermis (männliche Rückenhaut) in nMol/g Frischgewicht (47)

Reduziert	Oxidiert
1,77	0,091

Tabelle 135. Histamingehalt der Haut (126)

Epidermis (μg/g)[a]	Dermis (μg/g)[a]	Gesamthaut (μg/g)[a]
5,2 ± 1,4	25,8 ± 12,0	18,2 ± 4,9

[a] Bezogen auf getrocknetes und entfettetes Gewebe.

Tabelle 136. Catecholamine in der Epidermis, Cutis und Gesamthaut (Mittelwert von 10 Patienten, Bauch- und Beinhaut) (8)

Adrenalin (μg/g Gewebe)

Epidermis	Cutis	Gesamthaut
0,242	0,095	0,141

Noradrenalin (μg/g Gewebe)

Epidermis	Cutis	Gesamthaut
0,886	0,354	0,580

Tabelle 137. Niedermolekulare basische Amine (in μg/g Frischgewicht) in den verschiedenen Hautschichten (154)

	Methylamin	Äthanolamin	Spermin, Spermidin	Histamin	Serotonin	Dopamin	Noradrenalin	Adrenalin	Piperidin
Sammelschabsel	0,12	1,8	0,01	0,35	0,24	3,4	0,04	0,81	0,05
Psoriasis-Schuppen	0,12	1,8	0,18	0,035	2,4	3,4	0,44	0,11	0,5
Gesamte Haut	0,22	15,3	1,3	0,3	6,1	6,0	7,8	80,9	40,7
Epidermis	0,12	11,2	0,85	0,26	5,6	3,4	4,4	60,7	20,3
Corium	0,28	15,7	1,1	0,3	8,6	7,7	10,1	80,9	36,3
Schweiß	0,028	1,8	0,18	0,035	0,86	0,77	0,44	3,8	1,3

Tabelle 138a. Biogene Amine in der Haut (dünnschichtchromatographische Bestimmung, Mittelwerte) (154)

	Methylamin	Dimethylamin	Äthylamin	Isoamylamin	Colamin	Piperidin	Histamin	Spermin	Spermidin
Menschliche Haut (Mittelwerte)									
Gesamte Haut (Mol/g)	$7 \cdot 10^{-9}$	$3,4 \cdot 10^{-8}$	$2,8 \cdot 10^{-8}$	$3,4 \cdot 10^{-9}$	$1,0 \cdot 10^{-7}$	$7 \cdot 10^{-8}$	$7 \cdot 10^{-8}$	$4 \cdot 10^{-7}$	$2,8 \cdot 10^{-7}$
Epidermis (Mol/g)	$4 \cdot 10^{-9}$	$2,5 \cdot 10^{-7}$	$1,9 \cdot 10^{-8}$	$3,0 \cdot 10^{-9}$	$9,1 \cdot 10^{-8}$	$4 \cdot 10^{-8}$	$4 \cdot 10^{-8}$	$3,0 \cdot 10^{-7}$	$1,4 \cdot 10^{-7}$
Corium (Mol/g)	$9,1 \cdot 10^{-10}$	$3,5 \cdot 10^{-7}$	$2,5 \cdot 10^{-8}$	$3,5 \cdot 10^{-9}$	$1,4 \cdot 10^{-7}$	$9,1 \cdot 10^{-8}$	$9,1 \cdot 10^{-8}$	$4 \cdot 10^{-7}$	$2,5 \cdot 10^{-7}$
Tierische Haut (Mittelwerte)									
Ratte (Mol/g)	$9,1 \cdot 10^{-9}$	$4 \cdot 10^{-9}$	$3 \cdot 10^{-8}$	$4 \cdot 10^{-9}$	$1,4 \cdot 10^{-7}$	$4 \cdot 10^{-8}$	$9,1 \cdot 10^{-8}$	$4 \cdot 10^{-7}$	$3,5 \cdot 10^{-7}$
Maus (Mol/g)	$4 \cdot 10^{-9}$	$3,4 \cdot 10^{-7}$	$3,4 \cdot 10^{-8}$	$2,8 \cdot 10^{-9}$	$1,0 \cdot 10^{-7}$	$1,0 \cdot 10^{-7}$		$3,4 \cdot 10^{-7}$	$2,8 \cdot 10^{-7}$
Meerschweinchen (Mol/g)	$4 \cdot 10^{-9}$	$3,1 \cdot 10^{-7}$	$2,2 \cdot 10^{-8}$	$3,1 \cdot 10^{-9}$	$1,3 \cdot 10^{-7}$	$4 \cdot 10^{-8}$	$4 \cdot 10^{-8}$	$4 \cdot 10^{-7}$	$3,1 \cdot 10^{-7}$
Hauttumoren (Mittelwerte)									
Basaliom (Mol/g)	$1,3 \cdot 10^{-8}$	$3,1 \cdot 10^{-7}$	$2,2 \cdot 10^{-8}$	$4 \cdot 10^{-9}$	$1,3 \cdot 10^{-7}$	$4 \cdot 10^{-8}$	$1,3 \cdot 10^{-7}$	$3,1 \cdot 10^{-7}$	$2,2 \cdot 10^{-7}$
Spinaliom (Mol/g)	$1 \cdot 10^{-8}$	$4 \cdot 10^{-7}$	$2,8 \cdot 10^{-8}$	$3,4 \cdot 10^{-9}$	$1 \cdot 10^{-7}$	$1 \cdot 10^{-7}$	$1 \cdot 10^{-7}$	$4 \cdot 10^{-7}$	$3,4 \cdot 10^{-7}$
Verruca seborrhoica (Mol/g)	$4 \cdot 10^{-9}$	$3,3 \cdot 10^{-7}$	$2,6 \cdot 10^{-8}$	$4 \cdot 10^{-9}$	$1,1 \cdot 10^{-7}$	$4 \cdot 10^{-8}$	$4 \cdot 10^{-8}$	$3,3 \cdot 10^{-7}$	$2,6 \cdot 10^{-7}$
Naevus naevocellularis (Mol/g)	$1,1 \cdot 10^{-8}$	$4 \cdot 10^{-7}$	$3,3 \cdot 10^{-8}$	$4 \cdot 10^{-9}$	$1,1 \cdot 10^{-7}$	$4 \cdot 10^{-8}$	$1,1 \cdot 10^{-7}$	$4 \cdot 10^{-7}$	$3,3 \cdot 10^{-7}$
Melanom (Mol/g)	$4 \cdot 10^{-9}$	$3,3 \cdot 10^{-7}$	$3,3 \cdot 10^{-7}$	$2,6 \cdot 10^{-9}$	$1,1 \cdot 10^{-7}$	$4 \cdot 10^{-8}$	$4 \cdot 10^{-8}$	$3,3 \cdot 10^{-7}$	$2,6 \cdot 10^{-7}$

Tabelle 138 b. Catecholamine und 2-Phenyläthylamin in μg/g Frischgewicht menschlicher Haut oder deren Tumoren. Dünnschichtchromatographische Analyse nach Seiler. Spektrofluorimetrische Untersuchungsergebnisse. Eichkurve der Referenzsubstanzen (aus Stüttgen u. Mitarb., 1968)

Untersuchtes Material	Anaesthesie[a]	Dopamin	Noradrenalin	Adrenalin	2-Phenyläthylamin
1. Bauchhaut	V	17	0,1	0,01	–
2. Unterschenkelhaut	V	15	0,3	0,01	–
		30	0,1	0,01	–
3. Mamma	V	15	0,2	0,01	–
4. Vorhaut					
Neger A	L	0,1	0,01	0,01	10,0
Neger B	L	0,1	0,01	0,01	
5. Neurodermitis					
Vollhaut	L	2	0,1	0,01	–
Epidermis	L	0,1	0,01	0,019	–
Corium (Epidermis abgeschert)	L	2	0,1	0,01	12,0
6. Melanom	L	2,3	10	0,06	12,0
	L	5,5	11	0,1	–
7. Basaliom A	L	15	0,1	0,01	–
8. Basaliom B	L	4	0,1	0,01	10,0
9. Hämangiom (kavernös)	L	1	0,01	0,01	–
	L	0,1	0,01	0,001	–

[a] Narkoseart: V = Vollnarkose; L = Leitungsanaesthesie.

Tabelle 139. Phospholipid-Gehalt der Epidermis (von der Cutis durch Verstrecken getrennt) nach Cantharidinbehandlung (6)

Phospholipid	% des Gesamt-Phosphors	
	nach Cantharidinbehandlung	Kontrolle
Lecithin	29,3	30,0
Lysolecithin	7,4	9,0
Phosphatidyläthanolamin	11,5	10,9
Phosphatidylserin	12,2	12,7
Phosphatidylinosit	16,3	14,4
Sphingomyelin	10,0	8,9
Phosphatidsäure	13,1	13,6
Gesamt	99,8	99,5

Tabelle 140. Phospholipid-Fraktionen der menschlichen Epidermis (ohne subcutanes und Oberflächenfett) in Prozent des Total-Lipid-Phosphors (15)

Alkali-labile Phospholipide:	
Phosphatidyl-inosit	12,9
Phosphatidyl-serin	12,23
Phosphatidyl-äthanolamin	10,6
Phosphatidyl-cholin (einschließlich Lysolecithin)	33,76
Alkalistabile, säurelabile Phospholipide:	
Cholin-plasmalogen	3,83
Nicht identifizierte	10,97
Alkali- und säurestabile Phospholipide:	
Sphingomyelin	10,75
Nicht identifizierte	4,96

d) Höhermolekulare Bestandteile: Tabelle 141–149.

Tabelle 141. Mucopolysaccharidgehalt in normaler Haut und in prätibialem Myxödem (83)

	% Wasser	% Asche	μg/g Feuchtgewicht	
			Hyaluronsäure	Chondroitinsulfat
Normale Haut	61,0	0,74	245 ± 57	262 ± 47
Myxödem	74,8	0,45	636	487

Tabelle 142. Hyaluronsäure und Dermatansulfat in der Cutis (52)

	n	μg/g Frischgewicht	
		Hyaluronsäure	Dermatansulfat
Normal	9	259 ± 35	172 ± 41
Lupus erythematodes (discoides)	2	107	198
Sklerodermie	7	125 ± 42	124 ± 31
Psoriasis	7	314 ± 65	198 ± 50
Endogenes Ekzem	4	316 ± 83	190 ± 58
Morbus Darier	2	333	181

Tabelle 143. Cutane Mucopolysaccharide, Kollagen und Elastin in Abhängigkeit von Alter und chronischen Lichtschäden in Prozent (124)

	Frühgeburten	Säuglinge	Kinder	Jugendliche	Erwachsene	Aktinogene Elastose
Hyaluronsäure	6,0	5,0	3,8	0,61	0,9	3,2
Chondroitinsulfat	4,7	4,2	1,0	0,96	1,3	1,6
Gesamt SMPS[a]	10,9	9,5	4,9	1,8	2,4	5,2
Kollagen neutrallöslich[b]	4,89				1,07	1,09
Kollagen säurelöslich[c]	6,03				1,97	0,44
Kollagen alkalilöslich[d]	2,15				0,84	0,91
Kollagen unlöslich[e]	35,64				31,11	65,24
Kollagen gesamt	48,71				34,99	67,28
Elastin	0,28				1,51	2,64

[a] SMPS = saure Mucopolysaccharide. — [b] In 1 n NaCl. — [c] In 0,5 n Essigsäure. — [d] In kalter Kalilauge. — [e] In heißer Kalilauge.

Tabelle 144. Kollagengehalt in kindlicher Haut (2) (getrocknete und entfettete Gesamthaut)

Alter	*n*	(% Kollagen) Min.-Max.	Durchschnitt
1—2 Monate	7	19,4—50,7	38,7
1—2 Jahre	9	37,5—67,1	54,2
2—8 Jahre	5	54,8—72,4	65,25
8—13 Jahre	5	44,0—70,0	54,25

Tabelle 145. Glucosaminoglykane in normaler und psoriatischer Haut (39)

	Uronsäure (μmol/g trockene Cutis)	Hyaluronsäure (prozentuale Verteilung)	Dermatansulfat
Normale Haut	2,73 ± 0,71	36 ± 3,8 %	64 ± 3,8 %
Psoriatische Haut	6,02 ± 1,65	61 ± 7,5 %	39 ± 7,5 %

Tabelle 146. Analyse von rohem Mucopolysaccharid aus drei Hautproben eines Rhesus-Affen in Prozent (9)

	Uronsäure	Galaktosamin	Glucosamin	Rest-Aminosäuren
Genitalhaut	24,2	10,1	10,9	7,1
Bauchhaut	25,8	10,7	9,9	7,1
Rückenhaut	23,8	9,3	8,5	5,3

Tabelle 147. Aminosäurezusammensetzung des α-fibrösen Proteins menschlicher Epidermis (in Prozent Gesamt-Aminosäuren) (5)

	Gesamt-Epidermis	Stratum corneum, exfoliative Dermatitis	Stratum corneum, Psoriasis	Protein nach Hydrolyse mit Trypsin
Asparaginsäure	9,2	9,6	10,1	8,5
Threonin	4,0	5,0	5,6	4,2
Serin	9,1	9,2	7,4	13,1
Glutaminsäure	13,0	13,1	16,3	12,7
Prolin	2,7	1,9	3,0	4,4
Glycin	18,5	17,8	11,9	18,4
Alanin	5,1	6,4	7,3	5,5
Valin	4,9	3,8	5,9	3,6
Methionin	1,2	1,3	0,5	1,5
Isoleucin	4,9	3,9	4,7	2,6
Leucin	9,8	9,7	9,6	7,5
Tyrosin	2,3	3,5	2,1	2,6
Phenylalanin	4,3	3,3	3,5	3,4
Lysin	5,5	4,3	5,9	6,7
Histidin	1,0	1,0	1,6	1,9
Arginin	4,5	6,2	4,6	3,4
1/2 Cystin[a]	$2,75 \cdot 10^{-2}$	$2,7 \cdot 10^{-2}$		$3,4 \cdot 10^{-4}$

[a] In Mol/100 g.

Tabelle 148. Glucosamin- und Kollagengehalt in heilenden Wunden (Rattenbauchhaut) (34)

	Glucosamin (mg/g Trocken-gewicht)	% Kollagen (Hydroxyprolin · 7,46/100 g Trockengewicht)
Normale Haut	4,50	71,9
Wunde nach 3 Tagen	9,56	8,8
Wunde nach 6 Tagen	7,90	9,9
Wunde nach 9 Tagen	5,05	22,3
Wunde nach 12 Tagen	4,75	31,3
Wunde nach 15 Tagen	4,66	(nicht bestimmt)

Tabelle 149. DNS- und RNS-Gehalt und Zusammensetzung (Meerschweinchenepidermis) (32)

DNS: 1,8 mg/g Feuchtgewicht Epidermis ohne Stratum corneum ≙ 900 ± 200 μg/135 cm^2 Bauchhaut

RNS: 1600 ± 350 μg/135 cm^2 Bauchhaut

Zusammensetzung der RNS in Mol-%
19% Guanin
10,5% Cytosin
29% Adenin
28,5% Thymin

Literatur zu den Tabellen 99 und 100, Enzyme der Haut (s. S. 113ff.)

1. Halprin, K. M., Ohkawara, A., Fukui, K.: Arch. Derm. **98**, 80 (1968).
2. Rassner, G.: Arch. klin. exp. Derm. **226**, 111 (1966).
3. Salfeld, K.: Arch. klin. exp. Derm. **225**, 82 (1966).
4. Salfeld, K.: Arch. klin. exp. Derm. **234**, 213 (1969).
5. Halprin, K. M., Ohkawara, A., Fukui, K.: Arch. Derm. **98**, 80 (1968).
6. Ganzer, U., Weber, G.: Arch. klin. exp. Derm. **229**, 300 (1967).
7. Rassner, G.: Arch. klin. exp. Derm. **239**, 6 (1970).
8. Adachi, K., Lewis, C., Hershey, F. B.: J. invest. Derm. **49**, 240 (1967).
9. Fukui, K., Halprin, K. M.: J. invest. Derm. **55**, 179 (1970).
10. Hammar, H.: Acta derm.-venereol. (Stockh.) **51**, 93 (1971).
11. Öckermann, P. A.: Acta derm.-venereol. (Stockh.) **49**, 139 (1967).
12. Im, M. J. C., Hoopes, J. E.: J. invest. Derm. **57**, 184 (1971).
13. Wohlraab, P., Peker, I., Marculescu, I.: Arch. klin. exp. Derm. **233**, 206 (1968).
14. Grigani, F., Martelli, M. F., Tonato, M., Finzi, A. F.: Arch. Derm. **96**, 577 (1967).
15. Rassner, G.: Arch. klin. exp. Derm. **228**, 259 (1967).
16. Zaruba, F., Karasek, M. A., Farber, E.: Brit. J. Derm. **81**, 356 (1969).
17. Müller, W. E. G., Zahn, R. K., Brehm, G., Korting, G. W.: Arch. Derm. Forsch. **240**, 334 (1971).
18. Decker, R. H., Dicken, C. H.: J. invest. Derm. **48**, 128 (1967).
19. Stüttgen, G., Gilgi, I., Harth, P.: Arch. klin. exp. Derm. **235**, 9 (1969).
20. Licha, V., Ksr, K., Zaruba, F., Uher, J.: Acta derm.-venereol. (Stockh.) **50**, 179 (1970).
21. Sondergaard, J., Glick, D.: J. invest. Derm. **56**, 231 (1971).
22. Halprin, K. M., Ohkawara, A.: Arch. Derm. **94**, 355 (1966).
23. Zaruba, F., Uher, J., Licha, K., Ksr, V., Heringova, A.: Acta derm.-venereol. (Stockh.) **50**, 181 (1970).

Strahlung und Haut

Im Zusammenhang mit der Absorption energiereicher Strahlungen interessieren besonders das sichtbare und ultraviolette Licht sowie die Röntgenstrahlung. Infrarot sowie längerwellige Strahlungen wirken aufgrund ihres niedrigen Energieinhaltes vornehmlich calorisch auf die Haut.

Vor allem ist eine Strahlung interessant, deren Energie ionisierende Prozesse auslösen kann. Diese Grenze liegt etwa bei 300 nm, also im ultravioletten Bereich, sie ist jedoch nicht genau bestimmbar, da labile Moleküle in der Haut auch schon durch längerwelliges Licht angeregt werden können. Ins einzelne gehende Überlegungen zur Photobiologie und Photochemie wurden besonders von Ippen, Wiskemann, Epstein und Jung angestellt.

Eine der wichtigsten Voraussetzungen für das Wirksamwerden von Licht in der Haut ist seine Eindringtiefe. Diese ist abhängig von der Wellenlänge des auffallenden Lichtes. Unterhalb 200 nm, also im sehr kurzwelligen Bereich, dringt das ultraviolette Licht kaum noch in die Epidermis ein, sondern wird fast quantitativ von der Hornschicht absorbiert. Bei steigender Wellenlänge steigt auch die Eindringtiefe bzw. der Prozentsatz des in die Cutis gelangenden Lichtes ständig an, um bei 750 nm ein Maximum zu erreichen.

UV-A = 320 – 380 nm
UV-B = 280 – 320 nm
UV-C = 100 – 280 nm

Tabelle 150. Wellenlänge und Quantenenergie der verschiedenen elektromagnetischen Wellenbereiche. (Ippen, 1965)

	Wellenlänge (Meter)				Energie (Elektronenvolt)	
		10^{-15}				
			Kosmische Strahlung γ-Strahlen			
				10^{5}	1 MeV	
	1 Å 1 mμ	10^{-10}	Röntgenstrahlen		1 keV	Luft- ionisation
			Grenzstrahlen		34 eV	↑
Sichtbares			Ultraviolett-			
//////////////////////	1 μ	//////////////	Licht //////////////////////////////////	10^{0}	1 eV	
Licht						
		10^{-5}	Infrarotlicht			
	1 mm					
			Mikrowellen Dezimeterwellen (Radar)			
|				10^{-5}	↑	↑
Wellenlänge ↓		10^{0}			Quanten- energie |	Frequenz |
			Rundfunkwellen: UKW Kurzwellen Mittelwellen Langwellen			
	1 km					
				10^{-10}		
			Drahtlose Telegraphie			
		10^{5}				

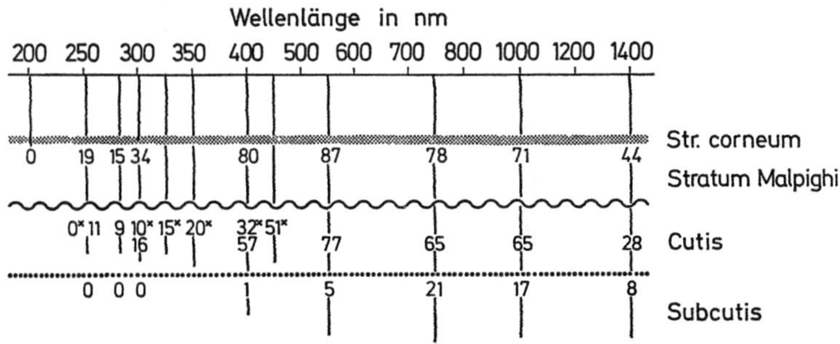

Abb. 29. Durchlässigkeit der Haut für Licht verschiedener Wellenlängen nach Angaben von Bachem (1931) und Kirby-Smith *et al.* (1942) (Werte mit *x* bezeichnet). Die Zahlen geben an, wieviel Prozent des auf die Hautoberfläche einwirkenden Lichtes der angegebenen Wellenlänge die jeweiligen Hautschichten passieren. (Ippen, H., 1965)

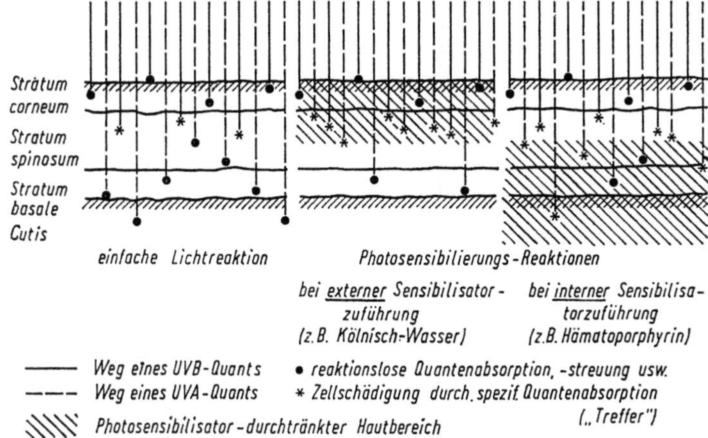

Abb. 30. Mechanismus der Photosensibilisierung von außen und innen (nach Ippen). [Aus: Tronnier, H.: Haut- und Geschlechtskrankheiten **46**, 581 (1971)]

Jedoch bleibt die kurzwellige Strahlung in der Epidermis und Cutis auch bei hoher Absorption in der Hornschicht wirksam, da sie wegen ihres hohen Energiegehaltes entsprechend der Quantenphysik selbst bei einer Dosis von 1‰ des eingestrahlten Lichtes noch als photochemisch hochaktiv anzusehen ist.

Gemäß diesen Überlegungen muß die Wirkung von Licht auf die Haut zunächst in zwei Teilaspekte aufgegliedert werden:

1. Die *reine Wärmewirkung* der *infraroten* und *ultravioletten* Strahlung sowie des *sichtbaren* Lichtes.

2. Die *photochemische* Wirkung des *kurzwelligen sichtbaren* und des *ultravioletten Lichtes.*

Tabelle 151. Lichtabsorption (160)

Maximal ca. 60% bei 1000 nm (Infrarot) (Abhängig von der Wellenlänge, 0,4 mm dicke Schicht einschließlich Epidermis, es sind jeweils die maximalen Werte mit der zugehörigen Wellenlänge angegeben.)
Ungebräunte Haut: maximal ca. 20% bei 350 nm (UV)
Gebräunte Haut: maximal ca. 8% bei 350 nm (UV)

Tabelle 152. Lichtreflexion (160)

Maximal ca. 60% bei 800 nm (sichtbares Licht)
Maximal ca. 30% bei 350 nm (UV)

Tabelle 153. Eigenschaften einiger Lichtquellen. (Nach Angaben von Kimmig und Wiskemann, A., 1959, und ABC der Optik)

Lichtquelle	Spektrum	Emissionsbereich	Maximum (nm)
Sonne	Kontinuum	Etwa 300—3000 nm	500
Glühlampe	Kontinuum	Untere Grenze 350—450 nm	1500
„Heizsonne"	Kontinuum	Untere Grenze je nach Temperatur 500—700 nm	2000—3000
Kohlebogenlampe	Gemischt	Untere Grenze hängt von Zusätzen ab (bei Reinkohle etwa 360 nm)	700
Leuchtstoffröhre	Gemischt	Abgesehen von schwachen Quecksilberlinien untere Grenze 380—500 nm	600
Xenonhochdrucklampe, gefiltert (OSRAM XBF 6000)	Kontinuum	Sonnenähnlich, jedoch mehr kurzwelliges Infrarot, untere Grenze ca. 280 nm	1000
Quecksilberhochdrucklampe („Höhensonne", hot quartz lamp, Kromayer-Lampe u. ä.)	Überwiegend Linien	Stärkste Linien 313, 365, 436, 546 und 577 nm, aber auch noch im Ultraviolett B und C	365
Kombinierte Temperatur-Entladungs-Strahler mit Filter (Ultravitalux, Ultraphil u. ä.)	Linien; ab ca. 500 nm auch Kontinuum	Quecksilberlinien oberhalb 280 nm mit verstärkter Emission im langwelligen sichtbaren Licht und Infrarot	365

Die Wärmewirkung längerwelligen Lichtes sowie die von Mikrowellen wird therapeutisch ausgenutzt und kann erst bei erheblicher Überdosierung zu Schäden führen.

Dagegen liegen beim kurzwelligen Licht gewünschter Effekt und mögliche Schädigung dicht beieinander. Das Grundprinzip für beide Wirkungen ist die photochemische Anregung, unter Umständen auch die Spaltung einer Reihe von Molekülen im Gesamtgefüge der Haut. Wegen der Vielzahl der anregbaren und photolabilen Substanzen gelingt es aber selbst bei enger Begrenzung der eingestrahlten Wellenlänge nicht, bestimmte Prozesse selektiv auszulösen.

Die quantitativ dominierende Rolle spielt die Spaltung von Wasser durch kurzwelliges Licht in · OH-Radikale, die zu Wasserstoffsuperoxid rekombinieren. Diese *Primärreaktion* löst, da H_2O_2 Oxidations- sowie auch *Reduktionsprozesse* einleitet, eine Vielzahl von lichtunabhängigen Sekundärreaktionen, sog. Dunkelreaktionen, aus. Dieses Beispiel gilt generell für jede photochemisch wirksame Strahlung, indem nur in den seltensten Fällen die direkte Einwirkung von Lichtquanten auf ein Molekül gleichzeitig das Ende der Lichtwirkung darstellt. In diesem Sinne ist z. B. auch zu verstehen, daß unter Lichteinwirkung zunächst der Sulfhydryl-(Thiol-)Gehalt in der Epidermis zunimmt, um nach längerer Bestrahlung im Vergleich zum Disulfidgehalt abzunehmen.

Klinische Auswirkung der Lichtexposition

Die verschiedenen Ultraviolett-Erytheme können von der Adsorption in jeweils differenten Hautschichten abgeleitet werden. Unter der UV-Bestrahlung entwickeln sich bestimmte Mediatoren, die sich nach den Diffusionsgesetzen in der Haut ausbreiten und nun zur Gefäßerweiterung und zu begleitenden Hautirritationen führen (Van der Leun, 1966).

Kurzwelliges Licht, also UV-Licht zwischen 250—360 nm ist im Hinblick auf die zu erwartenden Hautreaktionen besonders wirksam. Längerwellige Strahlung, wie z.B. das kurzwellige Infrarot, wird in Wärme umgewandelt und führt zu einer Vasodilatation. Vieles spricht dafür, daß es nach Lichtexposition zu einer photochemischen Umsetzung innerhalb der Hautschichten kommt, die von der Entwicklung von Mediatoren begleitet ist, die in der Haut und auch im Organismus wirksam werden. In Abhängigkeit von der Wellenlänge des Lichts und unter Berücksichtigung der verschiedenartigen Lichtquellen liegen Hinweise vor, daß eine Entwicklung von Mediatoren dieser Art bereits in der Hornschicht vonstatten geht (Tronnier). Der Verlauf der verschiedenen Erythemmaxima spricht dafür, daß diese Mediatoren in den Schichten, wo sie effektiv werden, also an den Gefäßen, nicht schnell abtransportiert werden. In Abhängigkeit von dem Gesetz nach Bunsen-Roscoe wird mit steigender Lichtdosis die erreichte Veränderung an der Haut verstärkt. Damit werden entsprechende sekundäre Veränderungen auch in den tieferen Hautschichten erreicht. Erfassung der Erythemschwelle und des Verlaufs der Erythemmaxima in Abhängigkeit von der Zeit sind biologische Indikatoren für die Dosis und hängen von der Art der Strahlung ab.

Es ist das Verdienst von Miescher, die besondere Reaktivität der Haut nach einer Strahlenbelastung klinisch und histologisch dargestellt zu haben. Nach einer akuten Lichtschädigung überwiegt die regenerative Phase, die von der Entwicklung einer Acanthose und einer merklichen Verdickung der Hornschicht begleitet ist. Diese reaktive *Lichtschwiele* stellt einen natürlichen Lichtschutz dar, der darauf beruht, daß durch die Verdickung der Hornschicht eine erhöhte Strahlenadsorption erreicht wird.

Bei einer Lichtirritation der Haut kommt es zu einer Entleerung von cellulären Depots biogener Amine im Corium, besonders der Mastzellen. Bei einer erneuten Licht- (oder unspezifischen) Reizung der Haut läßt sich dann eine Tachyphylaxie, also eine verringerte Reaktionsstärke erkennen, da es nach einer Degranulierung der Mastzellen zu einer Erschöpfung der Histamindepots gekommen ist. Derartige histaminliberierende Eigenschaften des Lichtes kommen allerdings erst bei intensiver Bestrahlung (Kromayer-Kontakt-Bestrahlung) zur Wirkung.

Die dem UV-B zugeschriebene *indirekte Pigmentierung* ist zweifelsohne eine Folge zelltoxischer Einwirkungen auf die Epidermis, die im Zuge der Absorption der Strahlungsenergie entstehen. Eine Aktivierung der Melanocyten ist photochemisch direkt und indirekt abzuleiten. Interessanterweise besteht bei der Urticaria pigmentosa ein

Tabelle 154. Histologische Merkmale der aufgehellten oder pigmentierten Haut. (Nach H. Pinkus u. A. H. Mehregan, 1969)

A. Klinische Aufhellung

1. Fehlen von epidermalem Melanin (Leukoderm, Vitiligo, Naevus depigmentosus, Albinismus)
2. Verminderung des epidermalen Melanins (Hypopigmentation, Stufenvitiligo, Tinea versicolor)
3. Verdickung des Stratum granulosum (Lichen sclerosus et atrophicans, Wickhamsche Striae)
4. Vermehrung des Kollagens (Narben, Lichen sclerosus et atrophicans, Morphaea)
5. Verminderte Durchblutung im Bereiche der für die Rötung der Haut verantwortlichen Gefäßnetze (Narben, Naevus anaemicus)

B. Klinische Pigmentierung

1. Vermehrung des epidermalen Melanins (Sonnenbrand, Chloasma, Sommersprossen, Naevus spilus, Naevus Ota, Naevus Becker, chronische Entzündung)
2. Vermehrung des subepidermalen Melanins (postinflammatorische Pigmentation, Incontinentia pigmenti, Lichen planus, Lupus erythematosus, Mongolenfleck, Naevus Ota, blauer Naevus)
3. Verdickung der Hornschicht (Acanthosis nigricans, Papilloma, Tinea versicolor)
4. Ablagerung von Hämosiderin in der Hornschicht (thrombosierte Angiome, Warzen)
5. Vermehrtes Blutvolumen in der Haut in Form von Hämangiomen und Gefäßerweiterungen sowie oberflächlichen Hämorrhagien
6. Hämosiderin bei Hämosiderosen
7. Artefizielle und gespeicherte Pigmente in der Dermis

analoger Vorgang, da die Histamindepots der dort vermehrten Mastzellen sich bei entsprechender Reizung auf die Melanocyten auswirken und ebenfalls zu einer Verstärkung der Melaningranulabildung führen. Mastzellzerstörende Effekte, wie Chloräthyl-Spray und Röntgenstrahlen, führen zu einer Abblassung der Urticaria pigmentosa in den nachfolgenden Monaten.

Mit Ippen darf angenommen werden, daß sich die Lichtwirkung auf die Haut in *Photoautoreaktion* und *Photoheteroreaktion* trennen läßt. Unter Photoautoreaktion ist die direkte Änderung hauteigener Strukturen und Substanzen unter Lichteinwirkung zu verstehen, während unter Photoheteroreaktion sich die lichtbedingte Energieaufnahme zunächst in körperfremden Substanzen auswirkt, der dann sekundär eine Reaktion der Haut auf diese transformierten chemischen Substanzen hin folgt.

Ein wichtiges Feld der Photoheteroreaktion ist die *Photoallergie* (s. S. 283), die darauf beruht, daß ohne Kopplung an körpereigene Prozesse allein durch die Strahlungsadsorption eine chemische Substanz verändert wird und antigene Eigenschaften erhält. Nach den Untersuchungen von Ippen sind solche Substanzen als Photoallergene bereits vor der Erfassung als Allergene zu erkennen, da diese Substanzen sich nach einer intensiven UV-Bestrahlung bereits, ohne in Kontakt mit der Haut gekommen zu sein, chemisch in sog. „blaue Körper" umwandeln. Die sog. photodynamische Reaktion, eine andere Form der Photoheteroreaktion, verläuft ohne Einschalten eines Antigen-Antikörper-Mechanismus. Nur solche Stoffe sind photodynamisch wirksam, die ein Absorptionsmaximum in einem Lichtbereich aufweisen, das die vitalen Hautschichten erreicht. An *photodynamischen Substanzen*, die wegen ihres photochemischen Reaktionsmechanismus als Photosensibilisatoren im chemischen Sinne bezeichnet werden, sind Furocumarine, Anthracene und bestimmte Porphyrine zu nennen, die Extinktionsmaxima zwischen 300 und 400 nm besitzen. Im speziellen Fall der Furo-

Tabelle 155. Pathogenese der Photoreaktionen. (Nach Ippen, 1965)

	Photo-Auto-Reaktion		Photo-Hetero-Reaktion (z.B. Photoallergie)	„Licht-Koebner"
	Lichterythem	Photodynamische Reaktion		
Photochemisches Substrat	Physiologische Hautbestandteile		Pathologische oder exogene Hautbestandteile	
Lichtenergie	Verändert Hautbestandteile durch direkte Absorption	durch Übertragung vom absorbierenden Hilfsstoff (Sensibilisator)	Verändert den Fremdstoff photochemisch	Wirkt wie ein unspezifischer mechanischer Reiz
Art des wirksamen Lichtes (abhängig von der Absorption des Substrates)	Kurzwelliges Ultraviolett (B) (spezifisch)	Meist längerwellig (spezifisch)	Meist längerwellig (spezifisch)	Gleichgültig? (unspezifisch)
Klinische Hautveränderung	Lichterythem	Ausprägung der Einzelsymptome wird vom Sitz des Sensibilisators und der Eindringtiefe des beteiligten Lichtbereiches bestimmt	Verschieden, hängt vom photochemischen Primärvorgang und den Wirkungen der Umwandlungsprodukte (Allergen, Gefäßgift usw.) ab	Der Grundkrankheit entsprechend

cumarine ist die photochemische Reaktion nicht von der Anwesenheit von Sauerstoff abhängig, während sie im allgemeinen in einer Licht-katalysierten Übertragung von Sauerstoffradikalen besteht. Photodynamische Substanzen führen in Abhängigkeit von dem Orte ihrer Ablagerung in der Haut zu unterschiedlichen Reaktionen. Die Einwirkung von Bergamotteöl auf die Oberfläche der Epidermis führt zur sog. Berloque-Dermatitis. Bei tiefer Resorption der gleichen Substanz entstehen Blasenbildungen. Als Beispiel sei auch die Wiesengräserdermatitis auf Heracleumsaft angeführt, wobei die schnelle Penetration der pflanzlichen Substanz im Verein mit Lichteinwirkung eine Blasenbildung verursacht. Schließlich können nach parenteraler Applikation von *Hämatoporphyrin-Nenki* Rötung und Schwellung sowie ein langfristiges Ödem auftreten. In der heutigen Umwelt sind Teer, Pech und ähnliche Produkte wirksame Photosensibilisatoren, die bei entsprechend dünner Schichtdicke auf der Epidermis zu photodynamischen Reaktionen führen.

Die Psoralene (Furocumarine) und ähnliche, im chemischen Sinne photosensibilisierende Substanzen gewinnen in neuerer Zeit theoretisches, experimentelles und auch therapeutisches Interesse. Gelingt es, solche Substanzen in Zellen einzuschleusen, und bestrahlt man anschließend mit langwelligem Ultraviolett bis sichtbarem Licht, so nehmen sie aus dem Spektrum einen definierten Wellenlängenbereich, d.h. zugleich einen definierten Energiebetrag auf. Hierbei gelangen sie in einen energetisch angeregten Zustand und reagieren recht spezifisch, vor allem mit der Desoxyribonucleinsäure. Hierdurch wird die Ablesung des genetischen Codes und damit die Zellteilung behindert. Über die zugrunde liegenden Mechanismen wurde in der Chemie, Molekularbiologie und Mikrobiologie ein weitreichendes Grundlagenwissen erarbeitet (vgl. Research Progress in Organic, Biological and Medicinal Chemistry (Gallo, U., Santamaria, L., Edits.), Bd. III, Teil 1 und 2. Amsterdam-London: North Holland Publ., New York: American Elsevier Publ. 1972). Das Besondere an solchen Mechanismen ist, daß sie durch sachgerechte Auswahl der Photosensibilisatoren und der zugeordneten Wellenlänge, durch lokalisierte Applikation und durch die Dosierbarkeit der Lichtenergie bei Wellenlängen, die ohne Sensibilisator so gut wie keine Auswirkungen haben, an der Haut selektiv gut steuerbar sein sollten.

Im Gegensatz hierzu wird durch Bestrahlung der Haut mit kurzwelligem UV-Licht zwar auch die Desoxyribonucleinsäure verändert. Daneben laufen jedoch eine Vielzahl von photochemischen Primärprozessen ab, die durch anschließende Sekundärprozesse vollends unübersichtlich werden, so daß hier eine Aufklärung der Mechanismen fast unmöglich und eine selektive Dosierung extrem erschwert wird (vgl. Herrmann, F., Ippen, H., Schaefer, H., Stüttgen, G.: Biochemie der Haut. Stuttgart: G. Thieme 1973).

Eine entzündliche Reaktion auf Licht kann in ihrer morphologischen Erscheinungsform im Sinne des isomorphen Reizeffektes nach Köbner transformiert werden, so daß ein entsprechendes Efflorescenzenbild einer latent der Haut innewohnenden Dermatose zum Vorschein kommt. Derartige klinische Beobachtungen liegen beim *chronischen Erythematodes*, der *Rosacea*, bei *Psoriasis vulgaris* (aber hier auch Abheilungsphänomene) und schließlich dem *Lichen planus cum pigmentatione sine lichen* vor.

Der Frage, von welchem Typ körpereigene Photosensibilisatoren sind, die eine photodynamische Reaktion auslösen, ist besonders von den Arbeitskreisen um Kimmig und Knapp große Aufmerksamkeit geschenkt worden.

Es hat sich herausgestellt, daß *Tryptophanmetaboliten* in der Lage sind, analog zu entsprechenden Avitaminosen, eine erhöhte Lichtempfindlichkeit herbeizuführen.

Lichtkrankheiten der Haut

Lichtdermatosen bzw. Photodermatosen sind akute oder chronische Hautveränderungen, an deren Entstehung oder Aus-

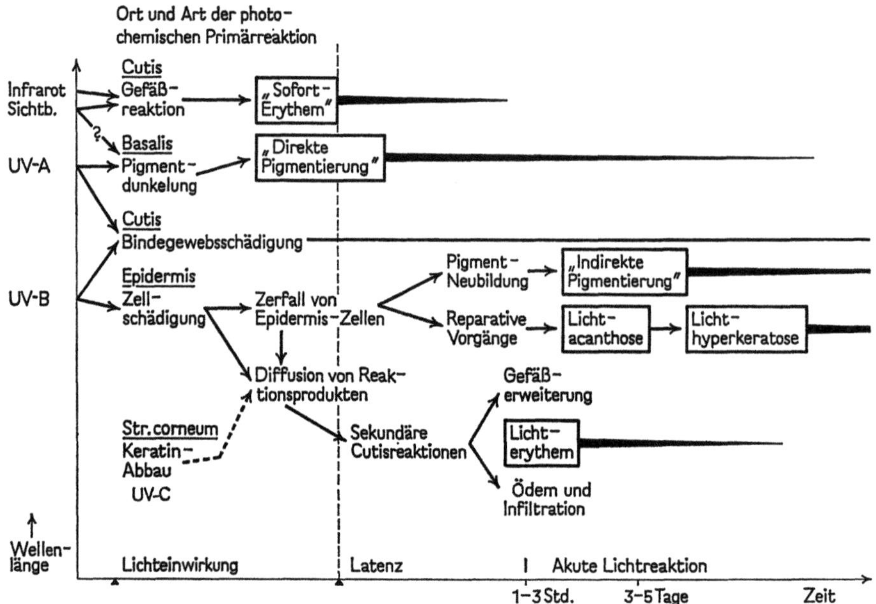

Abb. 31. Ablauf der akuten Lichtreaktionen der Haut. (Ippen, H., in: Stüttgen, G.: Die normale und pathologische Physiologie der Haut. Stuttgart: Fischer 1965)

lösung das Licht der Sonne, in Ausnahmefällen auch das Licht künstlicher Lichtquellen einschließlich des Lichtbogens von Schweißgeräten und der Lichtstrahlen von Industrie-Öfen hoher Temperatur wesentlich, d.h. durch einen anderen Faktor nicht ersetzbar, beteiligt sind (Ippen, 1968).

Bei Lichtdermatosen, die morphologisch wesentlich von der normalen Lichtreaktion der Haut abweichen, weil neben dem Licht weitere Faktoren kausal wesentlich wirksam sind, werden durch Licht in der Haut vorhandene oder vermehrte körpereigene oder körperfremde Substanzen photochemisch zu Allergenen umgewandelt (s. S. 284).

Photodermatitis pigmentaria acuta

Herabsetzung der Lichtreizschwelle der Haut durch vornehmlich in Cosmetica vorhandene Furocumarine. Typ Berloque-Dermatitis.

Photodermatitis pigmentaria chronica

Ebenfalls hervorgerufen durch Verwendung unreiner Vaseline und weiterer Grundlagen für Gesichtscosmetica einschließlich Furocumarine. Im Gegensatz zur Photodermatitis pigmentaria acuta liegt eine langsam sich entwickelnde Melaninpigmentierung, bevorzugt bei Frauen vor. Histologisch ausgeprägte perivasculäre Infiltration. Prototyp der Erkrankung: Melanosis Riehl.

Photodermatitis bullosa

Akute Photosensibilisierung durch Furocumarine und Pflanzensäfte: Bärenklau, Herkulespflanze. Auftreten nach Kontakt der unbedeckten Körperstellen mit diesen Pflanzen und Lichteinwirkung.

Photodermatitis erythemato-oedematosa

Durch Medikamente und Umgebungsfaktoren (Beruf) bedingte Photosensibilisierung, die einige Stunden nach Lichtexposition (Ultrarot, Ultraviolett) auch hinter Fensterglas sich entwickelt.

(Auslösung vornehmlich durch Hämatoporphyrin, Meladinin, berufliche Exposition mit Teer und Pechdämpfen.)

Photoallergisches Ekzem

Photochemische Bildung eines epidermal wirksamen Allergens nach epicutaner Auftragung, aber auch Entwicklung des Allergens nach oraler Applikation entsprechender Substanzen, insbesondere Sulfonamide, Phenothiazine. Der Verlauf wird durch eine sich steigernde Lichtempfindlichkeit kompliziert, die sich nach Jahren offenbar von dem eigentlichen Photoallergen gelöst hat. Inverser Verlauf – erst Bestrahlung, dann Medikament – von Schwarz erstmalig beschrieben (1971).

Photodermatitis acuta symptomatica

Bei endogenen Lichtdermatosen, auch bei Avitaminosen wie Pellagra und Genodermatosen, Hartnup-Syndrom. Pathogenetisch kommen endogene Photosensibilisatoren in Betracht.

Xeroderma pigmentosum

Versagen des „dark-repair" nach Lichtschäden auf cellulärer Ebene, insbesondere an der DNS. Eskalationen der Veränderung und Tumorbildung von der Kindheit bis zum Alter hin.

Lichturticaria

Photochemische Bildung eines cutan-vasculär wirksamen Allergens mit der Entwicklung einer Sofortreaktion. Im Gegensatz zum photoallergischen Ekzem keine besondere Neigung zur Generalisierung auf nicht dem Licht ausgesetzten Hautpartien.

Hidroa vacciniformia

Lichtdermatose, die nosologisch charakterisiert, aber stofflich nicht geklärt ist. Papeln und Bläschenbildung an den lichtexponierten Stellen, besonders Ohren und Wangen.

Chronisch-polymorphe Lichtdermatose

Provokation verschiedenartiger Hautreaktionen vom Ekzem bis zur lymphocytären Infiltration ohne epidermale Hautveränderungen unter Lichteinwirkung.

Aktinische Elastose

Der chronische Lichtschaden der Haut (in der Definition nach Ippen) umfaßt alle Veränderungen der dauernd lichtexponierten Hautpartien (s. o.), die gemeinhin als altersbedingt aufgefaßt werden, sich aber durch Paralleluntersuchung sicher nicht exponierter Hautpartien beim gleichen Patienten von den wirklichen Altersveränderungen (Elastizitäts- und Pigmentverlust, trockene, evtl. leicht schuppende Epidermis) abtrennen lassen. Dementsprechend gehören hierher:

die aktinische (fälschlich „senile") Elastose, d. h. die feinpapulöse gelbliche Infiltration der obersten Cutisschichten,

die zunehmende Verdünnung der Epidermis mit leichter Schuppung, Pigmentverschiebungen und Teleangiektasien, auf der sich (häufig unter Ersatz der Elastose durch eine straffe Atrophie der Cutis)

Präcancerosen („senile Keratosen"), Basaliome und Carcinome entwickeln (Unnas Land- oder Seemannshaut).

Literatur

Ippen, H.: Lichtkrankheiten der Haut, Erkennung und Behandlung. Fortschr. Med. **86**, 803 (1968).

Störungen des Porphyrinstoffwechsels

Die Biosynthese der Porphyrine geht physiologisch über die Bildung des Protoporphyrins III, welches unter Eiseneinbau zu Häm umgewandelt wird. Als Begleitsymptom mancher Krankheiten, aber auch als Krankheiten sui generis können Veränderungen der physiologischen Ausscheidung der Porphyrine und ihrer Vorstufen mit dem Urin oder dem Stuhl und daneben Veränderungen im Porphyringehalt des Blutes vorkommen.

Porphyrinurie

Als Porphyrinurie wird eine besondere Erhöhung der Ausscheidung solcher Porphyrine bezeichnet, die wie das Coproporphyrin auch *normalerweise* in nennenswerter

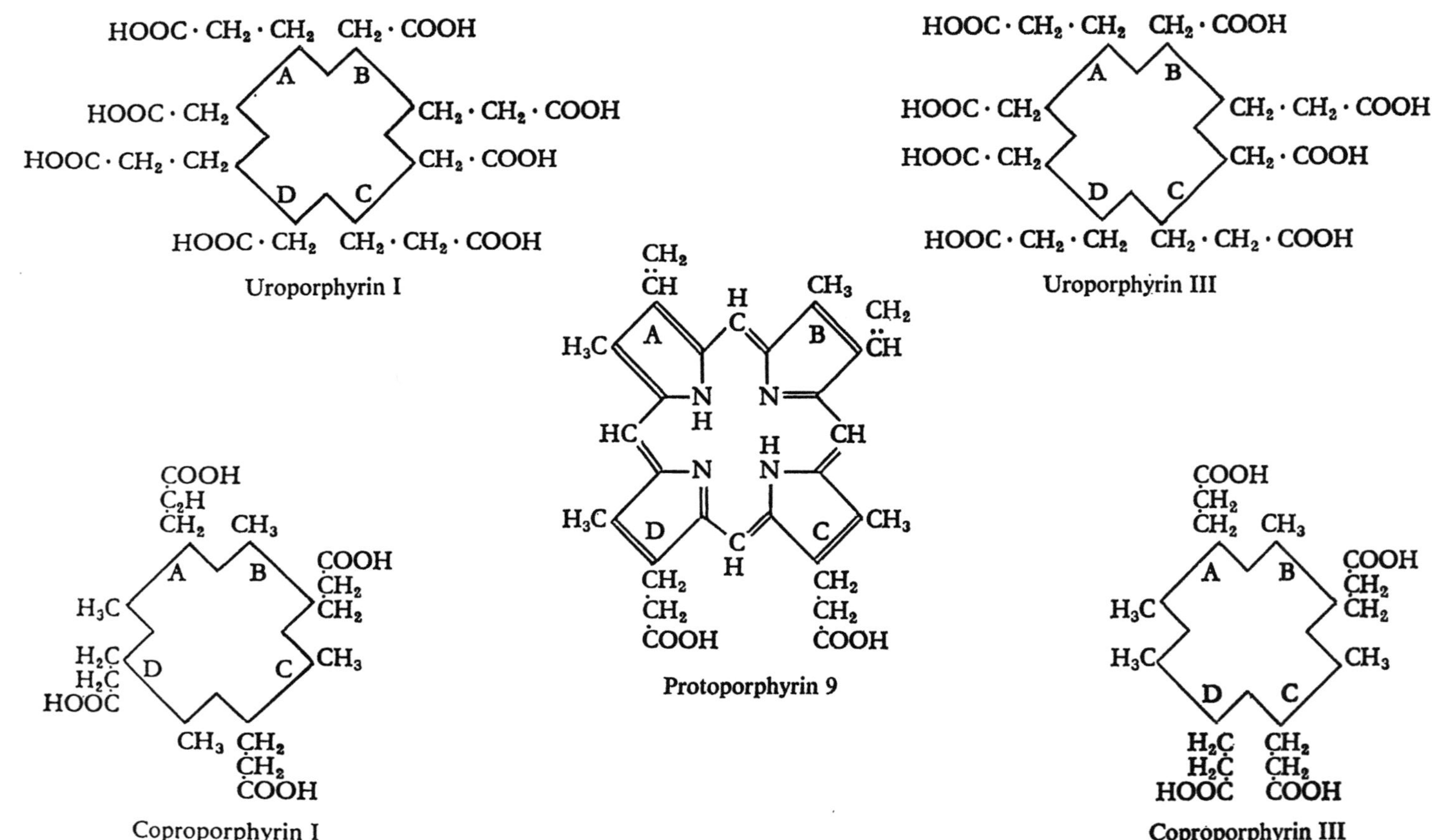

Abb. 32. Struktur der physiologisch und pathologisch wichtigsten Porphyrine. Protoporphyrin 9 bildet den Grundkörper des Hämoglobins und anderer Chromoproteide, während die vier anderen als Ausscheidungsprodukte beim Gesunden (überwiegend Koporporphyrine I und III) und Porphyriker (überwiegend Uroporphyrine) vorkommen

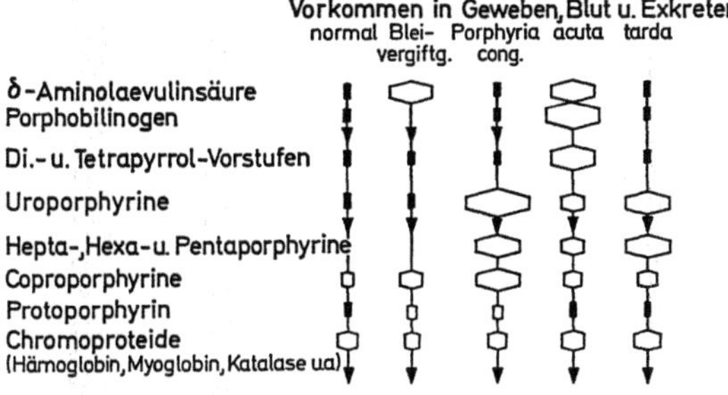

Abb. 33. Die Verteilung der Porphyrine und ihrer Vorstufen. (Ippen, H., in: Stüttgen, G.: Die normale und pathologische Physiologie der Haut, S. 115. Stuttgart: Fischer 1965)

Menge mit Urin und Stuhl ausgeschieden werden. Es handelt sich hierbei überwiegend um symptomatische Störungen bei Bluterkrankungen, Anämien, Hepatitis und Bleivergiftung.

Eine symptomatische Porphyrinurie kann gemäß einer Aufstellung von Knapp im Zuge eines Leberschadens, bei Vergiftungen durch Blei, Benzol und Medikamente, bei Hautverbrennungen und akuten Hautentzündungen sowie beim Pemphigus vulgaris vorkommen. Es liegt bei diesen symptomatischen Porphyrinurien also lediglich eine quantitative Verschiebung der Substanzen im Zuge der physiologischen Hämsynthese vor.

Porphyrie

Eine Porphyrie liegt dann vor, wenn überwiegend solche Porphyrine auftreten, die wie Uroporphyrine normalerweise gar *nicht* oder in *nur sehr kleinen* Mengen ausgeschieden werden. Damit kann sich eine vermehrte Ausscheidung von Porphyrinvorstufen verbinden.

Die pharmakologische Wirkung der Porphyrine und ihrer Vorstufen beruht vornehmlich auf der *photosensibilisierenden* Aktivität. Diese ist beim Uroporphyrin am stärksten, weniger deutlich beim Coproporphyrin und beim Protoporphyrin nicht nachweisbar. Auch Vorstufen der Porphyrine haben eine photosensibilisierende Wirkung. Die gesamte klinische Symptomatologie kann allerdings nicht auf die Porphyrine bezogen werden, da eine spasmenauslösende Wirkung auf glatte Muskulatur nicht durch Porphyrine erklärt werden kann.

Erythropoetische Porphyrien

Die erythropoetischen Porphyrien mit den Symptomen von Lichtdermatosen

a) *Porphyria erythropoetica congenita Günter* (Porphyrien I, Ausscheidung und Ablagerung).

b) *Coproporphyria congenita* (Coproporphyrien III, Ausscheidung und Ablagerung).

c) *Erythropoetische Protoporphyrie* (Kosenow und Treibs, 1953). Bei erheblicher Lichtsensibilisierung tritt bereits wenige Minuten nach einer Sonnenbestrahlung das klinische Bild auf, welches von Erythemen über urticarielle Eruptionen bis zur Blasenbildung an den lichtexponierten Körperstellen reicht. Charakteristisch ist die Rotfluorescenz der Erythrocyten im Wood-Licht.

Schwarz beschrieb eine klinische Besserung auf Inosin, ohne daß eine Minderung der Rotfluorescenz beobachtet werden konnte. Nur bei dieser Lichtdermatose ist β-Carotin therapeutisch wirksam (Magnus).

Hepatische Porphyrien

a) Die *akute intermittierende Porphyrie* (meist autosomal dominant vererblich). Als Ursache wurde ein kongenitaler partieller Defekt in der Bildung der Uroporphyrinogen-Synthetase für das Krankheitsbild beschrieben; die Häm-Biosynthese ist gestört. Die abnorme Steigerung der Aminolävulinsäure-Synthetase, die sich in der erhöhten Ausscheidung dieser Aminosäure dokumentiert, wird durch eine negative Rückkopplung in der Synthesekontrolle dieses

Enzyms erklärt. Ein Defizit an Häm wird für die übermäßige Bildung des Enzyms verantwortlich gemacht. Die Erkrankung ist durch neurologische Symptome und Abdominalschmerz ausgezeichnet. Eine erhöhte Lichtempfindlichkeit ist bei dieser Porphyrie unbekannt. Hautveränderungen sind nach Ippen sehr selten und beziehen sich auf Hyperpigmentierungen. Gelegentliche Blasenbildungen weisen auf Mischfälle dieser Porphyrieform hin. Bei latenten Verlaufsformen können durch barbiturathaltige Präparate akute Exacerbationen ausgelöst werden.

b) Die *Porphyria variegata* ist eine gemischte Porphyrieform, die zur Zeit vornehmlich auf Südafrika beschränkt ist und als genetische Porphyrie bezeichnet wird. Analog zur akuten intermittierenden Porphyrie wird hier ein dominant vererblicher Defekt in der Bildung der Ferrochelatase angenommen, eines weiteren Enzyms in der komplizierten Biosynthese des Häms. Unterschieden werden kann bei dieser Porphyrieform eine cutane Form mit wenigen oder fehlenden Allgemeinsymptomen und eine akute, intermittierende, die wenig Hautveränderungen zeigt. Kombinationsmöglichkeiten liegen vor; bekannt geworden ist diese Porphyria variegata u. a. auch wegen der akuten Verschlimmerung durch Griseofulvin, das auf die übrigen hepatischen Porphyrien offenbar keinen Einfluß hat.

Bei der Porphyria variegata ist – im Gegensatz zur Porphyria cutanea tarda – der Gehalt an Coproporphyrin im Urin höher als der an Uroporphyrin.

c) Die symptomatischen Porphyrien, die als *Porphyria cutanea tarda symptomatica* vorliegen und auch als *Porphyria hepatica chronica* bezeichnet werden.

Diese Porphyrieform weist im klinischen Verlauf Ähnlichkeiten mit der Hämochromatose auf, ohne daß allerdings bei der letzteren Erkrankung die Lichtempfindlichkeit verstärkt ist. Als auslösende Ursachen der Porphyria cutanea tarda symptomatica werden Alkoholismus, Lebererkrankungen und andere systemische Erkrankungen genannt.

Es hat heute den Anschein, daß die Porphyria cutanea tarda in einer stetigen Zunahme begriffen ist. Trotz der lichtsensibilisierenden Wirkung der Uroporphyrine ist bei der Porphyria cutanea tarda keineswegs eine erniedrigte Reizschwelle gegen UV-A oder UV-B festzustellen. Es kommt zwar an den lichtexponierten Hautstellen zur Blasenbildung, doch dürften dabei nicht nur lichtsensibilisierende Mechanismen eine Rolle spielen.

Therapeutisch wird bei der Porphyria cutanea tarda, entsprechend einer Erstbeobachtung von Ippen, versucht, Eisen aus dem Körper zu eliminieren. Diese Aderlaßtherapie von Ippen hat sich weltweit bewährt. Diese Therapieform wurde bereits vorher von Kalk bei der Hämochromatose durchgeführt.

Als erworbene Porphyrieform ist die *Hexachlorbenzol-induzierte Porphyrie* beobachtet worden, die sich nach Genuß von Mehlprodukten, die aus mit Hexachlorbenzol vorbehandeltem Saatgut hergestellt wurden, entwickelte (in der Türkei 1960).

Chemie des Lichtschutzes

Gegen die Einwirkungen von UV-Licht können chemische Substanzen nach folgenden drei Wirkungsmechanismen schützen:

Photophysikalischer Lichtschutz

Das auftreffende Licht wird reflektiert. In diesem Sinne wirken alle weißen Substanzen unabhängig von ihrer Struktur. Für einen effektiven Schutz muß eine weitgehend lichtdichte Schicht auf die Haut aufgebracht werden (Make up), der Effekt ist schwach, da derartige Schichten durch Schweiß infolge Wärmestaus weggeschwemmt werden. Günstigste Substanzen: Weißpigmente wie Titandioxid, Zinkoxid u. ä.

Photochemischer Lichtschutz (Lichtfilter)

Das auffallende Licht wird absorbiert. Die Absorption hängt von den spektralen Absorptionsbanden der Substanz ab, ist also substanzspezifisch. Hierbei wird UV-Licht (wenn eine Bande mit entsprechender molarer Extinktion im UV vorliegt) vom Molekül aufgenommen und in Schwingungen umgesetzt. Letztere können entweder ihre Energie in Form längerwelliger Strahlung, d.h. Wärme abgeben (z.B. bei p-Aminobenzoesäure, Benzophenon), oder in Molekülstrukturen mit höherem Energiegehalt übergehen (Umwandlung der niederenergetischen trans-Urocaninsäure in die cis-Form mit höherem Energiegehalt). Diese Energie kann bei einer Rücktransformierung als Wärme freigesetzt werden; schließlich kann bei der Lichtabsorption das Molekül gespalten werden.

Die günstigsten Voraussetzungen für einen photochemischen Lichtschutz sind gegeben, wenn die Substanz (oder mehrere Substanzen) eine hohe molare Extinktion (hohe Lichtabsorption, bezogen auf die Substanzmenge) im Bereich des UV-B und UV-A aufweist. Weiter ist zu fordern, daß sie nicht auf der Hornschichtoberfläche liegenbleibt, sondern in die Hornschicht transportiert wird und sich dort ans Keratin adsorptiv bindet. Hierdurch wird die Dicke der lichtabsorbierenden Schicht vergrößert.

Photopharmakologischer Lichtschutz

Hierunter sind Mechanismen zu verstehen, die entweder die möglichen Folgen der UV-Exposition präventiv mildern oder solche, die in den Ablauf der Folgereaktionen eingreifen. So ist der Lichtschutz durch Purine und Pyrimidine (Ippen), da er weder auf eine Lichtreflexion noch eine Lichtabsorption zurückgeführt werden kann, möglicherweise als photopharmakologischer Effekt zu verstehen. Die Lichtschutzwirkung von Basen der RNS, insbesondere Guanin, kann auf einer Dimerisierung der Substanz selbst und damit einem Schutz der DNS vor der Thymin-Dimerisierung beruhen. Es besteht allerdings auch die Möglichkeit, daß diese Basen mit Substanzen der Hautoberfläche oder auch der Zellen des Stratum spinosum Verbindungen eingehen, die UV-B-Strahlen absorbieren.

Reaktiver Lichtschutz durch Intensivierung der Lichtschwiele

Der normale Schutzmechanismus der Haut gegenüber Licht, die Bildung einer Lichtschwiele, kann durch Furocumarine provoziert werden. Werden diese 14 Tage vor der eigentlichen Sonnenexposition in Kombination mit einer vorsichtig dosierten Bestrahlung gegeben, so wird die Lichttoleranz verstärkt.

Schutzfaktorbestimmung für Lichtschutzmittel

Zur Erythemschwellenbestimmung dient der Vergleich zweier streifenförmiger Hautareale, von denen eines mit einer lichtfiltrierenden Zubereitung behandelt wird.

Durch Vergleich der Schwellenzeit der vorbehandelten Haut mit der des benachbarten Kontrollstreifens ergibt sich der von Schulze vorgeschlagene »Schutzfaktor« gemäß

$$\frac{\text{Schwellenzeit der geschützten Haut}}{\text{Schwellenzeit der ungeschützten Haut}} = \text{Schutzfaktor}$$

Liegt die Erythemschwelle für ein Präparat z. B. bei 8 min, für die benachbarte Haut bei 2 min, so beträgt der Fnktor 4,0. Das betreffende Präparat verringert die Lichtempfindlichkeit also auf ein Viertel. Ein Wert von 1,0 zeigt Unwirksamkeit an, während Werte unter 1,0 auf eine photodynamische Reaktion hinweisen.

Während die Schutzfaktorbestimmung für ein Präparat an einer größeren Zahl von Probanden eine Vorstellung über die Wirksamkeit eines Lichtschutzmittels in der Praxis vermittelt, gestattet die entsprechende Prüfung mehrerer Zubereitungen bei einem Lichtkranken die Auswahl eines in diesem Fall besonders geeigneten Prophylakticums, da ja auch die individuell abartige Empfindlichkeit z. B. gegen Ultraviolett A miterfaßt wird (s. S. 129).

Thesaurismosen

Ablagerung eiweißhaltiger Substanzen

Amyloid, Paramyloid

Chemisch stellen die Amyloide bzw. Paramyloide, die als fibrilläre Präcipitate vorliegen, keineswegs eine einheitliche Substanzgruppe dar. Hexosamin, Glucosamin und in geringerem Maße Chondroitinschwefelsäure sind für eine positive PAS-Reaktion der Amyloide verantwortlich, die zusätzlich eine recht heterogene Zusammensetzung von Eiweißen besitzen und mit Kongorot unter variabler Farbreaktion darstellbar sind. Besonders die polarisationsmikroskopische Betrachtung kongorotgefärbter Schnitte ist ein empfindliches Verfahren, diese Substanzgruppe nachzuweisen. Die Paramyloidose geht oft mit einem Plasmocytom einher, und die Bildung von Paraproteinen durch Plasmazellen läßt sich aus diesem Gesichtspunkt ableiten. Die Bildung von Amyloid bei chronischen Infekten, auch bei chronischen Eiterungen, ist reversibel. In der Haut lagern sich Amyloide und Paramyloide in den obersten Schichten des Coriums, aber auch im subcutanen Fett ab. Bei systemischer Amyloidose ist fluorescenzoptisch die Schleimhaut des Rectum zum Nachweis einer Amyloidablagerung besonders geeignet. Weitere Ablagerungsstätten sind Leber und Milz. Die lokalisierte Paramyloidose der Haut ist ein selbständiges Krankheitsbild. Es muß angenommen werden, daß dabei Paraproteine bzw. Konjugate von Proteinen mit Polysacchariden in der Haut gebildet werden. Immunologische Phänomene als Voraussetzung für die Amyloidose sind experimentell belegt. Allgemein können Amyloidosen in hereditäre (familiäre), idiopathische oder erworbene generalisierte bzw. lokalisierte Formen klassifiziert werden.

Lokalisierte Hautamyloidablagerungen liegen beim familiären Amyloid, nach Röntgenbestrahlungen (Spätreaktion) und nach lokal entzündlichen Prozessen oder auch bei Entwicklung von Alterungsprozessen vor.

An Hautveränderungen stehen Hämorrhagien im Vordergrund, die sich aus dem Befall der Gefäße der terminalen Strombahn ableiten lassen. Weiterhin sind durchscheinende gelbliche Papeln typisch, die in der Größe von 1 mm bis 2 cm variieren. Diese Form der Hautveränderung kommt bei der hereditären Amyloidose häufiger vor. Obwohl der *Lichen amyloidosus* klinisch in die Gruppe der Amyloiderkrankungen eingeordnet wird, ist das in der Haut nachgewiesene Substrat als Tropokollagen erkannt worden.

Tabelle 156. Amyloidose, klinische Klassifikation

1. *Lokale Form*
   - mit Hautbefall:
     - idiopathisch bei Lichen „amyloidosus" (Tropokollagen)
     - in Begleitung mit lokal pathologischen Prozessen
   - ohne Hautbefall:
     - dann im oberen Respirationstrakt
2. *Systemische Form*
   - primär idiopathisch,
     - Durch Plasmazellen, mit Hautbefall, Herz- und Zungenbeteiligung
   - unter immunologischer Stimulation bei Syphilis, rheumatischer Arthritis, chronischen Eiterungen, Hodgkinscher Erkrankung
   - bei Plasmazell-Erkrankungen, reaktive Hyperplasie als benigne Plasmocytose, benigne oder maligne Neoplasie als Myelomatose, Plasmazell-Leukämie

Charakteristische Hautveränderung = gelbe Farbe, gelatinös im Schnitt, gummiartig in der Konsistenz

Hyalin

Während bei den Amyloidkörpern die Protein-Zuckerkomponente überwiegt, ist bei den Ablagerungen von Hyalin, wie bei der *Hyalinosis cutis et mucosae* mehr an Verbindungen zu denken, die aus Phospholipiden und Glucoproteiden bestehen. Auch hier ist die PAS-Reaktion deutlich positiv. Bei der Lipoidproteinose ist eine Degeneration von elastischen und kollagenen Fasern mit der Entwicklung von amorphem Material belegt. Im Serum liegen keine Paraproteine vor.

Weiterhin ist die Hyalinosis cutis et mucosae charakterisiert durch die Ablagerung von PAS- und Sudan-positivem, hyalinähnlichem Material in den subepidermalen Räumen, besonders um Arteriolen, Capillaren, Schweißdrüsen und die Arrectores pilorum. Elektronenmikroskopische Untersuchungen deckten auf, daß die elastischen Fasern aufgespalten sind. Die perlartigen Papeln und Knötchen sind vornehmlich im Gesicht, Nacken und an den Händen lokalisiert. Ablagerung in den Schleimhäuten ist Ursache der Heiserkeit, die charakteristisch für die Hyalinosis cutis et mucosae ist.

Mucin

Während Amyloid und Hyalin keineswegs physiologische Substanzen darstellen, ist Mucin ein normaler Bestandteil der Haut und bei Ablagerungskrankheiten, den Mucinosen, in erhöhtem Maße dort nachweisbar. Es handelt sich bei diesem Mucin um einen Komplex von Proteinen mit sauren Mucopolysacchariden, von denen die Hyaluronsäure und die Chondroitinschwefelsäure im Vordergrund stehen. Der histochemische Nachweis von Mucinkörpern beruht auf der Metachromasie, der Färbung mit Alcianblau und der positiven PAS-Reaktion. Durch Injektion von Hyaluronidase ist diese chemische Reaktion zu mindern, zumal der Gehalt an sauren Mucopolysacchariden für die Metachromasie verantwortlich ist. Die Bildung von Mucopolysacchariden, die sich zu Mucin entwickeln, geht offenbar von Fibroblasten aus.

Tabelle 157. Klassifikation der Infiltrationen mit Mucopolysacchariden/„Mucinen"

1. *Auf dem Boden von Stoffwechselstörungen*
   Diffuses Myxödem,
   Prätibiales Myxödem,
   Lichen myxoedematosus,
   Gargoylismus.
2. *Sekundäre Mucinosen*
   Degenerationen in Tumoren wie Fibromen,
   Myxosarkomen,
   Liposarkomen und einigen Basalzellcarcinomen
3. *Lokalisierte Form*
   Follikuläre idiopathische bzw. in Zusammenhang mit Retikulosen papelförmige, plaqueförmige Entwicklung,
   Synovialcysten.

Myxoedema circumscriptum

Bei Mucinosen, wie z. B. dem Myxoedema circumscriptum, wird etwa die 3–10fache Menge an Hyaluron- und Chondroitinschwefelsäure (s. Tabelle 158) gefunden. In der normalen Haut beträgt der Hyaluronsäuregehalt 24,5 mg/100 g Frischgewicht und der an Chondroitinschwefelsäure 26,2 mg. Mucine haben eine erhöhte Wasserbindungsfähigkeit. Entsprechend stellt sich bei Mucinosen ein Ödem dar.

Endokrine Faktoren

scheinen die Mucinbildung zu steuern. Gesichert dafür gilt der thyreotrope Faktor der Hypophyse. Auch die Schilddrüse greift in Bildung und Abbau der Mucine ein. Entsprechend ist das Myxoedema circumscriptum praetibiale eine Regulationsstörung im Zuge einer hypophysär ausgelösten Gegenreaktion auf spontane oder durch Operationen verursachte Schilddrüsenfunktionsstörung mit einem Anstieg des TSH. Ein endokriner Zusammenhang wird beim Skleromyxödem und beim Lichen myxoedematosus allerdings vermißt.

Mucinosis follicularis

Die Mucinosis follicularis kann ein Vorläufer von retikulären malignen Granulomatosen, wie der Mycosis fungoides sein. Es besteht die Vermutung, daß die vermehrte Mucinbildung dann auf eine erhöhte Leistung entsprechender Zellen des

Tabelle 158. Übersicht über Speicherung und Bildung von Polysaccharid-Eiweiß-Verbindungen in der Haut

Erkrankung	Charakteristisches Stoffwechselprodukt	Serumbefunde	Hautbefunde	Histochemische Reaktionen PAS	Metachromasie	Alcianblau	Kongorot	Histologie der Haut
Systematisierte Paramyloidose	Paramyloid, Paraprotein	–	Petechien, Papeln, Makroglossie	+	+		++	Plasmazellvermehrung, eosinophile, amorphe Amyloidmassen
Systematisierte Paramyloidose mit Plasmocytom	Paramyloid	Hyperglobulinämie	Petechien, Papeln	+	+		++	
Lichen amyloidosus	Paramyloid	–	lichenoide Papeln	(+)	+		++	subepidermale pericapilläre Amyloidablagerung
Hyalinosis cutis et mucosae	(Glucoproteine), Phospholipide	Phospholipide	Knötchen, Papeln	+	∅		∅	Fettablagerung (Sudan +), Hyalinisierung (adsorptiv), Elasticazerstörung
Mucinose	Mucoprotein, Hyaluronsäure, Chondroitinschwefelsäure	–	variabel	(+)	+	+	∅	
Myxoedema diffusum	Mucoprotein, Hyaluronsäure, Chondroitinschwefelsäure		Ödem		+			Kollagenschwellung basophile Körner (Mucin)
Myxoedema circumscriptum (thyreotoxicum)	Mucoprotein, Hyaluronsäure, Chondroitinschwefelsäure		knotige Infiltrate					amorphes Mucin, Fibroblasten
Lichen myxoedematosus	–	–	Knötchen					Kollagenvermehrung
Skleromyxödem	–	–	flächige Infiltrate	+++				Fibrose, Atrophie der Talgdrüsen und Schweißdrüsen
Scleroedema adultorum	Hyaluronsäure	–	festes Ödem		+			Vermehrung viscöser Substanzen

reticuloendothelialen Systems zurückgeführt werden kann.

Mucopolysaccharidosen

Die Mucopolysaccharidosen sind durch *Mucopolysaccharidurie* und *Speicherung* von *Mucopolysacchariden* in den verschiedenen Geweben charakterisiert. Im wesentlichen handelt es sich um genetisch bedingte Stoffwechselstörungen auf autosomal rezessiver Basis. Vom biochemischen Gesichtspunkt werden vornehmlich *Chondroitinsulfat B, Heparitinsulfat B, Keratansulfate* bei diesen Störungen abgelagert. Von seiten der Haut liegen keine besonderen Veränderungen vor. Als gemeinsames Kennzeichen sei vielleicht die Neigung zum Hirsutismus hervorgehoben, während beim *Hunter-Hurler-Syndrom* (Gargoylismus) kolloide Degenerationen, die sich in einer groben Hautfelderung zeigen und als schwache papulöse Veränderungen in der Schlüsselbein- und Axillengegend beschrieben sind. Die Ursache der Mucopolysaccharidosen liegt nach Knapp wohl letztlich in einem Defekt des Eiweißstoffwechsels; die Mucopolysaccharide sind nur locker an die verschiedenen Eiweißfraktionen gebunden, so daß bei dieser Erkrankungsgruppe die Bindungskapazität fehlt. Allgemeine klinische Symptome, wie Skeletdeformitäten, Schwachsinn und Hornhauttrübung des Auge stehen im Vordergrund.

Die Ablagerung von Lipiden in der menschlichen Haut

Lipide sollen hier als Sammelbegriff gelten. Die Klassifikation der Fettspeicherkrankheiten richtet sich nach der Art und Weise der Fettspeicherung in der Haut unter Xanthomentwicklung mit und ohne Veränderungen der Plasmalipide.

Die Serumlipide sind an Proteine gebunden, und zwar an α- und β-Globuline, die in entsprechende α- und β-Lipoproteine klassifiziert werden. Die Analyse dieser Substanzen erfolgt auf elektrophoretischem, chromatographischem Weg und durch analytische Ultrazentrifugation.

Durch Bindung an Proteine werden die Lipide in Lösung oder Suspension gehalten.

α-Lipoproteine werden nicht durch Polyanionen präzipitiert, verbleiben nach Fällung der übrigen Lipoproteine im Überstand und sind durch einen hohen Gehalt an Phospholipiden charakterisiert.

Die *β-Lipoproteine* enthalten alle Plasmalipide, welche nicht in der α-Fraktion transportiert werden. Sie sind durch einen hohen Cholesteringehalt gekennzeichnet. Die Prä-β-Lipoproteine dienen als Träger der endogenen Plasmatriglyceride. Diese Lipoproteingruppe ist durch den Post-Heparin-Klärfaktor, eine Lipase, zu hydrolysieren.

Chylomikronen haben einen sehr geringen Proteingehalt und damit eine geringe Wanderungsfähigkeit in der elektrophoretischen Analyse. Sie sind vornehmlich Vehikel der Nahrungstriglyceride.

Hyperlipoproteinämien

Die Hyperlipoproteinämien werden heute nach Fredrickson u. Mitarb. eingeteilt. Diese Gliederung kann zu der bisher üblichen dermatologischen Einteilung der

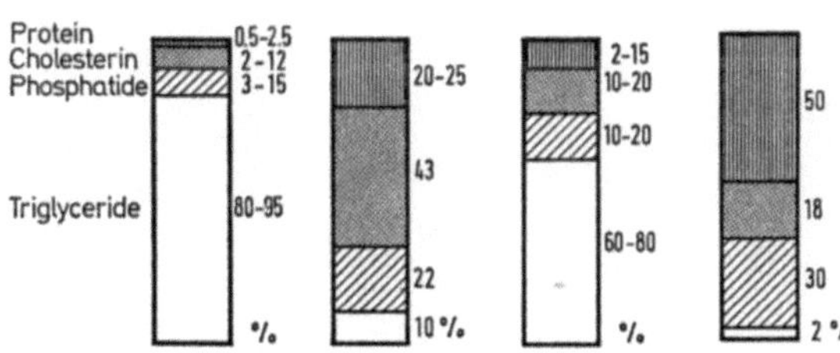

Abb. 34. Fraktionen der Lipoproteine. Die Abbildung zeigt, daß Triglyceride (TG) bei den Chylomikronen und Prä-β-Lipoproteinen stark ins Gewicht fallen und daß Cholesterin bei den β-Lipoproteinen den größten Anteil ausmacht. Phosphatide spielen trotz ihres hohen Anteils unter den Lipoprotein-Lipoiden diagnostisch keine entscheidende Rolle. [Fredrickson, D. S.: Lipid Research **4**, 24 (1963); Weber, K., Braun-Falco, O.: Hautarzt **22**, 517 (1971); **23**, 8 (1972)]

Xanthoma (s. Tabelle 159) folgendermaßen in bezug gesetzt werden:

Xanthome *ohne* Veränderung der Serumlipide,

Xanthome *mit* Hypercholesterinämie,

Xanthome *mit* Hyperlipämie (Vermehrung der Neutralfette),

Xanthome *mit* Vermehrung des Cholesterins *und* der Neutralfette im Blut.

Der Ursprung der Serumtriglyceride ist einmal exogen und wird durch Nahrungszufuhr bestimmt, zum anderen endogen, wobei der größte Teil im Fettgewebe und in der Leber gebildet wird. Der größte Teil der endogenen Triglyceride wird in der Prä-β-Lipoproteinfraktion transportiert. Demgegenüber werden die exogen zugeführten Triglyceride in den Chylomikronen über den Ductus thoracicus dem Blut zugeführt.

Wie die Triglyceride wird auch dse Cholesterin einerseits durch Nahrung aufgenommen und andererseits in den Geweben, vornehmlich in Leber, Darm und Haut, synthetisiert. Das im Ileum resorbierte Cholesterin wird in Form von Chylomikronen über die Lymphe dem Blut zugeführt. Der Transport des Serumcholesterins erfolgt in α-, β- und Prä-β-Lipoproteinen.

Triglyceride werden im Serum durch Lipasen gespalten. Durch Heparin können diese Lipasen (Heparin-Klärfaktor) mobilisiert werden. Offenbar wird durch Heparin dieser Faktor aus Geweben freigesetzt. Cholesterin wird lediglich in der Leber abgebaut und ausgeschieden.

Abb. 35. Die 5 Typen der primären, familiären Hyperlipidämie nach Fredrickson (1967), modifiziert nach Forster (1968) und Kahle (1966). (Hoffmann-La Roche, 1971)

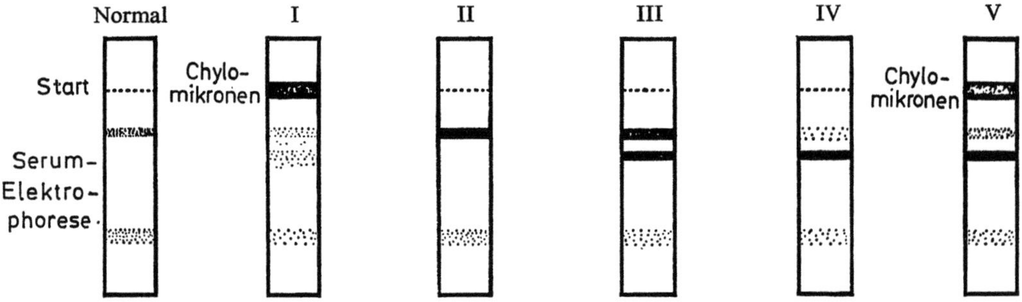

	Normal	I	II	III	IV	V
Cholesterin		+	+++	+++	Normal	+
Triglyceride		++++++	Normal	+++	+++	+++++

Klinische Erscheinungen	I	II	III	IV	V
Arcus lipoides corneae	–	+	+	–	–
Xanthelasma	–	+	+	–	–
Tuberöse Xanthome	–	+	+	–	–
Eruptive Xanthome	+	–	(+)	(+)	+
Gefäßkomplikationen	–	+	+	+	(+)
Pathologische Glucose-toleranz	–	–	+	+	+
Auftreten	Kind	Jugendliche	Erwachsene		
Häufigkeit	selten	ziemlich häufig	häufig		
Bezeichnung	fettinduzierte Hyperlipämie	femiliäre essentielle Hypercholesterin-ämie	gemischte Hyperlipidämien mit Prä-β-Lipoproteinen, kohlenhydratinduzierte Hyperlipämie		
	„exogen“		„endogen“		
Familiäre „essentielle“ Hyperlipidämien					

Fortsetzung von Abb. 35

	Essentielle Hypertriglyceridämien			Familiäre Hypercholesterinämien	
	fettinduzierte Form (Typ I)	kohlenhydrat-induzierte Form (Typ IV)	kalorisch (fett- und kohlen-hydrat-) induzierte Form (Typ V)	ohne beglei-tende Hyper-triglycerid-ämie (Typ II)	mit begleitender Hypertriglycerid-ämie (Typ III)
Hauterschei-nungen	Eruptive Xanthome	Xanthome	Eruptive Xanthome	Tuberöse Xanthome, Xanthelasmen	Tuberöse Xanthome Xanthelasmen
Plasma	milchigtrüb	klar oder trüb	milchig trüb	klar	klar oder trüb
Cholesterin	leicht erhöht	normal oder leicht erhöht	leicht erhöht	erhöht	erhöht
Triglyceride	stark erhöht	erhöht	erhöht	normal	erhöht
Chylomikronen	stark vermehrt	normal	stark vermehrt	normal	normal
β-Lipoproteine	normal	normal	normal	vermehrt	vermehrt
α_2-Lipoproteine (= „pre-β-lipo-proteins")	normal	vermehrt	vermehrt	normal	vermehrt
Lipoprotein-lipase-Aktivität nach Heparin	vermindert	normal	normal oder vermindert	normal	normal
Glucose-toleranz-Test, Tolbutamid-Test	normal	pathologisch	pathologisch	normal	pathologisch
Polyvinyl-pyrrolidon-(PVP-)Dichte-gradient	Flotation an die Oberfläche (entsprechend den Chylo-mikronen)	Flotation auf den Grund oder kurz darüber (ent-sprechend den α_2-Lipo proteinen)	Flotation an die Oberfläche und auf den Grund	—	sofern erkenn-bar, Flotation auf den Grund
Fettsäuremuster der abge-schiedenen Fettschicht	spiegeln jeweils das Fettsäure-muster des ver-abfolgten Nah-rungsfetts wider	überwiegend Fettsäuren endogener Lipo-genese (viel Palmitin- und Ölsäure, wenig Linolsäure	uncharakteri-stisch; gewisse Abhängigkeit vom Nahrungs-angebot	—	bei kohlen-hydratreicher Kost viel Pal-mitin- und Öl-, wenig Linol-säure, wie bei kohlenhydrat-induzierter Hypertriglycerid-ämie

Die Typen der verschiedenen Triglyceridämien und auch der Hypercholesterinämie werden entsprechend der heutigen Vorstellung über die Verteilung der Trägerproteine der Fette eingeteilt. Diese Einteilung erlaubt eine Klassifizierung auch bei normalem Lipidblutspiegel.

Nach wie vor gilt die Faustregel, daß Hypercholesterinämie und Hyperlipämien, falls es sich nicht um Mischformen handelt, beim Betrachten des Serums unterschieden werden können. Bei hyperlipämischem Serum liegt eine milchige Trübung vor, während bei Hypercholesterinämie dieses Symptom vermißt wird.

Tabelle 159. Einteilung der Xanthomatosen nach dem Plasmaspiegel an Cholesterin bzw. Triglyceriden

I. Hypercholesterinämische Xanthomatosen
   a) *Essentielle Xanthomatose* (Familiäre hypercholesterinämische Xanthomatose
      1. Xanthelasma der Augenlider, tuberöse und plane Xanthome
      2. Xanthome der Sehnen
      3. Tuberöse und plane Xanthome
      4. Xanthome der Gefäße und des Endokard (Beziehungen zur Atherosklerose)
      5. Hypercholesterinämie ohne Xanthomatose
   b) Sekundäre hypercholesterinämische Xanthomatose
      1. Biliäre xanthomatöse Cirrhose mit tuberösen und planen Hautxanthomen
      2. Hämochromatose und Verlegung der Gallengänge mit Hautxanthomen
   c) Hypercholesterinämie bei Hypothyreoidismus

II. Hyperlipämische Xanthomatosen
   a) *Idiopathische Hyperlipämie* (familiär), mit Hepatosplenomegalie als essentielle Hyperlipämie Bürger-Grütz des Kindes
      Idiopathische Hyperlipämie des Erwachsenen mit planen oder tuberösen Xanthomen der Haut, zusätzlich mit Glykosurie und Hepatosplenomegalie
   b) *Symptomatische Hyperlipämie* mit sekundären Xanthomen
      1. Diabetische Hyperlipämie
      2. Hyperlipämie bei chronischer Pankreatitis
      3. Hyperlipämie mit Kohlenhydratstoffwechsel-Störungen (v. Gierke)
      4. Hyperlipämie bei Lipoidnephrose

Gewebslipoidosen

Die Pathogenese der Gewebslipoidosen beruht auf Entwicklung einer histiocytären Proliferation, die mit einer Permeabilitätsveränderung der Gefäße mit oder ohne erhöhtem Angebot an Serumlipiden verbunden ist. Die Histiocyten phagocytieren Fett und transformieren sich danach zu Fett- bzw. Schaumzellen. Diese Erkrankungen werden von Polano als Lipoidgranulomatosen bezeichnet und finden auch in der differenzierten Einteilung von Thannhauser Berücksichtigung. Die Art und Weise der Histiocytenvermehrung unterliegt verschiedenartigen Mechanismen und führt zu einer Unterteilung in klinisch verschiedene Symptomenbilder. Ungeachtet dessen ist wohl auch die Entwicklung tuberöser Xanthome bei Hyperlipämien an eine entsprechende histiocytäre Gewebsreaktion gebunden, die sich vornehmlich an besonders strapazierten Hautgebieten, also im Bereiche der Streckseiten der Gelenke lokalisiert. Bei Vorliegen entsprechender Hyperlipidämien ist durch intracutane Injektion von Histamin und Kinin, also bei einer erhöhten Gefäßpermeabilität, eine lokale Lipidanreicherung zu erzielen (Walton, 1972).

Die Histiogenese der Xanthome verläuft nach Gottron, Fischer und Nikolowski in der nachfolgenden Reihenfolge:

Tabelle 160. Beziehungen zwischen Blutlipiden, Lipoproteinen, im Bild der Elektrophorese, der Ultrazentrifuge in Abhängigkeit vom Xanthomtyp (in Anlehnung an Polano, 1972)

Elektrophoretische Auftrennung in	Vornehmliche Transportfunktion für	Ultrazentrifugenanalyse in	Typ der Xanthome und Hyperlipidämie nach Fredrickson	Typ
α-Lipoproteine	Phospholipide	High density lipoproteins (HDL)		
β-Lipoproteine	Cholesterin	Low density lipoproteins (LDL)		
		> 50% (in bezug auf Gesamtlipoproteine)	eruptiv	II
		≈ 30–50%	plane Xanthome	III
		< 15%	tuberös, striär	IV
Prä-β-Lipoproteine	endogene Plasmatriglyceride (Neutralfette)	Very low density lipoproteins (VLDL)	variable Xanthome	III, IV
Floating-β-Lipoproteine		Very low density lipoproteins (VLDL)		

1. Durchströmungsveränderung,
2. reticulo-histiocytäre Hyperplasie (ohne Granulocyten; Braun-Falco, 1972),
3. granulomatöse Umwandlung mit Einlagerung von Lipiden,
4. mögliche Fibrosierung.

Die Xanthelasmenentwicklung an den Augenlidern ist mit einer Vermehrung der Mastzellen gekoppelt. Diese Entwicklung läßt vermuten, daß der hohe Histamingehalt der Augenlider für die Speicherung der Lipide in diesem Bereich ein besonderer Terrainfaktor ist.

Systemische Lipoidosen

Refsum-Syndrom

Gespeichertes Lipid ist die 3,7,11,15-Tetramethylhexadecansäure = Phytansäure. Die Erkrankung wird durch ein autosomales recessives Gen ausgelöst (Block der α-Oxydation ?).

Klinisch werden im Bereich der Extremitäten und des Stammes ichthyosisartige Hautveränderungen festgestellt, daneben Retinitis pigmentosa, Polyneuritis und cerebrale Störungen. Die Diagnose wird durch Nachweis der Phytansäure in den Plasmalipiden möglich gemacht.

Angiokeratoma corporis diffusum (Fabrys Erkrankung)

Das im Gewebe gespeicherte Lipid ist das *Ceramidtrihexosid.*

An der Haut liegen papulöse Veränderungen vor. Befallen sind Blutgefäße, Nerven, Nieren mit entsprechenden klinischen Symptomen.

Die Diagnose wird vornehmlich aus dem histologischen Bild und den Flecken und Papeln von purpurroter oder dunkelblauer bis schwarzer Farbe erstellt. Auch ein Schleimhautbefall ist bekannt. Histologisch zeigt sich eine starke Verdickung der Gefäßmedia durch Ablagerung einer hyalinartigen Substanz. Pathologisch-anatomisch steht die Lipoidablagerung in den Endothelzellen der Bowmanschen Kapseln und der Henleschen Schleifen im Vordergrund.

Gauchers Erkrankung (Cerebrosid-Lipoidose)

Gespeicherte Lipide sind *Glucocerebroside,* vornehmlich im reticuloendothelialen System. An Hautveränderungen fällt nur eine Pigmentation der Extremitäten auf. Allgemein-medizinisch steht eine Hepatosplenomegalie im Vordergrund.

Die Diagnose erfolgt durch Nachweis typischer Zellen im Knochenmark.

Niemann-Pick-Erkrankung (Sphingomyelin-Lipoidose)

Gespeichertes Lipid ist *Sphingomyelin* sowie Cholesterin im reticuloendothelialen System.

An der Haut gelegentlich Xanthome oder gelbliche Verfärbung. In allen Fällen Hepatosplenomegalie.

Wolmans Erkrankung (Cholesterin-Speichererkrankung)

Gespeicherte Lipide: freies und verestertes *Cholesterin* und *Glyceride.* Keine Hautveränderungen, sondern Hepatosplenomegalie mit Verkalkung der Nebennieren und Schaumzellen im Knochenmark.

Cutane Lipoidosen mit normalem Serumlipoidspiegel

1. Naevoxanthoendotheliom, vornehmlich im Kindesalter mit spontaner Rückbildungstendenz;
2. extracelluläre Cholesterinose;

Die Sphingolipodystrophien, s. H. J. Wallace: Brit. J. Derm. **88,** 1 (1973)

Lipodystrophie	*Angereicherte Lipide*	*Enzymdefekt*
Niemann-Pick-Erkrankung	Sphingomyelin	Sphingomyelinase
Anderson-Fabry-Erkrankung	Ceramid-trihexosid	Ceramid-trihexosidase
Gaucher-Erkrankung	Glucocerebroside	Glucocerebrosidase
Metachromatische Leukodystrophie	Sulphatide	Sulphatidase
Generalisierte Gangliosidosis	Monosialogangliosid	Galaktosidase
Tay-Sachs-Erkrankung	Tay-Sachs-Gangliosid	?

3. Xanthelasma palpebrarum, welches auch bei familiärer Hypercholesterinämie auffällig ist, aber dann noch von weiteren Symptomen begleitet wird;

4. Nekrobiosis lipoidica als Sonderform einer Vasculitis mit Lipideinlagerung.

Unabhängig davon sind xanthomatöse Zellen im entzündeten Gewebe als Sonderform einer histiocytären Reaktion, z. B. bei allgemeinen Entzündungen, bei fibrocystischer Dysplasie der Knochen und bei der intestinalen Lipoiddystrophie aufzufinden. Schließlich ist die Schaumzelle auch ein Charakteristikum der lepromatösen Lepra.

Therapeutische Ansätze bei primären Hyperlipidämien

A. Einwirkung auf Absorption und Exkretion (Cholestyramin).

B. Biosynthese und Abbau (Nicotinsäure, Complamin und Clofibrate).

C. Redistribution der Lipide (Thyroxin).

Senkung des Lipidblutspiegels durch:

1. Mobilisierung des Klärfaktors (Heparine, Nicotinsäure),

2. Verabfolgung von ungesättigten Fettsäuren und Phospholipiden,

3. Einwirkung auf Zellpermeabilität und Durchblutung, um den primären Entwicklungsformen von Lipoidosen zu begegnen.

Eine Aktivierung des Klärfaktors spielt besonders bei Hyperlipämien eine Rolle, bei denen Lipoproteine (Chylomikronen) unter dem enzymatischen Einfluß der aus dem Gewebe mobilisierten Lipasen zu freien Fettsäuren und Glycerin hydrolysiert werden.

Wichtig scheint auch der Catecholaminstoffwechsel in seiner Auswirkung auf die Triglyceride zu sein, da Adrenalin und auch noch Noradrenalin eine Hydrolysierung der Triglyceride zu Fettsäuren stimulieren. Da Fettsäuren aber nicht ausgeschleust werden, sondern wiederum zur Resynthese von Triglyceriden zur Verfügung stehen, ist dieser Vorgang für die allgemeine Therapie von Lipoidosen problematisch, scheint aber für die Fettverteilung im subcutanen Fettgewebe von Bedeutung zu sein.

Therapierichtlinien bei primärer Hyperlipidämie (Bergner, 1972)

	Typ I
Diät:	1. weniger als 30 g Fett/Tag 2. mittelkettige Triglyceride (MCT), keine medikamentöse Behandlung.
	Typ II
Diät:	1. Zufuhr von Fetten mit hohem Anteil (60%) mehrfach ungesättigter Fettsäuren: Weglassen von fetten Fleisch- und Wurstsorten, fettreichen Milchprodukten und Eiern bei gleichzeitig erhöhter Zufuhr von polyensäurereichen Pflanzenölen und Margarinen (Sonnenblumen-, Maiskeim- und Sojaöl, linolsäurereiche Margarine), 2. Zufuhr von Cholesterin weniger als 300 mg/Tag;
medikamentös:	1. Cholestyramin (*Cuemid*, *Quantalan*): Anfangsdosierung 32 g/Tag über 1 Woche, dann stufenweise Reduzierung der Dosis bis auf eine Erhaltungsdosis von 12 g/Tag, 2. Nicotinyl-alkohol (*Ronicol retard*) 1,5 g/Tag.
	Typ III
Diät:	1. kohlenhydratarm: 30% der Kalorien als Kohlenhydrate, 35% der Kalorien als Eiweiß, 35% der Kalorien als Fett, 2. Zufuhr von Cholesterin weniger als 300 mg/Tag;
medikamentös:	Clofibrat (*Regelan*, *Skleromexe*, *Atheropront*, *Atherolip*) 1,5 g/Tag.
	Typ IV
Diät:	kohlenhydratarm: 30% der Kalorien als Kohlenhydrate, 35% der Kalorien als Eiweiß, 35% der Kalorien als Fett;
medikamentös:	Clofibrat 1,5 g/Tag.
	Typ V
Diät:	kohlenhydratarm und fettarm: 30% der Kalorien als Kohlenhydrate, 35% der Kalorien als Eiweiß, 35% der Kalorien als Fett; Zufuhr von weniger als 70 g Fett/Tag;
medikamentös:	Clofibrat 1,5 g/Tag.

Harnsäure

Gicht

Der Gesamtharnsäuregehalt eines normalen Menschen beträgt nach Zöllner etwa 1 g, dem stehen Werte von 2–31 g bei Patienten mit Gicht gegenüber. Es genügt eine durchschnittliche Retention von 15,5 mg täglich, um im Verlaufe von 5 Jahren zu einer für die Gichtsymptome ausreichenden Retention zu gelangen. Die Harnsäure wird zu einem Teil aus den im Körper synthetisierten Purin-Nucleotiden gebildet; zum anderen stammt diese aus Purinen, die mit der Nahrung zugeführt werden. Letztere stellen aber höchstens 10% der endogen entstandenen Harnsäure dar.

Die Harnsäurevermehrung bei Gicht geht auf vielfältige Veränderungen biochemischer und physiologischer Natur zurück. *Verminderte renale Ausscheidung* der Harnsäure als auch eine *exzessive Mehrbildung* von Harnsäure durch eine verstärkte Purinbiosynthese sind Gründe der Hyperurämie. Die Mehrzahl der Patienten mit Gicht zeigt unabhängig von den Hauptsymptomen eine Mischform dieser beiden Vorgänge. In Sonderfällen kann ein Enzymdefekt, der auf einem X-chromosomal gebundenen Mangel an Hypoxanthin-Guanin-Phosphoribosyl-Transferase zurückzuführen ist, die Ursache sein.

Eine besondere Gruppe stellen auch die Patienten dar, die an einer Glykogenspeicherkrankheit leiden, die auf einen Mangel an Glucose-6-Phosphatase zurückzuführen ist. Es liegt dabei nicht nur eine renale Ausscheidungsstörung für Harnsäure vor, sondern auch eine vermehrte Purinsynthese (Seegmiller, 1969).

Die Entwicklung von Gichtknoten in der Haut, den Tophi, beruht auf einem Anstieg der Uratkonzentration im Plasma nach seiner Diffusion in die interstitiellen Gewebsräume. Die dann abgelagerten ausgefallenen Uratmengen führen zu einer Fremdkörperreaktion, die eine umgebende Infiltration entsprechenden Typs zur Folge hat. Die Ablagerung von Uraten findet bevorzugt an Sehnen und Schleimbeuteln statt. Der Nachweis der Harnsäurekristalle auch in der Haut wird mit der Murexidprobe vorgenommen. Therapeutisch erfolgt die Aktivierung der Ausscheidung von Harnsäure durch Benzbromatonum. Eine Hemmung der Harnsäuresynthese ist mit Allopurinodderivaten zu erreichen. Eine Einschränkung der alimentären Zufuhr von Purinen ist notwendig.

Die Calcifikation und Ossifikation in der Haut

Die Calcifikation oder auch die Ossifikation in der Haut oder im subcutanen Gewebe beruhen auf unterschiedlich ätiologischen, pathogenetischen Vorgängen. Im allgemeinen wird bei einer Calcifikation in der Haut keine eigentliche Knochenstruktur gebildet, diese Situation liegt nur dann vor, wenn entsprechende Keimanlagen in der Haut vorhanden sind.

Im Serum liegt Calcium zu 60,5% als diffusible Substanz (davon 46,9% als Chlorid, 13,6% als Bicarbonat, Phosphat und Citrat) und zu 39,5% an Eiweiß gebunden vor. Die hormonelle Regulation der Relation Calcium/Phosphat erfolgt durch die Nebenschilddrüse; deren Aktivierung führt zu einer Vermehrung der Phosphatausscheidung, einem Anstieg von Ca^{++} bei einem Abfall von Phosphat im Serum, während nach Entfernung der Epithelkörperchen ein Absinken des Calciums im Blutplasma eintritt und die Phosphatausscheidung im Urin zurückgeht. Der Angriffspunkt der Nebenschilddrüse ist das Knochengewebe, das aufgrund der Hormonwirkung durch Osteoklasten abgebaut wird. Daraus resultiert eine Mobilisierung der Mineralstoffe aus den Knochen. Der Serumcalciumspiegel wird recht konstant gehalten, während der Phosphatspiegel weitgehend altersabhängig ist.

Serumcalciumsteigernde Faktoren

Vitamin D,
Thyroxin,
Wachstumshormon,
Vitamin A,
parathormonähnliche Substanzen bei Paraneoplasien,
osteolytisch wirkende Knochenmetastasen.

Serumcalcium-senkende Faktoren

Calcitonin,
Cortison,
Phosphat,
Vitamin D-Mangel,
Glucagon.

Es liegt ein erhebliches Konzentrationsgefälle an Calcium zwischen der extracellulären Flüssigkeit und dem Cytoplasma der Zellen vor. Intracellulär wird das Calcium in Mitochondrien und Zellkernen gespeichert. Eine Calciumabsorption wird bei saurem pH, bei Vermehrung des ionisierten Calciums, während der Schwangerschaft und während des Wachstums beobachtet. Man kann Kalkeinlagerungen in die Haut einmal als *Nebenschilddrüsenstörung* sehen, zum andern sie mit einer *Vitamin D-Intoxikation* in Zusammenhang bringen und schließlich als Folge einer *Alkalisierung* beurteilen. Meistens ist die Calcinosis cutis Folge einer vorangegangenen Hauterkrankung mit einer entsprechend geweblichen Veränderung, die eine Adsorption von Calcium ermöglicht. So ist z.B. bei Sklerodermiepatienten eine positive Calciumbilanz nachweisbar, und das Bindegewebe zeigt einen entsprechend erhöhten Calciumgehalt. Unter dem *Thibièrge-Weißenbach-Syndrom* versteht man eine Verbindung einer Calcinosis mit einer *Sklerodermie*, deren Pathogenese der Kalkeinlagerung in die Haut bei vorangegangener Dermatomyositis wohl entspricht. Allgemein kann man die sog. Kollagenkrankheiten als prädisponierende Faktoren für eine Kalkablagerung sehen, zumal Kalk an saure Mucopolysaccharide gebunden wird; ein Vorgang, der sich bei einer *Mucopolysaccharidphanerose* (Steigleder) entwickelt. Kalkablagerungen sind weiterhin im Granulationsgewebe chronischer Hauterkrankungen und in organisierten Thromben darstellbar.

Die Kalkablagerung bei *Pseudoxanthoma elasticum* ist vornehmlich an die degenerierten elastischen Fasern gebunden. Unter dem *CRST-Syndrom* von Winterbauer wird eine Calcinosis in Kombination mit Raynaud-Phänomen, Sklerodaktylie und Teleangiektasien verstanden, die sich besonders bei Formen entwickelt, die man als benigne progressive Sklerodermien bezeichnen kann. Diese Sklerodermie kommt zu einem gewissen Stillstand und lediglich die Kalkablagerung und die Raynaud-Phänomene weisen mit Teleangiektasien auf den vorangegangenen Prozeß bei bestehender Sklerodaktylie hin. Eine allgemeine Unterscheidung der Calcinosen erfolgt in

Tabelle 161. Einteilung der Calcinosen

A. Calcifikation aufgrund einer Gewebeschädigung

1. Lokalisierte Verletzungen bei der Fibrodysplasia ossificans als kongenitalem genetischem Defekt
2. Traumatisch, verbunden mit Fremdkörpereinwirkung, Hämatomen und Fettzellnekrose
3. Inflammatorisch
   auf entzündlicher Basis bei Akne, Thrombosen und Granulomen
   auf degenerativer Basis beim Pseudoxanthoma elasticum, parasitären Cysten
   bei benignen Hauttumoren, Lipomen, Angiomen und dem Malherbschen Tumor, malignen Tumoren, vornehmlich bei Liposarkomen

B. Calcifikationen, die mit allgemeinen Gewebsschädigungen systemischer Art verbunden sind, bei:

Dermatomyositis,
Sklerodermia progressiva,
systemischem Lupus erythematodes,
Acrodermatitis atrophicans.

C. Calcifikationen, die ohne Gewebsschädigungen und ohne nachweisbare Stoffwechselstörungen vor sich gehen

Calcinosis universalis,
Calcinosis circumscripta,
Solitäre noduläre Calcifikation,
Calcifikation der Ohrmuschel.

D. Calcifikationen, beruhend auf nachweisbaren Störungen des Serum-Calcium/Phosphorspiegels, bei:

1. Hypercalcämie
   Hyperparathyreoidismus
   Vitamin D-Applikation
   Milch-Alkali-Syndrom
   destruktiven Knochenerkrankungen
2. Normocalcämie
   chronischen Nierenerkrankungen
   Pseudohypoparathyreoidismus

a) *Calcinosen mit verändertem Calcium- und Phosphorgehalt im Serum* (meistens vereint mit einer entsprechenden Grundkrankheit),

b) *Calcinosen mit normalem Calcium- und Phosphorgehalt im Serum*, aber bei Vorliegen einer Erkrankung wie Kollagenosen mit erhöhter Adsorptionsfähigkeit für Kalk,

c) *dystrophische Calcinosen* als örtlich sekundäre Prozesse im primär kranken Gewebe, wie sie bei Traumatisationen mit entsprechender Zellschädigung und späterer Kalkabsorption zu verstehen sind.

Therapeutische Versuche, Calcium durch Bindung an leicht lösliche Komplexbildner aus dem Organismus zu entfernen, wie *Äthylendiamintetraessigsäure* (EDTA), bieten sich in Form von Infusionen an.

Bei niedrigem Serumcalciumspiegel infolge von Funktionsstörungen der Nebenschilddrüse treten Hautveränderungen auf, die mit dem Krankheitssymptom Tetanie verbunden sind. Die Haut dieser Patienten ist häufig rauh und schuppend mit Alopecieherden in der Kopfregion und auch an den Augenbrauen.

Ein besonders interessanter Befund ist bei der *Impetigo herpetiformis* zu beobachten, wo unter Abfall des Calciums im Serum das Symptombild verstärkt zum Ausdruck kommt. Eine Therapie mit AT 10 drängt diese Exacerbation der Erkrankung wieder zurück (Leonhardi), die auch unter Corticosteroidgaben oral zu beherrschen ist.

Literatur

Eberhartinger, Ch., Ebner, H., Niebauer, G.: Ablagerung und Speicherung in der Cutis. In: Handbuch der Haut- und Geschlechtskrankheiten, Bd. I/1. Berlin-Heidelberg-New York: Springer 1968.

Lever, W. F.: Ablagerungskrankheiten körpereigener Stoffwechselprodukte. In: Handbuch der Haut- und Geschlechtskrankheiten, Bd. III/1. Berlin-Göttingen-Heidelberg: Springer 1963.

Der Wassergehalt der Haut

Die Haut spielt aufgrund ihrer den jeweiligen Bedingungen sich anpassenden Speicherung von Wasser eine Rolle in der Verhütung von Hydratationen oder Dehydratationen. Die Haut ist somit in der Lage, bei Störungen die Funktion anderer Organe durch hauteigene Wasserregulation zu schützen. Der Wassergehalt des fettfreien Gewebes liegt zwischen 69–74%. Die Haut bestreitet 18–22% der Wasserausscheidung durch Transpiration und Perspiratio insensibilis. Das mobile Wasser in der Haut eines erwachsenen Menschen von 65 kg darf mit 7,5 kg eingeschätzt werden. Das zum Austausch verfügbare locker gebundene Wasser liegt als Ultrafiltrat interstitiell vor. Bei einem durchschnittlichen Wassergehalt des Coriums von 71,5% werden 39% durch Bindegewebsfibrillen gebunden, während 32,5% in der Grundsubstanz bzw. intracellulär vorliegen. 20% des Wassers sind fest gebunden und nicht am Wasseraustausch beteiligt. Die Hydratationsfähigkeit des Bindegewebes nimmt generell im höheren Alter ab, so daß die excidierte Haut relativ schnell hohe Wassermengen abgibt. Diese Gesichtspunkte sind bei der Bestimmung des Wassergehalts des Bindegewebes zu berücksichtigen. Die Haut von jüngeren Probanden und von Probanden im mittleren Alter enthält mehr und fester gebundenes Gewebswasser.

Mit dem Wasser eng verbunden ist der Elektrolythaushalt. Das Bindegewebe ist in der Lage, bei hohem Natrium- und Chloridgehalt eine entsprechend höhere Wassermenge aufzunehmen als z.B. die Muskulatur. Irritationen der Epidermis, die mit Zellschädigungen einhergehen, wie etwa bei Verbrennungen und bei exsudativen Entzündungen, sind von einem Anstieg des Natrium- und Chloridgehaltes gefolgt, während sich der Kaliumgehalt infolge der Diffusion aus den Zellen in den extracellulären Raum und durch humoral gesteuerten Abtransport vermindert. Ausdruck dieses Vorgangs ist der Kaliumanstieg im Blut. Bei extremer Zellschädigung wird der Energiehaushalt gestört, der zur Aufrechterhaltung des gerichteten Transportes der Elektrolyte notwendig ist. Die verschiedenen Formen der Schwellungen und der Ödembildung der Haut sind mit einer Variation des Mineralgehaltes verbunden. Die Vermehrung von Natrium- und Chloridionen kann einmal auf das Einströmen von Gewebsflüssigkeit und zum andern auch auf Permeabilitätsstörungen der Zellmembran bezogen werden. Die Relation von Natrium zu Kalium ist ein bestimmender Parameter im Verlauf eines exsudativen Prozesses. Elektrolytverarmung, insbesondere Natriumverarmung des Organismus kann durch eine extensive Transpiration provoziert werden.

Die Blasenbildung in der menschlichen Haut

Blasenbildungen sind nur in solchen Geweben möglich, bei denen eine Lockerung

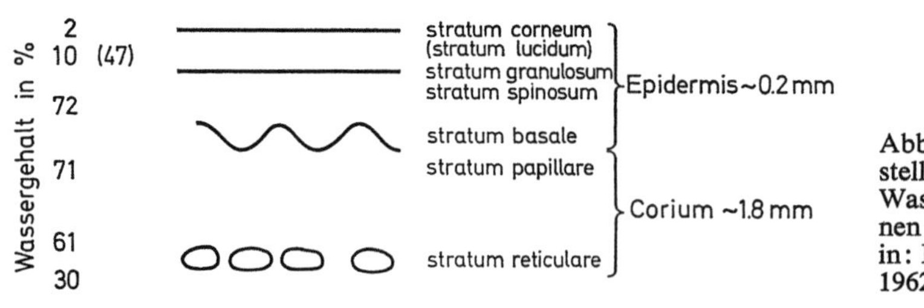

Abb. 36. Schematische Darstellung der Haut und des Wassergehaltes der einzelnen Schichten. (Tronnier, H., in: Parfümerie u. Kosmetik, 1962)

des Zellgefüges bei einströmender Flüssigkeit nicht durch einen Gewebsgegendruck kompensiert werden kann. Diese Situation liegt vornehmlich an der Haut und Schleimhaut vor; darüber hinaus in minderem Maße an Oesophagus und Darmschleimhaut. Die Bestandsdauer der Blase hängt von der Festigkeit des Blasendachs, der Dauer des Einstroms von Flüssigkeit und schließlich von regenerativen Vorgängen am Blasengrund ab.

Die Entstehung einer Hautblase ist Ausdruck einer Fließstörung des Säftestroms, der an den Capillarschenkeln der Haut beginnt, die verschiedenen Hautschichten einschließlich Epidermis durchdringt und schließlich wieder durch Resorption am venösen Schenkel der Capillaren endet oder in den Lymphbahnen weitergeleitet wird. Der schichtweise Aufbau der Haut führt zu folgenden Möglichkeiten einer Blasenbildung:

1. der subcornealen Blase,
2. der intraepidermalen Blase,
3. der subepidermalen Blase.

In Abhängigkeit von der Art der Hautschädigung können sich Übergangsformen zwischen diesen Blasentypen entwickeln oder sich für die Dauer der Blasenbildung als charakteristisches isoliertes Phänomen halten.

Bei Lösung des Zellgefüges unter Erweiterung der intercellulären Spalträume, verbunden mit intracellulärem Ödem wird das normale Wasserbindungsvermögen des Gewebes überfordert, und es kommt zu einer freien Wasseransammlung, die durch hydrostatischen Druck des Flüssigkeitseinstroms unterhalten wird. Je nach Schwerpunkt der Strukturänderung im Hautgefüge entwickelt sich eine subcorneale bzw. intraepidermale oder subepidermale Blase. Die intraepidermale Blase entsteht aus einer spongiotischen Aufquellung der Epidermis, wobei multiple kleine Herde sich zu einer größeren Blasenbildung verbinden können. Im Zuge einer Schädigung epidermaler Zellen in den mittleren Hautschichten kann sich mit einer Diffusion von nunmehr freigesetzten, zelleigenen, gewebsirritierenden Substanzen in die gefäßführende Hautschicht se-

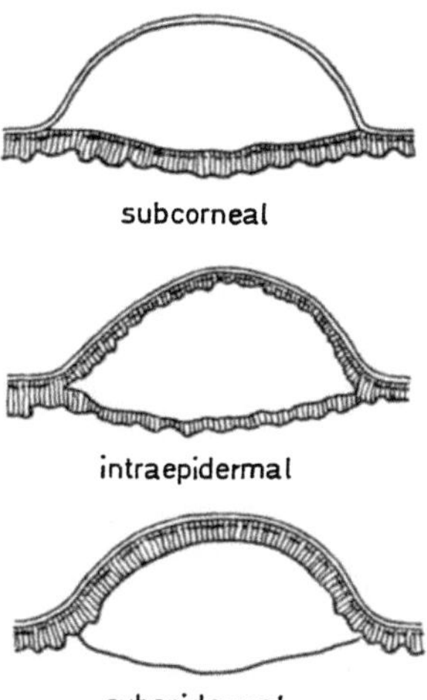

Abb. 37. Blasenbildung in der menschlichen Haut

kundär eine erhöhte Permeabilität der Gefäßwände einstellen und sich somit der Trend zum Flüssigkeitseinstrom verstärken. Aus der Tabelle klinisch-experimenteller Beispiele zur Blasenprovokation ist abzuleiten, daß sowohl durch mechanische als auch chemische Hautirritationen in Abhängigkeit von den Charakteristika der eintretenden Schädigung eine Blase erzeugt werden kann. Die spontane Blasenbildung im Zuge einer bullösen Dermatose hat verschiedene Wurzeln, wobei die Lösung des Zellgefüges unter Nachweis von an Membranen adsorbierten Antikörpern besondere Gesichtspunkte für die Blasenentstehung gegeben hat. Sowohl eine Adsorption von Antikörpern, die mit Hilfe der Immunfluorescenzmikroskopie an epidermalen Zellen – einschließlich der losgelösten Epithelien mit ballonierender Degeneration (Tzanck-Zellen) – nachgewiesen werden kann, unter Bildung von intraepidermalen Spalträumen, als auch Haftung an der Basalmembran unter dem Zeichen einer subepidermalen Spaltbildung sind zumindest pathognomonisch für den zu einer bullösen Dermatose zugehörigen Blasentyp.

Inwieweit an der Blasenbildung beim Pemphigoid Infiltratzellen beteiligt sind, ist nicht befriedigend entschieden. Übereinstimmung besteht über die primäre Haftung von Autoantikörpern an der Basal-

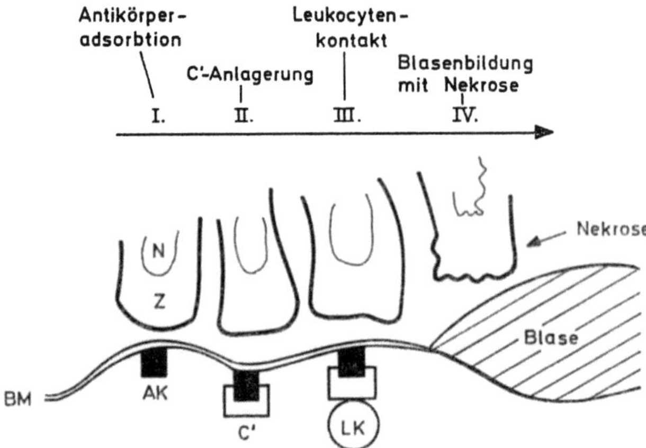

Abb. 38. Blasenbildung beim Pemphigoid. *Z* Basalzelle, *N* Nucleus, *BM* Basalmembran, *AK* Auto-Antikörper, *C'* Komplement, *LK* Leukocyt. Nachweis der C'-Beteiligung Bockendahl und Remy 1973

membran und der gleichzeitigen Komplementfixation, während über die passagere Bindung von Blutzellen (LK, Abb. 38), die mit den zuvor genannten Faktoren sich zu einem Immunkomplex verbinden können und die supralaminäre Lösung der Basalmembran bewirken, noch diskutiert wird. Nach der frühzeitigen supralaminären Blasenbildung ist die Basalzellnekrose ein später eintretendes Stadium.

Ein passiver Transfer von Serumimmunglobulinen, die sich an der Basal-

Tabelle 162a. Beispiele klinisch-experimenteller Blasenprovokationen

Auslösung	Blasentyp	Zeitliche Entwicklung	Histologie	Mechanismus
Reiben	intra- und subepidermal	sofort	Intraepidermale Spaltbildung, Nekrose der Stachelzellen, Flüssigkeitsinvasion	unspezifisch, degenerativ, Wärmebildung
Wärme, etwa ab + 60° C	intra- und subepidermal	Latenzzeit	Gefäßerweiterung, epidermale Spongiose	allgemein degenerativ
Kälte, Kohlensäureschnee	subepidermal	Latenzzeit	Gefäßschädigung, epidermale Nekrose	allgemein degenerativ
Harnstoff, ab 20% intracutan	intraepidermal	einige Minuten	Epidermale Zellnekrose (Zellverklumpung), keine Entzündung	Zellschädigung (Anoxie verstärkt)
Cantharidin 0,2% epicutan	primär intraepidermal	einige Stunden	Acantholyse mit Infiltration und Gefäßerweiterung	Enzymblockierung
Monojodacetat 15% epicutan pH 7	subepidermal	nach Stunden	Subepidermale Blase mit starker Infiltration (sterile Pustel)	Enzymblockierung
Lost, Senfgas epicutan	subepidermal	nach Stunden	Subepidermales Ödem mit Blase	Enzymblockierung
Trypsin intracutan ab 250 μg/0,05 ml	subepidermal	nach Minuten	Perivasculäre Infiltrate, Hämorrhagie, subpapilläre Spaltbildung	Proteolyse
Papain 3% i.c.	subepidermal	nach Stunden	Perivasculäre Infiltration, Hämorrhagie	Proteolyse
Bromelin, ab 250 μg/0,05 ml i.c.	subepidermal	1/2 Std	Perivasculäre Infiltrate, keine Hämorrhagie	Proteolyse

membran oder intraepidermal an Zellwänden adsorbieren, hat beim Menschen bisher zu keiner spezifischen Blasenbildung geführt. Unabhängig davon ist belegt, daß ein solch passiver Transfer an der Schleimhaut von Primaten zur Blasenbildung führen kann (Beutner).

Auch bei der Dermatitis herpetiformis Duhring sind an der Haut mittels der Fluorescenztechnik Immunkörper nachgewiesen worden, die allerdings im strömenden Blut vermißt werden.

Besonderes Interesse hat die experimentelle Erzeugung von Blasen durch Cantharidin gefunden, die sich intraepidermal als Ausdruck einer primären Cytolyse epidermaler Zellen entwickeln. Damit verbunden ist vom biochemischen Gesichtspunkt aus eine Hemmung des energieliefernden Stoffwechsels durch Enzymhemmung. In Abhängigkeit von der gegebenen Situation des Patienten kann die Epidermis gegenüber Cantharidin resistenter sein, und nach Diffusion des Cantharidins in die Epidermis der primäre Reiz des Cantharidins sich an der terminalen Strombahn auswirken, so daß eine subepidermale Blase entsteht und erst bei weiterem Fortschreiten des Flüssigkeitseinstroms die intraepidermale Blasenbildung nachfolgt. Darüber hinaus gibt es Patienten, die eine Neigung zu bestimmten blasenbildenden Dermatosen haben, wie z.B. bei der Dermatitis herpetiformis Duhring, ohne daß es möglich ist, durch die bei einem normalen Kollektiv sicher wirksame Cantharidindosis eine Blasenbildung zu erzielen.

Bei mechanischen Blasenbildungen ist zu beachten, daß sich gleichzeitig mit einem Gefäßtrauma auch cytologische Veränderungen, wie eine Mastzelldegranulation, entwickeln können, und dadurch freigesetztes Histamin als weiterer Faktor der Permeabilitätserhöhung der Hautgefäße hinzukommt.

In der Blasenflüssigkeit liegen neben Serumeiweiß auch Substanzen aus der Epidermis vor, die dort im Zuge der strukturellen Auflösung freigesetzt wurden. So lassen sich in der Blasenflüssigkeit nicht nur Blutenzyme nachweisen, sondern auch spezifische Fermente der Epidermis, die mit Hilfe der Analyse von Isoenzymen typisiert werden können. Entsprechend der

Tabelle 162b. Der Blasentyp bei bullösen Dermatosen. (Die intraepidermale Blasenbildung wurde nicht in spongiotische Bläschenbildung und Acantholyse getrennt)

Sub- bzw. intracorneale Blasenbildung
- Impetigo contagiosa
- Epidermolysis bullosa simplex
- Pellagra pemphigoides
- Pemphigus erythematosus

Intraepidermale Blasenbildung
- Epidermolysis bullosa simplex
- Pemphigus vulgaris
- Herpesgruppe
- Vesiculös-bullöses Ekzem
- Hydroa vacciniformis
- Erythema exsudativum multiforme
- Erythematodes acutus
- Erythema solare
- Röntgendermatitis
- Combustio
- Toxische epidermale Nekrolyse (Lyell)
- Transplantatlappen bei schlechter Blutversorgung (Anoxie)

Subepidermale Blasenbildung
- Epidermolysis bullosa dystrophica
- Dermatitis herpetiformis Duhring
- Pemphigus benignus
- Lichen ruber pemphigoides
- Erythema exsudativa multiforme
- Erythematodes acutus
- Leuchtgasvergiftung
- Röntgendermatitis

Bei der intraepidermalen Blasenbildung ist die sog. *Acantholyse* — ein Loslösen epidermaler Zellen aus dem Gewebsverband mit den Zeichen einer Zelldegeneration — ein besonderes Charakteristikum. Diese Acantholysezellen zeigen runde, geschwollene, hyperchromatische Kerne, das Cytoplasma ist perinucleär aufgehellt. Der Nachweis dieser Zellen im Ausstrichpräparat (Tzanck-Test) gibt differentialdiagnostische Hinweise. Die Entwicklung einer Acantholyse findet man nicht nur beim Pemphigus, sondern auch bei einer Pustelbildung der Porphyria cutanea tarda und ist somit kein spezifisches Phänomen. Offenbar ist der primäre Vorgang bei der intraepidermalen Spaltbildung zunächst unabhängig von dem Einströmen einer Gewebsflüssigkeit, die zur weiteren Lockerung der Gewebsstruktur führt.

Gewebsschädigung liegt in den intraepidermalen Hautblasen auch ein relativ hoher Kaliumgehalt vor. Allerdings nimmt die Permeation der Elektrolyte kontinuierlich zu, und der Zeitpunkt der Blasenbildung und der Flüssigkeitsentnahme ist zur Elektrolytbestimmung von besonderer Wichtigkeit. Zur Zeit ist die histologische Charakterisierung der Blasenbildung und die Diagnose des Blasentyps sicherer als die Differenzierung der Blaseninhaltsstoffe. Unabhängig von den dargestellten Mechanismen einer Blasenbildung wird die experimentelle Blasenbildung auch dazu verwandt, Einblicke in die besonderen zirkulatorischen und Permeabilitätsverhältnisse der gefäßführenden Hautschicht zu gewinnen. Darüber hinaus gelingt es auf diese Art und Weise, in vivo epidermales Zellmaterial zu weiteren Untersuchungen zu gewinnen, und schließlich wurde die subepidermale Blasenbildung dazu verwandt, um Material (Blasendach) zur Deckung von Gewebsdefekten zu erhalten.

Die Wasserabgabe der Haut

Die gesamte Wasserabgabe besteht:

1. aus dem transepidermal diffundierenden Wasserdampf einschließlich der Abdunstung von den Schweißdrüsenporen,
2. dem sezernierten Drüsenschweiß und
3. dem Wasser, das während der Keratinisation freigesetzt wird.

Die letztere Größe ist allerdings zu vernachlässigen, aber für die physiologischen Verhältnisse des Wasserstoffhaushalts in der Haut von Bedeutung.

Nach intragastraler Infusion einer Elektrolytlösung über 100 min (5 ml/min) steigt zunächst die Wasserabgabe durch die Haut stark an und erreicht bereits nach 2 min ihr Maximum. Dann fällt sie wieder ab, obwohl die Infusion weiterläuft. Die Diurese reagiert später und erreicht in der Regel gegen Ende der Infusion ihr Maximum. Es ist bemerkenswert, daß die Perspiration vor der diuretischen Reaktion einsetzt. Sobald aber die Diurese ansteigt, wird die Perspiration eingeschränkt. Eine Unterscheidung in die Perspiratio sensibilis und Perspiratio insensibilis ist zur Zeit noch immer problematisch. Die Perspiratio bezieht sich auf die Wasserdampfabgabe durch Lunge und Haut. Die Anregung zur vermehrten Wasserabgabe über die Haut nach einer Resorption von Wasser geschieht über Receptoren in der Porta hepatis, und nervöse Impulse über Hypothalamus und Hypophyse. Im Zuge der Integration und Koordination wird neben der Wasserdiurese durch die Niere die Wasserabgabe durch die Haut stimuliert (s. Haberich).

Die insensible Wasserabgabe

Der Organismus gibt Wasserdampf sowohl von seiten der Schleimhäute, der Respirationsorgane, der Mundhöhle wie auch durch die Haut insensibel ab. Hinzu kommt die ekkrine, aktive Transpiration durch die Schweißdrüsen der Haut. Die von dieser Schweißdrüsensekretion unabhängige Wasserabgabe durch die Haut beträgt z. B. bei einer Hauttemperatur von 33° C etwa 6 mg/cm^2 · Std, und dies würde einem Wasserverlust von 2 Liter täglich bei einem Menschen von 60 kg entsprechen. Ohne Schutz der Epidermis, insbesondere durch die Hornschichtbarriere, würde der Wasserverlust von der Oberfläche des Coriums aus etwa 20 Liter täglich betragen. Der Weg vom Blut zur Zelle, also der extracapilläre Flüssigkeitswechsel, umfaßt täglich ein Volumen von 50–70 Liter eiweißfreier Plasmaflüssigkeit.

Im indifferenten Temperaturbereich verliert der Körper an Gewicht, ohne daß eine sichtbare oder fühlbare Transpiration vorliegt. Diese Wasserabgabe kann sich durch ausschließlich insensible Schweißsekretion von den Schweißdrüsenporen entwickeln und zusätzlich durch direkte transepidermale Wasserdampfabdunstung entstehen. Der Vorgang der ausschließlich insensiblen Schweißsekretion durch Wasserdampfabgabe aus den Schweißdrüsenporen ohne Unterstellung einer aktiven Sekretionsleistung von der sensiblen Ausscheidung wird allerdings unterschiedlich ausgelegt. Die Messung der Wasserabgabe ohne Schweißsekretion kann durch niedrige Hauttemperaturen oder durch Inaktivierung der

Schweißsekretion, z.B. mit Atropin, bzw. durch Wahl eines Hautbezirks mit geringerer Schweißdrüsenzahl pro cm^2 durchgeführt werden, wie z.B. an der Rückenfläche der Ohrmuschel (Wagener, Jadassohn). Schließlich bieten sich besonders *ektodermale Dysplasien* mit Anhidrose für derartige Versuche an. Die insensible Wasserdampfabgabe ist ein *Diffusionsprozeß*, der durch die Differenz der beiderseitigen Dampfdrucke diesseits und jenseits einer in der Haut liegenden Diffusionsbarriere charakterisiert ist. Dementsprechend wird der Wasserdampfverlust der Haut kleiner, wenn die Umgebungsluft feuchter wird. Da durch die Zunahme der Luftfeuchtigkeit auch die Permeabilität der Haut aufgrund der erhöhten Wasseraufnahme verändert wird, ist auf diesen Vorgang das Ficksche Diffusionsgesetz nicht mehr streng anwendbar.

Die Hautwasserabgabe ist ein von mehreren Fakten abhängiger Vorgang, der im Prinzip von der *Hauttemperatur*, den *nervalen Reizen*, dem *Wasserdampfdruck* in der Atmosphäre und schließlich iatrogen durch *Medikamente* beeinflußt werden kann. Die aktive Schweißsekretion steht im Vordergrund. Die Permeation der Wassermoleküle durch die Haut ist abhängig von der *Intaktheit des Stratum* corneum und von Variablen der Barriere, die im Schwankungsbereich der physiologischen Norm liegen. Monasch, Schmidt und Blank trugen das Stratum corneum der Bauchhaut durch Stripping-Methode sukzessiv in 35 Schichten ab. Die Wasserabgabe der Haut war nach Entfernung der ersten 5–10 Schichten nahezu unverändert, sie erhöhte sich bis zur 15. Schicht und erreichte ihren Höchstwert, wenn die 25. bis 30. Schicht entfernt wurde. Die Wasserabgabe betrug dann 29 mg pro $cm^2 \cdot$ Std. Wurde die gesamte Epidermis entfernt, so lag der Wert um 33 mg pro $cm^2 \cdot$ Std und erreichte damit die Wasserabgabe einer freien Wasseroberfläche bei 35° C. Daraus ist abzulesen, daß die Barrierefunktion für den Wasserhaushalt der Haut wesentlich ist und die Wiederherstellung einer Barriere nach Schädigung von entscheidender Bedeutung ist. Diese Restauration der Barriere ist infolge der starken Steigerung der Mitoserate der Epidermis durch das Stripping in kurzem Zeitraum möglich. Auch andere Mechanismen sind für eine Abdichtung des freigelegten Stratum corneum conjunctum verantwortlich. Nach 2–3 Tagen ist die Wasserdampfabgabe in etwa wieder normal, obwohl zu diesem Zeitpunkt das Stratum corneum bei weitem nicht völlig erneuert ist. Dieses letztere Zeitintervall beträgt bei völliger Entfernung der Hautschicht 28 Tage. Die dargestellten Verhältnisse sind wichtig für die allgemeine Pathophysiologie des Wasserhaushaltes bei großflächigen Epitheldefekten, z.B. bei Verbrennungen. Es ist bekannt, daß der Wasserverlust von Säuglingen bei zu geringem Wasserdampfdruck der Umgebung zu schweren Exsiccosen mit Fieber führt. Auch bei der Behandlung von Verbrennungserkrankungen mit Freiliegen der Verbrennungsfläche ist ein klimatisierter Raum mit entsprechendem Wasserdampfgehalt zu fordern. Der Wasserverlust durch die Epidermis bezogen auf die gleiche Hautfläche dürfte aber beim Säugling nicht höher liegen als beim Erwachsenen. Das Exsiccose-Fieber bei Säuglingen ist Folge einer noch nicht ausgebildeten Regulation und des Verhältnisses Volumen/Oberfläche.

Die Abdeckung großflächiger Wunden durch frühzeitige Transplantation, durch Kunststoffe oder biologisches Material leitet sich aus den dargestellten Verhältnissen ab.

Tabelle 163. Wasserausscheidung verschiedener Organe (1)

Organ	Pro Tag ausgeschiedene Menge Wasser in cm^3	
	normal	unter Streß
Niere	1000–1800	
Haut und Schweißdrüsen	500	bis 10000
Speichel	1500	
Exhalation	500	1000–2000
Magensaft	2500	
Galle	500	
Pankreas	700	
Intestinale Flüssigkeit	3000	
Dickdarm und Stuhl	100	500–5000

Tabelle 164. Mechanismen der Wasserdampfabgabe menschlicher Haut (11)

Mechanismus	Menge ($mg \cdot cm^{-2} \cdot Std^{-1}$)	Dauer
Ekkrines Schwitzen	31—48	diskontinuierlich
Transepidermale Diffusion	0,2—0,3	kontinuierlich
Abgabe von an der Hornschicht adsorbiertem Wasser im Luftstrom	0,6—0,7	10—15 min
Wasseraufnahme der Hornschicht	bis zum 5—6fachen des Eigengewichts; trockene Hornlamelle: 15 μ dick hydratisierte Hornlamelle: 48 μ dick	
Aktive Energie für Wasserdiffusion durch Hornschicht	13—16 kcal/mol	

Tabelle 165. Wasserdampfabgabe normaler Haut ($mg \cdot cm^{-2} \cdot Std^{-1}$) (12, 14, 81, 92, 108, 110, 121, 122, 131, 159)

2,0—9,0
1,02—5,7
0,15—0,25
0,16—0,23
0,37
0,21—0,54
0,57—1,69
0,25—0,69
0,15—0,25
0,084—0,56

Perspiratio insensibilis (einschließlich Exhalation): 0,5—1,5 kg/24 Std ≈ 0,5 $mg \cdot cm^{-2} \cdot Std^{-1}$
Maximalwert (bei 33° C) (ohne Exhalation): 2 kg/Std ≙ 6 $mg \cdot cm^{-2} \cdot Std^{-1}$

Tabelle 166. Wasserdampfabgabe der gesamten Haut (71)

Bei einer Hautoberfläche von 1,7 m^2: 400—500 g/Tag
Bei 40% rel. Feuchte und 28° C: 37,3 ± 3,0 g/Std
Bei 40% rel. Feuchte und 15° C: 16,0 ± 0,6 g/Std

Tabelle 167. Wasserdampfabgabe bei 40% rel. Feuchte (4 Meßpunkte: Rücken, Brust, Arme, Beine) (71)

Umgebungstemperatur		
15° C	28° C	41° C
0,94	1,65	19,0 $mg \cdot cm^{-2} \cdot Std^{-1}$

Tabelle 168. Wasserdampfabgabe bei 28° C (71)

Rel. Feuchte		
20%	40%	80%
1,17	1,24	1,11 $mg \cdot cm^{-2} \cdot Std^{-1}$

Tabelle 169. Beginn des Schwitzens bei ruhenden Personen (71)

Bei 34—35° C Umgebungstemperatur

Tabelle 170. Hautfeuchtigkeitsabgabe in Abhängigkeit von der Lokalisation (7)

Lokalisation	n	Mittlere Abdiffusion ($mg \cdot cm^{-2} \cdot Std^{-1}$)
Ohne Rückenpartie	10	0,29 ± 0,04
Unterarm volar	5	0,31 ± 0,06
Bauch	4	0,34 ± 0,03
Schienbein	5	0,37 ± 0,08
Handrücken	5	0,56 ± 0,16
Stirn	6	0,85 ± 0,16
Handinnenseite	8	1,14 ± 0,45

Tabelle 171. Diffusionskoeffizient für Wasser an der Hornschicht in Abhängigkeit von der Lokalisation (7)

Lokalisation	Mittlere Diffusionsrate (mg/Std · cm^2)	Mittlere Dicke der Hornschicht (cm)	Diffusionskoeffizient ($cm^2 \cdot sec^{-1}$)
Obere Rückenpartie	0,29	$10,5 \cdot 10^{-4}$	$0,95 \cdot 10^{-10}$
Unterarm volar	0,31	$16,4 \cdot 10^{-4}$	$1,59 \cdot 10^{-10}$
Bauch	0,34	$15 \cdot 10^{-4}$	$1,61 \cdot 10^{-10}$
Stirn	0,85	$13 \cdot 10^{-4}$	$3,46 \cdot 10^{-10}$
Handrücken	0,56	$49 \cdot 10^{-4}$	$8,56 \cdot 10^{-10}$
Handinnenseite	1,14	$400 \cdot 10^{-4}$	$143,1 \cdot 10^{-10}$

Tabelle 172. Wasserdampfabgabe bei Dermatosen ($mg \cdot cm^{-2} \cdot Std^{-1}$) (122)

Normale Haut	0,084—0,56
Akutes Ekzem	6,0—14,6
Subakutes Ekzem	5,0—6,7
Chronisches Ekzem	0,8—4,0

Die ekkrine Transpiration

Funktionell und anatomisch unterscheidet man die Schweißdrüsen in den Knäuelteil, in den dermalen und den transepidermalen

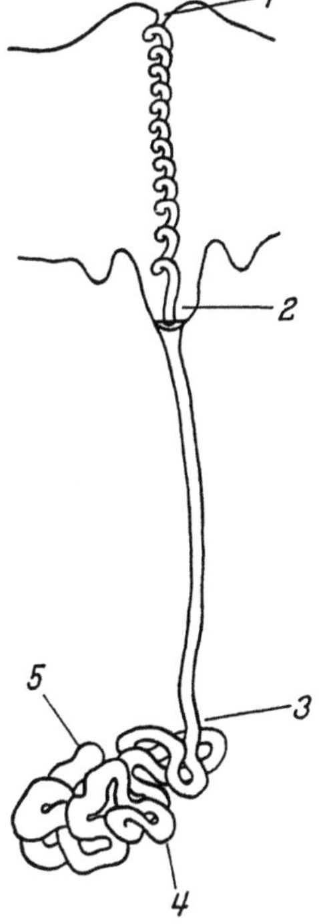

Abb. 39. Diagramm der ekkrinen Schweißdrüse an der Handinnenfläche (Ellis, G., in: Handbuch der Haut- und Geschlechtskrankheiten, Bd. I/1. Berlin-Heidelberg-New York: Springer 1968). Segment 1—2 Intraepidermaler Schweißdrüsenausführungsgang. Segment 2—3 Gestreckter Gang. Segment 3—4 Knäuelgang. Segment 4—5 Terminaler sekretorischer Anteil

Ausführungsgang. Myoepithelien umkleiden die dermalen Ausführungsgänge und weisen auf eine Expulsationsmöglichkeit des im Lumen liegenden Schweißes hin. Die Schweißproduktion ist eine spezifische, energieverbrauchende Leistung der ekkrinen Drüsen. Die Ähnlichkeit der Zellfunktion, wie Sekretion und auch Rückresorption, zwischen Schweißdrüsen und Niere zeigt sich auch im histologischen Bild der Zellbesetzung. Vitalhistologische Untersuchungen von Hering zeigen, daß der epidermale Schweißdrüsenausführungsgang wie die umgebende Epidermis stetig regeneriert wird. Im Bereiche des Akrosyryngiums und der distalen Hälfte des Schweißdrüsenausführungsganges erhöht sich die Zellteilung nach Stripping erheblich und zeigt damit deutliche Parallelen zu der Epidermis.

Bei der ekkrinen Schweißdrüse wurde auf 4000 Dünnschnitte eine Mitose beobachtet. Es war technisch nicht möglich, mittels der markierten Thymidinapplikation eine sichere Aussage über die Quantität der Zellregeneration zu erhalten.

Die Schweißdrüsenporen münden auf der Haut in der Kuppe der epidermalen Leisten (Dermatoglyphics) ein.

Tabelle 173. Anatomische und funktionelle Daten

Zahl der Schweißdrüsen insgesamt 2 Mill.

Verteilung:

Ellbeuge	751/cm^2
Handteller	373/cm^2
Brust	155/cm^2—250/cm^2
Gesäß	57/cm^2

Sekretionsleistung der einzelnen Schweißdrüse 0,003—0,01 mg/min

Gesamtschweißsekretion allgemein bis 800 ml/täglich, in den Tropen 3—4 l/täglich. Unter besonderen Arbeitsbedingungen: im Bergbau (Hauer unter Tage vor Ort) bis maximal 10 l/täglich

Sekretionsreize
cholinergisch (Typ Acetylcholin),
adrenergisch (Typ Noradrenalin),
reflektorisch über den Axonreflex,
direkt.

Regulation der Schweißsekretion
über Bluttemperatur
und Zentren im Hypothalamus

Perspiratio insensibilis, nicht sichtbare Wasserabgabe (weniger durch Schweißdrüsenporen als transepidermal) bei Temperaturen bis 31° C: 20—30 g/Std.

Beginn der sichtbaren Transpiration bei Temperaturen über 31° C.

Chemisch-physikalische Daten
Gefrierpunktserniedrigung 0,206—0,664° C.
Dichte 1,002—1,012.

Tabelle 174. Durchschnittliche Verteilung der Schweißdrüsen pro cm^2 verschiedener Hautpartien (36)

Bereich	Durchschnittliche Dichte/cm^2
Fußsohlen	620 ± 120
Stirn	360 ± 50
Wange	320 ± 60
Fußrücken	250 ± 5
Unterarm	225 ± 25
Abdomen einschließlich Schamleisten	190 ± 5
Brust	175 ± 35
Rücken und Gesäß	160 ± 30
Unterschenkel	150 ± 15
Oberarm	150 ± 20
Oberschenkel	120 ± 10

Tabelle 175. Durchschnittliche Schweißdrüsenzahl pro cm^2 Haut verschiedener Körperteile (36)

Bereich	Durchschnittliche Zahl der Schweißdrüsen pro cm^2
Gesicht (Wange, Kinn, Stirn, Lippenpartien, Nase)	270 ± 25
Stamm	175 ± 20
frontal	185 ± 20
dorsal	160 ± 30
Arme	175 ± 15
Beine	130 ± 10

Tabelle 176. Schweißdrüsenverteilung beim 24jährigen Mann (36)

Bereich	Zahl der Schweißdrüsen (mal 1000)
Kopf	355
Stamm	1065
Arme	595
Beine	880
Insgesamt	ca. 3 Millionen

Tabelle 177. Anzahl Schweißdrüsen/Fläche (156) (ekkrin)

Ellbeuge	750/cm^2
Handteller	370/cm^2
Brust	155—250/cm^2
Gesäß	60/cm^2
Größe	0,008—0,04 mm^3

Tabelle 178. Anzahl Schweißdrüsen (61)

Jugendliche unter 20 Jahren	177/cm^2 Gesamthaut
80—99jährige	101/cm^2 Gesamthaut

Tabelle 179. Schweißmengen und Anzahl der aktiven Schweißdrüsen (nach Randall) (156)

Hautgebiete	Normales Schwitzen in warmer Umgebung			Schwitzen während leichter Arbeit			Schwitzen nach Mecholyl-Gabe		
	Erhaltener Schweiß (mg/cm^2 · min)	Zahl der akt. Schweißdrüsen/cm^2	mg Schweiß/Schweißdrüse · min	Erhaltener Schweiß (mg/cm^2 · min)	Zahl der akt. Schweißdrüsen/cm^2	mg Schweiß/Schweißdrüse · min	Erhaltener Schweiß (mg/cm^2 · min)	Zahl der akt. Schweißdrüsen/cm^2	mg Schweiß-Schweißdrüse · min
Oberarm	0,104	27	0,0037	0,183	53	0,0033	0,558	83	0,0067
Unterarm	0,175	41	0,0043	0,253	69	0,0037	0,565	99	0,0057
Handrücken	0,306	99	0,0031	0,322	153	0,0021	0,970	220	0,0044
Oberschenkel	0,150	38	0,0040	—	—	—	0,577	81	0,0071
Bein	0,195	47	0,0042	—	—	—	0,785	73	0,0108
Fußrücken	0,193	93	0,0021	—	—	—	0,566	182	0,0031

Tabelle 180. Anzahl der mit Pilocarpin aktivierbaren Schweißdrüsen in verschiedenen Körperregionen in Abhängigkeit vom Alter pro cm² (36)

Alter in Jahren	Zahl der Untersuchungen	Lichtexponierte Haut		Nicht lichtexponierte Haut	
		Stirn	Handrücken	Schulter	Oberarm
Jugendliche Haut (20—40)	42	113 ± 19	130 ± 25	35 ± 6	36 ± 8
Altershaut (über 60)	45	83 ± 25	89 ± 31	27 ± 7	29 ± 4

Tabelle 181. Schweiß (116)

	Anzahl aktiver Schweißdrüsen/cm²	Na^+-Konzentration im Knäuelschweiß (mval/l)	Maximale Clearance von Wasser (ml/l)	Maximale Sekretionsrate (ml/m² · min)	Maximale Clearance pro Einzeldrüse (µl/min)	Maximale Sekretionsrate pro Einzeldrüse (µl/min)
Stirn	181 ± 14,5	140 ± 1,8	9,1 ± 1,3	2,65 ± 3,2	5,5 ± 1,0	15,9 ± 2,3
Unterarm	108 ± 9,4	140 ± 1,8	6,1 ± 0,9	11,5 ± 1,3	6,0 ± 0,8	11,5 ± 1,3
Rücken	64 ± 5,9	140 ± 1,8	3,8 ± 0,7	11,0 ± 1,2	6,0 ± 1,0	17,9 ± 2,0

Innervation der ekkrinen Schweißdrüsen

Die Innervation der ekkrinen Schweißdrüsen zur Stimulierung der Schweißsekretion verläuft über die cholinergischen Fasern des zur Haut ziehenden sympathischen Nervensystems. Die Reizimpulse sind rhythmisch und ein individuelles Merkmal der einzelnen Schweißdrüse. Die Periodizität der Entleerungsimpulse wird mit steigender Beanspruchung der Schweißdrüsen kurzfristiger. Der an den sudomotorischen Endplatten der Schweißdrüsen freigesetzte Transmitter ist Acetylcholin, welches nun auf die Schweißdrüsen direkt einwirkt. Offenbar ist mit der Freisetzung von Acetylcholin die Bildung von Polypeptiden vom Bradykinintyp verbunden. Im menschlichen Schweiß wurde nicht nur Bradykinin, sondern auch Kallikrein nachgewiesen. Es handelt sich bei diesen Untersuchungen um Schweiß, der durch Thermoexposition in der Sauna gewonnen wurde. Neben Kallikrein wurden auch weitere Peptidasen gefunden. Über die Sequenz der einzelnen Vorgänge liegen noch keine detaillierten Vorstellungen vor. Die ekkrine Transpiration läßt sich durch Einwirkung auf die präganglionären Fasern beeinflussen. Diese liegen für den Kopf in Th1 bis Th3, für die oberen Extremitäten in Th4 bis Th7, die Stammregion in Th5 bis Th10 und für die unteren Extremitäten in Th10 bis L3. Adrenergica, Adrenalin und Noradrenalin kontrahieren Myoepithelien der Schweißdrüsen und entwickeln einen kalten Schweiß, der zum Streß-Syndrom mit akuter Ausschüttung von Nebennierenmarkcatecholaminen in Beziehung gebracht werden kann.

Schweiß und Elektrolyte

Der Schweiß im epidermalen Ausführungsgang ist eine hypotone Lösung, die vornehmlich aus Natrium-, Chlorid-, Kaliumionen, Lactat und Harnstoff besteht. Die Konzentration der Elektrolyte während des Schwitzvorganges variiert in Abhängigkeit von der Intensität der Sekretion. Mit steigender Schweißrate ist ein vermehrter Gehalt an Natrium und Chlorid verbunden. Demgegenüber tritt unter ver-

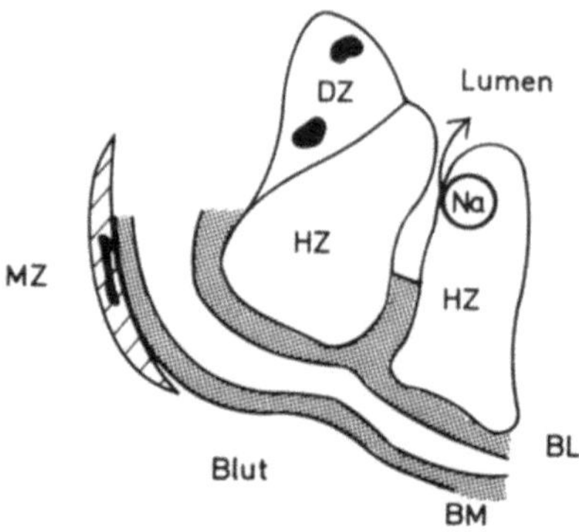

Abb. 40. Sekretionsmodus der ekkrinen Schweißdrüsen nach J. F. G. Slegers, Venedig, 1972. *DZ* Dunkle Zellen, *HZ* Helle Zellen, *MZ* Muskelzellen, *BL* Basallamina, *BM* Basalmembran, *Na* Natriumpumpe

mehrter Schweißsekretion ein Abfall der Kalium- und Lactatkonzentration ein. Die Osmolarität steigt aber summarisch gesehen im Zuge erhöhter Transpiration an.

Natrium wird über einen energieverbrauchenden Transport in die intercellulären Canaliculi, die zwischen den hellen Zellen liegen, gepumpt. Mit erhöhtem Transport von Natrium in diese intercellulären Canaliculi ist eine passive Diffusion von Wasser und anderen Komponenten verbunden. Im Bereich der aktiven Sekretion besteht eine isotonische Osmolarität, die sich nicht wesentlich von dem umgebenden Gewebe unterscheidet. Natrium und Chlorid werden im Schweißdrüsenausführungsgang rückresorbiert. Die Rückresorption kann durch Herzglykoside gemindert werden. Damit erhöht sich der Natrium-Chlorid-Gehalt des Schweißes. Conn brachte den Nachweis dafür, daß die erhöhte Rückresorption durch Mineralocorticoide bewirkt wird. Im Zuge dieser Natriumrückresorption scheint mehr Kalium sezerniert zu werden. Im Einklang mit diesen Ergebnissen konnte nachgewiesen werden, daß während einer Adaptation an eine Streß-Situation mit dem Einsparen von Natrium durch Rückresorption aus den Schweißdrüsenausführungsgängen eine vermehrte Eliminierung von Kaliumionen im Schweiß auftritt. Nach längerer Schweißdrüsensekretion zeigen sich Ermüdungssymptome. Dies steht im Zusammenhang damit, daß das Glykogen während des Sekretionsvorganges abnimmt und die Zufuhr von Glucose aus dem Blut für die energetische Unterhaltung der Schweißsekretion notwendig ist. Ein den Schweißdrüsen eigener Kontrollmechanismus, der die Elektrolytkonzentration reguliert, fehlt offenbar.

Mittels der Technik der Schweißdrüsenausführungsgangokklusion durch Druckanwendung konnte S. Shuster zeigen, daß unter einem solchen Druck während der Schweißsekretion der Ausstoß von Schweiß und Natrium, Kalium und Harnstoff sinkt. Diese Verminderung ist mit der Stärke des Drucks und der Schweißrate korreliert. Offenbar wird unter einer solchen Prozedur die Reabsorption der genannten Substanzen im distalen Teil des Schweißdrüsenausführungsgangs verstärkt.

Die Aufgabe der Schweißdrüsen ist in die Thermoregulation integriert. Es scheint richtig zu sein anzunehmen, daß die treibende Kraft des Wasserverlustes mit der Mikrozirkulation im Gewebe korreliert ist. Es besteht eine Beziehung zwischen Hauttemperatur und Wasserverlust (F. A. Thiele, 1966).

Auf dem Gebiet der Schweißdrüsenfunktion vor allem im Nijmegener Arbeitskreis (Mali, Thiele, Mier und Reay) schält sich heraus, daß die Schweißdrüsen auch in scheinbarer Ruhe aktiv in die Wärmeregulation eingeschaltet sind. Die Perspiratio insensibilis, die auf einer Wasserdiffusion durch die Hornschicht und hauptsächlich der Schweißdrüsenporen beruht, zeigt, daß die Wasserdampfabgabe einer Hautfläche proportional der Zahl der auf dieser Fläche vorhandenen Schweißdrüsen ist, die im Querschnitt 300 Schweißdrüsen/cm^2 beträgt. Nach Thiele werden je Schweißdrüse 0,4 μg Wasser/min ausgeschieden; die bekannten Variationen der Wasserdampfabgabe wird dadurch erreicht, daß jeweils mehr oder weniger Schweißdrüsen eingeschaltet sind. Nur $^1/_5-^1/_6$ der gesamten Wassermenge in den Schweißdrüsenausführungsgängen geht durch Verdampfung verloren, der Rest wird rückresorbiert.

Dies führte zu dem Konzept der „Heatpipe“ (Thiele, Mier und Reay), d.h. zu einem System von Wasserverdampfung in der Tiefe der Schweißdrüse und Kondensation am oberen Ausführungsgang mit Rückresorption; dieser Prozeß führt zu einem kontinuierlichen Wärmetransport, der die hohe Wärmeaustauschkapazität der Haut auch bei scheinbarer Ruhe der Schweißdrüsen erklärt [Thiele, F. A. J., Malten, K. E.: Insensible Water Loss. Transact. St. John's Hospital Derm. Soc. **58**, 199 (1972)].

Die Wasserabgabe steht auch in keinem Verhältnis zur Regulation des Wasserhaushaltes. Es ist allerdings möglich, auf pharmakologischem Wege über die Schweißdrüsen Elektrolyte und andere Schweißkomponenten zu eliminieren, ein Weg, der nur dann beschritten werden sollte, wenn der Zustand des Gesamtorganismus dies zuläßt.

Das antidiuretische Hormon ist in der Lage, die Schweißsekretion zu reduzieren; damit ist eine Erhöhung der Natriumkonzentration im Schweiß verbunden. Aldosteron und Hydrocortison vermehren die Natriumreabsorption und Kaliumexkretion. Unter Aldosteron ist die Schweißsekretion insgesamt verringert, während Hydrocortison einen solchen Effekt nicht zeigt. Die Nebennierenrindeninsuffizienz beim Menschen ist durch anhaltende hohe Natriumwerte im Schweiß charakterisiert, die sich aus der fehlenden Rückresorption aus den Ausführungsgängen herleiten lassen. Ein Anstieg der Kaliumkonzentration ist dabei ein Begleitsymptom.

Im Schweiß lassen sich auch Nebennierenrindenhormone nachweisen. Die Steroidkonzentration im Schweiß kann 57 mg-% übersteigen und ist in körperlicher Ruhe höher als im Urin. Hinsichtlich des Gehaltes des ekkrinen Schweißes an Fettsäuren lassen die gaschromatographisch ermittelten Daten der freien und gebundenen Fettsäuren die Vermutung zu, daß es sich hierbei vornehmlich um Fettsäuren der Hautoberfläche handelt.

Tabelle 182a. Die Inhaltsstoffe des Schweißes (36). Bei allen Werten ist die große Schwankungsbreite durch den möglichen Kontakt des Schweißes mit der Hautoberfläche und Aufnahme der dort vorhandenen Substanzen bedingt

	mval/l	mg-%
NaCl	18,6—153,8	54—450
	(im Mittel 30,3 mval/l)	(im Mittel 88 mg-%)
	Im Verlaufe einer Transpiration steigt dieser NaCl-Spiegel bei sinkender Schweißmenge.	
	Verhältnis Natrium : Chlor = 0,97—1,43	
Natrium	23,3—31,9	53,6—73
Chlor	25,9—31,9	91,9—113,2
Kalium	2,7—3,1	10,5—12,1
Calcium	0,5—4,0	1—8
	Bei einer Transpirationsleistung von 700—800 g Schweiß/Std = 15 mg Calciumverlust/Std	
Magnesium	0,15	0,2
Phosphor		0,5
Phosphate		1—10
Sulfate		4
Eisen		0,02
Milchsäure		100—350
(Erhöhung unter Muskeltätigkeit bis 1770 mg-%)		
Brenztraubensäure	0,1—0,8	0,8—6,4
Gesamtstickstoff		34—160
Harnstoff-N		44,9
(Abfall unter profusem Schwitzen)		
Harnsäure		bis 1,5
Ammoniak		5,9
Creatinin		0,1—1,3
Aminosäuren-N		2,8
Arginin		13,5
Histidin		8,0
Isoleucin		2,3
Leucin		2,7
Lysin		2,3
Phenylalanin		2,2
Threonin		5,4
Tryptophan		1,1
Tyrosin		3,2
Valin		3,0
Glucose		1
Urocaninsäure		0,01
Vitamin C		bis 0,2
Thiamin		bis 0,6 µg-%
Riboflavin		bis 0,5 µg-%
Nicotinsäureamid		bis 22,0 µg-%
Pantothensäure		bis 4,4 µg-%
Biogene Amine wie Histamin		in Spuren
Polypeptide wie Bradykinin		in Spuren

Tabelle 182b. Die Konzentration der freien Aminosäuren im Schweiß verschiedener Körperstellen und von 4 Versuchspersonen; Angaben in µMol/l. Die quantitative Bestimmung der freien Aminosäuren im Schweiß erfolgte durch Chromatographie an Ionenaustauschersäulen nach der Methode von Hamilton. [Aus: Hungerland, H., Liapis, N.: Klin. Wschr. **50**, 973—976 (1972)]

	H.H., ♂, Stirn	N.L., ♂, Stirn	R.S., ♂, Stirn	Y.L., ♀, Stirn	N.L.					H.H.				
					Stirn	Abdomen oben	Rücken	Abdomen unten	Achselhöhle	Stirn 1	Stirn 2	Stirn 3	Stirn 4	Stirn 5
Alanin	99,3	220,5	1706	349,0	98,8	148,1	186,3	167,2	442,2	54,9	202,6	77,4	87,5	148,1
Arginin	z.w.[a]	10,9	460,9	z.w.	25,8	8,6	6,3	12,6	39,0	z.w.	z.w.	2,3	12,0	22,4
Asparaginsäure	57,8	206,6	1352	308,8	98,4	30,8	45,8	42,0	88,6	37,2	167,9	55,6	24,0	123,2
Citrullin	68,5	227,7	941,8	500,6	87,9	68,5	93,6	81,1	160,4	59,9	198,1	69,1	62,2	85,6
Cystin[b]	10,8	21,6	84,8	12,4	z.w.	z.w.	z.w.	z.w.	z.w.	z.w.	z.w.	9,2	14,9	15,8
Glutaminsäure	74,2	63,9	1145	27,3	35,7	9,7	10,9	10,9	95,7	11,5	62,4	33,9	29,1	64,2
Glycin	149,1	368,2	2623	711,0	170,4	171,8	561,9	233,0	571,2	118,5	340,8	125,1	118,5	254,3
Histidin	66,0	207,8	1321	222,3	76,0	32,9	32,9	41,2	81,2	49,9	126,6	45,7	46,4	97,9
Isoleucin	25,5	48,4	209,6	40,4	18,3	13,7	14,5	12,9	44,2	14,1	31,2	18,3	19,0	33,5
Leucin	42,7	98,3	323,2	55,6	43,4	22,1	23,6	23,6	41,1	22,8	67,8	32,8	32,0	61,0
Lysin	35,5	81,4	499,3	74,5	33,5	12,3	8,9	19,8	49,9	24,6	63,9	31,4	28,0	39,0
Methionin	z.w.	z.w.	z.w.	z.w.	z.w.	z.w.	z.w.	z.w.	z.w.	z.w.	z.w.	z.w.	z.w.	z.w.
Ornithin	91,1	239,7	1044	260,2	91,5	86,2	59,0	97,6	234,5	65,0	118,0	71,1	55,9	134,6
Phenylalanin	16,0	54,8	176,4	36,3	24,8	10,9	3,0	10,3	22,4	30,6	22,7	16,3	17,5	30,9
Serin	286,8	715,9	5071	1200,5	327,3	324,5	486,2	386,3	972,4	123,6	530,4	232,1	332,0	441,5
Threonin	86,9	219,9	1133	346,7	90,7	80,6	110,8	86,5	224,2	53,3	146,5	66,3	54,5	94,9
Tyrosin	25,4	69,5	218,5	89,4	28,1	17,1	11,0	16,6	48,6	20,4	37,0	23,2	25,4	33,7
Valin	38,8	111,4	322,8	132,3	39,3	35,0	41,8	41,0	91,4	29,5	85,6	30,7	33,3	54,7

[a] Geringer Gipfel im Aminosäuren-Chromatogramm; nicht auswertbar.
[b] Als $^1/_2$ Cystin berechnet.

Tabelle 182c. Kalium im Schweiß (118)

Thermogener Schweiß	Pharmakologischer Schweiß (Pilocarpin, Acetylcholin)
4,9 ± 0,17 mval/l	8,3 ± 0,66 mval/l
Mittelwert ($n = 17$)	

Tabelle 182d. Ionengehalt des Schweißes im Ausführungsgang (137)

Knäuelschweiß	147 mval/l Na^+
(isoton, 318 mOsm/l)	123 mval/l Cl^-
Schweiß am Ende des	22 mval/l Na^+
Ausführungsgangs	
(hypoton, 154 mOsm/l)	28 mval/l Cl^-

Tabelle 182e. Biogene Amine im Schweiß nach Wärmeexposition (Mittelwerte, dünnschichtchromatographische Bestimmung) (154)

	µMol/g
Methylamin	$9{,}1 \cdot 10^{-10}$
Dimethylamin	$4 \cdot 10^{-8}$
Äthylamin	$4 \cdot 10^{-9}$
Isoamylamin	$4 \cdot 10^{-10}$
Colamin	$1{,}4 \cdot 10^{-8}$
Piperidin	$9{,}1 \cdot 10^{-9}$
Histamin	$4 \cdot 10^{-9}$
Spermin	$1{,}9 \cdot 10^{-8}$
Spermidin	$9{,}1 \cdot 10^{-9}$

Typen der Transpiration

Emotionelles Schwitzen bevorzugt bestimmte Hautgebiete, wie Handteller, Fußsohle und Achselhöhle. Dieser Schwitzmodus kann vikariierend bei allgemein gesteigerter Transpiration auch zur Regulation der Körpertemperatur mit herangezogen werden. Schweißpunkte durch Emotion sind auch auf der Stirn und an weiteren Gesichtspartien zu beobachten.

Die jeweiligen *Schwitzarten* werden unterteilt in:

a) das thermoregulatorische subcorticale Schwitzen (Akklimatisation),
b) das corticale emotionelle Schwitzen,
c) das gustatorisch-bulbäre Schwitzen,
d) das spinal-sensorische Schwitzen.

Das gustatorische Schwitzen geht mit der Salivation parallel und ist von einer regionären Rötung im Bereiche der Schweißsekretion begleitet. Dies kann nicht nur bei gesunden Personen auftreten, sondern auch nach einer Verletzung oder Erkrankung der Speicheldrüsen und besonders nach einer cervicalen Sympathektomie speziell im regionären Bereich sich intensivieren. Unter einer Verletzung des Nervus auriculo-temporalis entwickelt sich ein gustatorisch-salivo-sudoripares Syndrom, welches auch als auriculo-temporales Syndrom oder Freysches Syndrom bezeichnet wird. Seine Entwicklung nach operativen Eingriffen an der Speicheldrüse geht so vor sich, daß cholinergisch sekretorische Fasern, die die Speicheldrüse versorgen, nach der Resektion nun in die leeren Axonzylinder der degenerierten sudomotorischen Fasern einwachsen. Die Erregungsimpulse, die früher auf die Speicheldrüsensekretion übermittelt wurden, werden somit jetzt den Schweißdrüsen im Bereiche der Wangenregion zugeleitet. Therapeutisch kann diese Form des gustatorischen Schwitzens infolge aberrierender Nerven aus Kollateralsprossen der präganglionären Nervenfasern des Vagus mit einer Durchschneidung des Nervus glossopharyngeus bzw. symptomatisch durch lokale Anwendung anticholinergischer Medikamente gemindert bzw. aufgehoben werden. Unabhängig von der nervösen Versorgung über die postganglionäre cholinergische Faser ist offenbar eine direkte Reizung der Schweißdrüse durch lokale Erwärmung über 34° C möglich. Das Kennzeichen dieser Schweißsekretion ist dann die fehlende Hemmung durch Atropin.

Mucoviscidosis (cystische Pankreasfibrose)

Bei dieser Erkrankung fanden alle Untersucher extrem hohe Elektrolyt-Konzentrationen im Schweiß. Im Gegensatz zu den Drüsen mit mucösen Sekretionen sind dabei die Drüsen mit seröser Sekretion, wie Tränendrüsen, Schweißdrüsen und Speicheldrüsen nicht strukturell verändert.

Lungen, Pankreas, Gastrointestinaltrakt und andere epithelreiche Organe zeigen zuweilen ähnliche Defekte bei Erwachsenen, die den gleichen Familien angehören, wie die an cystischer Pankreasfibrose leidenden Kinder. Die cystische Pankreasfibrose hat im jugendlichen Alter eine hohe Letalität, und damit erklärt sich, daß nur partielle Krankheitsbilder dieser cystischen Pankreasfibrose im Alter sichtbar werden können. Die klinischen Symptome Megacolon, Ileus, Steatorrhoe mit fehlendem Gedeihen und stetig fortschreitender Ausbildung von Bronchiektasen sind die limitierenden Faktoren der Lebenszeit. In Screening-Untersuchungen ist die Bestimmung des Salzgehaltes des Schweißes mittels des Schwachmann-Gahm-Testes zu empfehlen.

Die Sicherung der Diagnose der Mucoviscidose durch Schweißanalyse ist mit Hilfe der Pilocarpin-Iontophorese möglich. Ein Kochsalzgehalt über 70 mval NaCl ist verdächtig.

Messung der Schweißtranspiration

Die Messung der Intensität des ekkrinen Schwitzens kann durch hygrometrische Messungen in Kapseln durchgeführt werden. In diesen Kapseln wird durch Wägung des mit Wasser benetzten Filtrierpapiers oder durch Widerstandsmessungen mit feuchtigkeitsabhängigen Widerständen und schließlich durch Haar-Hygrometer der Wassergehalt gemessen. Die Absorption von Infrarotstrahlen durch den in einem Sauerstoffstrom befindlichen Wasserdampf ist ein weiteres Verfahren von besonders hoher Empfindlichkeit. Auch die Anwendung von Farbreaktionen ist von praktischer Bedeutung und läßt sich ohne apparativen Aufwand durchführen. Als Indikator hat sich besonders Bromphenol-Blau bewährt, das nach Wasseraufnahme von Gelb nach Blau umschlägt. Schließlich kann der Grad des Schwitzens auch durch Messungen des elektrischen Hautwiderstandes gegen einen galvanischen Strom untersucht werden. Je mehr Feuchtigkeit sich an der Hautoberfläche befindet, desto geringer ist der Widerstand. Es zeigt sich dabei, daß die Schweißfüllung der Drüsenausführungsgänge bedeutungsvoll ist.

Die Beziehungen zwischen Schweißdrüsen und psychogalvanischem Reflex

sind offenbar durch den Schweiß als Elektrolytträger erklärbar. Der Begriff „psychogalvanischer Reflex", wobei der Ausdruck „psychisch" die Gebundenheit dieses Reflexes an eine Funktion der Großhirnrinde fixiert, ist fragwürdig. Auch an decerebrierten Tieren konnte dieser Reflex provoziert werden. Die Gesamtzeit für den Reflexbogen des psychogalvanischen Reflexes

Receptor → afferente Bahn → Zentrum → efferente Bahn → Haut

ist von der Hauttemperatur abhängig und beträgt nach Gildemeister 1,2 sec.

Schweißdrüsenfunktionen bei Dermatosen

Während bei der Hyperhidrose die funktionelle Leistung der Schweißdrüse im Vordergrund steht, ist bei einer Hypohidrose immer zu untersuchen, ob nicht zusätzlich neben einer Hemmung der Funktion der Schweißdrüsen ein anatomischer lokaler Faktor die Abgabe des Schweißes an die Hautoberfläche limitiert. Auch die Möglichkeit einer ektodermalen Hypoplasie ist zu erwägen. Verdickungen der Hornschicht mit einer Überschichtung des Schweißdrüsenausführungsganges oder eine Degeneration der Schweißdrüse im Zuge einer toxischen Einwirkung (Medikamente) können die sekretorischen Leistungen deutlich beeinträchtigen. Dadurch wird die Thermoregulation entscheidend gestört.

Charakteristisch ist die Verlegung der Schweißdrüsen bei der *Psoriasis* am Orte der schuppenden Herde. Mit Entfernung der Schuppen wird die normale Funktion wieder hergestellt. Durch Atebrin und Resochin kommt es nach Erstbeobachtungen von Sulzberger und Herrmann zu einer Degeneration der Schweißdrüse unter Entwicklung einer *lichenoiden Dermatitis*, die eine Verlegung der Ausführungsgänge bewirkt. Hitzestauungen mit Ohnmachtsanfällen (Pazifik, 1942) waren Zeichen der dadurch verhinderten Wärmeadaptation.

Das Schweißverhaltungssyndrom, die *Miliaria*, ist durch einen substantiellen Ver-

Tabelle 183. Hauterkrankungen mit verminderter Schweißsekretion auf lokale cholinergische Reize im veränderten Hautareal

a) *Reizart= i.c. Methacholin* 1:40000 (Cormia, F. E., Kuykendall, V., 1955)

Geringe Abschwächung der Schwitzreaktion bei
circumscripter Neurodermitis,
endogenem Ekzem (mit Ausnahme der Gelenkbeugen),
seborrhoischer Dermatitis.

Deutliche Hemmung der Schwitzreaktion bei verschiedenen Ekzemformen.

Völliger Stop der Schweißsekretion bei
akuter Psoriasis,
hypertrophischem Lichen ruber planus,
Erythrodermie.

b) *Reizart: Pilocarpin*-Iontophorese (R. Kernen)

Aufgehobene Schweißsekretion bei
Fibroma pendulum, Neurofibromen, blauem Naevus,
Granuloma anulare,
atrophischen Herden bei Erythematodes.

Allgemeine Abschwächung der Transpiration im höheren Alter
(Die Speichelsekretion ist dagegen altersunabhängig.)

schluß der Schweißdrüsen ausgezeichnet. Durch zusätzliche Superinfektion entstehen Pyodermien, die unter schweren Krankheitssymptomen ablaufen können.

Das klinische Symptom *Dyshidrose* ist noch nicht einheitlich mit einer funktionellen oder anatomischen Störung der Schweißsekretion in Zusammenhang zu bringen. Die Serienschnitte von Simon haben das Augenmerk mehr auf Störungen der Flüssigkeitszirkulation in den interstitiellen Räumen der Haut gerichtet.

Bei *Thyreotoxikosen* sind enge Beziehungen zwischen dem autonomen Nervensystem und dem Endokrinium vorhanden, die mit einer verstärkten Schwitzneigung kombiniert sind. Bei einer Hypofunktion der Schilddrüse herrscht eine trockene myxödematöse Haut vor.

Eine *Hyperhidrosis*, die sich auf Axilla, Fuß- oder Handinnenfläche beschränkt, kann Ausdruck einer emotionellen Schweißdrüsenhypersekretion sein. Diese Hyperhidrose ist bei extremen Formen durch Nervenfaserunterbrechung prä- sowie postganglionär (thorakoskoische, vegetative Denervation im Th2 bis Th3 nach Kux) zu bessern. Dieser Eingriff führt allerdings nicht zu einer isolierten Einwirkung auf die Schweißsekretion, sondern auch auf die Durchblutung der Extremität.

Die *Schwitzurticaria* ist eine Dermatose, die ursächlich direkt mit einer Transpiration verbunden ist. Der Ausdruck cholinergische Urticaria kommt der funktionellen Deutung dieser Erkrankung entgegen. Herxheimer, A. wies nach, daß diese Quaddel- und Erythemreaktion durch Blockieren der postganglionären cholinergischen Fasern und durch Antihistaminica gemindert werden kann. Eine derartige cholinergische Urticaria kann bei diskreten Fällen nur zum Juckreiz führen, ohne daß eine deutliche Quaddelbildung auftritt. Beachtenswert ist, daß die intracutane Injektion von Schweiß bei den meisten Probanden zu einer Quaddelbildung führt, und daß insbesondere Patienten mit Neurodermitis constitutionalis zu exzessiven Quaddelbildungen auf intracutan applizierten Schweiß neigen. Offenbar sind bei der Neurodermitis constitutionalis die sog. epidermogenen Allergene im Schweiß Ursache dieser Quaddelreaktion.

Transpiration als Therapie

Bei einer forcierten Transpiration unter einer Hitzeeinwirkung, wie z.B. *Sauna*, findet eine Erhöhung des Hydrocortisonspiegels im Blut statt. Ein derartiger Prozeß könnte die therapeutische Beeinflußbarkeit mancher Hauterkrankungen über Thermoexposition erklären (Lichen ruber, Pityriasis lichenoides). Die von Herxheimer inaugurierte – heute verlassene – Pilocarpintherapie kann ebenfalls mit solchen Mechanismen in Beziehung gebracht werden.

Antiperspirantien

Bei der heutigen Praxis, die unangenehmen Begleiterscheinungen des Schwitzens vor allem beim Axillarschweiß zu verhindern, sind drei Wege zu unterscheiden:

Erstens besteht die Möglichkeit, den typischen Geruch, der auf einer bakteriellen Zersetzung des Schweißes beruht, zu überdecken. Dies gelingt bei den Desodorantien durch ein entsprechend ausgewähltes Parfum.

Zweitens kann die bakterielle Zersetzung selbst durch entsprechende antibakterielle Substanzen unterdrückt werden. Hier werden vor allem die halogenierten Salicylanilide angewandt, die aber zum Teil wegen ihrer photosensibilisierenden Potenz problematisch sind. Viele Desodorantien enthalten auch Hexachlorophen.

Drittens besteht die Möglichkeit, den Sekretionsmechanismus der Schweißdrüsen selbst zu beeinflussen. Die entsprechenden Substanzen sind als Antiperspirantien zu bezeichnen. Typische Vertreter sind einerseits Adstringentien wie Aluminium- und Zirkonium-Salze. Über ihren Wirkmodus besteht noch keine Übereinstimmung: es wird sowohl die Aufhebung der Polarisation entlang den Ausführungsgängen als auch ein mechanisches Verschließen der Schweißdrüsen diskutiert. Diese Transpirations-Reduktion um 50% ist durch Waschen und Abrieb aufzuheben (Tronnier, 1972). Formaldehyd (oft als Hexamethylentetramin verwandt) und Glutaraldehyd (5%) führen offensichtlich neben Depolarisationsphänomenen zu einer Fällung von Eiweiß im Ausführungsgang und damit zu einem mechanischen Verschluß über eine Denaturierung der Hornschicht.

Andererseits besteht, da Schweißdrüsen cholinerg innerviert sind, die Möglichkeit, ihren Sezernierungsreiz durch Anticholinergica zu hemmen. Dieser Weg ist jedoch nur unter strenger Indikationsstellung gangbar, da wegen der Gefahr einer Resorption durch den Organismus und der damit verbundenen anticholinergen Nebenwirkungen die Dosierung problematisch ist. Als Anticholinergicum mit der geringsten Resorptionsrate bei optimaler Hemmung der Schweißdrüsentätigkeit ist das Benzoylscopolamin beschrieben worden.

Schließlich zeigt der Alkohol, der in den meisten Desodorantien enthalten ist, selbst einen adstringierenden sowie kühlenden und somit kurzzeitig schweißhemmenden Effekt.

Literatur

Ellis, R.: Eccrine Sweat Glands: Microscopy; Cytochemistry and Anatomy. In: Handbuch der Haut- und Geschlechtskrankheiten, Bd. I/1. Berlin-Heidelberg-New York: Springer 1968.

Fiedler, H. P.: Der Schweiß. Aulendorf: Editio Cantor 1968.

Die Sekretion der apokrinen Schweißdrüsen

Die apokrinen Drüsen entwickeln sich im Gegensatz zu den ekkrinen Drüsen aus dem Epithel der Haarfollikel. Sie können mit ekkrinen Drüsen gemischt vorkommen. Beim Menschen sind die apokrinen Drüsen über den ganzen Körper verteilt, zeigen aber eine Konzentrierung in den Axillen, der Leistengegend und in der Anogenitalregion. Bei den apokrinen Schweißdrüsen unterscheidet man auch einen sekretorischen Anteil, der ein größeres Lumen besitzt als der der ekkrinen Drüsen. Deren Ausführungsgang mündet oberhalb des Talgdrüsenausführungsganges in den Follikel.

Die Funktion der apokrinen Drüsen beginnt mit der Pubertät und zeigt eine gute Korrelation zu dem Spiegel der Sexualhormone. Der apokrine Schweiß ist milchig und viscös aufgrund des hohen Gehaltes an organischen Komponenten wie Lipiden und Cholesterin. Die physiologische Aufgabe der apokrinen Drüsen darf in phylogenetischer Betrachtungsweise mit den Sexualdrüsen der Säugetiere in Beziehung gebracht werden. Im Vergleich mit deren Entwicklungsstufen liegen sie beim Menschen nur in rudimentärer Form vor. Der Sekretionsmechanismus der apokrinen Schweißdrüsen ist der eines semiholokrinen Vorganges, also eines Ausstoßens von Zellmaterial und Sekretion einer Flüssigkeit. Elektronenmikroskopisch ist kein Anhalt dafür gegeben, daß mit diesem Sekretionsmodus die Zelle zerstört wird. Es kann keineswegs von einer rein holokrinen Sekretion gesprochen werden. Der Sekretionsvorgang der apokrinen Drüsen ist wie der der ekkrinen Schweißdrüsen wesentlich von der anaeroben Glykolyse abhängig. Auffällig ist die hohe Konzentration an Monoaminoxidase. Neben einer nervalen spezifischen Cholinesterase, die histochemisch nur bei Negern nachzuweisen ist, zeigen die Drüsenkörper ein argyrophiles Nervenfasernetz.

Der frisch sezernierte apokrine Schweiß wird als steril und meist geruchlos angesehen. Nach bakterieller Zersetzung entwickelt sich ein typischer Geruch. Derartige Duftstoffe leiten sich vom Indoxyl ab, das an der Außenluft zu Indigo oxidiert wird.

Weiterhin werden flüchtige Fettsäuren für den Duft verantwortlich gemacht. Nicht alle verschiedenen Duftqualitäten lassen sich als Folge einer bakteriellen Zersetzung deuten.

Die Innervation der apokrinen Drüsen zeigt Besonderheiten und rassenbedingte Differenzen, die bereits histochemisch darstellbar sind. Bei Negern ist eine deutliche Sekretion auf cholinergisch wirksame Substanzen nachzuweisen, während bei der weißen Rasse nur eine Sekretion auf adrenergische Reize eintritt. Die Sekretion erfolgt langsam und kontinuierlich. Durch Adrenalin oder besondere emotionelle Phasen wird eine längere reizrefraktäre Periode induziert. Das Ausstoßen des Schweißes erfolgt im Zuge der Kontraktionen der Myoepithelien. Shelley und Hurley wiesen peristaltische Wellen an den apokrinen Drüsen nach und zerlegten die Tätigkeit der apokrinen Schweißdrüsen in zwei Phasen:

1. Die apokrine Sekretion, die kontinuierlich im sezernierenden Epithel der Drüsenkörper unter neurohumoraler Kontrolle vor sich geht.

2. Das apokrine Schwitzen, das als Ausstoßung des vorgebildeten und gespeicherten Schweißes durch Kontraktion der Myoepithelien zu betrachten ist.

Das apokrine Schweißretentionssyndrom imponiert als Fox-Fordycesche Erkrankung.

Literatur

Braun-Falco, O., Rupec, M.: Apokrine Schweißdrüsen. In: Handbuch der Haut- und Geschlechtskrankheiten, Bd. I/1. Berlin-Heidelberg-New York: Springer 1968.

Die Cerumendrüsen

Die im äußeren Gehörgang liegenden Cerumendrüsen (Knäueldrüsen) produzieren ein Sekret, welches sich aus Lipiden, Fettsäuren, Polypeptiden und Aminosäuren zusammensetzt. Das milchig-trübe Sekret wird durch eine adrenergische Kontraktion der die Drüsen umhüllenden Myoepithelien, die sich um den Ausführungsgang finden, ausgepreßt. Shelley und Perry wiesen feine argyrophile Nervenfasern um die Tubuli der Drüsen nach. Die Ausführungsgänge enden beim Erwachsenen direkt an der Hautoberfläche. Das Ohrenschmalz ist eine Mischung der Absonderung der im Ohrgang liegenden Talgdrüsen mit dem Sekret der Cerumendrüsen.

Das Ceruminalsekret wird als Schutzfaktor der Oberfläche des äußeren Gehörgangs aufgrund einer möglichen bacteriostatischen oder fungistatischen Wirkung diskutiert, ohne daß aber eine einheitliche Meinung über diese Effekte besteht. Sicherlich dürfen phylogenetische Gesichtspunkte nicht außer Acht gelassen werden.

Talgsekretion

Die Talgdrüsen sind Ausstülpungen des Haarfollikels mit mehrschichtigem Epithel. Peripherwärts liegen in der Schicht des randständigen Stratum germinativum teilungsfähige, unvertalgte Zellen, die durchschnittlich eine Zellduplikation innerhalb von 7 Tagen zeigen. Der mit der Thymidinapplikation ermittelte Markierungsindex im differenzierten Zell-Pool beträgt 8,6 bis 10,1%.

Plewig und Christophers errechneten 1973 eine Migrationsrate der Lipidzellen von 2,4 Zellagen/100 Std und heben die umgekehrt proportionalen Beziehungen der Turnover-Zeit zur Größe der Talgdrüsen hervor.

Lumenwärts sind im Cytoplasma der Zellen Fetteinlagerungen erkennbar. Nach Abstoßen der Zellen in das Lumen entwickelt sich unter Verlust der Zellstruk-

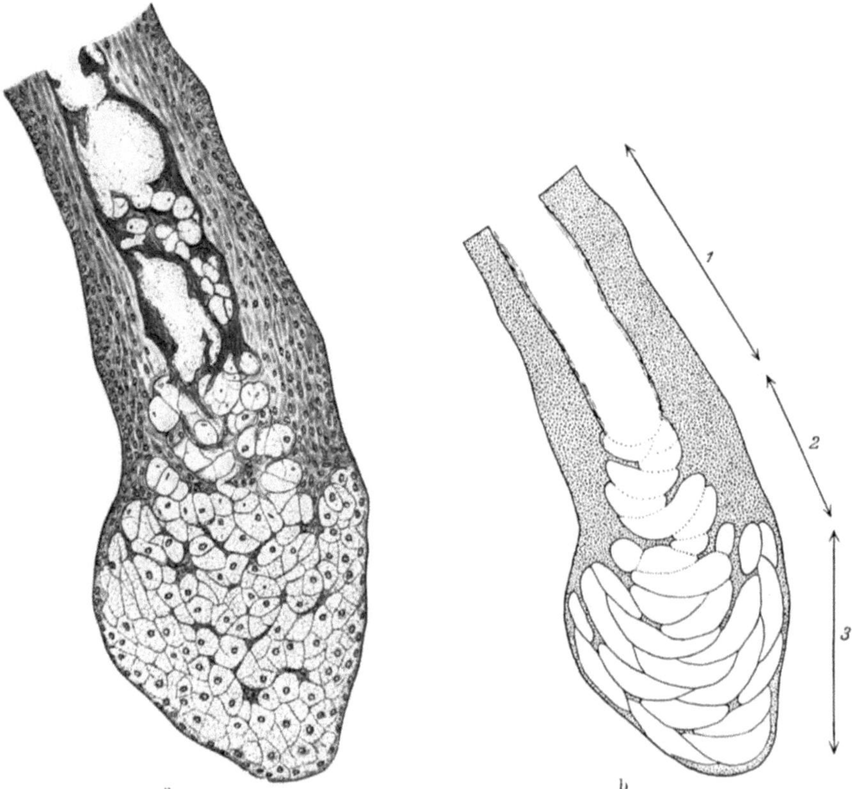

Abb. 41. a Talgkolben aus der Nasenflügelhaut eines Erwachsenen im Längsschnitt. (Horstmann, E.: Die Haut, in: Handbuch der mikroskopischen Anatomie des Menschen. Berlin-Göttingen-Heidelberg: Springer 1957.) Vergr. 135fach. b Der gleiche Talgkolben schematisiert und verkleinert. *1* Hohler Stammteil, *2* Halsteil mit in Auflösung begriffenen Talgzellen (punktierte Linien), *3* der kolbig aufgetriebene Endteil. Zwischen den konzentrischen Schalen von Talgzellen liegen feine Epithelbälkchen. (Aus Neubert, 1930)

turen in den Follikelkanälen und in dem ausführenden Talgkanal eine amorphe fettige Substanz. Von dort aus erreicht dieses Fett die Hautoberfläche. Der Sekretionsmodus ist holokriner Natur. Für die Fettproduktion ist die Höhe der Mitoserate des Talgdrüsenepithels und die Volumenzunahme der Talgdrüsen aufgrund der Flächenvergrößerung der Einzelzelle entscheidend (Plewig, Christophers, Braun-Falco).

Im Ausführungsgang der Talgdrüse liegen verhorntes Zellmaterial und Lipide vor. Das verhornte Zellmaterial stammt vornehmlich von den auskleidenden Zellen der Gänge, während die Lipide von den sich differenzierenden Zellen des Fundus der Talgdrüsen kommen, die sich von deren Basalzellschicht lumenwärts abgestoßen haben und zu Fett transformieren. Die Regenerationsrate hängt von der cytologischen Eigenschaft und von der Programmierung der jeweiligen Zellen ab. Plewig u. Mitarb. konnten belegen, daß die Proliferationsrate der sich differenzierenden Zellen offenbar geringer ist als die der undifferenzierten Zellen, die für die Lipidbildung zunächst in Betracht kommen. Die undifferenzierten epithelialen Zellen der Gänge wandern in etwa 4–7 Tagen lumenwärts, während die Lipidzellen von dem Fundus der Acini etwa nach 14 Tagen innerhalb der Lumen des Talgdrüsenkörpers aufgefunden werden. Es bestehen Übergänge zwischen differenzierten und undifferenzierten Zellen.

Die unterschiedliche Zelltypisierung wird auch im einfachen histologischen Bild sichtbar, da die hornbildenden Ductzellen (Gangzellen) eine entsprechende granulierte Zone aufweisen.

Literatur

Strauss, J. S., Pochi, P. E.: Histology, Histochemistry and Electron Microscopy of Sebaceous Glands in Man. In: Handbuch der Haut- und Geschlechtskrankheiten, Bd. I/1. Berlin-Heidelberg-New York: Springer 1968.

Die Steuerung der Talgsekretion

Mitoserate und Zellvolumen des Talgdrüsenepithels unterliegen einer *hormonellen*

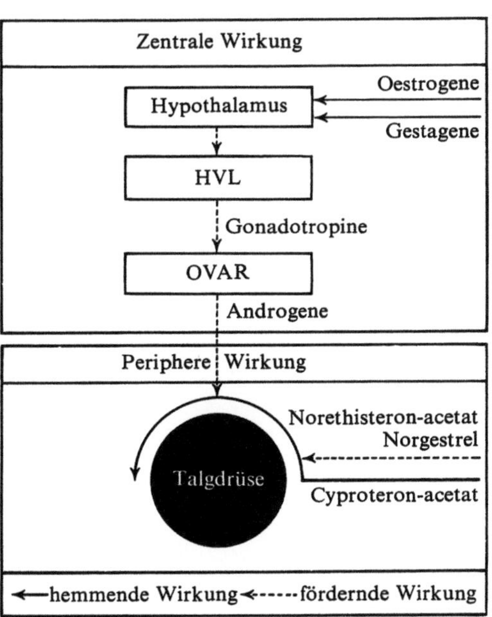

Abb. 42. Wirkung der Oestrogene und Gestagene auf die Talgdrüsenaktivität. Winkler, K.: Hautarzt **23**, 42 (1972)

Steuerung. Die Stimulation erfolgt durch androgene Hormone. Wirksam sind Testosteron und Dehydro-epiandrosteron. Inwieweit noch andere Vorstufen des Testosterons dazu geeignet sind, die Talgsekretion zu stimulieren, bleibt offen. Am Beispiel der Beziehungen zwischen Testosteronspiegel des Blutes und Stand der sekundären Geschlechtsmerkmale nach Knorr läßt sich ableiten, daß neben der Konzentration an Androgenen die Empfindlichkeit der Receptoren für die Talgproduktion zu beachten ist. Damit rückt die Beeinflussung des Stoffwechsels an den Talgdrüsen in den Vordergrund, obwohl Testosteron keinen Effekt auf die Talgdrüsen hat, wenn die Hypophyse exstirpiert wurde (Ratte).

Systematisch gegebene Oestrogene hemmen bei normalem Androgenspiegel die Talgbildung allerdings erst in einer Dosis, die mindestens eine Zehnerpotenz über dem physiologischen Spiegel liegt. ACTH und Hydrocortison mindern ebenfalls die Talgproduktion. Dieser Effekt wur-

Tabelle 184. Übersicht über die Hautfettwerte und die Hautfettregenerationszeiten im Bereiche der Wangenregion unter konstanten Versuchsbedingungen bei Patienten mit Morbus Parkinson, einem Kollektiv von Patienten der Hautklinik ohne Hautveränderungen im Gesicht und einem anderen Kollektiv von Patienten der Hautklinik, deren Hautfettwerte an der Wange vor und nach Luminalgabe bestimmt wurden (2. Tag, 2 Std nach Luminalgabe). (Stüttgen, G.: Die normale und pathologische Physiologie der Haut, S. 307. Stuttgart: Fischer 1965)

	Postenceph. Parkinson		Patienten Hautklinik		Hautklinik		Hautklinik	
	15 Fälle 53—79 J.		14 Fälle 28—57 J.		12 Fälle	12 Fälle	12 Fälle	10 Fälle
					Vor Luminal		Nach Luminal	
mg/13,2 cm²	A_1 Hautfett-spiegel	A_2 Regen. Wert	B_1 Hautfett-spiegel	B_2 Regen. Wert	C_1 Hautfett-spiegel	C_2 Regen. Wert	C_1 Hautfett-spiegel	C_2 Regen. Wert
Mittelwert X	1,64	0,96	0,84	0,39	0,94	0,57	1,33	0,82
Standard-abweich. *s*	0,65	0,45	0,32	0,18	0,17	0,16	0,28	0,26
$\pm 2s$	1,3	0,89	0,64	0,36	0,34	0,32	0,56	0,52
Streuung s^2	0,42	0,21	0,1	0,06	0,05	0,04	0,08	0,07

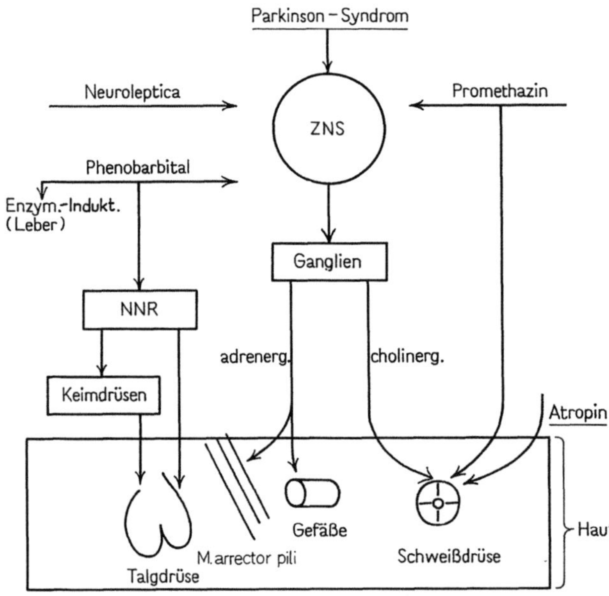

Abb. 43. Schematische Darstellung der Zusammenhänge zwischen Zentralnervensystem, autonomem Nervensystem der Peripherie und des Endokriniums unter besonderer Beachtung der Funktion der Talg- und Schweißdrüsen (Stüttgen, G., 1965). Stammhirnveränderungen bestehen beim Parkinson-Syndrom. Eine Medikation von Neuroleptica führt zu extrapyramidalen, Parkinson-ähnlichen Bewegungsstörungen. Atosil greift im Bereich der Substantia reticularis an und peripher am cholinergischen Nervensystem als Parasympathicolyticum. Atropin hemmt die Erregungsübertragung vom cholinergischen Nervensystem auf das ekkrine Erfolgsorgan. Luminal greift zentral an, führt zu einem Sekretionsreiz auf die Nebennierenrinde und bewirkt in der Leber eine adaptive Induktion von Enzymen. Androgene, die die Oberfläche der Talgdrüsen vergrößern, werden sowohl in der Nebennierenrinde als auch in den Testes gebildet. Oestrogene hemmen diese Aktivierung der Androgene

de bei Kastraten klinisch-experimentell belegt. Der Einfluß von Androgen auf die Talgdrüsenstimulierung ist bei Männern vornehmlich im präpubertären Alter und bei Frauen nachzuweisen. Nach Verabreichung dieser Hormone tritt eine Stimulierung ein, die bis zu 2 Wochen anhält. Auch die lokale Anwendung von Testosteron zeigt eine direkte Anregung der Talgdrüse. Antiandrogene verringern sicher den Talgausstoß. Sowohl periphere als auch zentrale Angriffspunkte des

Cyproteron bzw. des Cyproteron-acetats schalten die wesentliche Wirkung der Androgene auf die Talgsekretion aus. Antiandrogene sind bei Männern sowie auch bei Frauen wirksam.

Nach Winkler (1972) ist der Talgfluß durch Gabe von 100 mg Cyproteron-acetat und 50 µg Äthinyl-Oestradiol für 10 Tage und anschließenden 50 µg Äthinyl-Oestradiol für 11 Tage signifikant zu hemmen.

Nach Depot-Oestromon (12 mg) sanken nach einigen Tagen die Hautoberflächenfettwerte, bestimmt mittels Petrolätherextraktion, um 20–30% des Ausgangswertes ab. Unter oraler Medikation von Anabolica (Dianabol 20 mg/die) wurde eine Vermehrung der Talgsekretion mit deutlichem Anstieg bis zu 50% ab 11. Tage beobachtet (Wüst, 1965).

Die Talgproduktion ist zur Zeit der Geschlechtsreife maximal, wobei die Produktionsmenge beim Mann die bei der Frau übertrifft. Im Alter sinken die Werte merklich ab, und zwar bei Frauen stärker als bei Männern.

Weiter ist bekannt, daß unter Medikamenten mit zentralen Angriffspunkten die Bildung des Hautfettfilms verstärkt ist. Dem entspricht das Salbengesicht beim Morbus Parkinson, bei dem die zentrale Störung offenbar der primäre Anlaß für die Stärke des Fettfilms auf der Haut ist.

Das Ausmaß der Talgsekretion spiegelt sich direkt als sichtbarer Fettfilm und indirekt als Folgeerscheinung auf der Haut wider. Mit der Typisierung Seborrhoe und Sebostase (Keining) wird diesen Verhältnissen Rechnung getragen.

Kohn u. Mitarb. konnten zeigen, daß unter L-Dopa-Therapie die Talgausscheidung um ca. 12% durchschnittlich gesenkt wird. Es besteht aber weder eine Korrelation zur Dosis noch zur therapiebedingten Besserung der neurologischen Symptome.

Chemisch-physikalische Charakteristika des Talges

Es zeigt sich Minderung der Viskosität in der Wärme und eine Steigerung in der Kälte. Umgebungswärme in Verbindung mit dem Feuchtigkeitsfilm auf der Hautoberfläche erleichtert infolgedessen das Austreten des Talges auf die Hautoberfläche.

Insbesondere bei thermalem Schwitzen scheint durch Emulsionsbildung auf der Hautoberfläche ein Herausspülen des Talges aus den Krypten der Hornschicht erleichtert zu werden. Die Bestimmung der Schmelzpunktintervalle des Hautoberflächenfettes zeigt Fließ- und Klarschmelzpunkte von 32–42° C.

Zusammensetzung des Talges

Der chemische Leitkörper des menschlichen Talges ist Squalen. Das Verhältnis

Tabelle 185. Zusammensetzung des Hautoberflächenfetts (%) bei Mensch und Tier (166)

Verbindungen	Mensch	Schaf	Meerschweinchen	Maus	Kaninchen	Ratte	Rind	Ente	Gans
Freie Fettsäuren	28,3	11,0	6,0	7,5	9,0	7,4	5,1	—	—
Gebundene Fettsäuren	34,6	44,0	49,3	36,7	43,6	51,4	53,4	47,6	47,5
Triglyceride	32,5	—	—	—	—	—	—	—	—
Unverseifbares	30,1	46,1	44,8	54,6	45,9	41,4	42,7	—	—
davon:									
Squalen	5,5	—	—	—	—	—	—	—	—
Kohlenwasserstoffe	8,1	1,0	1,5	1,1	3,5	1,5	—	—	—
Wachs-Alkohole	6,2	9,0	5,0	5,9	31,0	17,5	—	48,0	48,0
Cholesterin	4,1	10,0	18,0	4,5	3,5	5,8	14,4	1,4	0,3
Dihydrocholesterin	0,1	2,5	—	—	—	—	—	—	—
Lanosterin	—	—	1,8	8,1	0,1	4,4	—	—	—
Andere Sterine	0,3	1,0	0,7	—	0,3	0,2	—	—	—
Alkan-1,2-Diole	2,0	2,5	5,6	27,5	2,2	2,9	—	—	—

Tabelle 186. Einbau von ^{14}C-markierter Glucose in Lipide isolierter Talgdrüsen. [R. E. Kellum, S. Toshitani, K. Strangfeld: J. invest. Derm. **60**, 53 (1973)]

	Eingebaute Radioaktivität (%)	Spezifische Aktivität (DPM/min/g)
Squalen	0,3	0,4
Wachsester	1,0	0,6
Nicht identifiziert	9	–
Triglyceride	72	22,4
Fettsäuren	4,2	4,2
Steroide	7,7	5,7
Polare Lipide (Phospholipide, Diglyceride u. ä.)	4,5	7,4

von Squalen zu Cholesterin gibt einen Überblick über das Verhältnis des Talgfetts zum epidermogenen Fett. Das letztere wird bei der Transformation der epidermalen Zellen zur Hornschichtlamelle gebildet. Analysen der Gesamtlipide, Cholesterin und Squalen aus isolierten Talgdrüsen mittels einer Kombination von Säulen-, Dünnschicht- und Gaschromatographie zeigen freie Fettsäuren, Glyceride, Wachsester, Cephalin und Lecithin, freies Cholesterin und Squalen. Offenbar bleibt die Cholesterinsynthese in den Talgdrüsen nicht auf der Stufe des Squalens stehen. Mengenmäßig im Vordergrund steht bei den Fettsäuren der Triglyceride die Palmitinsäure. Charakteristisch für die Gruppe der Wachsester erwies sich die Linolensäure.

Neuere Untersuchungen durch die Arbeitsgruppe um Strauss und Pochi sprechen dafür, daß nur geringe Mengen an Androgenen im Hautfett den Organismus verlassen. Testosteron und Etiocholanolon konnten gaschromatographisch nicht nachgewiesen werden. Die Ausscheidung von weiteren Androgenen konnte wahrscheinlich gemacht werden, die Mengen reichten

Tabelle 187. Lokalisatorische Verteilung in Menge und Zusammensetzung des menschlichen Oberflächenfetts. Zusammensetzung in Gewichtsprozent (43)

Lokalisation	Ges. Fett (µg/cm²)	Cholesterin (%)	Cholesterinester (%)	Triglycerid (%)	Diglycerid (%)	Freie Fettsäuren (%)	Wachsester (%)	Squalen (%)	Triglycerid + Diglycerid + Freie Fettsäuren (%)
A. 3 Std-Menge									
Stirn	160	1,2	2,9	30,3	2,3	24,1	27,0	12,3	56,7
Wange	104	2,0	3,9	20,9	2,9	22,4	24,3	13,5	56,2
Brust	59	1,6	2,9	32,7	2,3	28,1	21,7	10,7	63,1
Rücken	38	2,1	3,0	34,5	2,7	24,9	21,9	10,7	62,1
Arm	30	4,1	4,4	30,7	1,5	36,4	15,8	6,9	68,6
Seite	29	3,9	5,3	39,2	1,9	23,4	17,7	8,5	64,5
Bein	19	9,4	7,5	24,2	1,8	37,8	12,9	6,2	63,8
B. 12 Std-Menge									
Stirn	288	1,1	2,7	29,6	3,5	27,2	25,9	10,1	60,3
Wange	144	1,1	3,4	39,4	2,7	15,4	26,9	11,2	57,5
Brust	122	1,3	2,6	29,7	5,4	24,9	25,7	10,3	60,0
Rücken	84	2,2	2,0	35,9	4,5	17,4	27,4	10,6	57,8
Arm	76	4,6	4,3	34,3	2,4	18,4	27,7	8,1	55,1
Seite	57	4,3	4,5	47,1	1,9	7,6	24,9	9,6	56,6
Bein	57	6,3	6,0	44,6	1,5	10,2	23,1	8,1	56,3

Tabelle 188. Alters- und Geschlechtsabhängigkeit des Sebumfilms (Photometerwerte des Osmiumtests auf cm² berechnet). (Ref. nach Schaaf, F.: Probleme dermatologischer Grundlagenforschung. Heidelberg: A. Hüthig, 1969)

A. Bestimmungen über Schulterblatt

	Alter in Jahren					
	8	17	20—25	35—40	50—65	66—80
Männer	9	174	200	155	71	72 μg/cm²
Frauen	14	275	122	122	68	31 μg/cm²

B. Bestimmungen am Unterarm

	Alter in Jahren		
	15	15—50	über 50
Männer	9	86	24,6 μg/cm²
Frauen	9	30	7,5 μg/cm²

Tabelle 189. Hautfettspiegel und Hautfettregenerationswerte an Wange und Oberschenkel (im distalen Drittel) 5 cm oberhalb der Patella (in μg/cm²) [errechnet aus (155)]

Patienten mit Morbus Parkinson (Gesichtswaschung 2 Std vor Fettentnahme) *der psychiatrischen Klinik:* 15 Probanden, Durchschnittsalter 57 Jahre

	Hautfettspiegel		Regenerationswert	
	Gesicht	Oberschenkel	Gesicht	Oberschenkel
Mittelwert	124	26	72	10,7
Verhältnis	5:1		7:1	

Patienten der Hautklinik: (Gesichtswaschung 2 Std vor Fettentnahme), 14 Probanden, Durchschnittsalter 49 Jahre

Mittelwert	64	12,3	29	7,6
Verhältnis	5:1		4:1	

Tabelle 190. Durchschnittliche Zusammensetzung des menschlichen Oberflächenfettes in % bei 17 Personen (156)

Diglyceride	2,2 (2,3—4,3)
Cholesterin	1,4 (1,2—2,3)
Fettsäuren	16,4 (7,9—39,0)
Triglyceride	41,0 (19,5—49,4)
Wachsester	25,0 (22,6—29,5)
Cholesterinester	2,1 (1,5—2,6)
Squalen	12,0 (10,1—13,9)

Tabelle 191. Zusammensetzung des Hautoberflächenfetts (%) in Abhängigkeit vom Alter (103)

Alter	Freie Fettsäuren	Triglyceride	Wachsester	Cholesterin	Cholesterinester	Squalen
5 Tage	1,5	51,9	26,7	2,5	6,1	9,9
1 Monat bis 2 Jahre	20,8	38,4	17,6	3,7	10,3	9,4
2—4 Jahre	22,9	49,6	8,0	4,2	8,9	6,2
4—8 Jahre	15,9	45,6	6,9	7,2	14,6	7,7
8—10 Jahre	17,8	47,4	17,8	3,2	5,7	8,3
10—15 Jahre	18,8	42,9	23,6	1,8	4,2	8,4
18—40 Jahre	16,4	41,0	25,0	1,4	2,1	12,0

Tabelle 192. Zusammensetzung des Hautoberflächenfetts von Ratten (87)

Freie Fettsäuren	1%
Paraffine und Squalen	1%
Aliphatische Monoester (Wachse)	17%
Steroid-Monoester (Wachse)	27%
Aliphatische und Steroid-Diester	23%
Freie Steroide	7%
Unidentifizierte	25%

Tabelle 193. Freie Fettsäuren im Hautoberflächenfett (68) (Mittelwert von je 4 Proben bei 7 männlichen Probanden)

Casual level:	0,87 μÄq./6,2 cm^2 0,14 μÄq. Freie Fetts./cm^2
3 Std-Wert:	0,076 μÄq. Freie Fetts./cm^2 · 3 Std

Tabelle 194. Fraktionen der Gesamtfettsäuren im Talg verschiedener Regionen (angegeben in Prozent der Gesamtfettsäuren) (18)

	Gesicht	Rücken	Brust	Abdomen	Schenkel	Arm
Gesättigte Fettsäuren	41,5	41,4	41,3	40,7	49,3	43,2
Einfach ungesättigte und Iso-säuren	47,0	47,8	47,4	45,1	41,5	46,0
Mehrfach ungesättigte und Poly-Iso-säuren	11,6	10,8	11,5	14,3	9,3	10,8

Tabelle 195. Aufteilung der Gesamtfettsäuren des Hautoberflächenfetts (Rücken) (bezogen auf 100% Gesamtfettsäuren) (18)

	Fettsäuren mit								
	C_{10}-	C_{11}-	C_{12}-	C_{13}-	C_{14}-	C_{15}-	C_{16}-	C_{17}-	C_{18}-Kette
Erwachsene									
Normal, gesättigte	0,15	0,1	1,0	0,45	8,6	5,45	23,85	1,85	6,5%
Iso-, gesättigte		0,05	0,1	0,4	0,1	2,5	6,3	2,15	8,45%
Einfach ungesättigte		0,05	0,05	0,05	2,4	1,95	10,6	1,4	6,6%
Polyiso-, gesättigte				0,4	0,1	1,5	0,3	2,9	1,0%
Mehrfach ungesättigte				0,05		0,35	0,05	0,05	%
Total	0,15	0,2	1,15	1,35	11,2	11,75	41,1	8,35	22,55%
Kinder		$<C_{12}$							
Total		0,5	2,3	1,2	9,5	9,6	38,9	6,2	31,8%

Tabelle 196. Freie Fettsäuren in Comedonen und im Oberflächenfett von 3 Aknepatienten (85)

Freie Fettsäuren	Gesättigte		Ungesättigte		Gesättigte und ungesättigte	
	Comedo	Oberfläche	Comedo	Oberfläche	Comedo	Oberfläche
Gerad-kettige[aa]	50,2	45,5	24,6	28,2	74,8	73,7
Ungerad-kettige[bb]	11,5	9,8	2,5	3,6	14,0	13,4
Iso-verzweigte[c]	2,9	3,4	2,2	2,0	5,1	5,4
Anteiso-verzweigte[a]	2,6	2,9	0,8	1,1	3,4	4,0
Andere verzweigte[b]	2,7	3,5	—	—	2,7	3,5
	69,9	65,1	30,1	34,9	100,0	100,0

[a] Mit gerader Kohlenstoffzahl.
[b] Mit ungerader Kohlenstoffzahl.
[c] Ketten mit einer Methylverzweigung am zweitletzten C-Atom der Kette.
[aa] Ketten mit einer Methylverzweigung am drittletzten C-Atom der Kette (Kettenanfang= COOH-Gruppe.
[bb] Struktur aus gaschromatographischen Daten erschlossen.

Tabelle 197. Zusammensetzung von Lipidgemischen aus Hautoberflächenfett bzw. aus verschiedenen Zellschichten (abgerundete Werte in Prozent der Gesamtlipide) (16, 105, 165)

	Phospholipide	Gesamt-Fettsäuren	Gesamt-Unverseifbares	Vom Unverseifbaren als Gesamt-Sterol	Vom Gesamt-Sterol als: Cholesterin frei	Cholesterin gebunden	Provitamin D_3	Andere reaktive Sterole	Vom Unverseifbaren als: Squalen	andere Kohlenwasserstoffe	noch unbekannte Anteile	% Ester auf Gesamt-Cholesterin bezogen
Oberflächenfett	1	50—60	30	4	2,6	1,3		0,14	9—10		ca. 12	33
Stratum corneum	1,1	66,2	33,8	3,7	3,7	1,1	0,06	0,19	←——	ca. 28	——→	23
Ganze Haut	7,9	62,7	37,4	6,9	6,9	1,7	0,27	0,07	←——	ca. 28	——→	19,5
Ganze Epidermis			40,8	10,7	8,3	1,8	0,39	0,21	4,2	16	7,8	17,7
Stratum Malpighii	9,5	47,3	52,6	15,0	11,4	3,0	0,35	0,36	←——	ca. 37	——→	21
Corium (ohne subcutanes Fett)				2,1	1,8	0,3	0,028	0,015				
Subcutanes Gewebe							0,005					

Tabelle 198. Verhältnis der Isomeren von Hexadecensäure[a], Octadecensäure[b] und Octadecadiensäure[c] in psoriatischen Schuppen (bestimmt durch oxidative Spaltung und Gas-Flüssig-Chromatographie); in Klammern: Mol.-% der Gesamt-Fettsäuren (44)

Fettsäuren	Stellung der Doppelbindungen[aa]	Cholesterinester in % der Stellungsisomeren		Triglyceridester in % der Stellungsisomeren	
16, 1[a]	4	1,5	(0,1)	0,7	(0,1)
	6	10,6	(1,1)	4,5	(0,5)
	7	2,6	(0,3)	3,6	(0,4)
	8	1,1	(0,1)	1,1	(0,1)
	9	83,3	(8,3)	89,4	(9,8)
	10	0,8	(Spuren)	0,7	(0,1)
	11	Spuren	(Spuren)	Spuren	(Spuren)
18, 1[b]	8	4,1	(1,4)	2,9	(1,1)
	9	81,3	(27,8)	86,8	(32,9)
	10	3,7	(1,3)	2,7	(1,0)
	11	10,9	(3,7)	7,3	(2,9)
18, 2[c]	8, 11	5,1	(0,3)	3,4	(0,5)
	8, 12	91,0	(5,5)	92,0	(14,6)
	10, 13	0,1	(Spuren)	0,1	(Spuren)
	11, 14	3,8	(0,2)	4,5	(0,7)

[a] 16 C-Atome, einfach ungesättigt. — [b] 18 C-Atome, einfach ungesättigt. — [c] 18 C-Atome, doppelt ungesättigt. — [aa] Gezählt vom Carboxyl-C-1.

Tabelle 199. Einbau von ^{14}C-Acetat in Lipidfraktionen von isolierten Talgdrüsen und in die Epidermis ohne Anhangsgebilde in Prozent des gesamten Einbaus (Radiodünnschichtchromatographie, Mittelwerte von 18 Versuchen) (133)

	Talgdrüsen (%)	Epidermis (%)
Start (polare Lipide, einschließlich Phospholipide)	8,4	41,6
Diglyceride	1,6	7,4
Freie Sterole	0,9	5,9
Freie Fettsäuren	1,5	11,3
Triglyceride	47,6	18,4
Nicht identifizierter Fleck	1,5	1,1
Wachsester	18,3	6,2
Squalen	21,4	8,1

jedoch nicht aus, um diese Steroide eindeutig zu identifizieren. Die höchste gefundene Menge betrug 3,21 ng Androsteron/cm² Stirnoberfläche.

Der Hautfettspiegel und seine Regeneration

Bei Bestimmung der Regenerationsrate kann die Bedeutung epidermaler Lipide, die etwa ein Fünfzigstel des Hautoberflächenfettes ausmachen, vernachlässigt werden. Unterschieden wird in folgende Fettwerte:

1. Der zufällige Fettwert (Casual-Level); dieser Fettspiegel entspricht der gesamten Lipidmenge, welche auf der Hautoberfläche ohne besondere Vorbereitung oder Vorsichtsmaßnahme vorhanden ist, davon ist abzugrenzen:

2. Der Gesamtlipidgehalt; dieser Wert wird unter Vermeidung jeglicher Einwirkung auf die Haut durch 24 Std dauernden sorgfältigen Abschluß, z.B. durch einen Gitterring, gewonnen.

3. Der Restwert ergibt sich aus Aufnahme des zufälligen Fettgehaltes der Haut mit trockenem adsorbierendem Material, wie Filtrierpapier, und wird durch nachfolgende Extraktion mit Lipoidlösungsmittel ermittelt.

4. Die Summe des Lipoidersatzes bzw. der Regenerationswert bezieht sich auf den neugebildeten Hautfettfilm, der sich in angegebener Zeit durch Rückfettung (1, 2, 3) wieder entwickelt hat (s. Tabelle 189).

Unter normalen Verhältnissen, also bei einer durchschnittlichen Hauttemperatur von etwa 30° C, zeigt das Hautfett eine Neigung, sich auf der Hautoberfläche auszubreiten, ein Vorgang, der als *Spreitung* bezeichnet wird und der offenbar durch das Hautrelief und durch eine mögliche Vermischung des Hautfettes mit Schweiß gefördert bzw. beeinflußt wird. Die Geschwindigkeit dieser Spreitung wird unterschiedlich beurteilt.

Die Höhe des Talgfettspiegels auf der Haut ist von dem je nach Lokalisation variierenden *Talgdrüsenvolumen* und der *Talgdrüsenzahl* abhängig. So ist die Zahl der Talgdrüsen an der Stirn 5mal höher als am Oberschenkel und etwa 100mal größer als am Unterschenkel. Am Handrücken befinden sich etwa 50 Talgdrüsen pro cm². Entsprechend sind die regionären Unterschiede des Hautlipidfilms und auch das Ausmaß der Lipidregeneration.

Methoden der Hautfettbestimmung

Die Hautfette liegen in den follikulären und capillären Reservoiren, in denen das Fett schwammartig aufgesogen wird. Es muß bei der Fettgewinnung beachtet werden, daß in Abhängigkeit von der gewählten Methode nicht nur die oberflächliche Schicht, sondern auch das Fett aus den Reservoiren herausgelöst werden kann, und durch den Reiz der Gewinnung auch eine verschiedenartige Einflußnahme auf die Nachschubrate erzielt wird.

Das reine *Hautoberflächenfett* kann durch Adsorption an aufgerauhte Glasflächen gewonnen und durch die veränderte Lichtdurchlässigkeit des aufgerauhten Glases gemessen werden (H. Schaefer).

Durch Extraktion mit Lipidlösungsmittel werden die *capillären Reservoire* völlig vom Fett befreit, damit wird aber auch zusätzlich ein Reiz auf die Haut ausgeübt. Somit kann nicht ausgeschlossen werden, daß eine Beeinflussung des Fettnachschubs aus der Tiefe erfolgt. Auch bei Auflegen von Filterpapieren wird zusätzlich zu der Aufnahme von Hautoberflächenfett ein Sog auf die tieferen Hautschichten ausgeübt. Bereits mit diesen drei genannten ver-

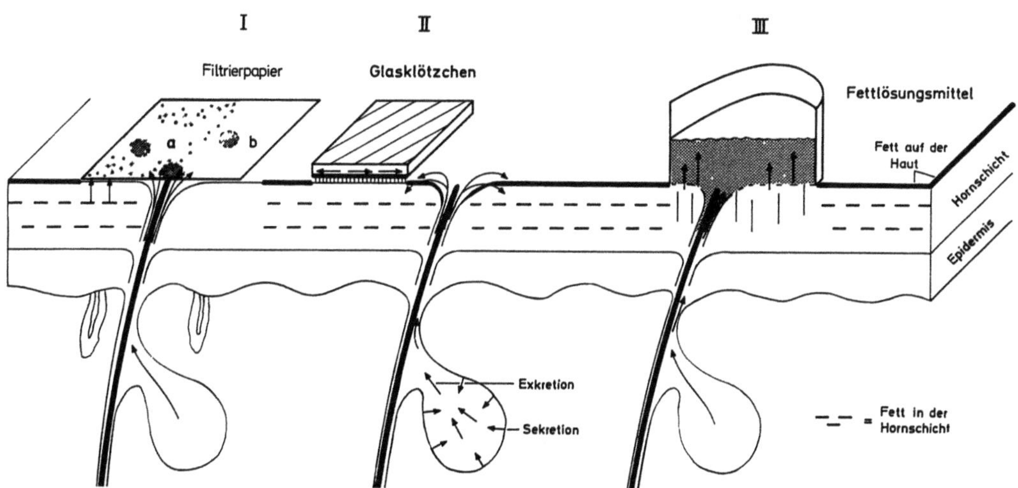

Abb. 44. Bestimmung des Hautoberflächenfettes. *I* Fettabnahme durch capillären Sog: a auf der nicht entfetteten Haut mittels besonderer Papiere, b auf der entfetteten Haut mittels besonderer Papiere. *II* Kontaktentfettung, Milchglasauflage. *III* Fettgewinnung durch Aufsatz eines mit organischem Lösungsmittel gefüllten Trichters

schiedenen Fettgewinnungsmethoden ist zu demonstrieren, daß methodische Besonderheiten für den Vergleich klinisch-experimenteller Untersuchungen unbedingt notwendig sind.

Die Unterschiede zwischen der Seborrhoea sicca und oleosa sind morphologisch. Beide haben einen verstärkten Talgfluß als Voraussetzung. Biochemische Daten, die darauf hinweisen, daß bei der

Tabelle 200. Hauttyp und Talgproduktion

Funktionelle Gegebenheiten	*Seborrhoiker* Gesteigerte Talgexkretion		*Sebostatiker* Geringe Talgexkretion
Klinische Symptome	*Seborrhoea sicca* *Pityriasis seborrhoides*[a] Schweiß/Hautfette in Form einer O/W-Emulsion, Wasserverdunstung, geringe Wasserbindung durch Hornschicht.		trockene bis spröde ichthyotische Haut, Verminderung der Talgexkretion und der Transpiration, Verminderung der Wasserbindung durch Hornschicht.
	Seborrhoea oleosa Schweiß/Hautfette in Form einer W/O-Emulsion mit Wasserbindung, normale bis gesteigerte Wasserbindung durch die Hornschicht, Charakteristikum: fettige Haare.	*Seborrhoisches Ekzem* Seborrhoische Erythrodermie (Dermatitis seborrhoica), Morbus Unna, Irritation der Haut durch Fett und dessen Zersetzungsprodukte, mikrobielle Infektion, Demodex folliculorum, modifizierende Faktoren wie Biotinmangel.	

[a] Tinea amiantacea als Extremfall der Kopfschuppung.

Tabelle 201. Menge und Zusammensetzung der Hautoberflächenlipide bei Versuchspersonen mit Seborrhoea sicca und Seborrhoea oleosa. [Nach Gloor, M.: Arch. Derm. Forsch. 247, 61 (1973)]

		Seborrhoea sicca	Seborrhoea oleosa
Fallzahl		37	30
Hautoberflächenlipidmenge/Flächeneinheit ($mg/16\,cm^2$)	M	1,647	1,622
	s	0,636	0,566
Prozentuale Anteile an den Hautoberflächenlipiden			
Cholesterin	M	4,51 %	5,80 %
	s	1,40	1,68
Freie Fettsäuren	M	14,80	23,97
	s	6,24	8,84
Triglyceride	M	41,84	34,96
	s	10,90	8,56
Wachs- und Cholesterinester	M	25,99	24,09
	s	4,19	2,24
Squalen	M	13,03	11,33
	s	2,98	3,37

Tabelle 203. Lipide in Psoriasis-Schuppen (29)

	Mittelwerte in % Trockengewicht
Gesamt-Lipide	8,30
Gesamt-Cholesterin	1,13
Cholesterinester	22
Phospholipide	0,34
Phospholipid/Cholesterin [a]	0,35
Triglyceride	6,58

[a] % Phospholipide geteilt durch % Cholesterin.

einen oder anderen Form sich die Zusammensetzung des Talges verschiebt, deuten sich an (Gloor, 1973). Der Übergang einer Seborrhoea sicca in eine Seborrhoea oleosa und umgekehrt ist bekannt. Man kann sich der Vorstellung nicht verschließen, daß ein verstärkter Talgfluß in eine bereits pathologisch veränderte Hornschicht Voraussetzungen gibt, daß sich physikalisch die Talglipide flächig verteilen, einer erhöhten Zersetzung durch Bak-

Tabelle 202. Steroid- und Wachsester (in Prozent) in Comedonen und Hautoberflächenfett von 3 Aknepatienten (85)

Anzahl C-Atome	Mittelwerte Comedo	Oberfläche
Steroidester		
41	11,1	15,2
42	6,2	5,3
43	49,3	63,6
44	1,8	2,2
45	27,5	11,3
46	1,7	0,5
47	2,3	1,9
Wachsester		
28	1,3	1,0
29	0,8	0,8
30	4,1	4,3
31	3,3	2,6
32	8,9	8,6
33	6,5	5,3
34	13,5	14,5
35	8,7	8,5
36	21,0	23,9
37	6,7	6,9
38	11,3	11,6
39	4,3	3,7
40	6,3	6,4
41	1,4	0,8
42	1,9	1,1

Tabelle 204. Mittlerer prozentualer Anteil der Bestandteile des Normal- und Aknehautfettes (23)

Bestandteile	Normalhautfett	Aknehautfett
Wasserlösliche Bestandteile	1,9	3,4
Petrolätherlösliche Bestandteile	5,8	4,8
Freie Fettsäuren	*24,5*	*16,0*
Kohlenwasserstoffe	2,0	3,8
Squalen	9,7	12,6
Triglyceride	22,3	29,5
Mono-, Diglyceride	10,8	9,4
Fettalkohole	0,5	0,5
Wachsester	19,7	17,2
Cholesterinester	2,3	2,3

terien unterliegen und nunmehr durch die Permeation von Fettsäuren die vermehrte Schuppung, ggf. parakeratotische Schuppung unterhalten wird. Nach Normalisierung der Hornschicht treffen die Talglipide

Tabelle 205. Verteilung der freien und gebundenen Fettsäuren im Hautoberflächenfett von Normalpersonen (N.) und Aknepatienten (A.) in Gewichtsprozent (23)

Fettsäure	Freie Fettsäure		Fettsäuren aus Triglyceriden		Fettsäuren aus Mono-+Diglyceriden		Fettsäuren aus Wachsestern	
	N.	A.	N.	A.	N.	A.	N.	A.
n-C10:0	+	+	+	+	+	+	+	+
n-C11:1	+	+	+	+	+	+	+	+
n-C11:0	+	+	+	+	+	+	+	+
n-C12:1	+	+	+	+	+	*1,38*	+	+
n-C12:0	1,28	1,62	1,18	1,1	1,2	1,84	+	0,84
iso-C13:0	+	+	+	+	+	+	+	+
n-C13:1	+	+	+	+	+	+	+	+
n-C13:0	+	+	+	+	+	+	+	+
iso-C14:0	+	+	+	+	+	+	+	+
n-C14:1	+	+	1,22	1,04	1,06	1,18	6,24	6,66
n-C14:0	9,92	9,66	**7,3**	**10,0**	6,9	8,2	4,26	5,06
iso-C15:0	1,78	1,64	2,6	2,44	2,26	2,5	2,88	4,06
n-C15:1	2,88	2,88	3,74	4,0	3,54	3,62	7,3	7,48
n-C15:0	7,9	7,84	6,66	8,22	5,6	6,34	2,84	3,0
iso-C16:0	+	0,7	1,72	0,78	1,44	1,1	1,62	1,28
n-C16:1	12,5	10,82	16,2	15,76	16,9	14,6	37,7	37,1
n-C16:0	33,0	32,1	24,2	28,3	23,0	26,1	9,66	10,72
iso-C17:0	3,08	3,34	4,72	4,34	4,78	4,46	5,74	5,56
n-C17:1	3,46	3,76	4,86	3,88	4,78	4,22	4,62	4,08
n-C17:0	2,34	2,62	2,5	2,1	2,36	2,42	0,96	0,78
n-C18:2	**0,84**	+	*1,17*	*0,76*	*1,02*	+	1,1	0,76
n-C18:1	12,5	14,02	**14,5**	**12,0**	*15,8*	*12,76*	10,6	9,26
n-C18:0	6,06	7,74	3,86	3,86	5,08	6,42	2,36	1,66
iso-C19:0	–	+	+	+	–	+	–	+
n-C19:1	+	+	+	+	+	+	+	+
n-C19:0	+	+	+	+	+	+	+	+
iso-C20:0	–	+	–	+	+	+	–	+
n-C20:1	+	+	+	+	+	+	+	+
n-C20:0	+	+	+	+	+	+	+	+

Zeichenerklärung für Tabelle 202 und 203:
n= unverzweigte Kohlenstoffkette, iso= verzweigte Kohlenstoffkette, C10= 10 Kohlenstoffatome, z.B. C10:0= Kette mit 10 Kohlenstoffatomen gesättigt; C10:1= Kette mit 10 Kohlenstoffatomen einfach ungesättigt; C10:2= Kette mit 10 Kohlenstoffatomen zweifach ungesättigt. + = in Spuren bis zu 0,5% nachweisbar. Wert unterstrichen: Unterschied schwach signifikant mit $0{,}2 < p > 0{,}01$. Wert kursiv: Unterschied signifikant mit $0{,}005 < p > 0{,}001$. Wert halbfett: Unterschied hoch signifikant mit $p < 0{,}001$.

auf eine gefestigte Oberfläche und haben nicht die Chance einer diffusen Durchsetzung der Hornschicht wie bei einer aufgelockerten Hyperkeratose mit deutlicher Schuppenbildung. Der Fettfilm ist als glänzende Schicht dann sichtbar, weil bei dieser Hypersekretion von Talglipiden eine Erschöpfung der Aufnahmekapazität durch die Hornschicht gegeben ist und das vermehrte Fett sichtbar auf der Haut liegen bleibt. Diese Vorstellung wird besonders durch die Beobachtung unterstützt, daß ein Haarboden, der die Veränderung einer Seborrhoea sicca bietet, nach entsprechender Lokalbehandlung nach wie vor eine vermehrte Haarfettung zeigt und somit die Verhinderung einer Seborrhoea sicca nicht ohne weiteres von einer Seborrhoea oleosa im Hinblick auf die Masse der Talgsekretion getrennt werden kann.

Biologische Wirkungen des Hautfettes

Innerhalb der physiologischen Reservoire erfüllt das Hautfett Funktionen und wird dort reaktionslos vertragen. Außerhalb der

Talgdrüsengänge tritt auf Fettsäuren bzw. Gesamttalg eine granulomatöse Entzündung ein, die in Abhängigkeit von der jeweiligen Zusammensetzung der diffundierten bzw. durch Strukturdefekte des Follikels oder des Talgdrüsenkörpers eingedrungenen Fettbestandteile von leukocytär exsudativer bis zu epitheloidzelliger, riesenzellhaltiger Proliferation führt. Da Talgfett biologisch abgebaut werden kann und enzymatisch in seine Einzelbestandteile zerlegt wird, ist die Möglichkeit gegeben, daß durch Spaltung, z. B. der Triglyceride, freie Fettsäuren freigesetzt werden, die auf die Haut irritierend wirken. So konnte belegt werden, daß steriler Talg, der aus Talgcysten gewonnen wurde, durch Corynebacterium acnes lipolytisch u. a. in mittelkettige Fettsäuren (Laurin-, Caprinsäure etc.) abgebaut wird und nunmehr erst hautreizend wirkt. Durch eine Infektion der Talgdrüsen mit Bakterien ist die Möglichkeit gegeben, daß der Talg innerhalb der physiologischen Ausführungsgänge zersetzt wird, sich eine Diffusion von Fettsäuren in die perifollikuläre Region anbahnt und eine entzündliche Reaktion hervorruft.

Die menschliche Hautflora scheint von dem Gehalt der Haut an Fettsäuren abhängig zu sein. Gesättigte Fettsäuren von C 8 bis C 16 verhindern in höherer Konzentration das Wachstum von Corynebacterium acnes.

Die Reizschwelle der Haut auf Fettsäuren bzw. des von der Hautoberfläche gewonnenen Talgs nach Zersetzung durch Bakterien unterliegt einer breiten Variation. Individuelle Charakteristika der Reaktionsbereitschaft der Haut sind für das Ausmaß einer irritierenden Wirkung der genannten Fettfraktion von Bedeutung. Zu dem Patientenkreis, die auf diese Fettsäuren empfindlich reagieren, gehören die mit Akne vulgaris.

Akne vulgaris

Die Akne vulgaris leitet sich pathogenetisch aus mehreren Wurzeln ab. Zunächst ist die androgene Stimulation der Talgbildung hervorzuheben sowie der Verschluß von Follikelostien durch keratogene Massen und der dadurch induzierte Rückstau. Dem schließt sich die Infektion des gestauten Talges an. Klinisch experimentell ist die Wertigkeit der Talgsekretion durch den medikamentösen Einsatz von Antiandrogenen deutlich zu machen. Die Pfeiler der Aknetherapie sind somit die Hemmung der Talgbildung, die antibakterielle Behandlung und die Auflösung des Keratinpfropfs (Comedo), der die Follikelostien verschließt. Keineswegs ist der Stimulus zur erhöhten Talgproduktion der alleinige Weg zur Entwicklung einer Akne. So wird bei zentralnervösen Erkrankungen wie beim postencephalitischen oder idiopathischen Parkinsonismus ein Salbengesicht aufgrund eines erhöhten Talgspiegels beobachtet, ohne daß sich damit eine Akne kombiniert. Durch Verabreichung von Sedativa, vornehmlich Barbituraten, wird eine Erhöhung des Fettspiegels auf der Haut verursacht, die bei solchen Patienten, die früher eine Akne hatten, zu einem erneuten Aufschießen einer Acne vulgaris führt. Eine Hemmung subcorticaler, in der Substantia reticularis gelegener Zentren durch Phenothiazine ist mit einer Talgverminderung auf der Hautoberfläche verbunden.

Chlorakne

Die Entwicklung einer Chlorakne beruht auf anderen pathogenetischen Vorgängen als die Entwicklung einer Akne vulgaris. Bei der sog. Chlorakne steht die Reizung durch Hexachlorbenzol und andere chlorierte aromatischen Kohlenwasserstoffe auf das Epithel im Vordergrund. Damit verbunden ist die Entwicklung einer Verhornung. Es kommt nicht zu einer ausgesprochenen Talgretention bzw. Talgstimulation. Die entzündliche Reaktion der Epithelauskleidung auf die auslösenden Substanzen einer Chlorakne kann so gedeutet werden, daß diese Substanzen durch die Follikel ausgeschieden werden. In den Follikeln kommt es zu einer entzündlichen Reaktion, da die inhalierten, chlorierten aromatischen Kohlenwasserstoffe sich dort anreichern und zu einer Schädigung führen. Die Bedeutung der Talgdrüsen für die

Entstehung der Chlorakne liegt in den räumlich-anatomischen und nicht in den funktionell sekretorischen Gegebenheiten. Die Chlorakne läßt sich beim Menschen und beim Tier durch äußere Anwendung, z. B. von Halowachs, aber auch durch Inhalation entsprechender Verbindungen experimentell auslösen. Es bieten sich damit Versuchsmodelle zur Überprüfung prophylaktischer Medikamente bzw. therapeutischer Eingriffe an. Die Entwicklung von Comedonen nach Halowachs wird so durch lokale Applikation von Vitamin A-Säure gehemmt, da der Comedo aus seiner Verankerung im Follikelostium gelöst wird.

Die Hautoberfläche

Für den optischen Eindruck und die Reaktionsfähigkeit der Haut bei Kontakt mit aggressiven Reizen ist der Zustand der Hautoberfläche von besonderer Bedeutung. Chemisch-physikalische und strukturelle Eigenschaften vereinigen sich offenbar zu einer die Haut schützenden Einheit. Es sollen keineswegs teleologische Gesichtspunkte in den Vordergrund geschoben werden, doch es bleibt die Tatsache bestehen, daß gegenüber den heutigen Gegebenheiten der Umwelt sich diese Fakten zu einer Schutzwirkung addieren können.

Tabelle 206. Beispiele von Methoden zur Bestimmung der Hautoberflächeneigenschaften (Tronnier, H., 1972)

Funktion	Messung
A. Wasser-Lipidmantel	
1. Vorhandensein	z. B. Spreit-Test, Talg-Bestimmung, Alkalineutralisation
2. Oberflächenwirkung	z. B. Spreit-Test, Rauhigkeitsmessung, Reibetest
3. Hydratisierungswirkung	z. B. Wasserdampfabgabe, Resonanzfrequenz, Alkalineutralisation
a) Wassergehalt	z. B. Perspirations- und Transpirationsmessung
b) Lipidanteil	z. B. Talgbestimmung
B. Hornschicht	
1. Dicke	Physikalische in vitro- oder in vivo-Messung, Reliefmessung
2. Funktion	z. B. Alkalineutralisation und -resistenz, Rauhigkeit, potentiom. Titration, diverse Penetrationsversuche, Elastizitätsbestimmungen
3. Hydratisierungszustand	siehe A. sowie Resonanzfrequenz, Wasseraufnahme und -abgabe, elektrische Leitfähigkeit

Substratmäßig gesehen vereinigen sich in der Hautoberfläche neben Keratin und direkten Ausscheidungs- bzw. Abscheidungsprodukten der Hornschicht die von den Talgdrüsen und Schweißdrüsen abgegebenen Substanzen. Die wichtigsten Faktoren im funktionellen Mosaik der Hautoberfläche sind

1. das pH,
2. die elektrischen Eigenschaften,
3. die mechanischen Eigenschaften,
4. Gegebenheiten einer Resorption,
5. Faktoren des Wärmehaushaltes,
6. bactericide bzw. fungicide Eigenschaften
7. Lichtreflektion und Absorption.
8. Summe der chemischen Komponenten.

In Abhängigkeit von dem jeweiligen Überschuß der Hautoberfläche an Schweiß oder Lipiden kann der Fettfilm der Haut sich als Öl-in-Wasser- bzw. Wasser-in-Öl-Emulsion darstellen. Emulgatoren stammen offenbar aus dem Verhornungsprozeß. Weiter wird die Pyrrolidoncarbonsäure als natürlicher Feuchtigkeitsstabilisator (Moisturer) des Stratum corneum aufgefaßt. Der Emulsionsfilm auf der Hautoberfläche bindet verfügbares Wasser in Abhängigkeit von dem Feuchtigkeitsgehalt der Atmosphäre. Je nach den physikalisch-chemischen Eigenschaften der Hautoberfläche perlen die die Haut berührenden Wassertröpfchen ab oder diffundieren, insbesondere bei entfetteter Hautoberfläche, in die Tiefe und führen zu einer Quellung der Hornschicht. Der Methylenblau-Tropfentest ist als Benetzbarkeitsprüfung der Haut geeignet und demonstriert diese Vorgänge (Kleine-Natrop). Je geringer der Fettmantel der Hautoberfläche ausgeprägt ist, um so stärker ist die Wasserdiffusion und die Größe der Flächenbenetzung der Haut. Mit Hilfe tritiummarkierten Wassers wurde gezeigt, daß die Wasserdampfabgabe von der Hautoberfläche mit der gleichen Intensität und Geschwindigkeit erfolgen kann, wie die Wasseraufnahme der Oberflächenschichten aus der Atmosphäre.

Die an der Hautoberfläche gemessenen pH-Werte, die entweder potentiometrisch oder mit Indikatorverfahren ermittelt wurden, stellen jeweils die Resultanten unterschiedlicher Werte dar, die in zahlreichen kleinsten Einzelbezirken innerhalb der Meßstelle vorliegen. Der Schweiß löst z. B. Substanzen aus der Haut heraus, die für die Erhaltung des Säuremantels notwendig sind. Dazu gehören Aminosäuren, freie Fettsäuren, Pyrrolidoncarbonsäure, saure Stoffwechselprodukte, u. a. auch Milchsäure. Diese Substanzen werden bei der Keratinisierung, bei Transpiration und unter dem Talgfluß zur Hautoberfläche abgegeben. Die Summe all dieser säurebildenden Substanzen bedingt, daß das Lactat-Bicarbonat-Puffer-System in seiner Dissoziation partiell verschoben werden kann und sich somit ein relativ niedriges pH auf der Haut einstellt. Der Schweiß hat bei direkter Gewinnung aus den schweißführenden Gängen einen pH-Wert von 5,5 – 6,75, welcher durch Auflösung von Substanzen auf der Hautoberfläche variiert wird. Aktueller pH-Wert und die Pufferkapazitäten der Hautoberfläche bilden die Resultante all dieser dissoziierbaren Bestandteile der wasserlöslichen Substanzen im Stratum corneum unter Berücksichtigung ihrer Dissoziationskonstanten (Spier).

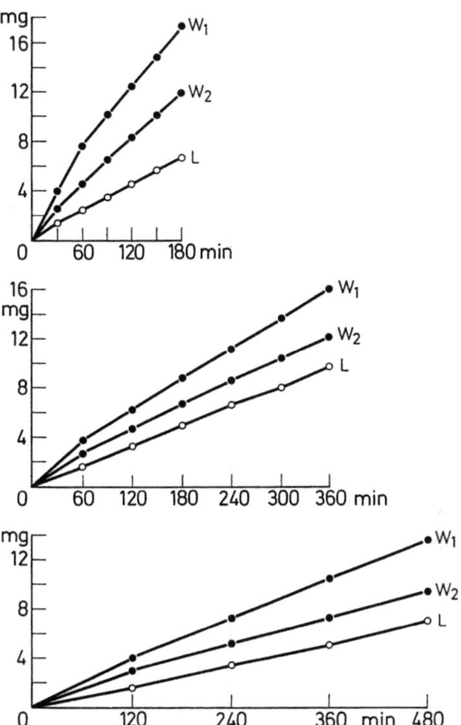

Abb. 45. Die Nachschubraten an Lipiden und an Wasserlöslichem in der Darstellung von Summenkurven [Spier, W. u. Mitarb.: Dermat. Wschr. **142** (1960)]. Summe der Eluierungsraten in Zeitabständen von 30, 60 und 120 min, umgerechnet auf mg/100 cm². Eluierung erfolgte fortlaufend auf der gleichen, 10 cm² großen Unterarmstelle (Beugeseite, Trichtermethode), bei 4— 5 Gruppen zu je 7 Versuchspersonen. Die jeweils ersten Extraktmengen waren besonders groß und wurden nicht bei den Summenkurven berücksichtigt. Die Lipide (*L*) wurden je 1 min lang durch Äther extrahiert, das Wasserlösliche (*WL*) je 10 min nach jeweils vorhergehender Entätherung (*W 2*) bzw. ohne vorhergehende Entätherung (*W 1*) mittels Aqua dest. eluiert. Gravimetrische Bestimmung der *L* bzw. des *WL* (Szakall)

In Hautbezirken, in denen die Verdunstung gehemmt ist, wie in den intertriginösen Gebieten, liegen die pH-Werte in der Regel über denjenigen der übrigen Regionen der Hautoberfläche. Bei Neugeborenen ist das pH zunächst neutral, doch pflegt es in den folgenden Wochen abzusinken. Durch Maceration und Infektion einer gequollenen Hauthornschicht wird das pH in den intertriginösen Räumen alkalisch.

Die Pufferkapazität der Hautoberfläche

zeigt sich in der Neutralisierung willkürlich hinzugeführter alkalischer Lösungen oder saurer Substanzen. Diese Neutralisationskapazität kann gemessen werden und weist beträchtliche Unterschiede von Individuum zu Individuum auf. Diese Bestimmung der Pufferkapazität ist von der Prüfung auf Alkali- und Säureresistenz zu trennen, da damit mehr die Reaktionsfähigkeit der Gewebe als der Pufferschutz der Hautoberfläche bestimmt wird.

Bestimmung der Alkalineutralisationszeit der Haut

Auf ein nicht behaartes Hautfeld wird eine n/80 NaOH-Lösung aus der Pipette aufgetropft. Zugleich wird ein Tropfen einer alkoholischen Phenolphthalein-Lösung 1:2000 hinzugegeben. Beide Tropfen werden mit einem quaderförmigen Glasprisma 2 × 3,5 × 1,5 cm zugedeckt. Das Glasprisma wird in Form von Schaukelbewegungen in Kontakt mit der Haut und Flüssigkeit gebracht. Die Zeit bis zur Entfärbung der Tropfen, d.h. bis zur Neutralisation bei etwa pH 8,3, wird fixiert. Danach wird die gleiche Hautstelle mit Fließpapier gereinigt und der ganze Vorgang wiederholt. Im ganzen werden 10 solcher Messungen durchgeführt.

Die Einteilung der Resultate erfolgt nach folgendem Schema:

Rasche Neutralisation = A (keine der 10 Messungen benötigt mehr als 5 min).

Mittlere Neutralisation = B (eine oder mehrere Messungen benötigen mehr als 5 min, jedoch nicht mehr als 7 min).

Langsame Neutralisation = C (eine oder mehrere der Messungen benötigen mehr als 7 min).

Bestimmung der Alkaliresistenz der Haut

Technik: Aus einer chemisch reinen 1 n Natronlauge werden mit destilliertem Wasser die Verdünnungen $^1/_2$ und $^1/_4$ n hergestellt. Mit einer Pipette, deren Tropfengröße pro cm³ Wasser 32–36 Tropfen beträgt, wird ein Tropfen Lauge auf ein 2 × 3,5 cm großes, mit einem Dermatographen markiertes Feld getropft. Das Feld bedeckt man mit einem Glasblock von 2 × 3,5 × 1,5 cm Größe, so daß sich der Tropfen auf dem 7 cm² großen Feld capillar ausbreitet und durch den Glasblock gut beobachtbar ist. Nach 10 min wird der Glasblock abgehoben, das Feld mit Watte oder Fließpapier oder Gaze abgetrocknet, nach etwaigen Reaktionen abgesucht und darauf ein zweiter Tropfen appliziert. Jeder Tropfen bleibt 10 min in Kontakt mit der Haut. Je nach der Empfindlichkeit des Patienten tritt durch den ersten oder einen späteren Tropfen eine Reaktion auf, welche sich subjektiv durch ein leichtes Brennen anzeigt und objektiv aus stecknadelspitzengroßen Bläschen, die teils von einem roten Hof umgeben sind, besteht. Die Zahl der zu dieser Reaktion notwendigen Tropfen ist der Meßwert der Alkaliresistenz. Zu beachten ist, daß bei allen epidermalen Hauttests die Dicke der Haut, der Hautfettspiegel und auch die Hauttranspiration bei vergleichenden Untersuchungen von Bedeutung sind.

Eine Modifikation der Prüfung der Alkaliresistenz wurde von Locher aus der Burckhardtschen Klinik 1963 bekanntgegeben. Die Alkaliresistenz gegen den Tropfen 0,5 n NaOH, der bei einer Auflagedauer von je 5 min eine Bildung von 10 oder mehr Erosionen hervorruft, wird durch Färbung der Erosionen durch Aufbringen eines Tropfens des wäßrigen Indikators Nitracin-Gelb 1%ig sichtbar gemacht. Dieser Indikator ist im sauren Bereich bis pH 6 gelbbraun, von pH 6–7 braun und über pH 7 blauviolett bis blau. Dieser Indikator kann auch zur Bestimmung der Hornschichtdicke verwendet werden.

Bei der Alkaliresistenzprüfung wird der Schutz durch Auflage entsprechender Konzentrationen bewußt durchbrochen.

Die Alkalineutralisationsrate

(Tronnier, H., Kuiper, J. P., Spruit, D., in: Current Problems in Dermatology. Basel-New York: Karger 1970.)
Diese Größe zeigt an, inwieweit die Haut in der Lage ist, eine äußerlich aufgebrachte wäßrig-alkalische Lösung zu neutralisieren. Es wird also der Nachschub von Säureäquivalenten aus der Haut in Abhängigkeit von der Zeit erfaßt.

Methodisch wird hierbei der pH-Wert einer eingestellten und auf die Haut aufgesetzten Lösung durch eine Glaselektrode kontrolliert; mit Hilfe eines automatischen Titrators wird jedes Absinken des pH-Wertes durch automatisches Zuführen einer äquivalenten Menge Alkali abgefangen und damit der pH-Wert über längere Zeit konstant gehalten. Die bei diesem Test pro Zeiteinheit zugeführten Äquivalente an Lauge stellen ein Maß für die Neutralisationskapazität dar. Sie wurde von Kuiper 1965 als Neutralisationskapazität, von Tronnier als Konsumption von ml n/1000 NaOH/cm² und Stunde angegeben und schließlich von Spruit und Malten als Alkalineutralisationsrate in Äquivalente Alkali/cm² und Minute definiert.

Bei niedrigerem pH (7 – 11,5) ist diese Neutralisationsrate, wie Spruit belegen konnte, fast ausschließlich auf aus der Haut abdiffundierendes Kohlendioxid zurückzuführen. Er konnte zeigen, daß die zwei möglichen Alternativen: Abdiffusion von H^+-Ionen aus der Haut bzw. Eindiffusion von OH^--Ionen auszuschließen sind.

Zu Beginn der Messung tragen Säureäquivalente der Hautoberfläche wie Aminosäuren, freie Fettsäuren usw. zur Neutralisationsrate bei und führen zu einem beschleunigten Alkaliverbrauch. Anschließend wird die Rate konstant und entspricht ungefähr dem Austritt von 100 ml gasförmigem CO_2/m^2 Haut und Stunde.

Sie hängt naturgemäß von der vorgegebenen pH-Einstellung am Meßgerät ab, denn entsprechend den pK-Werten der Gleichgewichte

$$CO_2 + H_2O \rightleftharpoons H_2CO_3 \rightleftharpoons HCO_3^- + H^+ \rightleftharpoons CO_3^{--} + 2H^+$$

neutralisiert bei pH 8 ein Mol CO_2 ein Mol Lauge. Bei pH 10 werden dagegen durch ein Mol CO_2 schon 1,5 Mol Lauge neutralisiert, d.h. bei höherem vorgegebenem pH-Wert ist auch die Neutralisationsrate gesteigert.

Oberhalb pH 11,5 steigt die Neutralisationsrate steil an. Wie auch durch andersartige Untersuchungen belegt werden konnte, wirkt eine derart starke Lauge proteolytisch bzw. keratolytisch auf die Hornschicht ein. Hier werden zusätzliche Laugenäquivalente verbraucht und es treten sichtbare Hautschäden bis zur Blasenbildung auf. Diese können durch die Messung der Wasserdampfabgabe erfaßt werden. Dieser Parameter zeigt an, daß die Haut sich nach einer Alkalischädigung wie eine durch Tesafilmabriß freigelegte Epidermis verhält.

Tronnier führt aus den Ergebnissen seiner Untersuchung an, daß die Alkali-Neutralisationsfähigkeit der Haut nicht erschöpfbar ist, daß Ichthyotiker und endogene Ekzematiker weniger NaOH als normale Versuchspersonen neutralisieren und daß bei seborrhoischer Haut die Neutralisation gefördert wird. Der Neigung zu sog. degenerativen Ekzemen oder Abnutzungsdermatosen liegt offenbar eine konstitutionelle Minderwertigkeit der Alkali-Neutralisationsfähigkeit der Haut zugrunde.

Das verminderte Neutralisationsvermögen gegenüber Laugen ist eine erworbene oder konstitutionelle Eigenschaft und sollte bei der späteren Berufswahl in Abhängigkeit von der zu erwartenden Strapazierung der Haut beachtet werden.

Die Aggressionen gegenüber der Hautoberfläche sind äußerst vielgestaltig und addieren sich zu Kombinationsschäden, die die Quellung der Hornschicht und toxische Einwirkung auf die vitalen Zellen zur Folge haben. Die Kombination von Detergentien mit waschaktiven Enzymen können sich z.B. zu einer toxischen Einwirkung auf die Haut ergänzen, wenn diese, insbesondere die Hornschicht, vorgeschädigt ist. Ganz unabhängig davon ist eine Allergisierung durch Kontakt mit körperfremden hochmolekularen Substanzen, wie sie die Enzyme darstellen, möglich. Notwendig ist die Resorption, die bei geschädigter Hornschicht erleichtert ist. In praxi ist ein derartiger Kombinationsschaden selten.

Synoptische Betrachtung der Hautoberfläche

Die Hautoberfläche ist eine Grenzschicht gegenüber der Umgebung, deren Resistenz gegenüber Exposition und Aggression als Schutzfunktion bewertet wird. Diese Schutzfunktion betrifft allerdings nicht nur die Protektion der tieferen Schichten der Epidermis durch die Hautoberfläche, sondern auch den Schutz körpereigener Regulationsmechanismen, die wie die Hauttemperatur mit der Regulation der Körpertemperatur verknüpft sind. Die Funktion als Ausscheidungsorgan mit Transpiration, Talgsekretion und schließlich Zellmauserung unterstreicht die Wechselhaftigkeit der gegebenen Situation.

Pro Tag ist im allgemeinen mit einer Hornschichtdesquamation von etwa 1–2 g zu rechnen. Die Regenerationsrate der Epidermis führt zum Ersatz dieser Hornschicht (s. Mitose). Es ist nicht allein die Masse der Hornschichtbestandteile und deren Relief, sondern auch der Hautfettfilm und der Wassergehalt, ggf. in der Form einer Emulsion, die für die physikalisch-chemische Auseinandersetzung mit Kontaktmaterialien verantwortlich sind. Bereits die Entfernung der wasserlöslichen Substanzen aus der Haut führt zu einer Minderung der Glätte und Elastizität der Oberfläche. Die Verarmung der Hornschicht an wasserlöslichen Substanzen der Haut führt demnach zu Sprödigkeit, zu Rhagaden und bereitet den Boden zu einer Dermatitis, die durch den physikalischen Zustand geprägt wird (Spier).

Die wasserlöslichen Substanzen sind funktionell wichtige Beiprodukte der Verhornung, und ihre Regeneration verläuft synchron mit dem Ersatz der Hornschicht. Diese hydrophilen Substanzen sind interfibrillär und intracellulär gelegen und können nach Spier auch durch einen nichtsynchronen Nachschub zur Hautoberfläche aus der Tiefe ersetzt werden. Das „Fettlösliche" der Hornschicht ist bei der Besprechung des Talges und des epidermogenen Hautfettes bereits gewürdigt worden. Auch die Emulsionsbildung aus Schweiß und Talg zeigt das enge Zusammenwirken verschiedener Faktoren. Eine massive Entfettung der Haut, die das Lipidregenerationsvermögen der Haut strapaziert, führt zu einer chemischen Veränderung der Hautoberfläche mit vermehrter Möglichkeit zur Aggression durch chemische und physikalische Eingriffe. Klein- und großflächige Bezirke verhalten sich bei Lipidextraktionen verschiedenartig. Während die Entfettung kleiner Hautflächen recht schnell kompensiert wird, sind Entfettungen größerer Flächen, z.B. des ganzen Unterarms, durch eine verlangsamte Regenerationszeit, die etwa 24 Std beträgt, charakterisiert. Offenbar spielt der Spreiteffekt, d.h. die Ausbildung der Schweiß/Fett-Emulsion auf der Haut, eine größere Rolle, als von verschiedenen Untersuchungen unter bestimmten Bedingungen angegeben wird. Eindrucksvoll konnte Herrmann zeigen, daß unter einem ringförmigen Abschluß eines Hautbezirks eine Akkumulation des Hautfettes erfolgt. Hautfett verteilt sich großflächig, wenn es nicht durch den Kunstgriff der Abschirmung am Spreiten gehemmt wird. Die Hauttemperatur ist ein wichtiger Faktor der Lipidabgabe auf die Hautoberfläche. Mit niedriger Hauttemperatur ist eine verringerte Talgexkretion und Emulsionsspreitung zu verzeichnen, und damit verbindet sich z. B. im Winter eine Exsikkation, die mit einer erhöhten Rauhigkeit der Oberflächenstruktur einhergeht. Unter hohen Außentemperaturen ist es wesentlich schwieriger, das Phänomen der rauhen Haut experimentell zu erzeugen. Die Haftung von den der Haut zugeführten Substanzen oder auf der Haut sich entwickelnden Mikroben und Pilzen ist von Adhäsionskräften der Hornlamellen abhängig. Bei hoher Außentemperatur und erhöhtem Wasserdampfgehalt ist zwar eine verringerte Exsikkation der Haut zu verzeichnen, aber nunmehr ist durch diese besondere äußere Situation eine Erweichung der Hautschicht und eine Entwicklung einer Maceration wiederum ein bestimmender Faktor, der das Angehen einer mikrobiellen Infektion erleichtert.

Literatur

Spier, H. W., Pascher, G.: Physiologie der Hautoberfläche. In: Aktuelle Probleme der Dermatologie. Basel-New York: Karger 1959.

Objektive Beurteilung des Hautzustandes

Die objektive Beurteilung des Hautzustandes unter Einschluß *kosmetischer* Gesichtspunkte ist heute mit verschiedenen Techniken möglich. Zu unterscheiden ist in direkte Methoden und indirekte Methoden. Unter den direkten Methoden ist neben der visuellen Beobachtung, die subjektiv ist, die Photographie hervorzuheben, die unter besonderer Berücksichtigung des Licht-

Tabelle 207. Kosmetische Beurteilung der Haut mit Hilfe physikalischer Methoden (nach H. Tronnier)

	Ergebnis	Beurteilung	Zur vergl. Prüfung geeignet	Vorteile	Nachteile
A. Direkte Methoden					
1. Beobachtung	subjektiv	semi-quantitativ	+−	1. einfach 2. nicht irritierend	1. subjektiver Fehler 2. nicht quantitativ
2. Photographie	objektiv	qualitativ	+−	1. nicht irritierend 2. vergleichbar	1. nicht quantitativ 2. technische Einstellungsfehler
3. Lichtschnitt-mikroskopie	objektiv	quantitativ	+	1. nicht irritierend 2. quantitativ auswertbar	1. technische Einstellungsfehler
4. Reliefschreibung direkt/indirekt über Abdruck mit Plastikmasse	objektiv	quantitativ	+	1. quantitativ auswertbar 2. hohe Genauigkeit durch Perth-o-meter	
5. Strukturprofil-erfassung	objektiv	quantitativ	+	Rasterelektronen-mikroskopie des Cyanacryl-Folien-abrisses	
B. Indirekte Methoden zur Unterstützung von A.					
1. Resonanz-frequenzmessung	objektiv	quantitativ	+	Bestimmung des Verhältnisses strukturierte/flüssige Substanz	
2. Hautturgor (nach Schade, Kirk und Kvorning)	objektiv	quantitativ	+	Bestimmung der Elastizität vorwiegend aufgrund des Flüssigkeitsgehaltes der Haut	
3. Acanthose-Test (nach Vonkennel und Berres; Heite)	objektiv	quantitativ	+	Bestimmung der Zellzunahme der Epidermis	
4. Methylenblau-Test	objektiv		+	Exakte Bestimmung der Rauhigkeit der Hornschicht durch Erfassung von Farbresten in Hautfurchen	

einfallswinkels objektiv und qualitativ vergleichbare Ergebnisse liefert. Auch die Betrachtung der Haut mit einem Vitalmikroskop läßt Einblicke zu, die der einfachen visuellen Erfassung überlegen sind, und schließlich bietet sich die Reliefschreibung nach Tronnier an, die objektiv Daten vermittelt und quantitativ auswertbar ist. Das Abdruckverfahren, bei dem ein derartiges Relief in einer Plastikmasse aufgenommen wird, gibt die Chance, mit der Rasterelektronenmikroskopie dieses Relief zu erfassen und einer besonderen Untersuchung zugänglich zu machen. Diese rasterelektronenmikroskopischen Untersuchungen können auch am bioptischen Material durchgeführt werden, die mit der histologischen Untersuchung gekoppelt werden. Diesen Untersuchungsmethoden haftet z.Z. noch der Nachteil einer artifiziellen Veränderung des bioptisch gewonnenen Materials an.

Die indirekten Methoden, die zur Unterstützung der direkten Methoden gebraucht werden, sind einmal die Hautresonanzmessung, wobei durch Aufsetzen eines Resonanzkopfes und Aufnahme der Schwingung in einem Abstand von dem Vibrationskopf Daten ermittelt werden, die über das Verhältnis der strukturierten Formationen zur flüssigen Substanz Aufschluß geben. In Abhängigkeit von dem ausgewählten Frequenzspektrum lassen sich verschiedenartige Parameter auswählen. Die Frequenzen liegen zwischen 100–5000 Hertz (Tronnier u. Wagner, 1954). Die Resonanzfrequenz der Haut nimmt bei infiltrativen Prozessen, Atrophien und der circumscripten Sklerodermie, also bei Konsistenzzunahme, zu. Außerdem wird mit ansteigendem Alter eine Erhöhung der Resonanzfrequenz beobachtet. Demgegenüber wird eine Erniedrigung in der Gravidität, wohl aufgrund der erhöhten Durchsaftung der Gewebe, und bei Dermatitiden, wo die Exsudation und das Erythem im Vordergrund stehen, aufgefunden.

Die Messung der Hautelastizität nach dem Meßprinzip von Schade ist geeignet, Daten zu liefern, die sich auf den Hautturgor beziehen.

Der *Acanthosetest* bezieht sich auf die histologische Erfassung der Zunahme der epidermalen Zellzahl bzw. der epidermalen Substanz und wurde zum erstenmal von Vonkennel und Berres zur Objektivierung kosmetischer und anderer Salbeneffekte verwendet.

Kreislauf und Haut

Anatomische Vorbemerkungen

Die Durchblutung der menschlichen Haut dient nur im minderen Maße ihrer Ernährung. Architektonik und Hämodynamik der Hautgefäße sind mehr thermoregulatorischen Zwecken untergeordnet. Weiterhin ist die Haut mit ihren etageartig angelegten weitmaschigen Gefäßnetzen ein wichtiger Blutspeicher. Der arterielle Zufluß entspringt aus Gefäßen in Höhe der Fascien, die sich aus den großen Arterien ableiten und sowohl Haut als auch andere Organe, z.B. die Muskulatur, versorgen. An der Grenze von Cutis und Subcutis entwickelt sich das cutane Arteriennetz, aus dem das subpapilläre Arteriennetz hervorgeht, das die arterielle Versorgung der Capillarschlingen über Endäste der Kandelaberarterien übernimmt.

Aus den Capillaren fließt das Blut über den venösen Schenkel in das subpapilläre Venennetz und mündet über ein großmaschiges cutanes Netz in die größeren abführenden Gefäße ein. Das subpapilläre Venennetz gilt als Blutspeicher und ist für die Hautfarbe, soweit diese sich vom durchscheinenden Hämoglobin ableitet, verantwortlich.

Durch das autonome Nervensystem kontrahierbare, myoepithelienreiche (cutane Glomi) arteriovenöse Anastomosen verbinden kleinste Arterien und Venen und finden sich an Fingern, Handflächen und Ohrläppchen. Unabhängig davon gibt es arteriovenöse Übergangsgefäße ohne Sperrmechanismen.

Die Kontraktilität der Gefäße beruht auf ihrer glatten Muskelschicht. Endothel-

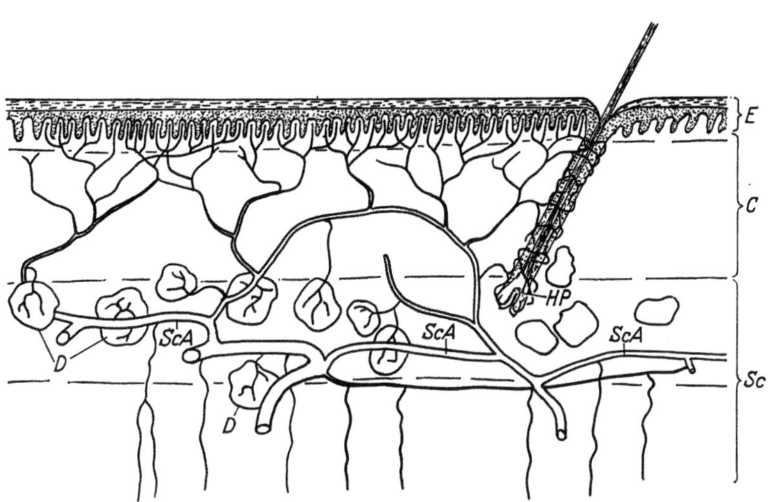

Abb. 46. Das Arterien-System der Haut im Querschnitt. (Nach Petersen.) *E* Epidermis; *C* Corium; *Sc* Subcutis. Aus den ringförmig anastomosierenden subcutanen Arterien (*ScA*), die zum Corium bogenförmig als Kandelaber-Arterien sich entwickeln, steigen hirschgeweihartig arterielle Endbäumchen zum Papillarkörper auf, um die einzeln stehenden Epidermis-Capillaren zu speisen. Auch die Anhangsgebilde der Haut, die Drüsen (*D*) und die Haarpapillen (*HP*) werden von feinen Endarteriolen versorgt. Man erkennt, daß nur der unmittelbar unter der Epidermis gelegene Papillarkörper und die Anhangsgebilde eigentliche Capillarschlingen besitzen, von denen auf der Abbildung lediglich die arteriellen Schenkel dargestellt sind

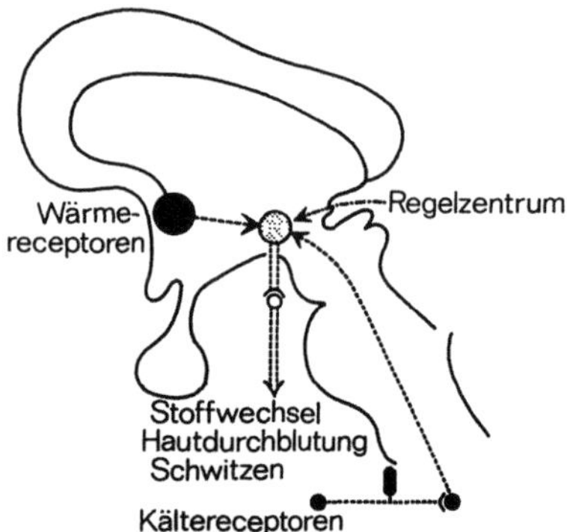

Abb. 47. Zentrale Regulation der Körpertemperatur. [Schmidt, R. F. (Hrsg.): Neurophysiologie programmiert. Berlin-Heidelberg-New York: Springer 1971]

zellen der Capillaren können ihr Volumen verändern und so Einfluß auf den Gefäßquerschnitt nehmen. Inwieweit dieser Quellungsvorgang als Kontracturäquivalent bezeichnet werden kann, bedarf weiterer Klärung. Die Kontraktionsfähigkeit des Gefäßbaumes reicht capillarwärts bis zur letzten Muskelfaser der Arteriole und von den Venolen aus in steigender Wanddicke bis zu den größeren Venen. Das Ausmaß der capillären Durchblutung wird von Sperrvorrichtungen, den präcapillären Sphinctern bestimmt. Vom quantitativen Standpunkt aus ist die Haut im Verhältnis zu Muskeln, Darm, Nieren und anderen Organen relativ gering mit Capillaren besetzt. Die an Capillaren reichste Gesichtshaut zählt 150 Capillarschlingen pro mm^2, während 2000 Capillaren pro mm^2 am Muskel vorliegen. Das gesamte Gefäßvolumen der Muskulatur ist nach Schröder (1959) 7mal größer als das in der Haut. Während so Volumen und Zahl der Blutgefäße miteinander vergleichbar sind, stellt sich bei Betrachtung der Architektur heraus, daß Besonderheiten die jeweiligen Hautgefäße charakterisieren, die mit histochemischen Eigenheiten (alkalische Phosphatasen) verbunden sind.

An Hand anatomischer und physiologischer Daten kann man damit ableiten, daß dem Kreislauf in den terminalen Hautgefäßen im wesentlichen thermoregulatorische Funktionen zukommen. Die für den Wärmeaustausch maßgeblichen Gefäßabschnitte sind die Kapillaren. Die arteriovenösen Anastomosen greifen nur unterstützend in die Thermoregulation ein. Sie sind vor allem für den Wärme-shunt verantwortlich.

In der *Regulation der Körpertemperatur* ist ein zentrales Regelzentrum mit entsprechenden Wärmerezeptoren mit der

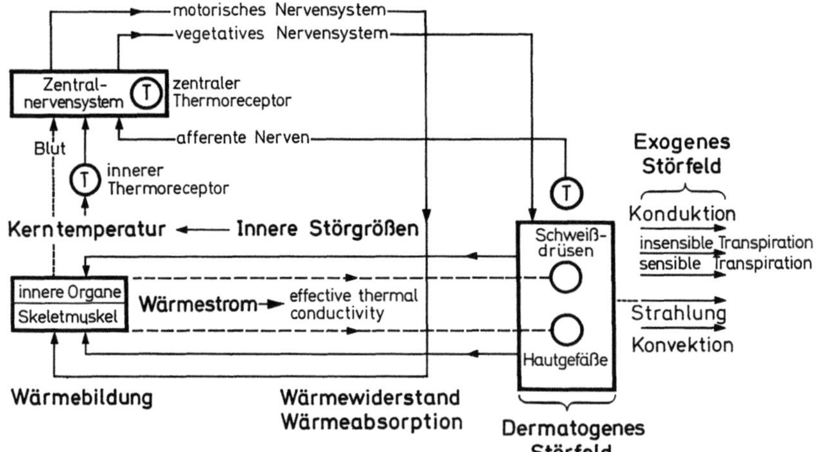

Abb. 48a. Allgemeine Regulation der Körpertemperatur. (Nach Hensel, H., aus Keidel, W. D.: Physiologie der Hautsinne, in: Handbuch der Haut- und Geschlechtskrankheiten, Bd. I/3. Berlin-Göttingen-Heidelberg: Springer 1963)

Hautdurchblutung, der Transpiration sowie dem Wärme freisetzenden Stoffwechsel verknüpft. Dicke der Hautfalten und Stärke des subcutanen Fettpolsters sind dabei Faktoren, die vor Wärmeverlust schützen, zumal neben der Hauttemperatur auch die Perspiratio insensibilis bei Fettsüchtigen vermindert ist (Ries).

Diese Regelkreise steuern die Wärmeabgabe über die Haut und halten damit die Kerntemperatur konstant.

Die physikalische Wärmeabgabe erfolgt in verschiedenen Fraktionen, die sich nach Grosse-Brockhoff (1950) wie folgt verteilen:

Strahlung	1800 kcal = 60,0%
Leitung und Konvektion	420 kcal = 14,0%
Wasserverlust durch die Haut	710 kcal = 24,3%
Erwärmung der eingeatmeten Luft	50 kcal = 1,6%
Stuhl und Urin	20 kcal = 0,6%

Hämodynamik

Die *terminale Strombahn* umfaßt neben den Capillaren die unmittelbar einspeisende Arteriole mit einer lichten Weite von ca. 20–25 µm und die drainierende Venole mit einer lichten Weite von 25–30 µm (s. G Haug). Nach Gauer ist die terminale Strombahn mit Ausnahme der arteriolären Strecke hämodynamisch in das Niederdrucksystem integriert.

Tabelle 208. Gesamtdurchblutung der Haut

Unterarm	5 ml/min/100 cm³ Gewebe
Bauch	4–5 ml/min/100 cm³ Gewebe
Bein	6 ml/min/100 cm³ Gewebe
Cutis bis 2 mm Tiefe (ohne Fettgewebe)	100 ml/min · m²
Gesamtes Minutenvolumen der Haut (2 m²) (180 cm großer und 80 kg schwerer Proband)	200 ml
Cutanes Maximum der Durchblutung (bei Hitzebelastung)	2000 ml/min · m²

Der täglich notwendige Blutdurchfluß für die Haut beträgt 160 Liter. Der interstitielle Flüssigkeitsstoffwechsel der Haut liegt um 50–70 Liter pro Tag.

Die Blutspeicherkapazität in den Venengeflechten der Haut liegt bei 1 Liter.

Das Spiel der Endstrombahn als funktioneller Einheit kleinster Arterien, Arteriolen, Capillaren und Venen ist an der Haut visuell zu beobachten und strömungsdynamisch zu erfassen. Ein Großteil der primären Hauteffloreszenzen basiert auf dem funktionellen und morphologischen Zustand der Hautgefäße. Vom Erythem bis zur Quaddel, von der Purpura bis zur variablen Infiltration ist die Hämodynamik und Gefäßpermeabilität der bestimmende Faktor.

Die Regulation der Durchblutung der menschlichen Haut unterliegt dem Zusammenwirken von myogener und neurogener Gefäßsteuerung und ist abhängig von lokal-chemischen, humoralen und zentralnervösen Faktoren. Es besteht zumeist ein gegensinniger Durchblutungsablauf zwischen Haut und Skelettmuskulatur, aber auch die Entwicklung topographisch konträrer Gefäßreaktionen. Auf thermische Reize reagiert die Haut des Rumpfes oft gegensinnig zur Haut der Akren. Der Umschlagspunkt der Reaktionsweise liegt bei den meisten Menschen im oberen Drittel des Unterarmes, wo eine aktive Gefäßdilatation möglich ist. Ähnliche topographische Unterschiede der Durchblutungsreaktionen findet man bei psychischer Erregung, nach Hyperventilation und nach Adrenalininjektionen.

Die reaktive Hyperämie nach einer Durchblutungsdrosselung betrifft aber Haut und zugleich Muskulatur.

Minderdurchblutung der Haut mit Mehrdurchblutung der Skelettmuskulatur sind beim Rauchen, nach kleinen Adrenalingaben und unter Abkühlung bekannt. Es handelt sich dabei wohl um unterschiedliche Reaktionsweisen auf die gleichen vasomotorischen Impulse nach Hensel, der drei Haupttypen der Vasomotorik an der menschlichen Haut unterscheidet:

1. Die sympathische noradrenergische Vasoconstriction, die an den Acren vorherrscht und an den übrigen Hautstellen schwächer ausgeprägt ist.

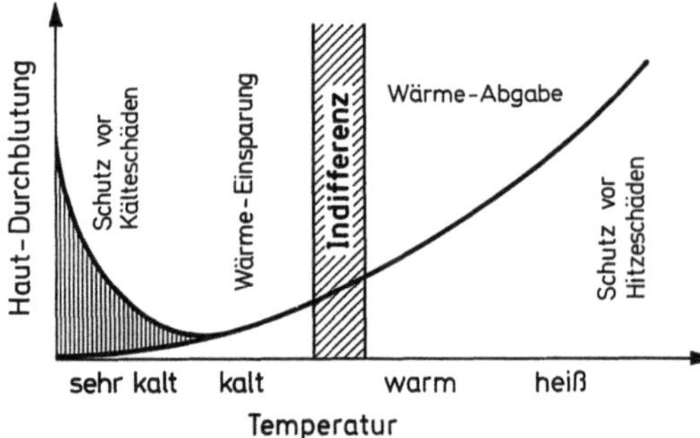

Abb. 48 b. Schematische Darstellung zum Verhalten der Hautdurchblutung bei verschiedenen Umgebungstemperaturen. (Golenhofen, K., aus: Physiologie des Kreislaufs. Berlin-Heidelberg-New York: Springer 1971.) Der Bereich der Behaglichkeit (thermische Indifferenz) ist schraffiert eingetragen. Zur warmen Seite hin steigt die Durchblutung an, sowohl zur Steigerung der Wärmeabgabe als auch zum Schutz vor lokalen Hitzeschäden. Zur kalten Seite hin fällt die Durchblutung zunächst zum Zwecke der Wärmeeinsparung ab, bei sehr starker Kälte steigt sie zum Schutz vor Kälteschäden wieder an, an den Acren in Form periodisch verlaufender Kältedilatationen (senkrecht schraffierter Bereich)

In der Haut ist die regionale Differenzierung im Durchblutungsverhalten nach Golenhofen so stark ausgeprägt, daß man kaum noch von einem einheitlichen Organ sprechen kann. Die Acren stehen z. B. ganz unter der Kontrolle der vasoconstrictorischen Nerven, was dazu führt, daß nach Nervenblockade die Gefäße sehr stark dilatieren und nur noch durch lokalen Wärmeeinfluß weiter dilatiert werden können. An der Stirn ist der Einfluß vasoconstrictorischer Nerven gering. Die nervale Steuerung kann insbesondere durch Sympathektomie belegt werden. Die Durchblutungswerte der Hand nach Sympathektomie steigen von 5,2 auf 22,7 bis 59,2 ml/min und 100 cm^3 Gewebe. Entsprechende Veränderungen treten am Fuß auf. Die acrale Hautdurchblutung ist eine Stellgröße in der Steuerung der circadianen Kerntemperaturänderung.

2. Eine indirekte cholinergische Vasodilatation, z. B. Vasodilatation durch Bradykinin, das während cholinergischer Reizung der ekkrinen Schweißdrüsen freigesetzt werden kann.

3. Vielleicht ein noch unbekannter Mechanismus, der bei der Errötungsreaktion des Gesichts und der oberen Brustregion beteiligt ist.

Ein nur der Haut eigener Reflex mit besonderer Gefäßbeteiligung scheint der *Axonreflex* (s. S. 253) zu sein, der Vasodilatation, Piloarrektion und Schweißdrüsensekretion in einem nur der Haut eigenen Reflexbogen verbindet.

Die *Lumenweite der Capillare* wird offenbar nicht von nervösen Impulsen gesteuert (Illig). Die Capillaren haben aufgrund ihrer Elastizität einen eigenen Tonus. Das Ausmaß des capillären Durchmessers hängt vom Grade der endovasculären Druckschwankungen, von der Endothelelastizität und vom umgebenden Gewebsdruck ab. Catecholamine sollen allerdings eine Schwellung von Endothelzellen der Capillaren bewirken können.

Die Beeinflussung der Hautdurchblutung

Vasoconstriction

1. Abkühlung
2. Adrenergica
3. Serotonin (speziell muskelhaltige Venen)
4. Corticosteroide

Gefäßwirkung der Corticosteroide

Während die vasoconstrictorischen Effekte im allgemeinen von eindeutigen pharmakologischen Eigenschaften abgeleitet werden können, ist der Effekt der Corticosteroide, soweit es den Wirkungsmechanismus anbetrifft, noch nicht endgültig geklärt. Sowohl bei intracutaner Injektion als auch bei epicutaner Applikation von in Alkohol gelösten Steroiden ist eine deutliche Entwicklung einer Hautblässe zu beobachten. Dabei hat sich der Hinweis erhärtet, daß die Entzündungshemmung durch Corticosteroide nicht korrelativ mit einer Minderung der Wärmeabgabe und des Erythems verbunden sind, doch ist die mögliche Einwirkung auf die Endothelzellen der Capillaren ohne Umweg über einen adrenergischen Effekt nicht ohne weiteres auszuschließen.

Zunächst stand beim Cortison eindeutig die Hemmung der mesenchymalen Gewebsreaktion im Vordergrund. Mit der Entwicklung hochwirksamer und auch wasserlöslicher Verbindungen zeichnete sich nach intracutaner Injektion eine Gefäßwirkung ab, die eine Stabilisation des Gefäßtonus bzw. eine vasoconstrictorische Wirkung vermuten ließ. Dabei muß zunächst die Frage offen gelassen werden, ob es sich um einen direkten oder indirekten Effekt (Empfindlichkeitssteigerung auf Noradrenalin) handelt. Zuvor war bereits bekannt, daß intravenöse Injektionen von Dexamethason z. B. bei verschiedenen Kollapsformen von Wert waren. Der erythemmindernde Effekt von Cortisonderivat-Salben im Bereich von Dermatitiden konnte nicht nur auf eine Hemmung der Entzündung und damit indirekt einer Beeinflussung des Erythems, sondern auch direkt auf eine vasoconstrictorische Wirkung zurückgeführt werden. Nach der intracutanen Injektion ab 0,2 – 1 µg/0,05 ml entwickelt sich allmählich eine Hautblässe mit einem Maximum der Ausdehnung und Intensität der Vasoconstriction zwischen der 2. und 4. Std nach der intracutanen Applikation. Diese Hautblässe hält über 10 Std an und ist mit der Entwicklung einer eben tastbaren Hautdelle gekoppelt. Der Diffusion der verschiedenen Cortisonderivate mit sich entwickelnder Vasoconstriction ist offenbar eine Grenze gesetzt. Der Unterschied in der Intensität der anämischen Reaktion liegt mehr in der jeweilig wirksamen Grenzkonzentration der Verbindung als in der Ausdehnung der anämischen Fläche. Gegenüber der Reaktion auf Catecholamine ist die anämische Reaktion auf Cortison weder von einer reaktiven Hyperämie noch von einer Piloarrektion begleitet. Wie bei Hypertensin ist eine passagere Rötung des anämischen Hautbezirks durch gefäßdilatatorische Substanzen und einen Axonreflex zu erreichen. Bei Patienten mit einer Erythrodermie entwickelt sich keine oder nur eine geringe Hautblässe, ein Befund, der mit einer erhöhten Reizschwelle gegenüber adrenergischen Substanzen in Bezug gesetzt werden kann.

Gefäßpermeabilität und Durchblutungsgröße sind wohl nach wie vor prinzipiell zu trennen. Ein Engstellen der Gefäße geht nicht unbedingt mit einer Minderung der Permeabilität einher. Während die Bestimmung der Hauttemperatur ein Maß der Durchblutung der Arteriolen ist und damit lediglich bis zu dieser Gefäßgröße eine Auswahl gestattet, sind Bestimmungen der Gefäßpermeabilität an die Endothelfunktion der Venolen und Capillaren gebunden, die beide prinzipiell gleiche Strukturen aufzeigen und bevorzugte Permeabilitätsmöglichkeiten aufweisen.

Medikamentöse Gefäßdilatation der Haut

Vorbemerkung

Eine Vasodilatation der Peripherie bewirkt nur dann eine erhöhte Durchblutung mit entsprechender O_2-Versorgung, wenn der zentrale Blutdruck nicht unter einen kritischen Druck abfällt und das Minutenvolumen erhalten bleibt. Eine vergrößerte Durchblutung bei großflächigen entzündlichen Dermatosen führt zu besonderer Herzbelastung.

Die Ansprechbarkeit der Gefäße ist im gesunden und erkrankten Gebiet unterschiedlich. Eine Gefäßdilatation im Bereiche normaler Hautgefäße kann durch Öffnen von AV-Anastomosen zu einer Luxus-Mehrdurchblutung führen und einer Minderdurchblutung erkrankter akraler Gefäße Vorschub leisten. Ein Tonusverlust der Gefäße mit Minderdurchblutung infolge eines Druckabfalles erhöht die Möglichkeiten einer passiven Einengung der Gefäße durch Gewebsdruck. Das unterschiedliche Ansprechen der Haut- und Skeletmuskelgefäße auf den gleichen Reiz verdient besondere Beachtung.

Nicotinsäuregruppe: Die durch diese Stoffgruppe erreichte Gefäßerweiterung betrifft in der Haut vornehmlich Kopf und Oberkörper und kombiniert sich mit einer Erhöhung des fibrinolytischen Potentials sowie metabolischen Effekten, die aus der

Verwertung der Nicotinsäure abzuleiten sind.

Direkte Angriffspunkte an der Gefäßmuskulatur hat Naftidrofuryl, ein Medikament, welches auch eine deutliche Erhöhung der Hautdurchblutung bewirkt.

Sympathicomimetica, wie Bamethan und Bufenin, bewirken zwar eine höhere Durchblutung größerer Gefäße, ohne daß aber direkt damit eine bevorzugte Verstärkung der Hautdurchblutung verbunden ist. Das gleiche gilt auch für die Adenosinkörper, die eine Durchblutungssteigerung der Skelettmuskulatur bewirken (intraarterielle Infusion).

Über das autonome Nervensystem wirken

1. *Ganglienblocker:* Sie erzielen eine bevorzugte Hemmung constrictorischer Impulse, mit der eine kurzfristige Mehrdurchblutung der Haut verbunden ist.

Parallel geschaltet ist eine Empfindlichkeitssteigerung der Haut und Schleimhäute auf humorale vasoaktive Stoffe.

2. *Sympathicolytica:* Blockierung adrenergischer Reize am Erfolgsort, einschließlich eines Adrenalinumkehreffekts, der allerdings an den Hautgefäßen nicht nachweisbar ist. Auf Sympathicolytica hin tritt eine deutliche Erweiterung der Hautgefäße ein.

Einige Pharmaka, welche die Aktivität des autonomen Nervensystems beeinflussen. Nur die Hauptwirkungen sind angeführt, für Guanethidin nimmt man zwei Hauptwirkungen an. (Aus: Ganong, W. F.: Medizinische Physiologie, 2. Aufl. Berlin-Heidelberg-New York: Springer 1972)

Angriffsort	Pharmaka, welche die Aktivität steigern durch	Pharmaka, welche die Aktivität vermindern durch
Sympathisches Ganglion	Stimulierung der postganglionären Neurone: Acetylcholin Nicotin Dimethphenylpiperazin	Blockierung der Erregungs-Leitung: Chlorisondamin (Ecolid) Hexamethonium (Bistrium) Mecamylamin (Inversin) Pentolinium-tartrat (Ansolysen)
	Hemmung der Acetylcholinesterase: Diisopropylfluorophosphat (DFP) Physostigmin (Eserin) Neostigmin (Prostigmin) Parathion	Tetrylammonium (Etamon, TEA) Trimetaphan (Arfonad) hohe Konzentrationen von Acetylcholin und Anticholinesterase-Mitteln
Endigungen der postganglionären Neurone	Freisetzung von Noradrenalin: Tyramin Ephedrin	Blockierung der Noradrenalin-Synthese: α-Methyl-p-tyrosin
	Amphetamin	Interferieren mit Noradrenalinspeicherung: Reserpin Guanethidin (Ismelin)
		Verhinderung der Noradrenalin-Freisetzung: Bretyltosylat (Darenthin) Guanethidin (Ismelin)
		Bildung „falscher“ Überträger: Methyl-DOPA (Aldomet)
α-Receptoren	Stimulierung der α-Receptoren: Noradrenalin (Levarterenol) Adrenalin Metaraminol (Aramin) Methoxamin (Vasoxyl) Phenylephrin (Neo-Synephrin)	Blockierung der α-Receptoren: Phenoxybenzamin (Dibenzylin) Phentolamin (Regitin) Mutterkorn-Alkaloide

Der sympathicolytische Effekt eines Medikaments kann sich mit zentralen Wirkungen kombinieren und regionär unterschiedlich die Durchblutung beeinflussen. *Chlorpromazin* hat neben einem adrenolytischen Effekt eine im Vordergrund stehende neuroplegische Wirkung und vermag allgemeine vasoconstrictorische Reize, wie z.B. an den akralen Hautgefäßen von Tabakrauchern, zu durchbrechen.

Mehr indirekte Wirkungen sind von *Hemmstoffen der spezifischen Cholinesterase* mit Verlängerung der Wirkdauer des Acetylcholins zu erwarten.

Inwieweit Substanzen, die zur Entleerung der Speicher bzw. Aufhebung des Speichervermögens von Noradrenalin im Nervensystem führen, auch in der Haut wirksam sind und dort zu einer Verringerung des Catecholamingehaltes führen, wie Reserpin und Guanethidin, bedarf weiterer Untersuchungen beim Menschen.

Die Verstärkung der Hautdurchblutung durch Eingriffe am Grenzstrang bzw. am arteriellen Nervengeflecht

1. *Perivasale Infiltration mit Novocain:* Empfindlichkeitssteigerung gegen humorale, vasoaktive Stoffe, temporäre Ausschaltung von Reflexbahnen.

2. *Periarterielle Sympathektomie* (Leriche): Minderung der Effektivität vasoconstrictorischer Reize.

3. *Paravertebrale Grenzstrangblockade:* Temporäre Minderung der prä- und postganglionären Impulse zur Peripherie.

4. *Die Grenzstrangresektion:* a) Die cervico-thorakale Resektion führt nur zur kurzfristigen, etwa 14 Tage anhaltenden Durchblutungssteigerung im Bereiche der oberen Extremitäten.

b) Die lumbale Resektion kann zu Jahre anhaltenden Mehrdurchblutungen im Bereiche der unteren Extremitäten führen.

Deutliche Förderer der Hautdurchblutung sind weiterhin

a) Heißgetränke, insbesondere alkoholische Heißgetränke,

b) Intraarterielle Insufflation von CO_2 bzw. O_2, die zu Beginn die Hauptstrombahn erweitern.

c) Stauungen, Massagen und Bäder zur Erzielung einer reaktiven Hyperämie.

d) Die Gruppe der Rubefacientien (Alkohol, Chloroform, CO_2-Bäder, ätherische Öle).

Dermographismus

Der Dermographismus durch einen physikalischen Reiz auf die Haut, der bei klinischer Prüfung gewöhnlich mit einem äquivalenten Druck von 200 g/cm² ausgelöst wird, entwickelt sich zunächst kurzfristig als blasse Zone im Bereich der Reizeinwirkung, die beim Normalen nach einer Latenzperiode von 3–15 sec von dem roten Dermographismus als Hautrötung im Strichbereich abgelöst wird. Das Maximum der Hautrötung ist nach 30–60 sec erreicht, und die Dauer dieser Gefäßdilatation kann bis zu $^1/_2$ Std betragen. Die Dilatation beruht primär auf einer Erweiterung der muskelhaltigen Gefäße und geht mit einer Erhöhung der Hauttemperatur einher. Dieser Dermographismus ist im physiologischen Bereich mit dem Axonreflex verbunden. Bei pathologischen Zuständen kommt offenbar eine besondere Freisetzung von gewebsirritierenden Substanzen vom Histamin- bzw. Kinintyp hinzu (*Urticaria factitia*). Die obligate Auslösung eines *urticariellen Dermographismus* liegt bei 4900 g/cm².

Petechialer Dermographismus tritt als Symptom der Hautcapillarfragilität dann auf, wenn eine Dermatose mit einer Capillaropathia haemorrhagica vorliegt. Als Sonderform darf der *hämorrhagische bullöse Dermographismus* bezeichnet werden, der von Herrmann, Gilgi und Stüttgen als kurzfristige, Sekunden nach Strichreiz auftretende Hautveränderung, z.B. bei einer Penicillinallergie, mit besonderer Beteiligung des Gefäßsystems im Sinne einer Capillaropathie beschrieben wurde.

Bei der intracutanen Injektion von Histamin oder auch Acetylcholin entwickelt sich der sog. Triple response, die *Dreifachreaktion* nach Lewis. Diese besteht aus:

1. der lokalen Vasodilatation der kleinsten Hautgefäße unter Erythementwicklung.

2. Erhöhung der Gefäßpermeabilität mit lokaler Quaddelreaktion.

3. Circumscriptem reflektorischem Erythem um die Quaddelbildung als sog. roter Hof als Ausdruck des Axonreflexes. Dieser rote Hof bei dem Triple response hat einen Durchmesser von etwa 3–10 cm, ist stärker ausgeprägt als die lokale Rötung, entwickelt sich aber später und verschwindet früher als die von diesem Reflex unabhängige Erythembildung.

Der Axonreflex bewirkt eine Erweiterung (Erschlaffung) der muskulären Elemente der Arteriolen, insbesondere der Bogenarteriolen, die einen Durchmesser von 3–4 mm haben. Während der reflektorische rote Hof in Hautregionen, in denen eine Nervendegeneration vorliegt, vermindert ist, stellt sich der Dermographismus als einfache Vasodilatation mit Hautrötung auch in den Gebieten dar, in denen das reflektorische Erythem bei der Dreifachreaktion nach Lewis nicht mehr ausgeprägt ist.

Das Nicotinsäureester-Erythem

Zur Induzierung eines Erythems bietet sich u.a. die epicutane Anwendung von Nicotinsäureestern an. Unter der sich entwickelnden Rötung nach intraepidermalcutaner Hydrolyse des Esters und Wirksamwerden von Nicotinsäure steigen Hauttemperatur, Wärmeabgabe und Infrarotstrahlung an. Diese Durchblutungserhöhung ist nach 10 min bereits deutlich und klingt nach 2 Std ab.

Die erhöhte Blutfülle der Capillaren ist bei einer solchen Erythementwicklung sowohl capillarmikroskopisch als auch mit Isotopenmethoden zu erfassen (s. Abb. 55).

Eine paradoxe Abblassung der Haut unter Erhöhung der Wärmeleitfähigkeit ist unter der Einwirkung von Nicotinsäureestern bei der konstitutionellen Neurodermitis (Atopie) zu beobachten. Interessanterweise ist unter Nicotinsäurebenzylester keine Erhöhung der Wasserdampfabgabe zu verzeichnen. Demgegenüber läuft mit der Erythementwicklung nach intracutaner Injektion von Histamin bzw. eines Histaminliberators wie Compound 48/80 eine gleichsinnige Erhöhung der Temperatur, Wärmeabgabe, Infrarotabstrahlung und Wärmeleitfähigkeit parallel. Die Wasserdampfabgabe aus der Haut ist ein Parameter, der zeitlich mit den Variationen der Durchblutung gekoppelt ist.

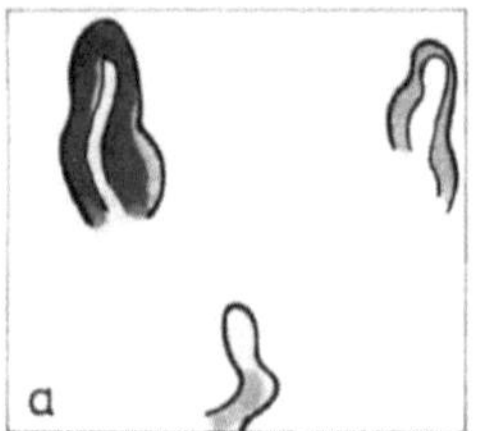

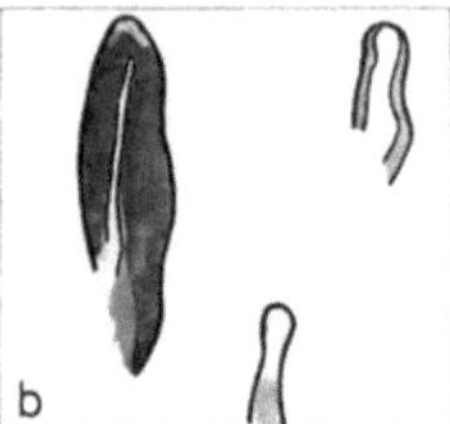

Abb. 49. Beeinflussung der Capillaren durch Nicotinyl-alkohol-Infusionen (Stüttgen, G.: Herz und Kreislauf, S. 236, 1970). a Lippenschleimhaut vor Infusion; b nach Infusion von 490 ml Nicotinyl-alkohol-Lösung

Im Bereiche eines durch epicutane Applikation von Nicotinester induzierten Erythems kann sich der einfache Strichreiz zu einem urticariellen Dermographismus entwickeln. Dieser *urticarielle Dermographismus* ist nicht durch Antihistaminica zu blockieren und weist darauf hin, daß offenbar andere Wirksubstanzen als bei der Urticaria factitia zu einer Permeabilitätsstörung der Hautgefäße führen.

Von Winkelmann ist die Kininbildung bei derartigen Reizkombinationen belegt worden (s. S. 74). Dieser urticarielle Dermographismus im Erythemfeld nach Nicotinsäurebenzylester kann durch systemisch gegebene Catecholamine und auch durch orale Gaben von Aspirin und schließlich Proteolyse-Inhibitoren vom Antitrypsin-Typ blockiert werden. Daraus ist pharmakoanalytisch der Schluß zu ziehen, daß die Beeinflussung des Gefäßtonus und auch Einwirkungen auf die Kininbildung in der Lage sind, diesen urticariellen Dermographismus zu hemmen; er ist unabhängig vom sensiblen und autonomen Nervensystem und muß somit vom Axonreflex getrennt werden.

Unter einer *reaktiven Hyperämie* versteht man die Durchblutungssteigerung nach Wiederfreigabe der Zirkulation in einem längere Zeit nicht durchbluteten Gefäßbereich. Bei Abschnürung einer Extremität dilatieren sich die Hautarteriolen distal von der Schnürbinde. Bei Wiederherstellung der Zirkulation fließt dann das Blut in die erweiterten Gefäße ein, und die Haut wird feuerrot. Die reaktive Hyperämie kann verhindert werden, wenn sich die abgebundene Extremität in reiner O_2-Atmosphäre befindet. O_2 kann über kurze Distanz in die Haut diffundieren und verhindert offenbar die Entstehung der lokalen Hypoxie mit Freisetzung der vasodilatatorischen Substanzen, welche die lokale Hyperämie bewirken (Ganong, W. F.: Medizinische Physiologie, übersetzt von W. Auerswald. Berlin-Heidelberg-New York: Springer 1971).

Neben dem autonomen Nervensystem, vornehmlich dem adrenergischen Anteil der im sog. sympathischen System zur Haut ziehenden Nervenfasern, ist der Spiegel an gefäßaktiven Substanzen im strömenden Blut von Bedeutung für die Farbe und das Blutverteilungsmuster der Haut.

Der lividrote Flush beim *Carcinoidsyndrom* als Ausdruck einer Serotoninwirkung mit Füllung des subpapillären Venennetzes bei mäßiger arterieller Minderdurchblutung und Kontraktur der Venolen, im anderen Fall die Blässe der Haut auf Vasoconstriction durch adrenergische Reizung unter Freisetzung von Noradrenalin mit Wirkung auf die α-Receptoren der Gefäße sind entsprechende Beispiele, denen noch die hellroten Erytheme bei cholinergischer Nervenreizung in Verbindung mit Acetylcholinfreisetzung zugefügt werden können. Eine Empfindlichkeitssteigerung in peripherer Richtung tritt besonders auf sympathicomimetische Substanzen ein – das Maximum dieser Empfindlichkeit liegt an den Akren.

Auf *humorale constrictorisch wirksame Substanzen* sind die Hautgefäße besonders dann ansprechbar, wenn die nervöse Regulation (Vasoconstriction) gehemmt ist bzw. toxische Einwirkungen auf bakterieller Basis die Empfindlichkeit der Gefäße erhöhen. Ein Beispiel ist die Constriction der Vasa vasorum unter Noradrenalin bei entsprechenden Infusionen, die dann von flächenhaften oberflächlichen Nekrosen gefolgt sind (Rittmeier, Stüttgen).

Beziehungen zwischen cholinergischem und adrenergischem Nervensystem verwischen oft den primären Ansatzpunkt eines Nervenreizes. So kann Acetylcholin Catecholamine freisetzen, ein Vorgang, der bei der porzellanweißen Quaddel auf Acetylcholin, insbesondere beim Patienten mit einer konstitutionellen Neurodermitis, auch in biochemischer Analyse zu belegen ist (Juhlin). Theoretisch reicht die Modulation der Stärke des adrenergischen Reizes aus, um das Spiel zwischen Gefäßerweiterung und Gefäßconstriction zu erklären. Inwieweit dilatatorische Fasern in sensiblen Rückenmarksfasern zur Peripherie laufen, bedarf einer weiteren Sicherung.

Es mehren sich Hinweise dafür, daß nicht alle gefäßerweiternden Reize mit einem Nachlassen des constrictorischen Tonus der Hautgefäße erklärt werden können.

Tabelle 209. Faktoren, die das Kaliber der Arteriolen beeinflussen. (Aus: Ganong, W. F.: Medizinische Physiologie, 2. Aufl. Berlin-Heidelberg-New York: Springer 1972)

Konstriktion	Dilatation
Gesteigerte Aktivität des adrenergen Systems	Verminderte Aktivität des adrenergen Systems
Zirkulierende Catecholamine (mit Ausnahme von Adrenalin im Skelettmuskel)	Im Muskel Aktivierung der cholinergen dilatatorischen Nervenfasern
Zirkulierendes Angiotensin II	Histamin
Lokal freigesetztes Serotonin	Kinine
Verminderte lokale Temperatur	„Axonreflex“ Verminderte O_2-Spannung Erhöhte CO_2-Spannung Erniedrigtes pH Milchsäure etc. Erhöhte lokale Temperatur

Ursachen der Erythementwicklung

1. Aktive Vasodilatation durch cholinergische Reize zu den ekkrinen Schweißdrüsen und Freisetzen von Kinin.

2. Passive Vasodilatation durch Hemmung adrenergischer Mechanismen.

3. Freisetzen und Bildung lokaler Gewebshormone, Histamin, Serotonin, Kinine.

4. Medikamente, die direkt die glatte Muskulatur beeinflussen, wie Amylnitrit und Nicotinsäure.

Generalisierte Erytheme

a) *auf physiologischer Basis*
   (Gesicht, Stamm)
   Emotionen, wie Angst, Schuldbewußtsein.
   Endokrin bedingte Vorgänge, wie Klimakterium.
   Ansprechen auf Medikamente mit gefäßerweiternder Wirkung.

b) *auf pathologischer Basis*
   Carcinoid-Syndrome, Tumoren des Intestinums und des Bronchialbaumes.
   Phäochromocytom mit Catecholaminproduktion, Zollinger-Ellison-Syndrom (Inselzelltumor des Pankreas).
   Cholinergischer Flush bei cholinergischer Urticaria.
   Erytheme bei Infektionskrankheiten.

Lokalisierte Erytheme

a) *auf physiologischer Basis*
   Der Axonreflex

b) *auf pathologischer Basis*
   Ausgeprägter roter Dermographismus.
   Auriculo-temporales Syndrom (mit Hyperhidrosis).
   Sphenopalatinum-Syndrom.
   Ciliare Neuralgie.
   Riley-Day-Syndrom als Funktionsstörung des vegetativen und zentralen Nervensystems unter dem Leitsymptom fehlender oder spastischer Tränensekretion mit Erythemen und Transpiration, Speichelfluß.
   Toxische Erytheme bei Infektionen.

Auf die Akren beschränkte Erytheme

   Erythromelalgie.
   Erythem nach Raynaudschen Krisen.

Die Permeation von Wasser durch die Capillargefäße

Für die Versorgung der Epidermis ist die Capillarfiltration und Venolenpermeabilität ausschlaggebend. Macher und Vogell haben nachweisen können, daß die Permeation – die Liquordiapedese – im wesentlichen im Bereich der interendothelialen Fugen lokalisiert ist. Hier scheint also ein interendothelialer Flüssigkeitsaustritt stattzufinden, dem sich in der Eskalation der Permeabilität die transendotheliale Permeation anschließt. Normalerweise gehören die Hautcapillaren zum kontinuierlichen Typ (Forssmann) und zeigen eine relativ dicke Endothelschicht, ein breites Grundhäutchen und eine ziemlich dichte Pericytenbesiedlung. Physiologisch tritt eine Stoffabgabe durch Endothelfenestration gegenüber interendothelialer Diffusion und Pinocytose in den Hintergrund. Aber es darf vermutet werden, daß im Stadium hochgradiger pathologischer Flüssigkeitsdiapedese an den Hautgefäßen verschiedene Mechanismen zur Bewältigung einer gesteigerten Durchtrittsrate wirksam werden:

1. Eine Endothelfenestration an der Wand der kleinsten Gefäße vom Typ der Papillencapillaren und

2. eine Sprengung der Intercellularfugen in der Wand größerer Gefäße vom Typ der subpapillaren Venen.

Nach der Starlingschen Theorie ist der Durchtritt von Wasser durch die Capillarwand eine Hydration bzw. Diffusion. Die Permeation ist abhängig von Druck- bzw. von Konzentrationsdifferenzen, von der Beschaffenheit der Capillarwand und der permeierenden Moleküle. Im Bereiche der Hautcapillaren spielt der hydrostatische Druck wohl eine größere Rolle als der kolloidosmotische Druck der Bluteiweiße (onkotischer Druck), da während der Capillarpassage, welche der Filtrationsgröße proportional ist, nur ca. 2% des Plasmas die Blutbahn verlassen. Die Filtrationsgröße wird vom Capillardruck beeinflußt. Bei Störungen des physiologischen Gleichgewichts zwischen Filtration und Resorptionskräften, z. B. durch venöse Stauung (Erhöhung des Filtrationsdrucks oder Hypoproteinämie – Senkung des onkotischen Drucks), kommt es zum erhöhten Flüssigkeitsgehalt des Gewebes.

Filtration und Capillardruck

Der Druck in der Aorta von etwa $1^1/_2$ m Wassersäule fällt zu den Capillaren hin ab und erreicht in den Venen fast den Wert 0. Die Strömungsgeschwindigkeit beträgt in größeren Arterien noch einige Dezimeter pro Sekunde, in Capillaren nur Bruchteile eines Millimeters und steigt in den Venen wieder auf mehrere Zentimeter an. Da in einem geschlossenen Kreislauf das im Querschnitt der Leitungen beförderte Volumen gleichbleiben muß, ist der gesamte Leitungsquerschnitt in den Capillargebieten um 2–3 Zehnerpotenzen erhöht. In den Capillargebieten, wo nicht die Leitung des Blutes, sondern der Austausch mit dem Gewebe durch die Wand des Gefäßes von entscheidender Bedeutung ist, kommen organspezifische Anforderungen an die Wanddurchlässigkeiten hinzu. In den arteriellen Capillarabschnitten der menschlichen Haut wurden Druckwerte zwischen 48–21 mm Wassersäule und in den venösen Capillarschenkeln 18 bis 5,9 mm aufgefunden. Periodische Druckschwankungen im Capillarbett sind von Schwankungen des Blutdrucks größerer Gefäße unabhängig. Die Muskulatur der peripheren Hautgefäße erhält vom zentralen Nervensystem periodisch an Stärke zu- oder abnehmende constrictorische Impulse, die indirekt eine Mehr- oder Minderdurchströmung der Capillaren und damit Resorption oder Filtration hervorrufen. Eine Änderung der in der Zeiteinheit filtrierten Flüssigkeitsmenge in Abhängigkeit von der filtrierenden Fläche wird durch Öffnung ruhender Capillaren erreicht, während Oberflächenvergrößerungen durch Druck oder Dehnung dabei eine geringe Rolle spielen.

Das strömende Blut des terminalen Gefäßbereiches zeigt das Fließverhalten einer Emulsion, da der normale und strömende Erythrocyt die Eigenschaften eines

Tabelle 210. Permeationsmechanismus und Permeationsweg

Intercellulär[a]	*Transcellulär*[a]
durch Endothelspalten	durch Endothelmembran (Proteinfibrillen, Lipoidlamellen) Poren

Permeation durch:

1. Filtrationsdruck (Landis)[b]
   Permeationsintensität = hydrostatischer Druck/onkotischer Druck
   Permeationsort = arterieller Anteil der Capillare
   Resorptionsort = venöser Anteil der Capillare
2. Diffusion[c]; abhängig von der Gefäßweite (Innenfläche)
   Permeationsort = venöser Anteil der Capillare

Kombination beider Mechanismen:

Erhöhter Druck – vergrößerte Oberfläche – erhöhte Permeation
↑______ erhöhte Filtration ______↑

[a] Renkin u. Pappenheimer, (1957)
[b] Landis, (1927)
[c] Smith u. Rous, (1931)

Tabelle 211. Capillar-Filtrationsrate (156)

Unterarm Erwachsene
0,0036—0,0055 ml/100 cm³ Gewebe · min · mm Hg

Flüssigkeitstropfens aufweist. Viscosität oder innere Reibung des Gesamtwiderstandes charakterisiert das Fließverhalten eines Mediums und hat die Dimension: dyn · sec/cm² mit der Einheit Poise. Die Blutviscosität hängt vom Gefäßdurchmesser besonders im paracapillären Gefäßbereich ab.

Der aktive Molekültransport durch die Capillarwand wurde im wesentlichen von Alksen gefordert. Elektronenmikroskopische Untersuchungen zeigten, daß durch endogene Reizstoffe, wie z. B. Histamin, der Vorgang einer Pinocytose aktiviert wird. Teilchentransport durch Membranvesiculation dürfte eine aktive Zelleistung sein, die einer Steuerung durch bestimmte biogene Amine unterliegt. Inwieweit die transcelluläre Permeation durch Siebung nach Pappenheim, die mit der Clearence eines Stoffes mit definiertem Molekülradius identisch ist, eine Rolle spielt, bedarf weiterer Klärung. Dieser Vorgang ist nach den bisherigen strukturellen Gegebenheiten denkbar.

Tierexperimentelle Ergebnisse lassen einen Einfluß von Histamin, Serotonin und Bradykinin auf die Spaltweite der Endothelfugen vermuten und schlagen eine Brücke zwischen Gefäßpermeabilität und Entzündung.

Der *Durchtritt von Leukocyten* scheint sich an den gleichen Orten der Endothelfenestration durch amöboiden Durchschlupf zu dokumentieren. Es muß allerdings dabei beachtet werden, daß sowohl ein feiner endocapillärer Film als auch das Grundhäutchen nicht von derartigen Spalten durchsetzt sind und damit die Frage aufgeworfen wird, ob nicht eine mosaikartige Struktur unterschiedlicher Materialdichte, unabhängig von den Zellgrenzen, besteht. Die formale Genese der *Erythrocytendiapedese* ist uneinheitlich. Sowohl plötzliche Erhöhung des intravasalen Drucks, der Erythrocyten durch die Gefäßwand preßt, als auch direkte Störung durch biochemisch erfaßbare Mangelzustände wie Anoxie sind variable Deutungen für die Erklärung der verschiedenen Purpuraformen, deren enge Verflechtung mit Besonderheiten der Blutzirkulation von Gottron (1928) bereits hervorgehoben wurde. Hingewiesen sei auch auf die wichtigen Untersuchungen der Arbeitsgruppe von Bartelheimer, Küchenmeister und Schwartzkopff, die von der Haut aus klinisch-experimentell das Problem der Capillarpermeabilität angingen.

Das Sichtbarmachen einer Permeation von fluorescierenden Farbstoffen aus den Gefäßen heraus nach vorhergehender intravenöser Injektion ist eine besonders fruchtbare Untersuchungstechnik für Permeationsvorgänge. Dem ist die intracutane Injektion von Kochsalz ggf. mit Fluorescein-Natrium mit Erfassung der Zeit bis zum Quaddel- bzw. Fluorescenzschwund zur Seite zu stellen.

Quaddelresorptionszeit (QRZ)

Die Quaddelresorptionszeit nach intracutaner Injektion eines Volumens physiologischer Elektrolytlösung ist Ausdruck des Wasserbindungsvermögens der Haut. Eine Verkürzung der Quaddelresorptionszeit, wie sie regelmäßig z. B. im ödematösen Gewebe oder bei entzündlichen Veränderungen beobachtet wird, kann nach Heite zwei Ursachen haben:

1. Verstärkte Resorption durch beschleunigte Permeation der Quaddelflüssigkeit aus dem Interstitium durch die Gefäßwand mit nachfolgendem Abtransport durch Blut und Lymphe.

2. Gesteigerte Diffusion, d. h. schnellere Ausbreitung der Quaddelflüssigkeit in den interstitiellen Spalträumen. Diese gesteigerte Diffusion kann durch Verbreiterung des Spaltraumes, also durch strukturelle Veränderungen sowie auch durch Viscositätsminderung der interstitiellen Flüssigkeiten bewirkt werden.

Fluorescenz-Zeit (FLZ)

Durch optische Markierung der Injektionsflüssigkeit mit Fluorescein-Natrium kann die Vieldeutigkeit der Quaddelresorptionszeit eingeschränkt werden. Dabei wird der injizierten Kochsalzlösung Fluorescein-Natrium beigemischt und neben der durch den Tastbefund zu objektivierenden Quaddelresorptionszeit unter der Woodgefilterten Höhensonne gleichzeitig die Zeit bis zum Verschwinden einer sichtbaren Fluorescenz gemessen. Bei der menschlichen Haut wurde aus verschiedenen Gründen als Standardkonzentration die Fluorescein-Natriumkonzentration 1 zu 50000 verwandt.

Quaddelresorptionszeit und Fluorescenz-Zeit gehen nicht immer parallel. Das unterschiedliche Verhalten beider Meßmethoden beruht darauf, daß Fluorescein als Farbstoff Adsorptionen an Gewebselemente erfährt, dort festgehalten wird und erst durch den interstitiellen Saftstrom ausgewaschen werden kann. Unter dieser Vorstellung ist die FLZ ein Maß für den interstitiellen Flüssigkeitsstrom und damit eine Größe der Filtration aus den kleinen Gefäßen in das Interstitium. So wird bei einem kollateralen Ödem in der Umgebung eines entzündlichen Prozesses und bei einem Vergleich mit dem symmetrischen Bezirk der anderen Seite ein Abfall der QRZ und der FLZ gemessen, während bei einer Lymphstauung, z. B. nach Mamma-Amputation, die QRZ abfällt, während die FLZ als Ausdruck einer mangelnden Filtration verlängert wird, ein Vorgang, der auf Grund der Stauung zu verstehen ist.

Die QRZ und die FLZ sind somit Meßgrößen, die über den Funktionszustand der kleinen Gefäße, insbesondere über die Stoffpermeation, Aufschluß geben.

Capillarresistenz

Definition nach Küchenmeister:

Die Widerstandskraft der Capillarwand, mikroskopisch sichtbare corpusculäre Elemente in der Strombahn zu halten, gemessen an der Durchlässigkeit der Capillarwand für Erythrocyten während eines bestimmten Unter- oder Überdrucks.

Diese gibt über den Grad der Durchlässigkeit der Capillaren für Erythrocyten Auskunft, während die *Capillarpermeabilität* Ausdruck der Durchlässigkeit der Capillarwand für den plasmatischen Anteil des Blutes ist.

Zur Bestimmung der Capillarresistenz werden Stauungs- und Saugmethoden verwandt.

a) Kleinster negativer Druckwert in einer bestimmten Zeit, die zur Petechienprovokation notwendig ist.

b) Konstant gehaltener negativer Druck (200 mm Hg) über eine bestimmte Zeit (1 min) mit Erfassung der Petechienzahl.

Auch kann die Zeit ein Maß für die Capillarresistenz sein, in der ein konstant gehaltener negativer Druck Petechien hervorruft.

Capillarmikroskopie

Die Capillarmikroskopie läßt ein Beobachten des von den Erythrocyten gebildeten Blutfadens in den Capillaren zu, der sich in Abhängigkeit von der Form der Gefäße verschiedenartig darstellt.

Besondere Weiterentwicklung der Bildtechnik (Vitalhistologie) konnte erreichen, daß auch die Capillarmembranen vitalphotographisch erfaßt werden konnten (Ehring, Illig).

Tabelle 212. Anzahl der Capillarschleifen (156)

Handrücken	6500/cm²
Knöchel	5800/cm²
Unterarm	8700/cm²
Nagelwall	2000/cm²
Fußrücken	6000—7000/cm²

Die lebende Haut kann ungefärbt oder nach Vitalfärbungen histologisch und cytologisch mit Vergrößerungen bis ca. 1000fach untersucht werden. In der Epidermis können Epithelzellen mit ihren Kernen, intercelluläre Brücken sowie Pigment und Granula in den Zellen sichtbar gemacht werden. Im oberen Bereich der Cutis lassen sich Bindegewebszellen, Fasern und die obersten Anteile der Endgefäße mit Endothel beobachten. In Verbindung mit der Vitalfärbung sind auch histophysiologische Untersuchungen – z. B. am interstitiellen Kreislauf – und histochemische Bestimmungen – z. B. isoelektrische Punkte der Gewebseiweiße in der lebenden Epidermis – möglich. Grenzen setzen der geringe Arbeitsabstand, die Objektive und der schwache Eigenkontrast des lebenden Gewebes (Schuman).

Im allgemeinen ist die Grenze der nutzbaren Vergrößerung bei Capillarmikroskopen etwa 60–80mal. Das capillarmikroskopische Bild der Hauptstrombahn setzt sich aus folgenden Teilen zusammen:

1. Den schräg oder senkrecht zur Oberfläche stehenden haarnadelförmigen Capillarschlingen,
2. den mehrere venöse Capillarschlingen vereinigenden, schräg nach unten ziehenden Sammelvenen,
3. dem horizontal gelegenen, weitmaschigen subpapillaren Venenplexus erster Ordnung,
4. dem Untergrund und
5. dem in einigen Fällen durchscheinenden Abschnitt des subpapillaren Plexus zweiter Ordnung.

Wurde die Methode in der Anfangszeit der Capillarmikroskopie zweifellos in ihrer Leistungsfähigkeit überschätzt (s. Illig), so dürfte trotzdem diese Untersuchungs-

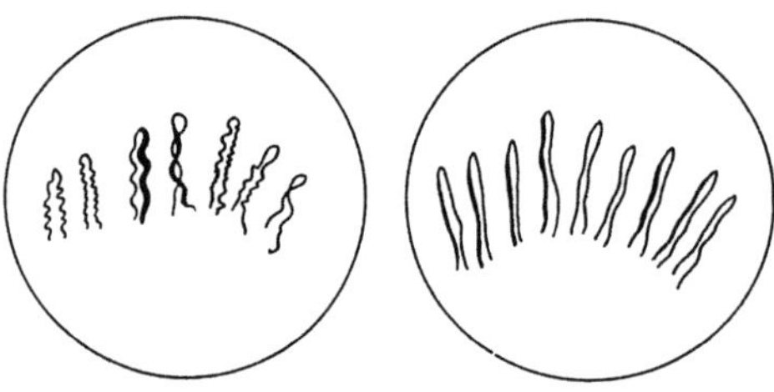

Abb. 50a. Capillarmikroskopische Bilder bei Hauterkrankungen. [Aus: Jablonska, S.: Arch. klin. exp. Derm. **206**, 209 (1957).] Capillaroskopisches Bild bei Arteriosklerose und bei der Bürgerschen Krankheit. Die Capillaren bei Arteriosklerose sind sehr stark deformiert und gewunden, weisen sehr langsame Blutströmung und beträchtlich abgeschwächte Reaktionen auf. Die Capillaren bei der Bürgerschen Krankheit sind lang, gerade, dünn, mit erweitertem arteriellem Schenkel in einigen Schlingen. Die Reaktionen sind unverändert oder leicht abgeschwächt

technik sowohl für theoretische Fragestellungen in Betracht kommen, als auch die Messung von Parametern der Capillaren bei verschiedenen funktionellen und organischen Erkrankungen unter besonderer Berücksichtigung der statistischen Streuung erlauben. Bizarre, groteske Erweiterung der Capillaren sind besonders bei der Erythrocyanosis crurum puellarum festgestellt worden, und auch bei der Psoriasis fand Illig in sorgfältigen Studien und mit ausgefeilter Meßtechnik ausgebuchtete und massiv erweiterte Capillarformationen (Abb. 51, 52).

Das Sichtbarmachen einer Permeation von fluorescierenden Farbstoffen als Ausdruck einer Besonderheit der Untersuchungstechnik für Permeationsvorgänge ist weiterhin eine gangbare Untersuchungstechnik.

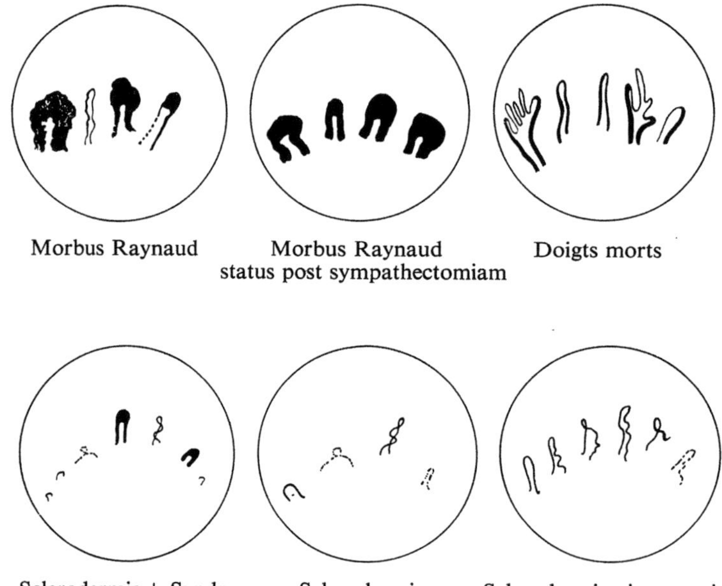

Abb. 50b. Capillaren bei der Raynaudschen Krankheit im Vergleich mit den „toten Fingern“ (doigts morts) und Sklerodermie. Die Capillarschlingen bei der Raynaudschen Krankheit sind stark erweitert, besonders im Schaltstück, mit Ausbuchtungen der Capillarwand und wesentlichen Stauungserscheinungen (Riesencapillaren). Nach der Sympathektomie ist die Stase mehr prominent, die Reaktionen auf physikalische Reize sind herabgesetzt. Die Capillaren bei den „toten Fingern“ zeigen weitgehende morphologische Veränderungen, Verästelungen und Stauungserscheinungen, die leicht von der Raynaudschen Krankheit zu unterscheiden sind. Bei der Sklerodermie ist die Zahl der Capillaren stark herabgesetzt, die Schlingen sind dünn, mit sehr langsamer Blutströmung und häufig körniger Zirkulation

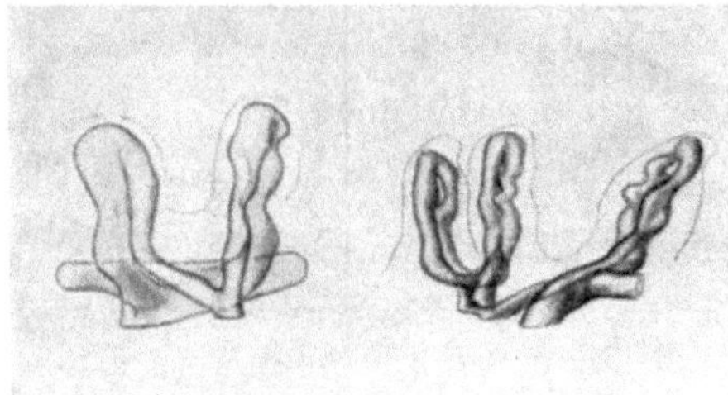

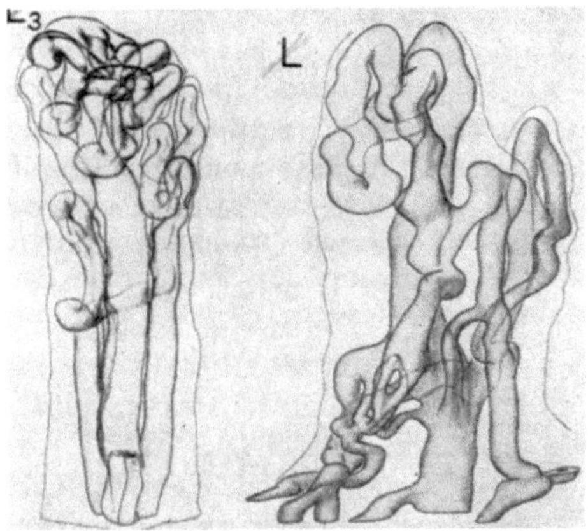

Abb. 51. Capillarenstruktur bei Psoriasis vulgaris. [Aus: Illig, L., Koops, G.: Arch. klin. exp. Derm. **225**, 421 (1966)]

Tabelle 213. Übersicht über capillarmikroskopische Ergebnisse

Psoriasis	Auftreibung der Schlingen s. Abb. 51
Lichen ruber planus	Zentrale Aufhellung im Bereich der Licheneffloreszenz, die von verlängerten und etwas erweiterten Schlingen umgeben ist
Erythematodes	Klumpige Form der Capillaren im venösen und arteriellen Anteil, Blutungen
Akrocyanose und Erythrocyanose	Birnenförmige Erweiterung der Capillaren
Morbus Raynaud	Schlecht gefüllte und atonische Capillaren (intraarterieller Druck dabei unter 8 mm Hg)
Teleangiektasien	Isolierte Aussackungen

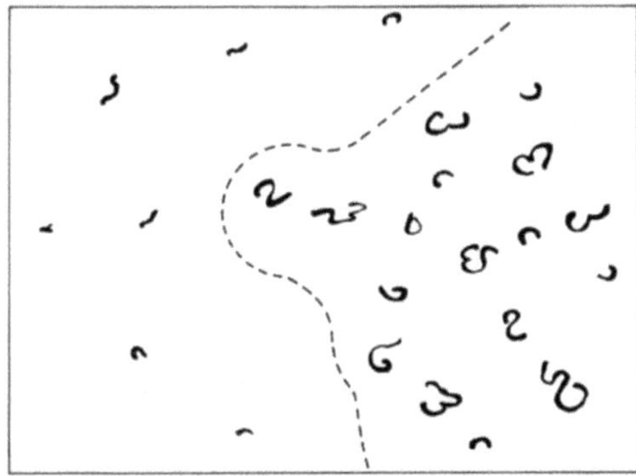

Abb. 52. Scharfe Grenze der psoriatischen Gefäßveränderungen (Capillarmikroskopie) am Rande einer psoriatischen Efflorescenz (Umzeichnung). (Illig, L., 1966)

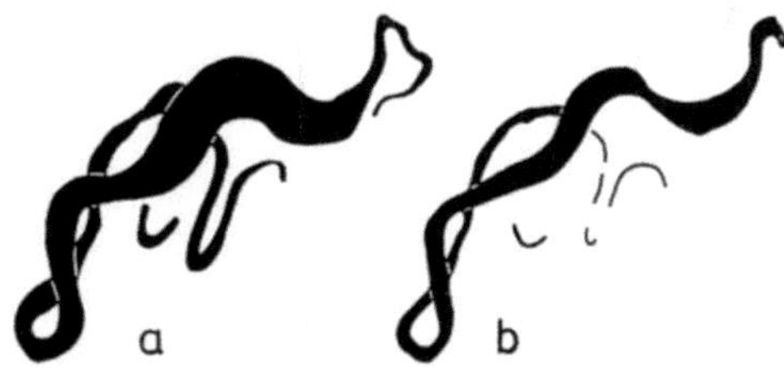

Abb. 53. Verringerung des Blutvolumens in den Gefäßen der terminalen Strombahn, der Lippenschleimhaut durch Auftropfung von DL-3-Hydroxy-α-aminomethyl-benzylalkohol-Hydrochlorid (Novadral) (Stüttgen, G.: Herz und Kreislauf, S. 236, 1970). a Vor epimucöser Auftropfung; b 6 min nach epimucöser Auftropfung

Unter der Infusion von kreislaufaktiven Medikamenten ist bei Betrachtung gleicher Capillaren in bestimmten Zeitabständen über einige Stunden ein Einblick in die passive Beeinflussung der Permeabilität möglich. Unter einer Infusion von verschiedenartigen Nicotinsäurederivaten konnte eine Aufhellung des Gefäßbettes, eine Erfassung tieferer Gefäßabschnitte, ein vermehrter Füllungszustand und die Neueröffnung von Capillarschlingen beobachtet werden. Rückschlüsse aus den Veränderungen des capillarmikroskopischen Bildes auf das funktionelle Verhalten größerer Gefäße zu ziehen ist nicht zulässig. Es konnte allerdings festgestellt werden, daß unter einem extremen Flush der cranialen Hautpartien auf Nicotinsäureverbindungen eine Erweiterung der Nagelwall- und Mundschleimhaut-Capillaren

Tabelle 214. Durchblutung der normalen Haut, klinisch gesunder Haut von Psoriatikern und psoriatischer Haut (berechnet aus dem Anfangsteil der über 20—30 min gemessenen Kurven der ^{133}Xenon-Clearance) (Mittelwert von 15 Patienten bzw. 10 Gesunden) (88)

Gesunde Hautdurchblutung:
6,5 ml/100 g Gewebe · min

Psoriatiker-Hautdurchblutung (ml/100 g · min)

Klinisch normale Haut	Psoriatische Haut	
6,16[a]	12,1[a]	
Hauttemperatur		
Klinisch normale Haut	Psoriatische Haut	Differenz
32,2° C	33,7° C	1,5° C

[a] Unterschied mit 0,01 > p > 0,001 statistisch gesichert.

sich nicht sicher darstellen ließ bzw. in Abhängigkeit von der jeweiligen Präparatkombination variabel war. Andererseits ist unter vasoconstrictorischen Einflüssen, z.B. durch Noradrenalin, ein Schmalerwerden des Blutfadens in den Capillaren der Schleimhaut wie bei einer epicutanen Applikation unter Occlusivverbänden sicher zu erreichen. Somit ist insgesamt im Einklang mit Illig und Ehring die Capillarmikroskopie eher eine Untersuchungsmethodik, die der Grundlagenforschung dient, als ein Hilfsmittel, das zu einer dermatologisch-klinischen Diagnose führt.

Die Begriffe *Blutstillstand* und *Stase* bei der Charakterisierung der Unbeweglichkeit des Gefäßinhaltes sind von prinzipiell unterschiedlicher Pathogenese und für die Beziehungen von Hautveränderungen zu Besonderheiten der terminalen Strombahn von Bedeutung. Um eine Durchblutungsänderung als Ernährungsstörung mit sich entwickelnder Hautveränderung zu deklarieren, ist zu beachten, daß nach Burton zur Ernährung der Haut ein Durchfluß von 0,8 cm^3 pro min für 100 ml Hautgewebe ausreicht. Zur Provokation einer klinisch sichtbaren Hautveränderung aufgrund einer Einschränkung der Durchblutung ist also eine wesentliche Einschränkung des Blutdurchflusses notwendig.

Der einfache Blutstillstand nach Illig ist immer vasomotorisch bedingt und das Ergebnis einer Zufluß- oder Abflußhemmung aufgrund eines arteriellen, seltener auch venösen Spasmus oder einer hochgradigen venösen Dilatation mit Stauung (Macher). Bemerkenswert ist, daß normalerweise nur etwa 75% der Hautcapillaren regelrecht durchströmt werden. Im restlichen Viertel steht die Strömung still. Demgegenüber ist der Begriff der Stase mit einem Zusammensintern der Erythrocyten und dem Austritt von Blutplasma aus den Capillaren zu erklären. Voraussetzung ist nach Illig für diesen Stasenzustand eine primäre Endothelschädigung der Capillaren. Davon zu unterscheiden ist das Phänomen der Erythrocytenagglomeration.

Wann und wie Leukocyten oder Erythrocyten in den Capillaren steckenbleiben können, beantwortet Illig (Herz und Kreislauf, 1973, S. 35):

1. Bei Schwankungen des Druckgefälles, besonders in stärker vernetzten Capillaren.
2. Bei Sphincterkontraktionen.
3. Bei einem „Cell-sticking“ an veränderter Capillarwand. Besonders wird diese Entwicklung bei Minderung der Blutströmung in der terminalen Strombahn von der venösen Seite aus begünstigt (Witte).
4. Weiterhin durch Mikroembolien und durch mechanisch sperrige Blutkörperchen.

Unabhängig davon sind die *thrombotischen Veränderungen*, wie die rote Gerinnungsthrombose, die eine hochgradige Strömungsverlangsamung zur Voraussetzung hat, oder der weiße Abscheidungsthrombus, der sich mit einer Thrombinfreisetzung aus den Gefäßwänden (Gefäßwandschädigung) kombiniert. Ausdruck der intensivsten Ernährungsstörung ist das Ulcus, welches sich vornehmlich auf dem Boden einer Thrombosierung der terminalen Strombahn entwickelt hat oder ein Zeichen für eine Verlegung tiefer gelegener größerer Gefäße ist, die dann eine keilförmige Nekrose verursachen.

Erfassung der Hautdurchblutung

Zur Erfassung der Hautdurchblutung bieten sich verschiedene physikalische Meßmethoden an, die dem Dermatologen, besonders durch Entwicklungsarbeit von Physiologen wie Hensel und Aschoff, zugänglich gemacht wurden.

Thermische Methoden

Voranzustellen ist, daß die *Hauttemperatur*, die von der Hautoberfläche aus gemessen wird, als Oberflächentemperatur nicht allein das Resultat des Blutdurchflusses ist, sondern von der Außentemperatur und der relativen Luftfeuchtigkeit mitbestimmt wird. Die Hautoberflächentemperatur ist die Resultante aus dem Wärmetransport vom Körperkern zur Oberfläche und dem Wärmeaustausch mit der Umgebung. Nach Mali ist erst dann ein signifikanter Unterschied zwischen zwei Meßstellen bei Erfassung der Hauttemperatur anzunehmen, die auf eine variable Durchblutung bezogen werden, wenn zwischen zwei Meßstellen ein Unterschied von mindestens 3° C besteht.

Die Wärmetransportzahl von Aschoff und Wever gibt an, wieviel Wärme in der Zeiteinheit über eine Wegstrecke mittels Konduktion und Konvektion transportiert wird.

Die Hautthermometrie wurde durch die *Hautcalorimetrie* mit Hilfe des Strömungscalorimeters von Hensel ergänzt. Mit dieser Methode wird direkt der Wärmestrom pro Flächeneinheit erfaßt.

Der *Wärmeleitmesser* von Hensel erfaßt die Wärmeleitzahl. Diese Größe gibt an, wie groß die Wärmemenge in Calorien ist, die pro Sekunde eine Flächeneinheit von 1 cm^2 durchströmt, wenn das Temperaturgefälle 1° C/cm ist. Die Wärmeleitzahl der Fingerkuppe beträgt nach Hensel durchschnittlich $11{,}05 \cdot 10^{-4}$ cal/cm · sec · Grad. In Abhängigkeit von der Blutdurchströmung wird von der Haut die Wärme auch auf konvektivem Wege abgegeben.

Der Begriff Wärme-(Schein-)Leitzahl berücksichtigt nun zusätzlich neben dem konduktiven auch den konvektiven strömungsbedingten Wärmetransport.

An der lebenden Haut wird bei der Erfassung der Wärmeleitzahl, die die Temperaturänderung eines ins Gewebe eingebrachten stationär geheizten Körpers erfaßt, nicht nur die Wärmeleitfähigkeit, sondern auch die Wärmezufuhr durch die Durchblutung gemessen. Der konvektive

Tabelle 215. Vergleich verschiedener Messung der menschlichen Hautdurchblutung. (Aus: Golenhofen, K., in: Physiologie des Kreislaufs, Bd. 1. Berlin-Heidelberg-New York: Springer 1971)

Vorzüge	Nachteile
Venenverschlußplethysmographie	
1. Direkte Messung der Durchblutung	1. Keine fortlaufende Registrierung
2. Quantitative Messung in absoluten Einheiten	2. Miterfassung anderer Gewebe
3. Integration über größere Gewebsbezirke	3. Nur an acralen Partien anwendbar
Wärmeleitmessung (lokale Wärme-Clearance)	
1. Fortlaufende Registrierung, optimale Erfassung der Dynamik	1. Quantitative Messung in relativen Einheiten, Absoluteichung schwierig
2. Isolierte Erfassung der Haut	2. Gefahr thermischer Störungen
3. An allen Stellen anwendbar	
4. Miterfassung der Anastomosendurchblutung	
5. Erfassung kleiner Gewebspartien	
Radioisotopen-Clearance	
1. Isolierte Erfassung der Haut	1. Keine fortlaufende Registrierung
2. Erfassung der capillären Durchblutung allein (quantitativ?)	2. Absoluteichung schwierig
3. An den meisten Stellen anwendbar	3. Schlechtes zeitliches Auflösungsvermögen
4. Erfassung kleiner Gewebspartien	4. Keine Erfassung der Anastomosendurchblutung
	5. Radioaktivität

Tabelle 216. Objektivierungsmöglichkeiten für Hauterkrankungen mit Durchblutungsstörungen mit Hilfe physikalischer Meßmethoden

Ausgangstemperatur			Wiedererwärmung (nach Abkühlung, Wiedererwärmungszeit verzögert)	Drosselungsversuch (Hyperämie bzw. Hyperthermie abgeschwächt)
erniedrigt	erhöht	wechselnd		
Akrocyanose, Erythrocyanose, Dig. mortuus Raynaud-Syndrom Endangiitis obl. Art. Verschluß (Embolie) Perniones	Erythromelalgie, akute Entzündung	Erythema Bazin, Livedo reticularis, Acrodermatitis atroph. Herxheimer	Endangiitis obl. Akrocyanose, Perniones Ulcus cruris (am befallenen Bein) Acrodermatitis atroph.	Akrocyanose Endangiitis obl. Erythema Bazin Perniones

Oscillometrie (Amplitude der Pulsdruckkurve)		Plethysmographie (Volumenschwankungen, Wellen 3. Ordnung)	Capillarresistenz (erniedrigt)
verringert	erhöht		
Raynaud-Syndrom (im Anfall) Endangiitis obl. Acrodermatitis atroph. Art. Embolus Ulcus cruris (fakultativ)	Hypertonie Atherosklerose Erythromelalgie (im Anfall)	Fehlende consensuelle Reaktion bei Akrocyanose Fehlende Spontanrhythmik bei endogenem Ekzem	Diabetes im Alter Hochdruck Periart. nodosa Allgemeine Gefäßwandveränderungen

Neigung zur Vasoconstriction	Kälteempfindlich	Neigung zur Dilatation	Wärmeempfindlich
Dig. mortuus Raynaud-Syndrom Endangiitis obl. Arteriolen bei Akrocyanose	Raynaud-Syndrom Livedo reticularis	Erythromelalgie Venolen bei Akrocyanose	Erythromelalgie (kritischer Punkt 32—36° C)

Tabelle 217. Wiedererwärmungszeit der Haut in Abhängigkeit von Lokalisation und Alter[a] in min (114)

min	Stirn	Wange	Sternum	Oberschenkel
Altersgruppe: 20—40 Jahre, $n=25$				
2	26,5 ± 1,15	27,0 ± 1,21	—	—
3	28,8 ± 1,38	29,5 ± 1,17	26,0 ± 1,25	—
4	30,4 ± 1,16	31,0 ± 1,12	27,1 ± 1,34	24,9 ± 0,98
5	31,0 ± 1,21	31,5 ± 1,27	27,8 ± 1,37	25,7 ± 1,11
6	—	—	28,1 ± 1,29	26,2 ± 1,34
7	—	—	—	26,6 ± 1,14
Altersgruppe: 41—60 Jahre, $n=25$				
2	26,3 ± 1,24	26,4 ± 1,16	—	—
3	28,0 ± 1,25	28,3 ± 1,13	25,8 ± 1,24	—
4	29,3 ± 0,98	29,5 ± 1,23	26,5 ± 1,31	—
5	30,3 ± 1,18	30,4 ± 1,25	26,9 ± 1,33	25,2 ± 1,23
6	30,6 ± 1,23	30,8 ± 1,20	27,3 ± 1,35	26,0 ± 1,18
7	—	—	—	26,5 ± 1,25

[a] Messung der Hauttemperatur im zeitlichen Abstand von 1 min, ausgehend von einer Basistemperatur von 24° C.

Tabelle 217 (Fortsetzung)

min	Stirn	Wange	Sternum	Oberschenkel
Altersgruppe: 61—80 Jahre, $n = 25$				
3	27,1 ± 1,23	25,8 ± 1,20	25,0 ± 1,16	—
4	28,6 ± 1,26	27,2 ± 1,23	26,0 ± 1,30	—
5	29,5 ± 1,28	28,1 ± 1,20	26,7 ± 1,23	25,0 ± 1,19
6	30,1 ± 1,28	28,7 ± 1,29	27,1 ± 1,18	25,7 ± 1,30
6,5	30,3 ± 1,31	—	27,1 ± 1,00	—
7	—	—	—	26,3 ± 1,18
8	—	—	—	26,7 ± 1,30
8,5	—	—	—	26,9 ± 1,20
Altersgruppe: über 80 Jahre, $n = 20$				
3	26,4 ± 1,15	25,2 ± 1,08	24,8 ± 0,95	—
4	27,4 ± 1,09	26,4 ± 1,10	25,8 ± 1,00	24,6 ± 1,10
5	28,0 ± 1,17	27,1 ± 1,20	25,6 ± 1,05	25,4 ± 0,98
6	28,5 ± 1,21	27,6 ± 1,09	27,1 ± 1,04	26,1 ± 0,95
6,5	28,7 ± 1,07	—	—	—
7	—	—	27,5 ± 1,18	26,5 ± 1,08
8	—	—	—	26,8 ± 1,08
8,5	—	—	—	26,9 ± 1,12

Tabelle 218. Wärmeabgabe (156)

0,22 mcal/cm² · sec · Grad (durch Konvektion)	
a) Verdampfung von Wasser an der Haut	20—25 %
b) Konvektionskühlung	5—25 %
c) Strahlungskühlung	45—70 %

Tabelle 219. Die Temperaturabhängigkeit der Durchblutungsgröße der menschlichen Haut (156)

Lokalisation	Temperatur (° C)	ml/min und 100 g Gewebe
Finger	21	15—40
Hand	18	0,5
	21	3,5
	25—29	9,3
	44	30—40
Vorderarm	15	1,0
	20	4,2
	45	20,0
Unterschenkel	25	1,4
Fuß	21	2,0

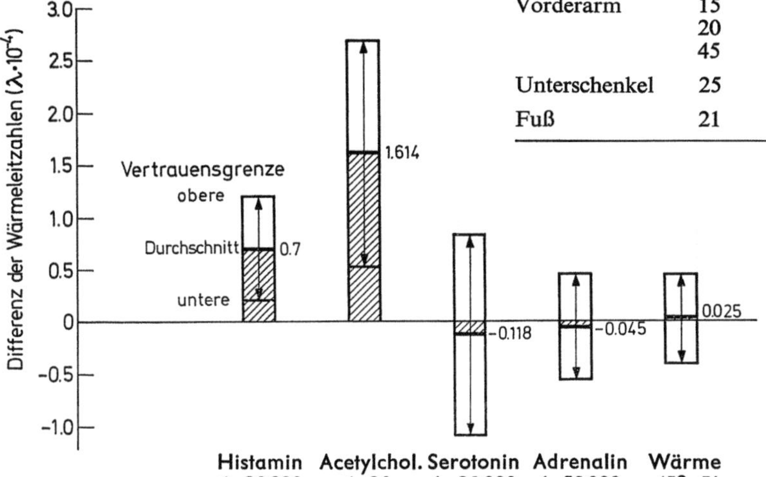

Abb. 54. Änderung der Wärmeleitzahlen der Haut des Unterarmes unter arterieller Drosselung nach Iontophorese verschiedener biogener Amine bzw. nach Wärmeeinwirkung. Histamin und Acetylcholin intensivieren den Wärmeverlust. [Heite, H.J., Kayma, U.: Arch. klin. exp. Derm. **215** (1963)]

Wärmetransport kann durch Drosselung insbesondere an den Extremitäten unterbunden werden. So können durch Bestimmung der sog. Drosselungswerte mit Hilfe der Messung der Wärmeleitzahl nach Hensel (Fluvograph) funktionell wichtige Daten erfaßt werden. Bei Anwendung dieser Methode konnte Heite darstellen, daß unter einer Drosselung die Leitfähigkeit des psoriatischen Gewebes höher ist als die der normalen Haut. Auch nach iontophoretischer Zufuhr verschiedener biogener Amine wurde festgestellt, daß nunmehr unter Drosselung die veränderten Wärmeleitzahlen als Hinweis für eine Veränderung des Hautgewebes durch eine derartige Hautvorbehandlung verwertet werden können.

Spektrothermographie

Eine Darstellung der Hauttemperatur mittels sog. flüssiger Kristalle, die, auf die Haut aufgebracht, Farbvariationen auf die entsprechenden Temperatureinflüsse zeigen, bietet eine gute Demonstrationsmöglichkeit, um das Gefälle von Hauttemperaturen darzustellen.

Es können auch Temperaturpunkte auf einen Polaroidfilm projiziert werden. Es gelingt mit dieser Methode, nicht nur die Hauttemperatur, sondern auch die Wärmeabstrahlung aus inneren Organen zu messen.

Isotopenmethode

Sowohl die Erfassung der Impulse radioaktiver Substanzen von der Hautoberfläche aus, unter der Voraussetzung, daß die Strahlen ohne besondere Absorption das Hautgewebe durchdringen, als auch die Abnahme der Strahlungsintensität nach Setzen einer intracutanen Quaddel mit radioaktiven Substanzen ist mit der Größe der Blutdurchströmung in Zusammenhang zu bringen. Im letzteren Fall wird die Aufnahme im Blutstrom als Kennzahl der Durchströmungsgröße verwandt (*Clearance*-Verfahren).

Bei der intravenösen Injektion von radioaktiven Verbindungen (Jod-131-Albumin) ist die Diffusion dieser Substanzen ins Gewebe im Hinblick auf die Erfassung der absoluten Durchblutungsgröße ein Fehlermoment (Permeation aus dem strömenden Blut in die interstitiellen Räume). Eigenuntersuchungen mit Jod-131-Albumin zeigten, daß die Permeabilität dieser Substanz die Bezugnahme der Impulsrate

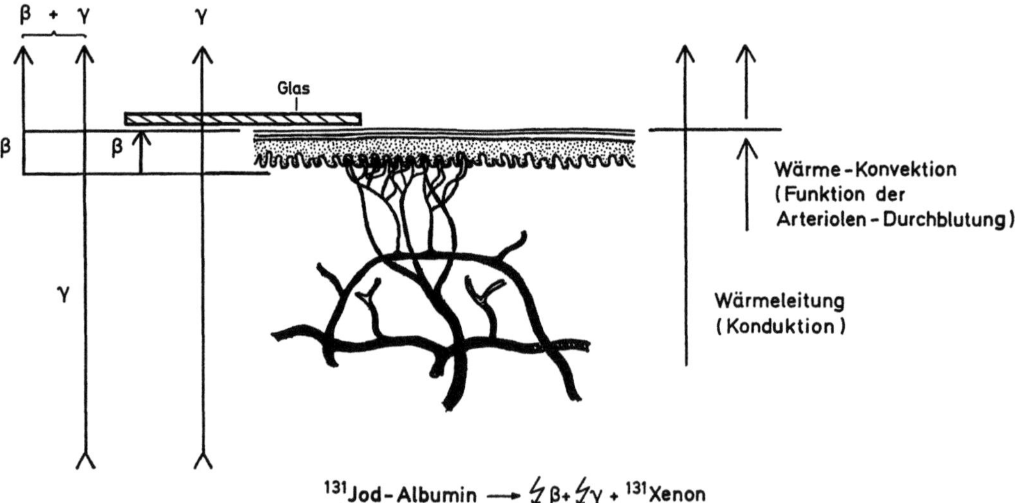

Abb. 55. Erfassung des Blutvolumens in verschiedenen Hautschichten durch Differenzierung der β- und γ-Strahlung nach Injektion von ^{131}Jod-Albumin. (Stüttgen, G., Schaefer, H., Gahr, H., Michel, L., Plümecke, M., 1970)

auf die effektive Durchströmung nicht ohne weiteres zuläßt. Nach neueren Untersuchungen liegt der Durchtritt von Eiweiß durch die Gefäßwände der terminalen Strombahn und seine Aufnahme in die Lymphbahn bei etwa 10–20%. Neben der relativen Verteilung spielt auch die Anstiegsgeschwindigkeit der Impulsgröße im Bereiche des geprüften Hautfeldes eine Rolle.

Bei Erfassung der verschiedenen Strahlenqualitäten beim Zerfall radiomarkierter Substanzen gibt die Intensität der jeweiligen Strahlenqualität dann einen Hinweis auf die *Durchblutungsgröße* oder das *Blutvolumen* in einer bestimmten Hautschicht, wenn die Strahlungsqualität repräsentativ für diese bestimmte Hautschicht ist. So entsteht aus Jod-131 unter primärer Abstrahlung von β- und γ-Strahlen das nicht strahlende Xenon. Durch ein Differenzverfahren unter Zuhilfenahme einer Absorption der β-Strahlen, z.B. mittels auf der Haut aufgelegter Glasobjektträger, gelingt es, den Anteil der β-Strahlen zu bestimmen; diese sind repräsentativ für eine Schichttiefe von 0,5 mm.

Methoden zur quantitativen Erfassung der Durchblutung an den Extremitäten

1. *Die Oscillometrie*

Mit dieser Methode wird instrumentell die Amplitude der Druckwellen der großen Gefäße in Abhängigkeit von den Druckverhältnissen bei einem gegebenen Widerstand (Manschette) gemessen. Die Übertragung der Druckschwankung der arteriellen Gefäße wird manometrisch registriert. Der Wert der Oscillometrie liegt in der Objektivierung der unterschiedlichen arteriellen Durchblutung. Zuhilfenahme des Arbeitsoscillogramms, also einer Verstärkung der Pulswelle unter einer Belastung, wie z.B. Treppensteigen, erfaßt bereits die Anfangsstadien organischer Angiopathien.

2. *Die Plethysmographie*

Diese manometrische Methode dient zur Bestimmung von Volumenänderungen eines Segmentes des menschlichen Körpers. Die Venenverschlußplethysmographie informiert über die Rate des Blutzuflusses, die aus einer Blockierung des venösen Rückstroms bei freiem arteriellem Einfluß erfolgt. Weitere entscheidende Kriterien sind die Stromvolumina der reaktiven Hyperämie, die mit Hilfe einer Staumanschette nach einer arteriellen Drosselung erzeugt wird. Damit wird ein Reiz zur Durchblutungssteigerung gegeben, die eine bessere Information als die Ruhedurchblutung gibt.

Beispiele:

a) Bei der chronischen venösen Insuffizienz mit Erythrocyanose werden nach einer reaktiven Hyperämie mit der Plethysmographie keine höheren Werte des arteriellen Einstroms als 15–18 ml/100 cm^3 Gewebe erreicht.

b) Bei dem Ulcus Martorell, welches aufgrund einer arteriellen Okklusion entsteht, ist keine reaktive Hyperämie mehr nachweisbar.

Impedanzmethoden

Dieser Technik unter Venenverschluß liegt der veränderte Widerstand eines Körpergliedes bei variablem Volumen gegen hochfrequenten Wechselstrom zugrunde.

Die *Rheographie*, also die Messung des durch eine Blutfüllung veränderten elektrischen Widerstandes (Wheatstonesche Brücke) unter Bevorzugung der unteren Extremitäten, ist eine weitere bekannte Variation der laufenden Registrierung durch einen Mehrkanalschreiber bei der Objektivierung der peripheren Durchblutung. Das Rheogramm wird bevorzugt an Beinen (Oberschenkel und Unterschenkel) abgenommen. Die Übereinstimmung mit dem Plethysmogramm ist erwartungsgemäß.

Die Messung der Blutströmung transcutan mit *Ultraschall-Doppler-Geräten* stellt ein relativ einfaches, den Patienten nicht belastendes Untersuchungsverfahren der klinischen Angiologie dar.

Prinzip der Methode ist die Erfassung der von einem Meßkopf ausgesandten und von den Blutkörperchen rückgestreuten Ultraschallfrequenz, die aufgrund des Dopplerprinzips eine andere Frequenz besitzt, als die ausgesendete Frequenz. Patienten mit chronisch-venöser Insuffizienz zeigen mit großer Regelmäßigkeit auch Hinweise für eine Tiefeninsuffizienz der Venen, wie die Untersuchungen mit dem direktionalen Ultraschalldetektor bei der Bestimmung des venösen Rückstroms aus der unteren Extremität belegen (Partsch u. O. Lofferer, 1971).

Erfassung der venösen Zirkulation

Messung des venösen Drucks

Die venöse Muskelpumpe arbeitet über Kontraktion und Erschlaffung der Unterschenkelmuskulatur mit dem Effekt einer Senkung des Drucks der tiefen Venen in den unteren abhängigen Partien (Abb. 60).

Der venöse Druck kann direkt mit einem Elektromanometer, welches an einer intravenös gelegten Kanüle befestigt ist, gemessen werden. Bei den meisten pathologischen Veränderungen an den Unterschenkeln wird man nicht mit einer einzelnen pathologischen Situation konfrontiert, sondern es liegt eine Summe von Veränderungen vor, die sowohl die kleinen als auch größere Blutgefäße der Haut und der Muskeln betreffen.

Beispiele:

Unterschenkelulcus bei einer einfachen chronischen, venösen Insuffizienz (meistens in einem Alter um 60 Jahre).

Es liegt dabei ein Venendruck am Fuß von 75–100 mm Hg vor. Nach Muskelkontraktion kann sich dieser Druck um 40–50% vermindern, erreicht aber nicht die Werte, die mit 20–10 mm Hg beim Normalen gefunden werden. Es besteht keine sichere Beziehung des Venendrucks zu den arteriosklerotischen Prozessen.

Die Funktion einer Venenwandtonisierung im Zuge einer Kreislaufregulation ist bei *Kälteexposition* der Unterschenkel in einem Wasserbad von 18° C zu demonstrieren. Unter einer Zunahme des Hautvenentonus, der sich mit einer Abnahme der arteriellen Hautdurchblutung kombiniert, zeigt sich später eine Einstellung auf einen konstanten Wert. Während unter der Kälteexposition die Venentonisierung überschießend ist, zeigt sich nach Sistieren der Kälteexposition auf dem arteriellen Sektor eine überschießende Durchblutung, die ein sicheres Zeichen einer normalen Regulation ist.

Funktionsprüfungen

Die Lagerungsprobe nach Ratschow

Diese gehört zu den spezifischen Zeichen für obliterierende Erkrankungen der Arterien. Der Patient wird 30 min zur Adaptation im Untersuchungsraum belassen. Bei senkrechtem Erheben der Beine aus der Horizontallinie mit Unterstützung des Untersuchers läßt man den Kranken die Füße rollen (Versuchsdauer 5 min). Bei Verlegung der arteriellen Gefäße werden die Glieder porzellanblaß und schmerzen.

Nach Herablassen der Beine und Aufrichten des Probanden erfolgt beim Gesunden sofort mehr oder weniger lebhafte Rötung der Glieder. Bei arterieller Minderdurchblutung bleibt die Blässe zunächst bestehen, Nachrötung fehlt, ist verzögert, oder es entwickelt sich eine Cyanose.

Cold-Pressure-Test

Blutdruckerhöhung bei Kälteexposition eines Armes und consensuelle Auswirkung auf die Durchblutung des anderen nicht exponierten Armes:

Eintauchen des einen Armes bis zum Handgelenk für 1 min in eisgekühltes Wasser. Während dieser Zeit zwei Blutdruckmessungen am anderen Arm. Nach Herausnahme der Hand Bestimmung der Zeit, bis der Anfangsdruck wieder erreicht ist. Maximaler Druckanstieg meistens 30 sec nach Beginn des Kältereizes.

Der Mechanismus des Cold-Pressure-Testes läuft über eine neurogen bedingte Vasoconstriction ab. Es wird damit die Erregbarkeit des Gefäßsystems erfaßt, die bei Patienten mit vorliegender Hypertonie oder später sich einstellender Hypertonie einen Blutdruckanstieg über 20 mm Quecksilber bei dieser Technik zeigt.

Funktionelle Besonderheit nach Expositionen von Acren in Kälte.

Die Hunting-Reaktion von Lewis (1930)

Nach Eintauchen z.B. des Zeigefingers in Eiswasser oder auch bei einer Wassertemperatur von 10° C kommt es etwa nach 8 min zu einem Abfall der Hauttemperaturen aufgrund einer Vasoconstriction, danach aber unter gleichbleibender Kälteexposition zu einem Ansteigen der Temperaturen, welches wiederum von einer Vasoconstriction abgelöst wird (nutritiver Reflex).

Dieser Wechsel Vasoconstriction – Vasodilatation, wobei die Dilatation als paradoxe Kältereaktion bezeichnet werden kann, dürfte mit einer Lähmung der glatten Gefäßmuskulatur bei tiefen Temperaturen zu erklären sein, der dann wieder die Bereitschaft zur Vasoconstriction folgt.

Der Abkühlungsversuch nach Burckhardt

Prinzip dieses Testes der peripheren arteriellen Durchblutung ist eine durch ein kaltes Bad erzwungene Senkung der Hauttemperatur. Gemessen wird nun die Wiedererwärmungszeit an dieser abgekühlten Extremität. Es tritt nicht selten beim Normalen eine reaktive Hyperämie mit Temperaturanstieg über den Ausgangswert ein. Bei einer Durchblutungsstörung wird ein besonders starker Abfall der Hauttemperatur unter dem kalten Bade beobachtet, und die Wiedererwärmungszeit ist verzögert. Die Wiedererwärmungszeit der unteren Extremität ist erheblich länger als die der Hände, ein Befund, der mit der verminderten Erythemneigung der Füße und Unterschenkel auf physiologische und pharmakologische Reize hin im Einklang steht.

Die Wiedererwärmungszeit nach Heidelmann

Die Bestimmung der Wiedererwärmungszeit nach Heidelmann ist der Versuch, den Abkühlungsversuch nach Burckhardt in seiner Aussagewertigkeit zu fixieren.

Beide Hände werden bei einer Raumtemperatur um 20 – 22° C für 5 min in 15° C kaltes Wasser getaucht. Gemessen wird die mittlere Erwärmungszeit (MWZ)

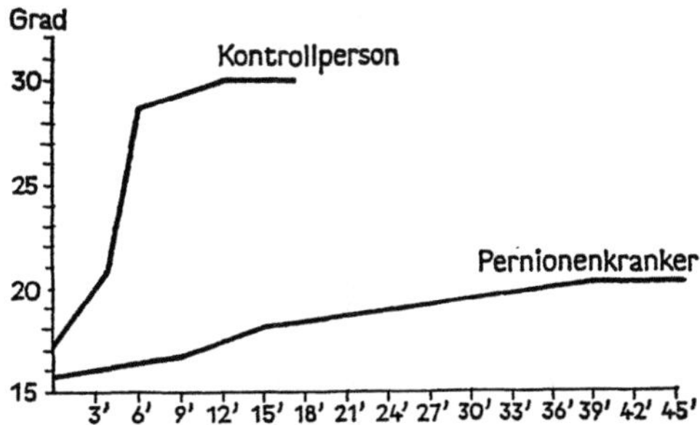

Abb. 56. Verlauf der Hauttemperaturen bei Wiedererwärmung nach Abkühlung. Rasche Erholung innerhalb von 15 min bei einem gesunden Probanden. Langsame und unvollständige Erholung bei einem Pernionen-Kranken. [Aus: Burckhardt, W.: Schweiz. med. Wschr. **76**, 1248 (1946)]

als Mittelwert aller Meßzeiten von Beendigung des Bades bis zum Überschreiten der 25° C-Grenze.

MWZ von 0 – 9 min = Arteriolendilatationstyp,
MWZ von 10 – 20 min = normal,
MWZ von 21 – 30 min = Arteriolenkontraktionstyp.

Die Hauttemperaturen bei Trinken von kaltem und warmem Wasser

Bei Trinken kalten Wassers ist allgemein ein Abfall der Hauttemperaturen an Händen und Füßen festzustellen, der zwischen 3 und 4° C liegt. Demgegenüber steigt unter einem Trunk heißen Wassers die Hauttemperatur an. Körperwarmes Wasser ist ohne Einfluß. Stärkste Erhöhungen der Hauttemperatur sind durch alkoholische Heißgetränke zu erzielen.

Die Hautthermometrie ist oft für die Darstellung gefäßwirksamer Medikamente benutzt worden. Der Wert einer solchen Meßmethode für die therapeutische Wirksamkeit von Medikamenten bei Durchblutungsstörungen wird dadurch eingeschränkt, daß Hautdurchblutung und Muskeldurchblutung nicht gleichgeschaltet sind. Bekannt ist so beim Rauchen die Abnahme der Hauttemperatur an den Acren und der gleichzeitige Anstieg der Muskeldurchblutung.

Die Hotbox nach Lewis

In der Hotbox wird der Rumpf (durch Wärmestrahlung von Glühlampen, Boxtemperatur etwa 50° C) erwärmt. Die Folge ist beim Normalen ein Anstieg der Extremitätentemperatur als Ausdruck einer Funktionstüchtigkeit der arteriellen Blutversorgung. Bei peripherer Minderdurchblutung wird durch die Hotbox ein Temperaturanstieg und somit eine arterielle Mehrdurchblutung erzwungen, die therapeutisch nutzbar gemacht werden kann (Klüken). Dieser Temperaturanstieg unter der Einwirkung einer Hotbox ist von dem Grade der Durchblutung abhängig. Bei normaler Durchblutung erfolgt ein starker Anstieg, bei stark geminderter Durchblutung ist dieser Anstieg aufgehoben oder nur minimal.

Allgemeine Auswirkungen auf den Kreislauf nach lokaler Kälteeinwirkung sind aus der Abb. 57 abzulesen.

Beziehungen zwischen Wärme, Gefäßweite und Hautfarbe sind nach dem Schema von Ipsen (1936) abzuleiten. Die Hautfarbe beruht vornehmlich auf der Blutfülle des subpapillären Venenplexus und ist nicht mit den Hauttemperaturen korrelativ verbunden. Die Haut kann sich warm bei geröteter Hautfarbe, erweiterten Arteriolen und erweiterten Venen/Capillaren anfühlen. Sie fühlt sich kalt an trotz vorhandener Hautrötung bei erweiterten Venenplexus, Capillaren und verengten Arteriolen. Zwischen diesen beiden Extremen gibt es Abstufungen, die den jeweiligen strömungsdynamischen Verhältnissen und visuellen Eindrücken neben der Wärmeempfindung der untersuchenden Hand bzw. Abnahme der absoluten Hauttemperatur entsprechen. So kann auch eine blasse Haut sich warm anfühlen, blaß nämlich, wenn der subpapilläre Plexus nicht gefüllt wird (Kurzschaltung des Blutstroms über arteriovenöse Anastomosen).

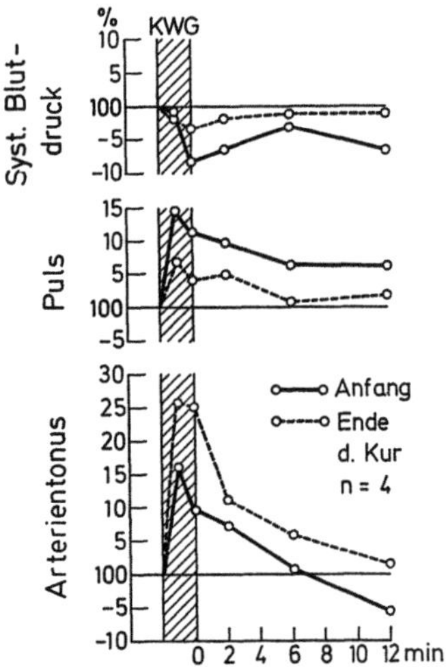

Abb. 57. Allgemeinwirkung nach Kälteeinwirkung auf die unteren Extremitäten (Kaltwasserguß nach Kneipp) (Jungmann, H.: Therapiewoche, 1043, 1972). Bei einem Kaltwasserguß (*KWG*) über beide Beine nimmt die Pulsfrequenz ab, systolischer Blutdruck und Arterientonus nehmen vorübergehend zu. Am Ende der Kur sind die Reaktionen von Puls und Blutdruck geringer, die des Arterientonus aber stärker als am Anfang

Die Erythemmessung

Die Erythemmessung durch Erfassung der Reflexion einer Strahlung von 490 nm ist eine elegante Methode der Messung der blutbedingten Hautrötung (Elrepho-Zeiss). Die nicht hämoglobinabsorbierte Strahlung wird reflektiert, die Durchblutungsgröße ist proportional dem Erythem und mit der Zahl der Erythrocyten korreliert.

Tabelle 220. Beziehungen zwischen Hautfarbe und Hauttemperatur (nach Ipsen) (59)

1. Kalte, bläulich oder grau verfärbte Haut	Arteriolen kontrahiert, Capillaren erweitert
2. Warme, blasse Haut	Arteriolen erweitert, mäßige Capillarfüllung
3. Warme, rote Haut	Arteriolen und Capillaren erweitert
4. Kalte, blasse Haut	Arteriolen kontrahiert, Capillaren gering durchblutet

Einteilungen verschiedener Gefäßerkrankungen der Haut

Die Einteilung von Ratschow und seinen Schülern kommt dermatologischen Bedürfnissen nach Zuordnung von Hautanomalien zu bestimmten Kreislaufsituationen entgegen. Die großzügige Ordnung der peripheren Gefäßerkrankungen bzw. der peripheren Durchblutungsstörung nach

Angiolopathien,
Angioneuropathien und
Angioorganopathien
ist weitgehend im deutschen Schrifttum respektiert worden.

Tabelle 221. Hautveränderungen bei Angiolopathien

Akrocyanose
- Arteriolenkontraktion
- Venolenerweiterung
- Disposition zu Verrucae vulgares

Livedo racemosa
- idiopathisch und symptomatisch in Form dendritischer Gefäßzeichnung bei Vasculitis, gelegentlich strangförmige Gefäßverhärtung

Erythromelalgie
- induziert durch Wärmeeinwirkung, Rötung der Haut unter Temperaturanstieg mit brennenden Schmerzen

Als Beispiel für eine andersartige Einteilung, die klinischen und pathophysiologischen Bedingungen entspricht, ist die Einteilung von Kierland aufzuführen:

a) *Hauterkrankungen mit arterieller Constriction,*

b) *Hauterkrankungen mit Hyperämie* und schließlich

c) *Hautveränderungen mit chronischer Verlegung der Strombahn.*

Dem Internisten geläufig sind an der Haut sichtbare Gefäßerweiterungen der terminalen Strombahn bei Lebererkrankungen, wie Spider-Naevi, Palmar- und Plantarerytheme und ggf. Petechien. Spider-Naevi entwickeln sich aus arteriell induzierten ampullenartigen Aussackungen des Zentralgefäßes, das nach den Untersuchungen von Martini und Staubesand eine Arterie aus dem subcutanen Arteriennetz darstellt. Demgegenüber ist die Weißfleckung bei Lebererkrankungen nach Martini eine über terminale Reize induzierte maximale Constriction der peripher von der Zentralarterie gelegenen Strombahn. Beide Gefäßanomalien können nebeneinander vorkommen.

Als seltene Besonderheit sind Hautveränderungen bei der Caisson-Krankheit hervorzuheben: Unter Entwicklung einer Cutis marmorata variabilis mit Purpura und

Tabelle 222

I. Erkrankungen der Arterien und Arteriolen

1. Organische Formen

a) Arterielle Verschlußkrankheiten
- Arteriosclerosis obliterans
- Arterielle Embolie
- Arterielle Thrombose
- Thrombangiitis obliterans
- Arteriitis verschiedener Genese
- Diabetische Angiose und Gangrän
- Aortenbogensyndrom
- Durchblutungsstörungen nach Verletzungen
- Durchblutungsstörungen nach Kälte- und Nässeeinwirkungen

b) Organische Arterienerkrankungen ohne Verschlüsse
- Arterielles Aneurysma
- Arterio-venöse Fistel

2. Funktionelle Formen

a) Mit Verengungsbereitschaft der Gefäße
- Digitus mortuus, Raynaudsche Krankheit und Raynaudsches Phänomen
- Akrocyanose
- Arterielle Pseudoembolie
- Erythrocyanosis crurum
- Livedo
- Neuro-vasculäre Schultergürtelsyndrome

b) Mit Erweiterungsbereitschaft der Gefäße
- Erythromelalgie

II. Erkrankungen der Venen

Varicosis
Thrombophlebitis und Phlebothrombose
Phlegmasia coerulea dolens u.a. Sonderformen der Phlebothrombose
Phlebitis migrans
Postphlebitisches bzw. postthrombotisches Syndrom
Ulcus cruris venosum

III. Erkrankungen der Capillaren

Vasculäre Purpura
Urticaria
Angioneurotisches Ödem

IV. Erkrankungen der Lymphgefäße

Lymphangiitis, Lymphfistel, Lymphangiektasie, Lymphödem

V. Tumoren und Dysplasien der Blutgefäße

Hämangiom usw., gutartige und bösartige Formen
Angeborene Bindegewebssyndrome mit Gefäßbeteiligung

VI. Fehlanlagen des Gefäßverlaufes und der Gefäßweite; Verlaufsvarianten

Ödem kann es zu einer Alopecie als Ausdruck wiederholter Luftembolien der Kopfhaut kommen.

Besondere Beziehungen zwischen Haut und Kreislauf bestehen auch bei den cavernösen Hämangiomen. Unabhängig davon, daß durch thrombotische Veränderungen im Bereiche der Hämangiome es zu einer Thrombopenie im Sinne eines Kasabach-Merrit-Syndroms kommen kann, tritt eine Belastung der Herzarbeit durch Vergrößerung des Herzminutenvolumens durch arteriovenöse Kurzschlüsse auf.

Während Kreislaufanomalien sich primär an der Haut in Form von Gefäßveränderungen darstellen können, sind Hauterkrankungen auch sekundär durch Besonderheiten der peripheren Zirkulation zu beeinflussen. So sind die sog. statischen Dermatitiden an den Unterschenkeln ein eindrucksvolles Bild, bedingt durch kardial oder peripher bedingte Stauung, die sich auch im verschlimmernden Sinne auf primäre Hauterkrankungen (Ekzem) aufpfropfen kann. Erwähnenswert sind in diesem Zusammenhange auch Stasen-Dermatitiden, bei denen Permeabilitätsveränderungen der peripheren Strombahn das auslösende primäre Moment sind, zu dem sich eine Pyodermie oder ein Ekzem verschiedener Pathogenese hinzugesellt. Besonders durch die Arbeiten von Landes und Matner sind derartige Stasen-Dermatitiden, „Cellulitis orthostatica", bei „Tippelbrüdern" bekannt geworden, die sich bei erheblicher Marschleistung vornehmlich von Alkohol (Apfelwein) ernähren und wo es unter Abnahme des onkotischen Drucks in der Strombahn zu einer Permeabilitätsänderung und durch die besondere statische Belastung bei längeren Marschstrecken zu Ödemen und exsudativen Hautveränderungen partiell ekzematöser Natur kommt.

Der Formenkreis der *Angioorganopathie* stellt naturgemäß ein enges Bindeglied zwischen Dermatologie und innerer Medizin dar. Das große Feld besonderer hyperergischer Gefäßwanderkrankungen findet seinen Ausdruck in Verschiedenheiten des Hautbildes, in Variationen der Efflorescenzen, der Lokalisation und Begleitphänome.

Tabelle 223. Formenkreis hyperergischer Gefäßerkrankungen (papulös knotigen bzw. ulcerativen Typs) (in Anlehnung an die Darstellung der Infektionsallergie nach Letterer, die von Bock auch auf die nicht nfektbedingten Allergieverhältnisse übernommen wurde). [Aus: Stüttgen, G.: Zentralblatt für Phlebo-ogie **5**, 144 (1963)]

Normergie — Hypersensitivität	Zunehmende Immunität — Normergie
↓	↓
Serös-exsudative-leukocytäre Entzündung Nekrotisierende Arteriitiden	Hyperplastische histiomonocytäre Entzündung Granulombildung, Riesenzellen
1. *Vasculitis (Arteriolitis) allergica (Ruiter)* chronischer Verlauf in Schüben Fibrinoide Nekrose der a) oberflächlichen Blutgefäße b) der tieferliegenden Arteriolen an der Cutis/Subcutis-Grenze } entsprechend dem Tri- bis Pentasymptomenkomplex von Gougerot	I. *Panvasculitis granulomatosa* (Ruiter) Intimaproliferation, Thrombose und Granulombildung [entspricht der Hautform der Bürgerschen Erkrankungen (Jablonska)], somit zugehörig zum Formenkreis der:
2. *Periarteriitis nodosa cutanea benigna* (Carol u. Prakken) } Erythema elevatum diutinum als Sonderform(?)	II. *Thrombangitis obliterans* (Winiwarter-Bürger). Unsymmetrische Durchblutungsstörung an den Extremitäten (Hirn). Claudicatio intermittens. Endangiitis mit exsudativen und produktiven Abläufen an der Intima. Granulationswucherungen in der Gefäßwand. Thrombenbildung auch ohne entzündliche Veränderungen (Klostermann)
3. *Formenkreis der Periarteriitis nodosa* Kussmaul-Maier Allgemeinerkrankung mit fakultativem Hautbefall. Fibrinoide Nekrose der Hautarterien im Vordergrund. Gefäßveränderungen auch an Venen und Capillaren möglich. Chronischer Verlauf in Schüben	III. *Thrombophlebitis migrans* Phlebitis „fil de fer" Maladie de Mondor } isolierter Venen- bzw. Lymphbahnbefall s. Braun-Falco IV. *Papulosis atrophicans maligna* (Degos) Zweiphasiger Verlauf. Zunächst nur Haut, dann Befall des Intestinums. Letaler Ausgang.

Tabelle 223 (Fortsetzung)

Normergie — Hypersensiivtät		Zunehmende Immunität — Normergie
↓		↓
4. *Gefäß-Allergie von Harkavy* Variante einer allergischen Periarteriitis nodosa mit Zeichen einer Thrombangiitis obliterans		(Thrombangiitis cutaneo-intestinalis disseminata Köhlmeier-Degos) nach Stauffer und Miescher
5. *Allergisch granulomatöse Angiitis* (Churg und Straus). Ohne auffällige fibrinoide Veränderung der Gefäße. Chronisch febrile Allgemeinerkrankung mit Asthma. Verschiedene Stadien einer exsudativen eosinophilen Nekrose mit Riesenzellen und Granulombildung (V)		
6. *Überempfindlichkeitsangiitis (Zeek)* Allgemeinerkrankung. Akuter Verlauf einer exsudativen Entzündung mit fibrinoider Nekrose besonders an den kleinen Hautgefäßen		VI. *Wegnersche Granulomatose* Granulomatöse Veränderungen an Schleimhaut (Nase!) und fakultativ an der Haut. Periglomeruläre Herde, die eine Abgrenzung von der Periarteriitis erlauben. Exitus an Urämie. In der Haut Granulomatosis allergica, gegebenenfalls nekrotische Angiitis der Arterien und Venen
7. *Rheumatische Arteriitiden (Klinge)* Formenkreis der rheumatischen Entzündung an den Gefäßen. Ähnlichkeiten mit der Überempfindlichkeitsangiitis, aber Aschoffsche Knötchen bei den Arterien. Nur geringe Nekrose. Nodi bis Noduli rheumatici	→	VII. *Arteriitis temporalis* (Horton, Magath, Brown). Senile Riesenzellarteriitis mit besonderer Bevorzugung der Art. temporalis. Ähnlichkeit zur Periarteriitis gegeben Tendenz zur Selbstheilung VIII. *Rheuma.Granulom*
8. *Purpura Schoenlein-Henoch* u. a. *Purpura fulminans* im Sinne eines toxischen Effektes mit allergischen Zeichen bei einer Sepsis (Rechenberg) Gangränös-hämorrhagische Ulcerationen Hämorrhagische Mikrobide (Storck) Übergänge zur Vasculitis allergica (Ruiter) Sonderfall Waterhouse-Fridrichsen-Syndrom	↔	IX. *Panniculitis* a) das Syndrom von Pfeifer-Weber-Christian, die rezidivierende fieberhafte knötchenförmige, nicht eitrige Panniculitis, b) Typ Rothmann-Makai, ohne Fieber, lokale rezidivierende kontinuierliche Knotenbildung, Lipogranulomatosis subcutanea Zusätzlich ausgeprägter orthostatischer Faktor besonders an den Unterschenkeln:
9. Die bakteriell bedingte Panarteriitis purulenta (Gans) als direkte Infektionsfolge		X. *Erythema nodosum* Allgemeinerkrankung im jüngeren Alter. Übergang zur Sarkoidose. Knotige Infiltrate mit lokaler Temperaturerhöhung, nie ulcerativ
	↔	(X. Erythema nodosum, Fortsetzung)
	↔	XI. *Nodular-Vasculitis* Persistierende Form des Erythema nodosum (nodules de cellulites bei Venenstase)? Vornehmlich im Alter von 30—40 Jahren bei Frauen (Montgomery, O'Leary u. Barker)
	↔	XII. *Erythema indurativum Bazin* (nur klinischer Begriff). Nekrotisierende Infiltrate. Fast ausschließlich bei Frauen, häufig Erythrocyanosis curum puellarum. An Cutis/Subcutis-Grenze lokalisiert (s. Röckl, 1968) Nekrobiosis lipoidica
		XIII. *Endangiitis productiva* mittelgroßer Hautarterien mit nachfolgender Nekrobiose (Hypoxidose) (Knoth u. Füller)

In der Tabelle 223 sind unter Benutzung des Schemas von Letterer und Bock die Vasculitiden größerer Gefäße dargestellt, die sich an der Haut auffinden lassen.

Je nach Ort der Gefäßschädigung in tiefer, mittlerer Schicht des Coriums oder subpapillär wird sich eine passive Störung der Permeabilität bzw. ein völliger Stop der Durchblutung im Hinblick auf die Morphologie der jeweils damit verbundenen Hautareale verschiedenartig auswirken. Je näher die entsprechenden reaktiven Haut-

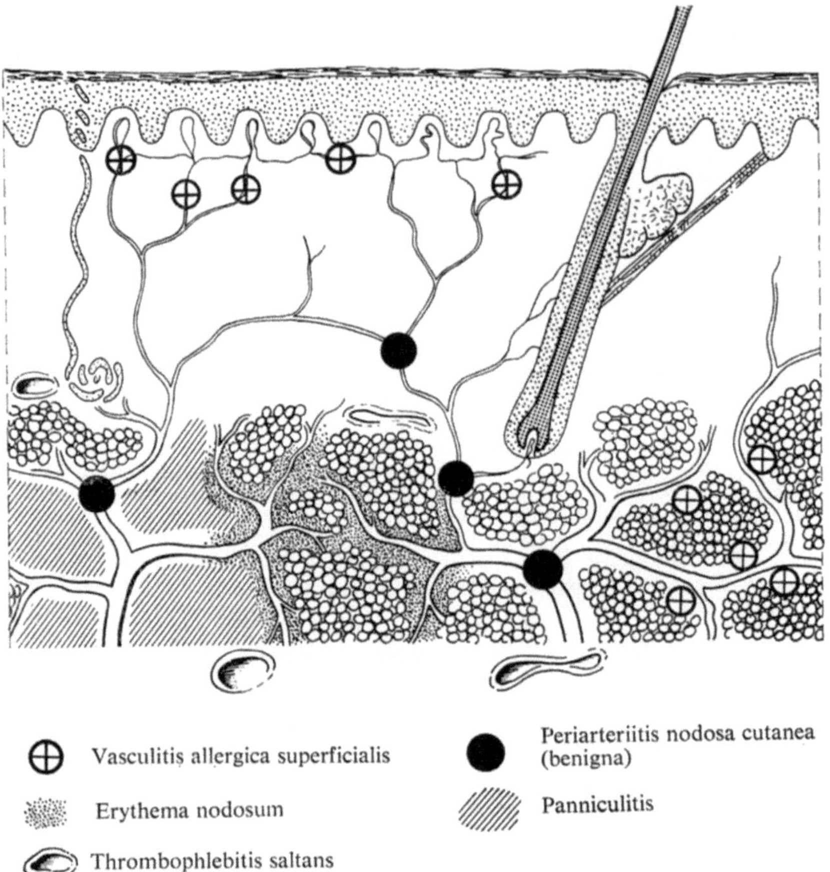

Abb. 58. Schema der Histotopographie knotiger Unterschenkel-Dermatosen. [Aus: Röckl, H.: Hautarzt **19**, 540–547 (1968)]

veränderungen unter dem Bild einer Vasculitis der Hautoberfläche sind, um so größer ist die Möglichkeit, daß es sich um einen auf die Haut lokalisierten Prozeß handeln kann.

Die progressive Pigmentpurpura (s. S. 233) beschränkt sich im wesentlichen auf eine Erythrocyten-Diapedese im Bereich der terminalen Strombahn und darf als Sonderform einer allergischen Gefäßerkrankung in den oberen Hautschichten aufgefaßt werden. Das hervorstechende Merkmal sind die an eine Medikation gebundenen Schübe mit Ablagerung von Hämosiderin.

Am Beispiel der verschiedenen nodulären Vasculitiden läßt sich ableiten, daß die *Periarteriitis nodosa* im Sinne von Kussmaul-Maier vornehmlich den tieferen Hautschichten zuzuordnen ist, während die sog. *Periangiitis nodosa cutanea benigna* nach Ruiter in den mittleren corialen Schichten sich manifestiert. Die der Haut aufgezwungene Temperaturregulation in Abhängigkeit von der Durchblutung der Arteriolen und die sich damit kombinierende Geschwindigkeit des Blutzuflusses sind wohl die Voraussetzungen für eine variable Lokalisation von gefäßschädigenden Reizen. Verteilung von Antigen-Antikörperkomplexen im Bereich der Hautgefäße dürften auch derartigen Bedingungen unterliegen. Als einfachstes physikalisches Beispiel darf die *Erfrierung* gelten, die mit einem völligen Durchblutungsstop von den Arteriolen aus zur Nekrose und Abstoßung der Haut im Bereiche der Acren führt, während an der übrigen Körperhaut die

Wärmeabstrahlung von den tieferen Gefäßen einer derartigen exzessiven Abkühlung mit Gewebetod eine Grenze setzt. Die verschiedenartige Empfindlichkeit auf gefäßschädigende Substanzen in Abhängigkeit von der Lokalisation dieser Schäden im Hinblick auf die Nähe zu den Acren ist bereits hervorgehoben worden. *Strömungsdynamik und anatomischer Zustand der Hautgefäße sind somit bestimmende Faktoren* für die Lokalisation und Intensität verschiedenartiger Hautreaktionen, die vornehmlich über die Beeinflussung der Permeabilität mit der Entwicklung von Efflorescenzen der verschiedensten Typen miteinander verbunden sind.

Literatur

Bauereisen, E., in: Physiologie des Kreislaufs, Bd. 1. Berlin-Heidelberg-New York: Springer 1971.

Davies, E., Landau, J.: Clinical Capillary Microscopy. Springfield/Ill.: Ch. Thomas 1966.

Ganong, W. F.: Medizinische Physiologie, 2. Aufl. Berlin-Heidelberg-New York: Springer 1972.

Hille, H.: Zur Durchblutung der Terminalstrombahn. Heidelberg: Dr. Alfred Hüthig Verlag, 1965.

Illig, L.: Die terminale Strombahn. Berlin-Göttingen-Heidelberg: Springer 1961.

Krogh, A.: Anatomie und Physiologie der Capillaren. Reprint. Berlin-Heidelberg-New York: Springer 1970.

Macher, E.: Die gestörte Durchströmung der Haut. In: Handbuch der Haut- und Geschlechtskrankheiten. Berlin-Göttingen-Heidelberg-New York: Springer 1964.

Stüttgen, G.: Die normale und pathologische Physiologie der Haut. Stuttgart: Fischer 1965.

Varicöser Symptomenkomplex

In den letzten Jahrzehnten hat besonders die in dermatologischen Kreisen gepflegte Phlebologie zu einer verstärkten Beachtung der Strömungsdynamik des Venensystems an den Unterschenkeln geführt, und seit jeher ist der varicöse Symptomenkomplex ein bevorzugtes Interessensgebiet der Dermatologie und hat dazu gezwungen, nicht nur anatomische und histologisch erfaßbare Besonderheiten im Auge zu behalten, sondern sich auch intensiv mit den Problemen zu befassen, die sich aus der veränderten Durchströmung der Haut (Stase, Thrombose usw.) ergeben. Das venöse Gefäßsystem ist strömungsmechanischen Einflüssen aufgrund schwächer ausgeprägter muskulärer Schichten und statischen Gegebenheiten stärker ausgesetzt, als das arterielle System (Blutmenge im Venenpool bei aufrechter Körperhaltung 300 – 350 ml pro Bein).

Der venöse Gefäßdurchmesser ist vornehmlich eine Funktion des peripheren Widerstandes. Die Venenmuskulatur des Saphenastammes spricht auf Catecholamine, insbesondere auch auf Serotonin, vasoconstrictorisch an.

Der Bluttransport im großvolumigen Niederdrucksystem der Venen an den Extremitäten (Strömungsgeschwindigkeit in intakten Sammelvenen 1,0 cm pro sec) hängt von dem Zusammenspiel des Venenklappenapparates und der Muskelpumpe ab.

Die erweiterten Venenwände besitzen offenbar besondere stoffwechselmäßige Charakteristika. Die Glykolyse in der Varicenwand war nach Untersuchungen von Lastz von 81,3 auf 88,5% gesteigert, während die Oxidation von 18,7 auf 5% zurückgegangen war. Demgegenüber zeigten normale Venen einen etwa dreimal höheren Sauerstoffverbrauch und bilden im Verhältnis zu ihrer O_2-Aufnahme weniger Milchsäure. In der varicösen Vene wird offenbar nicht genügend ATP für die Kontraktion bereitgestellt. Zusammen mit den Hinweisen, daß varicöse Venen eine schwächere Ansprechbarkeit auf vasoconstrictorische Reize haben, ergeben sich unabhängig von den strukturellen Eigenheiten Ansatzpunkte für die Behandlung der Varicen:

Die angeborene Schwäche der Venenwand wird auf einen primären Defekt in der Media und auf eine Verminderung des Kollagengehaltes bei Vermehrung von Mucopolysacchariden, Elastin und Hexosamin zurückgeführt. Am Unterschenkel bestehen insgesamt 20 klinisch wichtige Kommunikationsvenen. Die Strömungsgeschwindigkeit beträgt in den Stammarterien im Durchschnitt 3,3 cm pro sec, 0,4 cm pro sec im Capillarbereich und 1,0 cm pro sec in den Sammelvenen.

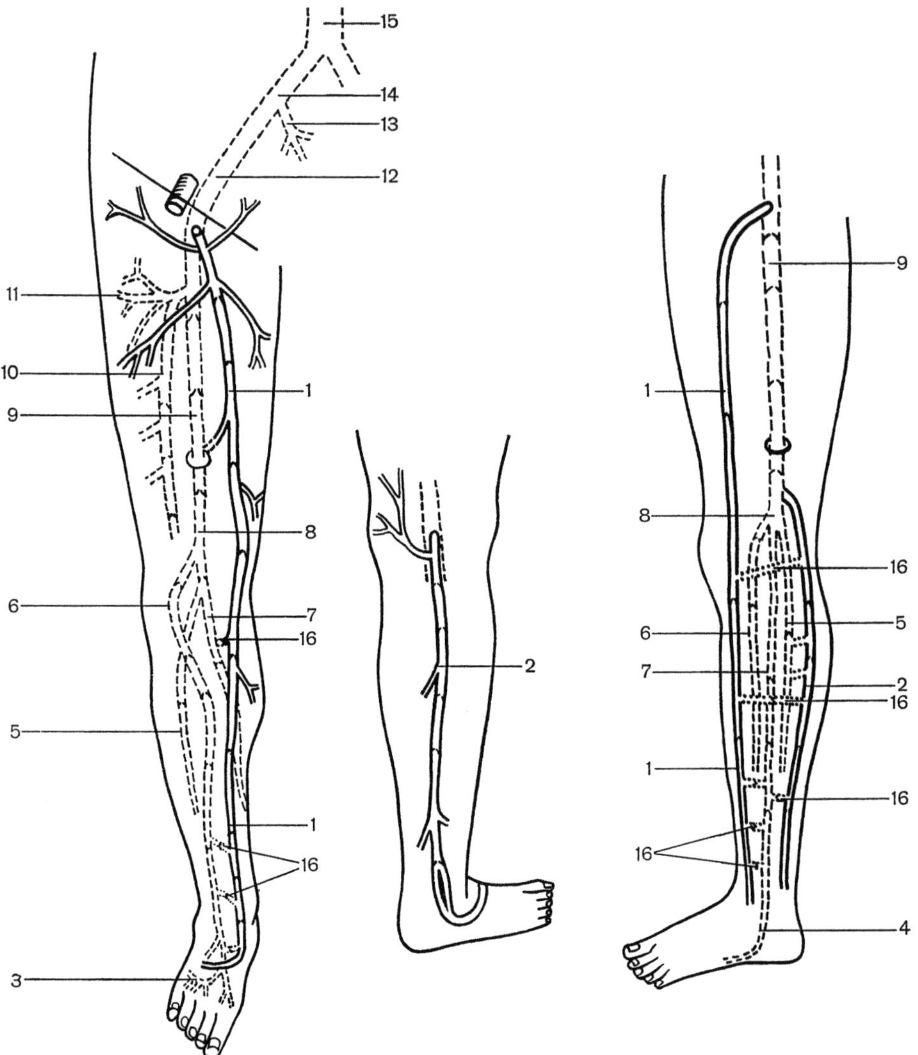

Abb. 59. Venensystem der unteren Extremitäten. (Kappert, A.: Lehrbuch und Atlas der Angiologie. Bern-Stuttgart-Wien: Huber 1969.) Oberflächliches System: *1* V. saphena magna, *2* V. saphena parva mit zahlreichen Wurzeln und Querverbindungen. Tiefes System: *3* Vv. dorsales pedis profundae, *4* Vv. plantares laterales (et mediales), *5* Vv. fibulares (Vv. peronaeae), *6* Vv. tibiales anteriores, *7* Vv. tibiales posteriores, *8* V. poplitea (oft paarig), *9* V. femoralis, *10* V. profunda femoris, *11* V. femoralis lateralis circumflexa, *12* V. iliaca externa, *13* V. iliaca interna (V. hypogastrica), *14* V. iliaca communis, *15* V. cava inferior. Verbindungssystem (zwischen oberflächlichem und tiefem System): *16* Vv. communicantes (Vv. perforantes)

Der Abfluß des venösen Blutes geht von der Peripherie, also von den extrafascialen Venen aus, die mit der Drainage der Haut eng verbunden sind. Danach wird das abströmende Blut in das intrafasciale Venensystem aufgenommen und schließlich in den großen Sammelvenen dem Herzen zugeführt. Der arterielle Drucküberschuß reicht nicht aus, um bei nachlassendem Umgebungsdruck der Skeletmuskulatur das Blut herzwärts zu fördern und somit die notwendige venöse Drainage der Haut zu

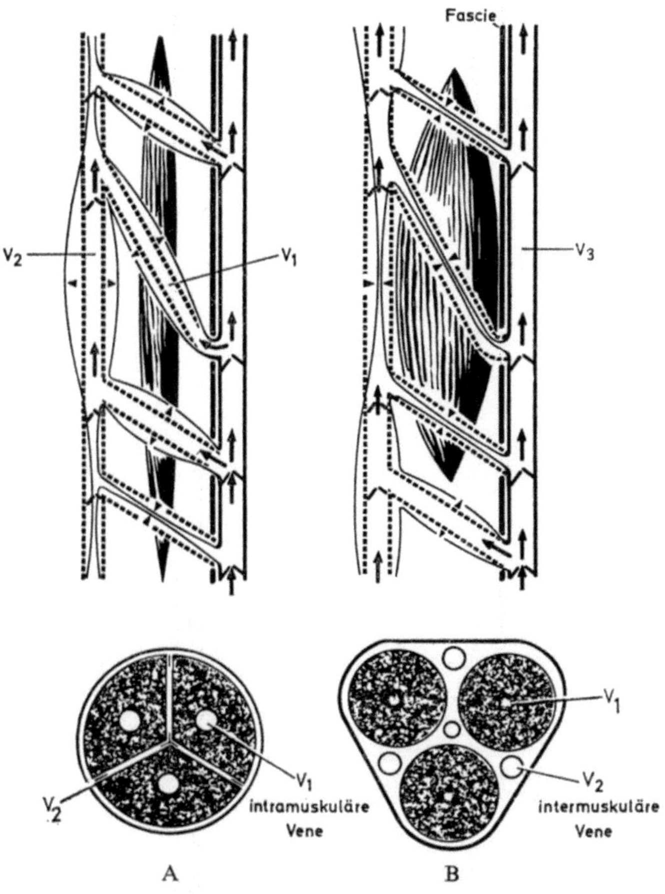

Abb. 60. Schema der Muskelvenenpumpe. Darstellung der Muskelvenenpumpe bei Kontraktion (B) und Erschlaffung der Muskeln (A). Querschnitte durch entspannte und kontrahierte Muskeln mit intramuskulären Muskelvenen (V_1) und intermuskulären Leit- (V_2) und transfascialen Venen (V_3) auf verschiedenen Ebenen, Lüftung und aktive Erweiterung sowie Kompression von V_1 und V_2 durch Muskelspiel, dadurch Abschöpfung des extrafascialen venösen Blutvolumens in der Wadengegend. (Umzeichnung aus Schneider, W., Fischer, H.: Die chronisch-venöse Insuffizienz, Anatomie, Pathophysiologie, Klinik und Therapie. Stuttgart: Enke 1969)

bewerkstelligen. Die Muskelpumpe ist ein Druck-Saugsystem, das durch Muskelkontraktionen und Gelenkbewegungen Blut aus den extra- und intrafascialen Venen durch die Flutschleusen der zahlreichen Klappen herzwärts befördert. Störungen dieses Mechanismus sind vollständige Obliteration, postthrombotische Wandveränderungen, Erweiterung der tiefen Venen, Insuffizienz der Venae communicantes und der Muskelveneneinfluß-Schleifen mit Veränderung des Druckgradienten zwischen oberflächlichen und tiefen Venen.

Es kommt zu einer Strömungsumkehr mit Entleerung des Blutes in die oberflächlich gelegenen Venen und nachfolgend zu ungenügenden Drainagen durch das venöse Saphenanetz und den vorgeschalteten Venenplexus und damit zur Anschoppung von Flüssigkeit und zur Reabsorptionsstörung.

Die Muskelpumpe ist nicht nur in der Lage, der passiven Orthostase entgegenzuwirken, sondern bewältigt auch die Arbeitshyperämie durch ein paternosterartiges, aus mehreren Stufen zusammengesetztes Druck-Saug-Pumpsystem. Der idiopathische Reiz für die varicöse Umwandlung ist die vermehrte Gefäßfüllung, die durch Wandschwäche, durch mangelnde Abschöpfung oder schließlich vermehrte Durchströmung erzielt wurde. Bei Krämpfen und vorliegenden Varicen ist die Ursache mehr in nervalen Störungen und Tonusabweichungen in der Muskulatur als in einer Stoffwechselabwegigkeit aufgrund eines schlechten venösen Rückstroms zu suchen.

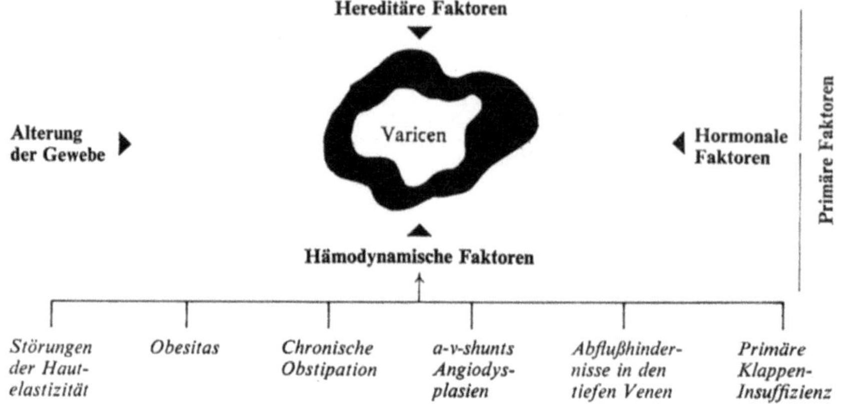

Abb. 61. Pathogenetische Faktoren bei der Varicosis. (Leu, H. J.: Histopathologie der peripheren Venenerkrankungen. Bern-Stuttgart-Wien: Huber 1971)

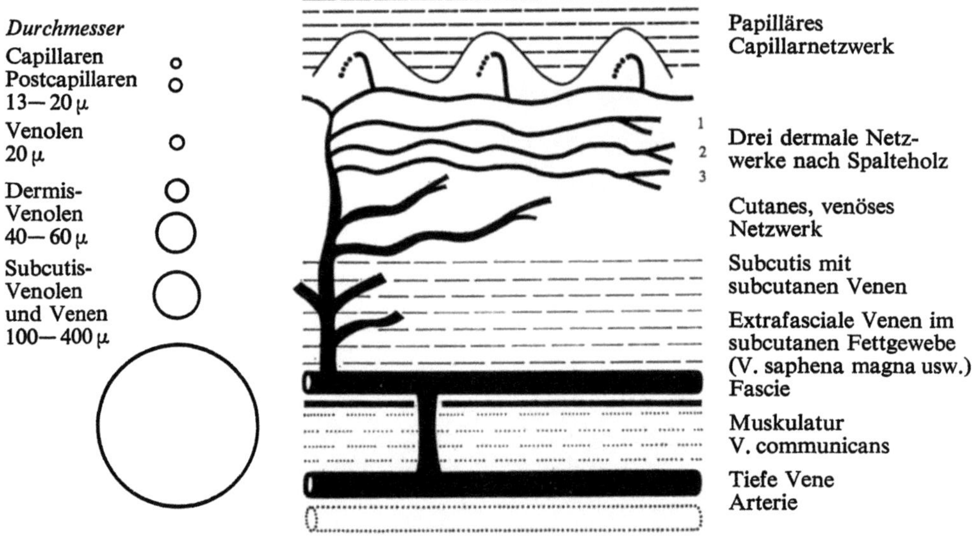

Abb. 62. Der venöse Blutabfluß Haut→tiefe Venen. (Leu, H. J.: Histopathologie der peripheren Venenerkrankungen. Bern-Stuttgart-Wien: Huber 1971)

Einteilung der Varicose

1. *Primäre Varicose.*

2. *Einfach funktionell oder varicophlebitisch komplizierte primäre Varicose.*

3. *Thrombotisch bzw. postthrombotisch komplizierte Varicose* und

4. *Postthrombotisches Syndrom:* Letzteres leitet sich vornehmlich aus Rückflußstörungen im subfascialen System ab, deren Ursache auf Störungen der Blutabfuhr aus dem mehrfach etagenförmig gegliederten Maschensystem der Venenplexus im Sinne hintereinander geschalteter Überlaufgefäße beruht.

Es kann daraus abgeleitet werden, daß Varicen und Stauungen nicht identisch sind, und ausgeprägte Varicen keineswegs immer mit Ödemen verbunden sein müssen. Lediglich die Folgen der Varicen führen zur venösen Insuffizienz.

Solange der venöse Rückfluß über die tiefen Venen intakt ist, können primäre Varicose, Besenreiservaricen sowie Teleangiektasien funktionell als bedeutungslos angesehen werden, es sei denn, es kommt zur Periphlebitis mit Ulcerationen. Differentialdiagnostisch kann die primäre Varicosis von extrafascialen Varicen bei tief liegenden Abflußstörungen durch das Auftreten von Ödemen abgegrenzt werden. Im ersteren Fall gehen Varicen voraus, im zweiten Fall steht das Ödem zeitlich im Vordergrund.

Pathophysiologie

Die pathophysiologischen Vorgänge bei einem venösen Stauungsödem, welches zur Entwicklung des varicösen Symptomenkomplexes führt, sind nach Kappert folgende:

1. Insuffizienz der Venenklappen,
2. damit verbundener pathologischer Rückfluß des venösen Blutes,
3. Stauung im venösen Capillarschenkel und Abflußbehinderung der extracellulären Flüssigkeit,
4. damit verbunden veränderter Gewebsmechanismus durch Freisetzung von Histamin und anderen Faktoren, die zu einer erhöhten Capillarpermeabilität führen.
5. Austritt höhermolekularer Stoffe, z.B. Plasmaproteine usw.
6. Erhöhter Gewebsinnendruck mit resultierender Drosselung der arteriellen Blutzufuhr und
7. zunehmende Insuffizienz der Lymphdrainage.

Trophische Hautveränderungen, die sich bei der Entwicklung des varicösen Symptomenkomplexes bei chronisch venöser Insuffizienz bzw. durch das postthrombotische Syndrom einstellen, sind somit komplexer Natur. Zu der vasalen Überfüllung und Erweiterung der kleineren und mittleren Gefäße tritt eine capillarvasculäre Dysurie mit Blutaustritt oder Ödem hinzu, deren Folgen eine Dermoepidermitis oder schließlich Ulcerationen sind (s. Schneider, Fischer, 1969). Die sich im Zuge einer derartigen langzeitigen Strömungsveränderung entwickelnden Hautveränderungen, wie Dermatosklerose, Unterschenkelverschwielung, granulomatöse Papillomatose und Atrophie blanche sind ein weites Feld und können besonders bei der Entwicklung von *ekzematösen* Veränderungen zusätzlich von exogenen Faktoren bestimmt werden.

Der Prozeß der *Unterschenkelverschwielung* nach Proppe und Mückel entwickelt sich ohne entzündliche Veränderung physikomechanisch durch Hineinpressen von Ödemflüssigkeit in das Gewebe bei gleichzeitiger Abflußsperre. *Atrophie blanche* ist als Endzustand einer hochgradigen Vernarbung im Zuge einer anämischen Nekrose mit Einlagerung fibrinoiden Materials in die Gefäße aufzufassen. Auch hier steht wie bei der Unterschenkelverschwielung mehr die Insudation als die Entzündung im Vordergrund. Im Begriff der Stauungsdermatose vereinigen sich Hämosiderose, Dermatosklerose und Acanthose mit Schuppung zu einer Einheit, die neben einer Lymphstauung noch eine venöse Blutstauung aufweist. Die Hämosiderose ist gewöhnlich von einer Melaninvermehrung in der Epidermis begleitet, die als indirekte Aktivierung der Melanocyten aufzufassen ist (Stüttgen).

Ulcera cruris

Mit Ausnahme der exogen physikalisch-chemischen Auslösungen und besonderen Formen einer Infektion ist die Entwicklung von Ulcera cruris im allgemeinen an eine hochgradige Einschränkung der Durchblutung gebunden. Dabei steht zu mehr als *90% die venös/thrombotische Entwicklung* im Vordergrund, und nach Klüken und Santler ist der vasculär-arteriell bedingte Prozentsatz von Ulcera cruris lediglich 5–7%. Der Rest sind Ausnahmefälle. Dies gilt allerdings nur für Europa. In Südamerika und Afrika gesellen sich die Sichelzellanämie und die Thalassämie als Sonderformen einer hämolytischen Anämie hinzu, die die Basis für die Entwicklung von Ulcera cruris durch zusätzliche Faktoren gibt. In groben Zügen

Tabelle 224. Mechanismen bei der Entstehung von Ulcera cruris

A. *Vasculäre Entstehung*

I. Venen

a) Varicöser Symptomenkomplex mit erhöhter Neigung zur Thrombosierung

b) Thrombotische Verschlüsse durch bakterielle Thrombophlebitis, Gefäßwandschädigungen und Verkürzung der physiologischen Gerinnungszeiten. Veränderungen des Blutinhaltes wie bei Leukämie und Polycytämie sind die Voraussetzungen zur Entwicklung von Ulcerationen am Bein, wie auch nekrotisierende Prozesse beim Erythematodes bekannt sind.

Nach den Analysen der Wiener Dermatologenschule sind bei ausgeprägten vasculär-venösen Entstehungswegen auch die Arterien bereits mit erfaßt, so daß eine scharfe Trennung schwerlich sich durchführen läßt.

II. Arterien

a) Embolie (einschließlich Mikroembolie)

b) Hypertonie (Martorell, 1944). Beginn mit bläschenförmigen Hämorrhagien. Charakteristisch ist bei arteriellen Geschwüren die kurzfristige Entstehungszeit. Die angiopathische Ulceration bei arterieller Verschlußkrankheit wirkt sich primär über eine muskuläre Mangeldurchblutung mit Claudicatio intermittens und Latenzschmerz aus. Demgegenüber sind die angiolopathischen Ulcerationen mit Erkrankung der Endstrombahn der Haut verbunden. Diese können sich in funktioneller Weise, wie bei der Akrocyanose, Livedo reticularis usw. äußern als auch auf dem Boden organischer Angiolopathien sich entwickeln, bei denen Vasculitiden in den oberen Hautschichten vom Typ der allergischen Vasculitis usw. vorliegen.

Die atherosklerotische Verlegung der Gefäßlumina zeigt eher eine Neigung zur Hautgangrän wie bei der Winiwarter-Bürgerschen Erkrankung, als daß Ulcera cruris dabei im Vordergrund stehen würden. Als zusätzlicher Faktor spielt die Arteriosklerose eine große Rolle.

III. Lymphgefäße

Bei dieser Gruppe steht das Lymphödem mit sekundärer Fibrosierung im Vordergrund.

B. *Erythrocytenanomalien* mit verminderter O_2-Kapazität und Thromboseneigung
Hämolytische Anämien (Sichelzellanämie, Thalassämie)

C. *Stoffwechsel*
Diabetes

D. *Nervensystem*
I. Zentral constrictorische Krisen
II. Rückenmark (Tabes, Syringomyelie – sog. trophische Störungen
III. Nervenläsionen

E. *Mikrobielle Entzündung* (toxisch-infektiös), besondere Komplikationen bei Diabetes

F. *Allergische Entzündungen* (im Sinne von Ruiter, mikrobielle Allergene)

G. *Exogen physikalisch-chemische Ursachen* mit obligater Gewebeschädigung.

Tabelle 225. Pathogenese und Therapie spezifischer Ulcusformen [Fischer, H., Dtsch. Ärzteblatt **21**, 1391 (1973)]

Ulcusform	Venensystem	Pathogenese	Therapie
Gamaschenulcus	Retikuläre Varicose	Mikrothromben im Hautplexus	Kompression, antithrombotisch, Verödung
Knöchelulcus	Variköse Knöchelpolster	Periphlebitis	Verödung, Kompression
Schwielenulcus	Pelvine Stenose Periphere Stenose der tiefen Venen	Siderosklerose (Unterschenkelverschwielung)	Strumpfhose, evtl. Palma-Operation bzw. Ultraschall, Eisblase
Erosivulcus (Ekthyma)	Periphere Stenose der tiefen Venen	Dermoepidermitis	Reinigung, antibakteriell
Gummöses Ulcus	Periphere Stenose der tiefen Venen	Hypodermitis	Antibiotica und Corticoidstoß, Antiphlogistika, Kompression
Thrombophlebitisches Ulcus	Sekundäre Varicose, Retikuläre Varicose	Varikophlebitis, Periphlebitis	Antiphlogistika, Kompression
Callöses Ulcus (stasis ulcer)	Perforantes-Insuffizienz	Blow out	Subfasciale Unterbindung oder Verödung, Kompression
Ulcusschorf, Atrophie blanche, Sommerulcera		Angiolopathie bzw. -spasmus, Arteriolitis Vasculitis	Ultraschall, Eisblase, evtl. Corticoidstoß

wird in der Tabelle 224 die Pathogenese der Ulcera cruris nach primär vorbereitenden oder auslösenden Faktoren unterteilt. Der eine oder andere Faktor kann unterschwellig sein und erst in der Summation der Schäden entsteht das Ulcus.

Eine einfache Stauung und Ödembildung aufgrund einer kardialen Insuffizienz reicht im allgemeinen allein nicht aus, um die dargestellte Skala von Hautveränderungen wie beim varicösen Symptomenkomplex auszubilden. Patienten mit kongenitalem Fehlen von Venenklappen an den Unterschenkeln zeigen einen höheren Sauerstoffverbrauch während der Arbeit und eine höhere Konzentration an Produkten des anaeroben Stoffwechsels im Blut. Eine Beinulceration tritt dann ein, wenn sich zu dieser Klappenstörung noch eine zusätzliche, sonst nicht allein zum Ulcus führende Schädigung in Form eines Summationsschadens hinzugesellt.

Venenfunktionsprüfungen bei Varicosis

Vorangestellt werden muß, daß die *Phlebographie* bei Fragestellungen über die Verhältnisse des tieferen Blutabtransportes unumgänglich notwendig ist.

Einfache Tests, die einen Einblick in das Ausmaß der Klappeninsuffizienz zulassen:

Der Versuch nach Trendelenburg I. Im Liegen wird das Bein hochgehoben und die Einmündungsstelle der Vena saphena unterhalb der Leiste komprimiert. Unter Beibehalten dieser Kompression steht der Patient auf. Beim Lösen der Kompression füllt sich die Vena saphena magna von oben, da durch insuffiziente Venenklappen dieser rückläufige Strömungsgang nicht aufgehalten wird.

Der Ondulationsversuch nach Schwartz läßt eine Klappeninsuffizienz dadurch nachweisen, daß unter Palpieren der Einmündungsstelle der Saphena ein Klopfen peripherer Varicen sich als Druckwelle bis zu den tastenden Fingern an der Einmündungsstelle der Saphena fortsetzt. Die Druckwelle wird nicht durch intakte Klappen unterbrochen.

Hinweise für eine Insuffizienz der tiefen Venen sind folgende Funktionsprüfungen:

Der Perthessche Versuch, der am stehenden Patienten mit hohem Abbinden des zu untersuchenden Beines begonnen wird. Der Patient wird nun aufgefordert, auf der Stelle zu treten. Mit Einsetzen der Muskelpumpe entleert sich das Blut aus den zunächst prall gefüllten Varicen in die tiefer gelegenen Abflußwege. Doch ist dies nur der Fall bei kompensierter Varicosis, bei der das tiefe Venensystem den venösen Rückfluß vollständig zu besorgen vermag. Entleeren sich die Varicen dagegen nicht oder nur in geringem Maße, so liegt eine Klappeninsuffizienz oder eine Verlegung der tieferen Venen vor.

Trendelenburg II. Am liegenden Patienten werden die Varicen proximal ausgestrichen und eine Kompression unter der Leiste am Oberschenkel angelegt. Unter dieser Kompression steht der Patient auf. Füllen sich die Krampfadern, die sich aufgrund des Liegens entleert hatten, liegt eine retrograde Füllung aufgrund insuffizienter tiefer Venen vor.

Auch das *Lintonsche Zeichen* weist auf die Situation des venösen Rückstroms über die tiefen Venen mittels der Betätigung der Muskelpumpe unter Ausstreichen der Venen nach proximal hin. Die Untersuchung erfolgt im Liegen bei hochgehaltenem Bein. Ist der Rückfluß intakt, bleibt eine retrograde Füllung der Venen aus. Ein Rückfluß über die oberflächlichen Venen wird durch die hohe Schnürbinde in der Leistengegend verhindert.

Der Mahorner-Howard-Ochsner-Test dient auch zur Funktionsprüfung der tiefen Venen durch etagenweises Abschnüren verschiedener Beinabschnitte, um die Orte der Tiefeninsuffizienz zu lokalisieren.

Nach der Modifikation von Schneider wird das Bein vom Fuß bis oberhalb der Varicen mit einer elastischen Binde stramm eingewickelt, so daß das gesamte extrafaciale Netz möglichst vollständig komprimiert ist. Man läßt dann den Patienten etwa eine Viertelstunde energisch umhergehen und auch Treppen steigen. Auftretende Schmerzen weisen auf einen mangelnden Blutabfluß mit Sauerstoffdefizit des Gewebes hin.

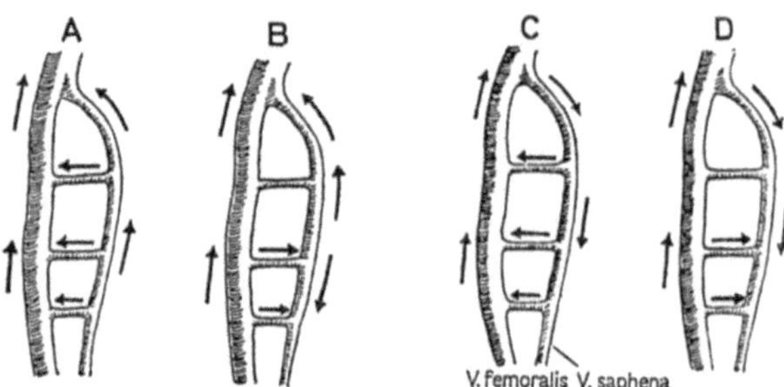

Abb. 63. Schematische Darstellung des positiven und negativen Trendelenburgschen Versuches. A Die intakten Klappen sowohl der Vena saphena als auch der Venae communicantes bewirken einen normalen Abfluß des venösen Blutes. B Trotz insuffizienter Klappen der Venae communicantes Abfluß über die tiefen und oberflächlichen Venennetze, die nur partiell insuffizient sind. C Die Klappen der Vena saphena sind funktionsuntüchtig, es tritt ein Rückstau ein. Das rückgestaute Blut wird aber zum Teil von der Venae communicantes durch die Vena femoralis abgeführt. D Die Klappen der Vena saphena sind insuffizient, und gleichzeitig wird Blut aus der Vena femoralis über die Venae communicantes mit insuffizienten Klappen zur Vena saphena geführt und damit eine doppelte Belastung der Vena saphena bewirkt. (Nach Drewes, 1963)

Literatur

Schneider, W., Fischer, H.: Die chronisch-venöse Insuffizienz, Anatomie, Pathophysiologie, Klinik und Therapie. Stuttgart: Enke 1969.

Hämorrhoidalleiden

Das Hämorrhoidalleiden beruht auf Stauungen im submucösen Venenplexus und dem arteriellen Zufluß aus den Arteriae haemorrhoidales caudales, also dem arteriell gespeicherten anorectalen Schwellkörper. Pathologisch-anatomisch ist vielfach nachgewiesen worden, daß die Venengeflechte des Enddarmes beim Hämorrhoidalleiden meist erheblich varicös erweitert sind. Der venöse Reflux aus dem Pfortaderbereich wird durch Druckerhöhung im Hämorrhoidalknoten nach Bauchpresse belegt (Roschke).

Arteriovenöse Anastomosen sind von Stelzner und Staubesand für das Hämorrhoidalleiden ursächlich mit herangezogen worden. Es handelt sich also um arterielle und venöse Gefäße, die sich strömungsdynamisch und durch Zellproliferation zu Hämorrhoiden entwickeln. Unterschieden wird in innere, äußere und intermediäre Hämorrhoiden, wobei die letzteren innere Hämorrhoiden sind, die sich nach außen vorgestülpt haben. Der Verlauf der Hämorrhoiden ist durch mögliche spontane Thrombosierung, Nekrotisierung und Fibrinisierung charakterisiert. Bei progressiver Hämorrhoidenentwicklung ist zu einer Therapie zu raten, die entweder auf der Verödungsbehandlung beruht oder mittels chirurgischer Eingriffe durchgeführt wird. Das Prinzip der Sklerotherapie nach Blond bei Behandlung der Hämorrhoiden unterscheidet sich von der Varicenverödung dadurch, daß nach intramuraler Injektion an der Basis der Hämorrhoiden eine Entzündung entsteht, die nachfolgend eine Verklebung der erweiterten Bluträume verursacht.

Literatur

Böhm, C., Schmid, A. H., Wenzel, U., Braun-Falco, O.: Das Hämorrhoidalleiden. Stuttgart: Schattauer 1967.

Roschke, W.: Die proktologische Sprechstunde, 3. Aufl. München-Berlin-Wien: Urban u. Schwarzenberg 1971.

Pharmakotherapie der Venenerkrankungen

Im Prinzip kann die Pharmakotherapie der Venenerkrankungen, insbesondere der Varikose, nach folgenden Gesichtspunkten unterteilt werden.

1. *Beeinflussung des Venenmuskeltonus.* Es ist bemerkenswert, daß durch eine Iontophorese von Serotonin (750 µg/ml bei 3,5 mA) sich passager für etwa 12 Std eine ausgeprägte Varice durch Kontraktion der Muskelschicht äußerlich zum Verschwinden bringen läßt (Stüttgen).

Damit ist der Hinweis gegeben, daß sich durch eine Beeinflussung des Muskeltonus eine Veränderung der Strömungsdynamik auch in Varicen erzielen läßt, falls es nicht

Tabelle 226. Vasoconstriction von Varicen unter Serotonin-Iontophorese (Stüttgen). Serotoninkonzentration 3,5 mg/cm³, Anodenfläche 1,5 cm², 3,5 Milliamp. · 3 min

Klinische Angaben	Venen-constriction	Dauer (Std)	Bemerkungen
1. Mittelgroße Varicen	deutlich	24	bis zu 7 cm aufsteigender Druckschmerz, 4 Std anhaltend
Bleistiftdicke Varicen	deutlich	24	2 Varicen oberhalb der Einwirkungsstelle verschwanden vollständig
2. Teleangiektasien	keine		Diffuse Rötung der vorher blauen Gefäße nach 10 min. Nach weiteren 10 min Rötung über die Gefäßzeichnung hinaus
Serotoninkonzentration 1,7 mg/cm³			
3. Mittelgroße Varicen	deutlich	$3^1/_2$	
4. Starke Varicen	Minderung des Volumens	2	
Teleangiektasien	keine		Farbwechsel von Blau nach Rot, anschließend diffuse Rötung. Dauer 2 Std
5. Starke Varicen	angedeutet		
Mittelstarke Varicen Teleangiektasien	deutlich	24	Beginn der Kontraktion nach 5 min. Farbwechsel Blau nach Rot, nach 15 min diffuse Rötung. Nach 4 Std wieder alter Zustand

zu einem völligen Stillstand des Blutabflusses gekommen ist.

2. *Ödem-Schutzwirkung.* Ein Ödem im Bereiche der Varicen ist mit Schweregefühl in den Beinen verbunden. Durch antiödematöse Therapie, wobei Hydroxyäthylrutoside zur Zeit im Vordergrund stehen, ist eine symptomatische Beeinflussung dieser erhöhten Ödemneigung zu erzielen. Nach Fischer besitzt diese Therapie nur einen relativ begrenzten Wirkungsgrad und kann bei übermäßigen Belastungen nicht mehr den Erwartungen entsprechen. Die Wirksamkeit von entsprechenden Venenmitteln unter verschiedenen Versuchsbedingungen im Tierexperiment ist zweifelsohne zu demonstrieren, wie Wiskemann an Hand der gefäßabdichtenden Wirkung unter gut lokalisierbarem und dosierbarem Entzündungsreiz mit Röntgen- oder UV-Strahlen nachweisen konnte.

Da sich schließlich die Entwicklung eines Ödems aus mehreren Wurzeln vom Gefäßtyp über Strömungsgeschwindigkeit und Gefäßpermeabilität ableitet, ist eine breitbasige vielfältige Prüfung von Venenmitteln nach Tronnier zweckmäßig, wie an Beispielen mit Kombinationspräparaten (Dihydro-ergocristin, Roßkastaniengesamt extrakt, Rutin) gezeigt werden konnte.

3. *Die Antiphlogistica* nehmen in der Therapie von Venenerkrankungen, insbesondere auf entzündlicher Basis bei oberflächlichen Thrombosierungen, einen großen Raum ein. Bei diesen Substanzen steht zweifelsohne das Phenylbutazon im Vordergrund. Wie Aspirin ist auch diese Substanzgruppe in der Lage, die Thrombocytenaggregation zu hemmen und damit auch auf diesem Wege prophylaktisch eine Thrombose zu verhindern.

4. *Anticoagulierend wirkende Substanzen* einschließlich fibrinolysierender Verbindungen sind ebenfalls geeignet, prophylaktisch die Entstehung oberflächlicher, aber auch tieferer Thrombosen zu verhindern. Bei bereits eingetretener Thrombose wird durch die Auflösung des Thrombus auch einer Verbrauchscoagulopathie entgegengewirkt. Nebenwirkungen dieser Substanzen, insbesondere die Blutungzeit, müssen beachtet werden.

5. *Diuretica* können den Flüssigkeitsstau symptomatisch beheben. Damit geht die Therapie des varicösen Stauungszustandes mehr auf den internistischen Sektor über,

wobei die Stützung des Kreislaufs unterteilt in zentrale und periphere Insuffizienzen im Vordergrund steht.

All diese pharmakotherapeutischen Eingriffe erreichen allerdings nicht die Effektivität eines Kompressionsverbandes. Dieser Verband stellt allerdings eine Strapazierung des ästhetischen Empfindens dar, erfordert eine sorgfältige Verbandstechnik und ist nicht immer angenehm. Die notwendige Konsequenz ist, das Grundleiden anzugehen und die Stauung durch Verödungstherapie der Varicen oder durch entsprechende operative Eingriffe zu beheben. Damit sind Voraussetzungen gegeben, die eine symptomatische Pharmakotherapie zur Wirkung kommen lassen, nachdem durch die genannten Verödungs- oder operativen Verfahren nur noch ein Restzustand vorliegt, der ein medikamentöses Vorgehen durch orale, ggf. intravenöse Medikation rechtfertigt. Eine Lokaltherapie beschränkt sich auf die Beeinflussung der oberen Hautschichten.

Nicht-medikamentöse Behandlung der Beinvenen-Insuffizienz

Die therapeutische Forderung, Stauungsphänomene, insbesondere die Ödembildung, durch Erhöhung des Gewebedruckes auf das Venensystem zu verhindern, läßt sich medikamentös nicht durchführen. Physikalische Maßnahmen, wie der Kompressionsverband, kommen der therapeutischen Forderung aufgrund der mit diesem Verband erzielten dosierten Kompression des Gewebes und der Venen entgegen.

Dieser Kompressionsverband nach Fischer wird durch enges Anschmiegen der Binde an die Haut mit gleichmäßigem konzentrischem Druck anmodelliert. Unter einer Kompression wirkt sich die aktive Muskeltätigkeit besonders günstig aus, da nunmehr die Druckwirkung auf die Venen durch die äußere straffe Bindenführung erhöht wird. Es wurde nachgewiesen, daß durch Kompressionsverbände der Lymphabfluß gesteigert wird. Die Kapazität des venösen Strombettes ist in der Peripherie nunmehr beträchtlich reduziert. Da der Venentonus durch Kälteanwendung wesentlich gesteigert wird, sind entsprechende Behandlungen mit Wasseranwendungen nicht ungünstig. Es bestehen Empfehlungen, den Kompressionsverband z. B. nach Rotter mit Polstermaterial wie Schaumgummi und an den Kanten abgeflachte Lederstücke zu verstärken. Unter einem solchen Kompressionsverband kommt es zur Stimulierung einer dosierten Zonenmassage. Solche Verbände sind jeden Morgen anzulegen und abends abzunehmen.

Die Veneninsuffizienz wird optimal mit einem Minimum an Bettruhe und einem Maximum an Bewegung mit kunstgerechtem Kompressionsverband oder Gummistrumpf behandelt, wobei der Gummistrumpf in der späteren Phase nach Besserung durch Kompressionsverbände zu empfehlen ist.

Literatur

Haid, H., Haid-Fischer, F.: Venenfibel. Stuttgart: Thieme 1967.

Kappert, A.: Lehrbuch und Atlas der Angiologie. Bern-Stuttgart-Wien: Hans Huber 1969.

Leu, H. J.: Histopathologie der peripheren Venenerkrankungen. Bern-Stuttgart-Wien: Hans Huber 1971.

Schneider, W., Fischer, H.: Die chronisch-venöse Insuffizienz, Anatomie, Pathophysiologie, Klinik und Therapie. Stuttgart: Enke 1969.

Die Therapie der Varicen

ist aus den dargestellten funktionellen Verhältnissen abzuleiten.

Eine isolierte oberflächliche Varicenbildung im Gebiete der Vena saphena magna oder Vena saphena parva kann durch eine *hohe Ligatur* gebessert werden, wenn die Klappeninsuffizienz der distal von dieser Unterbindung vorhandenen Venenabschnitte die Ursache der druckmechanischen Stauung war.

Es gelingt auch chirurgisch, Varicen durch subcutane Ligatur mit Perlonfäden zu unterbinden.

Eine wichtige chirurgische Methode ist die Unterbindung der Venae communicantes, die einzeln unter Zuhilfenahme der Venographie aufgesucht werden müssen (May, Innsbruck).

Weiter gelingt es, durch *Sklerosierung* der Varicen, d. h. durch intravasale Injektion von Sklerosierungsmitteln (Verödungstherapie), die durch anhaltende Blutstase nutzlos und sogar schädlich sich auswirkenden Varicen auszuschalten. Im Zuge einer derartigen Sklerosierung entwickelt sich nach Schneider und Fischer zunächst eine Endothelschwellung als Intima-Ödem mit anschließender Entstehung eines gemischten Thrombus. In der Folge wird die Bindung zwischen Thrombus und Gefäßwand immer intensiver, und schließlich verfestigt sich der Thrombus durch Einwanderung von Fibroblasten aus der Gefäßwand. Endzustand ist eine bindegewebige Organisation des Thrombus. Bei Ödemen im Bereiche der Varicen sind Druckverbände mit Schaumgummi empfehlenswert, die so einen Abfluß des Ödems durch Aufnahme der extra- und intracellulären Flüssigkeit in die Gefäßgebiete induzieren. Auch die Heilungstendenz varicenbedingter Ulcerationen wird durch solche Druckverbände beschleunigt.

Pathophysiologie des postthrombotischen Syndroms und seine Therapie

(Lindemayr, 1970; Lofferer, 1973)

Beim postthrombotischen Syndrom bestehen folgende Veränderungen, die mit der ^{133}Xenon- und ^{131}Jodalbumin (Durchblutung), der Isotopenlymphographie mit kolloidalem Gold (Lymphgefäßfunktion) und Gewebsdruckmessung mit der Nadelmethode erfaßt werden.

1. Eine verminderte ($-1/3$) Muskeldurchblutung, wobei hier vor allem dem Ödem eine wesentliche Bedeutung zukommt.

2. Eine stark wechselnde Hautdurchblutung mit Erhöhung (+3mal) der Durchblutung im Bereich der pathologisch veränderten Haut am Unterschenkel; hierbei ist die normale Regulation der kapillären Durchblutung gestört.

3. Arteriovenöse Kurzschlüsse haben in der Pathogenese des postthrombotischen Syndroms keine Bedeutung.

4. Das Lymphgefäßsystem zeigt schwere Funktionsstörungen: Die subfaszialen Lymphgefäße zeigen schon im Stadium der akuten tiefen Thrombose einen meist schweren Funktionsausfall. Dieser bleibt in allen Phasen des PTS nachweisbar. Das präfasziale Lymphgefäßsystem ist zunächst funtionell nicht geschädigt. Allmählich entwickelt sich zunächst eine dynamische Insuffizienz und schließlich zunächst örtlich, im Bereich pathologisch veränderter Haut (Ödem, Dermatosklerose, Ulcus cruris) eine mechanische Insuffizienz des Lymphtransportes (−50%). Schließlich bei Hinzutreten von rezidivierenden Erysipeln oder Lymphangitiden wird auch der präfasziale Lymphtransport in seiner Gesamtheit gestört.

5. Die gestörte Gewebsfunktion ist durch ein vermehrtes Angebot von lymphpflichtiger Last und ihrem verminderten Abtransport gekennzeichnet. Der Gewebsdruck – mit der Nadelmethode gemessen – ist in wechselndem Ausmaß erhöht.

Therapie des postthrombotischen Syndroms: Am wichtigsten ist die Prophylaxe nach Abheilen der Thrombose: Kompressionsverbände, solange ein Ödem oder subfasziale Stauung besteht und nachher Gummistrümpfe. Oft lebenslang notwendig!

Wenn sich schon ein postthrombotisches Syndrom entwickelt hat, ist Entstauung des prä- und subfaszialen Raumes mit Kompressionsverbänden notwendig. Regelung der Lebensweise. Liegen und Gehen: gut. Sitzen und Stehen: schlecht.

Unterstützende Therapie: Diureseanregung, orthopädische Maßnahmen, Ausschaltung sekundärer Varizen und insuffizienter Vv. communicantes, Ausschluß einer zusätzlichen arteriellen Durchblutungsstörung, indifferente, nicht sensibilisierende Therapie eines Eczema und Ulcus cruris; wenn notwendig, Deckung der Ulzera mittels Plastik. Nach Abheilen aller Veränderungen Rezidivprophylaxe mit Kompressionsverbänden, später entsprechende Strümpfe).

Cutane Hämorrhagien

Die differenten Formen der Erythrocytendiapedese aus den verschiedenen Etagen der gefäßhaltigen Hautschichten zeigen sich als Petechien, Ekchymosen und Hämatome einschließlich ausgeprägter sekundärer Hämorrhagien bei Gefäßwandnekrosen. Der Erythrocytendurchtritt ist dabei vordergründig, ohne daß damit ein klinisch relevanter Durchtritt anderer Blutzellen und insbesondere eine Plasmainsudation verbunden ist. In mehr oder weniger ausgeprägtem Grade wird offenbar bei hämorrhagischen Diathesen Flüssigkeit aus den Gefäßen, die in das Interstitium gelangt ist, in den Lymphgefäßen oder venösen Gefäßen aufgenommen und abtransportiert.

Mechanismen

1. Thrombopenien und Thrombopathien.
2. Die plasmatischen Gerinnungsstörungen, Coagulopathie.
3. Vasculär bedingte hämorrhagische Diathesen.
4. Hämorrhagien durch Veränderungen im Gefäßbett (Bindegewebe).
   Ehlers-Danlos-Syndrom
   Marfan-Syndrom
   Cushing-Syndrom

Die drei ersten Mechanismen können durch exogene und endogene Faktoren beeinflußt werden, sowohl durch immunpathologische Prozesse in Mitleidenschaft gezogen werden als auch sich direkt toxisch entwickeln.

Als 5. weitere Gruppe, die unabhängig von den genannten Mechanismen mit Purpura einhergeht, sind *Schädigungen der Gefäßwände* zu nennen, die sich *durch hereditäre Faktoren* entwickelt haben und durch Fehlregulationen der Blutverteilung provoziert werden können. In diesem Zusammenhang ist vorweg zu erwähnen:

a) *Die Teleangiectasia hereditaria haemorrhagica* (Rendu-Osler-Weber), wobei zusätzlich ausgeprägte Blutungen aus ent-

Tabelle 227. Klinische Hautproben, die auf hämorrhagische Diathesen hinweisen. (In: Pastinsky, I., Rácz, I.: Hautveränderungen bei inneren Erkrankungen, S. 291. Berlin: VEB Volk und Gesundheit 1965)

Name des Symptoms	Normale Werte	Auf eine hämorrhagische Diathese hinweisende Werte
Rumpel-Leede-Zeichen (hinweisend für vasculäre Purpura)	keine Petechien	Provokation von mehr als 20 Petechien nach Stauung des Oberarms oder nach Anlegen der Manschette des Blutdruckmeßapparates, wobei der Druck 5 min lang zwischen diastolischem und systolischem Wert eingestellt bleibt
Jürgenssches Kneifphänomen	keine Sugillation	Nach Kneifen einer lockeren Hautfläche (über dem Schlüsselbein oder auf der Bauchwand) treten innerhalb von 10 min bei schweren Gefäßveränderungen und Thrombocytenwerten unter 30000, Petechien oder Suffusionen auf
Klopfsymptom	negativ	Nach Klopfen mit dem Fingergelenk auf die über der Tibia gelegenen Haut an beiden Unterschenkeln treten im Laufe von 10 min Suffusionen auf
Borbelysche Probe (Hechtsches Saugzeichen) Mit der Saugglockenprobe durchgeführte Resistenzbestimmung der Capillaren	negativ	Bei einem negativen Druck von 20 mm Hg treten in der Haut Petechien auf

sprechenden Veränderungen im Magen-Darmtrakt vor sich gehen können (Pribilla).

b) *Die Angiomatosis retinae cerebellaris Hippel-Lindau.*

c) *Die Purpura senilis* als Ausdruck erhöhter Reaktionsbereitschaft auf Traumata im Zuge des Alterungsvorgangs.

Thrombopenien und Thrombopathien

1. Die *konstitutionelle Thrombopenie* durch verminderte Thrombocytenbildung und vermehrten Abbau reifer Thrombocyten.

2. *Die hereditäre Thrombasthenie Glanzmann.*

3. *Die autosomal dominante Thrombopathia Jürgens-Willebrand.*

4. *Das Aldrich-Steinberg-Campell-Syndrom*, das mit Ekzemen verbunden ist, in welchen sich kleinflächige Blutpunkte entwickeln.

Wichtig ist die *Thrombopenie nach Arzneimitteln*, wobei der Typ der [Isopropyl-allyl-acetyl]-harnstoff = Sedormid-Purpura im Vordergrund steht. Bei einer solchen Antigen-Antikörper-Reaktion kommt es zu Thrombocytenagglutinationen und zum Abbau der Plättchenagglutinate im reticulo-histiocytären System.

Erworbene Blutplättchenanomalien

Morbus maculosus Werlhof, ein Plättchenmangelzustand, der ohne erkennbare Ursachen essentiell auftritt. Die hämorrhagische Diathese setzt bei Plättchenzahlen unter 20000 pro mm³ ein. Thrombopenie tritt auch bei Hämoblastosen und Tumoren auf. Die Thrombopenie bei Infektionskrankheiten entwickelt sich auf dem Boden infektiös toxischer Markschädigungen. Im dermatologischen Bereich ist noch die Thrombopenie bei Hämangiomen, das *Kasabach-Merritt-Syndrom*, anzuführen, wobei sich der vermehrte Thrombocytenverbrauch in der weiten Strombahn capillärer und insbesondere cavernöser großer Hämangiome entwickelt.

Coagulopathien

Tabelle 228. Schema der Blutgerinnung

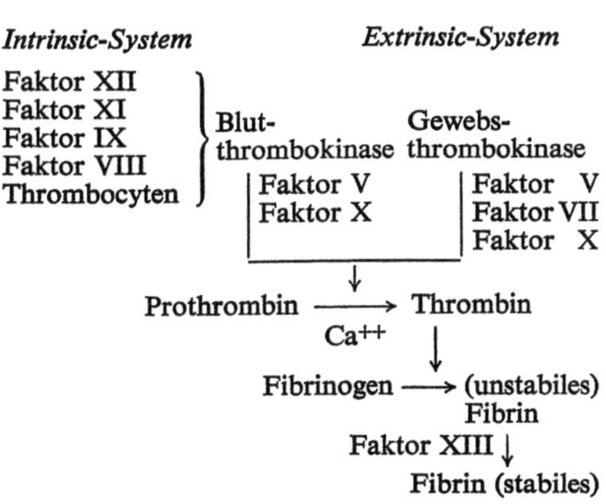

Mangel an Gerinnungsfaktoren

1. Hypo- bzw. Afibrinogenämie.

2. Erhöhte Fibrinolyse und Fibrinogenmangel (therapeutische Beeinflussung durch ε-Aminocapronsäure).

3. Erworbene Hypothrombinämien als Folge von Resorptionsstörungen des fettlöslichen Vitamin K.

4. Erworbener Faktor V-Mangel bei schweren Leberparenchymschäden, die sich mit dem Faktor VII-, Faktor X- und Fibrinogenmangel kombinieren.

5. Erworbener Faktor VII-Mangel mit hämophilieähnlichen Hautblutungen.

6. Von besonderer Bedeutung ist das Konzept der *Verbrauchscoagulopathie* im Sinne von Lasch, bei dem es durch Fibrinablagerung und Thrombenbildung in der Endstrombahn zu schweren Organschädigungen kommt, da der Thrombus dem strömenden Blut Gerinnungsfaktoren entzieht.

Das Shwartzmann-Sanarelli-Syndrom kann partiell auf einer Verbrauchscoagulopathie beruhen, wie auch schwere toxische Purpuraformen, z. B. die Purpura variolosa als Sonderform einer Purpura fulminans ohne entzündliche reaktive Begleitsymptome, mit einer Verbrauchscaogulopathie in Beziehung gebracht werden können.

Eine weitere Gruppe betrifft die durch *Vermehrung gerinnungshemmender Substanzen hervorgerufene Coagulopathie.*

1. Die Hemmkörperhämophilie als Ausdruck atypischer Sensibilisierungsvorgänge nach Deutsch.

2. Antithrombinvermehrung bei Hepatitiden, Tumoren, Verbrennung, Erythematodes.

3. Immunocoagulopathien, worunter alle hämorrhagischen Diathesen verstanden werden, die durch erworbene, über einen spezifischen Immunisierungsvorgang entstehende Gerinnungsinhibition ausgelöst werden. Diese Immunocoagulopathien beruhen

a) auf der Bildung von Isoantikörpern im Gefolge von Transfusionen von Gesamtblut und Plasmafraktionen,

b) bei Schwangerschaften, wenn fetales Material in den mütterlichen Kreislauf gelangt und sich nun dort Antikörper entwickeln.

Gerinnungsanalyse und hämorrhagische Diathese

Das Gerinnungssystem gewährt die Integrität der Gefäßwand (latente Gerinnung) sowie die Fluidität des Gefäßinhalts (latente Fibrinolyse). Das Gerinnungspotential wird von der Bildung gerinnungsaktiver Plasmaproteine, Thrombocyten und schließlich auch von Umsatz und Abbau in der peripheren Blutbahn bestimmt. Über die Haut werden somit wesentliche Einblicke in Blutung und Gerinnung gewährt.

Bestimmung der Blutungszeit und Prüfung der Capillarresistenz sind über die Haut zu ermittelnde Parameter hämorrhagischer Diathesen. Der Versuch nach Rumpel-Leede bei Hemmung des venösen Abflusses unter arterieller Zufuhr und sich entwickelnder Stauung ist neben der Bestimmung der Capillarresistenz eine weitere Methode für die Erfassung von hämorrhagischen Diathesen, die mit Gerinnungsstörungen (Thrombopenie) einhergehen.

Morphokinetik der Thrombusbildung

Für den Vorgang der Thrombose ist zunächst die lokale Lösung der Endothelzelle und die Freilegung subendothelialer Strukturen der Gefäßwand notwendig. Dadurch wird eine Adhäsion der Thrombocyten induziert. Die Folge ist eine Plättchenaggregation mit sekundärem Zerfall und Freisetzung der von den Plättchen gespeicherten Substanzen (Histamin, Serotonin, Noradrenalin, Nucleotide, Plättchenfaktor III und IV sowie Enzyme). Es bildet sich allmählich ein Plättchenthrombus und mit der vorher schon in Gang gesetzten Blutgerinnung entsteht nun ein Fibrinnetz, das Erythrocyten, Leukocyten und Plasmabestandteile einschließt. Nach wie vor gilt für die Thromboseentwicklung die *Virchowsche Trias:*

1. Veränderung der Gefäßwand,
2. Veränderung des Blutes und seiner Gerinnungsfähigkeit,
3. Änderung der Blutströmung im Sinne der Verlangsamung bzw. Stase.

Eine Verlangsamung der Blutströmung als vorbereitender Zustand für die Entwicklung einer Thrombose besteht insbesondere bei varicös erweiterten Venen.

Die Viscosität des Blutes ist bei Blutstillstand um das 5–10fache erhöht und stellt die Basis für die Entwicklung einer Thrombose dar.

Damit sich eine gerinnungsaktive Thrombokinase entwickeln kann, sind mehrere variable Vorgänge in einer Vorphase erforderlich. Wichtig ist, daß durch den stetigen Thrombocytenzerfall gerinnungsaktive Substanzen laufend freigesetzt werden, die, falls sie nicht physiologisch durch Antithrombin abgefangen werden können, den Gerinnungsprozeß beschleunigen.

Die Entwicklung aktiver Komponenten und deren stetige Neutralisation hält im Normalfall ein dynamisches Gleichgewicht aufrecht, welches die Blutgefäße funktionstüchtig erhält. Im Zuge dieses Gleichgewichtes kommt es zur Bildung eines feinen Fibrinbelages auf der Gefäßinnenwand, der das Gefäßendothel abdichtet und schützt. Im langsamen Randstrom der Gefäße geben die Plättchen ihr Proteingemisch ab; über Vorstufen wird Fibrinogen aktiviert, das ständig zur Abdichtung der Gefäß-

Tabelle 229. Schema der Hämostase. (Aus Frick, P., in: Siegenthaler, W.: Klinische Pathophysiologie. Stuttgart: G. Thieme 1970)

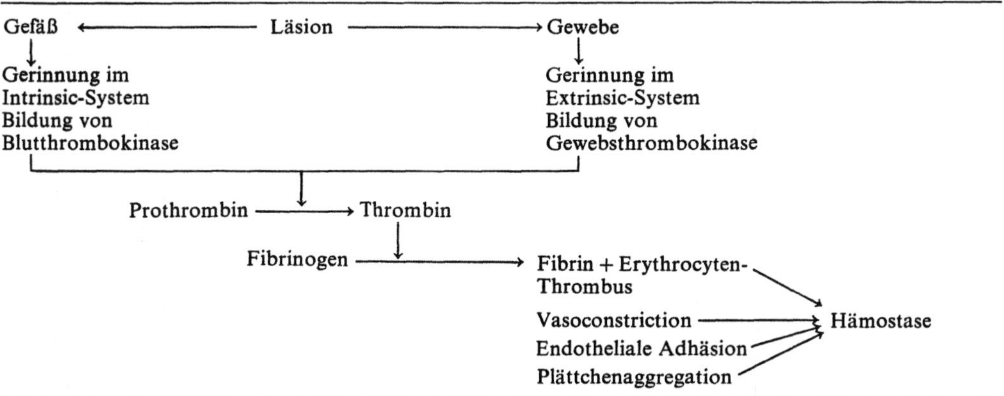

intima zur Verfügung steht. Auslösend wirken dabei Thrombinspuren, die bei der Anwesenheit von Glucose die Plättchenlysis einleiten.

Literatur

Jung, E. G.: Genetik der hämorrhagischen Diathesen. In: Handbuch der Haut- und Geschlechtskrankheiten, Bd. VII. Berlin-Heidelberg-New York: Springer 1966.

Die erworbenen vasculären Purpuraformen

1. *Die progressive Pigmentpurpura.* Diese Erkrankung besteht aus einer Erythrocytendiapedese, die vornehmlich im Bereiche der Capillaren erfolgt. Der Name Capillaritis soll die entzündlichen Vorgänge im Bereich einer Gefäßwandschädigung hervorheben. Nach Steigleder und Kalkoff werden die morphologischen Ausprägungen wie Purpura Majocchii, Purpura Schamberg, die Dermatitis purpurique et pigmentée und die Ekzematid-like-Purpura von Dukas und Kapetanakis in der progressiven Pigmentpurpura zusammengefaßt, die durch Entwicklung frischer petechialer Blutung und durch nachfolgende cayennepfefferartige Hämosiderinablagerung charakterisiert ist.

Eine Sonderform ist eine Kontaktpurpura auf Kleidung mit Kunstfasern (Nylon, Perlon), die infolge der wechselhaften Reproduzierbarkeit noch nicht aufgeklärt ist.

2. *Purpura anaphylactica Schoenlein-Henoch.* Diese ist eine Vasculitis durch Infektallergene (hämolysierende Streptokokken) neben hyperergisch allergischen Schädigungen der Gefäßwand, zusätzlich mit Erhöhung des Heparinantithrombins (auch Faktor V). Es liegt dabei eine systemische Erkrankung vor, die auch an den Nierenglomerula und besonders an den Gefäßen des Magen-Darm-Traktes abläuft. Die vasculäre Purpura an der Haut gibt einen Hinweis bei entsprechenden differentialdiagnostischen Schwierigkeiten.

3. Bei der *Purpura fulminans* tritt ein akuter Zerfall der Gefäßwände ohne Zeichen einer Vasculitis ein, die im gegebenen Fall sekundärer Natur ist. Die Bewertung der Purpura fulminans als toxisch infektiöser, als immunpathologischer Prozeß oder schließlich als Verbrauchscoagulopathie ist im Einzelfall schwierig. Pathogenetisch steht die Meningokokkensepsis im Vordergrund (s. Sanarelli-öhwartzman-Phänomen).

4. Die Periarteriitis nodosa mit begleitender Purpura ist durch eine charakteristische Medianekrose mit Leukorrhexis gekennzeichnet. Es handelt sich um eine Allgemeinerkrankung, die unter einer massiven Immunsuppression, insbesondere durch Corticosteroide, in Grenzen gehalten werden kann.

5. Eine Sonderform stellt die *Panvasculitis allergica Ruiter* als Periarteriitis nodosa cutanea benigna mit hämorrhagischer Komponente dar.

Dysproteinämien und Paraproteinosen

Aggressionen auf Gefäßwände bzw. Störungen der Gefäßwand durch insudative

Prozesse stellen sich bei Dysproteinämien und Paraproteinosen dar. Diese Purpuraformen werden durch Analyse der Bluteiweiße mittels Elektrophorese und Ultrazentrifuge erfaßt. Zu unterteilen ist in:

1. Purpura hyperglobulinaemica.
2. Makroglobulinämie Waldenström, Gefäßwandschädigung mit Amyloideinlagerung entweder durch ein Paraprotein oder bei neoplastischer Retikulose mit sekundärer Makroglobulinämie.
3. Multiples Myelom.
4. Systemische Amyloidose.

In diesen Formenkreis wären noch die abnormen qualitativen und quantitativen Veränderungen der Plasmaeiweiße ohne genaue Charakterisierung einzufügen.

Als Sonderform einer Vasopathie ist die Moeller-Barlowsche Erkrankung, der *Skorbut*, aufzufassen, da es sich ätiologisch um eine Schädigung der endothelialen „Kitt"-substanz der Gefäße im Zuge einer C-Avitaminose handelt.

Purpura durch Medikation mit Anticoagulantien. Sowohl durch Heparin als auch durch Cumarine kann eine hochgradige Veränderung der Gerinnungsfaktoren eintreten; die Folge sind massive Ekchymosen und Sugillationen. Klinisch bedeutungsvoller sind Magen-Darm-Blutungen sowie die meist tödlich verlaufenden intracraniellen Blutungen.

Eine Hemmung der Gerinnung in vitro erfolgt durch Calciumbindung, während in vivo Derivate des *Cumarins*, wie Dicumarol, Vitamin K kompetitiv verdrängen und damit auf die Bildung der Gerinnungsfaktoren Prothrombin VII, IX und X in der Leber einwirken. Zur Kontrolle der Dicumarolwirkung wird die Prothrombinzeitbestimmung nach Quick verwendet.

(Weitere Anticoagulantien s. Tabelle 230b).

Tabelle 230a
Gerinnungsfördernde Stoffe (Hämostyptica)

1. *Organextrakte:* Enthalten hauptsächlich Thrombokinase. Wirken nur blutstillend, wenn alle anderen „Blutgerinnungsfaktoren" vorhanden sind: Verstärkung der Faktor VI-Aktivität (Prothrombin→Thrombin) (Clauden). Thrombinartig wirkende Enzyme von Giftschlangen (Reptilase).
2. *Thrombin:* Dieses Ferment wandelt Fibrinogen in Fibrin um. Die gefriergetrockneten Präparate sind als wäßrige Lösungen nicht haltbar (Topostasin, Tachostyptan).
3. *Hochmolekulare Kolloide:* Die Blutgerinnung wird bei örtlicher Anwendung beschleunigt (Eiweißkörper, Pektine, Gelatine und Fibrin).
4. *Hypertonische Salzlösungen:* 10—20%ige NaCl-Lösung.
5. *Schwermetallsalze und Adstringentien:* Die eiweißfällenden Eigenschaften bewirken eine Beschleunigung der Gerinnung (Eisen-III-chlorid, Liquor ferri sesquichlorati und Alaun).

Fibrinolytisches System

Die aktive Substanz des fibrinolytischen Systems ist Plasmin (Fibrinolysin) (s. Tabelle 231). Fibrinolysin baut nicht nur Fibrin und Fibrinogen ab, sondern auch die Faktoren V und VIII. Fibrinolysin entsteht aus seiner inaktiven Vorstufe Profibrinolysin, das durch verschiedene Aktivatoren, Leberaktivatoren (?), Gewebeaktivatoren, Urokinase, Staphylokinase und Streptokinase aktiviert wird. Somit kann die Aktivierung von Profibrinolysin zu Fibrinolysin therapeutisch durch Streptokinase mit dem Erfolg der Auflösung von Thromben genutzt werden.

Hemmkörper des fibrinolytischen Systems sind Plasmaantiplasmine, die in der α-Globulinfraktion enthalten sind, der Kallikreininaktivator (Trasylol), weiterhin Proteinaseinhibitoren vom Peptidcharakter aus tierischem Gewebe, die ε-Aminocapronsäure, p-Amino-methyl-benzoesäure u.a.

In der Pathogenese von *Dermatosen* kann die Beteiligung des fibrinolytischen Systems unter Einbeziehung der Mikrozirkulation und der Wundheilung bei verschiedenartigen entzündlichen und anderen Vorgängen von Bedeutung sein. In der normalen Haut wurde mit verschiedenartiger Methodik ein Gewebeaktivator der Fibrinolyse im Bereiche der Endstrombahn nachgewiesen. Die dort vorhandene Aktivität ist aber wesentlich geringer als die in den tieferen Schichten der Haut, wo die Venolen und auch die bereits größeren arteriellen Gefäße eine höhere fibrinolyti-

Tabelle 230b.

Gerinnungshemmende Stoffe (Anticoagulantien)

1. *Seltene Erden:* Vermögen das zirkulierende Prothrombin auszufällen. Dineodym-3-sulfonato-isonicotinat (Thrombodym).
2. *Heparin und Heparinoide:* Gerinnungshemmende Stoffe, aus Herz und Leber gewonnen (1916). Sammelname für Schwefelsäureester hochmolekularer Verbindungen mit enger Verwandtschaft zur Chondroitinschwefelsäure (Mucoitinpolyschwefelsäure).

   Durch Sulfatierung halbsynthetisch gewonnene Präparate werden *Heparinoide* genannt: Die größte Wirkung wird durch Sulfatierung zweier aminierter Zuckermoleküle mit drei Schwefelsäuregruppen erreicht. Der Polymerisationsgrad sollte ein Molekulargewicht von 15000—20000 (natürliche Heparine) erreichen.

   Wirkung: Vielseitig, hauptsächlich Verzögerung der Umwandlung von Prothrombin in Thrombin, beschleunigter Thrombinabbau. Hemmt die Fermente Thrombokinase und Thrombin. Verhindert die Blutcoagulation auch außerhalb der Gefäße und ist zur Fibrinolyse befähigt.

   Wirkt noch in einer Verdünnung von 1:100000. Bewirkt Vasodilatation.

   Wirkt in noch nicht gerinnungshemmender Dosis blutdrucksenkend, Antihistaminicavorbehandlung hebt diesen Effekt auf.

   Protaminsulfat (besonders in Fischen) hebt die Heparinwirkung auf.

   Auch bei epicutaner Anwendung Resorption möglich (belegt durch physiologische und Isotopen-Methoden, ≈1 E/g Haut nachweisbar).

   Heparinoide haben ähnliche Eigenschaften bei geringerer Aktivität und therapeutischer Breite (Thrombacid, Xylanpolyschwefelsäureester, Phlebex).
3. *Hirudin:* Aus Drüsensekreten des Blutegels (Hirudo medicinalis) gewonnener Stoff, der sich mit Thrombin zu einer unwirksamen Additionsverbindung umsetzt.

Tabelle 231. Fibrinabbauvorgänge und die Aktivierung des Fibrinolysins. (Seeghers u. Murano, 1970)

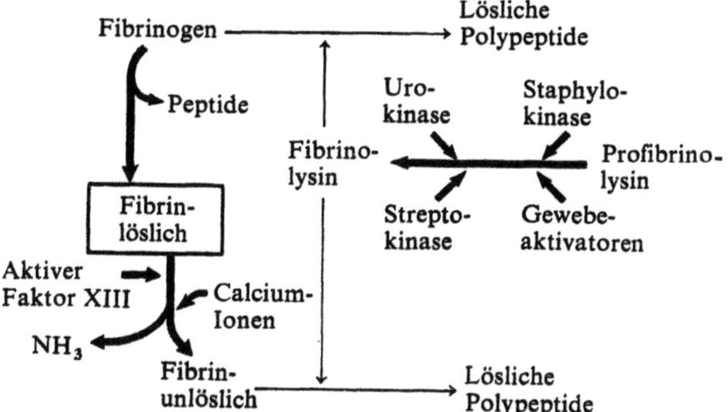

sche Aktivität besitzen. In den Regionen der tieferen Hautgefäße wurde von Haustein ein recht hoher Plasminogenaktivatorgehalt aufgefunden. Offenbar existiert in der Haut eine plasminogenähnliche Substanz, die in der Lage ist, die physiologische Fibrinolyse zu verstärken. In der Haut liegt ebenfalls ein fibrinstabilisierender Faktor vor, der für den Vorgang der Wundheilung von Bedeutung sein dürfte.

Dem entspricht der Nachweis von Inhibitoren der Fibrinolyse in der menschlichen Epidermis.

Eine gesteigerte Blutfibrinolyse bei Dermatosen wurde nach Hitzeeinwirkungen, UV-Bestrahlungen, anaphylaktischen Vorgängen, Retikulosen und auch bei hyperfibrinolytischen Purpuraformen beschrieben. Der therapeutische Einsatz von p-Amino-methyl-benzoesäure (PAMBA) bei akuten Arzneimittelexanthemen und generalisierten Ekzemen mit nachgewiesener Hyperfibrinolyse war aber von keinem Erfolg begleitet. Demgegenüber wurden mit der ε-Aminocapronsäure bei allergischen Dermatosen, die eine erhöhte Plasminaktivität im Blut darboten, gewisse Erfolge erzielt. Ein Konzept für die Behandlung allergischer Dermatosen aus den Beziehungen der Haut zum fibrinolytischen System ließ sich nach Haustein, der dieses Problem besonders bearbeitet hat, noch nicht ableiten, obwohl im Zuge der Fibrinolyse entzündungserregende Substanzen gebildet werden. Gesteigerte proteolytische Aktivität und gesteigertes fibrinolytisches Gewebspotential können miteinander parallel gehen, wie z. B. bei der Psoriasis. Antifibrinolytica waren aber therapeutisch wirkungslos.

Nach UV-Einwirkung, besonders einer Strahlung um 300 nm, wird die Fibrinolyse gehemmt. Offenbar diffundiert ein Inhibitor aus der Epidermis, der dann später in dieser Hautschicht nicht mehr nachweisbar ist.

Chronisch ekzematöse Haut zeigte ein erniedrigtes fibrinolytisches Gewebspotential, wobei es offen steht, ob ein erhöhter Gehalt an fibrinolytischen Inhibitoren dafür verantwortlich ist. Nach Haustein sind die bisher bei Hautkrankheiten erhobenen Befunde der Blut- und Gewebsfibrinolyse noch lückenhaft. Es kommt erschwerend hinzu, daß die enge Verflechtung zwischen Blutgerinnung, Fibrinolyse, Komplement und nervösem Mediatorensystem die Analyse der jeweiligen pathogenetischen Zustände und auch die Konzeption einer Therapie erschweren.

(U. F. Haustein: Zur Physiologie und Pathophysiologie der allgemeinen und lokalen Fibrinolyse bei Gesunden und Hautkranken, Dermatologische Monatsschrift **157**, S. 467—483. 1971.)

Fibrinolytica

Im Kulturfiltrat bestimmter hämolytischer Streptokokken befindet sich *Streptodornase* und *Streptokinase*.

Wirkung;
Plasminogen (in der Euglobulinfraktion des Blutes) wird zu dem fibrinolytisch wirksamen Plasmin aktiviert.

Streptodornase löst Zelltrümmer auf. Körpereigene Grenzmembranen (Abgrenzung des infektiösen Prozesses) werden ebenfalls aufgelöst (Antibioticaschutz erforderlich!).

Anwendung;
Auflösung fibrinöser Exsudate in Körperhöhlen. Säuberung chronischer Eiterungen und Ulcera.

Präparate;
Bistreptase, Varidase.

Auch eine Analyse der Mechanismen einer cutanen Angiitis unter besonderer Berücksichtigung der Beziehungen zwischen Gefäßwand und der Gerinnungs-Fibrinolyse-Daten heben die außerordentliche Vielfalt der Faktoren hervor. (Copeman und Ryan: Brit. J. Derm., 1970, **82**, Supplement 5, 2; S. 7).

Das Sanarelli-Shwartzmann-Phänomen

Es hat sich eingebürgert, heute von einem lokalen und generalisierten Sanarelli-Shwartzman-Phänomen zu sprechen. In historischer Sicht ging das generalisierte Sanarelli-Phänomen dem lokalen Shwartzman-Phänomen voraus.

Im Sinne der Allergiedefinition als Antigen-Antikörperreaktion gehört dieses Phänomen sicherlich nicht zu den allergischen Reaktionen, während im weitgefaßten Sinne von Pirquet unter dem Begriff der veränderten Reaktionsfähigkeit das Sanarelli-Shwartzman-Phänomen in diesen Formenkreis eingruppiert werden darf. Eine spezifische Antikörperbildung kann aufgrund der kurzen Zeiträume, in denen das Sanarelli-Shwartzman-Phänomen induziert wird, nicht erwartet werden.

Das Sanarelli-Phänomen als generalisierte Form im Tierversuch

entwickelt sich nach intraperitonealer/intravenöser präparierender Injektion von Endotoxin und einer 12—24 Std später auslösenden intravenösen Injektion der gleichen Erreger. Morphologisches Charakteristikum ist eine *hämorrhagische Nekrose*. Variationen dieses generalisierten Phänomens können auch durch intraperitoneale präparierende Injektion und Wechsel der Endotoxine erzielt werden.

Pathogenetisch ist nach der präparierenden Injektion eine *systemische* Veränderung an Leukocyten, am reticulohistiocytären System und am Gerinnungssystem festzustellen. Auf der Höhe dieser Reaktion, also nach einem Intervall von 12 bis 24 Std, erfolgt die 2. Injektion mit den nachfolgenden Symptomen einer schweren Verbrauchscoagulopathie, generalisierter Blutung, Herdnekrosen und massiven, intravasculären Capillarthrombosen.

Tabelle 232. Prinzip des generalisierten Sanarelli-Shwartzman-Mechanismus. [Aus: Illig, L.: Hautarzt **18**, 245 (1967)]

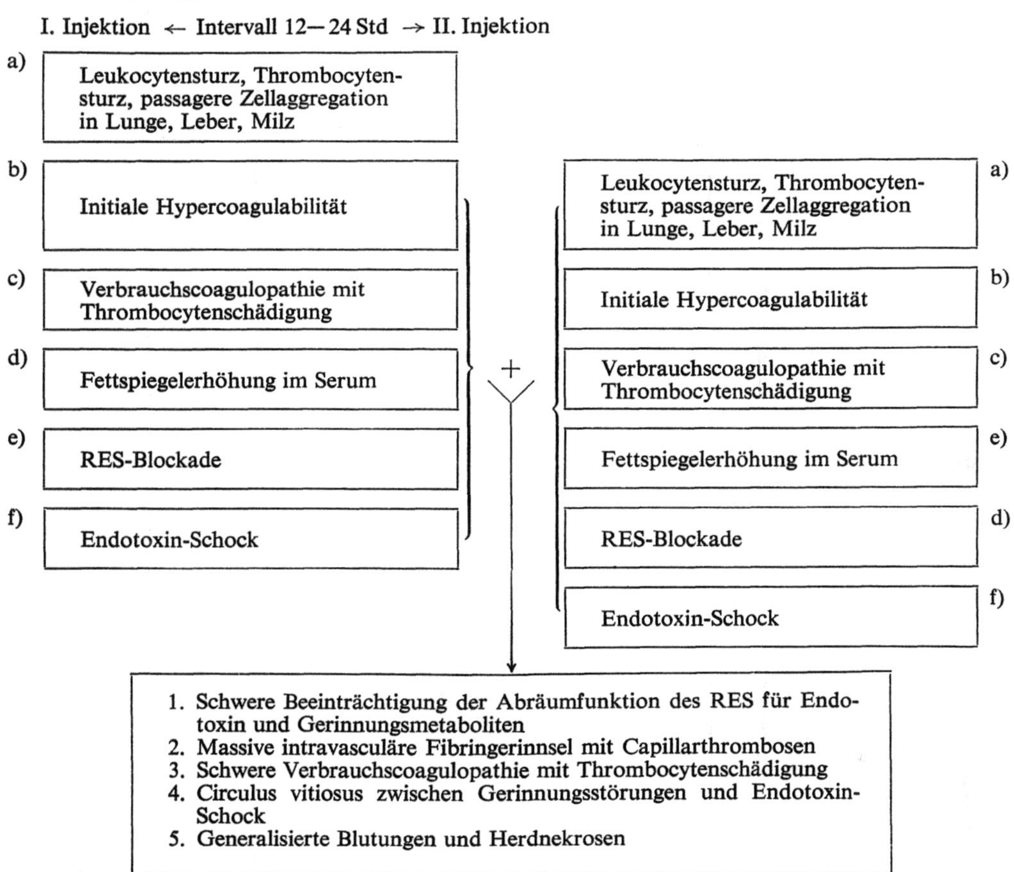

Es addieren sich in der Darstellung nach Illig die Symptome der 1. Injektion und der in etwa gleichsinnigen 2. Injektion unter einer Phasenverschiebung.

Das Shwartzman-Phänomen als lokale Reaktion

(1928) wird durch eine intracutane Injektion von Bakterien oder Kulturfiltraten und durch eine nachfolgende intravenöse Injektion von Bakterienfiltraten, Fremdseren, Stärke usw. ausgelöst. Zum Zeitpunkt der intravenös-auslösenden Injektion ist die gewebliche Lokalreaktion am Orte der präparierenden Injektion noch nicht völlig zur Ruhe gekommen. Der wesentliche Unterschied zum generalisierten Phänomen ist, daß die präparierende Injektion keine Allgemeinwirkungen, weder am RES noch am Gerinnungssystem, auslöst.

Während das generalisierte Phänomen unter Beteiligung der Haut mit flächigen Nekrosen klinische Parallelen zur Meningokokkensepsis aufweist und der Begriff der Verbrauchscoagulopathie mit der Pathogenese des generalisierten Sanarelli-Shwartzman-Phänomens in Einklang zu bringen ist, wird bei dem lokalen Sanarelli-Shwartzman-Phänomen durch die intravenöse Endotoxin-Injektion eine lokale hämorrhagische Nekrose im Bereiche der vorangegangenen präparierenden Injektion ausgelöst. Es schließen sich Folgen einer intravenösen Injektion von Endotoxinen an, wie sie bei der präparierenden Injektion beim generalisierten Sanarelli-Shwartzman-Phänomen beobachtet werden.

Experimentelle Hemmung sowohl des lokalen als auch des generalisierten Sanarelli-Shwartzman-Phänomens ist durch Granulocytopenie, Heparin, Dicumarol und Fibrinolyse zu induzieren. Beim lokalen Sanarelli-Shwartzman-Phänomen wirkt entsprechend lokale Unterkühlung. Provozierend wirken Corticosteroide und ACTH, Schwangerschaft und schließlich Trypsin.

Das lokale Sanarelli-Shwartzman-Phänomen ist in seinen klinischen Parallelen wesentlich schwieriger darzustellen, wie Illig (1967) an Hand einer ausführlichen Studie darlegen konnte.

Lymphe und Haut

Während sich interstitiell im Spaltensystem der Haut freie Gewebsflüssigkeit befindet, ist unter Lymphe nur die Flüssigkeit zu verstehen, die sich in den vom Endothel umschlossenen Lymphräumen befindet. Ähnlich dem Blutgefäßnetz wird ein oberflächliches und ein tiefliegendes Lymphcapillarnetz unterschieden.

Aufgabe des Lymphsystems ist es, die extravasale Zirkulation der Plasmaproteine aufrechtzuerhalten, zum anderen werden über den Lymphstrom Proteine, die durch entsprechende Zellen im Bindegewebe synthetisiert werden, dem Blut zugeführt.

Die Lymphcapillaren der Haut sind handschuhartig in das Corium eingestülpt und bilden ein geschlossenes endotheliales Röhrensystem. Die Strömungsrichtung des Lymphstroms wird durch Klappen bestimmt. Unter pathologischen Verhältnissen können die Klappen insuffizient werden. Bereits die vom Corium ausgehenden abführenden Lymphgefäßsysteme besitzen solche Klappen und anastomosieren im subcutanen Bindegewebe. Die Lymphbildung steht in Abhängigkeit von dem Flüssigkeitsdurchtritt aus den Capillaren und kann bei erhöhter Flüssigkeitsströmung verstärkt werden. Der interstitielle Gewebsdruck bestimmt zusammen mit chemisch-physikalischen Gegebenheiten die Austrittsrate der Gewebsflüssigkeit aus den Capillaren und die Aufnahme in das Lymphgefäßsystem. Geht mit einem erhöhten Flüssigkeitsdurchtritt aus den Capillaren und Venolen keine erhöhte Resorptionsleistung in den venösen Abschnitt der Blutcapillaren und der Lymphcapillaren einher, so resultiert ein Ödem. Eine Funktionsstörung der Lymphgefäße im Hinblick auf den Abtransport der aus den Capillaren und Gewebszellen filtrierten Flüssigkeit ist dann sofort augenfällig, wenn sich eine Verlegung der Lymphwege entwickelt hat. Ein Ödem kann sich nur dann entwickeln, wenn die Capillarfiltratmenge so groß geworden ist, daß die Lymphbahnen dieses Angebot nicht mehr abzuführen vermögen.

Die Lymphe enthält neben Wasser variable Mengen an Eiweiß, Fetten, Kohlenhydraten und weiteren Stoffwechselprodukten. Ebenso wie sich die Lymphgefäße des Darmes in Abhängigkeit von der Nahrungsmittelzufuhr mit Kohlenhydraten und Fetten anreichern können, ist dem Lymphsystem der Haut die Möglichkeit gegeben, solche Substanzen zu re-

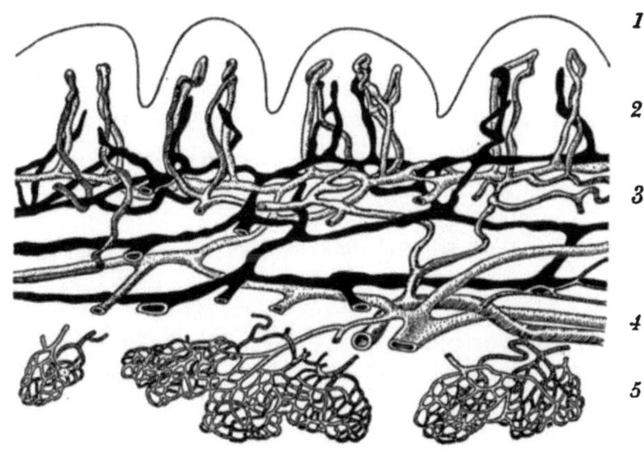

Abb. 64. Lymphcapillaren der Haut nach D. A. Shdanow. [Horstmann, E.: Fette, Seifen, Anstrichmittel **68**, 379–383 (1966).] *1* Epidermis; *2* Lymphcapillaren des Stratum papillare; *3* oberflächliches Lymphcapillarnetz im Stratum subpapillare; *4* tiefes Netz; *5* Blutgefäße der Schweißdrüsen; schwarz = Lymphcapillaren; gestreift = arterieller; punktiert = venöser Schenkel der Blutgefäße

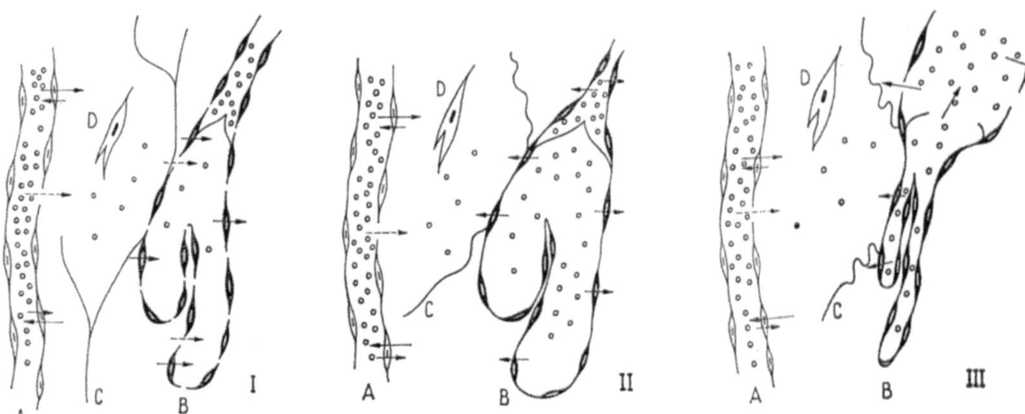

Abb. 65. Der Mechanismus der Lymphcapillarpumpe (Földi, M.: Disease of Lymphatics and Lymphcirculation. Budapest: Academiai Kiado 1969). Quellung des Bindegewebes erhöht das Einströmen von Wasser und Proteinen in die Lymphcapillaren (I). Mit erhöhter Lymphcapillarfüllung wird die Aufnahmekapazität begrenzt (II). Weitere Steigerung des interstitiellen Druckes und Auswirkungen muskulärer Kontraktionen führen zur Kompression der Lymphcapillare und Überwindung der ersten Lymphklappe (III). *A* Blutcapillare, *B* Lymphcapillare, *C* Fibrille, *D* interstitielle Zelle, o Proteinmolekül. —— Durchtritt von Wasser und Kristalloiden durch endotheliale Zellen, ----- Durchtritt von Proteinmolekülen durch interendotheliale Räume

sorbieren. Das klinische Leitsymptom des chronischen Lymphödems oder der Elephantiasis nostra ist das nicht eindrückbare schmerzlose blasse Ödem. Die Hautoberfläche zeigt zum Teil sklerodermieartige, zum Teil papillomatöse Veränderungen. Entsprechende Hyperkeratosen sind von schmutzig-grauer Farbe.

Da die Lymphströmung zunächst passiv durch den Schub der in das Lumen einströmenden Flüssigkeit erfolgt und schließlich durch Atemexkursionen und durch Muskelbewegungen wie beim Venensystem bewegt wird, finden sich im Bereiche der größeren Lymphgefäße kontraktile Elemente, die einer nervösen Steuerung durch das autonome Nervensystem unterworfen sind. Die Blockierungsmöglichkeiten dieser adrenergischen Impulse entsprechen denen der Blutgefäße.

Die Lymphbewegung in den Lymphcapillaren mit einem Innendruck von $0{,}7 \pm 0{,}3$ cm H_2O wird durch strukturelle und funktionelle Gegebenheiten erklärt. Lymphcapillar-Endothelzellen sind mit dem Bindegewebe so verbunden, daß der interstitielle Druck ($2{,}2 \pm 0{,}5$ cm H_2O) und Scherkräfte des an- und abschwellenden Gewebes die Permeabilität durch Einwirkungen auf die Porenweiten, Pinocytose und auf direktem Wege beeinflussen. Bewegung der Muskeln und der Haut wirken auf den Lymphabfluß in Abhängigkeit von dem Füllungszustand der Lymphgefäße.

Ödemformen

1. Regulatorisches Sofortödem nach Venenstau. Dieses Sofortödem sistiert nach Einstellung eines Gleichgewichts.

Hierunter fallen Ödeme, die bei Stilllegung der venösen und lymphatischen Muskelpumpe sich entwickeln und insbesondere als „Fernsehbeine“ oder „Liegestuhlbeine“ bekannt sind. Bei vollständiger Verlegung einer venösen Abflußbahn können die Hilfsmechanismen des venösen Rückstroms kompensatorisch eingreifen.

Bei ausgedehnten Thrombosen kommt es bereits im Liegen zu Ödemen. Der Zustand wird als

2. dekompensiertes Spätödem bezeichnet (s. Schneider und Fischer, 1969).

Die *Therapie* von solchen Ödemzuständen erfolgt mittels Kompressionsbinden, die unter gezielter maximaler Kompression einen Rückfluß bewirken und sogar zu einer kardialen Belastung führen können,

Tabelle 233. Proteingehalt der Gewebsflüssigkeit in mg-% bei verschiedenen Ödemen (nach Crockett). (Aus: Brunner, U.: Das Lymphödem der unteren Extremitäten. Bern-Stuttgart-Wien: Hans Huber 1969)

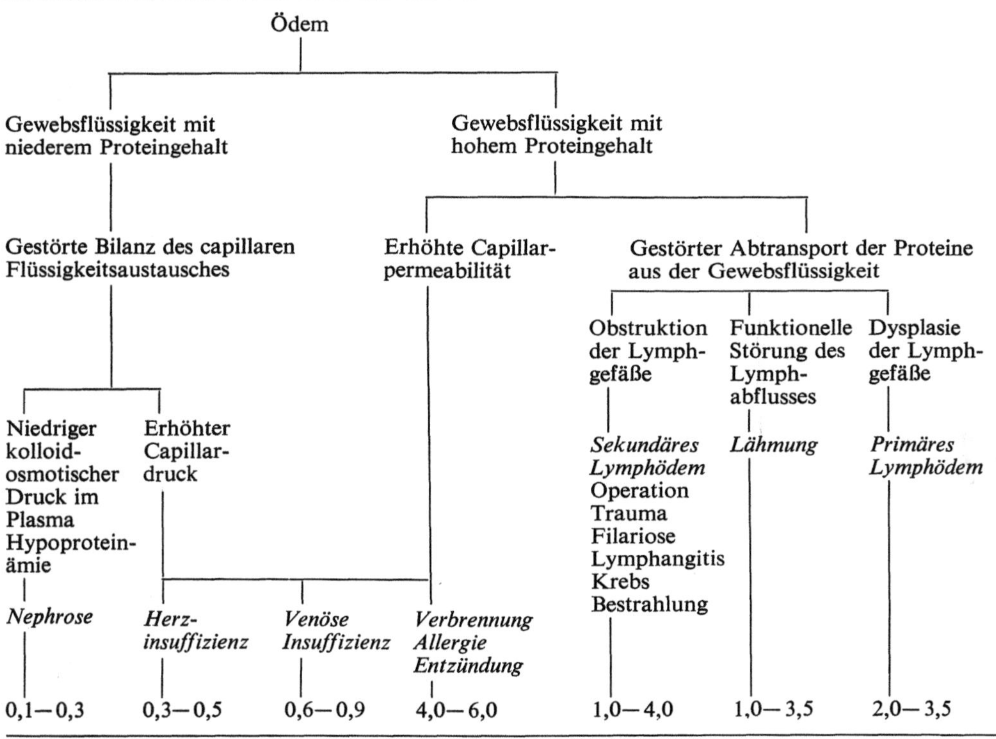

Tabelle 234. Übersicht über die Lymphangiopathien. (Nach Kaindl, Mannheimer, Pfleger-Schwarz u. Thurnher, 1960)

Histologisch zeigt sich ein homogenisiertes Bindegewebe, eine Atrophie der Hautanhangsgebilde und, insbesondere bei epidermalen Reaktionen, eine Hyperkeratose mit Parakeratose, eine Acanthose und Sprossung der erweiterten Blutcapillaren. Die Infiltrate im Corium bestehen meist aus Rundzellen und Histiocyten. Die Gefäße sind in der Tiefe hyalinisiert

Bei primärer und sekundärer Lymphangitis Veränderungen der Gefäßwiderstände und des perilymphatischen Raumes

a) Primäre Lymphangiopathien

1. Hypoplasie (Aplasie)
2. Lymphangiopathia obliterans
3. Primäre Lymphektasien
4. Milroysche Krankheit (hereditäres oder familiäres kongenitales, symmetrisches Lymphödem); Trophödem Meige als Variation der Milroyschen Erkrankung (?)
5. Lymphangitis

b) Sekundäre Lymphangiopathien

1. Sekundäre Rarifikation bzw. Obliteration der Lymphgefäße, z. B. nach Erysipel
2. Sekundäre Lymphektasien bzw. Lymphgefäßvaricen
3. Lymphgefäßveränderungen bei postphlebothrombotischen Syndromen (auch bei der Filariasis)
4. Lymphgefäßveränderungen nach lokaler Schädigung wie: Druck, Frakturen, Tumoren, Röntgenbestrahlungen usw.

da das Flüssigkeitsangebot durch das Auspressen der ödematösen Partien, insbesondere im Bereiche der Beine, zu groß wird. Ein derartiger Eingriff ist weniger zur Rückbildung chronisch harter Lymphödeme, als bei noch reversibler Lymphstauung möglich.

Behandlung von Lymphödemen an den Extremitäten nach van der Molen:

Anheben des Beines in einem Winkel von 45° über 15—30 min. Kompressionsverbände nach Abschwellen des Ödems. Nach 3—4 Tagen Kompression mit Gummibänderstreifen, ggf. mit pneumatischer Kompression. Von chirurgischer Seite wird eine totale oberflächliche Lymphangiektomie in geeigneten Fällen empfohlen.

Ein Ödem allein führt nicht zur Ulceration, wie bei dekompensierten Kreislaufschäden täglich vor Augen geführt werden kann. Stauung und Ödem führen allerdings in Capillaren und im Bindegewebe zu reaktiven Veränderungen, die sich durch vasculär granulomatöse Proliferationen und Infiltrationen mit ausgesprochener Vermehrung der Mastzellen auszeichnen.

Literatur

Földi, M.: Disease of Lymphatics and Lymphcirculation. Budapest: Académiai Kiado 1969.

Die Nerven der menschlichen Haut

Einleitung

Die Haut wird von sensiblen Fasern des cerebrospinalen Nervensystems und von den dem Sympathicus anatomisch zuzuordnenden Fasern des autonomen Nervensystems versorgt.

Fasersysteme des cerebrospinalen Nervensystems lassen sich von der Haut bis in das Rückenmark verfolgen. Markarme Fasern setzen sich bis in die unteren Epidermislagen fort, versorgen Hautanhangsgebilde oder endigen im subepidermalen Raum. In den postganglionären Axonendigungen der Haut lassen sich kleine Bläschen (Durchmesser etwa 60 – 80 nm) nachweisen, die schwache (cholinergisch?) bzw. kompakte (adrenergisch?) Dichte aufweisen. Im elektronenmikroskopischen Bild ist in der Endformation die Unterscheidung zwischen dem autonomen und dem Zentralnervensystem schwierig.

Nach elektronenmikroskopischen Studien von Orfanos enthalten die cutanen Nerven des Menschen sowohl myelinhaltige als auch myelinlose Fasern. Während in der Tiefe der Haut bei Nerven mit einem größeren Axondurchmesser die Epi-, Peri- und Endoneurium-Hülle vorliegt, sind in den zur Hautoberfläche ziehenden dünneren Fasern nur Hüllen aus Kollagenfaserbündeln zu erkennen. Subepidermale Nervenfasern, die ihre bindegewebigen Hüllen, gelegentlich auch die Schwannschen Zellen verloren haben, treten stellenweise sehr nahe an die Basalmembran heran. Ein Übertritt des Axons in die Epidermis wurde nicht beobachtet. Die enge morphologische Verknüpfung zwischen Basalmembran und Axon läßt aber daran denken, daß es sich bei diesen Strukturen im Bereiche der subepidermalen Basalmembran um eine funktionelle Axon-Epidermisverbindung handeln kann, die Ähnlichkeit mit einer Synapse besitzt. Nerven in der Epidermis von Affen und Hunden konnten elektronenmikroskopisch von Hagen und Werner (1966) nachgewiesen werden.

Das autonome Nervensystem läßt sich bis in das Stratum papillare des Coriums verfolgen. Eine morphologische Unterscheidung in einen adrenergischen oder cholinergischen Anteil kann mit Hilfe der Histochemie, und zwar durch Darstellung der spezifischen Cholinesterase erfolgen.

Thies konnte histochemisch in der menschlichen Haut keinen direkten plasmatischen Zusammenhang zwischen den neurovegetativen Formationen im Papillarkörper und den Dendritenzellen im Stratum spinosum auffinden. Elektronenmikroskopische Darstellungen sind gleichsinnig zu interpretieren. Die peripherste Nervenstruktur dürfte die neuroepidermale Verbindung der Basalmembran mit dem unmittelbar präterminalen Bereich einer Nervenendigung darstellen. Intraepidermale Nervenfasern liegen offenbar nur bei veränderter Epidermis (Acanthose) vor.

In der unbehaarten Haut sind häufiger *intraepidermale Merkel-Zellen* aufzufinden als in der behaarten Haut.

Diese Merkel-Zellen (zu unterscheiden von den subepidermalen Merkelschen Tastscheiben) weisen Granula auf, die in ihrer Struktur von Granula anderer Zellen abzugrenzen sind. Merkel-Zellen sind mehr in der Epidermis als im Corium und auch z. B. in der Gingiva nachweisbar. Sie sind von der Neuralleiste eingewandert und scheinen zum sensiblen Nervensystem zu gehören. Neuro-epitheliale Kontakte sind über die Basalmembran in der normalen unbehaarten Haut vorhanden. In der behaarten Haut liegen Merkelsche Zellen gehäuft an der Haarscheibe (Pinkus) vor. Direkte Verbindungen zur Zelle selbst durch freie Nervenendigungen z. B. sind weder an der Epidermis noch an den Hautanhangsgebilden beobachtet worden.

Literatur

C. E. Orfanos, G. Mahrle: Ultrastructure and Cytochemistry of Human cutaneous nerves. J. invest. Derm. 61 (1973) 109.

Das cerebrospinale sensible Nervensystem

Reize, die von außen die Haut treffen oder in der Haut entstehen, wirken auf nervöse Receptoren verschiedenen Typs ein. Unter einem solchen Reiz entwickelt sich ein Receptorpotential, das nach elektrotonischer Ausbreitung zum Axon Aktionspotentiale auslöst. Solche bioelektrischen Impulse kommen nach zentripetaler Weiterleitung im Gehirn zur Wahrnehmung. Die Leitgeschwindigkeit liegt zwischen 0,1–60 m pro sec und ist abhängig vom Durchmesser der Nervenfibrillen und der Myelinisierung.

Zottermann legte dar, daß die schnell leitenden δ-Fasern und die langsam leitenden C-Fasern als spezifische Schmerzafferenzen gelten. Auf Wärme- und Kältereize hin sind diese mechano-sensiblen Fasern nicht zu erregen. Auch Wärme- und Kältereize laufen über verschiedene Afferenzen. Dabei scheint die Art der Nervenfaser von besonderer Bedeutung zu sein. Die Struktur des Receptors tritt dabei mehr in den Hintergrund. Trotz der erkenntnismäßig begrifflichen Seite der Hautempfindungen, die als epikritisch bezeichnet werden und sich vornehmlich auf die komplizierten strukturierten Nervenendorgane der Tastsinne und feinsensiblen Receptoren beziehen, werden die Hautempfindungen durch affektiv vitale Komponenten, die als protopathisch bezeichnet werden, in einer Erlebnisbreite zur Darstellung gebracht, die neben der objektiven Seite der sensorischen Prozesse die Entwicklung subjektiver Sinnesempfindungen und psychophysischer Korrelationen einschließen.

Das *epikritische* System, welches von differenzierten Endigungen nervöser Strukturen in der Haut ausgeht und eine Skala feinster Tastempfindungen aufnimmt, wird durch die Hinterstrangbahnen, den Lemniscus medialis und die Projektion vom Zentralkern des Thalamus auf die hinteren zentralen Windungen vermittelt. Dieses epikritische System strebt in seinen zentralen Bereichen nach einem immer höheren Auflösungsgrad und erreicht Leistungen, die wesentliche Hilfen auch in kompensatorischer Hinsicht bei Verlust des Gesichts- und Hörsinnes sind (Akert). Dagegen weist das *protopathische* System, welches von undifferenzierten Endigungen ausgeht und vor allem Schmerz, Temperatur und grobe Druckempfindungen vermittelt, eine völlig andere spinale und cerebrale Organisation auf. Als Rückenmarksbahn im Seitenstrang gewinnt es zunächst Kontakt mit zahlreichen Kernen und Reticularzonen im Hirnstamm. Anzeichen eines differenzierten Auflösungsvermögens wer-

Tabelle 235. Gruppeneinteilung afferenter Nervenfasern nach Erlanger u. Gasser, ergänzt von Zotterman (1939) (siehe H. Hensel 1966)

Gruppe	Faserdurchmesser (μ)	Leitungsgeschwindigkeit (m/sec)	Adäquater Reiz	Empfindung
A, β	8–15	30–60	Berührung	Berührung, Druck
A, δ_1	7–9	20–30	Schlag, Stich	Schmerz (heller Schmerz)
δ_2	5,5–7	8–17	Stich, Kitzel, Hitze	Schmerz, Kitzel, Jucken
δ	4–6	–	Erwärmung	Wärme
	3–5	–	Abkühlung	Kälte
C	1–2	1–2	Schlag, Stich, Hitze, Kitzel	Schmerz (dumpfer Schmerz), Kitzel, Jucken

den vermißt. Afferenzen aus dem protopathischen System erreichen das limbische System, welches eng mit affektiven bzw. neurovegetativen und neuroendokrinen Funktionen gekoppelt ist. Die zum Bewußtsein kommenden Qualitäten in diesem System, wie Schmerz, Juckreiz und Brennen, weisen mehr oder weniger eine Beziehungslosigkeit zu allem Begrifflichen auf.

Hensel betont, daß sich im Erlebnisbezirk der Hautsinne fließende und oft nicht näher analysierbare Übergänge zu stark affektbetonten Komponenten von Lust- und Unlustcharakter entwickeln, also ein Bereich, der eine begriffsferne Struktur besitzt. Die Hautsinne vermitteln nicht nur Inhalte für das Erkennen der Außenwelt, sondern erfüllen darüber hinaus wichtige biologische Funktionen, die wie bei der Thermoregulation nicht in der Bewußtseinssphäre ablaufen. Wenn auch besonders von anatomischer Seite die sensorische Qualität der Haut im Hinblick auf die Struktur der Receptoren, wie Berührung, Druck, Wärme, Kälte und Schmerz, unterteilt wird, denen sichere physiologische Differenzierungen in bezug auf Nervenleitungsgeschwindigkeit und Nervendicke zur Seite zu stellen sind, so entwickelt sich aus der Summe der sensorischen Qualitäten der Haut die cutane Empfindung. Die jeweiligen spezifischen Reize beeinflussen sich gegenseitig und sind für die Erlebnismannigfaltigkeit der Hautsinne verantwortlich.

Nervenfaserendigungen der menschlichen Haut

Offenbar sind die Funktionen der anatomisch differenten Kapselorgane vielgestaltig. Damit entfällt eine strenge Korrelation zwischen Kapseltyp und Funktion. Besonders deutlich wird diese Tatsache an der menschlichen Ohrmuschel. Hier fehlen alle Kapselendigungen, ohne daß irgendwelche Lücken in der normalen Hautsensibilität bestehen (D. Schneider).

Die Empfindung einer regionären Trennung der Sensibilitätsreizpunkte auf der Haut ist von einem genügenden räumlichen Abstand an der Haut abhängig. Das Muster der den Cortex erreichenden, lokal unterschiedlichen Impulsfrequenzen ist die Grundlage zur Differenzempfindung.

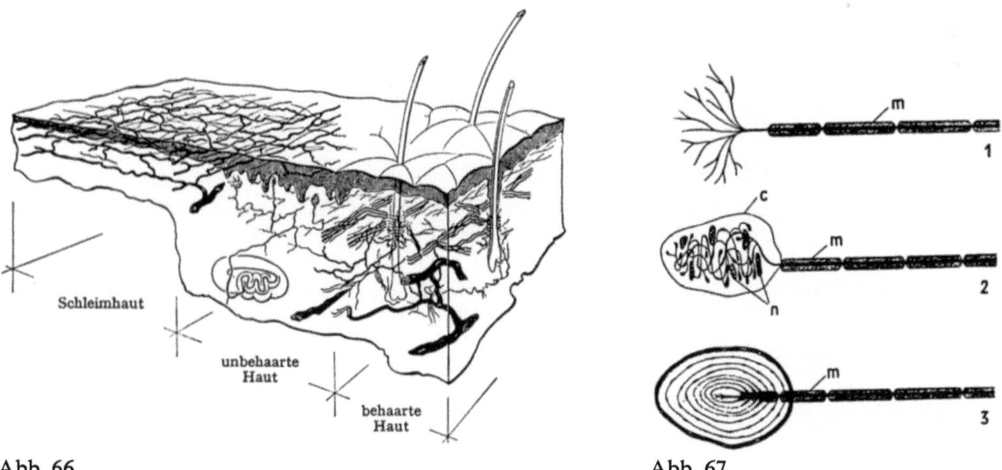

Abb. 66 Abb. 67

Abb. 66. Schematische Darstellung der nervalen Versorgung der Schleimhaut, der unbehaarten und behaarten Haut. (Winkelmann, R. K.: Advances in Biology of the Skin. New York: Academic Press 1960)

Abb. 67. Formen der Receptoren in der Haut (Glees, P., 1957). *1* Die freie Nervenendigung, die Empfänger und Fortleiter der Sinneserregung ist. *2* Eine kapsuläre Endigung, z. B. das Meissnersche Körperchen. Selektivität kann durch die Kapsel (*c*) und Kerne (*n*) erzielt werden. *3* Kapsuläre Endigungen am Beispiel der Pacinischen Körperchen. Die laminäre Anordnung der Kapsel begünstigt die Wahrnehmung mechanischer Deformationsreize

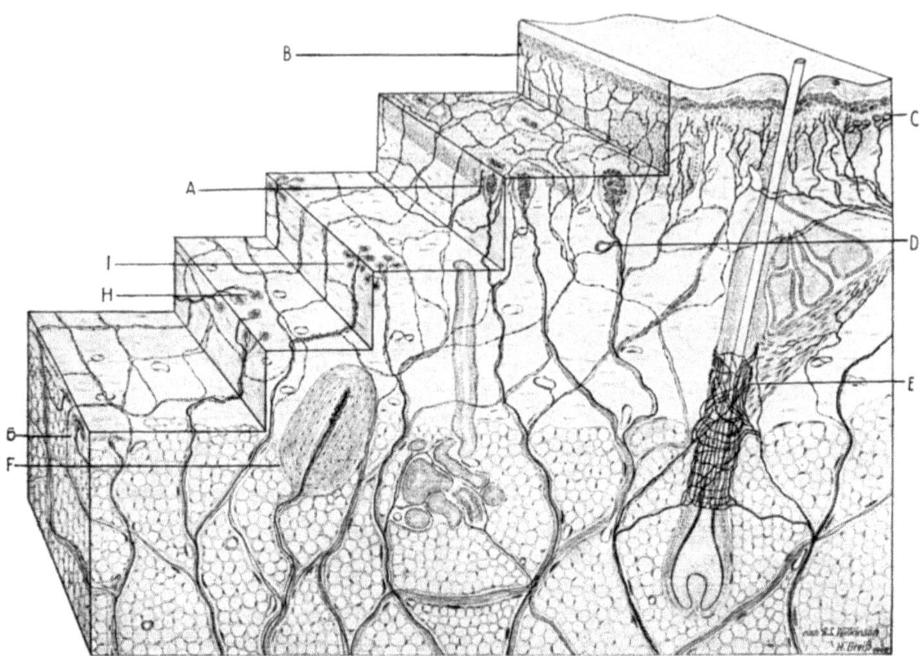

Abb. 68. Schematische Darstellung der Hautinnervation (nach Weddell, 1945). (Horstmann, E.: Die Haut, in: Handbuch der mikroskopischen Anatomie des Menschen, S. 208. Berlin-Göttingen-Heidelberg: Springer 1957.) A Meissnersche Körperchen in Gruppen (Berührung), B Nervenfasern mit Endknöpfchen (Schmerz), C Merkelsche Tastscheiben, D Nervenfasernetz mit Varicositäten (Schmerz) und Verbindungsfasern zu Blutgefäßen, E Nervennetz um die äußere Wurzelscheide (Berührung), F Pacinisches Körperchen (Druck), G Gruppe Ruffinischer Körperchen (Wärme?), H und I Gruppen von Krauseschen Endkolben (Kälte?). Alle Endigungen werden außerdem von sehr feinen Nervenfasern erreicht. (Nach Weddel, 1945)

Tabelle 236. Die Nervenendigungen in der Haut. (Nach M. R. Miller)

I. In der unbehaarten Haut		
A. Basalmembran und Papille		
Freie Endigungen	Endigungen mit verdickten Spitzen (Merkelsche Körperchen)	Eingekapselte Nervenendigungen (Meissnersche Korpuskeln)
B. Subpapillare Schicht		
Freie Endigungen	Endigungen mit verdickten Spitzen (Ruffinische Endigungen)	Eingekapselte Nervenendigungen (Krausesche Endkolben, Pacinische Körperchen)
II. In der behaarten Haut		
Freie Endigungen	Endigungen mit verdickten Spitzen (Merkelsche Körperchen, Palisaden-Fibern, Strukturen, die den Ruffinischen Endigungen ähneln)	Eingekapselte Nervenendigungen (diese Endigungen ähneln, wenn sie von Bindegewebsscheiden umhüllt sind, den Meissnerschen, Krauseschen oder Pacinischen Körperchen)
III. Im tiefen Corium		
Freie Endigungen	Endigungen mit verdickten Spitzen (vom Typ der Ruffinischen Endigungen)	Eingekapselte Nervenendigungen (kleine Pacinische oder Golgi-Mazzonische Endigungen)

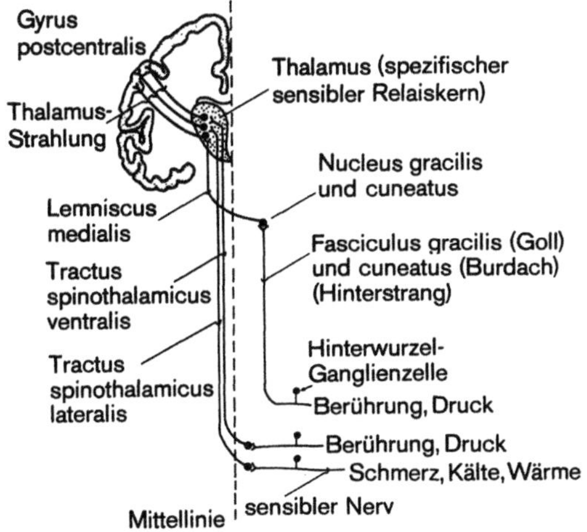

Abb. 69. Berührungs-, Druck-, Schmerz- und Temperaturbahnen. (Ganong, W. F.: Medizinische Physiologie, 2. Aufl. Berlin-Heidelberg-New York: Springer 1972)

Elektrophysiologisch besteht eine Erregung aus einer Depolarisierung der Lipoidmembran der Nervenfasern durch Einströmen von Natriumionen mit Entwicklung eines Diffusionspotentials. Durch diesen Vorgang wird die negative Ladung des Nerveninnern neutralisiert. Im Zuge dieser Natriumdiffusion tritt Kalium aus. Durch Störung des Ruhepotentials werden bei der Depolarisation Energien frei und nunmehr elektrisch-nervöse Impulse ausgelöst. Ein Impulsstrom fließt in der Nervenfaser zum ZNS und seine Frequenz ist der Stärke des Reizes logarithmisch proportional. So wird auch die Reizstärke dem ZNS mitgeteilt.

Primäre, nicht nervale Reize können offenbar die Permeabilität der Grenzflächen an den Enden der Nervenfasern und somit die Reizschwelle verändern.

Die Gesamtheit der sensiblen Wahrnehmungen wird in dem sog. Neuronenpool des Dorsalhornes im Rückenmark umgeschaltet und im Tractus spinothalamicus zur Hirnrinde geleitet.

Die taktile Reception

Einmal liegen Receptoren im Bereiche der Haarfollikel vor, die zu Beginn und am Ende einer Druckeinwirkung einen kurzen, nur wenige Millisekunden dauernden Impuls senden. Zum anderen wird eine mehr protrahierte Reaktion mittels parallel zur Hautoberfläche gelagerter Merkelscher Scheiben hervorgerufen, die auf die geringste Verformung der Haut bereits reagieren und einen dichten Besatz von Mitochondrien aufweisen. Eine salvenförmige elektrophysiologische Entladung erfolgt auf Reizung der Meissnerschen Körperchen, die nach einem Alles-oder-Nichts-Gesetz zu Beginn einer Druckeinwirkung erfolgt. Danach tritt eine Adaptation ein, ohne daß eine unangenehm empfundene Reizung weiter besteht. Weitere Empfindungen des Raumsinns werden von den Pacinischen Korpuskeln oder den Golgi-Mazzonischen Körperchen aufgenommen.

Die Druckempfindlichkeit in den jeweiligen Hautregionen ist unterschiedlich.

Auf dem Fußrücken und auf der Handwurzel ist die Berührungsempfindlichkeit $3^1/_2$mal stärker als auf dem Bauch oder an der Stirn. Das Augenlid besitzt gegenüber dem Fußrücken eine doppelte Empfindlichkeit. Eine Hauterwärmung führt zu einer wesentlichen Verstärkung der Berührungsempfindlichkeit.

Die Berührungsempfindlichkeit geht auf Steigerung des Drucks kontinuierlich in eine Druckempfindung über.

Wird schließlich der mechanische Druck über einen gewissen Betrag hinaus erhöht, so geht die Druckempfindung in ein Schmerzerlebnis über.

Das *Vibrationsgefühl* der Haut ist die Wahrnehmung intermittierender Reize, die mit einer konstanten Frequenz und Energie die Hautoberfläche treffen. Offenbar sind diese Hautreceptoren dieselben, wie sie für die Druckempfindung beschrieben wurden. Eine rhythmische Reizung der Druckreceptoren wird als Vibration interpretiert. Vibrations- und Tiefensensibilität hängen eng zusammen. Mit steigender Dichte der Druckpunkte sinkt der Schwellenwert für die Vibrationsempfindung (Kraft).

Die Temperaturreception

Die Krauseschen Endkölbchen besitzen für die Übertragung des Kältereizes und die

Ruffinischen Körperchen für die Übertragung der Wärmeempfindung spezifische Eigenschaften. Noch eben unterscheidbare Temperaturdifferenzen der Volarfläche der Hand liegen bei einer optimalen Reiztemperatur von 28° C bei etwa 0,5–0,7° C. Die Thermoreceptoren der Haut sind derart mit der chemischen Wärmeregulation verknüpft, daß innerhalb einiger Minuten nach Einsetzen einer Veränderung der Umgebungstemperatur bereits der Grundumsatz den neuen Verhältnissen angepaßt wird. In Abhängigkeit von der Kerntemperatur wird auf einen Thermoreiz nicht nur die Durchblutung, sondern auch die Transpiration modifiziert.

In der Mundhöhle überwiegen die Kältepunkte, und an der Cornea des Auges und an den Conjunctiven läßt sich nur eine Kälteempfindung auslösen. Wärme- und Kältereize laufen offenbar über verschiedene Afferenzen.

Die Schmerzreception

In der Haut liegen unterschiedliche Schmerzreceptoren vor, die für jeweils bestimmte nociceptive Reize zuständig sind. Man unterscheidet verschiedene Schmerzqualitäten:

a) den hellen, schnell entstehenden Schmerz, der in den δ-Fasern weitergeleitet wird,

b) den brennenden, dumpfen, langsam entstehenden Schmerz mit Neigung zur diffusen Ausdehnung, Weiterleitung in C-Fasern,

c) den doppelten Schmerz, der zunächst als Sofortschmerz imponiert und nach 1 sec etwa durch einen weiteren Schmerz überlagert wird, der in den C-Fasern weitergeleitet wird. Nach Zottermann ist der erste Schmerz prickelnder, der zweite stechender Natur. Es besteht kein Zweifel, daß der sog. erste und zweite Schmerz bei der Doppelreaktion über verschiedene Fasern weitergeleitet wird.

Das Phänomen der *Schmerzsummationslinien* weist darauf hin, daß die periphere Innervation eines Körperabschnitts keine scharf ausgeprägten Grenzen hat. Durch einen Strichreiz können Schmerzreceptoren in beliebiger Richtung zur Körperachse einen gemeinsamen Effekt erreichen, der durch Integration der Schmerzimpulse im Neuronenpool des Rückenmarkes zustande kommt. Eine Erhöhung der Schmerzreizschwelle wird durch eine Schmerzauslösung in einem anderen Hautbezirk erzielt. Gleichzeitige Auslösung anderer Reizqualitäten, wie akustischer oder Vibrationsreize, können die Schmerzempfindung senken.

Anhaltender Schmerz führt zu schweren Störungen im Bereiche des vegetativen Nervensystems mit einer besonderen Auswirkung auf das protopathische Nervensystem, das sich im weiten Sinne durch Zusammenhänge mit dem limbischen System auszeichnet.

Immer mehr schält es sich heraus, daß es bestimmte Substanzen gibt, die als Mediatoren der Schmerzauslösung bezeichnet werden können. Im wesentlichen handelt es sich um Kinine, also um *Polypeptide*, die durch spezifische enzymatische Leistungen (Proteolyse) im Organismus gebildet werden.

Histamin ist kein Schmerzstoff, wirkt aber zusammen mit *Acetylcholin* schmerzauslösend. Inwieweit die Spezifität von Schmerzreceptoren durch besondere molekularbiologische Eigenschaften charakterisiert werden kann, wie z.B. durch die Fettsäuremuster der Sphingolipoide als Schlüssel für die Receptoren, ist zur Zeit Arbeitshypothese.

Inwieweit die Unterscheidung der „extrinsic“ und „intrinsic“ Histamin-Wirkung (Dale) durch Antihistaminica-Wirkung zu differenzieren ist, oder ob diese Auffassung von dem Konzept unterschiedlicher Receptoren abgelöst wird, steht zur Diskussion. Eine weitere Frage ist die Wertigkeit einer solchen Differenzierung für die Haut.

Das Phänomen der Hypoästhesie scheint auch an die Dicke der Hornschicht gebunden zu sein. Frei in der Haut endigende Nerven, die in dem Grenzbereich zwischen Epithel und Corium liegen, gelten als Schmerzreceptoren. Nimmt man an, daß die peripheren Receptoren zum kleineren Teil spezifisch auf protopathische Reize

Tabelle 237. Besonderheiten der cutanen Sensibilität bei Dermatosen

Veränderungen der Reizschwelle für Schmerzen:
Erythromelalgie:
unter Erhöhung der Hauttemperatur, Hautrötung und Schmerzen
Erythematodes chronicus discoides:
Hyperästhesie
Glomustumoren:
Druckschmerz und Hyperästhesie im umgebenden Hautareal
Leiomyome:
Berührungsschmerz
Zoster:
brennende Schmerzen zu Beginn, postzosteriforme Hyperalgesie, die sich im betroffenen Dermatom ausdehnt
Lepra:
Ausfall der Sensibilität bei der anästhetischen Form der Lepra, damit verbunden Aufhebung des Axon-Reflexes
Veränderungen der Reizschwelle auf thermische Reize:
Lepra:
Herabgesetzte Wärmeempfindung
Naevus naevocellularis:
Minderung der Kälte- und Wärmeempfindung verbunden mit Minderung der Druck- und Berührungsempfindung und Abschwächung der Schmerzempfindung

reagieren und die endgültige Differenzierung der Erlebniswahrnehmung schließlich im ZNS vor sich geht, so wird dadurch wieder die Einheit der cutanen Sensibilität hervorgehoben.

Der Juckreiz

Der Juckreiz wird in Schmerzfasern weitergeleitet und kann als partiell unterschwelliger Schmerzreiz definiert werden.

Beziehungen zwischen Schmerz- und Juckreiz:

1. In einer hypoalgetischen Haut provoziert ein Schmerzreiz nur Juckreiz.

2. In einer hyperalgetischen Haut bewirkt ein unterschwelliger Schmerzreiz Juckreiz.

3. In analgetischer Haut kann kein Juckreiz ausgelöst werden (Lepra).

4. In Herden kongenitaler Analgesie kann kein Juckreiz ausgelöst werden.

5. Juckreiz kann in der anästhetischen Haut, wie bei der Tabes dorsalis, ausgelöst werden, wenn der nervöse Schmerzweg erhalten geblieben ist.

6. Während der Wundheilung tritt der Juckreiz meist dann auf, wenn der Schmerz verschwunden ist.

Unterschiede in der Juckreizbeeinflussung bei der Ekzem- und der Prurigogruppe sowie bei den gemischten Dermatosen bestehen nicht.

Eine Abheilung der Dermatose geht allgemein mit einem Abklingen des Juckreizes einher.

Der Juckreiz folgt der morphologischen Veränderung nach. Als Ausnahme gelten Urticariaformen, wo die Juckreizminderung dem Quaddelschwund vorausgehen kann.

Bei hormonellen Mangelsyndromen bzw. hormonellen Dissoziationen ist der Juckreiz nicht nur ein unangenehmes Begleitsymptom, sondern auch ein Vorläufer der Dermatose durch Kratzeffekte. Entsprechende ekzematöse Veränderungen im Bereiche der Nackenhaargrenze, insbesondere bei Frauen im Klimakterium, belegen, daß dort ein Juckreiz primär auftritt und schließlich durch Kratzeffekte in eine Ekzematisation übergeht. Eine hormonelle Substitution bietet sich an. Darüber hinaus ist die Oestrogentherapie im Klimakterium und später über den Rahmen der Substitution hinaus offenbar ebenfalls in der Lage, eine Juckreizbesserung zu erzielen.

Es kann kein Zweifel darüber bestehen, daß Vorgänge im autonomen Nervensystem mit der Juckreizentwicklung gekoppelt sind.

Schweißsekretion und periphere Durchströmung unterliegen diesem System.

Schweiß ist prinzipiell bei Diffusion in die umliegende Haut außerhalb der präformierten Schweißwege ein juckreizauslösendes Agens. Schweißretentionen, die darauf beruhen, daß der Schweißabfluß gestört

Tabelle 238. Beispiele der Juckreizauslösung

Experimentelle Auslösung	Endogene Auslösung oder Intensivierung eines bestehenden Juckreizes durch:	Hormonell ausgelöster Juckreiz
A. 1. Intensitätsgebundene mechanische und elektrische Reize 2. Chemische Reize a) Bei intakter Haut vornehmlich Quaddelbildner vom Typ der biogenen Amine oder Histaminliberatoren, sowie proteolytische Enzyme und Bradykinin b) Unspezifische Auslösung bei der „itching Skin" durch Temperatur, Berührung (Bei Lichenifikation der Haut mit Acanthose verkürzte Juckreiz-Latenzzeit, Verlängerung der Juckreizdauer, verbunden mit flächenhafter Ausbreitung)	Coffein, Benzedrin, Morphium, Transpiration (auch primäre Auslösung), Aufregung, suggestive Einflüsse Bei Erkrankungen des Zentralnervensystems Tabes, Paralyse, Idiotie, Epilepsie Manisch-depressives Irresein, Psychosen	Klimakterium, Pruritus vulvae Tagesrhythmus Intensivierung zu Beginn der sog. vagotonen Phase (ab 17 Uhr)
B. Juckreiz und Schmerzauslösung auf dem Blasengrund von Cantharidenblasen durch: Acetylcholin, Kalium, Histamin, Hautextrakte, Blaseninhalt Proteolytische Enzyme: Trypsin, Bromelin, Papain, Natriumcitrat Hypo- und hypertonische Lösungen, Senkung des pH unter 3	Bei Allgemein-Erkrankungen Lebererkrankungen (Hypercholacidämie), Lymphogranulomatose, Leukämie, Urämie Allgemeine Stoffwechselerkrankungen Diabetes mellitus und Durchblutungsstörungen (Hypertonie, Hämorrhoiden)	Juckreiz bei Dermatosen Prurigo-Gruppe (Prurigo simplex, Urticaria papulosa chronica), Prurigo nodularis, Dermatitis herpetiformis Duhring (mehr stechend), Urticaria, Strophulus, Quincke-Ödem, Lichen ruber planus, exogenes Ekzem, Neurodermitis circumscripta, endogenes Ekzem, Pruritus senilis, Mycosis fungoides, Epizoonosen

ist, führen bei Induktion einer Transpiration zu Juckreizkrisen.

Unter den Aspekten der Psychosomatik kann auch die Juckreizattacke mit aggressiven Kratzhandlungen als sexuelle Ersatzhandlung angesehen werden, da bei Genitalekzemen häufig eine Störung der Partnerbeziehung bestehen kann; daß eine Frustration auf dem Sexualsektor diesen Zustand verschlimmert bzw. unterhält, ist bekannt.

Literatur

Keele, C. A., Armstrong, D.: Substances Producing Itch and Pain. London: Edward Arnold (Publishers) Ltd. 1964.

Tabelle 239. Innere Erkrankungen, die mit Pruritus verbunden sein können

1. Endokrine und Stoffwechselerkrankungen:
   Diabetes mellitus, Diabetes insipidus, Myxödem
2. Hepatitis:
   Gelbsucht
3. Nierenerkrankungen:
   Chronische renale Insuffizienz
4. Bluterkrankungen und Retikulosen:
   Eisenmangelanämie, Polycythämie, Hodgkinsche Erkrankung, lymphatische Leukämie, Mycosis fungoides, Lymphosarkom, Mastzell-Retikulosen
5. Maligne Tumoren:
   Lungentumoren, Magencarcinom, Darmcarcinom, Prostatacarcinom
6. Parasiten:
   Hakenwurm, Rundwürmer, Onchocerciasis, vornehmlich in den Tropen, heimische Parasiten, Scabies, Cercarien, Milben
7. Neurologische Erkrankungen:
   Tabes, Thalamus-Tumor
8. Psychoneurosen:
   Depression, Ängstlichkeit, Aggression
9. Schwangerschaft
10. Arzneimittelwirkungen:
    Vornehmlich Arzneimittel mit Histaminliberatorwirkung, wie Morphin

Tabelle 240. Ursachen des Pruritus senilis

Durchblutungsstörungen,
Funktionsänderungen der Keimdrüsen
Funktionsstörungen innerer Organe,
Genußmittel,
Veränderungen der Altershaut,
Milieuschäden durch mangelhafte Pflege, Hygiene usw.

Das autonome Nervensystem

Anatomisch haben die Axone des Parasympathicus ihren Ursprung in den bulbosacralen und die des Sympathicus in den thoracolumbalen Regionen des Rückenmarks.

Sympathicus

Multipolare Ganglienzellen der Stillingschen Säule senden durch die Rami communicantes albi markhaltige dünne Fasern zu den Ganglien des Grenzstranges. Jede präganglionäre Faser, die Impulse zur Haut vermitteln kann, erreicht eine dem Rückenmark vorgeschaltete Ganglienzelle im Grenzstrang. Dort wird sie funktionell unterbrochen. Präganglionäre Fasern umfassen infolge Verknüpfung mit caudalen und cranialen Ganglien mehrere Hautsegmente, während die postganglionäre Faser nur ein Segment versorgt.

Da die Ursprungszellen der sympathischen Fasern in der Stillingschen Säule Verbindung zur Formatio reticularis, zum Zwischenhirn und zur Großhirnrinde aufweisen, sind sie mit den Zentren emotioneller Aktivitäten verbunden.

Parasympathicus

Der craniale Ursprung aus dem Hirnstamm versorgt die visceralen Organe des Kopfes über die Nerven Oculomotorius, Facialis und Glossopharyngeus, weiterhin die Organe von Thorax und oberem Abdomen über die Nervi vagi, während der für die Beckeneingeweide bestimmte sacrale Ursprung in den Nervus pelvicus-Ästen des 2.–4. sacralen spinalen Nerven verläuft. Die präganglionären Neurone beider Ursprünge enden an kurzen postganglionären Neuronen an oder nahe den visceralen Erfolgsorganen.

Der Transmitterreiz beim Parasympathicus ist prä- und postganglionär cholinergisch und somit an die Überträgersubstanz Acetylcholin gebunden.

Beim Sympathicus ist die postganglionäre Faser adrenergisch und an die chemische Überträgersubstanz Noradrenalin gebunden.

Es bestehen also postganglionär zwei verschiedene chemische Erregungsübertragungen, die auch histochemisch in der Haut durch Darstellung der entsprechenden Enzyme, Acetylcholinesterase und Monoaminoxidase und weiter mit der Fluorescenztechnik zum Nachweis von Cate-

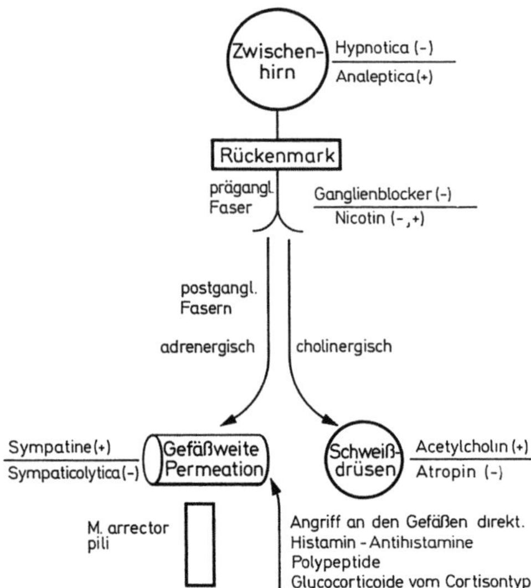

Abb. 70. Das autonome Nervensystem und seine Beziehung zur Haut mit entsprechender Beeinflußbarkeit. (—) Hemmung, (+) Erregung

cholaminen, wie Noradrenalin, Adrenalin und Dopamin, zu differenzieren sind. Das autonome Nervensystem kann im Hinblick auf die Erfolgsqualitäten unterteilt werden

1. in das adrenergische System, das am Erfolgsorgan Noradrenalin freisetzt und

2. in das cholinergische System, das am Erfolgsorgan Acetylcholin freisetzt.

Die genannten Transmittersubstanzen des autonomen Nervensystems sind mit ihren abbauenden Enzymen in der Haut nachgewiesen worden. Der Stoffwechsel der Adrenergica wurde in den Jahren 1962 bis 1964 besonders von H. Möller aufgeklärt. Zwischen beiden Transmittersubstanzen bestehen funktionelle Verknüpfungen, da auf die Freisetzung der einen Substanz die andere Substanzgruppe häufig mit wirksam wird.

Nach postganglionärer Denervation und auch nach Gabe von Reserpin ist der Gehalt an Catecholaminen in der Haut vermindert. Die Aufnahmefähigkeit der Haut für diese Stoffe aus dem Blut wird durch Reserpin ebenfalls gehemmt.

(Noradrenalinstoffwechsel s. S. 70.)

Auf *medikamentösem* Wege kann das autonome Nervensystem gehemmt bzw. blockiert werden. Angriffspunkte bieten die zentralen und peripheren Anteile. Eine Blockierung der Ganglien mit sog. Ganglienblockern verursacht eine dosisabhängige Hemmung der Erregungsübertragung im Ganglion, die sowohl die adrenergische als auch die cholinergische Faser in ihrer Reizübermittlung beeinträchtigt. Am Orte der Freisetzung der Übermittlersubstanzen des autonomen Nervensystems können sowohl Acetylcholin (z. B. durch Atropin) als auch Noradrenalin (durch die Gruppe der Sympathicolytica) in ihrer Wirkung auf die Erfolgsorgane gehemmt werden.

Bei Ausschaltung der Fasern des Sympathicus durch *chirurgische* Eingriffe mit einer Durchtrennung der prä- oder postganglionären Fasern bzw. durch Coagulation der Ganglien des Grenzstranges bleiben die von dem autonomen Nervensystem versorgten Hautelemente auf Reizsubstanzen, die physiologisch humoral oder artefiziell zugeführt werden, erregbar.

Es besteht aber nach Ausschaltung der autonomen Nervenleitung auf chirurgischem Wege eine Empfindlichkeitssteigerung gegenüber Übermittlersubstanzen bzw. äquivalenten Wirkstoffen dieses Systems. Bei Ausschaltung der reflektorischen Rückkopplung über lange Reflexe entfällt die Selbststeuerung des autonomen Nervensystems, und die Folge ist eine unkontrollierte Reaktion auf den jeweiligen pharmakodynamischen Wirkstoff. Es ist z. B. bekannt, daß im Zuge einer periarteriellen Sympathektomie und einer chirurgischen Unterbrechung des Grenzstranges zur Erzielung einer Vasodilatation im Bereiche einer Extremität unter einer Vollnarkose und damit zusätzlicher Blockierung einer letzten Regulationsmöglichkeit zentraler Natur eine Ischämie eintritt, die die Folge einer überschießenden Vasoconstriction auf den physiologischen Spiegel an vasoconstrictorischen Stoffen ist.

Die Erregbarkeitssteigerung nach Ausschaltung der präganglionären Fasern, die ebenfalls mit einer Empfindlichkeitssteigerung gegenüber direkt angreifenden Substanzen auf die kontraktilen Elemente der Haut einhergeht, nimmt nach 24 Tagen wieder ab und zeigt auch nach einer später

Tabelle 241. Anzahl suprabasaler Dendritenzellen in der menschlichen Haut (korrigiert auf eine Standarddicke der Epidermis von 50 µm bezogen auf Zellzahl/1000 Zellen) (107)

	Normale Haut	Pigmentierte Haut	Depigmentierte Haut
Fuß	0,28	–	–
Finger	0,48	–	–
Gesicht	2,65	–	–
Nacken	1,24	1,17	2,89
Arm	1,26	1,29	1,90
Brust	2,20	–	–
Rücken	1,93	–	2,05
Bauch	2,03	–	–
Gesäß	2,15	–	–
Stirn	2,10	–	–
Bein	1,25	0,85	2,20
	1,65 ± 0,59	1,20 ± 0,39	2,11 ± 0,64

durchgeführten postganglionären Durchtrennung keine Änderung mehr.

Funktionelle Beziehungen bestimmter Zellen im Corium und der Epidermis mit Hautnerven haben zur Konsequenz, daß ähnlich wie im Stammhirn nervöse Reize zur Freisetzung gespeicherter Substanzen führen. Auf entsprechende Beziehungen zwischen den Mastzellen und den Hautnerven ist von Wiedmann und Niebauer aufmerksam gemacht worden. Schließlich bahnen sich Untersuchungen an, die Verbindungen zwischen Melanocyten und Catecholaminen klären könnten (Okun). Argyrophile Zellelemente der Epidermis und der oberen Cutis, wie Langerhanssche Zellen, Riehlsche Dendritenzellen und schließlich Melanocyten können nach bestimmten Vorstellungen mit der neurovegetativen Peripherie in Verbindung stehen, doch sind die geäußerten Denkmodelle noch nicht gesichert genug, um ihnen einen Platz im Rahmen einer Funktion im autonomen Nervensystem zuzuordnen.

Der Axonreflex

Im Bereich der Haut findet man den sog. Axonreflex, bei dem es sich nicht um einen Reflex im engeren Sinne handelt, da die

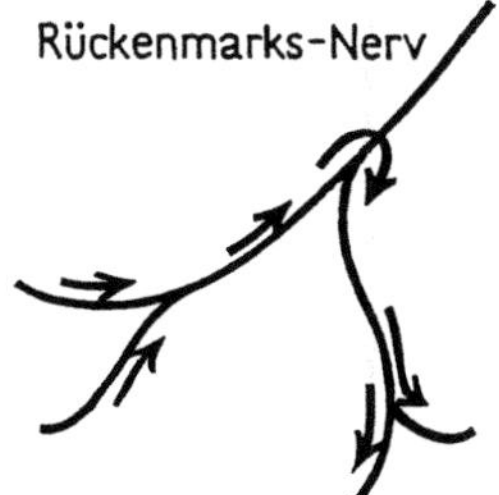

Abb. 71. Der Axonreflex. (Nach Rothman, St.)

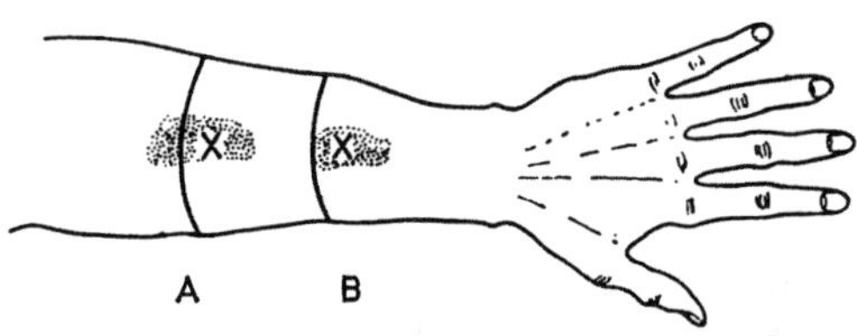

Abb. 72. Die Gummibandmethode für die Untersuchung des Schwitzens beim Axonreflex (nach Wada). × ist der Ort der Injektion ausgewählter Substanzen. In A entwickelt sich Schwitzen auf der anderen Seite des Gummibandes = Axonreflex, der nicht durch den Gummibanddruck unterbunden wird. In B entwickelt sich Schwitzen nur auf der Seite der Injektion, das Gummiband begrenzt die Ausbreitung = kein Anhalt für einen Axonreflex

Erregung nicht über eine Synapse fortgeleitet wird, sondern auf ein einzelnes Neuron beschränkt bleibt. Der nervale Weg des Axonreflexes (Lewis, Marvin, Langley) führt über die sensiblen Fasern der Rückenmarksnerven bis zur letzten Ramifikation und verläuft danach antidrom zu den entsprechenden Erfolgsorganen. Ein solcher Axonreflex, der eine besondere Eigentümlichkeit des cutanen Nervensystems darstellt, ist durch eine mechanische und elektrische Irritation, durch autochthone Histaminfreisetzung und durch verschiedenartigste Reize einschließlich einer Injektion von Nicotin in einer Konzentration von 1:50000 auslösbar.

Die Auswirkungen des Axonreflexes, wie Piloarrektion, ekkrine Transpiration und Erythementwicklung, sind meßbar und lassen damit den pharmakologischen Effekt verschiedener Substanzen auf den Axonreflex erfassen.

Die auslösenden Mediatoren, die die Summation der dargestellten Reize an bestimmten Receptoren hervorrufen, sind nicht einheitlich, so daß Acetylcholin, Noradrenalin und sogar Polypeptide als Transmittersubstanzen dieses außergewöhnlichen Reflexweges an der Haut zur Diskussion gestellt werden.

Der Axonreflex ist von einer Wirkung intracutan injizierter Pharmaka abzugrenzen, die eine direkte Wirkung auf die Erfolgsorgane haben, die auch im Zuge des Axonreflexes erregt werden können. Durch eine Abschnürmethode (Gummiband nach Wada jr.) läßt sich die direkte Wirkung von Medikamenten von der Auslösung des Axonreflexes differenzieren. Ein straffes Gummiband verhindert die Diffusion eines Medikaments, während der nerval ausgelöste Axonreflex nicht durch den Druck des Gummibandes unterbunden werden kann.

Die Abhängigkeit des Axonreflexes von intakten Rückenmarksfasern wird durch das Erlöschen des Reflexbogens nach Faserdegeneration erhärtet.

In *anästhetischen Lepraherden*, in denen degenerative Veränderungen an den Fasern des autonomen und des zentralen Nervensystems vorhanden sind, ist zwar ein Ausfall des Axonreflexes festzustellen, da Piloarrektion und ekkrine Transpiration sowie Histamin-Reflexerythem gehemmt sind, doch ist der Dermographismus deutlich auslösbar. Auch die Erythemreaktion auf Nicotinsäureester zeigt, daß nicht alle Wirkungen einer Erythementwicklung an ein völlig intaktes Hautnervensystem gebunden sind (Stüttgen u. Brachetka, 1972).

Der psycho-galvanische Hautreflex

Unter einem psycho-galvanischen Hautreflex ist die Änderung der Hautleitfähigkeit für den elektrischen Strom zu verstehen, die bei emotioneller oder mentaler Belastung einsetzt. Die Zeit, die vom Setzen eines kurzen Reizes bis zum Auftreten der Hautleitfähigkeitsänderung vergeht, wird gemessen. Diese gibt Schwankungen in der Aktivität der vegetativen Hirnzentren wieder. Die Auslösung dieses Reflexes geht von tiefer gelegenen Hirnstrukturen aus. Das retikuläre Aktivitätsniveau und dessen Änderungen sind stets von vegetativen Effekten, wie Änderungen der Durchblutung, emotioneller Schweißsekretion und auch Störungen von seiten des Magen-Darm-Kanals, begleitet.

Literatur

Hensel, H.: Allgemeine Sinnesphysiologie. Hautsinne, Geschmack, Geruch. Berlin-Heidelberg-New York: Springer 1966.

Horstmann, E., Dabelow, A.: Haut und Sinnesorgane. In: Handbuch der Mikroskopischen Anatomie des Menschen, Bd. III/3. Berlin-Göttingen-Heidelberg: Springer 1957.

Keele, C. A., Armstrong, D.: Substances Producing Pain and Itch. London: E. Arnold 1964.

Emotion und Haut

Die Haut ist für die Erfassung funktioneller Veränderungen im Zuge psychischer Einflüsse besonders geeignet. Die Projektion des Nervensystems auf die Haut ist vielgestaltig und hat als Schwerpunkte die Schweißsekretion und die periphere Durchblutung und schließlich die Piloarrektion. Die Wege, die zur Veränderung der Stellgrößen der Funktion dieser Organe führen, sind variabel und können einmal reflektorischer Natur infolge von Kurzschaltungen (zum Teil über Headsche Zonen) sein, zum anderen sich über die langen Wege efferenter Bahnen des autonomen Nervensystems äußern. Der Begriff der Haut als Spiegel innerer Erkrankungen und somit als Ausdrucksform seelischer Vorgänge ist geläufig.

Eine Unterscheidung zwischen psychogenen Dermatosen und Dermatosen mit psychischen Faktoren hängt davon ab, ob die Ätiologie des Krankheitsgeschehens als kausaler oder konditionaler Faktor zu betrachten ist.

Vegetative Impulse, die über das autonome Nervensystem zur Haut geleitet werden, sind über zentrale Formationen und Bahnen mit dem limbischen System und dem Hypothalamus verbunden, die ihrerseits über den Fornix, die Striae terminales und die zentrale Mandelkernstrahlung nach Akert verknüpft sind. Das limbische

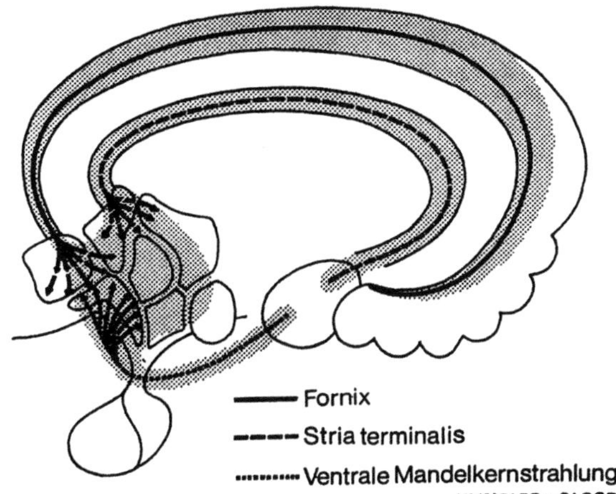

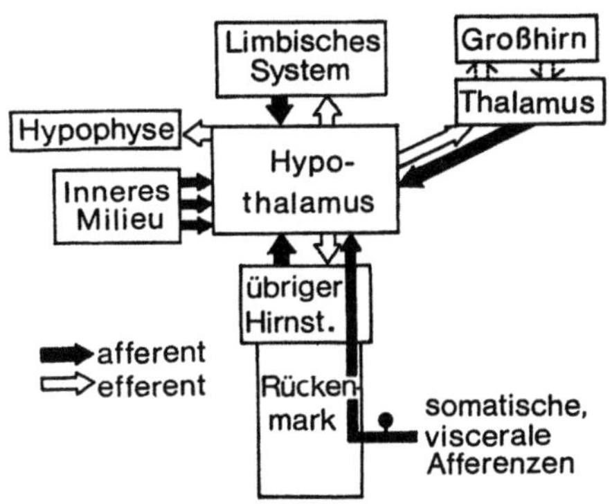

Abb. 73. Das limbische System und afferente und efferente Verschaltung des Hypothalamus [Montage aus Schmidt, R. F. (Hrsg.): Neurophysiologie programmiert. Berlin-Heidelberg-New York: Springer 1971; und: Von der Emotion zur Läsion, Hoffmann-La Roche 1968]. Drei mächtig entwickelte Fasersysteme demonstrieren die Kontrolle, welche das limbische System auf die hypothalamischen Kerne und die Hypophyse ausübt. (Nach Akert *et al.*)

System als Kern des Triebbereiches und der Hypothalamus als zentrale vegetative Repräsentanten können sich aktivierend und hemmend auf emotionelle Vorgänge auswirken.

Die corticalen Regulationsstufen (Emotion, Adaptation) und die diencephalen Regulationsstufen (Thermoregulation, Wasser- und Elektrolythaushalt, Schlaf-, Wachfunktion) sind in ihrer Funktion an stoffliche Substrate gebunden, die cellulär gebildet und gespeichert werden und dort zur Ausschüttung gelangen, wo sich entsprechende Vorgänge auf die Haut über die Fasern des vegetativen Nervensystems auswirken. Für alle Psychopharmaka sind diese übergeordneten Zellsysteme und Hirnstrukturen Angriffsort, während die sympathische Aktivität über Rezeptoren an sympathischen Ganglien, Endigungen der postganglionären Neurone und α-Receptoren an der Haut gesteuert werden kann. Dem stehen entsprechende Angriffspunkte im parasympathischen autonomen Nervensystem mit Einwirkungen auf die cholinergische Aktivität zur Seite.

Psychogene Dermatosen

Psychogene Dermatosen sind unter anderem Artefakte, wie Trichotillomanie, bestimmte reflektorische Erytheme, konstante Hyperhidrosis an Hand- und Fußsohlen. Bei der Neurodermitis und der Urticaria, weiterhin dem Lichen ruber, Prurigo nodularis Hyde und schließlich auch bei verschiedenen Viruserkrankungen sind psychische Einflüsse von wesentlicher Bedeutung, die aber nur als konditionelle Faktoren effektiv werden.

Die Steigerung der Hauttemperatur während des autogenen Trainings als Ausdruck einer Minderung der cholinergischen Transpiration unter zentraler Dämpfung

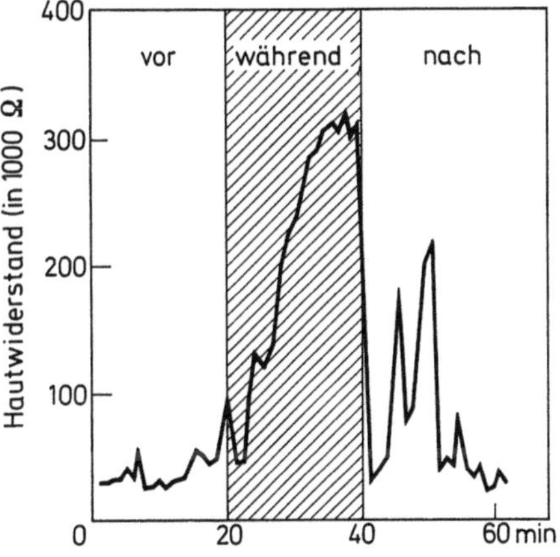

Abb. 74. Schneller Anstieg des elektrischen Hautwiderstandes während einer Meditation. Im Schlaf geringerer Anstieg. [Aus: Wallace, R. K., Benson, H.: Scientific American **226**, 887 (1972)]

nach Schulz belegt, daß periphere Durchblutung und zentral-psychisches Erlebnis eng miteinander verbunden sind. Unter Meditationsübungen steigt unter anderem der Wechselstromwiderstand der Haut im Zustand der erwünschten Situation akut an, eine Größe, die mit der Wasserdampfabgabe bzw. der Transpiration in Beziehung gebracht werden kann. In tiefer Hypnose durch Suggestion einer Verbrennung gelingt es, an der Haut eine Rötung zu erzielen. Beziehungen zwischen Emotion und Pruritus gipfeln in dem Begriff des psychogenen Pruritus. Von Borelli wurde der Begriff des Leprakomplexes besonders hervorgehoben. Darunter wird die ablehnende Haltung der Gesellschaft gegenüber häßlichen Hautaffektionen in sichtbarer Hautregion verstanden. Dieser Aussatzkomplex tritt in vielfältiger Weise zutage und ist wohl auch ein Grund dafür, daß die Demonstrationsbedürfnisse von Patienten mit Dermatosen häufig ein außergewöhnliches Ausmaß annehmen und gegenüber dem Normalen als paradox empfunden werden. Häufig wird durch eine Hautentstellung eine überkompensierte Vitalität entwickelt. Selbstverständlich sind auch entsprechende Depressionen geläufig. Bei plastisch-chirurgischer Entfernung flächiger Hämangiome im Gesicht sind genügend Beispiele dafür anzuführen, wie wichtig die Selbsteinschätzung des ästhetischen Eindrucks auf die Umgebung zu bewerten ist. Erstaunliche Persönlichkeitsentfaltungen entwickeln sich nach plastischen Operationen und können sich auf Haut und Psyche als „Überkompensation“ äußern.

Staehelin vertrat die Ansicht, daß die progressive Entwicklung allergischer Erkrankungen mit der Situation des zunehmenden Unsicherheitsgefühls, der Isolierung, Drohung, Schutzlosigkeit und des individuellen Überreiztseins verknüpft ist.

Zwar läßt das Allergiker-Kollektiv solche typischen Wesenszüge erkennen, ohne daß aber ein Zusammenhang zwischen Allergenexposition und persönlicher Verunsicherung in solch apodiktischer Form anzunehmen ist. Staehelin hebt hervor, daß bei Umwandlung der defensiv-regressiven Grundstimmung in eine sog. innere Sicherheit die Allergiesymptome auch bei starker Allergenexposition zum Verschwinden gebracht werden können. Diese Beobachtung kann auf Streß-Situationen im Krieg erweitert werden, wo Heuschnupfen und Asthma trotz Exposition episodenhaft verschwinden können.

Tabelle 242. Hauterkrankungen, die eng mit emotionalen Faktoren verbunden sind

1. Dermatosen, die alleine durch emotionelle Faktoren entstehen:
   Artefakte, Trichotillomanie
2. Dermatosen, die durch emotionelle Faktoren wesentlich unterhalten werden:
   Lichen simplex, Akne excoriée, Akne necroticans
3. Dermatosen, die sich mit psychosomatischen Syndromen kombinieren:
   Analpruritus, generalisierter Pruritus, Hyperhidrosis palmar und plantar, akute Erytheme im Gesicht-Halsbereich
4. Dermatosen, die durch emotionale Faktoren verschlimmert werden können, und die sich auch auf die Psyche wesentlich auswirken:
   Chronische Ekzeme, Dyshidrosen, atopische Dermatitis, chronische Urticaria, seborrhoische Dermatitis, Rosacea
5. Dermatosen, die gelegentlich durch emotionelle Faktoren beeinflußt werden:
   Psoriasis, Lichen planus, Alopecia areata, Vitiligo, Aphthosis, Herpes simplex

Anstoß zur Dermatose geht nach Hoff nicht selten von der Psyche aus. Mit dem Sich-Hineinsteigern in die Krankheitssituation entwickeln sich Exacerbationen. Die Kettenreaktion: psychische Störung – körperliches Unwohlsein – Griff zur Tablette – allergisches Arzneimittelexanthem ist aber zu häufig, als daß ohne sorgfältige Exploration das psychische Erlebnis als Ursache einer Dermatose in Betracht gezogen werden sollte.

Psychische Störungen bei Arzneimittelanwendungen resultieren allerdings auch aus der Wechselwirkung zwischen Pharmakon, Grundkrankheit und Individualdisposition (Hippius).

Literatur

Borelli, S.: Psyche und Haut. In: Handbuch der Haut- und Geschlechtskrankheiten, Bd. VIII. Berlin-Heidelberg-New York: Springer 1967.

Beeinflussung des Juckreizes

Die Messung der Juckreizintensität beruht auf einer Fixierung der Empfindung als sensiblem Erlebnis, wobei sich erhebliche individuelle Variationen bei den jeweiligen Reizschwellen darbieten. Die Wiedergabe des Juckreizempfindens beim Probanden erfolgt über ein Informationssystem, das von dem Probanden in Abhängigkeit von der Empfindungsstärke in Gang gesetzt wird. Die dann ausgelösten Signale werden auf verschiedenartige Weise registriert.

Intracutaninjektionen oder epicutane Applikationen mit Hilfe des Scratchtestes mit Histamin und Histaminliberatoren führen zu einer Juckreizempfindung. Solche vorhergehende Behandlung eines Hautfeldes und die gleichzeitige Verabreichung von antipruriginösen Medikamenten lassen eine Aussage über die Wirkung zu. Ausgehend von der Vorstellung, daß Histamin bzw. histaminähnliche Substanzen und auch Histaminliberatoren für die Entstehung des Juckreizes von Bedeutung sind, konnte gezeigt werden, daß die sog. Antihistaminica in der Lage sind, den Juckreiz zu lindern bzw. völlig aufzuheben. Hinzu kommt allerdings, daß die Antihistaminica auch in der Lage sind, weitere sensible Qualitäten, wie Schmerzempfindung, zu mindern. Darüber hinaus zeichnen sich die Antihistaminica durch unterschiedliche Beeinflussung des autonomen Nervensystems im Sinne einer Para- oder Sympathicolyse aus. Trotz all dieser Vorbehalte darf festgehalten werden, daß ein Schwerpunkt der pharmakologischen Antihistaminica-Wirkung, insbesondere was die Dosis anbetrifft, der antipruriginöse Effekt ist.

Da die Induktion eines Juckreizes als Irritation einer peripheren neurogenen Struktur mit entsprechenden Elektrolytverschiebungen verbunden ist, wird mit Calciuminjektionen eine Beendigung einer Juckreizkrise erzielt, die sicherlich aber nicht in dem Maße pharmakoanalytisch verwertet werden kann, wie der Effekt der Antihistaminica, da mit der Calciuminjektion und der resultierenden Veränderung der Erlebnissphäre, wie Hitzewallungen, und mit dem Vorgang der Injektion als solchem, eine vielschichtige therapeutische Beeinflussung verbunden ist.

Der Angriff an der terminalen Strombahn von antipruriginösen Medikamenten bzw. entsprechenden Eingriffen physikalischer Art läßt deutlich werden, daß schon allein eine Vasoconstriction bzw. eine Vasotonisierung in der Lage ist, eine Juckreizempfindung zu lindern. Entsprechende Beobachtungen liegen ja auch bei der Migräne vor, wo weder Vasodilatation noch Konstriktion, sondern vielmehr die Tonisierung der Gefäßwand eine Blockierung der Migräne als besondere Therapie eines vasomotorischen Schmerzanfalls ermöglicht.

Es kann allerdings nicht ausgeschlossen werden, daß im Zuge einer derartigen Kreislaufbeeinflussung humorale Substanzen in ihrer Auswirkung auf nervöse, extravasale Strukturen gebremst werden, und somit lediglich eine Hemmung der Diffusion von Substanzen erreicht wird, die normalerweise die Nervenstruktur zur entsprechenden Impulsvermittlung zwingt.

Eine derartige Konzeption ist bei antiinflammatorischen Medikamenten noch naheliegender, da Entzündung und Proteolyse offenbar nahe Beziehungen besitzen. Bei einer Proteolyse werden Substanzen entwickelt, die sowohl präformiert aus einer Bindung in Freiheit gesetzt werden als auch bei Vorliegen in inaktiver Form durch enzymatische Vorgänge in die eigentliche Wirkform überführt werden. Zu dieser letzteren Gruppe gehören die Kinine. So ist schließlich jeder antiinflammatorische Einfluß an der Haut mit einem antipruriginösen Effekt verbunden, ganz gleich auf welchem Wege, allergisch oder toxisch, eine Entzündung verläuft. Unter diesem Gesichtspunkt können auch fungicide und bactericide Substanzen antipruriginös wirken, da das auslösende Agens, welches über eine Gewebsreizung zum Pruritus führt, primär angegangen wird.

Es hat sich herausgestellt, daß Corticosteroide, die sowohl die Strombahn tonisieren als auch unspezifisch jedwede Entzündung zum Abklingen bringen, vorzügliche Antipruriginosa sind, wenn entsprechende Vorbedingungen für die Wirksamkeit dieser Substanzen vorliegen.

Mit Einbeziehung zentraler Perceptionen liegt es nahe, auch Neuropharmaka in ihrer juckreizstillenden Wirkung zu untersuchen. Ohne jeden Zweifel sind Neuropharmaka in der Lage, den experimentell in der Peripherie ausgelösten Juckreiz zu beeinflussen und den spontan entstandenen endogenen Juckreiz zu lindern. Da Juckreiz sicher rein psychogen ausgelöst werden kann und eine Form eines protopathisch induzierten Unlustgefühls ist, dürften Neuropharmaka für diesen Sektor der Juckreizbeeinflussung einen besonderen Wert haben. Damit schält sich heraus, daß insbesondere der Pruritus sine matera – die sog. „Itching skin" – sich für eine derartige zentrale Beeinflussung des Juckreizes anbietet.

Besonders bei der Neurodermitis bzw. dem endogenen Ekzem, wo sicherlich eine Senkung der Reizschwelle auf vielfältige Reize der Umgebung vorliegt, haben sich die Juckreizbeeinflussung und die weiteren Qualitäten von Benzodiazepinen besonders bestätigt. Bei 33% (232 Fällen) von Neurodermitis constitutionalis konnte Borelli eine psychische Alteration feststellen. Der Juckreiz wurde durch entsprechende Neuropharmaka in 88% gebessert, und auch die Schlafstörung ging wesentlich zurück. Schlafstörung und Juckreiz-Induktion sind eng miteinander verflochten.

Diesen Ergebnissen sind die Analysen von Rajka u. Mitarb. zur Seite zu stellen. Bei einem Patientengut von 268 Patienten klang bei 75,4% der Juckreiz unter Antihistaminica ab. Antiphlogistica waren bei 54% von deutlicher Wirkung, während bei 190 Patienten unter Neuropharmaka auch eine Hemmung des Juckreizes beobachtet werden konnte.

Die Auswirkung einer Placebobehandlung (positiver Effekt bei ≈40%) beim Pruritus ist unumstritten und zweifelsohne ein wertvoller medikamentöser „Effekt", der sich mit der Suggestivtherapie der ärztlichen Persönlichkeit kombiniert.

Morphogenetische Beziehungen zwischen Haut und Nervensystem

Seit Head sind segmentalreflektorische (retikuläre) Beziehungen vornehmlich zwischen den Eingeweideorganen und der Haut, die sog. viscerocutanen Reflexe, bekannt. Am geläufigsten sind die diagnostisch wichtigen Headschen Hyperalgesiezonen. Diese finden sich in Dermatomen, die meist chronisch erkrankten Visceralorganen zugeordnet sind, und zwar auf der homolateralen Seite. Ausstrahlungen in die Umgebung führen zu einer Mitbeteiligung benachbarter Dermatome. Auch sind reflektorisch vasomotorische Alterationen in Beziehung zu den Headschen Zonen zu bringen. Diese finden ihren Ausdruck in der Verstärkung des Dermographismus und auch in Veränderungen der Capillarresistenz. Ein einseitiger Dermographismus ist beobachtet worden.

Hauser, der sich besonders mit viscerocutanen Reflexen befaßt hat, sieht das Prinzip der lokalisierten Manifestation der verschiedenartigsten Dermatosen darin gegeben, daß viscerocutane reflektorische Alterationen an der Endstrombahn effektiv werden, die mit einer Strömungsverlangsamung und erhöhten Durchlässigkeit der Gefäße verbunden sind. Beispiele sind

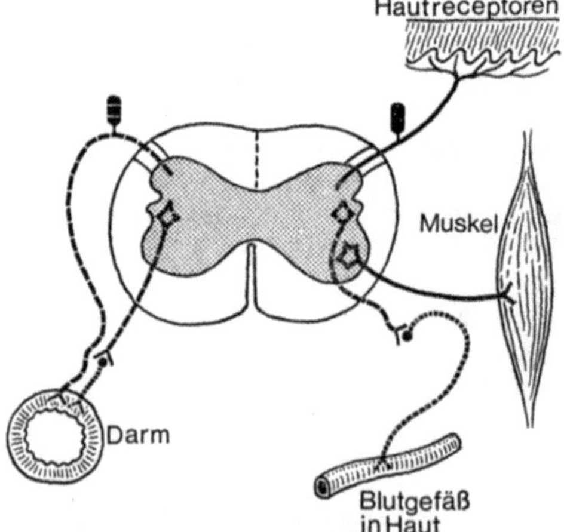

Abb. 75. Segmentale Verschaltung [Schmidt, R. F. (Hrsg.): Neurophysiologie programmiert. Berlin-Heidelberg-New York: Springer 1971]

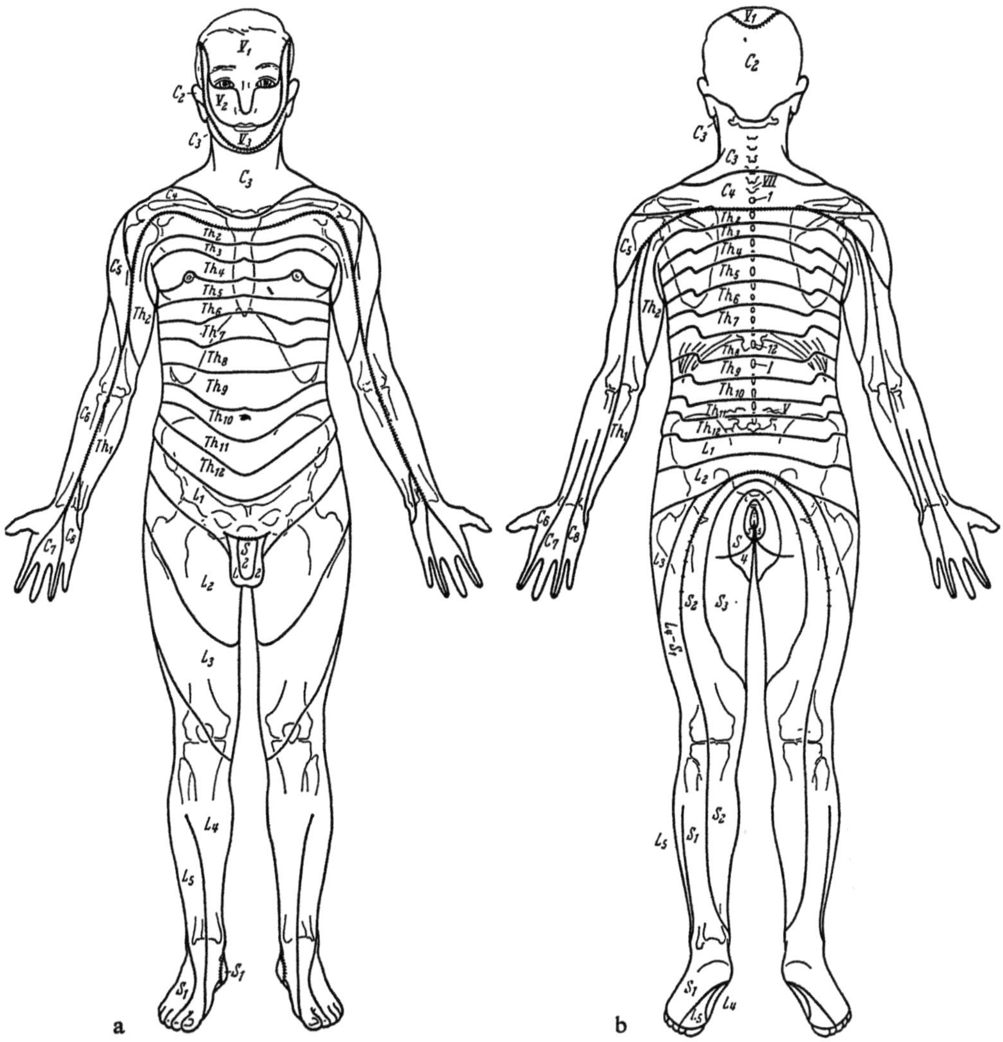

a b

Abb. 76. Dermatomschema. (Nach Hansen u. Schliack)

die Lokalisationen des Herpes zoster, der Roseolen, des Typhus abdominalis, die Lokalisation der Pocken und auch der verschiedenartigen terraingebundenen Infektionskrankheiten. Man kann dieses Konzept der cutan-visceralen Reflexe in ihrer pathogenetischen Wertigkeit auf die gesamte Haut ausdehnen.

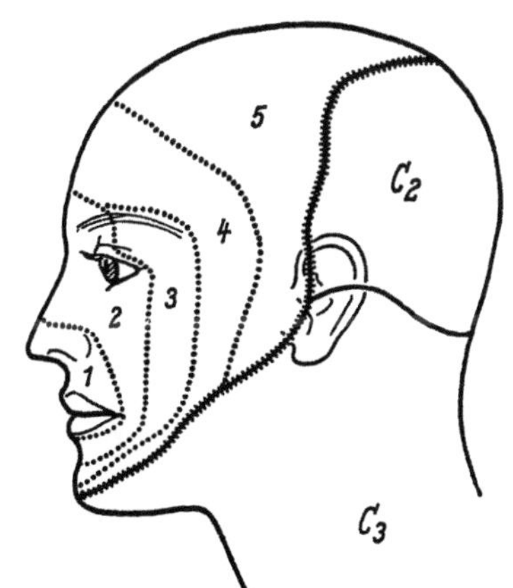

Abb. 77. Lähr-Söldersche Linien, die die Verlaufsrichtungen der Projektionsfelder der absteigenden medullären Trigeminus-Kernsäule angeben. [Schema nach Hansen u. Schliack, in: W. Hauser: Viscero-cutane Reflexe und Lokalisation von dermatologischen Krankheiten. Urologe **11**, 1 (1971)]

Tabelle 243. Tabellarische Übersicht über die Beziehungen der hyperalgetischen Zonen zu den inneren Organen. (Nach Hansen u. Schliack, 1962)

Lunge	C3, 4, Th3—Th9 (Th10)
Pleura	C3, 4, Th3—Th11 (Th12)
Herz	C3, 4, C8, Th1—Th8 (rechts) links
Aorta	C3, 4, C8, Th1—Th4 (rechts) links
Oesophagus	Th1—Th5—Th8 (nach Lemaire)
Leber und Gallenblase	C3, 4, Th6—Th10 rechts
Pankreas	C3, 4, Th7—Th9 links
Milz	C3, 4, Th7, Th8 und Th9 (Th10) links
Magen	C3, 4, Th5—Th9 links
Duodenum	C3, 4, Th6—Th10 rechts
Jejunum	C3, 4, Th8—Th11 links
Ileum	C3, 4 (Th4—Th8), Th9—Th11 (Th12, L1)
Colon: Coecum, Appendix, Colon ascendens, Colon transversum (proximaler Teil)	C3, 4, Th9—L1 rechts
Colon transversum (distaler Teil), Colon descendens, Sigma und Rectum	C3, 4, Th9—L1 links
Flexura lienalis aber auch (Foerster)	L1—3, S2—5
Niere und Ureter	C3, 4, Th9—Th12, L1, 2 (L3)
Corpus uteri, Ovarien, Tuben, Ligamente, Portio	C3, 4 (nach Foerster), Th10—L1, S2—5 (Waldhardt)
Adnexe	Th10—L3 (Braus-Elze)
Blase	Th11—L3, S2—5 (Foerster)
Prostata	Th10—Th12 (L5), S1—3 (Head)
Hoden, Nebenhoden	Th(11)12—L3 (Foerster)

Hautveränderungen bei Krankheiten des Nervensystems

Hautveränderungen bei Krankheiten des Nervensystems sind entwicklungsgeschichtlich durch den gemeinsamen Ursprung der Haut und des Nervensystems erklärbar. Es werden nach Thies unterschieden:

1. Krankheiten mit Manifestation an beiden Organen, also Haut und Nervensystem,

2. Krankheiten des Nervensystems mit sekundärer Beteiligung der Haut und

3. Hautkrankheiten, die zu nervösen Begleiterscheinungen führen.

Hervorzuheben sind insbesondere Mißbildungskrankheiten, bei denen sich auf dem Boden der frühembryonalen Entwicklungsstörung und durch fehlerhafte nervalorganisatorische Impulse mit unterschiedlicher Latenz geschwulstähnliche Hyperplasien oder echte Tumoren neuroektodermalen und mesenchymalen Ursprungs entwickelten.

Solche Mißbildungskrankheiten an der Haut, dem zentralen Nervensystem und dem Auge werden als Phakomatosen bezeichnet. Dazu gehören

1. die von Recklinghausensche Phakomatose,

2. die Bourneville-Pringlesche Phakomatose,

3. die Pigmentfleckenpolypose (Peutz-Jeghers-Klostermann),

4. die Melanophakomatose,

5. die epitheliomatöse Phakomatose (Epithelioma adenoides cysticum Brook),

6. angiomatöse Phakomatosen, wie Angiomatosis encephalo-oculo-cutanea Sturge-Weber-Krabbe, Angiomatosis retinocerebellaris von Hippel-Lindau und schließlich das Klippel-Trenaunay-Parkes-Weber-Syndrom.

Krankheiten des Nervensystems führen beim Halbseitensyndrom (Apoplexie) zu Hautveränderungen, die sich vornehmlich in der Reliefbildung optisch darstellen und mit motorischen, sensiblen oder sensorischen Ausfällen einhergehen. Auch vegetative Dysregulation mit vasomotorischen Zirkulations-, Schweiß- und Talgsekretionsstörungen und schließlich trophische Schädigung auf der motorisch gelähmten Seite wurden beobachtet. Auf einer Störung des vegetativen Systems beruht die Symptomatologie des postencephalitischen Parkinsonismus, der durch eine vermehrte Sekretionsleistung der Talgdrüsen, verbunden mit einer erhöhten Transpiration der ekkrinen Schweißdrüsen, der Speicheldrüsen und Tränendrüsen, gekenn-

Tabelle 244. Art der Hautveränderungen bei peripheren und zentralen Nervenverletzungen

Bei peripheren Nervenverletzungen (Trauma)

(Als Folge der gestörten Innervation der Blutgefäße und Schweißdrüsen streng an das durch den verletzten Nerven versorgte Hautgebiet gebunden)

Hyperämie und später Cyanose,
Pigmentierungen,
Atrophie, aber auch Hyperkeratosen,
gelegentlich Hyperhidrosis, aber meistens bei starken Sensibilitätsdefekten Hypohidrosis,
Ödeme,
Ulcerationen als ausgeprägte Schädigung einer Trophoangioneurose

Nagelveränderungen:

Meessche Streifen
Beau-Reilsche Linien
Das sog. Nagelbettzeichen (stärkere Wölbung des Nagels, der krallenförmig nach vorne ausgezogen ist), Verwachsen des distalen Nagelanteiles mit der Epidermis, atrophische Fingerbeere

Haarveränderungen:

Hypo- und Hypertrichose im Bereich des von der Nervenläsion betroffenen Hautgebietes (zu trennen von einer durch den Gipsverband etc. ohne Nervenläsion verursachten Beeinflussung des Haarwachstums)

Bei Nervenerkrankungen:

Encephalitis lethargica und Paralysis agitans: Das sog. Salbengesicht mit Vergrößerung der Talgdrüsen sowie gelegentlich Pigmentierungen;
Pigmentverschiebungen bei amyotrophischer Lateralsklerose, spinaler progressiver Muskeldystrophie, Schizophrenie, Epilepsie u.a.
Ödeme und später Hyperkeratosen bis zur Ulceration bei Syringomyelie, ulcero-mutilierende Neuropathie
Malum perforans bei Tabes Pseudotabes diabetica

zeichnet ist. Mit einer Minderung der motorischen Störung im Zuge einer L-Dopa-Therapie kommt es nur zu einer geringen Herabsetzung des Talgspiegels als Hinweis dafür, daß dieses Symptom eine gewisse Eigenständigkeit besitzt. Am Rande seien hier nur die in der inneren Medizin geläufigen trophischen Hautschädigungen bei Syringomyelie und die familiäre, ulcerierende, multilierende Akropathie bei degenerativen Nervenleiden und schließlich trophische Veränderungen als Folge der Encephalitis lethargica erwähnt.

Auch vom histologischen Gesichtspunkt aus lassen sich die engen Verbindungen zwischen Haut und Nervensystem darstellen. So sind bestimmte Formen von Naevi histochemisch cholinesterase-positiv. Bei solchen Patienten ist die Möglichkeit der Entwicklung eines Melanoms besonders augenfällig (10%).

Literatur

Thies, W.: Haut und Nervensystem. In: Handbuch der Haut- und Geschlechtskrankheiten, Bd. VIII. Berlin-Heidelberg-New York: Springer 1967.

Haut und Allergie

Der Begriff Allergie im Sinne von Pirquet kann als Oberbegriff für Immunbiologie und Immunpathologie verwandt werden. Dies ist aber heute unüblich, da zumindestens in der Dermatologie der Begriff „allergisch“ mit einer unerwünschten überschießenden immunpathologischen Reaktion hyperergischen Typs gleichgesetzt wird. Es handelt sich dabei um Immunprozesse, die auf der einen Seite über frei zirkulierende Antikörper und auf der anderen Seite über Immunocyten zur Überempfindlichkeitsreaktion führen.

Tabelle 245 a. Lymphocytentransformations (LTT)- und Hautteste bei allergischen Arzneimittelreaktionen

Präparat	Manifestationsform	LTT positiv	Hauttest positiv	Konzentration für LTT
Ampicillin	Kontaktekzem	10 von 18	18 von 18 epicut.	epicut. 5%
Mafenid	Kontaktallergie	9 von 9	9 von 9 epicut.	100 µg/ml Kulturansatz
Sulfanilamide	Exanthem	1 von 4	1 von 4 i.c.	20—100 µg/ml
Trimethoprim	Exanthem	1 von 2	1 von 2 i.c.	2,5—50 µg/ml
Tolbutamid	Exanthem	0 von 3	0 von 3	5—100 µg/ml
Diphenylhydantoin	Exanthem	0 von 2	0 von 2	
	Lyell-Syndrom	1 von 1	1 von 1 epi	12,5—125 µg/ml
Phenylbutazon	E. multiforme	0 von 2	1 von 2 epi	
	Lyell-Syndrom	1 von 1	1 von 1 epi	10—100 µg/ml

[Schulz, K. H.: Lymphocytentransformationstest bei Arzneimittelallergie. Arch. Derm. Forsch. **244**, 309 (1972))

Tabelle 245 b. Immunphänomene und Allergie

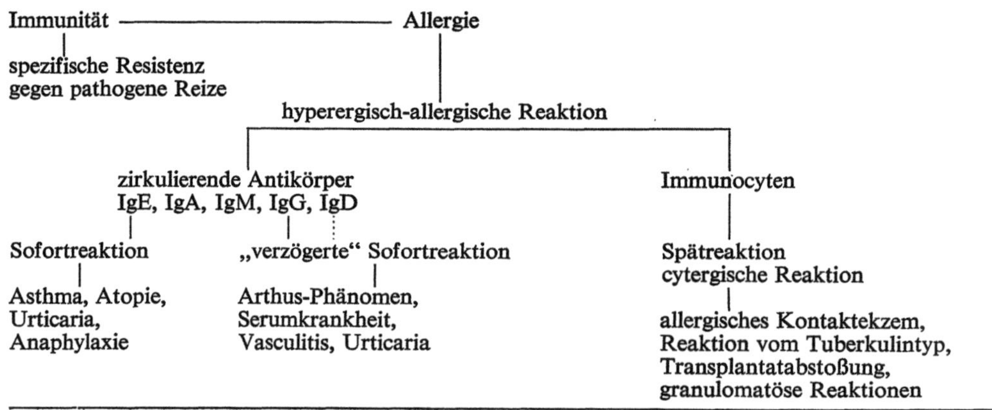

Definition der Begriffe

Als *Antikörper* werden Proteine bezeichnet (Immunglobuline), die durch Verbindung mit Allergenen immunologische Reaktionen hervorrufen. Diese Bindung ist eine spezifische Reaktion, die zu variablen Phänomenen, wie Agglutinationen, Präcipitationen, Lyse u.a. führt. Liegt ein Antikörpermangelsyndrom vor, so ergibt sich eine Summe von Symptomen, die sich nicht auf das Ausbleiben einer allergischen Reaktion im eigentlichen Sinne beschränkt (s. Tabelle 270), sondern auch einen Mangel an erwünschten Phänomenen wie Infektionsimmunität aufweist.

Unter *Immunzellen* werden spezifisch antideterminierte Zellen verstanden, die mit dem Allergen spezifisch reagieren.

Allergene sind Substanzen, die durch Verbindung mit entsprechenden Antikörpern oder Immunzellen allergische Reaktionen hervorrufen. Darüber hinaus sind sie durch die Fähigkeit gekennzeichnet, die Bildung spezifischer Antikörper oder Immunzellen einzuleiten und zu unterhalten. Bei den Allergenen handelt es sich um Substanzen, deren Spezifität meist durch einen verhältnismäßig kleinen Molekülteil, die *Determinante*, bedingt ist. Ist ein solches Molekül eine definierte kleinmolekulare Verbindung, die für sich in der Lage ist, durch chemische Bindung mit Eiweißkörpern ein Allergen zu bilden, so wird diese Substanz als *Hapten* bezeichnet. Als Allergisierung bzw. *Sensibilisierung* wird die Induktion der Bildung spezifischer Antikörper und Immunzellen bezeichnet. Die hierfür verantwortliche Substanz ist das Allergen, das auch als *Sensibilisator* bezeichnet wird, um solche Allergene von jenen abgrenzen zu können, die eine allergische Reaktion nach bereits eingetretener Sensibilisierung hervorrufen, ohne selbst unbedingt zur Sensibilisierung fähig zu sein.

Als *Elicitoren* werden dementsprechend mit Mayer solche Allergene bezeichnet, die eine Antigen-Antikörperreaktion auslösen können, ohne für die Allergisierung verantwortlich oder dazu befähigt zu sein. In diesem Fall ging die Sensibilisierung mit entsprechender *Inkubationszeit*, also dem Zeitraum, welcher zwischen der präparierenden, sensibilisierenden Allergiedarreichung und der Bildung der Antikörper vergeht, voraus. *Reaktionszeit* ist das Zeitintervall zwischen Zufuhr des Allergens bei bereits gebildeten Antikörpern oder Immunzellen und der klinisch sichtbaren Reaktion.

Der Ausdruck *Mittlersubstanzen* (Mediatoren) wird bei allergischen Prozessen als Sammelbegriff für Substanzen wie z.B. Histamin benutzt, die bei der Antigen-Antikörperreaktion frei werden und für die Symptomatologie der jeweiligen allergischen Reaktionen mitverantwortlich sind.

Neben Histamin sind Substanzen vom Kinintyp und Prostaglandine zu nennen, die im Ablauf einer Antigen-Antikörperreaktion wie auch durch andersartige Prozesse gebildet bzw. freigesetzt werden können.

Die Haut ist in besonderem Maße einem Allergenkontakt ausgesetzt. Die

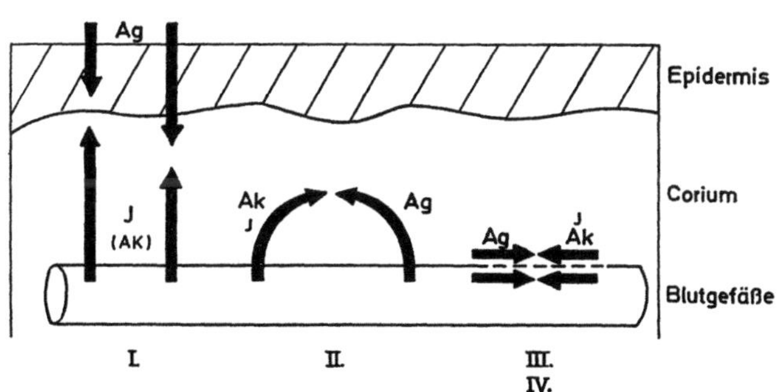

Abb. 78. Darstellung der Lokalisationen einer allergischen Reaktion in der menschlichen Haut. I Permeation der Allergene (*Ag*) durch die Epidermis bis zum gefäßführenden Corium. Dort Kontakt mit Antikörpern (*AK*) bzw. Immunocyten (*I*). II Antikörper bzw. Immunocyten haben die Blutbahn verlassen und treffen mit Allergenen (*Ag*), die ebenfalls aus der Blutbahn stammen, zusammen. III *AK* sowie *I* reagieren im äußeren Bereich der Gefäße mit *Ag*. IV *AK* und *I* reagieren in den lumennahen Regionen bzw. im Gefäßlumen mit *Ag*

Tabelle 246. Bewertung des Histamins als auslösender Wirkstoff einer allergischen Hautreaktion

Positiv	Negativ
Nachweis von Histamin in Körperflüssigkeiten nach allergischen Hautreaktionen oder allergischen Dermatosen (Katz und Cohen, 1941; Emmelin, Kahlson und Lindström, 1941; Rose, 1941; Katz, 1942; Last und Loew, 1947; Coste, Maseron und Piguet, 1944; Nilzén, 1947; Guillot, 1950; Schönfeld, 1951; Stüttgen, 1953; Feldberg und Schachter, 1953; Brocklehurst, Humphrey und Perry, 1955; Perry, 1956; Alberty und Takkunen, 1957; Koji, 1960; Mota und Ichhi, 1960; Juhlin, 1967)	Die Menge des freigesetzten Histamins ist unabhängig von der Menge der Antikörper bei passiver Allergie
Senkung des Histamingehalts in der Haut nach allergischer Frühreaktion [Nilzén, 1947 (Mensch); Inderbitzin und Dobric, 1959 (Ratte)]	Bei allergischen Früh- und Spätreaktionen steht das quantitativ nachgewiesene Histamin nicht im Verhältnis zur Permeabilitätsstörung der Gefäße (Last und Loew, 1947; Inderbitzin und Craps, 1957)
Minderung allergischer Hautreaktionen nach vorhergehender Anwendung von Histaminliberatoren und auch Auslösung einer passiven cutanen Anaphylaxie [Binazzi und Landi, 1959 (Mensch); Ricci, 1959 (Mensch); Stern, 1960; Ovary, 1958]	Eine vorhergehende Histaminliberation verhindert nicht die Zeichen einer allergischen Hautreaktion (Binazzi und Landi, 1959)
Hemmung der urticariellen Frühreaktion durch Antihistaminica (Ovary, 1952)	Bei chronisch-allergischen Ekzemen wird durch Histaminliberatoren nur noch wenig Histamin aus der Haut freigesetzt (Maragnani, 1960)
Unterdrückung allergischer Haut- und Schleimhautveränderungen ödematösen Typs durch Antihistaminica	Die Spätreaktion vom Tuberkulintyp und vom Ekzemtyp sowie das Arthus-Phänomen werden durch Antihistaminica nicht wesentlich gehemmt
Geringgradige Hemmung der vasculären Begleitreaktion bei allergischen ekzematösen Testreaktionen durch Antihistamin, Anstieg des Histamins bei allergischen Spätreaktionen (Vermehrung basophiler Leukocyten) (Zachariae, 1964)	Histamin intracutan löst nicht das gesamte Spektrum einer allergischen Reaktion in histogenetischer Betrachtung aus (Werner, 1957)
	Fehlende spongiotische Auflockerung mit Bläschenbildung der Epidermis auch bei protrahierter Histaminanwendung (aber Acanthose) (Schnitzer, 1957)

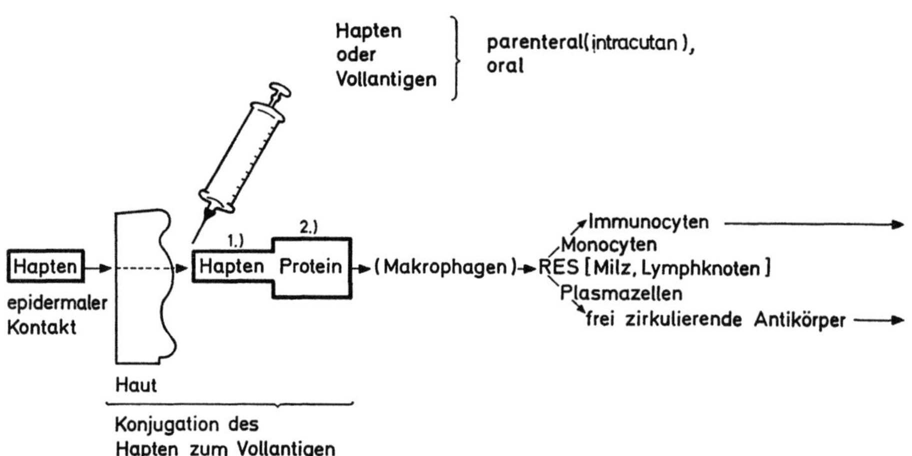

Abb. 79. Allergenbildung und Antikörper bzw. Immunocyteninduktion. Antikörpereinstellung auf Hapten-Determinate (*1*) und Trägerprotein (*2*). Nach Antigenbindung an Protein Konfigurationsänderung des hochmolekularen Haptenträgers möglich

Gründe liegen in der vielfältigen Kontaktmöglichkeit mit der Umgebung, der Fähigkeit zur percutanen Resorption, der Bindung von niedermolekularen Substanzen im Zuge einer percutanen Absorption an hochmolekulare Träger, wie Protein. Schließlich kann das Immunsystem insgesamt durch Kontakt mit Allergenen bzw. Bildung von Allergenen nach Haptenaufnahme stimuliert werden.

Der Typ einer allergischen Dermatose wird von den Charakteristika des jeweiligen Antikörpers oder der Summe der an der Reaktion beteiligten Antikörper bzw. Immunzellen geprägt (Tabelle 247).

Frei zirkulierende Antikörper führen in der Regel zu einer Überempfindlichkeitsreaktion vom *Frühtyp*, d.h. die sichtbaren klinischen Symptome entwickeln sich in den ersten Minuten bis Stunden nach Kontakt dieser Antikörper mit Allergenen. Die Reaktionszeit nach Kontakt der Allergene mit *Immunzellen* liegt durchschnittlich um 12–48 Std und wird dementsprechend als allergische *Spätreaktion* bezeichnet. Die Charakterisierung Früh- oder Spätreak-

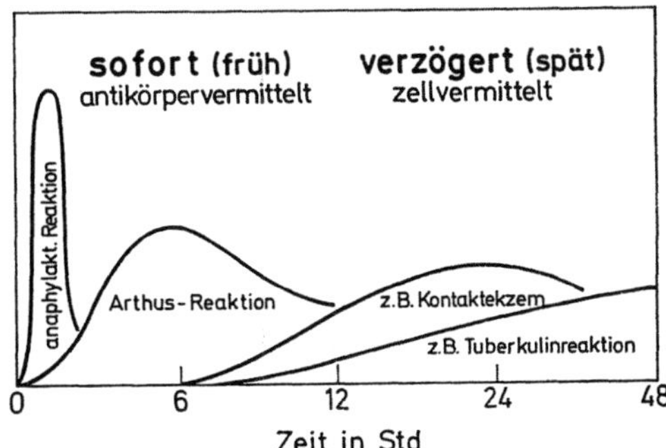

Abb. 80. Definition der Immunreaktion an Hand der Geschwindigkeit des Reaktionsablaufs. [Macher, E., in: Immunologische Mechanismen der Allergie. Z. Haut- und Geschlechtskrankheiten 207 (1972)]

Tabelle 247. Reaktionsmechanismen der Allergie. [Aus: Macher, E.: Z. Haut- u. Geschl.-Kr. **47**, 307 (1972)]

		Anaphylaktische Reaktion	Arthus-Reaktion	Spättypreaktion
Immunologisch spezifische Initialphase klinisch inapparent	Mediator	IgE (IgG)	IgG (IgM)	sensibilisierte Lymphocyten
	Eigenschaften	fixiert auf Mastzellen, nicht präzipitierend, nicht komplementbindend, thermolabil	zirkuliert, mit Serum präzipitierend, komplementbindend, thermostabil	zirkulieren durch Gewebe, komplement-unabhängig, langlebig
	Reaktion mit Antigen	auf Mastzelloberfläche und Leukocyten	in Gefäßnähe	in Gewebsperipherie
		↓	↓	↓
Immunologisch unspezifische	Primärfolge	Freisetzung von H-Substanzen	Aktivierung von Komplement	Synthese von Lymphokinen
		↓	↓	↓
Effektualphase klinisch apparent	Sekundärfolge	Kontraktion glatter Muskulatur, Vasodilatation, Gefäßpermeabilitätssteigerung	Chemotaxis (Segmentkernige), Phagocytose, Leukocytoklasie	Chemotaxis (Mononucleäre), Migrationsinhibition, mitogener Reiz, Makrophagenaktivierung
		↓	↓	↓
	Tertiärfolge	Restitutio ad integrum kein Gewebsschaden	Enzymfreisetzung, Gewebsschaden	Enzymfreisetzung, Cytotoxicität, Gewebsschaden
	Repräsentative Efflorescenz	Quaddel	Kokarde	Papel

Tabelle 248. Ablauf der Allergenbildung bei verschiedenen Allergieformen einschließlich der Photoallergie nach Ippen

	Umwelt (oder Körperinneres)	Haut		
		Umwandlung		Eiweißbindung
Cutane Allergie I. Ordnung	Hapten z.B. p-Aminobenzoesäure (PAB)	———	———	□→ Allergen PAB-Protein
Cutane Allergie II. Ordnung	Prohapten z.B. p-Aminobenzoesäureester	durch Hautfermente —□→ (z.B. Verseifung)	Hapten p-Aminobenzoesäure	—□→ Allergen PAB-Protein
Photoallergie	Prohapten z.B. Sulfanilamid	durch Lichtwirkung —□→ (z.B. Oxidation)	Hapten p-Hydroxyaminobenzolsulfonamid (HBSA)	—□→ Allergen HBSA-Protein

Tabelle 249. Klassifizierung von Immunglobulinen

Klasse	Typ des Moleküls	Sedimentationskoeffizient	Elektrophoretische Mobilität	Serumkonzentration (mg/100 ml)	Tägliche Synthese (mg/kg)	%-Verteilung	Biologische Wirkungen			
							Komplementfixation	Placentadurchlässigkeit	Passive Hautsensibilisierung	
									Mensch	Meerschweinchen
γG (IgG)	γ_2K_2 $\gamma_2\lambda_2$	7 S	vornehmlich γ	1,100	40	44% im Blut, in interstitieller Flüssigkeit	ja	ja	,nein	ja
γA (IgA)	$(\alpha_2K_2)_{1-4}$ $(\alpha_2\lambda_2)_{1-4}$	7—15 S	$\beta-\gamma$	150	20	40% im Blut, besonders in extern sezernierten Flüssigkeiten	nein	nein	nein	nein
γM (IgM)	$(\mu_2K_2)_5$ $(\mu_2\lambda_2)_5$	19 S	$\beta-\gamma$	110	4	70% im Blut	ja	nein	nein	nein
γD (IgD)	δ_2K_2 $\delta_2\lambda_2$	7 S	$\beta-\gamma$	2,3	0,4	73% im Blut	?	?	?	?
γE (IgE)	$(\varepsilon_2K_2)_{1-3}$ $(\varepsilon_2\lambda_2)_{1-3}$	8—11 S	$\beta-\gamma$	0,2	?	mehr (?) in extern sezernierten Flüssigkeiten als im Blut	nein	nein	ja (Affe)	nein

Tabelle 250. Passiv ausgelöste Reaktionen durch zirkulierende Antikörper. (Aus: Stüttgen, G., Ippen, H.: Allergie und Haut. In: Allergie- und Asthmaforschung, Bd. V. Leipzig: J. A. Barth 1969)

Antikörpertyp	Reaktionen	Zeitintervall zwischen Ak- und Ag-Gabe	Reaktionszeit
IgE	Prausnitz-Küstner (PK): Mensch Serum intracutan, Allergen, intracutan	24—48 Std, manche Antikörper haften bis zu 1 Monat	10—20 min (Quaddel, Erythem)
IgE	Passiver Transfer (Prausnitz-Küstner-Äquivalent): Affe Serum intracutan, Allergen intravenös in Kombination mit Evans-Blau	24—48 Std	19—20 min (Farbstoffdiffusion im Bereich der Ak-Injektion)
IgG	Passive cutane Anaphylaxie (PCA): Meerschweinchen, Affe Serum intracutan, Allergen intravenös mit Evans-Blau, auch invers auslösbar	3—6 Std	5—20 min (örtliche Farbstoffdiffusion)
IgG (IgM)	Arthus-Phänomen: Allergen (tief intracutan) Antikörper intravenös	30 min	Stunden (hämorrhagische Nekrose)
IgG (IgM)	Passive Anaphylaxie (systematische Reaktion): erst Antikörper, dann Allergen intravenös	Variabel: Gabe des einen (Ak oder Ag) erfordert Anwesenheit des anderen (Ag oder Ak)	Sekunden (Schock)

tion richtet sich also nach den sich entwickelnden klinisch sichtbaren Veränderungen, die sich im allgemeinen am Ort des Zusammentreffens von Allergenen und Antikörpern darstellen.

Die Haut ist aber nicht nur allein als exogenes Kontaktorgan für die Entwicklung allergischer Reaktionen besonders geeignet, sondern ist ganz allgemein bei bereits vorliegenden allergischen Prozessen ein bevorzugtes *Demonstrationsorgan* für Antikörper. Diese Eigenschaft der Haut beruht auf der hohen unspezifischen Reaktionsfähigkeit, die im wesentlichen an die Bildung und Speicherung von Mittlersubstanzen gebunden ist, welche inaktiv in der Haut vorliegen und erst bei einem entsprechenden pathogenen Vorgang — in diesem Falle einer Antigen-Antikörperreaktion — in Freiheit gesetzt werden und nun die entsprechende Hautirritation auslösen.

Die *Allergenbildung* nach epicutanem Kontakt beginnt in den meisten Fällen mit dem Passieren der Hornschichtbarrieren und anschließender Konjugierung der Haptene mit Proteinen. Unabhängig davon kann auch im Zuge einer Hautschädigung (chemisch, Infektion) eine Denaturierung hauteigener Substanzen erfolgen, die allergene Wirkung zeigen. Die Haptenbildung kann auch durch enzymatische Einwirkung und durch Licht erfolgen (s. Tabelle 248).

Die *Antikörperbildung* beginnt in den lymphoiden Organen, zu welchen das Allergen zuerst transportiert wurde. Im Falle intradermaler, subcutaner und auch intramuskulärer Verabreichung sind die regionären Lymphknoten, im Falle einer intraperitonealen Injektion oder oralen Verabreichung die mesenterialen Lymphknoten oder schließlich bei der intravenösen Injektion die Milz die vornehmlichen Bildungsorte der Antikörper. Nach einigen Tagen ist offenbar die Verteilung der Allergene im Organismus so weit fortgeschritten, daß die Entfernung der regionären lymphatischen Organe die Entwicklung einer generalisierten Überempfindlichkeit nicht mehr stört.

Die Auslösung einer allergischen Reaktion ist an dem gesamten Integument möglich, eine Ausnahme stellen sog. fixe Arzneimittelexantheme dar (s. dort).

Die Typen der allergischen Reaktionsformen sind an der Haut gut zu demonstrieren, einer der Gründe, daß die Dermatologie eng mit der Allergieforschung verknüpft ist.

Reaktionen vom Früh-Typ

(Klinisch faßbarer Beginn nach ≈2 bis 20 min)

Anaphylaktischer Reaktionstyp

Bei dieser Reaktion von Allergenen mit zirkulierenden Antikörpern im Bereiche der Haut kommt es zu einer Freisetzung von Histamin und ähnlich wirkenden Substanzen, die für die Summe der morphologischen Veränderungen, wie Gefäßwandquellung, Infiltration mit Leukocyten (insbesondere Eosinophilen) und Ödembildung verantwortlich sind. Diese anaphylaktische Reaktion tritt kurzfristig nach Kontakt der Allergene mit den entsprechenden Antikörpern auf, die u.a. an Mastzellen adsorbiert sind. Die Reaktion läuft an den Zellmembranen ab. Das klinische Äquivalent einer solchen Sofortreaktion ist die Quaddel oder ein großflächiges Ödem. Solche Veränderungen sind häufig mit Kreislaufkrisen verbunden. Diese allgemeinen Symptome bei lokal ablaufenden allergischen Prozessen können auf Abfluten von Mediatoren der allergischen Reaktionen in das Blut, ggf. aber auch durch eine Antigen-Antikörperreaktion im Bereiche der Gefäße zurückgeführt werden.

Der Begriff Anaphylaxie schließt isolierte Symptome an Haut und Schleimhaut ein, ohne daß es zu Zeichen eines systemischen Schocksyndroms kommen muß. Dem entspricht die Einteilung in systemische und lokale Anaphylaxie. Die Anaphylaxiebereitschaft der Haut nach Bildung frei zirkulierender Antikörper wird durch die Bindung dieser Antikörper an das Schockgewebe Haut im Ablauf der Antigen-Antikörperreaktion an Zellen, deren Reservoir an Histamin und verwandten Substanzen freigesetzt wird, hervorgerufen.

Arthus-Phänomen

Im Gegensatz zu der anaphylaktischen Reaktion entwickelt sich der Schwerpunkt der geweblichen Veränderungen beim Arthus-Phänomen nach 6 Std. Diese Sonderform einer Sofortreaktion zeichnet sich also durch eine gewisse Latenzzeit und durch ein bedeutsames Überwiegen einer serös exsudativen Komponente im Gesamtbild der Entzündung aus. Darüber hinaus gibt es hämorrhagische, serofibrinöse und nekrotisierende Erscheinungen (Letterer).

Die Entwicklung eines Arthus-Phänomens an der Haut setzt einen besonders hohen Sensibilisierungsgrad mit einem hohen Titer an IgG-Antikörpern voraus.

Die *hyperergischen Entzündungen granulomatösen Typs* sind häufig Sekundärfolgen einer allergischen Frühreaktion. Es entwickelt sich im Anschluß an das primär seröse Stadium das ausgeprägte Bild einer leukocytären Entzündung, der sich eine histiocytäre Zellproliferation anschließt. In klassischen Fällen gruppieren sich um eine fibrinoide Nekrose Histiocyten und Infiltratzellen aus dem Blut unter dem Bilde eines Knötchens bzw. großzelligen Granuloms.

Die Hautentzündung wird im Einklang mit Gertler und Sönnichsen als *Dermatitis* bezeichnet. Wenn der Entzündungsreiz von außen die Haut trifft, ist die Oberhaut stets mit in Mitleidenschaft gezogen. Unter einer Dermatitis versteht man zunächst eine Entzündung, die durch die verschiedenartigsten Aggressionen sich entwickelt. Eine Dermatitis bildet sich zurück, wenn die Aggression aufhört. Das *Ekzem* unterscheidet sich von der Dermatitis durch eine Schwerpunktverlagerung der makroskopischen und mikroskopischen Veränderungen in die Epidermis. Anfangs bildet sich ein intercelluläres lymphocytenhaltiges Ödem mit Entwicklung einer Spongiose, die für das Ekzem charakteristisch ist. Je nach Auslösungsart kann die Entwicklung eines obligaten oder degenerativen Ekzems bzw. Empfindlichkeitsekzems von einem allergischen Kontaktekzem unterschieden werden. Die morphologischen Veränderungen sind im wesentlichen gleichartig. Unterschiedlich ist die Pathogenese. Auch an der Schleimhaut gibt es eine Intoleranzreaktion, bei der pathogenetisch toxische und allergische Schädigungen unterschieden werden.

Reaktionen vom Spät-Typ

(Klinisch erfaßbarer Beginn nach 8–24–72 Std.)

Reaktionen vom Tuberkulin-Typ

Bei dieser Spätreaktion, die klinisch-experimentell nach intracutaner Injektion bestimmter Allergene – als charakteristisches Allergen gilt Tuberkulin – ausgelöst wird, steht eine proliferierende Entzündung lympho-monocytären Typs im Vordergrund. Diese ist subepidermal lokalisiert und gruppiert sich perivasculär. Histiocyten, Lymphocyten und Plasmazellen sind vorherrschend. Eine Eosinophilie ist weniger stark ausgeprägt. Es wird von Reaktionen vom Tuberkulintyp gesprochen, da die Tuberkulinreaktion der Prototyp dieser charakteristischen Infiltratbildung unter dem Bilde einer Papel ist.

Allergische Reaktionen vom Ekzemtyp

Die ekzematöse allergische Reaktion ist in zeitlicher Hinsicht der vom Tuberkulintyp gleichzusetzen. Das Charakteristikum der ekzematösen Reaktion ist aber – nach primären lymphocytären Reaktionen mit Gefäßerweiterungen im Bereiche des oberen Coriums bzw. der Papillarkörper – ein Einwandern eines lymphocytären/monocytären Infiltrats in die Epidermis mit Auflockerung der epidermalen Schichten im Stratum spinosum unter dem Bilde einer Spongiose. Im Zuge dieser Spongiose kommt es zu den charakteristischen klinischen Veränderungen einer ekzematösen Reaktion mit Erythem-, Ödem- und der Vesikelbildung (s. Tabelle 251).

Die ekzematöse Reaktion wird im allgemeinen durch solche Allergene hervorgerufen, die sich nach der percutanen Resorption an Proteine zum Vollallergen komplementiert haben. Die ekzematöse Reaktionsbereitschaft wird nach der heutigen Lehrmeinung durch Immunocyten, also immunkompetente Lymphocyten, bestimmt. Für die Lokalisation der Reaktion ist nicht allein die determinierende Gruppe des Allergens, sondern auch der hochmolekulare Träger, also ein Protein der Haut von Bedeutung.

Die Charakterisierung der allergischen Reaktionen an der Haut in Früh- und Spättyp sind besonders aus didaktischen Gründen wertvoll und lassen sich zweifelsohne mit den bestimmten Antikörpertypen und Immunzellen in Beziehung bringen. Es hieße aber, dieses phänomenologische Erscheinungsbild zu überfordern, wenn versucht wird, alle allergischen Reaktionen an der Haut unter diesen scharf umrissenen Vorgängen zu sehen. Es darf festgehalten werden, daß in die Haut eindringende allergisierende Substanzen, die dort eine Bindung erfahren und an einer schnellen Diffusion in Lymph- oder Blutgefäße gehindert werden, vornehmlich Allergene sind, die zum Typ der ekzematösen Kontaktreaktion, also zur Stimulation von Immunocyten führen. Die Information über die Ingangsetzung des Immunapparates folgt am Applikationsort des Allergens keinem „Alles-oder-Nichts-Gesetz", sondern geht allmählich vonstatten (Macher). Über den wirksamen Mechanismus läßt sich zur Zeit nur diskutieren. Der großen Zahl der allergischen Reaktionsformen an der Haut stehen Schemata gegenüber, die nur als Interpretation für die Pathogenese und Morphogenese dienen.

Stufen und Systeme der Antikörperbildung

Die verschiedenen Stufen und Systeme der Antikörperbildung unter Einschluß der

Tabelle 251. Die verschiedenen Formen der Ekzempathogenese

Definition: Der Ekzembegriff leitet sich aus dem morphologischen Bild ab und ist unabhängig von der Pathogenese.

Akutes Ekzem = Rötung, Ödem, Vesikel, Nässen, Juckreiz (papulo-vesiculöses Stadium).

Subakutes Ekzem = Rötung, Ödem, Schuppung, Krusten, Konsistenzvermehrung.

Chronisches Ekzem = Konsistenzvermehrung, Lichenifikation, Papeln, Schuppung, Juckreiz verbunden mit erosiven Kratzeffekten.

Klinischer Typ	Pathogenese	Diagnostik
1. Allergisches Kontaktekzem	Kontakt mit epicutan zugeführten Allergenen, allergische Spätreaktion	Epicutane Hautteste
2. Photoallergisches Kontaktekzem	Allergenbildung durch Licht (UV) auf bzw. in der Haut	Epicutane Hautteste mit Lichtexposition (UV)
3. Polymorphe Lichtdermatose vom Ekzemtyp	UV-Strahlung	
4. Degeneratives Ekzem Abnutzungsdermatitis (Dermatitis)	Epicutane Einwirkung toxischer Substanzen in Abhängigkeit von Konzentration und Zeit	Epicutane Teste (Allergie-Ausschluß)
5. Mikrobielles Ekzem (nummuläres Ekzem)	Reaktion auf Bakterien in Form toxisch/allergischer Vorgänge (Focus, Intracutantest, Antistreptolysintiter)	Morphe
6. Mykogene Ekzeme	Reaktion auf Pilze in Form toxisch/allergischer Vorgänge	Morphe Trichophytin i.c.
7. Seborrhoisches Ekzem	Kombination von Besonderheiten der Hautoberfläche (Talgdrüsenexkretion) mit Bakterienbesiedlung	Morphe, Lokalisation
8. Kontakt-Typ-Ekzem aufgrund *humoraler* Verteilung aggressiver epidermotroper Faktoren	a) Allergisches Kontakt-Typ-Ekzem auf orale oder parenterale Medikamente, z.B. Penicillin (allergische Spätreaktion) b) Streuphänomene als sog. „Ide" bei primärer Mykose, bakteriellen Dermatitiden, Ulcera cruris mit Ekzem c) bzw. allgemeines „Id"-Phänomen bei verschiedensten Ekzemformen ohne Interferenz mit dem primär auslösenden Ekzemfaktor	
9. Endogenes Ekzem	s. Neurodermitis constitutionalis (s. S. 287)	
10. Eczema infantum	zugehörig zu: a) Neurodermitis constitutionalis b) Auf „seborrhoischer" Basis vornehmlich im ersten Trenimon, spätere Abheilung	

therapeutischen Auswirkungen einer Immunsuppression sind in der Tabelle 265 nach der Vorstellung von Humphrey schematisch wiedergegeben.

Zur Differenzierung der immunkompetenten Lymphocyten

Die im allgemeinen als *kleine Lymphocyten* bezeichneten Zellformen sind sowohl zur Proliferation als auch zur weiteren Differenzierung befähigt. Entsprechend der bereits beim Vogel bekannten Unterscheidung in Lymphocyten, die sich aus dem Thymus ableiten (T-Lymphocyten), und den Lymphocyten, die aus der Bursa fabricii stammen (B-Lymphocyten), ist auch beim Säugetier und Menschen eine derartige Unterscheidung in variable Lymphocytenformen mit verschiedener Morphologie und Funktion erlaubt (Abb. 81, 82).

Tabelle 252. Die Charakteristika der verschiedenen ekzematösen Überempfindlichkeiten. (Nach R. L. Baer, J. Amer. Med. Ass. **170**, 1041 (1959)

	Unspezifisch	Primär spezifisch	Sekundär spezifisch
Mechanismus	Niedrige Schwelle für primäre Irritantien Kein immunologisches Phänomen	Fähigkeit zur primären allergischen Sensibilisierung	Fähigkeit zur Entwicklung von sekundärallergischen oder Kreuzüberempfindlichkeiten bzw. primäre Sensibilisierung auf Allergene, die obligatorisch eine Kreuzsensibilisierung hervorrufen
Die Bedeutung unspezifischer Faktoren	Wichtig	Gelegentlich dazu beitragend	Ohne Bedeutung
Immunchemische Beziehung zu Substanzen, die verschiedenartige Überempfindlichkeiten hervorrufen	Fehlt	Fehlt im allgemeinen	Immer vorhanden
Dauer	Verschwindet in Wochen bis Monaten	Relativ beständig	Relativ beständig

Tabelle 253. Charakteristische Lokalisation der allergischen ekzematösen Kontaktdermatitis und die zugehörigen Allergene (s. Sulzberger, Wolf u. Witten, Dermatology, Diagnosis and Treatment, Chicago 1961)

Lokalisation	Ursache
Kopfhaut	Kosmetische Präparate, wie Haarwässer, Pomaden, Haarfärbemittel, Dauerwellen (oft Reaktionen auf diese Substanzen im Bereich der Gesichtshaut, insbesondere Augenlider) wie auch Hutsubstanzen
Ohr(läppchen)	Ohrringe (vernickelt), Weißgold und andere Metalle. Parfums usw. Kunststoffe wie Brille, Telephonhörer, beachte Farbe und Appretur
Stamm	Kleidung, Unterkleidung, Badezusätze, Seifen, Parfums, Massagecreme usw.
Ober- und Unterschenkel	Stoffe, Unterwäsche (optische Aufheller im Waschmittel). Im Bereich der Hosentaschen Streichholzdosen, Zigarettenetuis und andere metallische Gegenstände, Strumpfbänder (Gummi, Metall-Clips)
Füße	Schuhe, Lederfarben, Gerbstoffe, Schuhpolitur, weitere Schuh-Chemikalien, Socken und Strumpffarben
Gesichtshaut	Augenbrauenstift, Wimperntusche, Lidschattenstift und Creme, Augenwässer, Auflagestellen der Brille, Nacht- und Tagescreme, Puder, Make up, Lippenstifte, Zahnpasten, Mundwässer (Reaktionen im Bereiche der Übergangsschleimhaut oder Haut)
Hände	Nagellack, Handcreme, Autosteuerrad, Druckerschwärze, Bankschecks, Schwarz-Weiß-Druck, Farbdruck, Metallschmuck (s. Berufsstoffe)
Genitalregion	Empfängnisverhütende Artikel (Kondome, Pessare), Creme, Vaginalprophylaktica, kosmetische Präparate
Analregion	Toilettenpapier, Präparate gegen Hämorrhoiden

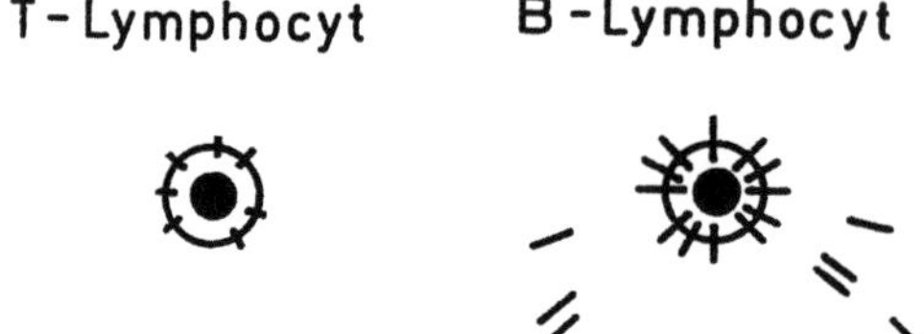

Abb. 81. *T-Lymphocyt:* Reaktion mit Proteinanteil(?) des an (epidermalen) Zellen gebundenen Hapten-Protein-Komplexes (Spätreaktion) über spezifische Immunrezeptoren (L-Kette der Antikörper) in der Zellwand. Sekretion löslicher Faktoren, die die Gefäßpermeabilität erhöhen und Makrophagen bereits in der Blast-Phase aktivieren. *B-Lymphocyt:* Bildung humoraler Antikörper (jeweils IgA, IgG oder IgM), entsprechender bürstenartiger Immunglobulinbesatz in der Zellmembran als Receptor für Hapten-Anteil des Allergens

T-Lymphocyten, die aus dem Thymus stammen, sind ständig im Umlauf, langlebig und werden durch immunogenen Reiz zur Proliferation gebracht. *B-Lymphocyten* stammen aus dem Knochenmark und haben ebenfalls die Potenz zur Proliferation durch immunogene Stimulation. Sie entwickeln sich zu Lymphoplasmocyten, die Immunglobuline bilden und in ihrer Funktion von diesem Gesichtspunkt den Plasmazellen ähneln, die aus dem reticulohistiocytären System stammen. Plasmazellen werden heute mehr als Endformen der B-Lymphocyten angesehen. Demgegenüber sind die B-Lymphocyten wesentlich kurzlebiger bzw. zeigen eine variable Überlebensdauer zwischen einigen Tagen bis einigen Monaten. Die B- und T-Lymphocyten unterscheiden sich durch die Dichte der Immunreceptoren auf ihren Zelloberflächen. Die B-Zellen zeichnen sich durch einen dichten Besatz von Immunreceptoren aus, während die T-Zellen eine wesentlich geringere Anzahl dieser Strukturen besitzen.

Die T-Zellen sind für zellgebundene immunologische Reaktionen verantwortlich und aufgrund ihrer aggressiven Eigenschaften gegen Fremdgewebe als „killer-cells" bekannt.

Die Stimulation zur Proliferation sowohl der T- als auch der B-Zellen wird von den Gedächtniszellen, den sog. *memory-cells* durchgeführt, die für die beschleunigte Sekundärreaktion verantwortlich sind.

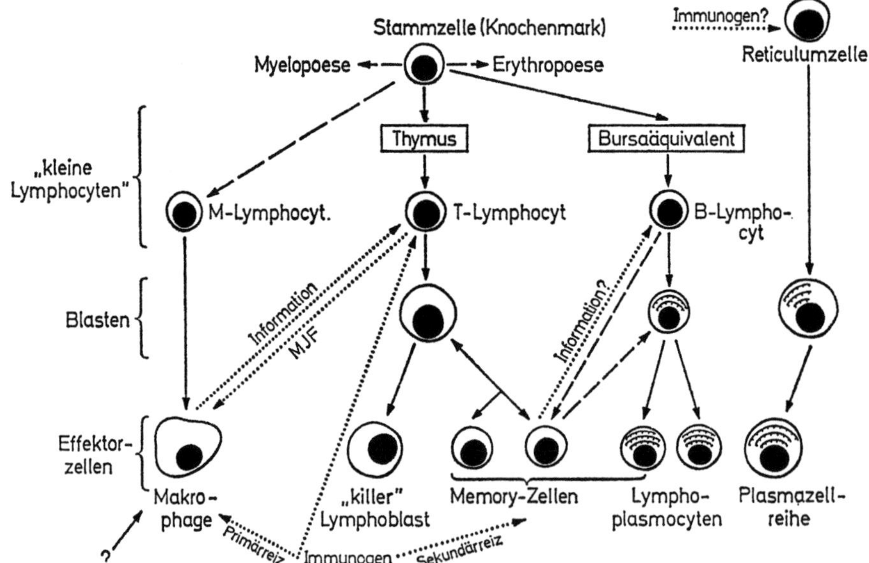

Abb. 82. Schematische Synopsis des Immunsystems und der nach einem primären und sekundären Immunreiz ablaufenden Reaktionen und Zell-Kooperationen. ——— weitgehend gesicherte Zelldifferenzierungen und Transformationen; ----- noch nicht genügend gesichert erscheinende Zelldifferenzierungen und Transformationen; ······· Beeinflussungen und Informationen. [Aus Thiele, H. G.: Mschr. Kinderheilk. **120**, 6 (1972)] Abstammung der Plasmazellen auch direkt von B-Lymph. (1973)

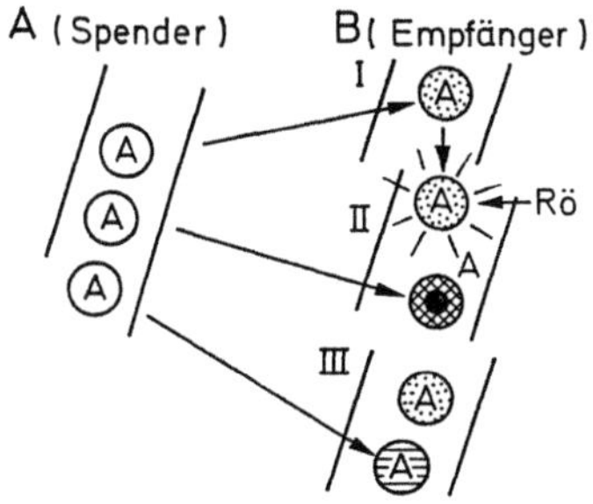

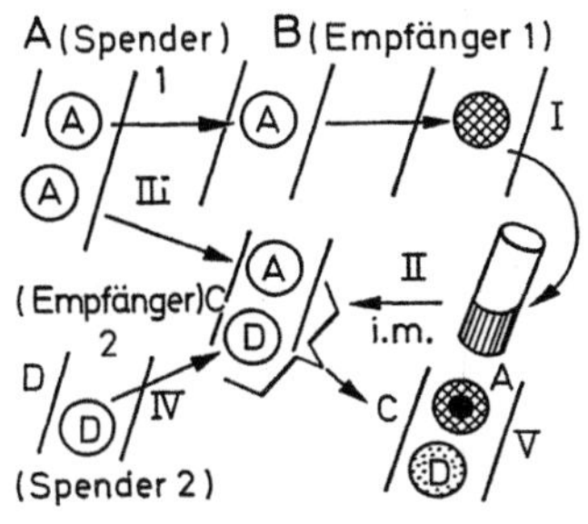

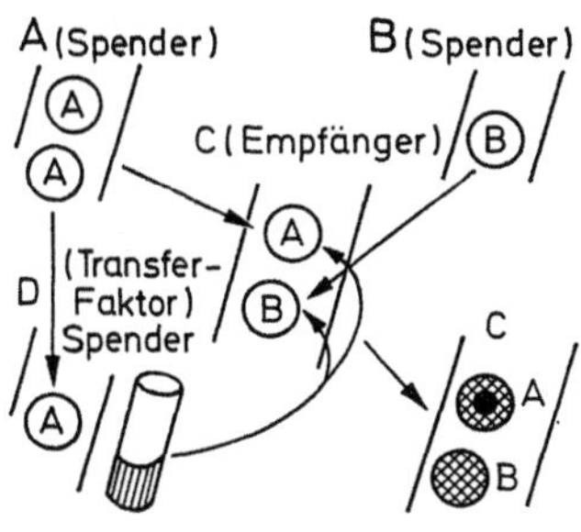

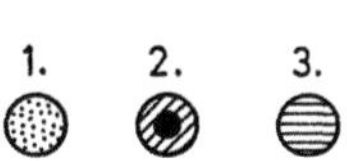

Abb. 83. Immunologische Gesichtspunkte zur Haut-Allotransplantation. Die Art der Abstoßung von Homo-Hauttransplantaten beim Menschen in Abhängigkeit vom Sensibilisierungsgrad (bewirkt durch die Ersttransplantation, die systemische und lokale Injektion des Transferfaktors). (Nach Russel u. Monaco: The Biology of Tissue Transplantation. London: Churchill 1965.) a Der Einfluß einer Haut-Ersttransplantation auf eine Haut-Zweittransplantation. I Abstoßung des Ersttransplantats nach 8—15 Tagen. II Abstoßung des Zweittransplantats nach 4—7 Tagen, wenn diese Transplantation 10 Tage *nach* Zeichen der Abstoßung des Ersttransplantats vorgenommen wurde. Mit einer schnelleren Abstoßung des Zweittransplantats ist eine Rötung im Bereiche des Ersttransplantats (*Rö*) verbunden. III Wird das Zweittransplantat innerhalb von 7 oder weniger Tagen nach Zeichen der Abstoßung des Ersttransplantats eingepflanzt, so ist auf Grund des hohen Sensibilisierungsgrades durch die Ersttransplantation keine Vascularisierung des Zweittransplantats festzustellen (sog. weiße Transplantatabstoßung). b Die Beeinflussung von Transplantationen durch die systemische Applikation des Transferfaktors. I Übertragung eines Transplantats von *A* auf *B*. Dieses Transplantat wird nach 8—15 Tagen abgestoßen. II Bei Abstoßung des Transplantats beim Probanden *B* wird aus den peripheren Leukocyten nach DNAse-Behandlung ein zellfreier Extrakt gewonnen, der dem Probanden *C* i.m. injiziert wird. III Dieser Proband *C* erhält nun ein Transplantat vom Probanden *A* (gegen dessen Haut der Transferfaktor gerichtet ist). V Die Folge ist eine beschleunigte Abstoßung dieses *A*-Transplantats. Eine zur Kontrolle vorgenommene Transplantation vom Probanden *D* bleibt (IV) davon unberührt. Dieses *D*-Transplantat wird nach den üblichen 8—15 Tagen abgestoßen. c Beeinflussung von Transplantationen durch die lokale Applikation des Transferfaktors. Der Proband *C* erhält Transplantationen von den Probanden *A* und *B*. Nach 3 Tagen werden beide Transplantate mit einem Transferfaktor umspritzt, der durch Übertragen eines Transplantates *A* auf einen weiteren Probanden *D* gewonnen wurde. Nach weiteren 2 Tagen beginnt die Abstoßung des Transplantats *A* bei dem Probanden *C*, während das Transplantat vom Probanden *B* erst nach weiteren 5—7 Tagen abgestoßen wird. *1.* Abstoßung, *2.* beschleunigte Abstoßung, *3.* „weiße" Abstoßung

Die in der Abb. 82 erfolgte Differenzierung der *Plasmazellen* wird durch die Proliferation der B-Lymphocyten zu Lymphoplasmocyten und weiter zu Plasmazellen (auch aus den Reticulumzellen) erklärt. Die Lymphoplasmocyten, die sich von den B-Lymphocyten ableiten, sind als Immunglobuline und Antikörper produzierende und sezernierende Zellen erkannt worden, während die großen, hellen, vorwiegend im Knochenmark anzutreffenden Plasmazellen einen Entwicklungsgang aus den Reticulumzellen zeigen könnten.

Die gleichartig erscheinenden, kleinen Lymphocyten werden also durch immunogene Reize zur Proliferation gebracht und gewinnen damit neben ihrer unterschiedlichen Funktion eine variable morphologische Struktur, die einer histologischen und besonders elektronenmikroskopischen Differenzierung zugänglich ist. Der Entwicklungsgang der kleinen Lymphocyten zu den Blastenformen und schließlich die Entwicklung zu Effektorzellen auf primäre oder sekundäre Immunreize hin, bedarf noch ihrer Sicherung, soweit es die Verhältnisse beim Säugetier und insbesondere beim Menschen anbetrifft. Für die gedankliche Konzeption erscheint aber die hypothetische Synopsis des Immunsystems so wichtig, daß es bereits hier erlaubt sei, auf entsprechende Vorstellungen einzugehen.

Von verschiedenen Gesichtspunkten aus, nicht zuletzt aus pharmakoanalytischer Sicht, hat sich herausgestellt, daß die *primäre Immunantwort* von der *sekundären Immunantwort (Booster-Effekt)* getrennt werden darf. Auch in klinischer Hinsicht sind die vornehmlich am Tierexperiment gewonnenen Ergebnisse auf den Menschen zu übertragen (Abb. 83).

Besonders hat die Organtransplantation das Wissen um immunologisch-allergische Phänomene am Menschen gefördert, und auch die Vorstellung der Immunsuppression war für die Deutung von immunologischen Phänomenen an der Haut von besonderer Wichtigkeit.

„Id"-Reaktion

Es ist bekannt, daß sich nach kurzem oder längerem Bestehen einer mikrobiellen Hautinfektion oder eines mykotischen Ekzems sich anderenorts ekzematöse Hautveränderungen, sogenannte Ekzematide entwickeln, die einen Nachweis von Bakterien oder Pilzen vermissen lassen. Derartige *Streuungen* oder „-ide" werden als Fernreaktionen der Haut auf Stoffwechselprodukte von Bakterien oder Pilzen bezogen, die gegebenenfalls eine Allergennatur haben und über eine primär-cutan-vasculäre Reaktion nunmehr zusätzlich ein ekzematöses Bild bieten können. Offenbar wird die

Tabelle 254. Häufigkeit der „Id"-Reaktion bei den Ekzemgruppen

Ekzemgruppen	Anzahl	Davon „Id"-Reaktionen	% „Id"-Reaktion
1. Seborrhoisches Ekzem	918	14	1,5
2. Tylotisches Ekzem sowie nicht einzuordnende Fälle	169	10	5,9
3. Kontaktdermatitis	1077	82	7,6
4. Anogenital-Ekzeme, Intertrigo	144	12	8,3
5. Dyshidrotisches Ekzem	197	23	11,7
6. Mykotisches, mikrobielles, nummuläres Ekzem	822	113	13,7
7. Unterschenkelekzem	686	178	25,9
Summe und Durchschnitt	4013	432	10,8

Häufigkeitsbeziehung der „Id"-Reaktion zum Sitz des ursprünglichen Ekzemherdes

Region	I. Kontaktdermatitis			II. Nummuläres Ekzem			Insgesamt
	Anzahl der Fälle	darunter „Ids"	%	Anzahl der Fälle	darunter „Ids"	%	%
1. Brust und Bauch	20	1	5,0	11	—	0,0	3,2
2. Hand	348	12	3,4	215	21	9,8	5,9
3. Mehrere Regionen, „Sonstiges"	65	3	4,6	35	3	8,6	6,0
4. Kopf und Hals	228	18	7,9	108	6	5,6	7,1
5. Rücken, Gesäß, Anogenitalregion	29	2	6,9	12	2	16,7	9,8
6. Arm	140	12	8,6	75	10	13,5	10,3
7. Bein	166	21	12,7	267	54	20,2	17,3
8. Fuß	71	13	18,3	100	17	17,0	17,5
Summe und Durchschnitt	1067	82	7,7	823	113	13,7	10,3

Aus: Rehder, H.: Die Bedeutung der Ekzemlokalisation für die Häufigkeit des Ekzematids (Univ.-Hautklinik Kiel). Z. Haut- u. Geschl.-Kr. **64**, 382 (1965).

Streuung weniger durch Bakterienleiber (Rajka, positive Blutkulturen in 14–42% der Fälle), als vielmehr durch unbelebte Stoffe (Miescher, 1962; Meyer-Rohn, 1966) ausgelöst. Die Frage nach der ekzematogenen Aktivität von bakteriellen Substanzen ist noch in Fluß und wird durch die mögliche, primär entzündliche Reaktion auf derartige Substanzen eingeschränkt. Nach Proppe ist die „Id"-Reaktion ein Spezialfall des Herdphänomens.

Die Lokalisation bei einer „Id"-Entstehung betrifft in der Regel symmetrische Regionen, die mechanischen Reizen besonders ausgesetzt sind (Intertrigo). Aber auch lichtexponierte Stellen werden von Lindemayr hervorgehoben. Bei Hautpilzerkrankungen treten ebenfalls Streuphänomene auf, die als Mykide gekennzeichnet werden. Über eine primär toxische Hautentzündung kann eine partielle autoallergische Reaktion, indem Pilzelemente sich im Zuge dieser Entzündung bevorzugt mit Organeiweißen kombinieren, zu diesem Phänomen führen. Für die Ausbreitung von Mykiden ist nach Sulzberger und Baer eine positive Trichophytinreaktion Voraussetzung, und es muß ein entsprechender mykotischer Herd bestehen. Unter Abklingen des Primärherdes verschwindet dann das Mykid.

Autoantikörper

Ebenso wie an Niere, Herz und anderen Organen wird auch für die Entwicklung von Dermatosen die pathogenetische Wertigkeit der Bildung von Autoantikörpern nach Entstehung von Autoallergenen diskutiert. Die Bildung von Autoallergenen ist daran gebunden, daß eine körpereigene Substanz über eine chemische Veränderung, wie z.B. durch Strahlung, oder durch bakterielle bzw. virale Infektionen antigene Eigenschaften erhält.

Verbindungen, deren Synthese im Organismus in der Ontogenese relativ spät abläuft, sollen dazu neigen, die Bildung von Autoantikörpern bevorzugt anzuregen. All diese Antikörpertypen werden heute besonders bei den Dermatosen po-

Tabelle 255. Unter Autoimmunerkrankungen (Erkrankungen mit Antikörpern gegen körpereigene Allergene) in der Dermatologie geführte Krankheiten

Humoral: Pathogene Reaktion mit Blutbestandteilen		*Cellulär:* Pathogene Reaktionen mit intakten Zellen im Gewebsverband
←	Erythematodes (visceral)	→
	Erythematodes discoides	→
	Pemphigus vulgaris	→
	Pemphigoid	→
	Autoimmundermatitis (?) (cytotoxische Antikörper)	→
←	Arteriolitis Periarteriitis nodosa	→
	Ehlers-Danlos-Syndrom (?) Retikulosen (?)	→
	Aspermie (in manchen Fällen Antikörper wahrscheinlich)	→
←	Kälteagglutinationskrankheit (Kryoglobuline)	
←	chronisch rezidivierende Urticaria (Kryoglobuline)	→
	Dermatomyositis	
	Fraglich:	
	progressive Sklerodermie	

Tabelle 256. Autoantikörper — Beispiele:

1. Autoantikörper bei Lupus erythematodes
   Antinucleäre Faktoren:
   gegen: Nucleoproteine, Desoxyribonucleinsäuren, Histon, „pufferextrahierbares" Antigen, Nucleolus-Antigen, Ribonucleinsäuren (?)
   Testmethoden: Präcipitation, Komplement-Bindung, passive Agglutination, Immunfluorescenz
2. Anticytoplasmatische Autoantikörper
   gegen: Membranen, Mikrosomen, Mitochondrien
3. Anti-Gamma-Globulin-Autoantikörper
   Antikörper gegen Gamma-Globuline, isospezifische und autospezifische Rheumatoid-Faktoren, primär spezifisch gegen Antigen-Antikörper-Komplex, Antikörper gegen verdeckte Determinanten, die durch Enzyme freigelegt werden.
   In diesem Falle erfolgt eine Antigen-Antikörper-Reaktion erst nach Freisetzen des u.a. blockierten Receptors durch eine zusätzliche Noxe (z.B. Ferment)

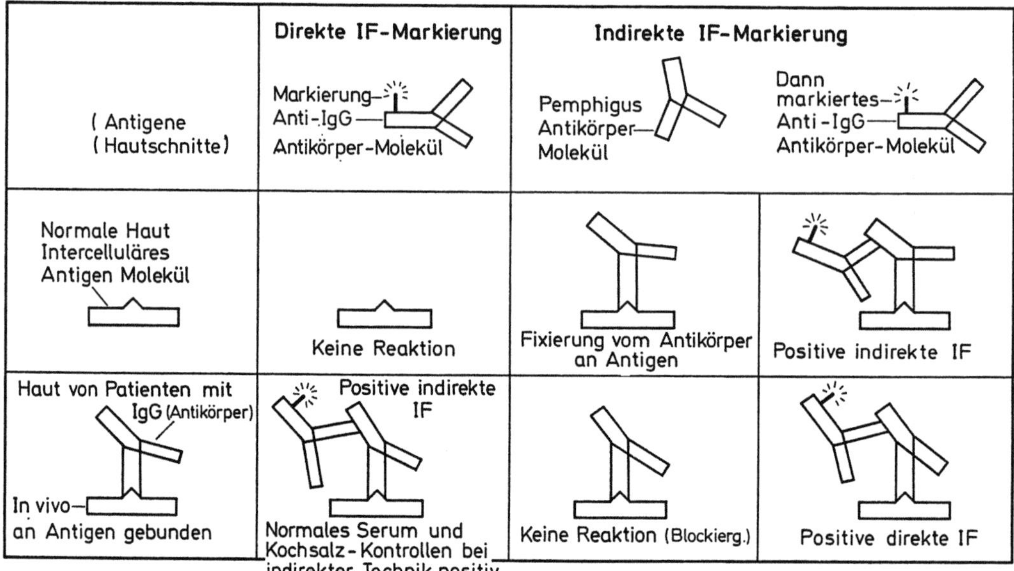

Abb. 84. Schematische Darstellung des direkten und indirekten Nachweises von Antikörpern mittels der Immunfluorescenztechnik (*IF* Immunfluorescenz) bei Patienten mit Pemphigus oder Pemphigoid. Wenn in vivo keine Antikörperbindung vorliegt, ist der direkte Nachweis negativ und die indirekte Technik zeigt positive Resultate. Wenn in vivo gebundene Antikörper vorliegen, ist sowohl der direkte als auch der indirekte Nachweis mittels der IF-Technik positiv. (Beutner, E. H., Chorzelski, T. P., Jordon, R. E.: Autosensitization in Pemphigus and Bullous Pemphigoid. Springfield/Ill.: Ch. Thomas 1970)

stuliert, die eine Anreicherung dieser Immunglobuline direkt im Bereiche der krankhaften Hautveränderungen zeigen, ohne daß ein Hinweis für ein äußerlich zugeführtes Fremdallergen zu finden ist.

Immunologische Prozesse nach Entwicklung entsprechender Allergene stellen die Gemeinsamkeiten solcher Autoaggressionskrankheiten heraus.

Die Technik der *Immunfluorescenz* (Abb. 84) hat zu der Erkenntnis geführt, daß mit der Entwicklung von krankhaften Hautveränderungen, die mit einer Antigen-Antikörperreaktion in Zusammenhang zu bringen sind, eine Adsorption von Immunglobulinen an Hautstrukturen korreliert ist. Der Nachweis dieser Immunglobuline mit Anti-Immunglobulin verschiedenen Typs lokalisiert den Ort der Adsorption und weist damit auf einen gewissen Endzustand hin, der im Hinblick auf die pathogenetische Wertigkeit von verschiedenen Gesichtspunkten aus zu diskutieren ist. Es gewinnt immer mehr die Arbeitshypothese an Wahrscheinlichkeit, daß die Bildung von Autoantikörpern mit der Entstehung von Autoallergenen gekoppelt ist, die durch eine Denaturation von Hautproteinen durch eine Fremdeinwirkung, bei der zur Zeit die Virusinfektion im Vordergrund steht, ausgelöst wird. Beachtenswert ist, daß Antikörper induzierende Antigene nicht auf den gleichen Zellen lokalisiert sein müssen, die von den so gebildeten Antikörpern nun geschädigt werden, da das Phänomen der Kreuzreaktion eine variable Adsorption von Antikörpern zuläßt.

In der Medizin ist der viscerale Erythematodes von den verschiedensten Arbeitsgruppen wohl am intensivsten hinsichtlich der Wertigkeit der Induktion antinucleärer und anticytoplasmatischer Autoantikörper erforscht worden. Es hat sich herausge-

Tabelle 257. Antinucleare Faktoren (in fixierten Blutausstrichen), rheumatoide Faktoren und Bordet-Wassermann-Reaktion bei Erythematodes und rheumatoider Arthritis. [Aus: Strejcek, I., Maline, L., Bielicky, T.: Acta derm.-venerol. (Stockh.) **48**, 198 (1968)]

	Antinucleare Faktoren (fluorescierende Antikörper		Latex-Fixationstest (Rheuma-Faktor)		Bordet-Wassermann-Reaktion	
	positiv	negativ	positiv	negativ	positiv	negativ
Chronischer Lupus erythematodes	1	56	5	52	0	57
Systemischer Lupus erythematodes	57	0	7	50	15	42
Rheumatoide Arthritis	3	147	123	27	0	150
Kontrolle	0	114	3	111	0	114

stellt, daß auch durch Medikamente eine Induktion dieser Antikörpergruppe hervorgerufen werden kann. Offenbar kann durch die Einwirkung bestimmter Medikamente die Immuntoleranz durchbrochen werden, die verhindert, daß durch körpereigene Verbindungen über das Immunsystem eine Autoaggression erfolgt.

Ein *Erythematodes*, der *durch Medikamente* entsteht, wird im Gegensatz zu einen durch andere Mechanismen ausgelösten Erythematodes nach Absetzen der Medikamente von einem Abklingen der Krankheitssymptome begleitet. Weiterhin befällt der durch Medikamente ausgelöste Erythematodes Frauen und Männer gleich häufig, während der anders ausgelöste Erythematodes etwa 6–8mal mehr Frauen befällt. Beide Formen des Erythematodes zeigen die Entwicklung von IgG-Anti-DNS-Antikörper mittels Immunfluorescenztechnik. Ein Fehlen dieser so nachweisbaren Antikörper schließt einen Erythematodes praktisch aus.

Erythematodes auslösende Medikamente, nach der Häufigkeit des Auftretens geordnet:

Hydralazine, Isonicotinsäurehydrazid, Mesantoin, Dilantin, Tridione, Primidon, Procainamid, Sulfonamide, Methyldopa, Penicillin, Tetracyclin, Streptomycin, Griseofulvin, Phenylbutazon, Methylthiouracil, Propylthiouracil [s. Fischer, K.: Autoallergie. Mschr. Kinderheilk. **120**, 202–205 (1972).]

Morphe und Verlaufsform allergischer Dermatosen

Für die Entwicklung der Morphe und der Verlaufsform einer allergischen Dermatose ist der Sensibilisierungsmodus und das Spektrum der freigesetzten Antikörper von wesentlicher Bedeutung. Interferenzen zwischen verschiedenen Antikörpertypen sind möglich, dann ist die allergische Dermatose der Ausdruck einer Summationswirkung verschiedener Antikörperformen. Veränderungen der Reaktionsweise gegenüber Allergenen können mit der Entwicklung sog. *blockierender Antikörper* in Zusammenhang gebracht werden. Man versteht darunter Antikörper, die nicht zu einer allergisch-hyperergischen Reaktion führen, sondern mit dem Allergen eine Bindung eingehen, die sich zwar im in vitro-Versuch darstellen läßt, doch nicht klinisch als Krankheit imponiert. Zu nennen wären in dieser Hinsicht Agglutinationsphänomene mit Medikamenten wie Penicillin und weiterhin die große Zahl serologischer Phänomene, die von diagnostischem Wert sind, ohne daß sie mit der gestaltlichen Entwicklung einer Dermatose verbunden sein müssen.

Bei derartigen Phänomenen kann die Haut in einen Vorgang hineingezogen werden, an dem sie mehr passiv teilnimmt und zu einem Demonstrationsorgan bestimmter pathogener Vorgänge wird. Agglutinationsphänomene mit Inaktivierung von Thrombocyten bei medikamentösen Allergien führen zu entsprechenden Hautveränderungen, wie z.B. zu einer thrombocytopenischen Purpura. Mit der

Agranulocytose im Zuge einer allergischen Knochenmarkschädigung tritt eine akute Resistenzminderung der Haut ein, die ihre Infektionsabwehr schwächt.

Die Entwicklung einer allergischen Erkrankung ist an das Überwiegen der einen oder der anderen Form von Immunglobulinen gebunden. Bei einer Prävalenz von sog. neutralisierenden Antikörpern entwickelt sich keine allergische Erkrankung. Deshalb wird auch therapeutisch die Induktion von neutralisierenden, sog. blockierenden Antikörpern bei dem therapeutischen Eingriff der *Hyposensibilisierung* z.B. bei Pollenallergien ausgenutzt. Das Spektrum der Antikörper soll zur Seite dieser blockierenden Antikörper verschoben werden, die offenbar beim „normalen" Patienten ohne Krankheitserscheinungen nach der gleichen Exposition vorherrschend sind. Von diesem Gesichtspunkt aus wäre die Entwicklung einer allergischen Erkrankung ein partieller „Immundefekt".

Komplement

Bei verschiedenartigen allergischen Erkrankungen, Typ II (s. Abb. 86), wie Arthus-Reaktion und Arzneimittelüberempfindlichkeit ist die Wirkung des Komplements aufgrund seiner cytotoxischen Wirkung belegt worden. Der Name Komplement wurde einer Gruppe von Serumfaktoren gegeben, welche mit einem Antigen-Antikörperkomplex reagieren. Im Zuge einer solchen Reaktion kann es zu vielfältigen Auswirkungen kommen, die auch bei Verlaufsformen allergischer Dermatosen beobachtet werden können. Die Entwicklung einer allergischen Erkrankung durch Antigen-Antikörperreaktionen ist in direkten cytotoxischen Einwirkungen und der Entwicklung bestimmter enzymatischer Aktivitäten zu sehen. Hier sind besonders proteolytische Phänomene zu nennen, zumal eine der Komponenten des Komplements offenbar einen Esterasetyp darstellt.

Tabelle 258. Komplement-Faktoren und -Funktionen

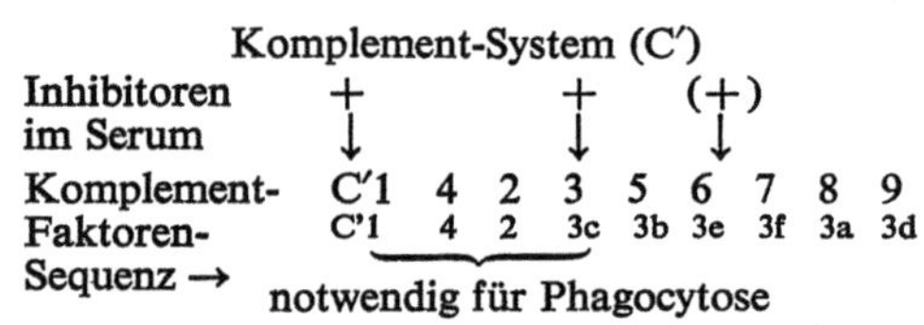

	Komplement-System (C')								
Inhibitoren im Serum	+ ↓			+ ↓		(+) ↓			
Komplement-Faktoren-Sequenz →	C'1	4	2	3	5	6	7	8	9
	C'1	4	2	3c	3b	3e	3f	3a	3d

C'1 4 2 3: notwendig für Phagocytose

alle zusammen integrierend für cytotoxische Antigen-Antikörper-Reaktion

[a] Ältere Nomenklatur (3a→3f).

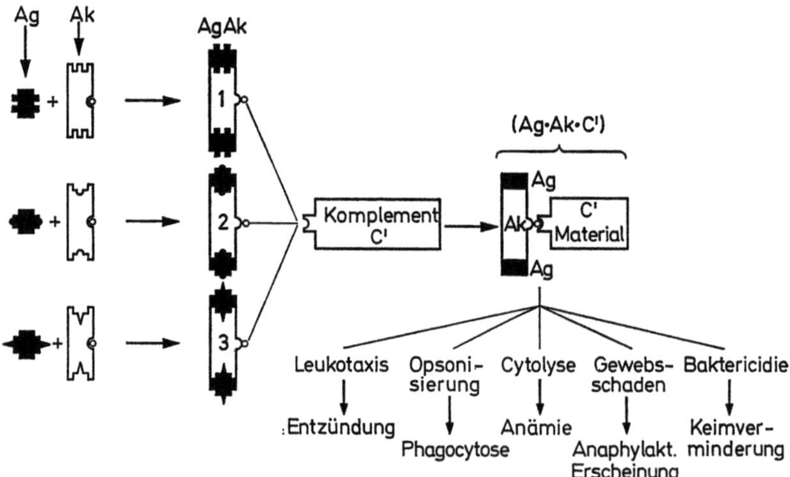

Abb. 85. Mechanismus der immunbiologischen Leistungsreaktion (Schema). (Klein, P. u. Hadding, U., in: Fortschritte der Immunologie, 3. Deidesheimer Gespräche. Aulendorf: Editio Cantor 1970)

Tabelle 259. Die Rolle des C′

Im Laborversuch	*In der Klinik*
Cytolyse, Bacteriolyse, Virusneutralisation, Treponemen-Immobilisation, Immun-Adhärenz, Phagocytose, Konglutination (Antigen-Antikörperkomplexagglutination), Erhöhung der Capillarpermeabilität (Ag-AK-R), Kontraktion glatter Muskulatur (Ag-AK-R)	Anaphylaxie, allergische Dermatitiden (?), Arthus-Reaktion, Arzneimittelüberempfindlichkeit, erbliches angioneurotisches Ödem, Serumkrankheit, akute Glomerulonephritis, Lupus erythematodes, rheumatische Arthritis, Pemphigoid Colitis ulcerosa, Transplantat-Abstoßung (homolog, heterolog)

Mediatoren der allergischen Reaktionen

Sofortreaktion

Als Mediatoren der Sofortreaktion nach Kontakt der Immunglobuline mit Antigenen an Zelloberflächen gelten:

Histamin,
Kinine,
slow-reacting Substances,
Prostaglandine,
Proteasen,
Phospholipasen,
Adenylcyclasen (?),
Serotonin (in der menschlichen Haut fraglich).

Alle diese Substanzen sind Folgeprodukte einer vorausgehenden allergischen Reaktion an Zellen, deren Charakteristika, wie Mastzellen, das Spektrum der freigesetzten Substanzen bestimmen.

Arthus-Phänomen

Als Mediatioren sind *neutrophile Leukocyten* und *mononukleare Zellen* beteiligt, die ggf. mit *Lysosomen* und anderen zelleigenen Fermentsystemen das gewebliche Bild der Arthus-Reaktion prägen. Hinzu kommt Komplement, insbesondere dessen Komponenten C'-1, -4, -2, -3.

Spätreaktion

Nach Kontakt sensibilisierter Lymphocyten mit Allergenen wurden folgende biologische Aktivitäten cytotoxischer und inflammatorischer Art, vornehmlich im Tierexperiment, festgestellt:

Lymphocytäre Chemotaxie (unspezifisch).

Lymphocytärer spezifischer Faktor (Immunzelle).

Cytotoxische Faktoren.

Makrophageninhibitor. Dieser Hemmstoff wirkt auf normale Makrophagen ein; offenbar werden die Inhibitoren durch Proteolyse gebildet. Fehlende Aussprossung von Makrophagen im Mikroröhrchentest gibt einen Hinweis auf eine Substanz, die ggf. als Allergen zu diskutieren ist.

Der *Skin-Reaction-Factor* (SRF), der aus Lymphocytenkulturen und Milz gewonnen werden kann;

der *Lymphknoten-Permeabilitätsfaktor* (LNPF) und schließlich

der dialysierbare *Transfer-Faktor*, der offenbar von Lymphocyten lösbar und in der Lage ist, genetisch bedingte oder erworbene Defekte der cellulären (cytergischen) Immunität zu beeinflussen. Dieser Faktor führt anscheinend auch zum Booster-Effekt bei einer allergischen Spätreaktion (i.c.).

Aktivierung einer Proteolyse. Bei der Aktivierung einer Proteolyse unter einer Antigen-Antikörperreaktion wird auch die Entwicklung von Peptiden diskutiert, die im weiteren Verlauf einer Proteolyse zu pharmakologisch aktiven Substanzen umgebildet werden. Derartige Stoffgruppen sind heute unter dem Namen Kinine bekannt. Bis heute ist noch keine Hemmsubstanz eines proteolytischen Systems aufgefunden worden, welche in der Lage ist, eine allergische Reaktion völlig zu unterdrücken.

Laborteste, durch die Hinweise für allergische Reaktionen unter Verwendung von menschlichem Material, wie Plasma und Lymphocyten, gewonnen werden können, sind einmal der Basophilen-Test von

Shelley, bei dem unter einer anaphylaktischen Reaktion eine signifikante Degranulation basophiler Leukocyten im Blut auftritt, und zum anderen der Lymphocyten-Transformations-Test.

Der Lymphocyten-Transformations-Test (LTT)

Lymphocyten (Ly) aus Blut oder Gewebe entfalten unter in vitro-Bedingungen bei Einwirkung mitogener Substrate wie Phytohämagglutinin (PHA), Pokeweed-Mitogen, Concanavalin A, Staphylokokkenfiltrat oder auch kleinmolekularer chemischer Verbindungen wie Natriumperjodat, Quecksilberchlorid und Zinksalze regelmäßig eine erhöhte Stoffwechselaktivität mit Strukturveränderung und Teilung einzelner Zellelemente. Den obligat und somit *unspezifisch* wirksamen Mitogenen gegenüberzustellen sind die *spezifischen* Stimulatoren, insbesondere Antigene und Allergene, die ausschließlich Ly von entsprechend sensibilisierten Individuen zu aktivieren vermögen. Biochemische Analysen liefern erste Anhaltspunkte für Stoffwechselunterschiede zwischen der spezifischen und der unspezifischen Ly-Aktivierung.

Im *klinisch-diagnostischen Bereich* findet die Ly-Stimulierung und Transformation als Test insbesondere zur Bestimmung der immunologischen Zell- und Gewebskompatibilität, zum Nachweis von Anti-Immunglobulinen, Arzneimittel- und Kontaktallergenen u.a. praktische Anwendung. Methodisch werden dabei periphere Blutlymphocyten nach Anreicherung in vitro mit Allergenen beschickt und mehrere, durchschnittlich 3, maximal 7–11 Tage inkubiert. Die spezifische Stimulierungsrate erfaßt man durch cytologische Differenzierung, einschließlich Zellkerngrößenmessungen, an gefärbten bzw. autoradiographisch entwickelten Ausstrichpräparaten mittels Licht-, Fluorescenz- oder Elektronenmikroskopie u.a., ferner durch Szintillationsmessung der von aktivierten Ly inkorporierten ^{3}H-Nucleoside, insbesondere ^{3}H-Thymidin, oder andere Kriterien der Stoffwechselaktivität. Neben den allergenbeschickten Testansätzen werden Kontrollansätze mit physiologischer Kochsalzlösung (Negativ-Kontrolle) und einem obligaten Stimulator, meist Phythämagglutinin (Positiv-Kontrolle), vergleichend beurteilt. Weitere Kontrollreihen mit Ly nicht-sensibilisierter Donatoren sind erforderlich zur Identifizierung seltener oder fraglicher Allergene oder zur Charakterisierung gut bekannter Allergene mit unspezifischer Stimulierungsfähigkeit wie Quecksilber-Verbindungen. Ungenügende Wasserlöslichkeit wie auch Toxicitätsunterschiede allergener Stimulatoren erschweren zuweilen eine optimale Dosierung im LTT-Ansatz.

Heitmann beurteilt den Lymphocyten-Transformations-Test nach folgenden Kriterien:

Verfahren	Nachweis
Mikroskopie:	*Nucleus und Cytoplasma:*
Phasenkontrast	Kerndurchmesser (Cytoplasma)
Fluorochromierung	Struktur (Nucleoli/Vacuolen u.a.m.)
Panoptische Farbstoffe	Mitosen (Chromosomen)
Kernfarbstoffe	DNS/RNS u.a.m.
Cytochemie	
Elektronenmikroskopie	*Zellstrukturen*
Biochemie	*Enzyme* z.B. Ribonuclease u.a.m.
Immunofluorescenzserologie:	*Immunkomplexe:*
Direkte Verfahren	Antigen-C'-Antikörperbindung
Indirekte Verfahren	und Synthese
Nuclearchemie ^3H; ^{14}C:	*DNS/RNS/Proteine u.a.m.:*
Mikro-Autoradiographie	Silberkörner-Zellmarkierung
Liquid-Szintillation-Counter	Impulse pro Minute
(Dünnschichtscanner)	

Die bisher vorliegenden Ergebnisse rechtfertigen diesen in vitro-Test, insbesondere anstelle eines mit hohen Risiken verbundenen in vivo-Tests (Klaschka).

Alle diese Phänomene sind im Hinblick auf eine direkte Beziehung zur vorliegenden Dermatose schwierig zu deuten. Die Mehrzahl der serologischen Tests gibt nur einen Hinweis dafür, daß der entsprechende Patient mit dem als Allergen verdächtigen Medikament oder anderen Substanzen in Kontakt gekommen ist, ohne daß ein bindender Beweis für eine ursächliche Bedeutung dieser Reaktion vorliegt.

Literatur

Heitmann, H. J.: Archiv für Dermatologische Forschung, Vol. 244, Kongreßbericht. Berlin-Heidelberg-New York: Springer 1972.

Die Reaktionstypen allergischer Dermatosen

Reaktionstypen I–IV nach Coombs und Gell an Zelloberflächen (I, II, IV) und als Immunkomplex (III).

Wenn hier der Versuch gemacht wird, allergische Dermatosen in den Rahmen einzuordnen, der insbesondere aus der Erfahrung der klinisch-experimentellen Forschung und unter Einschluß tierexperimenteller Daten erstellt wurde, muß hervorgehoben werden, daß verschiedenartige morphologische Ausprägungen und Verlaufsformen allergischer Dermatosen nur Hinweise geben können. Die Übersichten von Coombs und Gell (1963) und Stork (1965) sind geeignet, ein Leitbild bzw. Denkmodell für die Entwicklung allergischer Dermatosen zu erstellen, die auch unser therapeutisches Vorgehen mitbestimmen können.

Typ I

Es handelt sich hierbei um eine *anaphylaktische Reaktion*, bei der *Antikörper an Zellmembranen des Gewebes* gebunden und dort sessil werden. Nur bestimmte Antikörper sind zu einer solchen Adsorption fähig. Am Menschen wurden IgE-Antikörper nachgewiesen, welche in besonderem Maße zu einer anaphylaktischen Reaktion führen und offenbar das Kollektiv der Atopiker charakterisieren. Die Reaktion des Antigens mit den an Mastzellen fixierten Antikörpern führt zu einer *Histaminfreisetzung*. Zum Typ I gehören Anaphylaxie und Atopie, soweit sie sich auf allergische Reaktionsformen vom Frühtyp beziehen. Die Besetzung der Haut bzw. der Schleimhaut mit Mastzellen spielt hierbei eine entscheidende Rolle, d.h. die Stärke der Reaktion ist mit der Zahl und dem Histamingehalt der Mastzellen korreliert.

Da diese Form der allergischen Reaktion beim Patienten mit Neurodermitis constitutionalis, also beim Atopiker, vorliegt, wäre der Stimulus zur Dermatitis Folge einer primären anaphylaktischen

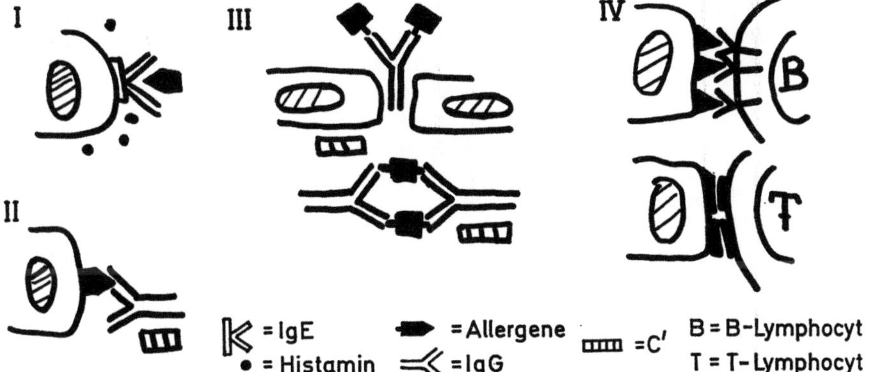

Abb. 86. Reaktionstypen I–IV nach Coombs und Gell an Zelloberflächen (I, II, IV) und als Immunkomplex (III)

Tabelle 260. Typen allergischer Mechanismen bei Hautreaktionen [nach Coombs, Gell; H. Storck, Dermatologica (Basel) **130**, 398 (1965)]

	Beteiligung bei:
Typ I-Reaktion (Sofort-Reaktionen, anaphylaktisch) Reaktion an Zellmembranen gebundener monovalenter Antikörper mit Allergenen unter Histaminfreisetzung aus Mastzellen und basophilen Leukocyten. Passive Übertragung der Antikörper beim Menschen und Affen (Prausnitz-Küstner-Reaktion) möglich. IgE-Immunglobuline	Intracutantest (Sofortreaktion), Atopie (Rhinitis vasomotorica, Asthma), akute Urticaria, Arzneimittelexantheme, akuter anaphylaktischer Schock (Kollaps, Ödeme)
Typ II-Reaktion (cytolytisch und cytotoxisch) An Zellmembranen (vornehmlich Blutzellen) adsorbierte Allergene (auch mit antigenen Determinanten versehene Zellen) reagieren mit mobilen Antikörpern unter Komplementverbrauch	Neonatale thrombopenische Purpura, thrombopenische Purpura der Erwachsenen (Sedormid u. a.), Vasculitis, autoallergische Reaktionen, Arzneimittelallergie
Typ III-Reaktion (Arthus-Reaktion, toxisches Komplexsyndrom) Antigen-Antikörper-Komplexe reagieren unter Aktivierung von Komplement mit Endothelien und Muskelfasern. Intravasale Agglutination mit Freisetzung toxischer Substanzen. Passive Übertragung der Antikörper bei Tieren (passive cutane Anaphylaxie) möglich. IgG-Immunglobuline	Serumkrankheit, Arthus-Phänomen, Arzneimittelexanthem, Vasculitis, Erythematodes
Typ IV-Reaktion (Spät-Reaktionen),	
a) Tuberkulintyp Reaktion lympho- bzw. monocytärer Zellen antikörperäquivalenten Typs mit cellulär adsorbiertem Antigen unter Entwicklung einer hyperergischen Reaktion. Passive Übertragung mit Lymphocyten möglich	Intracutantest (Spätreaktion), Hautinfektionen, Streuphänomene (Tuberkulide, Mikrobide, Mykide), Arzneimittelexantheme, Homotransplantat-Reaktion, autoallergische Reaktionen
b) Ekzemtyp Antigen an epidermalen Zellen adsorbiert. Sonst s. Tuberkulintyp. Keine passive Übertragung möglich. Nachweis der allergischen Reaktion nur durch Exposition	Epicutantest (Spätreaktion), Ekzem, Arzneimittelexantheme

Reaktion, die sich sekundär auf die Epidermis in Form eines proliferierenden Reizes und mit dem Erfolg einer Acanthose auswirkt. Unabhängig davon sind beim Atopiker allergische Vorgänge von konstitutionellen Gegebenheiten, insbesondere des Kreislaufes, zu trennen (s. dort).

Typ II

Die Veränderungen des Typs II sind als *Immuncytolyse* aufzufassen. Der Antikörper *IgG* reagiert mit dem *Antigen, das an Zellmembranen fixiert* ist.

Zum Ablauf einer derartigen Reaktion ist *Komplement* notwendig. Bei dieser Antigen-Antikörperreaktion erfolgt eine Zerstörung der Zellmembran. Es ist wahrscheinlich, daß alle Zelltypen auf diese Art und Weise geschädigt werden können. Durch Adsorption von Antigenen an Gefäßendothelien entsteht eine Vasculitis. Die Folgen sind Vasculitiden mit sekundär hämorrhagischem Einschlag. Die Cytolyse steht gegenüber der Freisetzung von Histamin im Vordergrund. Im Falle einer dafür charakteristischen *Sedormid-Purpura* formt sich so ein Antigen, welches durch Adsorption des Medikaments an Blutplättchen entstanden ist; eine Thrombocytolyse tritt unter Komplementverbrauch ein.

Typ III

Die allergischen Reaktionen, die zu diesem Typ gehören, sind die Serumkrankheit und das Arthus-Phänomen. Bei beiden Fällen steht ein *zirkulierender, toxisch wirkender Antigen-Antikörper-Complement-Komplex* im Vordergrund (Immunkomplex). Solche allergischen Reaktionen laufen im Bereiche der Blutgefäße einschließlich der Gefäßendothelien ab. Diese Antigen-Antikörperkomplexe können *Komplement* fixieren und zeichnen sich durch vasculär nekrotische Veränderungen mit Granulocyteneinwanderung aus.

Die nachgewiesenen Antikörper bei der *Serumerkrankung*, die primär mindestens 7 – 12 Tage nach der Injektion von Fremdserum auftreten oder sich als Booster-Effekt nach einer vorangegangenen Sensibilisierung im Zuge einer beschleunigten Serumkrankheit entwickeln, sind folgende:

1. Heterophile Antikörper, die auf dem Gehalt des verabreichten Serums an Forssman-Antigenen beruhen.
2. *IgG.*
3. Anaphylaktische Antikörper, die eine passive Sensibilisierung ermöglichen (?).
4. Hämagglutinierende Antikörper, die in Abhängigkeit von der Tierart des verwandten Serums hohe, langsam abnehmende Titer im Serum erreichen können.

Ein solcher Typ einer allergischen Erkrankung kann sich auch nach *Arzneimitteln* entwickeln. Insbesondere bei der *Penicillintherapie* sind derartige Verlaufsformen einer allergischen Reaktion vom Serumkrankheitstyp bekannt, die der Serumerkrankung phänomenologisch äquivalent sind.

Reaktionen vom Typ III können offenbar auch bei typischen Autoimmunerkrankungen wie *Erythematodes* ablaufen, zumal in vivo bei Erythematodes eine Komplementfixation im Verein mit einer Basalmembranverdickung und verschiedenartigen Adsorptionen von Immunkörpern an Zellen und Membranen auftreten kann.

Typ IV

Neben der *Tuberkulin-Reaktion* wird auch die *allergische Kontaktreaktion vom ekzematösen Spättyp* zu dieser allergischen Reaktionsform gezählt. Eine Komplementfixation von Immunzellen mit Allergenen konnte hierbei bisher nicht belegt werden. Die Histaminwirkung ist nur geringgradig ausgeprägt. Zu erwägen ist, ob der Typ der Spätreaktion durch den langsamen Antransport von Immunzellen bewirkt wird, der erst innerhalb von Stunden die Quantität erreicht, die für die Entwicklung eines sichtbaren Gewebeschadens notwendig ist. Das würde bedeuten, daß die Unterscheidung in Früh- und Spätreaktionen im wesentlichen eine Frage der Schnelligkeit des Antikörpertransports oder entsprechender äquivalenter Systeme zum Orte des allergischen Geschehens ist. Eine weitere Grundlage für derartige Typisierungen der allergischen Reaktionen ist aus dem Befund abzuleiten, daß nicht nur pharmakologisch wirksame Überträgersubstanzen für eine Gewebsschädigung verantwortlich sind, sondern daß sich auch direkte Veränderungen des Zellgefüges über den Mechanismus der Cytolyse entwickeln können. Bisher ist eine nur passive Übertragung der *Tuberkulinempfindlichkeit* mittels Lymphocyten gelungen. Eine solche Übertragung der *ekzematösen* Kontaktallergie ohne den Verdacht, daß durch mittransportierte Allergene nun eine aktive Immunisierung ausgelöst wurde, ist bisher nicht möglich gewesen.

Photoallergische Reaktion

Eine wichtige Stellung nimmt die photoallergische Reaktion bei der therapeutischen Verabreichung von oralen oder lokalen Medikamenten ein. Der Nachweis einer photoallergischen Reaktion ist auf verschiedene Art und Weise zu führen:

1. Durch Vorbehandlung der Haut mit einem Photoallergen und anschließender Belichtung in Form des belichteten Läppchentestes nach Burckhardt.
2. Durch normalen Läppchentest mit der vorher belichteten Substanz, die dann aufgrund der Strahlenabsorption zum Photoallergen wird (s. S. 284).

Erfahrungsgemäß wirken nur solche Substanzen als Photoallergene, die bereits in der Lage sind, eine photodynamische Reaktion auszulösen.

Der Unterschied zwischen photodynamischen und photoallergischen Prozessen bezieht sich auf:

a) die unterschiedliche Sensibilisierbarkeit des einzelnen Individuums,

b) die mehrfache Exposition bei Auslösung einer Photoallergie,

c) die notwendige Inkubationszeit, die bei photodynamischen Reaktionen einige Stunden dauert, während bei photoallergischen Reaktionen eine entsprechende Inkubationszeit von 7–21 Tagen vorliegen muß, um dann die provozierten Antikörper oder Immunocyten wirksam werden zu lassen.

Entsprechend dem Typ der Hautreaktion ist bei der photodynamischen Wirkung der epidermale Schaden auffällig, während bei der Photoallergie die typische Spätreaktion durch Wirksamwerden der Immunocyten mit entsprechender perivasculärer lymphocytärer Infiltration das Krankheitsbild beherrscht. Die photodynamische Reaktion ist immer an die Einwirkung auf das Gewebe gebunden, während bei der photoallergischen Reaktion die Substanz, die durch Absorption der Lichtenergie chemisch zum Allergen umgeformt wird, bereits im Reagenzglas diese Transformation erleiden kann. Sie kann dann einen positiven Hauttest auslösen, wenn die entsprechende Bildung der Immunocyten vorangegangen war.

Photoallergene Substanzen in Medikamenten, Cosmetica und Nahrungsmitteln. Nach Baer, R. L., in: Fortschritte der praktischen Dermatologie und Venerologie, Bd. VI. Berlin-Heidelberg-New York: Springer 1970.

Substanz	Weg der Verabreichung
Antimikrobielle Substanzen:	
Bithionol	lokal
Tetrachlorsalicylanilid	lokal
Tribromsalicylanilid	lokal
Dibromsalicylanilid	lokal
Carbanilide	lokal
Hexachlorophen	lokal
Multifungin	lokal
Chemotherapeutica:	
Sulfonamide	lokal und innerlich
Diuretische Substanzen:	
Thiazide und verwandte Sulfonamide	innerlich
Beruhigungsmittel:	
Chlorpromazin und verwandte Mittel	innerlich
Lichtschutzmittel:	
Digalloyltrioleat	lokal
Paraaminobenzoesäure	lokal
Antimykotische Mittel:	
Griseofulvin	innerlich
Chlorsalicylanilid (Jadit)	lokal
Antihistaminica:	
Promethazin (Phenergan)	innerlich und lokal
Antidiabetische Substanzen:	
Chlorpropamid (Diabinese)	innerlich
Tolbutamid	innerlich
Parfüm:	
„Sandalwood"-Öl	lokal
Zuckerersatz:	
Calcium-Cyclamat	innerlich
Saccharin	innerlich
Abführmittel:	
Triacetyldiphenolisatin	innerlich

Tabelle 261. Mechanismus der Phototoxicität und der Photoallergie [Aus: Baer, R. L.: Hautarzt **19**, 82 (1968)]

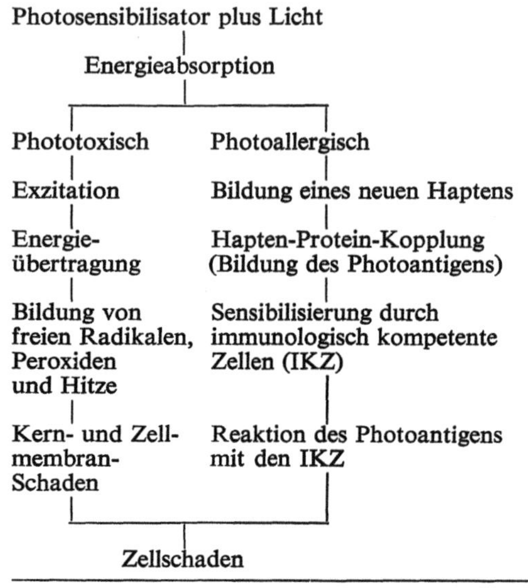

Wahl von Therapeutica unter dem Gesichtspunkt „iatrogener Allergisierung"

Kriterien bei der Wahl von Therapeutica/Cosmetica im Hinblick auf eine Minderung der Sensibilisierungsfähigkeit (Ippen, 1965):

1. Bei Substanzen, die bestimmungsgemäß nur an äußeren oder inneren Oberflächen wirken sollen – wie Lichtschutzmittel, bronchiale Mucolytica, Antacida oder Kontaktlaxantien –, sind diejenigen mit der geringsten Permeations- bzw. Resorptionsrate zu bevorzugen.

2. Zur innerlichen Anwendung bestimmte Substanzen, die bei Kontakt mit der Epidermis oder oberflächennahen Schleimhäuten stärker allergisierend wirken können (z.B. Streptomycin, Penicillin, antihypertonische Hydrazide oder Chlorpromazin), sollen für die orale Einnahme dragiert werden, während für Injektionslösungen ein Hinweis empfehlenswert ist, daß ein Kontakt mit der Haut sorgfältig zu vermeiden ist.

3. Solche Substanzen sollen deshalb aber auch keinesfalls als Externa oder gar Wundbehandlungsmittel in den Handel gebracht werden, da eine Sensibilisierung besonders leicht über die geschädigte Haut eintritt.

4. Wenn eine entsprechende Auswahl möglich ist, sollte die chemisch inaktivste Substanz bevorzugt werden. Besonders ist dabei auf Hydrolysierbarkeit unter physiologischen Bedingungen, Eiweißbindung oder Lichtbeständigkeit zu achten.

5. Mit gewissen Vorbehalten sind hiervon jedoch stark polare Verbindungen auszunehmen, da stärker saure oder basische Substanzen häufig weniger allergisierend wirken als nahe verwandte, wenig oder gar nicht ionisierte.

6. Soweit pharmakologisch vertretbar, sind allergologisch aktive Gruppierungen (z.B. phenolische Hydroxyl-, Amino- oder Hydrazid-Gruppen) durch geeignete Substitution (besonders Methylierung) zu blockieren.

7. Verbindungen mit zwei reaktionsfähigen Gruppen sind allergologisch besonders bedenklich (Beispiel: Thioglykolsäurehydrazid), so daß wenigstens eine durch geeignete Substitution in ihrer Reaktionsfähigkeit herabgesetzt werden sollte.

8. Eine Reihe von Beobachtungen spricht dafür, daß p-substituierte Benzol-Derivate stärker sensibilisieren als entsprechende o- oder m-Derivate, die deshalb im Rahmen des Möglichen bevorzugt werden sollen.

9. „Starre" Strukturen, insbesondere substituierte aromatische Ringsysteme sollten – wenn für die Wirkung nicht erforderlich – durch aliphatische Reste ersetzt werden.

Arzneimittelexantheme

Morphologisch handelt es sich dabei um die Entwicklung von erythemato-papulösen bzw. papulo-vesiculösen bis bullösen Efflorescenzen mit hämorrhagischem Einschlag. Der zeitliche Abstand von der Arzneimittelgabe ist unterschiedlich.

Klassifizierung von Hautveränderungen auf Medikamente entsprechend ihren Mechanismen:

Allergische Reaktionen:

Unterscheidung in Arzneimittelallergien vom anaphylaktischen Typ,

Arzneimittelallergien vom Serumkrankheitstyp (besonders häufig auf Penicillin),

Arzneimittelexantheme unter einer sich entwickelnden Vasculitis (Arthus-Phänomen, Antigen-Antikörper-Complement-Komplexbildung),

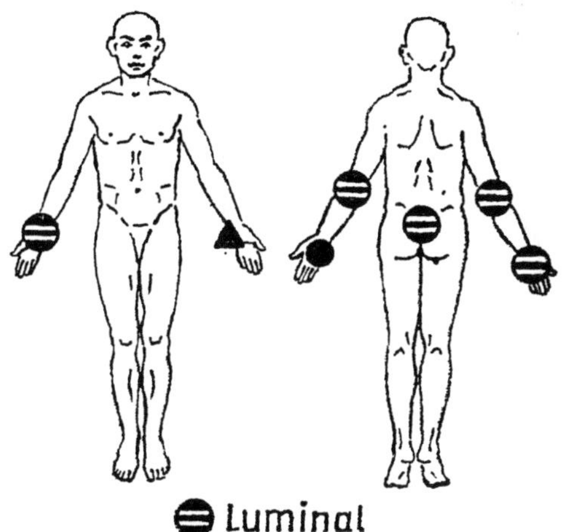

Abb. 87. Durch drei verschiedene Medikamente ausgelöste fixe Exantheme mit eigener Lokalisation. [Aus: Schulz, K. H., Schmidt, P.: Z. Haut- und Geschlechtskrankheiten **42**, 561 (1967)]

Arzneimittelallergien als fixe Arzneimittelexantheme.

Kumulative und chronische Toxicität

Akute Toxicität:

Isticin-Exanthem nach Ippen,

Umwandlung von Isticin im Darm zu Cignolin und Erythemauslösung perianal.

Biotropische Auswirkungen:

Jarisch-Herxheimer-Reaktion im Zuge einer Chemotherapie, *Störungen des ökologischen Gleichgewichts* z.B. durch Antibiotica.

Sonderformen von Arzneimittelexanthemen:

Erythema exsudativum multiforme,

Lyell-Syndrom,

Erythema nodosum,

Lichen planus.

Imitation von Hautkrankheiten durch Arzneimittel. Beispiele:

Unter Mesantoin Symptomenbild der Mononucleosis infectiosa, unter Hydralazinen und Hydantoinen Erythematodessymptome an der Haut.

Tabelle 262a. Entwicklungsmöglichkeit von Exanthemen unter Antibiotica

Erregerzerfall	Sensibilisierung
Toxine → Allergene	Allergene variabler Struktur einschließlich Metaboliten
Jarisch-Herxheimer-Reaktion	Allergische Reaktionen:
Exanthem und Allgemeinreaktion	Soforttyp (Urticaria) / Spättyp (Kontaktekzem)
Störungen des mikrobiellen (ökologischen) Gleichgewichts Ablagerungen im Gewebe Schleimhaut-Toxicität	

Tabelle 262b. Penicillin-Allergie

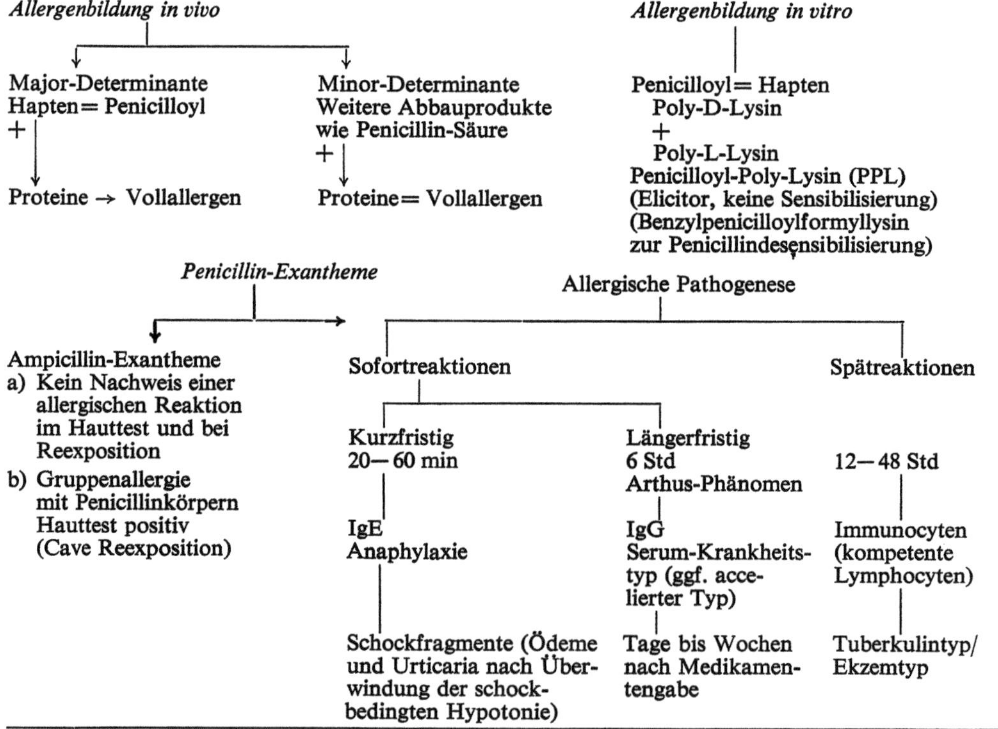

Literatur

Stewart, G., McGovern, J. P.: Penicillin Allergy, Clinical and Immunological Aspects. Springfield/Ill.: Ch. Thomas 1970; Fellner u. Baer: Dermatologica **135**, 362 (1967); Congr. intern. Dermat., München 1968, S. 1144.

Das endogene Ekzem

Der Ausdruck endogenes Ekzem ist synonym mit der konstitutionellen Neurodermitis. Diese Dermatose gehört zum Formenkreis der *Atopie*, also einer genetisch bedingten Reaktionsform, die mit bevorzugter Bildung vom Immunglobulin IgE korreliert ist. Charakteristisch sind immunologische und konstitutionelle Eigenarten, die sich zu einer nosologischen Einheit verbinden.

Erkrankungen, wie allergisches Asthma und Heufieber, zeigen eine *erbliche Disposition*, und mit der Neurodermitis bilden diese Leiden das Dreigestirn der atopischen Erkrankung. Diese Disposition zur Atopie ist unregelmäßig dominant vererblich, wobei der Genotypus zwar eine krankheitsspezifische, zu Atopien prädisponierende, aber nicht wie bei anderen Genodermatosen eine determinierende Rolle spielt. Schnyder konnte darlegen, daß Familien mit gehäufter Neurodermitis bevorzugt die Neigung zur Neurodermitis vererben. Sulzberger, dem das Verdienst zukommt, die Neurodermitis der Atopie zugeordnet zu haben, hat folgende Faktoren besonders hervorgehoben, die sich zu einer Kausalkette verflechten:

Genetische Veranlagung (multifaktoriell),

besondere psychische Ausprägung,

Empfindlichkeit der Haut auf Alkali und Entfettung,

häufigere Hautinfektionen mit Verschlimmerung des Krankheitsbildes,

trockene Haut, auch bei Stimulation der Transpiration,

Provokation einer Verschlimmerung durch exogene Thermoexposition und schließlich

Nachweis allergischer Hautreaktionen im Test.

Damit ist schon gesagt, daß wichtige Charakteristika der konstitutionellen Neurodermitis vorliegen, die mit einer Allergie nicht ohne weiteres in Beziehung zu setzen sind und die als *assoziierte Begleiterscheinungen* charakterisiert werden. Allerdings kann die Unterscheidung in immunologische Besonderheiten und assoziierte Begleiterscheinungen eine Trennung sein, die sich eines Tages als artifiziell erweist. Eines der auffälligsten Symptome ist die geringe Neigung zur Gefäßerweiterung. Die Hautgefäße neigen auch dann zur Vasoconstriction, wenn ein Reiz gesetzt wird, der von normalen Probanden mit einem Erythem beantwortet wird. Inwieweit dieses Phänomen allein für diese paradoxe Gefäßreaktion – also Vasoconstriction bei Reiz zur Vasodilatation – wirksam wird, ist fraglich, da unter einer entsprechenden Reizung der Gefäße auch eine erhöhte Exsudation erfolgt, die zur Kompression der Gefäßnetze führt und damit das Erythem verhindert. Charakteristisch ist die Provokation einer Quaddel durch Intracutaninjektion von Acetylcholin mit Entwicklung des sog. delayed-blanch-Phänomens. Auch die Reaktion auf erythembildende Reizstoffe, wie Nicotinsäurebenzylester, ist beim Neurodermitiker vornehmlich abgeschwächt bzw. überhaupt nicht vorhanden. Wichtige Hinweise für die Besonderheit des Atopikerkollektivs gaben die Untersuchungen von Storck und Heim, die an Atopikern und an entsprechenden Kontrollpersonen Kreislaufgrößen bestimmten. Sie fanden, daß Herzleistung, Minutenvolumen, Herzarbeit, Schlagvolumen, peripherer Gesamtwiderstand und Blutdruckamplitude sich signifikant von den Kontrollpersonen unterschieden und erheblich erniedrigt waren: Insgesamt handelt es sich dabei wohl um eine Dissoziation der vegetativen Impulse auf die Haut, die in Abhängigkeit von dem entsprechenden Receptor zu einer veränderten Tonuslage führt. Im Hinblick auf den Allgemeinorganismus darf von einer

Tabelle 263. Differenzierung immunologischer und assoziierter Charakteristika beim endogenen Ekzem

Immunologisch	Assoziiert
Positive Testreaktion (scratch und intracutan) auf: 1. Nahrungsmittel 2. Inhalationsallergene a) Epidermogene Allergene (Haare, Schuppen) b) Hausstaub, insbesondere Milben (wie Acarus dermatophagoides) c) Pollen	Weißer Dermographismus verlängerte Erythem-Latenzzeit Delayed-Blanch-Phänomen Häufig Ichthyosis verbunden mit allgemeiner Hautempfindlichkeit (Seifen, Infektionen) Schweißretentionssyndrom Cataracta neurodermitica
Neigung zu Rhinitis allergica und Asthma bronchiale (50% der Fälle)	
IgE im Serum erhöht, Normalwerte um 200 IE, schwere Formen der Neurodermitis 1000–50000 IE	Auswirkung von Klimafaktoren Psychische Eigentümlichkeiten
Anaphylaktische Reaktion auf heterologisches Serum, Neigung zur anaphylaktischen Reaktion auf bestimmte Medikamente, insbesondere Penicillin	Erniedrigte bronchospastische Reizschwelle
Auffällige Eosinophilie	
Neigung zum Ekcema vaccinatum und Ekcema herpeticatum	Kreislaufeigentümlichkeiten

geringeren Ansprechbarkeit der β-Rezeptoren gesprochen werden.

Die trockene Haut weist darauf hin, daß bei einer induzierten Reizung zur Transpiration der Schweiß nicht die Hautoberfläche erreicht. Eine Exacerbation durch exogene Thermoexposition läßt die Frage zu, ob nicht der Schweiß vor der Hautoberfläche infolge eines Verschlusses oder einer Verlegung des Schweißdrüsenausführungsganges in die diesen Gang umgebende Haut diffundiert. Es ist immerhin bemerkenswert, daß Neurodermitiker auf intracutan injizierten Eigen- und Fremdschweiß mit einer deutlichen Quaddel reagieren, die signifikant größer ist als die Quaddeleruption beim Normalen oder bei Hauterkrankungen anderer Pathogenese. Die Gewichtigkeit dieser Aussage für die Pathogenese der Neurodermitis wird nicht dadurch abgeschwächt, daß an den Gelenk- und Ellbeugen, die bevorzugte Orte der Lokalisation der Hautveränderung sind, die Schweißabgabe durchaus erhalten ist. An diesen Stellen liegt normalerweise eine vermehrte Schweißrückresorption vor.

Atopiker neigen zu Schleimhautallergien, vornehmlich durch inhalative Allergene, wie Pollen, Hausstaub, in dem Milbenmaterial eine besondere Rolle spielt, und durch die sog. epidermogenen Allergene. Es handelt sich dabei pathogenetisch um die Entwicklung von allergischen Reaktionen vom Soforttyp, die an die im Serum nachweisbaren Reagine, also IgE gebunden sind. IgE zeigt beim Neurodermitiker einen höheren Spiegel als beim normalen Probanden oder beim Patienten mit anderen Dermatosen. Besonders bei Kombination mit weiteren Ausprägungen der Atopie ist der Spiegel an IgE wesentlich erhöht. Eine strenge Zuordnung besteht allerdings nicht. Nach intracutaner Injektion mit Anti-IgE konnte keine besondere Anreicherung des IgE in der menschlichen Haut beobachtet werden.

IgA, welches im Schleimhautbereich von Plasmazellen sezerniert wird, scheint eine Allergen-bindende und damit neutralisierende Funktion zu besitzen. Es liegen Hinweise für einen niedrigeren IgA-Spiegel bei der Atopie vor.

Die Barrierefunktionen der Epidermis lassen die Entwicklung einer allergischen Reaktion auf epicutanen Kontakt mit den genannten Allergenen nicht augenscheinlich werden. Erst unter dem Kunstgriff einer artifiziellen Einschleusung dieser Allergene durch Massage, intracutane Injektion oder schließlich Scarifikation, ergeben sich biologische Hinweise für das Vorliegen dieser Reagine.

Während bei der Neurodermitis eine abgeschwächte Reaktion verzögerten Typs auf intracutan injiziertes Tuberkulin, Trichophytin, Mumps-Vaccine und Bakterien-Extrakte beobachtet wurde, konnten ausreichende Testungen nicht belegen, daß der Befall an einer allergischen Kontaktdermatitis beim Neurodermitiker aus dem Rahmen herausfällt. Beim Neurodermitiker wurden in etwa 16% der Fälle eine epicutane Überempfindlichkeit, vornehmlich auf lokal verwandte Medikamente, insbesondere Balsame, gefunden, bei 10% lag eine toxische Dermatitis (degeneratives Ekzem) vor und in 2% der Fälle verbanden sich beide Ekzemformen miteinander (Bandmann u. Mitarb.).

Die Bearbeitung der Frage einer Autoallergie durch Borelli und Sorkin mittels Hautreaktionen auf autologe Hautextrakte und autologe Blutleukocyten ließ keinen sicheren Schluß auf das Vorliegen einer derartigen immunpathologischen Reaktion bei der Neurodermitis zu. Es besteht bei der Neurodermitis das unbestrittene Dilemma, daß einerseits Einwirkungen von im Test erwiesenen Allergenen die Neurodermitis nicht selten unberührt lassen und daß andererseits die Vermeidung derartiger Expositionen oft ohne günstigen Einfluß bleibt. Daraus kann nur der Schluß gezogen werden, daß der nachgewiesene Antikörper, der im Hauttest aufgedeckt wurde, für die Pathogenese der Neurodermitis keine entscheidende Rolle spielt, vielmehr pathogenetisch für die Entwicklung des allergischen Asthmas und der allergischen Rhinitis beim Atopiker von Bedeutung ist.

Als Skeptiker gegenüber einer allergischen Pathogenese der Neurodermitis könnte man meinen, daß die Neurodermitis lediglich der Atopie zugeordnet ist, ohne wesensmäßig mit ihr verbunden zu sein. Immerhin ist diese Stellungnahme durch die Entwicklung der IgE-Forschung ins Wanken geraten.

Klinischer Verlauf

Der klinische Verlauf ist durch charakteristische Eigentümlichkeiten gekennzeichnet. Während die Neurodermitis etwa in den

Tabelle 264. Differentialdiagnostische Kriterien der Neurodermitis constitutionalis sive atopica, des Kontakt- und des seborrhoischen Ekzems (s. Schnyder u. Borelli)

Kriterien	Neurodermitis	Kontaktekzem	Seborrhoisches Ekzem
Beginn	Häufig in der Kindheit (ab 4. Monat)	Im Erwachsenenalter häufiger	In jedem Alter möglich
Primäre Morphe	Lichenoide Papel	Papulo-Vesikel	Schuppung und Rötung
Prädilektionsstellen	Gesicht, Hals, Gelenkbeugen	Kontaktstellen	Capillitium, Nasolabialgegend
Pruritus	+++	+	+
Asthma und Rhinitis allergica	Etwa 50%	Nicht vermehrt	Nicht vermehrt
Augenkomplikationen	Katarakt	—	Blepharitis
Familiäre Disposition	Zu Asthma, Rhinitis und Kinderekzem	Keine (aber individuelle Neigung zur multivalenten Sensibilisierung)	Seborrhoe
IgE	Vermehrt	Nicht vermehrt	Nicht vermehrt
Epicutane Sensibilisierung	Nicht erhöht	Obligat	Nicht erhöht
Intracutane Hautteste mit epidermalen und inhalativen Allergenen	Sofortreaktionen ++ Ohne besonderen klinischen Wert (Karenz)	—	—

ersten 2 Lebensjahren ein subakutes ekzematöses Bild zeigt (frühexsudatives Ekzematoid Rost), bahnt sich nach dem 2. bis 5. Lebensjahr die Neigung zur Lichenifikation mit bevorzugtem Befall der Ellbeugen und Kniekehlen an. Das frühzeitige Auftreten der Neurodermitis in der Kindheit hatte die Aufmerksamkeit vor allem auf nutritive Allergene gelenkt, besonders, da nach Übergang von Muttermilch auf künstliche Ernährung häufig das Auftreten eines frühexsudativen Ekzematoids beobachtet wurde. Die nutritive Allergie ist jedoch bei der Neurodermitis überbeansprucht worden; eine sichere Beziehung zur Nahrungsmittelallergie besteht nicht, und eine Exacerbation bei „Überfütterung" mit Obstsäften, insbesondere mit Apfelsinensaft (allgemein „saure" Säfte) ist zwar auffällig, doch braucht dabei nicht unbedingt der Allergenbegriff strapaziert zu werden. Der Befall in der frühkindlichen Zeit ist wesentlich häufiger als im späteren Lebensalter. Mit zunehmendem Alter nimmt die Dermatose auch an Intensität weiter ab.

Zwischen dem Kindesalter und etwa dem 20. Lebensjahr wächst die Wahrscheinlichkeit, ein allergisches Asthma oder eine allergische Rhinitis zu erwerben. Die Neurodermitiker leiden etwa in 50% der Fälle an einer weiteren atopischen Erkrankung. Die gesamte Gruppe der Atopiker, die primär an einem Asthma oder Heuschnupfen erkrankt ist, leidet seltener gleichzeitig an einer Neurodermitis (in etwa 10–15%).

Im Erwachsenenalter findet man häufiger das primäre Auftreten von Prurigoknötchen. Im Zuge des starken Juckreizes werden diese Efflorescenzen excoriiert.

Therapie

Die Therapie der Wahl des endogenen Ekzems ist der Klimawechsel, wobei nicht vorausgesagt werden kann, ob die See oder das Hochgebirge den besten Erfolg liefert; der Wechsel des Klimas steht im Vordergrund. Von amerikanischen Arbeitskreisen ist gezeigt worden, daß Klimata mit geringerer relativer Luftfeuchtigkeit und damit einer erhöhten Abdunstungsfähigkeit von Wasserdampf aus der Haut die Neurodermitis bessern. Entsprechende Klimakarten in den Vereinigten Staaten haben diese Hypothese wahrscheinlich gemacht. Die Frage, ob die sog. Reinheit der Luft, also der Gehalt an Luftschwebeteilchen, und damit eine Veränderung des Milieus inhalativer Allergene für die Besserung der Neurodermitis verantwortlich gemacht werden kann, ist zwar nicht von der Hand zu weisen, aber keineswegs belegt.

Von Herrmann wurde durch thermogene Schwitzkuren ein Weg zur Behandlung der Neurodermitis gewiesen. Offenbar „lernt" unter diesem Schwitzreiz der Neurodermitiker wieder zu transpirieren, bzw. der Schweiß bahnt sich nun wieder seinen normalen Weg und verliert sich nicht in die oberen Hautschichten. Es ist von Sulzberger und Herrmann auch die Frage bearbeitet worden, ob nicht im Schweiß allergenes Material aus dem Blut zur Hautoberfläche geführt wird.

Unter einer Schwitzkur, insbesondere in der Sauna, ist nachgewiesen worden, daß die Ausschüttung von Hydrocortison aus der Nebennierenrinde erhöht ist, so daß wiederum verschiedene Erklärungsmöglichkeiten für die zweifellos günstige Beeinflussung der Neurodermitis vorliegen.

In bezug auf die erhöhte Wasserabdunstung durch eine Klimatherapie konnten klinisch-experimentelle Arbeitsgruppen von Kleinsorge, Popchristoff, auch die Arbeitsgruppe von Borelli in Valbella und schließlich tierexperimentelle Studien der Züricher Klinik auf dem Jungfraujoch belegen, daß diese die allergische Sofortreaktion auf intracutane Tests im See- und Höhenklima abschwächt und darüber hinaus sich die Hautreaktivität im Höhenklima mindert.

Medikamentös spricht die Neurodermitis hervorragend auf Corticosteroide an. Nach Absetzen stellen sich schnell Rezidive ein. Insbesondere verführt der unerträgliche Juckreiz, verbunden mit der charakterlichen Disposition des Patienten, zu einer Dauerbehandlung mit Corticosteroiden, die nicht ohne unerwünschte Folgen bleibt. Schließlich dürfte im Hinblick auf die Rehabilitation des Neurodermitikers der Hinweis von Bedeutung sein, daß Psychotherapie und Psychopharmaka durchaus wertvolle unterstützende Therapeutica bei der Behandlung der Dermatose sind.

Therapie von Dermatosen allergischer Pathogenese

Bei der Therapie von Dermatosen allergischer Pathogenese ergeben sich folgende zu realisierende Möglichkeiten:

1. Verhinderung der percutanen *Absorption* des Haptens bei epicutan aufgebrachten Allergenen (z. B. Verwertung des Ionenaustauscher-Prinzips bei Kontakt mit Metallsalzen, z. B. Chromaten).
2. Hemmung der Aufnahme von Allergenen in Makrophagen, z. B. durch Corticosteroide.
3. Anwendung der Immunsuppression als Hemmung der Booster-Reaktion im Zuge der Proliferation von Immunzellen bzw. Hemmung der primären Immunantwort durch Cytostatica.
4. Hyposensibilisierung mit entsprechenden Allergenen bei anaphylaktischen Reaktionen wie z. B. bei allergischer Reaktion auf Insektenstiche, Pollenallergie.
5. Unterdrückung der Reaktion auf Mediatoren der allergischen Reaktion, z. B. Antihistaminica, unter Einschluß cytotoxischer Effekte durch Corticosteroide.

Die Vorstellung, durch sog. *Reizkörpertherapie*, d. h. durch Induzierung einer Streß-Situation, die endogene Bildung von Corticosteroiden zu stimulieren und einen ACTH-Effekt zu simulieren, ist mehr Wunschbild als ein gesicherter therapeutischer Ansatzpunkt. Demgegenüber ist die Verabreichung von *synthetischem ACTH* in der Lage, sowohl Autoimmunreaktionen wie beim Pemphigus und Pemphigoid als auch weitere sekundäre Immunantworten zu hemmen.

Bei der allergischen Sofortreaktion steht die medikamentöse Behandlung mit Antihistaminica und Corticosteroiden i.v. im Vordergrund.

Zur externen Behandlung des Ekzems

Anpassung der Lokaltherapie an den jeweiligen Hautzustand.

1. *Hautadäquat:* Beim Seborrhoiker sollen fettarme bzw. fettfreie Grundlagen ausgewählt werden. Demgegenüber beim Sebostatiker fettreiche Grundlagen.
2. *Tiefenadäquat:* Auswahl der Grundlage, die erlaubt, die Schicht der Haut maximal zu erreichen, in der der Schwerpunkt der Veränderungen vorliegt (Stüttgen, 1968).

Bei chronisch-lichenifiziertem Ekzem muß eine Tiefenwirkung erzielt werden, die am besten mit Tinkturen und Okklusivverbänden zu erreichen ist.

Auf jeden Fall hat die Therapie *phasenadäquat* zu sein. Je exsudativer die Haut, um so antiphlogistischer und kühlender soll die Lokaltherapie sein, um abschwellend, austrocknend und antiseptisch zu wirken.

Eine *Balneo-Therapie* soll reinigen, Schuppen lösen und ggf. durch reizmildernde Zusätze direkt wirken.

Insgesamt erleichtert die lokale Anwendung von Corticosteroiden die Behandlung der Ekzeme wesentlich, ohne daß die genannten Grundsätze vernachlässigt werden können.

Als stärkste Hemmstoffe einer allergischen Reaktion sind *Corticosteroide* nicht zu ersetzen. Diese sind bei der Reaktion vom Soforttyp als auch bei Prozessen, die durch Immunocyten vermittelt werden, wirksam. Unabhängig von der antiinflammatorischen Wirkung tritt bei entsprechend hoher Dosis auch eine Minderung der Proteinsynthese (Antikörper) insbesondere bei Langzeittherapie ein. Über eine Gefäßtonisierung ist die Permeabilitätsstörung durch cytotoxische Prozesse und Freisetzung von Mediatoren der allergischen Reaktion ggf. zu verringern.

Immunsuppressive Medikamente

Die Anwendung von immunsuppressiven Medikamenten ist zur Zeit vornehmlich den Autoimmunerkrankungen vorbehalten, da bei derartigen immunpathologischen Prozessen die notwendige Corticosteroiddosis auf die Dauer nicht ohne entsprechende Nebenwirkungen zu verabfolgen ist. Die Kombination von Corticosteroiden mit Antimetaboliten wird heute von den meisten Arbeitskreisen bevorzugt. Die cytostatische Behandlung kann durch eine gleichzeitige oder vorangehende Röntgenbestrahlung intensiviert werden, da im Prinzip die Röntgenstrahlen gleichsinnig wirken. Die Röntgenstrahlen wären damit in die cytostatische Therapie einzuordnen, da sie wie die sog. Radiomimetica durch Einwirkungen auf die DNS mit Vernetzungsvorgängen und Chromosomenstrangbrüchen wirken. Abgesehen von der Tatsache, daß die Empfindlichkeit auf Cytostatica und Röntgenstrahlen dann am höchsten ist, wenn die Proliferationsaktivität der Immunzellen bildenden Systeme ihr Maximum zeigt, haben Röntgenstrahlen und Cytostatica wie Antimetaboliten auch dann eine Wirkung auf die Zelle, wenn sie sich nicht in der Mitose befindet. Die Tatsache, daß Cytostatica in Zellteilung und Stoffwechsel eingreifen, muß nicht besagen, daß sie für eine Immunreaktion charakteristische celluläre Vorgänge beeinflussen. Die Entwicklung der verschiedenen Cytostatica läßt vielmehr bereits erkennen, daß bestimmte chemische Verbindungen eine besondere gewebsspezifische Wirkung besitzen. Eine Immunsuppression im eigentlichen Sinne des Wortes sollte, wenn man die Tierexperimente als Basis nimmt, mit einer drastischen Unterdrückung der Lymphocyten im peripheren Blut und einer Hemmung des Nachschubes aus dem Knochenmark einhergehen. Dadurch wird eine Situation geschaffen, die einer primären Immunantwort entspricht, wenn der krankheitsauslösende immunpathologische Prozeß weiter besteht. Eine *entzündungshemmende Wirkung der Cytostatica* tritt gegenüber den Corticoiden in den Hintergrund, doch wirken zweifelsohne Cytostatica dann antiinflammatorisch, wenn die Summe der sog. Entzündungszellen gesenkt wird, da so die Voraussetzungen für die Entwicklung einer hyperergischen Reaktion nicht mehr vorliegen. Darüber hinaus sind pharmakologisch auch Hinweise dafür gegeben, daß der antiphlogistische Effekt nicht direkt an eine Hemmung der Zellproliferation gebunden ist. Die *Stabilisierung der Zellpermeabilität* bzw. deren Erniedrigung über das physiologische Maß hinaus dürfte besonders für die Aufnahme von Allergenen in Makrophagen von besonderer Wichtigkeit sein. Dementsprechend greift dieser Mechanismus auch bei Corticosteroidgabe in die Allergenbildung ein, die schließlich die immunologische Information über eine Zellsequenz darstellt. Der Zeitpunkt der optimalen Steroidmedikation zur Unterdrückung einer immunologischen Reaktion läge dann *vor* der Allergengabe. Ähnlich wie die Cytostatica, die keine spezifische Unterdrückung der Immunzellen bewirken, sondern im Zuge einer allgemeinen Mitosehemmung aller proliferierenden Gewebe wirksam werden, ist auch das *Antilymphocytenserum* (ALS) z.Z. nicht in der Lage, nur die immunkompetenten Immunocyten aus dem Kreis der Lymphocyten zu eliminieren. Im Gegensatz zu der allgemeinen unspezifischen Wirkung von Cytostatica und Corticosteroiden wird jedoch durch Antilymphocytenserum der lymphocytäre Immunapparat – die Immunfabrik in der Darstellung nach Fischer – in relativ spezifischer Weise gehemmt, insbesondere wenn Fraktionen von Lymphocytensuspensionen zur Erzeugung des Antilymphocytenserums verwandt werden. Wichtig ist dabei der Befund, daß nicht nur die Proliferation von Immunzellen höheren Reifestadiums unterdrückt wird, sondern auch bereits vorliegende Stammzellen der Lymphocytenreihe angegriffen werden. Der Startpunkt der Hemmung wird damit auf den Beginn der Immunzellenbildung vorverlegt. Im Tierexperiment gelang es, die allergische Kontaktreaktion mit ALS zu hemmen.

Da der Begriff der *Immuntoleranz* besonders häufig bei therapeutischen Modellvorstellungen verwandt wird, und besonders die dermatologische Forschung auf dem Gebiet Allergie sich dieser Vorstellung bedient, soll dieses Wunschbild hier Erwähnung finden. Unter Immuntoleranz versteht man einen Zustand, in dem der

Tabelle 265. Allergie-Entwicklung und Immunsuppression. [Stüttgen, G.: Arch. Derm. Forsch. **244**, 406 (1972)]. (+) — +++ = Intensitätsabstufung des therapeutischen Effekts

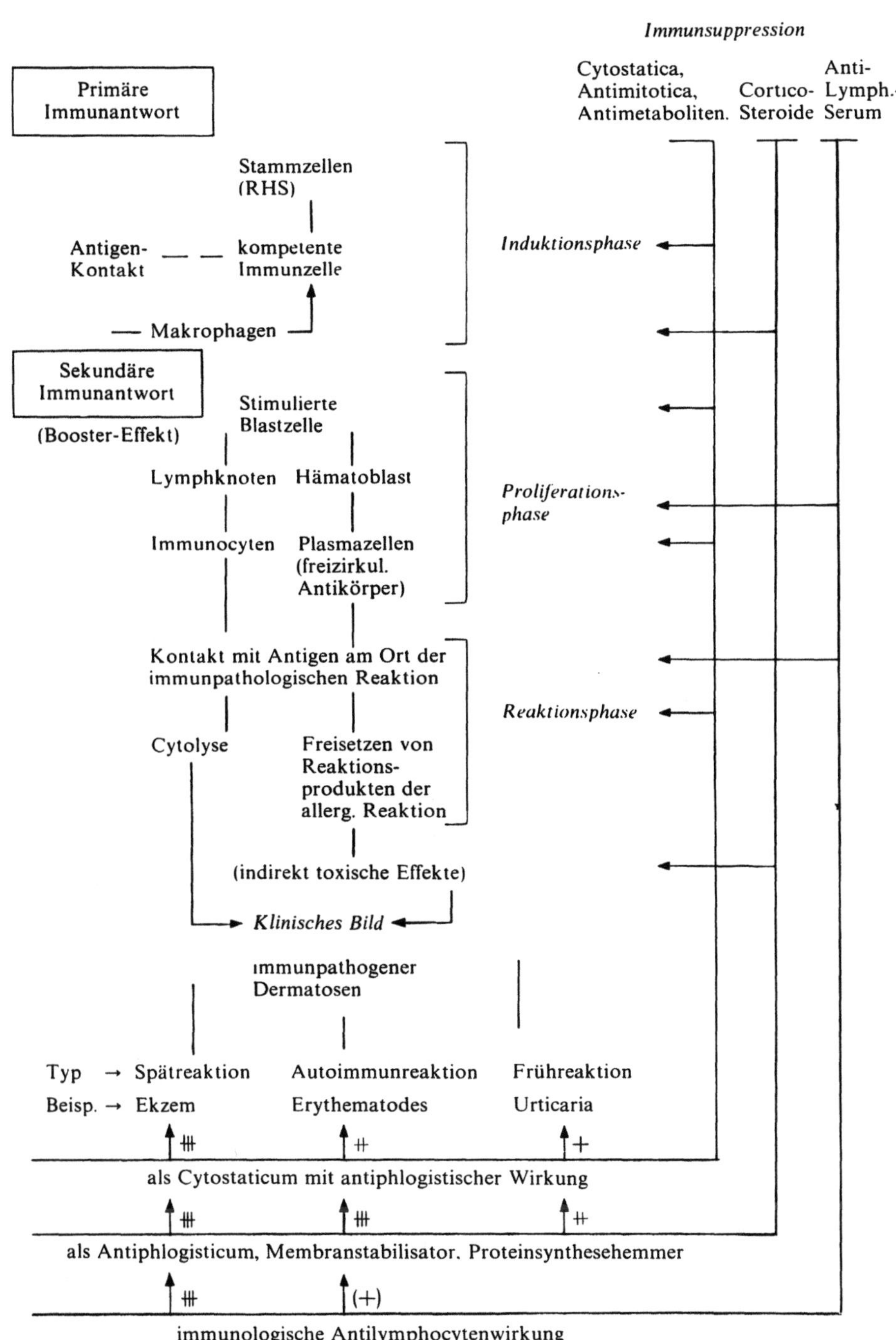

Tabelle 266. Dermatosen mit Möglichkeiten zur immunsuppressiven Therapie
I = Imurek 100—200 mg/die; II = Methotrexat 25 mg i.v. wöchentlich bzw. 2,5 mg oral/die; III = Endoxan bzw. Isophosphamid i.v. bzw. 200 mg oral, 500—1000 mg i.v. in 5—8tägigen Abständen; C = Corticosteroide 25—100 mg Prednisolon-Äquivalente

Diagnose	Therapie
Granuloma gangraenescens	I/C, II/C
Granuloma nasi	C (hohe Dosen)
Wegenersche Granulomatose	Langzeitbehandlung I/C
Periarteriitis nodosa	
Panarteriitis	I/C, II/C,
Arteriitis temporalis	ggf. C
Vasculitis allergica	allein
(Ruiter)	
Morbus Behcet	I, III/C
Erythematodes	I/C, II/C
Dermatomyositis	I/C, II/C
Progressive Sklerodermie	I/C, bzw. II/C
Sjögren-Syndrom	I/C, bzw. II/C
Pemphigus	I, II/C
Pemphigoid	ACTH, II/C
Lyell-Syndrom	C hochdosiert
Colitis ulcerosa mit Hautbeteiligung	I, ggf. I/C
Pyoderma gangraenescens	I/C, ggf. C
Ulcera cruris (bei begleitender periulceröser Vasculitis)	I, bzw. II niedrigdosiert

Organismus in seiner Reaktionslage so verändert wird, daß er nicht mehr auf Allergene reagiert, selbst wenn diese in stark immunisierender Form, z.B. in Kombination mit dem Freudschen Adjuvans im Tierexperiment, gegeben werden.

Desensibilisierung (Hyposensibilisierung)

würde in diesem Rahmen dauernde spezifische Hemmung der Immunansprechbarkeit bedeuten, während Inhibierung der Immunansprechbarkeit lediglich eine episodenhafte, zeitlich begrenzte Unterdrükkung der Immunreaktionen darstellt. Es ist das besondere Verdienst von Sulzberger und Chase, darauf aufmerksam gemacht zu haben, daß dieselben Substanzen im Tierexperiment bei verschiedenartiger Applikation sich in solcher Form beeinflussen, daß die bei epicutaner Anwendung geläufige Entwicklung einer Kontaktüberempfindlichkeit durch vorhergehende orale bzw. intravenöse Gabe der gleichen Verbindung von einer Toleranz gegenüber diesem Allergen gefolgt werden kann. So theoretisch diese Bemerkungen sein mögen, so wichtig sind sie, um eine Vorstellung über die cytologischen Aspekte bei der Entwicklung einer Immunität zu bilden. Eigene *Untersuchungen mit DNCB-Sensibilisierung*, also der Induktion einer allergischen Spätreaktion klassischen Typs, zeigten, daß bei einem Patientenkollektiv bereits relativ geringe cytostatische Dosen ausreichen, um eine Sensibilisierung, also die *primäre Immunantwort*, zu hemmen. Da aus naheliegenden Gründen diese Untersuchungen nur bei Tumorpatienten durchgeführt wurden, haftet diesen Serien der Makel an, daß diese Untersuchungen meistens bei älteren Probanden durchgeführt wurden, die ohnehin eine geringere Sensibilisierungschance besitzen. Immerhin läßt sich aber aus diesen Ergebnissen ableiten, daß in der Tat durch Cytostatica bzw. Antimetaboliten in relativ niedriger und zu verantwortender Dosis die entsprechende Sensibilisierung der primären Immunantwort auf Dinitrochlorbenzol (DNCB) gemindert werden kann.

Inwieweit *Röntgenstrahlen* diesen Effekt noch intensivieren können, ist beim Patienten lediglich zu vermuten (Tabelle 267). Hervorzuheben ist, daß Ramsayer eine hohe Röntgenstrahlenempfindlichkeit von Lymphocyten und „precursor-Zellen“

Tabelle 267. Röntgenbestrahlung als Therapie bei allerg. Erkrankungen

a) Ganzkörper-Bestrahlung
b) Bestrahlung des strömenden Blutes
c) Anwendung radioaktiver Substanzen mit selektiver Anreicherung im lymphatischen Gewebe

Wirkung auf:	Hemmung von:
Antikörperbildung, nach 48 Std Beginn der Hemmung, Maximum der Hemmung in der Frühphase der AK-Bildung	Arthus-Phänomen Allergischer Vasculitis

betont hat. Eine Bestrahlung *nach* entwickelter Antigen-Antikörperreaktion zeigt nur eine unwesentliche Beeinflussung der Antikörperbildung.

Diese therapeutischen Wege der Kombination der Bestrahlung mit Gabe von Cytostatica und ggf. Corticosteroiden und schließlich Antilymphocytenserum sind dem Feld der Transplantations-Immunologie vorbehalten, wo sich derartige Kombinationsmöglichkeiten aus prophylaktischen und direkt therapeutischen Gründen anbieten. Die in der dermatologischen Klinik gegebenen Indikation zur Immunsuppression sind die schweren Formen von Autoimmunkrankheiten.

Cytostatica tragen besonders dann ein *Risiko* in sich, wenn diese Medikamente hochdosiert und länger gegeben werden. Eine Minderung der Resistenz gegen Infektionen und auch eine Abschwächung der immunologischen Abwehr gegen tolerierte unerwünschte „Gäste“ im eigenen Körper, nämlich Tumorzellen, stellt sich dann ein. Langzeittherapie mit Cytostatica in höherer Dosierung ist dann zu verantworten, wenn es sich um infauste Krankheitsbilder handelt, wie z. B. die Wegenersche Granulomatose. Damit ist die Immunsuppression besonders solchen Dermatosen vorbehalten, deren weitere Entwicklung nicht durch einfache Karenz eines erkannten Allergens, welches aus der Umwelt des Patienten eliminiert werden kann, zu verhindern ist.

Tabelle 268. Gesichtspunkte zur Programmierung einer Therapie allergischer Erkrankungen aufgrund tierexperimenteller Beobachtungen

a) Vollständiger, passagerer Ak-Schwund nach massiven, schockauslösenden Ag-Injektionen bei Tieren
b) Blockierung oder Fixierung des Allergens vor dem Erreichen der gewebsständigen Reagine bzw. Immun-Zellen
c) Unterbindung der Folgen pathogener Ag-Ak-R durch H-Substanzen-inaktivierende Pharmaka
d) Scheinbar spezifische Auswirkung unspezifischer Verfahren:
   Rö, Cytostatica. — „Hardening“
e) Ekzem-Desensibilisierung durch — gleichzeitige — intravenöse und intracutane Allergeninjektion (Doppelschuß) beim Meerschweinchen

Zu erwähnen wäre eine besondere Form der *Photoallergie*, die unabhängig von einem primär auslösenden Allergen autonom geworden ist und lediglich durch Lichtexposition unterhalten wird.

Der weitere Weg einer immunsuppressiven Therapie ist durch die große Auswahl der verschiedenartigen immunsuppressiven Techniken vorgezeichnet. Zur Zeit wird eine Kombinationstherapie mit Steroiden und Cytostatica bevorzugt. Auch eine Schaukeltherapie mit höheren Corticosteroiddosen alle 3 Tage, danach 3 Tage Pause und anschließend eine entsprechende Antimetabolitentherapie gehören zu den empfohlenen Schemata.

Literatur

Borelli, S., Düngemann, H.: Beiträge zur Rehabilitation von chronisch Hautkranken und Allergikern. Schriftenreihe der Bayerischen Landesärztekammer, Bd. 20.

Criep, L. H.: Dermatologic Allergy: Immunology, Diagnosis, Management. Philadelphia-London: W. B. Saunders 1967.

Fellner u. Baer: Dermatologica **135**, 362 (1967); Congr. Intern. Dermat., München 1968, S. 1144.

Frey, J. R.: Kontaktekzem und Antikörper. In: Aktuelle Probleme der Dermatologie. Basel-New York: Karger 1959.

Humphrey, J., White, R. G.: Kurzes Lehrbuch der Immunologie. Stuttgart: Thieme 1971.

Klein, P., Hadding, U.: Fortschritte der Immunologie, 3. Deidesheimer Gespräche. Aulendorf: Editio Cantor 1970.

Mikrobielle Genese von Ekzemen. Verhandlungen der Deutschen Dermatologischen Gesellschaft. Leitung: Röckl, H. Arch. klin. exp. Derm. **219**, 830 (1964).

Montagna, W., Billingham, R. E.: Immunology and the Skin. In: Advances in Biology of Skin, Vol. XI. New York: Appleton-Century-Crofts 1969.

Russel u. Monaco: The Biology of Tissue Transplantation. London: Churchill 1965.

Steffen, C.: Allgemeine und experimentelle Immunologie und Immunpathologie. Stuttgart: Thieme 1968.

Stewart, G. T., McGovern, J. P.: Penicillin Allergy, Clinical and Immunological Aspects. Springfield/Ill.: Ch. Thomas 1970.

Storck, H.: Das experimentelle Elzem. In: Handbuch der Haut- und Geschlechtskrankheiten, Bd. II/1. Berlin-Göttingen-Heidelberg: Springer 1962.

Stüttgen, G., Ippen, H.: Allergie und Haut. In: Allergie- und Asthmaforschung, Bd. V. Leipzig: Johann Ambrosius Barth 1969.

Hautteste bei Allergensuche

Der epicutane Läppchentest zur Eruierung toxischer oder allergischer Hautreaktionen

Vordringlich ist die Beachtung der aufgelegten Konzentration der Testsubstanz. Auf keinen Fall darf die Testsubstanz in der gewählten Konzentration einen obligat toxischen Charakter haben, wenn es sich um die Prüfung auf allergische Reaktionsfähigkeit handelt. Bei unbekannten Substanzen sind an Hand von Vergleichstestungen die Konzentrationen herauszufinden, die beim Normalen keine Reaktion verursachen. Der epicutane Test wird in der Form vorgenommen, daß ein entsprechendes handelsübliches Testpflaster aufgelegt wird. Das Pflaster bleibt mindestens 24, besser 48 Std in festem Kontakt mit der Haut. Nach 24 Std und 48 Std (ggf. 72 Std) wird die Hautreaktion abgelesen. Die Reaktionsstärke wird vom einfachen Erythem über eine papulöse bis zur papulös-vesiculösen oder sogar bullösen Reaktion beurteilt.

Flüssigkeiten können in Kork oder in Gummi eingelassene Näpfchen gefüllt werden und unter Wahrung einer konstanten Konzentration in Kontakt mit der Haut gebracht werden (im übrigen s. Bandmann und Dohn: Die Epicutantestung [1967]). Die Hornschicht kann eine Penetration der Testsubstanz in die reagierenden Hautschichten mindern. In solchen Fällen empfiehlt es sich, die Hornschicht mit einem Skalpell abzuschaben oder mit einem Tesafilm durch mehrfaches Abziehen der an diesem Film fest haftenden *einschichtigen* Zellagen die Haut für die Testsubstanz permeabel zu machen (etwa 5 – 10 Abrisse). Allerdings verändert sich durch diese Prozedur auch die Reizschwelle auf toxische Substanzen.

Die Prüfung auf eine *Photoallergie*, auf eine bestehende Lichtsensibilisierung oder allgemein die Bestimmung der Lichtschwelle wird durch Messung der Hautreaktion mit einer Lichttreppe nach Wucherpfennig vorgenommen. Bei dem Verdacht auf eine Photoallergie wird das fragliche Medikament auf die Haut aufgetragen und die Lichtschwelle mit und ohne eine derartige Vorbehandlung durch abgestufte Lichtintensität bestimmt. Als Lichtquelle können Sonnenlicht oder entsprechende Strahlenquellen verwandt werden.

Tabelle 269. Methoden der Epicutantestung[a]

Art der Testung	Indikation
Offene Epicutantestung	Reizfähigkeit der Testsubstanz unbekannt oder Verdacht auf hochgradige Reizbarkeit der Haut
Glasglockenprobe	Prüfung der Reizfähigkeit rasch verdunstender Flüssigkeiten
Druckpolsterläppchenprobe	Verdacht auf geringe Reizbarkeit
Abrißtest	Verdacht auf geringe Reizbarkeit (schwache Resorption)
Ermüdungstest	Prüfung gering reizfähiger Stoffe
Doppelexposition	Differentialdiagnose zwischen toxischen und kontaktallergischen Testreaktionen
Belichtete Läppchenprobe	Verdacht auf Photoallergie
Läppchenprobe	Standardmethode zur Prüfung der Reizfähigkeit einer Substanz oder der Reagibilität des Reaktors Haut

[a] Ausführung und Literatur s. Bandmann u. Fregert, Epicutantestung. Springer-Verlag 1973.

Intracutan-Tests

Mittels einer Tuberkulinspritze und Verwendung einer Nadel Nr. 18, die möglichst kurz geschliffen ist, wird die zu testende Substanz intracutan injiziert. Zur Kontrolle sind Injektionen mit einer Ringer- bzw. Kochsalzlösung oder auch dem hautverträglichen Lösungsmittel notwendig. Beurteilen der Hautreaktionen nach 20 min (Auftreten einer Frühreaktion) und nach 24 bzw. 48 Std (Entwicklung einer Spätreaktion). Das wesentliche Kriterium einer positiven Frühreaktion ist eine Quaddelvergrößerung vom Typ der Histaminreaktion mit Pseudopodien.

Anstelle einer intracutanen Injektion kann auch ein Tropfen der zu testenden Substanz auf die Haut gebracht und mit einer feinen Lanzette durch den Tropfen die Haut wie bei einer Impfung geritzt werden, so daß ein Kontakt der gefäßführenden Schichten mit der Lösung zustande kommt (Prick-Test).

Prausnitz-Küstner-Reaktion

Im Prinzip beruht diese Reaktion auf der passiven Anaphylaxie. Unter der Annahme, daß im Serum eines Patienten mit einer allergischen Reaktion Antikörper (Reagine) vorhanden sind, wird 0,1 cm^3 dieses Serums einer gesunden Versuchsperson intracutan injiziert. Nach 24 Std wird in diese Injektionsstelle das Allergen in der Testkonzentration ebenfalls injiziert. Es erfolgt, wenn es zur Antigen-Antikörperreaktion kommt, eine hyperergische Reaktion in Form einer Sofortreaktion. Die Auslösung einer solchen passiven Überempfindlichkeit ist auch möglich, wenn das in Frage stehende Allergen oral oder inhalativ appliziert wird, und humoral zum Orte der Injektion des Serums transportiert wird (s. Tabelle 250).

Bei bestimmten Allergien, wie Inhalationsallergien, Fischeiweiß-, Eier- oder Milcheiweiß-Allergien sollte zunächst nur der Prick-Test am Arm durchgeführt werden, da er gelinde abläuft und bei einem Zwischenfall der Arm gestaut werden kann. Testungen bei Asthmakranken und Provokationsproben mit Medikamenten dürfen nur unter klinischen Bedingungen durchgeführt werden.

Der anaphylaktische Schock

kann sofort oder auch erst nach 15 – 30 – 45 min plötzlich auftreten. Klinisch zeigt der Patient:

Unruhe,
Harn- und Stuhldrang,
Bradykardie,
Kollaps,
Erbrechen,
Dyspnoe,
Cyanose,
Lungenödem.

Patient hinlegen, Soforttherapie, Sauerstoffzufuhr, Intensivstation anrufen.

Die Soforttherapie des anaphylaktischen Schocks

Adrenalin 1 ml 1:1000 sublingual, subcutan oder

0,25 – 0,8 ml i.v. in 10facher Verdünnung sehr langsam injizieren, Infusion, z. B. Periston 500 ml, wasserlösliche Corticoide i.v., wie SoluDecortin-H 50 – 100 mg, Celestan solubile.

Es sollten immer zur Hand sein:
Ein Stauschlauch,
Blutdruckapparat,
Sauerstoffgerät,
Nottracheotomiebesteck,
Absauggerät mit Mundteil.
An Medikamenten:
Corticoide (wasserlöslich)
Infusionslösungen (zur Volumenauffüllung),
Antihistaminica, injizierbar,
Aerosol-Gerät mit Alupent- bzw. Aludrin-Lösung zur Inhalation.
Es muß beherrscht werden:
Technik der Mund-zu-Mund-Beatmung,
der externen Herzmassagen.

Antikörpermangel-Syndrom

Der Begriff Antikörpermangelsyndrom (AMS) weist auf zu geringe Antikörpertiter nach antigener Stimulation, z. B. durch eine Infektion hin. Es werden Syndrome beobachtet, die in ein kongenitales, idiopathisches (früh- oder spätmanifestes), und sekundäres AMS unterteilt werden können (Hitzig). Die Diagnose derartiger AMS wird durch folgende Methoden vorgenommen:

1. Unmittelbare Bestimmung der Antikörperaktivität des Serums.
2. Antikörperbestimmung nach Stimulation, z. B. mit Toxoidimpfstoffen.
3. Histologische Untersuchung der AK-bildenden Gewebe, wie Lymphknoten.
4. Globalmethoden der Papierelektrophorese und Immunelektrophorese.

Ein Antikörpermangelsyndrom obiger Prägung kann sich mit verschiedenen Formen einer Lymphopenie kombinieren, die in Abhängigkeit von dem Grade der Lymphopenie oder auch Leukopenie in eine relativ benigne (ohne schwere Lymphopenie) bis maligne (schwere Lymphopenie mit morbilliformem Exanthem) oder schließlich extrem maligne Form unterteilt werden können (Hitzig). Der Schluß ist naheliegend, daß die immunbiologische Abwehrkraft mit der Fähigkeit, Globuline zu bilden, verbunden ist. Bei Patienten mit einer *Agammaglobulinämie* kann die Tuberkulinempfindlichkeit aber normal entwickelt sein.

In derartigen Fällen konnte man später sogar mit den Leukocyten der Agammaglobulinpatienten auf den normalen Empfänger, der noch nicht durch eine Tuberkulose sensibilisiert war, die Tuberkulinempfindlichkeit übertragen. Zu den gleichen Ergebnissen kam auch Good bei der Untersuchung von agammaglobulinämischen Patienten, denen mit Leukocyten eine Überempfindlichkeit gegen Dinitrofluorbenzol übertragen wurde. Mit überlebenden Leukocyten des peripheren Blutes konnte die Auslösung einer Spätreaktion von diesen agammaglobulinämisch sensibilisierten Patienten wiederum auf Probanden, die keine derartige Überempfindlichkeit besaßen, weitergegeben werden. Bei der Auslösung von Erfolgsreaktionen mit Dinitro-fluorbenzol wurde festgestellt, daß bei einer i.c. Injektion außerhalb des Bereiches der primären Leukocyteninjektion, etwa 18 Std nach der Allergeninjektion, die durch Leukocyteninjektion verursachte Papel nunmehr mitreagierte. Bekommen Patienten mit Agammaglobulinämie Leukocyten von sensibilisierten Patienten (tuberkulinpositive Patienten) z. B. i.c. injiziert, so entwickelt sich ebenfalls sowohl eine lokale als auch eine generalisierte Reaktionsfähigkeit.

Aus den bisher aufgeführten Untersuchungen ergibt sich, daß zwar eine Minderung der Gamma-Globulinsynthese eine Abwehrschwäche gegen Infektionskrankheiten einschließt, dagegen kommt aber die Fähigkeit zur Spätreaktion mit der Entwicklung von Immunocyten (Lymphocyten vom T-Typ) bei einer relativen oder absoluten Agammaglobulinämie voll zur Entwicklung. So ist z. B. bei einer Agammaglobulinämie eine ekzematöse Kontaktreaktion allergischer Natur möglich. Von 18 Kindern mit einer Agammaglobulinämie zeigten 4 Spätreaktionen auf

Tabelle 270a. Einteilung der AMS (Hitzig, Brehm). (In: Stüttgen, G., Ippen, H.: Allergie und Haut, S. 177. Leipzig: Johann Ambrosius Barth 1969)

I. Idiopathisches, isoliertes AMS

1. Idiopathisches, isoliertes AMS mit lymphoretikulärer Dysplasie
   a) Idiopathisches, isoliertes AMS mit lymphatischer Hypoplasie
      α) ohne schwere Lymphopenie (kongenitales AMS der Knaben)
      β) mit schwerer Lymphopenie (Schweizer Form der AMS)
      γ) mit Leukopenie
   b) Idiopathisches, isoliertes AMS mit lymphatischer Hyperplasie
2. Idiopathisches, isoliertes AMS ohne lymphoretikuläre Dysplasie
3. Dysgammaglobulinämie Typ II
4. Erworbenes, idiopathisches, isoliertes AMS

II. Symptomatische Formen der AMS (Begleit-AMS)

1. Bei chronisch-lymphatischer Leukämie, Thymom, Myelom, Makroglobulinämie Waldenström
2. bei malignen Granulomatosen
3. nach Splenektomie
4. bei endokrinen und metabolischen Krankheiten
5. bei Proteinverlust-Syndromen
6. bei anderen Leiden, wie: Perniciosa, Hämoglobinopathien, Vaccinia progressiva, Pyoderma gangraenosum, Amyloidose, nach ionisierender Ganzkörperbestrahlung
7. Louis-Bar-Syndrom
8. Wiskott-Aldrich-Syndrom
9. bei idiopathischer familiärer Dysproteinämie

III. Das frühkindliche, transitorische AMS

1. Konnatale Agammaglobulinämie
2. Physiologische Hypogammaglobulinämie
3. Pathologische Hypogammaglobulinämie
   a) Kongenitale AMS der Knaben ohne Lymphopenie (kongenitale Agammaglobulinämie bzw. hereditäre plasmocytäre Dysgenesie, Brutton-AMS)

Tabelle 270b. Antikörpermangel-Syndrom in Zusammenhang mit Hautphänomenen (Brehm, Hautarzt, 1968)

Pyodermien (Erreger: Staphylokokken, Streptokokken u.a.), Impetigo, Furunkel, Schweißdrüsenabszesse, Mastitis, Wundinfektionen, Erysipel, progressives cutanes Gangrän, nekrotisierende Pyodermie.

Bakterielle Ekzeme
Erythrodermie
Pyoderma gangraenosum
Soor-Mykose der Haut und der Schleimhäute
Therapie-resistente Tinea
Endogenes Ekzem
Herpes zoster
Vaccinia progressiva
Ekcema herpeticatum
Exantheme verschiedener Morphe
Suppurative Lymphadenitis
Petechiale Blutungen
Uhrglasnägel und Trommelschlegelfinger
Teleangiektasien (Louis-Bar-Syndrom)
Lupus erythematodes
Progressive Sklerodermie
Dermatomyositis
Erythema nodosum
Urticaria und Strophulus
Ichthyosis vulgaris
Naevoxanthoendotheliom (Univ.-Hautklinik Frankfurt a.M., 1968)
Ulcerierende epitheloidzellige Granulomatosen (Orfanos u. Meiers, 1968)

Penicillin. Ebenfalls wurde eine Poison-Ivy-Dermatitis als allergische Kontaktreaktion bei diesem Patientenkreis demonstriert. Weiterhin ist das Angehen einer Vaccination bei Patienten mit einer Agammaglobulinämie bemerkenswert. Schließlich zeigen Kinder mit einer kongenitalen Agammaglobulinämie eine deutliche Transplantationsüberempfindlichkeit. Der Grad der Agammaglobulinämie muß allerdings bei jedem einzelnen Fall berücksichtigt werden, weil bereits eine Spur von Gamma-Globulin genügend Moleküle von Antikörpern enthalten kann, um mit dem Allergen in nachweisbarer Stärke zu reagieren. Kinder mit angeborener Agammaglobulinämie leiden nach Good u. Mitarb. erstaunlich häufig an einer Neurodermitis. Diese Kinder haben oft die Fähigkeit zur urticariellen Frühreaktion – also eines der Kennzeichen von Atopikern – verloren, wie Sensibilisierungs- und Testversuche mit einem Ascaridenextrakt erkennen ließen. Die Fähigkeiten zur Spätreaktion, einschließlich sog. Autoaggressionskrankheiten, waren nicht eingeschränkt (zit. nach Spier).

Elektrobiologie der Haut

Das Auftreten von elektrischen Potentialen und Strömen ist eine allgemeine Eigenschaft in biologischen Systemen, die durch einen membranösen Aufbau und eine selektive Ionentrennung durch diese Membranen gekennzeichnet sind *(Membranpotentiale)*. Der schichtweise Aufbau der Haut bietet nun mit seinen zahlreichen Grenzmembranen eine besonders gute Voraussetzung für die Entwicklung elektrobiologischer Phänomene (Konzentrations-Kettenpotential). Die Elektrophysiologie der Haut kann in drei Erscheinungsformen unterteilt werden:

1. Die *aktiv-elektrischen Erscheinungen* an der Haut beruhen auf der Verschiebung von Ionen und äußern sich als Diffusionspotentiale an Membranen.

2. Die *passiv-elektrischen Erscheinungen* sind Reaktionen auf einen angelegten Fremdstrom.

3. Weiterhin sind sog. *lokale Erregungen* zu erwähnen, die Zwischenglieder aktiv und passiv elektromotorischer Erscheinungen darstellen und mit einer strukturellen Veränderung oder einer chemischen Reaktion einhergehen.

Elektrische Spannung erzeugen heißt Ladungen ungleichen Vorzeichens voneinander trennen. Die aktive elektromotorische Kraft lebender Organismen beruht auf der Bildung von Diffusionspotentialen durch Ionentrennung. Im Rahmen der Stoffwechselvorgänge haben die im Gewebswasser vorhandenen Ionen unterschiedliche Beweglichkeit beim Durchtritt durch die Membranen („selektive Permeabilität") als Folge verschiedener aktiver Transportsysteme. Dadurch kommt es zu einer unterschiedlichen Anionen- und Kationenkonzentration, zu unterschiedlicher Ladungsansammlung, d.h. zum Potentialaufbau (elektrische Spannung) innerhalb eines Zellverbandes oder eines Zellverbandes gegenüber der andersartigen Umgebung. Jeder Einfluß auf den Zellstoffwechsel hat eine Veränderung des Aufbaues der Diffusionspotentiale zur Folge.

Die intakte Haut besitzt auf ihrer Oberfläche eine negative Ladung gegenüber dem Körperinneren, die mit der Transformation der Keratinocyten zur Hornlamelle und dem Ionenverlust in Beziehung gebracht werden kann. Charakteristisch ist dabei der Kaliumverlust. Die negative Ladung der Hautoberfläche bringt es mit sich, daß die Haut für Anionen schwerer durchlässig ist als für Kationen, da die Permeation von Anionen gegen die elektrisch abstoßende Kraft dieser negativen Aufladung erfolgen muß. Diese Vorstellung ist allerdings an die Besonderheit einer mechanisch und physikalisch ungestörten Haut gebunden, die sich im Zuge eines normalen Tagesablaufes infolge externer physikalischer Einflüsse schwerlich erhalten läßt.

Die Ladungserscheinungen in der menschlichen Haut, die in der Abb. 88 schematisch dargestellt sind, beruhen auf *Grundpotentialen* und *Tonuspotentialen*. Das Grundpotential fußt auf der Ansammlung negativer Ladungen in den tiefer liegenden Hornschichten. Durch Druck kann dieses Potential verkleinert werden. Durch UV-Lichtbestrahlung wird das Grundpotential unverzüglich entladen (Keller). Die Tonuspotentiale sind variabel und werden durch die Erregungszustände und damit u.a. durch die Sekretion der Schweißdrüsen gesteuert. Die Schweißdrüsen besitzen eine besonders hohe negative Membranladung, die sich zu dem negativen Potential der Epidermis addiert. Dieses Tonuspotential wird z.B. durch Bäder gemindert.

Von außen betrachtet verhält sich die Haut in ihrer passiven Elektromotorik wie ein reeller Ohmscher Widerstand mit einer Kondensatorkette in Serie. Jede der beiden Kapazitäten hat infolge eines „nicht idea-

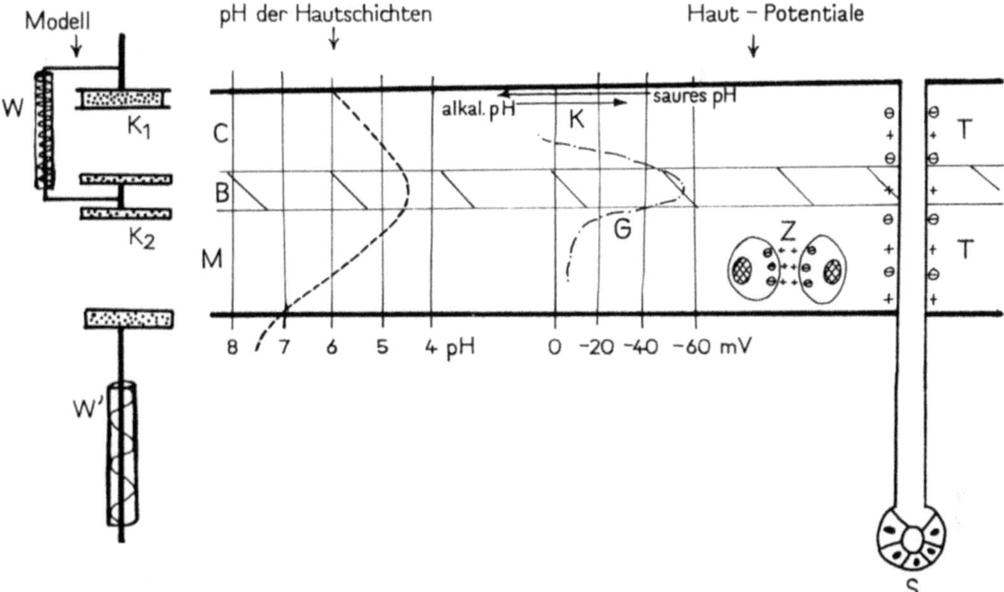

Abb. 88a. Elektrophysiologische Struktur der Haut (Modell in Anlehnung an: Szakall, Keller, Ph., Göpfert, G.: Das Modell des Hautwiderstandes, entnommen aus: Göpfert, G.: Allgemeine Physiologie der Haut, in: Gottron-Schönfeld: Dermatologie und Venerologie, Bd. I/1. Stuttgart: Thieme 1961). *C* Stratum corneum, *B* Barriere, *M* Rete Malpighii, K_1 Doppelschichtkapazität der Hornhaut, K_2 Polarisationskapazität der lebenden Membran, *W* Widerstand, *W'* Widerstand im Körperinneren, *K* Kationenpotentialmembran (Ionenpumpe), *G* Grundpotentialmembran im Bereiche der Barriere, *T* Tonuspotentialmembran im Bereiche der Schweißdrüsen, *Z* Doppelschichtmembranpotential der lebenden Zelle (Diffusionspotentials), *S* Schweißdrüsen

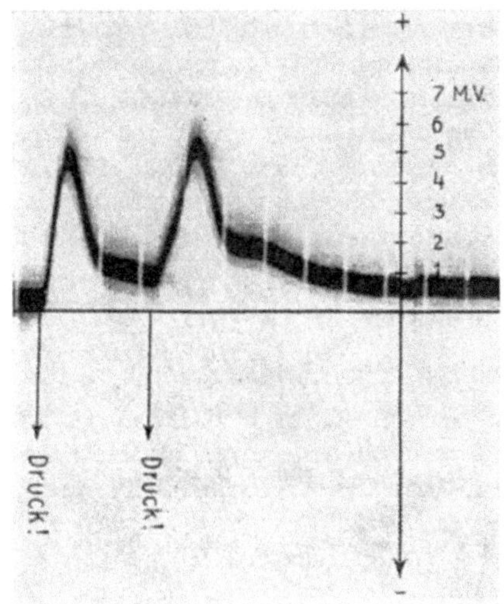

Abb. 88b. Ebbeckes lokale galvanische Reaktion der Haut des Unterarmes auf Druckreiz (2mal 20 g/mm) bei Ableitung mit druckfreien Elektroden mit 1 n KCl. Indifferente Elektrode auf verletzter Haut. Zeitmarken = 10 sec. Ausschlag nach oben = +. (Nach H. Rein, unveröffentlichte Versuche.) Diese Reaktion beruht darauf, daß durch mechanische, chemische und elektrische Reize (Ionenverschiebung) auf eine Hautstelle deren elektrisch *negatives* Potential vermindert oder daß der scheinbare Gleichstromwiderstand sich durch Minderung der Polarisation verkleinert; die Folge ist dann eine Veränderung des Stromdurchflusses. [Aus: Frey, M. v., Rein, H.: Handbuch der Haut- und Geschlechtskrankheiten. Berlin: Springer 1920)

len" Dielektrikums der Zellmembranen einen „Nebenschluß". Die dielektrischen Eigenschaften der Membranen und die Leitfähigkeit der intercellulären Flüssigkeit bedingen die Höhe der Kapazitäten.

Die *Doppelschicht-Kapazität* verhält sich bei einfließendem Strom wie ein physikalischer Kondensator mit schlechtem Dielektrikum. Mit zunehmender Frequenz einer Wechselspannung fällt die Wider-

Tabelle 271. Elektrischer Widerstand (160)

	KΩ/cm²
Ohmscher Widerstand:	
Arm, Gleichstrom	300–5000
Impedanz:	
Arm, Wechselstrom (10 Hz)	700
Innenhand, Wechselstrom (30 Hz)	60
Innenhand, Wechselstrom (60 Hz)	80
Arm nach Stripping, Gleichstrom	8,7 ± 3,5

Tabelle 272. Elektrische Leitfähigkeit der Haut[a] (106)

	μA	Anzahl der Meßwerte
Hand		
Männer	2,81 ± 1,35	220
Frauen	4,4 ± 1,59	200
Brust		
Männer	3,72 ± 1,09	220
Frauen	3,98 ± 1,25	200
Stirn		
Männer	6,27 ± 0,23	110
Frauen	6,29 ± 0,23	100

[a] Bei 2,4 V Gleichstrom und 300 KΩ im Meßbereich.

standswirkung, um bei etwa 150 kHz ganz zu verschwinden. Übrig bleibt der elektrolytische Körperinnenwiderstand.

Die *Diffusionskapazität* (erzwungene Ionenverschiebung zwischen den Zellen) ist in ihrem Verhalten träger als die Doppelschichtkapazität. Ihr Wechselstromwiderstand verschwindet bei einigen 10 kHz.

Bei Anlegen einer Gleichspannung ist die Doppelschichtkapazität eher aufgeladen als die Diffusionskapazität. Je nach wirksamer Größe der Kapazität ist der Aufladungsvorgang nach 10–100 msec abgeschlossen. Auch die passiv-elektrischen Erscheinungen der Haut sind von der Stoffwechsellage des Gewebes (z. B. Hydratation) abhängig.

Die lokale galvanische Reaktion

nach Ebbecke beruht auf dem Phänomen, daß durch mechanische, chemische und elektrische Reize an einer bestimmten Hautstelle das elektrisch-negative Potential vermindert wird. Dieser Effekt wurde als Folge mechanischer Ionenverschiebungen innerhalb von Membranen gedeutet. Keller konnte 1930 nachweisen, daß die Potentialbildung durch Druck regelmäßig abgeschwächt wird.

Bei der *lokalen galvanischen Druckreaktion* nach Ebbecke zeigt sich, daß bei derartigen mechanischen Einwirkungen auf die Haut stets ein Strom entsteht, der ableitbar ist und auch durch Veränderungen der Elektrolytbesetzung bzw. Potentialträger innerhalb präformierter Gänge, wie die der Schweißdrüsen, beeinflußt werden kann.

Elektrobiologische Hautuntersuchungen und ihre Beziehungen zu Erkrankungen innerer Organe

Hautwiderstandsmessungen bzw. Bestimmungen der Hautleitwerte haben aufgrund der Beziehungen zwischen der segmentaler Innervation der Haut und der Schweißdrüsen ein allgemeines Interesse bei der Klärung der Projektion innerer Erkrankungen über das Nervensystem auf die Haut gefunden. Es bestehen Beziehungen zwischen der Innervation der Schweißdrüsen und der Impulsvermittlung von inneren Organen über die langen Reflexe des Rückenmarks mit Umschaltung in die vegetativen Fasern des Grenzstranges.

Technisch wird dabei so vorgegangen, daß eine Spannung von etwa 2 V über unpolarisierbare Elektroden an die Haut angelegt wird und der scheinbare Widerstand der Haut erfaßt oder der Leitwert mit dem Elektrodermometer nach Regelsberger gemessen wird.

Derartige elektrobiologische Hautuntersuchungen sind bei inneren Erkrankungen ein Hilfsmittel für den mit der Methodik Vertrauten und helfen bei der Auffindung einer Funktionsstörung innerer Organe, die die Möglichkeit besitzen, sich über nervöse Impulse auf die Schweißdrüsen eines bestimmten Hautbereichs zu projizieren.

Die *elektrostatische Aufladung* der menschlichen Haut ist abhängig von der Dielektrizitätskonstante der die Haut bedeckenden Kleidung, dem Tragen einer isolierenden Fußbekleidung bzw. dem Gehen auf einem isolierenden Fußboden. Es kommt unter den Bedingungen eines Reibeffektes zu einer elektrostatischen Aufladung, die schnell 10000–20000 V erreicht. Die geringe Ladungsmenge beträgt etwa 10^{-3} Coulomb und die freigesetzte Energie bei einer Funkenentladung beträgt nur etwa 5×10^{-3} Joule.

Bei der Berührung zweier verschiedenartiger Stoffe entstehen zwischen den Berührungsflächen bzw. innerhalb der Grenzflächen eine Aufladung, ein elektrisches Feld. Stoffe mit höherer Dielektrizitätskonstante laden sich dabei positiv auf (Coehnsches Ladungsgesetz). Die Reibung der Stoffe aufeinander bewirkt nur eine intensivere Kontaktgebung beider Oberflächen.

Gleichnamige Ladungen stoßen sich ab. Auf geladenen Körpern versuchen die Ladungen den größtmöglichen Abstand einzunehmen, den sie nur auf der Oberfläche finden können.

Die Ladung der menschlichen Haut ist in ungestörter Umgebung an allen Stellen gleich groß, doch besitzt die Elektrizität an den Körperacren ihre größte Dichte. Dies hat zur Folge, daß die Ladung bei entsprechender Ansammlung leichter aussprühen kann (Spitzenwirkungen). Diese Funkenentladung, die bei einem Menschen durch die gegebenen Umstände (Reibungselektrizität) provoziert werden kann, ist allerdings in der Lage, entzündliche Gasgemische zur Explosion zu bringen, wie die Erfahrung in Operationssälen gezeigt hat.

Bei trockener Luft rechnet man mit einer Durchschlagsspannung von 30000 V pro cm. Aus einer beobachtbaren Funkenlänge läßt sich auf die Höhe der Spannung schließen.

Literatur

Keller, Ph.: Elektrophysiologie der Haut. In: Handbuch der Haut- und Geschlechtskrankheiten, Bd. I/3. Berlin-Göttingen-Heidelberg: Springer 1963.

Klima und Haut

Die normale und forcierte Akklimatisation an variable thermogene Expositionen

Vom klimatologischen Aspekt her werden Adaptationen an Hitze und erhöhte Luftfeuchtigkeit im Begriff des *hygrothermischen Komplexes* zusammengefaßt. Ohne Transpiration ist eine Anpassung an erhöhte Außentemperaturen unmöglich, und die vielfältigen schweißtreibenden Mechanismen, die in Abhängigkeit sowohl von der Körperkerntemperatur als auch direkt von der Außentemperatur die Schweißdrüsen stimulieren, sind Voraussetzungen für die Existenz des Menschen in heißen Zonen. Bei Kälteexposition spielt die verringerte Wärmeabgabe für die Haut eine vordergründige Rolle, und Wärmebildung im Körperkern und angepaßte Wärmeabgabe über die Haut und deren terminale Strombahn lassen dabei andere Faktoren der Temperaturregulation in den Hintergrund treten (s. S. 192). Die Thermoregulation zeigt die Charakteristika eines Regelkreises. Die Information zu den Regelzentren erfolgt über humorale endokrine und nervöse Impulse. Der Sollwert des Regelkreises ist die Kerntemperatur, deren Konstanthaltung das Reglerziel ist. Wärmebildung und Wärmeabgabe sind Stellglieder oder auch Steuerkörper im Verlaufe einer Regelstrecke. Einige Daten mögen die Thermoregulation veranschaulichen.

Eine Erhöhung der Kerntemperatur um 1° C ist mit einer Erhöhung des Sauerstoffverbrauches um 20% verbunden. Diese Erhöhung des O_2-Verbrauches bezieht sich auf eine aktive Regulation des Organismus.

Die Verdunstungswärme von Wasser bei einer Temperatur von 30° C entspricht 579 cal/g. Durch Verdunstung von 100 ml Schweiß wird die Grundumsatzwärme von 1 Std gebunden.

Die Schweißproduktion kann 4 Liter pro Stunde und unter extremer Belastung maximal etwa 14 Liter innerhalb 24 Std betragen.

Die Überlebenszeit ohne Wasserzufuhr bei 40° C (nackter Körper) beträgt 48 Std.

Im *tropischen Klima* tritt in Abhängigkeit von der Aufenthaltsdauer eine Anpassung der Kreislaufverhältnisse und der Transpiration ein. Das Gefühl des Unbehagens verbunden mit Schlaflosigkeit und Erschöpfung weicht unter Akklimatisation dem des relativen Wohlbefindens. Anpassung kann als Gewöhnung, also Abschwächung ursprünglich starker Reaktionen auf einen wiederholten Reiz, weiterhin als vegetative Gesamtumschaltung und schließlich als Adaptation an eine bestimm-

Tabelle 273. Hygrothermischer Komplex

Faktoren	Wirkung auf die Haut	Allgemein
Lufttemperatur Windstärke Wasserdampfgehalt der Luft	Wärmeabgabe ↔ Hauttemperatur ↔ Kerntemperatur Veränderung des Gleichgewichts zwischen Wärmeabgabe und Wärmebildung durch variable Verdunstung Insensible Hautwasserabgabe $\triangle G$ ist eine Funktion der Wasserdampfdruckdifferenz zwischen Haut und Luft: $\triangle G = f\,(P_{H_2O}\text{ Haut} - P_{H_2O}\text{ Umgebung})$	Wasserhaushalt Elektrolytbilanz Schleimhäute

Klimakuren unter dem Gesichtspunkt der Erhöhung der Wasserabgabe von der Hautoberfläche. Besserung des Schweißretentionssyndroms nach Herrmann und Sulzberger

te Streß-Situation gewertet werden. Die Wärmeabgabe ist mit der Differenz der Kern- und Hauttemperatur korrelativ verbunden. Es tritt damit folgende *Eskalation der Intensität der peripheren Durchblutung unter einer Hitzebelastung ein:*

1. Mäßige Erhöhung der konvektiven Wärmeabgabe durch mäßige Durchblutungssteigerung der Haut.

2. Starke Erhöhung der konvektiven Wärmeabgabe durch maximale Durchblutung der Haut, die infolge der erzwungenen Blutumverteilung mit einem Kreislaufkollaps als Volumenmangelkollaps verbunden sein kann.

3. Weitere Steigerung der konvektiven Wärmeabgabe bei maximaler Durchblutung der Haut ist nur durch zusätzliche Erhöhung des Herzminutenvolumens möglich.

Die Regulation der Hitzeadaptation durch Strahlung und Konvektion (effective thermal conjunctivity) wird mit steigender Umgebungstemperatur immer kleiner. Schließlich ist die Schweißbildung der einzige Weg für eine zusätzliche Wärmeabgabe.

Schweißbildung tritt bei einer Hauttemperatur von 34° C regelmäßig ein.

Folgen einer akuten Störung der Wärmeabgabe sind:

a) *Hitzekollaps:* Das maximal erweiterte Gefäßsystem wird von der zirkulierenden Blutmenge nicht mehr ausreichend gefüllt, d.h. die druckregelnden Reflexe setzen sich gegen die temperaturregelnden Reflexe nicht mehr durch, zumal bei Hyperventilation als zusätzlichem Faktor der Wärmeabgabe der Vasomotorentonus nachläßt. Bei 40° C Kerntemperatur genügt die geringste zusätzliche Belastung, um einen Kollaps herbeizuführen.

b) *Hitzschlag:* Dieser stellt eine direkte Folge unzureichender Wärmeabgabe des Körpers aufgrund zentraler Störungen dar, die den Kollapszeichen vorausgehen. Hitzekrämpfe treten auf Grund der mit großen Schweißmengen abgegebenen Kochsalzmengen auf, dies allerdings nur bei nicht akklimatisierten Menschen.

Die Reaktion auf eine akute Hitzebelastung sind somit Steigerung der Hauttemperatur, Erhöhung der peripheren Durchblutung und des Herzminutenvolumens und Steigerung der Pulsfrequenz. Bei nicht genügender Wärmeabgabe erfolgt ein Anstieg der Kerntemperatur, der bei Erreichen einer Hauttemperatur von 34° C mit Transpiration verbunden ist. Die Urinproduktion nimmt wahrscheinlich auch infolge einer verminderten Nierendurchblutung ab. Die Ausscheidung von kochsalzreichem Schweiß ist mit einer Verminderung des intercellulären Flüssigkeitsvolumens verbunden.

Eine wesentliche Adaptationsgröße ist die Verstärkung der Transpiration unter Einschluß einer Vergrößerung der transpirierenden Oberfläche (Höfler). Insbesonders erfolgt dann eine Transpiration an Armen und Beinen, die aufgrund des Verhältnisses der Oberfläche zum radialen Durchmesser eine hohe Wärmeabgabe gestatten. Mit dieser vermehrten Transpiration ist eine Rückkehr zur Norm der in Anspruch genommenen Faktoren der Thermoregulation verbunden. Bei langfristiger Akklimatisation kommt es sogar zu einer absoluten Abnahme der Schweißproduktion, da infolge der herabgesetzten Hauttemperatur die Verdunstung des Haut-Schweißfilmes nur noch durch die konvektive Wärmeabgabe beansprucht wird. Die somit verringerte Hauttemperatur trägt auch zur Ökonomisierung der Wasserabgabe bei. Die praktischen Konsequenzen aus Klima- und Feldversuchen von Höfler zum Erreichen einer optimalen Adaptation an feuchte Hitze sind Expositionen in einer Klimakammer von 36° C und 70% Feuchtigkeit für täglich mindestens 2 Std über 10 Tage. Eine Unterbrechung einer solchen Hitzeexposition über 2 Tage hinaus verhindert bereits die sich anbahnende Akklimatisation. Eine erworbene Akklimatisation in den Tropen schwächt sich nach dreiwöchiger Pause in einem normalen Klima ab. Hauterkrankungen und Hautanomalien sind Störfaktoren, die zur Pathophysiologie der Thermoregulation überleiten. Derartige Erkrankungen wurden bei der Störung der Transpiration bereits genannt.

Tabelle 274. Photoaktinischer Komplex

Faktoren	Wirkung auf die Haut	Allgemein
Wärmestrahlung Helligkeitsstrahlung UV-A, UV-B	Keratoplastischer Effekt[a] durch UV-B Induzierung direkter und indirekter Melaninpigmentierung Dermatitis in Abhängigkeit von der Dosis, Elasticaschädigung	Abhängig von unspezifischer Melaninadsorption, Beeinflussung der Gefäße und des Bindegewebes Freisetzung von Aminen, ggf. Polypeptiden Dimerisation des Thymidin bei 254 nm

[a] Reizbeantwortung abhängig von der Dicke des Stratum corneum: Absorptionshalbwertschicht 16 μ für 300 nm, 11 μ für 250 nm

Photoaktinischer Wirkungskomplex

Wärmestrahlen, sichtbares Licht, UV-A und UV-B sind die wesentlichen Faktoren des sog. photoaktinischen Wirkungskomplexes, der sich auf die Haut und allgemein auf den Organismus auswirken kann (s. Tabelle 274).

Stimulation der Granulabildung in den Melanocyten, Entwicklung einer Lichtschwiele im Sinne von Miescher, also einer durch UV-B provozierten, indirekt über eine Entzündung verursachten Acanthose mit Verdickung der Hornschicht und schließlich die Degeneration der elastischen Fasern und der Grundsubstanz, sind geläufige Reaktionen der Haut auf das Sonnenspektrum. Auf der positiven Seite des photoaktinischen Wirkungskomplexes ist die Bildung von Vitamin D im Bereiche der oberen Epidermis zu verbuchen.

Eine erhöhte Ansprechbarkeit auf Licht entsprechend einer Erniedrigung der Reizschwelle gegenüber dem gleichen physikalischen Reiz, insbesondere Ultraviolett, durch bestimmte chemische Substanzen wird als *Photosensibilisierung* bezeichnet. Die dafür verantwortlichen chemischen Substanzen nennt man Photosensibilisatoren, ohne daß der Vorgang einer Sensibilisierung im immunologischen Sinne dabei gemeint ist. Demgegenüber ist die Entwicklung der *Photoallergie* an eine primäre Absorption von Lichtenergie durch Moleküle mit entsprechender chemischer Umwandlungsfähigkeit gebunden. Damit gekoppelt ist die Allergenbildung, die nun in entsprechender Inkubationszeit zur Entwicklung von Antikörpern bzw. Immunocyten führt.

Luftchemischer Wirkungskomplex

Die Faktoren des luftchemischen Wirkungskomplexes sind mehr für die Erkrankung der Schleimhäute der Atmungswege von Bedeutung. Allerdings fehlt die Reaktion der Haut lediglich wegen der mangelnden Permeation von großmolekularen Gewebeteilchen, obwohl diese, wie z. B. Pollen oder Hausstaub, als Allergene an Schleimhäuten wirken. Unter besonderen Umständen kann auch ein Hautkontakt mit derartigen Allergenen, die an der Schleimhaut sofort wirksam sind, zu entsprechenden Erfolgsreaktionen, meistens vom allergischen Soforttyp führen, wenn die Permeation der Haut durch physikalische Einwirkung oder chemische Irritation (Dermatitis) erleichtert wird. Der luftchemische Wirkungskomplex für die Haut bedarf

Tabelle 275. Luftchemischer Wirkungskomplex

Faktoren	Wirkungen
Gehalt an Verunreinigungen industrieller und biologischer Art. Größenbereich der Schwebeteilchen 0,1–2,0–10,0 μ	Unspezifischer Reiz auf Schleimhäute. Spezifischer Reiz durch Inhalation von Allergen (z. B. Pollen, Hausstaub usw.)
Klimakuren unter dem Gesichtspunkt der Luftreinheit (Amelung)	
(Niederschlag der Schwebeteilchen durch Regen innerhalb 2 Std zu 80–90%)	

sicherlich noch einer weiteren Analyse, insbesondere vom Standpunkt der Klimatherapie der konstitutionellen Neurodermitis. Diese Therapie führt bei kurzfristigen (6 Wochen) Aufenthalten in bestimmten Klimata durch Strapazierung der Feuchtigkeitsabgabe der Haut zu einer episodenhaften Besserung oder bei langfristigen Aufenthalten (über Jahre) zur völligen Rehabilitation.

Der meteorotrope Wirkungskomplex

Im atmosphärischen Massenaustausch bei Entwicklungen und Verschiebungen von Warm- und Kaltfronten kommt es zu Veränderungen der Reaktionsbereitschaft im autonomen Nervensystem. Damit wird die Haut in den meteorotropen Wirkungskomplex einbezogen. In Abhängigkeit von derartigen meteorologischen Gegebenheiten verändert sich die Reaktivität der normalen und kranken Haut. Die klinisch-experimentellen Objektivierungsmöglichkeiten für die Auswirkung derartiger meteorologischer Wirkungskomplexe sind allerdings schwierig zu sichern. Die Veränderung der Reaktion auf intracutane oder iontophoretische Applikation von pharmakodynamischen Substanzen unter Wetterfrontendurchzug sind mit Vorsicht zu bewerten. Gleichartig darf von diesem Gesichtspunkt aus die Veränderung der Capillarresistenz und die Bestimmung der Intensität der Permeation bewertet werden.

Tabelle 276. Meteorotroper(neurotroper) Wirkungskomplex

Faktoren	Wirkungen
Strahlungsbedingte Luftionisation (Klein- und Groß-ionen), Luftelektrisches Potential Atmosphärischer Massenaustausch	Schwankung der vegetativen Regulation (Sympath./Parasympath. in Abhängigkeit von der Wetterlage [?]). Warmfront und Tiefdruckwetterlagen verändern Hautreaktionen

Die Beeinflussung von Dermatosen durch Klimafaktoren

leitet sich aus den dargestellten klimatogenen Wirkungskomplexen ab, ohne daß eine naturwissenschaftliche Erklärung bei therapeutischen Erfolgen im Zuge einer Klimakur strapaziert werden sollte. Eine Ausnahme bildet der hygrothermische Wirkungskomplex, dessen Parameter sich vielfältig auf die Haut und den Gesamtorganismus auswirken und durch viele exakt erfaßte Daten gesichert sind. Vom Standpunkt einer Klimatherapie haben die empirisch ermittelten Erfolge eine Aussagekraft, die mit den zur Zeit gebräuchlichen naturwissenschaftlichen Methoden nicht erfaßt werden können, ohne daß damit die medizinische Empirie, die auf sorgfältigen klinischen Beobachtungen basiert, in Frage gestellt werden sollte.

Vom Gesichtspunkt des Internisten ist die Luftreinheit bei der Deutung einer Klimakur von wesentlicher Bedeutung (Amelung). Die Klimatherapie bei Erkrankungen des atopischen Formenkreises läßt Transpiration und Wasserdampfabgabe in den Vordergrund rücken. Der Versuch, die

Tabelle 277. Beeinflussung von Dermatosen über Klimafaktoren

Photoaktinischer Wirkungskomplex	Hygrothermischer Wirkungskomplex	Luftchemischer Wirkungskomplex	Meteorotroper Wirkungskomplex
	Therapeutische Faktoren		
Insolation	trockene Höhenluft, bewegte Seeluft	sog. reine Luft	
Psoriasis Parapsoriasis Mycosis fungoides Acne vulgaris	Neurodermitis Miliaria Ichthyosis Lichen ruber	Neurodermitis } Atopiker Pollinosis }	Chronische Ekzematiker Pruritus Hauterkrankungen mit sog. vegetativen Störungen

Beeinflussung von Dermatosen über Klimafaktoren tabellarisch aufzuschlüsseln, ist mehr aus einem Drang zur systematischen Gliederung heraus zu verstehen, als eine Demonstration positiver Korrelationen klimatogener Faktoren im Hinblick auf den Erfolg einer Klimakur.

Eine *Hochseeklimakur* läßt folgende Faktoren therapeutisch nutzbar werden:

1. Ausgeglichene Lufttemperaturen,
2. Wind,
3. Wasserdampfgehalt der Luft,
4. Luftreinheit,
5. salzhaltiges Aerosol,
6. die Intensität der Ultraviolettbestrahlung als Folge des weiten Horizontes.

Die Ergebnisse von Kleinsorge über den Erfolg medizinischer Schiffsexpeditionen mit Atopikern unter wechselnden klimatischen Bedingungen auf dem Atlantik weisen darauf hin, daß für einen günstigen Klimaerfolg eine intakte Hypophysen-Nebennierenrinden-Achse eine Voraussetzung ist.

Die verschiedenartigen Klimafaktoren können auch unter Streßeinwirkung im Sinne einer Mobilisierung oder Stimulation von Hormonen der Nebennierenrinde gesehen werden. Die Haut ist unter der Einwirkung klimatogener Faktoren ein Überträger, ein Vermittlerorgan im weiten Sinne. Darunter darf auch verstanden werden, daß die Haut in der Lage ist, unter entsprechender physikalisch-chemischer Irritation Substanzen abzugeben, die eine allgemeine Wirkung auf den Organismus haben. Derartige Substanzen können vom Typ der biogenen Amine oder der Polypeptide sein.

Literatur

Daubert, K., Aichinger, F.: Wetter, Klima, Haut. In: Dermatologie und Venerologie, Bd. I/1. Stuttgart: Thieme 1962.

Hartung, J.: Klimatherapie. In: Dermatologie und Venerologie, Bd. II/1. Stuttgart: Thieme 1958.

Höfler, W.: Verlauf der Hitzeakklimatisation in einem natürlichen tropischen Klima. Z. Tropenmed. Parasit. **17**, 127 (1966). Hitzeakklimatisation bei Ichthyosis simplex. Ärztliche Forschung **14**, 82 (1970).

Die mechanischen und physikalischen Eigenschaften der Haut (unter besonderer Berücksichtigung des Alters)

Der Hautturgor bzw. die Elastizität in situ läßt sich nach Schade mit Hilfe eines speziellen Elastometers messen, welches Modifikationen durch verschiedene Autoren erfahren hat. Im Prinzip werden folgende *Größen* gemessen:

1. Die unter einem bestimmten Druck erreichte Dellentiefe.
2. Die nach einer bestimmten Zeit erreichte Tiefe.
3. Die sich maximal einstellende Tiefe.
4. Die Differenz, um die sich die maximale Tiefe nach Entfernung des Druckstempels sofort vermindert.
5. Die Differenz, um die sie sich nach einer bestimmten Zeit vermindert, eine Größe, die als Restitutionselastizität bezeichnet wird.
6. Die Zeit, die bis zum völligen Ausgleich einer maximal provozierten Delle verstreicht.

Die nach Schade dargestellte Verformungsdynamik ist für die Verdrängung von Gewebeflüssigkeit von besonderer Bedeutung.

Elastizitätskoeffizient und *Restitutionselastizität* nehmen mit zunehmendem Alter ab. Auch die Bestimmung der Frequenzleitfähigkeit nach Tronnier und Wagener mit einem Gerät, welches eine gewählte Frequenz mit bestimmter Schwingungsamplitude auf die Haut bringt und an anderer Stelle die Variation der Frequenz und die sich einstellende Schwingungsamplitude aufnimmt, ist geeignet, den Verlust der biologischen Elastizität zu objektivieren. Die Verminderung der Schwingungsamplitude ist dem Verlust dieser biologischen Elastizität dabei umgekehrt proportional. Die Resonanzfrequenz der Haut nimmt

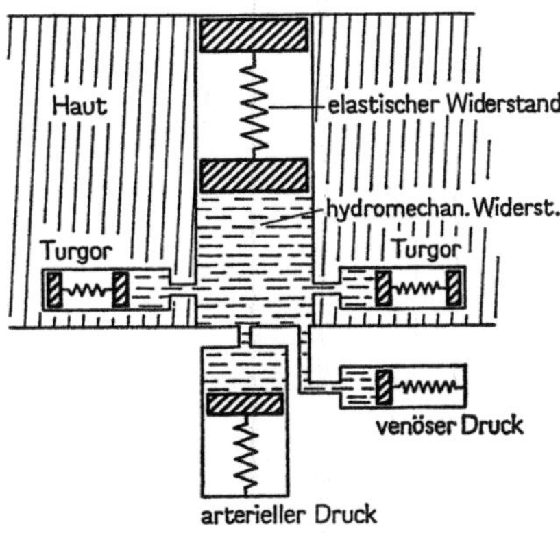

Abb. 90. Schematische Darstellung der Faktoren der Hautelastizität. (Meiers, G., in: Stüttgen, G.: Die normale und pathologische Physiologie der Haut. Stuttgart: Fischer 1965)

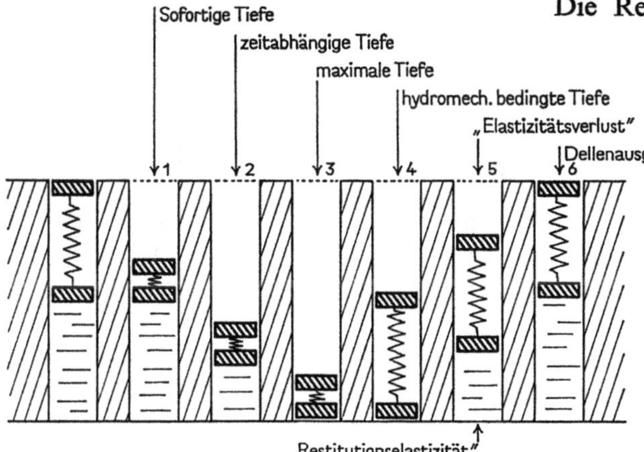

Abb. 89. Schematische Darstellung der Hautelastizität nach Schade. (Meiers, G., in: Stüttgen, G.: Die normale und pathologische Physiologie der Haut. Stuttgart: Fischer 1965)

bei Altersatrophien und mit zunehmendem Lebensalter der Versuchspersonen zu.

Die *Hautdehnung* kann durch Druck auf excidierte Haut gemessen werden; eine verminderte Hautdehnung, besonders bei geringerem Druck (Dick), liegt im Alter vor. Proportional dem Alter der Haut nimmt auch deren *Zugfestigkeit* und deren maximale Verlängerung ab. Während sich die Auslängung von 47% von der Kindheit auf 30% im Alter vermindert, ist die Zugfestigkeit im Alter von 50–80 Jahren nach den Ergebnissen von Rollhäuser (1951) erhöht.

Die Prüfung der mechanischen Eigenschaften der menschlichen Haut wurde 1971 besonders instruktiv von Holzmann u. Mitarb. unter besonderer Bezugnahme auf das Alter der Haut durchgeführt.

Die untersuchten Parameter bezogen sich

1. auf die Hautdicke in mm.
2. Kraft in g bis zum Abriß (=Reißkraft).
3. Reißfestigkeit in g/mm^2.

Diese wurde durch Division der Reißkraft durch die Querschnittsfläche (mm Dicke × 5 mm Breite) errechnet.

4. Dehnung bis zum Abriß (in % der Einspannlänge).
5. Anstiegssteilheit im linearen Teil des Kraft-Dehnungsdiagramms in g-% der Dehnung als physiologisches Maß der Straffheit der Haut.
6. Elastizitätsmodul.

Dieser Wert wird errechnet, indem die Anstiegssteilheit mit 100 multipliziert und durch die Hautprobenfläche (mm Dicke × 5 mm Breite) dividiert wird. Das Maximum ist mit 10 Jahren erreicht.

Tabelle 278. Reißkraft (Haut) (54)

Oberhalb des Sternums:	ca. 18000 g
Oberschenkel:	ca. 9100 g
(mit ca. 24 Jahren Maximalwert erreicht)	

Tabelle 279. Reißfestigkeit (Haut) (54)

Oberhalb des Sternums:	ca. 1940 g/mm^2
Oberschenkel:	ca. 1400 g/mm^2
(mit ca. 15 Jahren Maximalwert erreicht)	

Tabelle 280. Maximale Dehnung bis zum Abriß (Haut) (54)

Oberhalb des Sternums:	ca. 61%
Oberschenkel:	ca. 50%
(mit ca. 32 Jahren Maximalwert erreicht)	

Tabelle 281. Elastizitätskoeffizient (156)

0,09–0,5 cm
(Dehnung eines Hautstreifens von 1 mm Dicke und 1 cm Länge durch Belastung mit 1 kg)

Eine Geschlechtsabhängigkeit wurde nicht gefunden. Auch wurden bei endokrinen Störungen keine statistisch signifikanten Veränderungen der physikalischen Meßwerte festgestellt. Zur Prüfung kam dabei die autoptisch gewonnene Haut von Oberschenkel und Sternum (s. Abb. 91). Aus den Befunden ist abzuleiten, daß in der Pubertät eine für physiologische Begriffe maximale Reifung des Kollagens, d.h. eine weitgehende Vernetzung, bereits eingetreten ist.

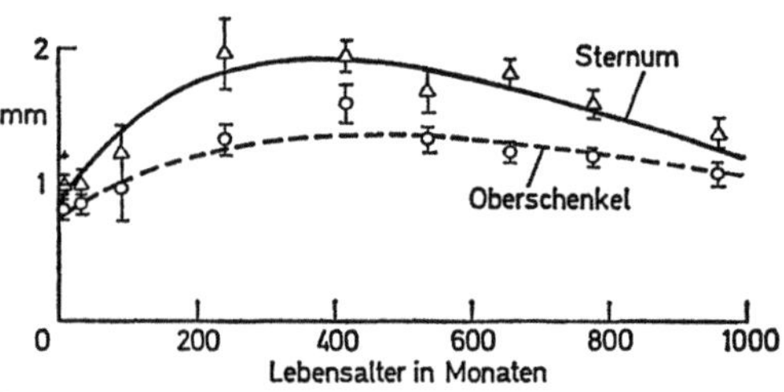

a

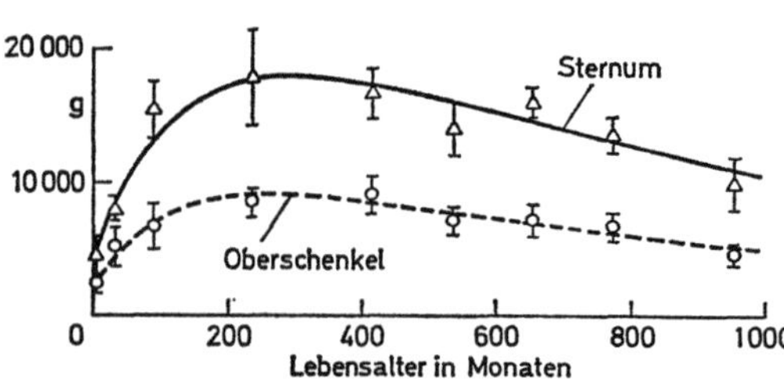

b

Abb. 91a u. b. Eigenschaften der Hautproben von Menschen: a Hautdicke (mm), b Reißkraft (g). [Aus: Holzmann, H., Korting, G. W., Kobelt, D., Vogel, H. G.: Arch. klin. exp. Derm. **239**, 355 (1970)]

Gerät zur Messung der *Hautkonsistenz* nach Bielicky:

Prinzip:

Ein Metallzylinder wird an die Haut fixiert. Nachdem die Luft aus dem Zylinder ausgesogen worden ist, saugt sich die Haut in den Zylinder ein. Die Höhe der eingezogenen Haut wird gemessen und am Schreiber registriert.

Bei der Messung wird ein Vakuum von 300 mm Hg über 20 sec angewendet. Es entsteht eine Kurve, deren Verlauf quantitative und qualitative Aussagen über die Hautkonsistenz ermöglicht.

Das erste Maximum zeigt die biologische Dehnbarkeit der Haut unter einem bestimmten Saugdruck.

Das zweite Maximum ist einerseits durch die Ansaugung der Gewebsflüssigkeit, andererseits durch die weitere Dehnung der elastischen und kollagenen Fasern bedingt.

Diese Methode erscheint als „umgekehrter Schade“ (Abb. 89) entwicklungsfähig zu sein, zumal die Prüfung in vivo ohne besondere Schwierigkeiten durchgeführt werden kann.

Physiologische Variationen der mechanischen Daten der Haut nach Wright (1971)

1. Geschlecht: Die Reißfestigkeit ist beim Mann gegenüber der Frau erhöht. Das Elastizitätsmodul ist bei der Frau um 14% erhöht. Der Schrumpfungsvorgang excidierter männlicher Haut ist stärker ausgeprägt als bei der Frau.

2. Alter: Die Schrumpfungsneigung excidierter Haut ist bei jüngeren Menschen stärker ausgeprägt.

Die „Steifigkeit“ der Haut nimmt nach dem 40. Lebensjahr auf Grund der Kollagenquervernetzung zu. Erhöhung des Elastizitätsmoduls im Alter bei beiden Geschlechtern gleichmäßig.

3. Lokalisation: In Abhängigkeit von der Faserrichtung, den Langerschen Spaltlinien, ist die Dehnung quer zu diesen Linien größer.

Die Bauchhaut wird von Altersvorgängen weniger befallen.

Literatur

Elden, H. R., Ed.: Biophysical Properties of the Skin, Vol. 1. New York-London-Sydney-Toronto: Wiley 1971.

Tregear, R. T.: Physical Functions of Skin. London-New York: Academic Press 1966.

Haut und Alter

Hautveränderungen, die mit dem Altern verbunden sind, können direkte Folge des Alterungsprozesses sein, wie die *Biomorphose* im Sinne von Bürger. Zum anderen können sie auf dermatologischen Erkrankungen beruhen, die durch Befall der nunmehr gealterten Haut eine Transformation erfahren. Schließlich wird die Haut mit steigendem Alter von der Entwicklung benigner und maligner Proliferationen betroffen. Gründe für diesen letzteren Vorgang sind einmal das Wirksamwerden einer Summe von endogenen und exogenen Irritationen, wie physikalischer Einwirkungen, insbesondere Lichtexposition, und schließlich Auswirkungen einer mikrobiellen Besiedlung der Hautoberfläche, die nach entsprechender Latenzzeit effektiv werden. Dazu gesellt sich als weiterer Faktor die in heutiger Zeit übliche „Hautpflege“ als Ausdruck der zivilisatorischen Notwendigkeit.

Ein weiteres Kennzeichen der Altershaut ist die erhöhte Mitoserate aufgrund einer Verkürzung der G_1-Ruhephase im Stratum Malpighii, die aber morphologisch und auch im histologischen Bild effektlos bleibt, da eine Vermehrung der Zellagen im Rete Malpighii ausbleibt. Diese Situation bietet aber theoretisch vermehrte Angriffspunkte für mutagene Reize. Die Altershaut ist trotz dieser erhöhten Mitoserate durch eine senile Atrophie der Epidermis mit Verstreichen der Papillarräume und damit durch einen erhöhten Quotienten der Epidermisoberfläche zur epidermalen Unterfläche gekennzeichnet, d.h. die Tiefe der Retezapfen nimmt ab. Eng verbunden ist damit der Vorgang der Regulation der epidermalen Proliferation, der durch die Chalon-Hypothese von Bullough einen besonderen Akzent bekommen hat. Die überstürzte Mitoserate wäre dann mit einer erhöhten Abschilferung verbunden. Eine schnellere Keratinisation bliebe ohne acanthogenen Effekt.

Cytologische Charakteristika der Epidermis im Alter sind Verkleinerungen der Keratinocyten, Abnahme der Zahl der Mitochondrien und Verminderung der RNS. Verbunden mit einer Abnahme der Zahl der Epithelschichten ist eine Verdünnung des Coriums mit Nachlassen der Elastizität, die von dem dreidimensionalen Geflecht aus Kollagen und elastischen Fasern im Corium abhängt. Die Spannung in dieser Textur wird von den elastischen Fasern getragen, die eingesponnen in kollagene

Tabelle 282. Dermatologische Gerontologie (Stüttgen, 1971)

I	II	III
Physiologisch-biologische Altersveränderungen	Degenerativ-reaktive Veränderungen Spätfolgen	Proliferative und neoplastische Transformation
Biomorphose	*Exogene Aggression*	*Mitoseregulation* *Mutation*
Insudation von Stoffwechselprodukten Ablagerung von Amyloid Auto-Immunprozesse	Physikalische Einwirkungen, elektromagnetische Wellen (Licht) chemische Reize Mikrobielle Besiedlung der Hautoberfläche unzweckmäßige Hautpflege	(Co-)Cancerogene Erhöhung der Mitoserate in der Epidermis Relative Verschiebung der Enzymaktivitäten Aktivitätsänderungen der Regulatoren der Epidermisproliferation (Chalone)

Faserbündel mit diesen eine funktionelle Einheit bilden. Im Alter tritt nach elektronenmikroskopischen Befunden eine erhöhte Größen- und Formenvariabilität der epidermalen Zellen ein. Störungen der intercellulären Adhäsion, Erweiterung der Intercellularräume, Aufsplitterung der Basalmembran und Vacuolisierungen der epidermalen Zellen und auch strukturelle Veränderungen an den Melanocyten mit einer anormalen Pigmentverteilung sind weitere Stigmata der Altersveränderungen, wie aus Untersuchungen von Nagy und Jänner (1970) hervorgeht. Pathophysiologisch ist bei diesen cytologischen Veränderungen vornehmlich an eine *Lichteinwirkung* zu denken, die einer der wesentlichen auslösenden Faktoren der degenerativen Altersatrophie der Epidermis ist. Es kann sich auch bei diesen äußeren Faktoren um Stimulatoren handeln, die die physiologische Altersveränderung der Epidermis beschleunigen. Besonders interessant ist der Befund, daß die Veränderungen der Altersepidermis den feinstrukturellen Veränderungen des Xeroderma pigmentosum ähneln. Von diesem Gesichtspunkt aus dürfte die Funktionseinschränkung des Dark-repair-Mechanismus (s. S. 47) eine besondere Rolle beim Zustandekommen der epidermalen Altersveränderungen spielen und somit ein Bindeglied zwischen Lichteinwirkung und Alter darstellen. Altersveränderungen an der DNS sind nach Rutzsch u. Mitarb. folgende:

1. Der DNS-Gehalt diploider Chromosomen bleibt im Alter konstant, obwohl eine Zunahme pro Zelle durch zunehmende Polyploidie gemessen werden kann.
2. Das Verhältnis DNS zu Zellmasse nimmt während der Entwicklung zu, bleibt aber nach Abschluß von Wachstum und Differenzierung unverändert.
3. Das Verhältnis Histon zu DNS kann sich mit dem Altern verändern, während eine Alteration in der Nucleotidzusammenstellung nicht nachgewiesen werden konnte.
4. Das Molekulargewicht „superpolymerer" DNS nimmt im Alter bei Tieren ab.
5. Die zunehmende Stabilisierung der DNS äußert sich in der gering erhöhten Denaturierungstemperatur.
6. Die DNS-Polymerase-Aktivität der Leber von Ratten nimmt durch Akkumulation eines Inhibitors dieses Enzyms ab.

In groben Zügen kann man sagen, daß die Haut zu den relativ spät alternden Organen gehört, wenn sie nicht der schädigenden Umwelt besonders ausgesetzt ist.

Im Alter zeigt sich eine *Abnahme der Talg- und Schweißdrüsen*, die mit einer Verringerung des Hautfettfilms auf der Hautoberfläche verbunden ist (s. Tabelle 191). Eine erhöhte *Exsikkation* der Haut mit Neigung zu Fältelung und Schuppung, die als Pityriasis tabescentium oder als Hyperkeratosis follicularis senilis bezeichnet wird, ist die Folge. Erinnert sei an dieser Stelle daran, daß die Stimulation der Talgfettbildung durch den absoluten Spiegel androgener Hormone erfolgt. Aufgrund der relativen Androgeninsuffizienz im höheren Alter können sowohl beim Mann als auch bei der Frau derartige Defizite zu einer Verminderung des Hautfettspiegels führen, zumal die Verringerung der Zahl der Talgdrüsen sich zu dieser funktionellen Minderleistung addiert.

In bezug auf *chemische Daten* ist hervorzuheben, daß der Quotient Chondroitin-D-Sulfat/Hyaluronsäure ansteigt und Hexosamin und Uronsäure absolut abnehmen und sich schließlich eine Neigung zur *Amyloidablagerung* darstellen läßt.

Im höheren Alter ist der Blutstrom im Bereich der *Capillaren* und *Präcapillaren* verringert; die Zahl der Capillaren ist, insbesondere in der Kopfhaut, reduziert. Parallel dazu ist eine Abnahme der Capillarresistenz von 180 auf 90 mm Hg und damit eine Neigung zur mechanisch bedingten Purpura zu verzeichnen. Aus all diesen Vorgängen resultiert schließlich der Prototyp einer strapazierten alten Haut, der sog. Landmannshaut, die von Teleangiektasien durchzogen und von senilen Keratosen, zum Teil Präcancerosen durchsetzt wird.

Auf dem Boden einer altersbedingten Hautatrophie und Fragilität der Capillaren können sich auf geringfügige traumatische Reize hin oberflächliche Ulcerationen entwickeln, die unter Depigmentierung und sternförmiger Narbenbildung abheilen.

Diese Läsionen werden offenbar durch Corticosteroidgaben, die aus anderen Gründen notwendig sind, verschlimmert (Björnberg, 1971).

Eine Verminderung der *Quaddelresorptionszeit*, gemessen mit der Fluorescein-Natrium-Resorptionszeit, gibt den Zustand der Wasserbindung wieder.

Mit einem Nachlassen des Wasserbindungsvermögens im Corium gehen Runzelbildung und Schlaffheit als weitere Charakteristika der Altershaut einher. Während für die Verminderung der Elastizität eine Elasticadegeneration im Sinne einer Verdickung der Fasern sowie eine Desintegration zum *elastotischen Keloid* angenommen werden darf (Braun-Falco), ist die Veränderung des Wasserbindevermögens im wesentlichen an die kollagenen Fasern und die Grundsubstanz gebunden. Der Turgor der Haut wird außer durch die Permeabilität der Gefäßwände und den Blutdruck in der terminalen Strombahn durch dieses Wasserbindevermögen bestimmt.

Übersicht zum Trend der Altersveränderungen der Haut [Tronnier, H.: J. Soc. Cosmetic Chemists **16**, 257 (1965)]

Art	Richtung	Bemerkungen
Altersveränderungen der Gesamthaut		
Wassergehalt	>	im Alter wieder Zunahme
Mineralgehalt (Asche)	<	bis 10. Lebensjahr abfallend
Calcium	<	vorwiegend Corium
Magnesium	<	
Natrium	=	unregelmäßige Änderung
Kalium	=	unregelmäßige Änderung
Silizium	>	
Chlor	?	
Schwefel	>	
SH-Gruppen	=	
Phosphor	>	
Stickstoff	=	
Cholesterin	>	
Sauerstoffverbrauch	>	
Anaerobe Glykolyse	>	
Glykogengehalt	>	
Alkalische Phosphatase	>	
Bernsteinsäure-Dehydrogenase	>	
Permeabilität	> ?	
Elastizität	>	
Zugfestigkeit	<	
Dehnbarkeit	>	
Zahl der Gefäße	> ?	
Verhältnis Lumen/Wand	>	
Capillarresistenz	>	
Strömungsgeschwindigkeit des Blutes	>	
Periphere Blutmenge	<	
Gefäßreaktion	>	
Hauttemperatur	=	
Temperaturanpassung	>	Kälte und Wärme
Wundheilung	>	
Tastgefühl	>	
Altersveränderungen der Epidermis		
Dicke (gesamt)	>	Zunahme bis 30. Lebensjahr
Stratum basale	=	
Stratum spinosum	<=>	
Stratum corneum	< oder =	

Zeichenerklärung: > Verminderung, Abnahme; = keine Veränderung; < Vermehrung, Zunahme; ~ variable Änderungen; ? unsichere Befunde.

Art	Richtung	Bemerkungen
Zellgröße	>	
Mitochondrienzahl	>	
Keratohyalin-Granula (Zahl)	<	
Reteleiste	>	
Mineralgehalt	= oder <	Verschiebung innerhalb der Epidermis
Fettgehalt	=	sudanophile Granula
Melanocyten	=	
Pigmentstoffwechsel	<	
Mitoseaktivität	= (oder <)	bis 40. Lebensjahr ansteigend
Lebensdauer der Zelle	>	
Verhornung	=	
pH-Wert der Oberfläche	=	
Säureneutralisation	>	
Alkalineutralisation	> (oder =)	mit Ausnahme der Zonen apokriner Drüsen
Altersveränderungen der Anhangsgebilde		
Haare		
Dicke		
Haupthaar	>	Zunahme bis ins Erwachsenenalter
Kinn	=	
Axille	=	
Bein	<	
Braue	<	
Einpflanzungstiefe (Kopf)	>	
Wachstumsgeschwindigkeit		entspricht der Dicke
Dehnbarkeit und Reißfestigkeit		entspricht der Dicke
Chemische Zusammensetzung	~	
Kupfergehalt	>	
Nägel		
Dicke der Nagelplatte	<	
Lunula	>	
Querkrümmung	<	
Längskrümmung	>	
Wachstumsgeschwindigkeit	>	
Kupfergehalt	=	
Schwefelgehalt	>	
Kalkgehalt	<	
Talgdrüsen		
Größe	= oder >	
Talgmenge auf der Haut	>	
Sekretionsmenge ♀	> oder =	regional unterschiedlich
♂	=	regional unterschiedlich
Cholesteringehalt	< oder >	
Squalengehalt	<	
Ekkrine Schweißdrüsen		
Zahl der aktiven Drüsen	>	
Schweißmenge	>	erst ab 50. Lebensjahr
Ansprechbarkeit auf thermische Reize	>	nicht Menge, nur Zeit
Apokrine Schweißdrüsen		
Degenerative Veränderungen	<	
Tränensekretion	>	
Speichelsekretion	=	
Altersveränderungen des Coriums und der Subcutis		
Corium		
Dicke (gesamt)	>	Zunahme bis 30. Lebensjahr
Kollagen		

Art	Richtung	Bemerkungen
Dicke der Fibrille	=	Abnahme im Greisenalter
Quellungsfähigkeit	>	
Löslichkeit (Essigsäure)	>	
Kollagenase-Empfindlichkeit	>	
Kalkgehalt	<	
Lipoidgehalt	<	
Tyrosingehalt	<	
Freie Aldehydgruppen	<	
Freie Carboxylgruppen	<	
Elastische Fasern		
Dicke	<	
Körnelung	<	
Homogenisierung	<	
Kalkgehalt	=	im Gegensatz zur Aorten-Elastica
Asparaginsäuregehalt	<	
Glutaminsäuregehalt	<	
Hyaluronsäuregehalt	<	
Grundsubstanzmenge	>	
Mastzellenzahl	>	
Subcutis		
Fette		
Schmelzpunkt	>	
Verseifungspunkt	<	
Jodzahl	>	
Cholesteringehalt	<	
Menge	~	
Innendruck	<	

Die veränderte Reaktionsweise auf verschiedene Aggressionen

gegen die Haut ist ein Gebiet, welches angefangen von einfachen toxischen Reizungen bis zur Induzierung einer Überempfindlichkeit recht aussagereich ist. Zunächst ist festzuhalten, daß toxische Reize im Alter die gleiche Schwellendosis besitzen, aber eine verminderte Intensität der Reaktion zeigen. Parallel geschaltet ist damit eine Abnahme subjektiver Empfindungen im Rahmen einer Minderung der nervösen Rezeption. Auch die experimentelle Sensibilisierung mit Haptenen wie z. B. Dinitrochlorbenzol, die zur ekzematösen Spätreaktion führt, ist im hohen Alter schwieriger bzw. überhaupt nicht auszulösen. Inwieweit eine derartige Abnahme der immunologischen Reaktion auch für die Entwicklung von Hauttumoren verantwortlich ist, wird von vielen Arbeitskreisen untersucht. Im Vordergrund steht dabei die mögliche Abnahme der Autoaggression gegen Tumoren innerhalb des Hautfeldes.

Immunologie und Alter

können nicht einheitlich beurteilt werden. Einerseits zeigen, wie oben bereits dargelegt, Sensibilisierungsversuche eine geringere Erfolgschance im zunehmenden Alter, und damit ist eine leichtere Unterdrückung durch immunsuppressive Eingriffe möglich. Auf der anderen Seite schält sich deutlich heraus, daß es immunbiologische Prozesse im Alter gibt, die keine wesentliche Einschränkung erfahren. Dies trifft sicherlich für solche Immunprozesse zu, die sich im Zuge von Infektionskrankheiten, z. B. von Viruskrankheiten, entwickeln. Bis in das hohe Alter ist die segmentgebundene Entwicklung des Zosters zu beobachten, ebenso bleibt der Immunschutz einer Vaccination erhalten. Nur in Sonderfällen wird bei einer Nachimpfung eine generalisierte Vaccine beobachtet, die ein Zeichen dafür ist, daß ein Schutz durch eine in früheren Jahren durchgeführte Impfung weitgehend erloschen ist. Auf der anderen Seite zeigt die Häufung blasenbildender Dermatosen im Alter sowohl beim Pemphigus vulgaris als auch beim Parapemphigus, daß sich in der Haut vermehrt autoimmunologische Prozesse entwickeln. Diese Hyperreaktivität auf immunologischer Basis läßt sich mit Cytostatica, z.B. mit Antimetaboliten mindern.

Therapeutischer Gesichtspunkt

Vom therapeutischen Gesichtspunkt aus ist das hormonelle Gleichgewicht insbesondere hinsichtlich der Sexualhormone von besonderem Interesse. Im Alter ist beim Mann freies Testosteron im Blut vermindert, die Testosteronsynthese mäßig erniedrigt, und bei der Frau ist die Oestrogensituation entsprechend. Eine entsprechende hormonelle Situation hat nicht nur einen Einfluß auf den Allgemeinorganismus, sondern schlägt sich auch im Hautbild nieder. Besonders Hautdurchblutung und Hautturgor sind über eine Hormonsubstitution zu beeinflussen. Entsprechende Untersuchungen, auch mit einer lokalen Zuführung von Oestrogenen bei der Frau, lassen erwarten, daß eine solche Behandlung mit Oestrogenen in einer Erhöhung des Hautturgors zum Ausdruck kommt.

Eine ähnliche Wirkung auf die Altershaut wie Oestrogene hat Pregnenolon zumindest im Tierexperiment, ohne daß eine Allgemeinwirkung vom Oestrogentyp bei diesem Steroid zu erwarten ist.

Beim Mann ist somit eine mäßige Minderung der Androgenproduktion im höheren Alter vorhanden, ICSH ist deutlich vermehrt, eine völlige Abnahme der sexuellen Reaktionsfähigkeit liegt keineswegs vor. 70% einer Altersgruppe von Männern zwischen 60 und 80 Jahren sind sexuell aktiv, d.h. die Beischlaffähigkeit ist erhalten. Die Zahl der sexuellen Ereignisse gegenüber der Zeit zwischen 30 und 40 Jahren hat sich sicher aus mehreren Gründen verringert. Die Abnahme der Potenz und Libido ist ein weites Feld und erfaßt schwer analysierbare psychogene Faktoren, die sich im Alter primär entwickeln oder die sekundär im Zuge der Altersbewertung der Umwelt induziert werden. Das meist im Alter auftretende *Peniscarcinom* ist hoch korrelativ mit der Frage einer frühzeitigen Beschneidung verknüpft; eine Circumcision in den ersten Kindheitsjahren läßt eine spätere Carcinomentwicklung nicht zu, während eine Beschneidung im Jünglingsalter immerhin eine Reduktion der statistisch zu erwartenden Peniscarcinomhäufigkeit um 50% zur Folge hat.

Geriatrische Probleme in der Dermatologie sind aufgrund der funktionellen und anatomischen Gegebenheiten gut zu analysieren, und die gleichzeitige Erfassung des immunologischen Status dürfte für die Erforschung des Prinzips der Alterung von besonderer Bedeutung sein. Die Konzeption des Alters als Autoimmunprozeß im Sinne eines „biologischen Suicids" nach Nelson bietet bestechende Gesichtspunkte und fordert die Dermatologen zu besonderer Beachtung heraus.

Literatur

Cramer, H. J.: Die Altersveränderungen der Haut. In: Handbuch der Haut- und Geschlechtskrankheiten, Bd. I/1. Berlin-Heidelberg-New York: Springer 1968.

Haut und Beruf

Die Berufsdermatosen (Arbeitsdermatosen) haben sich mit zunehmender Industrialisierung und Technisierung in den letzten Jahrzehnten in einem solchen Maß vermehrt, daß in Europa etwa die Hälfte aller Arbeitskrankheiten Dermatosen sind. Unter Berufskrankheiten versteht der Gesetzgeber bestimmte beruflich verursachte Erkrankungen, die als das Endergebnis einer längere Zeit andauernden, der Gesundheit nachteiligen Betriebsweise bei bestimmten Gewerbetätigkeiten aufzutreten pflegen. In den letzten Jahren bahnt sich an, daß durch prophylaktische Maßnahmen im Zuge des Arbeitsschutzes, der Aufklärung und schließlich der Automatisation die Berufsdermatosen sich nicht weiter vermehren. Staatliche Maßnahmen wie Verordnungen über die Berufskrankheiten fördern diese Entwicklung. Unter dem Begriff berufliche Hauterkrankungen sind Dermatosen zu verstehen, die außerhalb einer physiologischen Anpassung an eine Arbeitsbelastung sich entwickeln. Die Form einer normalen Reaktion der Haut auf derartige Expositionen wird als *Berufsstigma* charakterisiert und umfassen z.B. Schwielenbildung und Pigmentierungen bei Hitzeeinwirkungen. Übergänge von Berufsstigmata zu Berufskrankheiten sind allerdings fließend.

Beispiele von Berufsstigmata:

Bergleute: Kohleeinsprengungen im Gesicht bzw. an den unbedeckten Körperpartien.

Schmiede, Hochofenarbeiter, Köche: Im Zuge der Hitzeexposition fluxionäre Hyperämie, Teleangiektasien.

Melker: Melkerschwielen in symmetrischer Anordnung an den Dorsalseiten der Interphalangealgelenke.

Violinspieler: Schwielenbildung an den Fingerspitzen und in der linken Submentalgegend (Anlegen der Geige).

Silberarbeiter: Argyrose der Haut und Schleimhaut.

Wäscherinnen: Gequollene und gerötete Haut der Hände und Finger, Waschfrauenhaut.

Friseusen: Neigung zur vermehrten Transpiration an den Handinnenflächen, wohl als Folge des Kontaktes mit Thioglykolsäurederivaten.

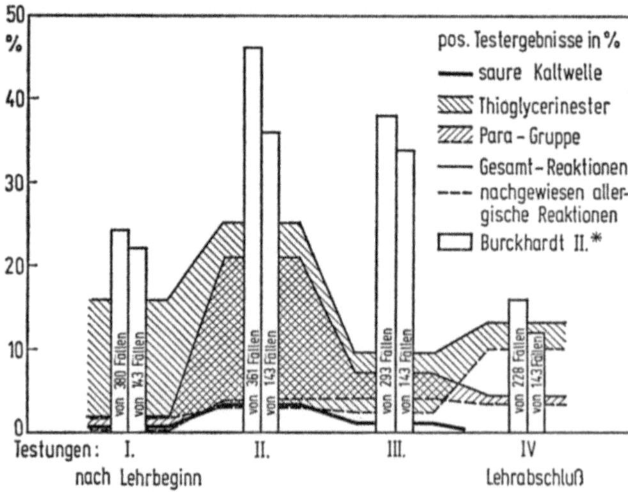

Abb. 92. Ergebnisse von Alkali- und Epicutantestungen bei Friseurlehrlingen: Extrem hohe Zahlen während der ersten Hälfte der Lehrzeit. [Aus Borelli, S., Düngemann, H.: Arch. klin. exp. Derm. **237**, 444 (1970).] I unmittelbar nach Lehrantritt, II nach dem 1. Lehrjahr, III nach dem 2. Lehrjahr, IV kurz vor Lehrabschluß. Im ersten Säulenanteil sind jeweils die positiven Alkaliteste aller erfaßten Lehrlinge dargestellt, im zweiten Säulenanteil die der 143 Probanden, welche regelmäßig zur Nachuntersuchung erschienen. Die schraffierten Flächen zeigen die toxischen Reaktionen bei den Epicutantestungen. * Pathologisch ausgefallene Burckhardt II-Teste; Epicutanteste in Kurvenform

Die Pathogenese der Berufsdermatosen ist vielfältig. Direkte toxische Einflüsse wie Perchlornaphthalin, Entwicklung von Kontaktallergien, Infektionskrankheiten, insbesondere die, die von Tieren auf Menschen übertragen werden, und schließlich Auswirkungen von Röntgen- bzw. radioaktiven Strahlen beleuchten die Vielfältigkeit der auslösenden Ursachen. Zahlenmäßig im Vordergrund stehen allergische Kontaktekzeme, die, falls der schädigende Stoff nicht aus dem Berufsleben eliminiert werden kann, zur Aufgabe der beruflichen Beschäftigung oder zum Berufswechsel zwingen. In Abhängigkeit von der Exposition gegenüber Berufsstoffen verlagert sich der Schwerpunkt der schädigenden Substanzen innerhalb der verschiedenen Berufsgruppen.

Tabellen über Berufsstoffe, geordnet nach Berufszweigen, und schließlich die Listen der Prüf- und Grenzkonzentration der Berufsstoffe (s. Bandmann und Dohn, 1967) erleichtern das Auffinden und den Nachweis einer Berufsdermatose. Inwieweit eine dermatologische Eignungsprüfung besonders im Hinblick auf eine konstitutionell vorliegende Empfindlichkeitssteigerung der Haut zu empfehlen ist, steht noch zur Diskussion. Eine sorgfältige Beobachtung während der ersten Lehrjahre bei entsprechender Exposition ist unumgänglich.

Personen mit konstitutionellen Hautanomalien, wie z.B. ausgeprägte *Seborrhoiker*, haben eine empfindliche, aus vielfältigen Ursachen heraus zur Entzündung neigende Haut. Bei der trockenen Seborrhoe steht die verstärkte Alkaliempfindlichkeit im Vordergrund. Seborrhoiker neigen auch verstärkt zur Chlorakne (Gertler).

Der *endogene Ekzematiker* ist staubempfindlich und neigt zur Inhalations-

Tabelle 283. Berufliche Allergene

Gärtner und Landarbeiter

Pflanzen*

Dahlien	Löwenzahn
Geranien	Sonnenblume
Tulpenzwiebeln	Citrusarten
Narzissen	Seekerbelkraut (Algen aus der Doggerbank)
Chrysanthemen	Ambrosienkraut (im Fett löslicher Anteil des Pollenkorns)
Hyazinthen	Artischocken
Philodendron	Arnica
Holunderpollenöle	Lebermoose
Rhus toxicodendron	
Rhus quercifolin	
Tabakblätter	
Primel	

Alkalien	Düngemittel: Kalisalpeter, Kalkstickstoff
Harze	Terpentin bzw. Ersatzpräparate
	Insecticide

* Tropische Pflanzen siehe Behl, Captain, Bedi u. Gupta: Skin-Irritant and Sensitizing Plants in India. New Delhi 1966.

Chemische Industrie

Aliphatische Verbindungen:	Aromatische Verbindungen:
Formaldehyd	Chlorbenzol
Fettamine	Anilin
Äthylenoxid	Phenylhydrazin
Cyanamid	Oxythionaphthen
	Hexylnitrodiphenylamin
	Bromcholinbromid

Nitro- und Amidofarbstoffe der Benzolreihe:

Azofarbstoffe
Alizarine

Gummiindustrie

(Überempfindlichkeiten sowohl gegen Fertigprodukte als auch Zwischenprodukte der Vulkanisierung, Beschleunigungsmittel und Antioxidationsmittel)

Formalin
Hexamethylentetramin
Mercaptobenzthiazol
Diphenyl-p-phenylendiamin
Phenylnaphthalin
Hydrochinon-monobenzyläther
Piperidyl-dithiocarbaminsäure (PiperidinVulcacit)
Thio-β-Naphthol
Diphenyldiguanidin
Tetramethyl-thiuram-disulfid

Siehe Monographie von Schultheiss, E.: Gummi und Ekzem. Aulendorf: Editio Cantor 1959.

Schuhindustrie

Chromgerbstoffe (3wertige Chromverbindungen)
Quecksilber
Anilinfarben
Terpentinöl
Leime
Klebstoffe (und Lösungsmittel), wie Phenol-Formaldehyd-Kunstharz

Textilindustrie

Appreturstoffe = Kunstharze aus der Gruppe der Formalinphenolverbindungen, Thiopren (Polyäthylenpolysulfid)
Farbstoffe

Pecharbeiter

Anthracen (photosensibilisierend)
Phenanthren
Naphthalin
Pyridin
Pech (z.B. eingepreßt in Korkplatten)

Nach Schulz ist in folgenden Industriezweigen mit Auftreten von Hautschäden durch Steinkohlenteerdestillationsprodukten zu rechnen:

Steinkohlenteerdestillation
Treibstofferzeugung
Leuchtgaserzeugung
Kokerei
Erdölraffinerie
Rußfabrikation
Brikettpresserei
Werft- und Hüttenindustrie
Anthracenfabrik
Korksteinherstellung
Asphaltbetrieb
Kabelherstellung
Fischnetzherstellung
Elektroindustrie
Optische Industrie
Juteindustrie
Farbstoffproduktion
Metallurgische Industrie

Holz

Europäische Hölzer
- Pappel (Harz)
- Kiefer
- Fichte
- Eiche
- Buche
- Akazie
- Lärche

Tropische Hölzer
- Abachi
- Citrone
- Kambala-Teakholz (Chlorophorin)
- Mahagoni
- Mansonia
- Palisander
- Peroba
- Iroko
- Cocobolo
- Peroba da campos (Asthma nach Staub-Inhalation)

Holzimprägnierungsmittel

Sublimat
Quecksilberchlorid
Dinitrophenol
Pentachlorphenol-Na
Polyäthylen-polysulfid
Dinatriumarsenat
Teere
Formalin-Kresol-Kondensate

Holz- und Staubextraktion mit chromatischen Methoden, s. Hanslian, L., Kadlec, K.: Berufsdermatosen 1, 41 (1966).

Holzindustrie

Leime
Kunstharze
Terpentin (Ersatz)
Nitrocellulose
Farbstoffe, Lacke, Firnisse

*Friseure**

Alkalien
Alkohol
Benzin
Chinin
Pyridin
Pyrogallol
Bromfluorescein
Nagellack
Resorcin
Ursol
Quecksilberverbindungen
Terpentin und Ersatzpräparate
Kaltwellen** (Thioglykolate, Thioglycerine)
Haarfärbemittel (p-Phenylendiamin)
Lippenstift (Fett= Oleylalkohol, Farbe= Anilinfarbstoff)
Nagellack (Harze)
Guanin
Allgemeine Cosmetica

* Siehe Borelli, S.: Dermatologica **116**, 278 (1956); Berufsdermatosen **16**, 216 (1965). James, J., Calnan, C. D.: Trans. St. John's Hosp. derm. Soc. (Lond.) 1959, 19.

** Häufig toxisch, besonders in den ersten Lehrjahren.

Elektriker

Metalle
Isolierungsmittel
Perchlornaphthalin
Phenolformaldehyd

*Kunststoffe**

Formalin
Schellack
Lignin
Triäthylentetramin
Epoxid-Äthoxylin-Harze
Acryl-, Methacrylharze (Plexiglas)
Epoxide (Bakelit, besonders dessen Phenolkomponente und Bisphenol A)
Polyamidharze (Nylon)
Vinylharze (Vinylchlorid, Vinylacetat)
einschließlich Bearbeitungsstoffe wie Kleber
Furan, Urotropin, Phenol (Bakelit), Polyäthylen
o-Trikresylphosphat (Igelit)
Vorstufen der Acrylharze
Polymethyl-methacrylat
Melaminharz
Kunststoffleim: p-Butylphenol
Nylongrundsubstanz: Adipinsäure-hexamethylendiamin
Perlongrundsubstanz: ε-Caprolactam

* Literatur s. Paschoud, J. M.: Hautarzt **16**, 79 (1962)

Sprengstoffe

Nitro- und Aminoverbindungen des Benzols:
- Nitrotoluol
- Trinitrotoluol
- Trinitrophenol (Pikrinsäure)
- Dinitro-chlorbenzol

Dinitronaphthalin
Hexanitro-diphenylamin
Tetranitro-methylanilin
Hydrazine
Nitroguanidin

Insecticide

Dichlor-diphenyl-trichloräthan (DDT)
Hexachlor-cyclohexan
Organische Hg-Verbindungen (Hg-Phenylacetat)
Äthylenoxid

Siehe Liste von Schwartz, Tulipan und Birmingham, Occupational diseases of the Skin III. Philadelphia: Lea & Febiger 1957.

Färber

Ameisensäure
Chlorkalk
Chromverbindungen
Milchsäure
Pellidol
Phenol
Salzsäure
Ursol
Weinsäure
Terpentin bzw. Ersatzpräparate
Türkischrotöl
Essigsäure

Textil-Farbstoffe

2,4-Dinitro-4-oxidiphenylamin
p-Nitro-chlorbenzol
Dinitro-acetanilid
Benzanthron
Violanthron
Variaminblau
p-Chlor-o-toluidin

Maler

Alkalien
Acetate (Äthyl-, Butyl-, Methyl-Acetat)
Aceton
Benzol
Chromverbindungen
Farben (Anilinfarben)
Formalin
Lackverdünnung
Firnis
Kleister
Leinöl bzw. E.-L.-Öl
Petroleum
Phenol
Pyridin
Siccativ (Cobalt-Verb.)
Terpentine (Oxidationsprodukte)
Terpentin-Ersatzpräparate (z. B. Tetralin, Hydroterpin, Sangajol, Terapin)

Galvaniseure

Beim Vergolden: Goldchlorid in Cyankalilösung mit Zusatz von Natriumsulfit oder Dinatriumphosphat.

Beim Versilbern: Kaliumsilbercyanid mit Cyankalilösung.

Beim Vernickeln: Nickelammoniumsulfatlösung mit Zusatz von Borbenzoe-, Citronensäure usw., Ammonium- oder Magnesiumsulfat, Nickelchlorid, Natriumäthylsulfat.

Beim Verkupfern: Saure, neutrale, alkalische Bäder, Kupfersulfat mit Schwefelsäure, Kaliumkupfercyanid-Kupfersulfat, Seignettesalz, Ätznatron-Kupfersulfat, Weinstein, Soda, Natronlauge-Kupferoxid und Cyankali.

Beim Vermessingen: Kupfersulfat, Zinksulfat, Cyankali-Kupfersulfat, Zinksulfat, Soda, Natriumsulfat, Cyankali.

Beim Verzinken: Zinksulfat und Eisenvitriol, Zinksulfat und Schwefelsäure, Chlorzink-Salzsäurelösung mit Pyridin, Zinkfluorsilicat.

Beim Verzinnen: Zinnchlorür und Natriumpyrophosphat, Zinnchlorid, Cyankali, Ätznatron.

Beim Verchromen: Lösung von Chromtrioxid, Chromoxid und Chromsulfat oder -chlorid.

Beim Verstahlen: Eisenvitriol und Ammoniumchlorid, evtl. mit Zusatz von Ammoniumcitrat, Eisenchloridlösung.

Beim Verkobalten: Kobaltammoniumsulfat usw.

Beim Platinieren: Platinchlorid mit Soda und Natriumphosphat.

Medizinische Berufe

Zahnärzte

Substanzen der Paragruppe
Formalin
Phenole
Nelkenöl
Desinfizientien
Trikresolformalin
Quecksilber
Prothesenkunststoffe

Ärzte

Desinfizient:

Desogen 1%ig in Wasser
Merfen 1‰ in Wasser
Andere quarternäre Ammoniumverbindungen
Sublimat 1‰ in Wasser
Quecksilbercyanat in 1‰ Wasser
Formalin 1% in Wasser
Phenol 1% in Öl
Jodtinktur (nur Jodanstrich)

Anaesthetica:

Procain
Anaesthesin
Orthoform
Xylocain 1% in Wasser
sowie andere Ester der p-Aminobenzoesäure

Chemotherapeutica:

Sulfanilamide 1—2%. Bei Lichtlokalisation: belichtete Läppchenprobe
Isonicotinsäurehydrazid 2% in Vaseline
p-Aminosalicylsäure 2%
Chloramphenicol

Antibiotica:	Gummi oder Gummihandschuhe
Penicilline	Jodhaltige Kontrastmittel
Tetracycline	Alkohole
Neomycin	Kresol
Streptomycin	Benzin
	Lysol
	Sagrotan

*Bäcker**

Ammonium- und Kaliumpersulfat**	Terpentine
Calciumphosphat	Mehl-Verbesserungsmittel
Kaliumchromat	Vanille
Hefe	Backaroma
Mehle (Roggenmehl, Weizenmehl)	Backgewürze

* Hautteste auf Mehl s. Herxheimer, H.: Klin. Wschr. **45**, 481 (1967).
** Siehe Oberste-Lehn, H.: Derm. Wschr. **158**, 712 (1953).

Maurer

Verschiedene Zementsorten
Chrom-III-, Chrom-VI-Verbindungen
(normale Haut Chrom-VI gute Resorption, Reduzierung zum Chrom-III erhöht Sensibilisierung)
Kobaltsulfat
Nickelsulfat

Photographen

Entwickler: Cyclische Aminoverbindungen der Aminophenolgruppe, Rodinal, Metol, Amidol, Hydrochinon (p-Dihydroxybenzol)
Chrom- und Bromverbindungen: Ammoniumpersulfat, Natriumthiosulfat
Quecksilberverbindungen
Farbfilmentwickler: p-Amino-N-diäthylanilin, Diäthyl-p-phenylendiamin, Hydroxylamin

Bürohilfen

Kohlepapier (Kopierpapier mit Butylbrenzcatechin aus dem Handel gezogen)	Gummi
Druckfarben (z.B. Bankschecks)	Kunststoffe (Telephon)
Maschinenfarben	Leime
Tinten	Gentianaviolett (Stempelkissen)
	Klebemittel (Chlornaphthalin, Kolophonium)

allergie. Gefährdungen bestehen somit im Textil-, Pelz-, Friseurgewerbe und schließlich im Bäckerberuf, wobei die Entwicklung einer Mehlallergie mehr für das Auftreten eines Asthmas als für eine Berufsdermatose durch sog. Mehlverbesserungsmittel charakteristisch ist.

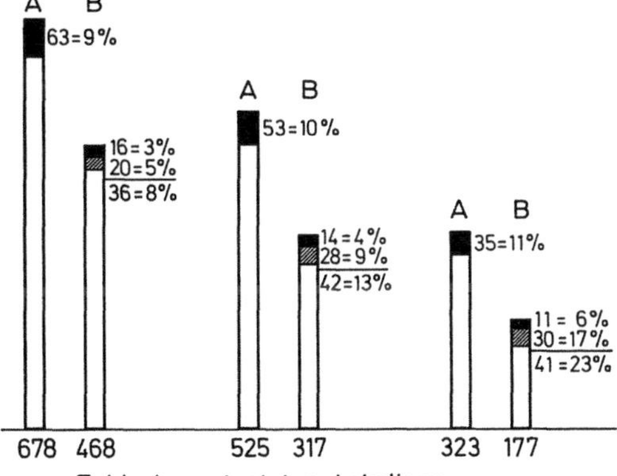

Abb. 93. Die Entwicklung von Mehlempfindlichkeit der Haut bei Bäckerlehrlingen und Bäckern. [Aus: Herxheimer, H.: Die Entwicklung von Mehlempfindlichkeit bei Bäckerlehrlingen und Bäckern. Klin. Wschr. **45**, 481 (1967).] Anfangs- (*A*) und Endbefund (*B*) der Hauttestung bei einer Beobachtungsdauer von 1—3 Jahren. ■ Unverändert mehlpositiv bleibende Hautreaktion. ▤ Im Beobachtungszeitraum neu mehlpositiv gewordene Hautreaktionen

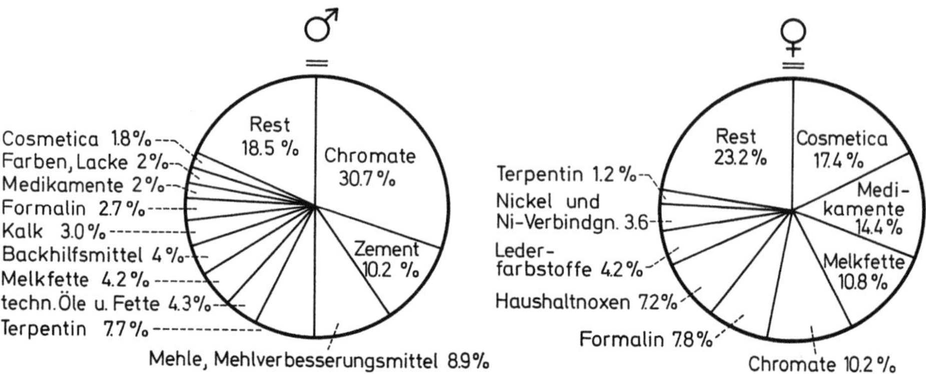

Abb. 94. Die prozentuale Verbreitung der häufigsten Berufsnoxen beim männlichen und weiblichen Geschlecht. (Wagner, G., Wenzel, G.: Berufsdermatosen, 1966)

Bei *Berufseignungsprüfungen* sind folgende Untersuchungen zu empfehlen:

Die Feststellung der morphologischen und konstitutionellen Hautbeschaffenheit, Prüfung der Alkalineutralisation und Alkaliresistenz. Bei Hauttests auf Allergene ist zu beachten, daß das allergische Kontaktekzem sich erst im Zuge der Berufsausübung entwickelt und die häufigsten Kontaktallergien sich etwa nach 10 Berufsjahren erst darstellen. Trotzdem sollte zur Zeit der Berufswahl doch eine Epicutantestung mit einer Standardserie vorgenommen werden, da die Neigung zur abnormen Hautreaktion bereits zum Ausdruck kommen kann.

Weitere Befunde, wie Foci und bestehende Dermatosen, sollten mehr unter dem Gesichtspunkt eines akzidentellen Befalls bewertet werden. Konstitutionelle Eigenheiten wie Seborrhoe und Atopie sind zu beachten.

Da im Vordergrund der Berufsdermatosen der *Kontakt mit Berufssubstanzen* steht, die durch Berührung mit der Hautoberfläche, Penetration in die Haut und schließlich Resorption krankheitsauslösend wirken, sind Hautschutzmaßnahmen, wie das Tragen von Handschuhen und die Durchführung einer Hautpflege, als besonderer Teil einer Prophylaxe von Berufsdermatosen in den Vordergrund zu stellen. Die Frage nach der Auswahl zulässiger Substanzen für den Kontakt im Berufsleben bzw. die Empfehlung der Vermeidung bestimmter Substanzen können die Gefahr einer Entwicklung von Dermatosen mindern. Entsprechende Gesichtspunkte sind auch für die Zulassung von Cosmetica zu empfehlen, die allerdings nur dann als Berufsallergene bezeichnet werden können, wenn ein entsprechender intensiver Kontakt im Berufsleben dabei eine Rolle spielt. Empirische Daten und die Einblicke in die Allergenbildung haben bereits dazu geführt, daß eine Beschränkung von möglichen Schadensstoffen eingeleitet ist. Wenn hier eine Übersicht über die beruflichen Allergene gegeben wird und damit der wichtigste Teil, soweit es Dermatosen betrifft, beispielhaft hervorgehoben wird, so soll damit lediglich gezeigt werden, welch sorgfältige Explorationen notwendig sind und welche Testserien sich als unumgänglich notwendig erweisen (s. Hautoberfläche), um zu einer Analyse der Schadensstoffe und der Schadensmechanismen zu kommen, die einmal die Dermatose als berufsabhängig entlarven kann und zum andern geeignet ist, Hautschäden für den Berufstätigen zu vermeiden.

Eine gute Hautpflege ist in der Lage, die Gefahr einer Sensibilisierung zu mindern, da auf einer toxischen Hautschädigung sich leichter eine Kontaktallergie ekzematösen Typs aufpfropft. Die Anwendung von Gummihandschuhen ist häufig problematisch, da Schweißbildung und Mazeration gefördert werden. Darüber hinaus ist in vielen Berufen eine derartige Anwendung von Gummihandschuhen aus technischen Gründen nicht möglich. *Hautschutzsalben* schieben sich zur Zeit in den Vordergrund. Das Prinzip der Wirkung derartiger protektiver Externa liegt in der Adsorption von Schadensstoffen bzw. in der chemischen Umwandlung auf der Hautoberfläche und schließlich in der abstoßenden Wirkung gegenüber einer Penetration. Bei entsprechenden Berufen soll die Automatisierung gefördert werden, die geeignet ist, den Kontakt mit hautgefährdenden Substanzen zu verhüten.

Eine wichtige Rolle spielt die Exposition gegenüber *Carcinogenen*, unter denen neben der Exposition mit Röntgen- und Kernstrahlen bei medizinischem Personal, im Uranbergbau und bei Materialprüfverfahren der Kontakt mit *Arsen* hervorzuheben ist. Nach Braun wird in folgenden Industriezweigen und Produktionen noch heute mit Arsen gearbeitet:

Gewinnung und Verarbeitung von As-Materialien,

Herstellung von As-haltigen Insekticiden, Fungiciden, Unkrautvertilgungsmitteln und Farben,

Verhüttung As-haltiger Metalle (Eisen, Kupfer, Silber, Kobalt, Nickel),

Arsenik zur Klärung von Glas und Kristall,

Herstellung weißer Emaille,

Beize in Kattundruckereien,

Graubeizen von Messing und Bronzen,

Bleihärten in der Schrotfabrikation,

Holzimprägnierungsmittel.

Gelegentlich soll Arsenik noch zum Konservieren von Tierbälgen und zum Enthaaren von Fellen verwendet werden.

Als Carcinogene im Bereich der Chemie sind zu beachten: hochkondensierte Aromaten (Benzpyren, Benzanthracen, Dibenzanthracen, Methylcholanthren usw). sowie alkylierende Agentien (z.B. Diazomethan, Nitrosomethylharnstoff u.ä.).

Weiter ist Thioharnstoff als Carcinogen beschrieben.

Literatur

Carrié, C., Kühl, M.: Leitfaden der beruflichen Hautkrankheiten, 2. Aufl. Stuttgart: G. Thieme 1969.

Die normale und pathologische mikrobielle Besiedlung der Haut

Die notwendigen Wuchsstoffe für eine bakterielle oder mykotische Infektion – wie Aminosäuren, Kohlenhydrate und niedermolekulare Peptide – liegen in der Hautoberfläche vor. Unter physiologischen Verhältnissen verhindert offenbar ein Regelmechanismus eine schrankenlose Vermehrung von Mikroorganismen auf der Haut. Einer dieser Mechanismen dürfte auf den von Mikroben abgesonderten Esterasen beruhen, die Triglyceride spalten und Fettsäuren von der Kettenlänge C 8 bis C 12 mit wachstumshemmender Wirkung freisetzen. Die günstigsten Bedingungen für eine Ansiedlung von Pilzen und Bakterien hängen jeweils von Terrainfaktoren ab. Mit zunehmender Tiefe verringert sich der Bakteriengehalt der Haut, und auch im Bereich der unteren Anteile der Haarfollikel sind unter normalen Bedingungen keine Bakterien mehr aufzufinden.

Die Prüfung wasserlöslicher Anteile der Hornschicht und der enthaltenden Fettsäuren läßt vornehmlich in in vitro-Versuchen eine antimikrobielle Aktivität erkennen. Inwieweit diese Situation auf die lebende Haut übertragen werden kann, steht zur Diskussion. Unter bestimmten Kunstgriffen ist für mehr oder weniger kurze Zeit jede Haut für eine Infektion empfänglich. Am Beispiel einer mykotischen Infektion kann gezeigt werden, daß es unter lokaler Schädigung, wie Abscheuern der Haut mit Sandpapier und Durchführung eines Okklusivverbandes, nach einer Inoculation von Trichophyten zu einem Angehen der Infektion kommt. In Abhängigkeit von den sich entwickelnden Resistenzmechanismen auf unterschiedlicher Basis wird die Infektion in verschiedenen Zeiträumen beendet oder sie bleibt als chronische Erkrankung bestehen (Desai, Bombay).

Die Gast-Bakterien-Beziehungen als Symbiose werden bei Hautinfektionskrankheiten durchbrochen. Die Ursachen hierfür sind:

1. Die pathogenen Eigenschaften der Erreger,
2. die Eintrittspforte und Terrainfaktoren,
3. die Reaktion des Organismus auf den mikrobiellen Erreger.

Die Haut ist bei der Geburt steril. Bereits kurz danach entwickelt sich eine physiologische bakterielle Flora.

Die verschiedenen Hautregionen sind auf Grund der jeweiligen Hautfeuchtigkeit, Hornschichtdicke und Follikelzahl unterschiedlich mikrobiell besiedelt.

Die experimentelle Inoculation (5 Mill. Bakterien) mit pathogenen Staphylokokken-Stämmen bei über tausend Probanden hebt auf Grund der niedrigen Erfolgsrate die Bedeutung der individuellen Disposition hervor, die zum Angehen einer Infektion notwendig ist (Maibach und Kligman, 1962).

Tabelle 284. Pathogenese der epidermalen/cutanen Reaktionen auf eine mikrobielle Besiedlung

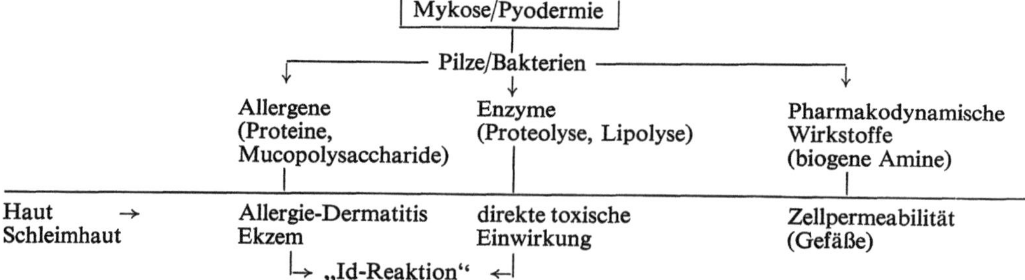

Die bakteriellen Infektionen der Haut

Bei einer Hautinfektion mit Staphylokokken werden die Follikel bevorzugt befallen,

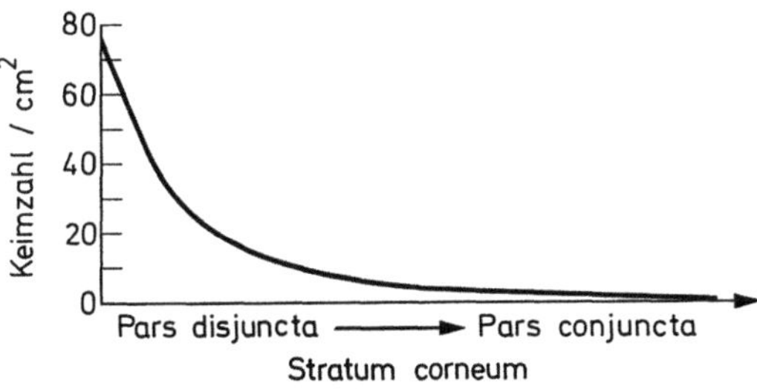

Abb. 95. Abnahme der Keimzahl (pro cm² im Stratum corneum von außen nach innen graphisch dargestellt an Hand der Mittelwerte von 37 Versuchspersonen. [Aus: Röckl, H., Müller, E.: Arch. klin. exp. Derm. **209**, 13 (1960).]

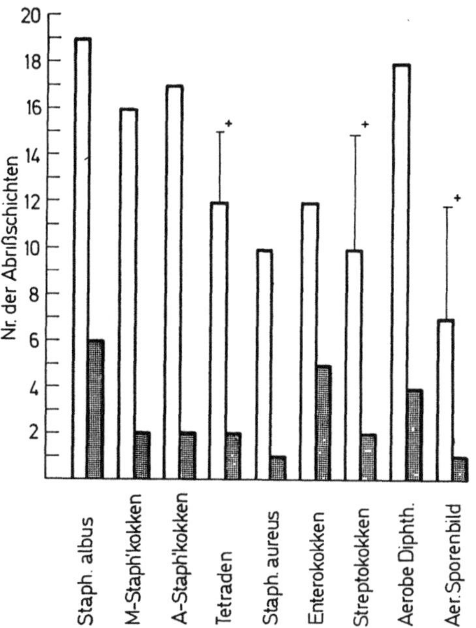

Abb. 96. Maximale Tiefenreichweite der Keimarten. ▭ zeigt, bis zu welcher Abrißschicht der betreffende Keim gefunden wurde. ▦ sog. „12-Keimgrenze"; i.e. mindestens 12 Keime einer bestimmten Art pro definiertem Testareal (3,8 cm²) in einer Schicht. + Keime wurden nur vereinzelt und in beträchtlichen Schichtabständen gefunden. [Aus Beetz, H.-M.: Arch. Derm. Forsch. **244**, 76—80 (1972)]

da dieses Terrain für eine solche Infektion günstige Entwicklungsmöglichkeiten bietet. Im Kleinkindesalter liegt auf Grund mangelnder Exposition noch eine geringe Abwehrlage vor, es sei denn, daß im frühen Säuglingsalter die entsprechenden Proteine, von der Mutter diaplacentar übertragen, noch wirksam sind. Infektionen auf banale Eitererreger sind im Erwachsenenalter häufig ein Hinweis für eine gestörte Abwehrlage auf dem Boden einer Basiserkrankung, wie Diabetes oder Agranulocytose, bzw. für besondere lokale Terrainfaktoren.

Primäre Pyodermien

Impetigo. Bedingt durch Staphylococcus aureus und Streptokokken.

1. Impetigo contagiosa.
2. Impetigo bullosa einschließlich des Pemphigus neonatorum (Staphylokokken, Phagentyp 71, 80/81).

Folliculitis

1. Oberflächliche Folliculitis: Impetigo follicularis Bockhart, gewöhnlich durch Staphylococcus aureus, begünstigt durch Terrainfaktoren, herabgesetzte Abwehrlage oder durch gestörtes Gleichgewicht der mikrobiellen Symbiose auf der Haut.

Das klinische Bild entspricht kleinen Pusteln, die häufig von einem Haar durchbohrt werden.

2. Tiefe Folliculitis: Sycosis simplex durch Staphylococcus aureus.

Furunkel. Hervorgerufen durch Staphylococcus aureus als Infektion, die sich im Bereiche des unteren Anteils des Follikels entwickelt und stufenförmig schließlich nach 8 Tagen in eine Nekrobiose übergeht. Infektionsmöglichkeiten vornehmlich exogen, aber auch durch hämatogene Aussaat.

Der *Karbunkel* entwickelt sich dann, wenn die gewebliche Abschirmung des Furunkels durch die Intensität der Infektion durchbrochen wird und nunmehr sich verschiedene Ausführungsgänge zur Hautoberfläche entwickelt haben.

Der Karbunkel ist ein sicherer Hinweis für eine mangelnde Resistenz oder für In-

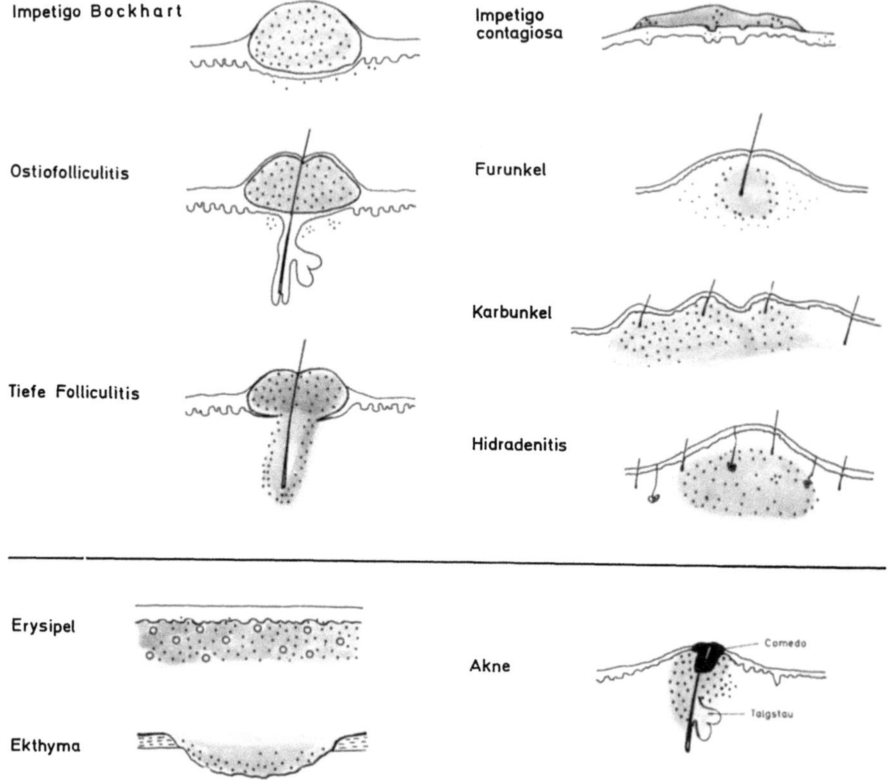

Abb. 97. Schema der Pyodermien in Anlehnung an Darier

fektionen mit besonders aggressiven Staphylokokken.

Folliculitis nuchae scleroticans (sog. Keloidakne). Vornehmlich im Nacken, charakterisiert durch derbe Knötchen und konfluierende, harte, z.T. brettharte Infiltrationen. Lokalisation: Nackenhaargrenze, häufig bei dunkelhäutigen Rassen.

Pathogenese wie bei der vegetierenden Pyodermie.

Periporitis. Multiple Schweißdrüsenabscesse beim Säugling.

Hidradenitis suppurativa. Staphylogene Infektion der apokrinen Schweißdrüsen beim Erwachsenen, vornehmlich im Bereich der Achselhöhlen.

Ekthyma. Häufig durch Staphylokokken, aber auch durch Pseudomonas und andere Erreger. Die Infektion wird durch besondere lokale Verhältnisse gefördert. Bekannt ist sie unter dem Namen „Schützengrabenkrankheit", wo mangelnde hygienische Bedingungen und Strapazierung der Haut durch abschließende Gamaschen oder Stiefel die Infektion begünstigen.

Erysipel. Hervorgerufen durch Streptokokken, die sich im epidermal/corialen Grenzbereich entwickeln. Lokales Ödem und kräftige Rötung, Fieberschub, Schüttelfrost.

Befall der Lymphwege. Bei häufigen, rezidivierenden Schüben chronisches Lymphödem.

Vegetierende Pyodermien beruhen auf einer veränderten Reaktivität des Organismus auf bakterielle Infektionen und zeigen individuelle Eigentümlichkeit, wie Pyodermia ulcerosa serpiginosa, chronischer Verlauf, Umwandlung der Pusteln zu Ulcera.

Weitere Infektionskrankheiten

Hautdiphtherie

Infektion der Haut von den Schleimhäuten aus, mit und ohne Zeichen einer diphtherischen Allgemeininfektion. Die flachen Ulcerationen sind speckig belegt (Diphtheria ulcerosa). Bakteriologische Abgrenzung von Pseudodiphtheriebazillen notwendig.

Erythrasma

Heute als Infektion mit Corynebakterien erkannt, Befall vornehmlich im Bereiche des Oberschenkel/Genitaldreiecks. Nachweis durch ziegelrote Fluorescenz unter dem Wood-Licht.

Therapie mit Erythromycin oder Demethyltetrazyklin oral (5 Tage).

Trichomycosis palmellina

Infektion mit Corynebacterium tenuis, Lokalisation in der Achsel- und Schambehaarung.

Siehe alphabetisches Dermatosenregister besonders für folgende infektiöse Krankheiten:

Tuberkulose und *Lepra*,

Zoonosen:
Erysipeloid, Milzbrand, Brucellosen, Tularämie, Pest, Malleus (Rotz).

Treponematosen wie Syphilis, Frambösie, Pinta (Karate).

Gonorrhoe, Ulcus molle, Granuloma venereum (Donovanosis).

Protozoen-Erkrankungen:
Toxoplasmose, Leishmaniasis (Kala-Azar, Hautleishmaniose), Amöbiasis.

Tropische Dermatosen auf nichtbakterieller, infektiöser Basis:
Wurminfektionen percutan,
Bilharziose (Schistosomen-Cercarien/Wasser),
Larva migrans (Nematoden-Larven/feuchter Sand).

Filarieninfektionen durch blutsaugende Insekten:
Elephantiasis, Loaiasis, Onchocercose; im Wasser:
Dracuncolosis.

Sekundäre bakterielle Infektionen

Bei diesem Typ von Hautinfektionen liegen primär Hautläsionen vor, die auf dem Boden einer Schädigung der Hautbarriere eine Infektion begünstigen. Zu nennen sind:

1. Verbrennungen,
2. Ekzeme,
3. Ulcerationen auf verschiedenartiger Basis,
4. mykogene Hautschädigungen,
5. traumatische Veränderungen der Haut einschließlich Insektenstiche,
6. Infektion primär bullöser Erkrankungen.

Davon sollten bestimmte nosologisch umrissene Hauterkrankungen unterschieden werden, bei denen die Infektion eine von mehreren Wurzeln ist, aus denen sich das Krankheitsbild zusammensetzt, wie

Akne vulgaris,
Akne conglobata,

bei denen Besonderheiten der Talgsekretion und der Hautreaktivität und Verhornungsanomalien die übrigen Faktoren der Krankheitsentwicklung darstellen.

Intertrigo. Hautmazeration einschließlich Windeldermatitis (mit „granulomatösen" und „vegetierenden" Formen), weiterhin Gangrän verschiedener Lokalisation, wie Pyoderma gangränosum, wo *sekundär* nach Entwicklung des Krankheitsprozesses eine Infektion zum Tragen kommen kann.

Phagedänische Ulcerationen, wo Verletzungen der Haut bzw. Übergangsschleimhaut an den Genitalien vorausgegangen sind.

Weiterhin kann bei einer *systemischen bakteriellen Infektion* des Organismus die Haut mitbefallen sein, und zwar in Form vesiculöser, partiell hämorrhagischer und von einem geröteten Hof umgebener, multipler Eruptionen, besonders charakteristisch bei *Sepsis*; weiterhin Roseola bei Typhus.

Die physiologischen Grundlagen der natürlichen Resistenz und Immunität formen mit den strukturellen Eigenheiten der Haut das morphologische Bild und den Verlauf der Infektion.

Zu den funktionellen Faktoren zählt besonders die hormonelle Aktivität der Nebennierenrinde. Bei allgemeiner Nebennierenrindeninsuffizienz (Mangel an Mineralo- und Glucocorticoiden) entwickelt sich eine Anergie, d.h. ein reaktionsloses Weiterschreiten der Infektion.

Bei hochdosierter Cortisonverabreichung stellt sich eine Verminderung der natürlichen Infektabwehr ein. Damit verbunden ist ein kataboler Eiweißabbau, der mit einer Minderung der natürlichen Abwehrvorgänge über eine gehemmte Bildung von Antikörpern gekoppelt ist.

Veränderungen der Stoffwechsellage beim *Diabetiker* begünstigen bakterielle Infektionen. Auch klimatische Faktoren mit Auswirkungen auf die Hautoberfläche verändern die Ausgangssituation für eine Infektion.

Unter den spezifischen Systemen, die mit der Immunabwehr in Zusammenhang stehen, sind Antikörper (u.a. Properdin) zu nennen. Diese werden an Zellmembranen der Bakterien fixiert und bewirken nach Bindung von Komplement eine Bakteriolyse.

Ein weiterer Schutz vor Infektionen ist die Phagocytose, bei der es sich um einen cellulären, offenbar humoral gesteuerten, spezifischen Abwehrvorgang auf immunologischer Basis mit Komplementverbrauch handelt (s. Abb. 85).

Behandlung

Die Behandlung der Infektionen richtet sich nach der jeweiligen Empfindlichkeit der Erreger. Eine entsprechende Resistenztestung ist angezeigt. Bei jeder Chemotherapie sollte bedacht werden, daß Bakterien sich an ein Antibioticum adaptieren, insbesondere Staphylokokken, und nach 8 Tagen sich gewöhnlich eine Resistenz entwickelt hat.

Literatur

Maibach, Howard, I., Gavin Hildich-Smith: Skin Bacteria and their role in Infection. New York-Sydney-Toronto-London: McGraw-Hill 1965.

Meyer-Rohn, J.: Saprophytische und pathogene Bakterien der Haut. In: Handbuch der Haut- und Geschlechtskrankheiten, Bd. V/1 A. Berlin-Göttingen-Heidelberg-New York: Springer 1962.

Chemotherapeutica

1. Synthetische Chemotherapeutica
   a) Sulfonamide,
   b) Nitrofurane (Tabelle 285).
2. Standard-Antibiotica:
   Penicillin und Derivate, Tetracycline, Chloramphenicol (Tabelle 286, 287).
3. Antibiotica mit begrenztem Wirkungsbereich
   a) Vorwiegend gegenüber grampositiven Keimen:
      Bacitracin, Tyrothricin (Tabelle 288).
   b) Vorwiegend gegenüber gramnegativen Keimen:
      α) Aminoglycosid-Antibiotica (Neomycin, Framycetin, Gentamycin) (Tabelle 289),
      β) Antibiotica der Polymyxin-Gruppe (Colistin) (Tabelle 290).

Prinzipiell ist festzuhalten, daß wegen Sensibilisierung sowie Resistenzentwicklung die Anwendung von Antibiotica, die auch systemisch verabreicht werden können, zur Lokalbehandlung vermieden werden sollte.

Sulfonamide

Chemotherapeutica bei Infektionen durch grampositive Streptokokken, Pneumokokken, Neisserien und Shigellen, weniger bei Staphylokokken und Escherichia coli.

Wirkung. Verdrängung der p-Aminobenzoesäure, die zur Folsäuresynthese benötigt wird.

Lokale Anwendung. Sensibilisierungserscheinungen relativ häufig.

Sulfacetamid (Albucid) hat eine niedrige Sensibilisierungsrate.

In Pudern und Salben: 20%.

Anwendung ist bei stärkerer Eiterung zwecklos, da Eiter reichlich p-Aminobenzoesäure enthält.

Galenische Unverträglichkeiten. Eisen-III-, Quecksilber- und Silbersalze bilden schwerlösliche Komplexverbindungen.

Sulfonamide

Sulfanil-amid: Prontalbin.
Sulfa-thiazol: Cibazol, Eleudron.
6-Sulfanilamido-2,4-dimethylpyrimidin: Aristamid, Elkosin.
Sulfa-guanidin: Resulfon.
Sulfanil-thiocarbamid: Badional.
Sulfamethoxazol + Trimethoprim: Bactrim.

Nitrofuranderivate

Nitrofurane sind gelbliche, lichtempfindliche Substanzen. Die NO_2-Gruppe am C5

Tabelle 285. Nitrofuran-Derivate

	Nitrofurantoin	Nitrofurazon	Nifurprazin-HCl
Chemie	3-[(5-Nitro-furfuryliden)-amino]-hydantoin	5-Nitro-furfural-semicarbazon	1-(5-Nitro-2-furyl)-2-(6-amino-3-pyridazyl)-äthylen-HCl
Löslichkeit	Gering in Wasser (0,21 mg/ml), gut löslich in Polyäthylenglykol	Wasserlöslichkeit 0,24 mg/ml	
Resorption	Gute orale Resorption, aber kein wirksamer Serumspiegel zu erzielen (auch bei parenteraler Gabe). Hohe Harnkonzentration	Geringe orale Resorption. Wirkungsverlust durch Serum und Blut (75%)	Kein Wirkungsverlust durch Serumzusatz
Pharmakologie	Wirkt auf die Cytoplasmamembran bei fraglichem Eingriff in die Proteinsynthese	Wie bei Nitrofurantoin	
Wirkungsspektrum	Geringe Wirkungsintensität (gegenüber Antibiotica); gegen grampositive Kokken und Bakterien, gramnegative Bakterien	Wie Nitrofurantoin	Wie Nitrofurantoin, jedoch gegen gramnegative Bakterien einschließlich B. proteus, Pseudomonas aeruginosa
Resistente Keime	Pseudomonas aeruginosa, B. proteus (gering empfindlich)	Wie Nitrofurantoin	
Galenik	Lokal (Instillation) 100 mg Nitrofurantoin in 20 ml Polyäthylenglykol-300. Präparate: Furadantin, Ituran	Salbe, Puder 2 mg/g (Furacin)	0,1% Puder und Salben (Carufur Sol und Streusol)
Lokale Anwendung	Keine (Harnwegsinfektion)	Hauptsächlich (Haut, Auge, Ohr)	Infizierte Wunden
Sensibilisierung	Allergische Exantheme und Fieber wurden beobachtet	Allergie bei 3—4%	

des Furanringes ist für die Wirkung wesentlich.

Nicht selten Sensibilisierung.

Die wichtigsten Nitrofurane sind:

Nitrofurantoin (Furadantin), Nitrofurazon (Furacin) und Nifurprazin (Carofur). Die antibakterielle, antimykotische und Anti-Trichomonaden-Wirkung der Nitrofurane und ihre Pharmakokinetik ist unterschiedlich.

Tetracyclin-hydrochlorid DAB 7: (s. auch Tabelle 287)

1 mg Tetracyclin-hydrochlorid-Standard entspricht 990 I.E.

Löslichkeit. Wasser: in ca. 10 Teilen, Äthanol (96%): in ca. 100 Teilen, Äther/Chloroform: unlöslich.

Lichtabsorption. In sauerer und alkalischer Lösung weist Tetracyclin-hydrochlorid charakteristische Absorptionsmaxima auf.

Galenische Unverträglichkeiten. Alkalisch reagierende Stoffe.

Anwendung. Breitbandantibioticum, bacteriostatische Wirkung durch Hemmung der Proteinsynthese.

Nebenwirkung. Photosensibilisierung der Haut, chelatisierende Wirkung (Wachstumsstörungen an Knochen und Zähnen), deshalb kontraindiziert bei Schwangerschaft. Anreicherung im granulomatösen Gewebe.

Dosierung. Hautsalben 3%; Augensalben 1%.

Handelsnamen. Hostacyclin, Achromycin u. v. a.

Tabelle 286

	Penicillin G	Isoxazolylpenicilline
Chemie	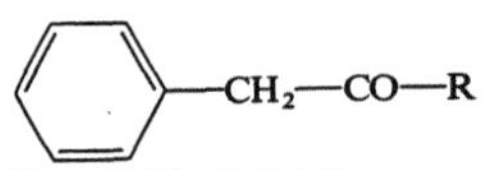 (Phenyl)—CH_2—CO—R R= $C_8H_{11}O_3N_2S$ (6-Aminopenicillansäure: $C_8H_{12}N_2O_3S$)	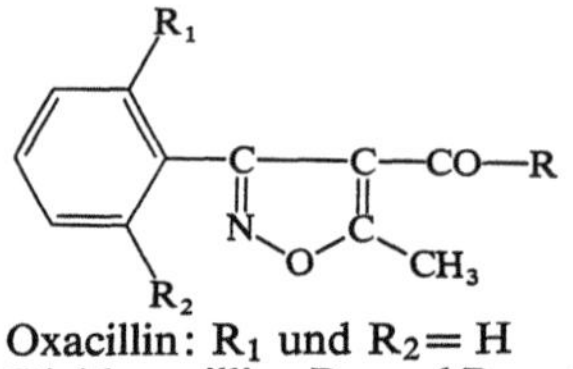 R_1, R_2 (Phenyl)—C—C—CO—R; N, O, C, CH_3 Oxacillin: R_1 und R_2= H Dichloxacillin: R_1 und R_2= Cl
Löslichkeit	Als Alkalisalz gut wasserlöslich (20 mg/ml Wasser). Hohe Stabilität. Procain-Penicillin: 6,8 mg/ml Wasser	Oxacillin: gut wasserlöslich Dichloxacillin: gut wasserlöslich (150 mg/ml)
Säurefestigkeit	Keine	Gut (++) bei Oxacillin Sehr gut (+++) bei Dichloxacillin
Penicillinase-festigkeit	Keine	Sehr gut bei (++++) bei Oxacillin Gut (+++) bei Dichloxacillin
Pharmakologie	Hemmt die Mucopeptidbiosynthese und die Übertragung von Muraminsäurepeptiden in das Polymer der Zellwand wachsenden Bakterien. Dabei bindet Penicillin die Transpeptidase, die die terminale Quervernetzung der Zellwand bewirkt	
Übliche Applikationsart	Parenteral	Oral und parenteral
Resorption	Schnell, kurze Halbwertzeit (30—60 min)	Schnell, Serumwerte nach 1 Std Maximum, therapeutische Werte nach 500 mg oral nur 3—4 Std, kurze Halbwertzeit
Wirkungs-spektrum	Strepto-, Pneumo-, Staphylokokken (penicillinasenegativ); Meningokokken; grampositive Bakterien	Besonders bei penicillinbildenden Staphylokokken. — Unwirksam bei gramnegativen Bakterien und Enterokokken
Resistente Keime	Keine Resistenzsteigerung während der Therapie. Penicillinaseinduktion bei potentiellen Penicillinasebildnern: Enterokokken, Salmonellen, Protozoen, Tuberkelbakterien	Bei Isoxazolyl-Penicillin-resistenten Staphylokokken *Kreuzresistenz* gegenüber Cephalosporinen
Handelsnamen		Stapenor, Dichlor-Stapenor (Dichloxacillin)
Allergie	Auf alle Penicilline und Umwandlungsprodukte (0,8—10% der Patienten) möglich. Allergen-Gemeinschaft mit Dermatomykosen möglich	
Anaphylaktischer Schock	Häufigkeit 1:1 Million (Mortalität bei 10%). Exitus kann innerhalb von wenigen	
Lokale Anwendung	Wegen der hohen Sensibilisierungsmöglichkeit nicht mehr indiziert	

Ampicillin	Propicillin
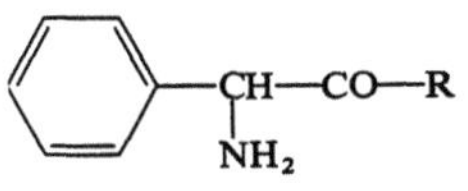 C_6H_5—CH(—NH_2)—CO—R	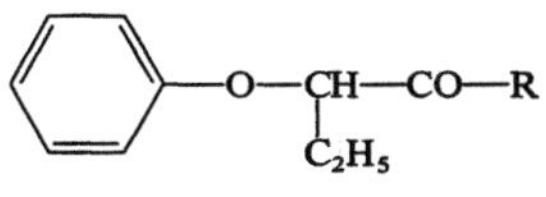 C_6H_5—O—CH(—C_2H_5)—CO—R
α-Amino-benzyl-penicillansäure	1-Phenoxy-propyl-penicillansäure (Kalium-Salz)
Wasserlöslich (100 mg/ml pH 7)	P.-Kalium: gut wasserlöslich im physiologischen pH-Bereich
Sehr gut (++++)	Gut (++)
Keine	Gut (++)
Hemmt die Mucopeptidbiosynthese und die Übertragung von Muraminsäurepeptiden in das Polymer der Zellwand wachsenden Bakterien. Dabei bindet Penicillin die Transpeptidase, die die terminale Quervernetzung der Zellwand bewirkt	
Oral und parenteral	Oral
Oral gut, jedoch langsam; Maxima nach 2 Std, bis 6 Std wirksam. Längere Halbwertzeit (100 min)	Schnelle Resorption, günstiger als Penicillin G (nach 600000 E und 1 Std: 7,1 E/ml Serum)
Grampositive Keime. Allgemein 4fach schwächer als Penicillin G; gegen Enterokokken wirksamer als alle übrigen Penicilline, Tetracycline und Chloramphenicol. Gramnegative Bakterien: 10fach stärker als Penicillin G	Da geringere Penicillinase- und Säurefestigkeit, steht es in der Wirkung zwischen Penicillin G und Isoxazolyl-Penicillin, hat jedoch eine 2—3mal geringere Wirkungsintensität als Penicillin G, die durch bessere Resorption und Dosiserhöhung gut ausgeglichen werden kann
Proteus morganii; z.T. coliforme Keime, Pseudomonas; alle penicillinbildenden grampositivenKeime	Gleiches Verhalten wie bei Penicillin G, jedoch mäßig gute Penicillinasefestigkeit
Binotal Penbrock	Baycillin
Bei lokaler Therapie Sensibilisierung bis 20% — Sensibilisierung ist bei oraler Therapie am geringsten.	
Minuten eintreten	

Tabelle 287

	Tetracycline	Chloramphenicol
Chemie	Naphthacen-Ringsystem	D(−)-threo-1-p-Nitrophenyl-2-dichloracetyl-aminopropan-1,3-diol
Löslichkeit	In Wasser bei 28° C: Tetracyclin 10,9 mg/ml Oxytetracyclin 6,9 mg/ml Chlortetracyclin 8,6 mg/ml	Gering wasserlöslich (-succinat gut wasserlöslich) — gut löslich in Alkoholen und Propylenglykol
Pharmakologie	Proteinsynthese gehemmt. Information von DNS zum Ribosom durch Beeinflussung der m-RNS gestört	Hemmt Proteinsynthese ähnlich wie Tetracyclin
Resorption	Orale Gabe: Schnell, doch unvollkommen bei 250 mg: 1,5 µg/ml Serum (Kumulationsmöglichkeit)	Orale Gabe: Schnelle Resorption (bei 90%), keine Kumulation
Wirkungsspektrum	Breitband (grampositive und -negative Kokken und Bakterien). Wirkt bacteriostatisch auf extra- und intracellulär liegende Keime	Breitband (Aktinomyceten, Spirochäten und Rickettsien). Bacteriostatisch
Wirkungsoptimum	Bei pH 6,1—6,6	Bei pH 2—9
Hemmkonzentration	64 mg/ml Serum	Therapeutische Serumkonzentration 4—10 µg/ml
Resistente Keime	Pseudomonas aeruginosa, Proteus vulgaris, Trichomonaden	Pseudomonas, Protozoen, Clostridien (keine Kreuzresistenz mit anderen Antibiotica)
Kombinationsmöglichkeiten	s. Chloramphenicol	Additive Wirkung mit Tetracyclinen und Erythromycin (alle hemmen die Proteinsynthese)
Stabilität in galenischen Zubereitungen	Als Trockensubstanz stabil, als Lösung bei pH 2,5 weitgehend stabil. Demethyl-chlortetracyclin in stark saurem und stark alkalischem Milieu am stabilsten	Kristallin bis 5 Jahre haltbar, wäßrige Lösung (20° C): einige Tage (!)
Galenik und entsprechende Unverträglichkeiten	Von Metallionen negativ beeinflußt, s. auch Tetracyclinhydrochlorid (DAB 7). Salbe 1—3%	Gut löslich (2—5%) in Propylenglykol. Salbe 1—2%
Lokale Anwendung	s. Tetracyclinhydrochlorid (DAB 7)	Nicht als Succinat, da lokal keine ausreichende Hydrolyse wie im Blut erfolgt
Sensibilisierung (Allergisierung)	Selten, Photodermatosen können nach Demethyl-chlortetracyclin auftreten	(0,5—1,5%)

	Doxycyclin	Minocyclin
Chemie	6-Desoxy-5-hydroxytetracyclin	7-Methylamino-6-demethyl-6-desoxy-tetracyclin
Löslichkeit	Hydrochlorid, das mit Säuren und Alkali löslichere Salze bildet	Wasserlöslich, wird durch Säuren hydrolysiert
Wirkungsweise	Wie die anderen Tetracycline, wirkt primär bacteriostatisch	Wie die Tetracycline
Wirkungsbereich	Wie die Tetracycline, Intensität in vitro bei Strepto-, Staphylo- und einigen Enterokokken geringgradig höher	Stärkere in vitro-Aktivität gegen Staphylokokken als Doxycyclin, tetracyclinresistente Staphylokokken werden gehemmt (4—8 µg/ml); sonst wie die Tetracycline. Langsamere *Resistenzentwicklung* als bei den Tetracyclinen

Tabelle 287 (Fortsetzung)

	Doxycyclin	Minocyclin
Resorption	Schneller und vollständiger als die üblichen Tetracycline. — Blutspiegelmaxima 2—2½ Std nach Gabe. — Al^{+++}-Ionen (Antacide!) verhindern die Resorption. Serumhalbwertzeit ist mit 7 Std länger als beim Tetracyclin	Nahezu vollständige Resorption bei oraler Gabe, auch nach Nahrungsaufnahme. Wirksamer ausreichender Serumspiegel um 2—4 μg/ml bei 200 mg täglich. Halbwertzeit bis zu 24 Std
Nebenerscheinungen	Leichte gastrointestinale Störungen, geringer als bei den anderen Tetracyclinen. Photodermatosen, rasch abklingende Exantheme	Bei Einmal-Dosen nüchtern über 200 mg/die, gewisse Neigung zu Schwindelzuständen, darum Einnahme nach der Mahlzeit mit ausreichend Flüssigkeit
Dosierung	Initial 200 mg, dann 100 mg im 24 Std-Abstand	Initial 200 mg, Erhaltungsdosis 200 mg alle 24 Std oder alle 12 Std (hierbei kaum Nebenwirkungen)
Handelsname	Vibramycin	Minocyclin-Lederle

Tabelle 288

	Bacitracin	Tyrothricin
Chemie	Polypeptid-Komplex mit Thiazolinring. Wesentlicher Teil Bacitracin A (70%)	Polypeptid: 80% basisches Tyrocidin 20% neutrales Gramicidin
Löslichkeit	Leicht löslich in Wasser und Alkohol (1 g/ml)	Wasser: 2,1 mg/ml, Alkohol 28 mg/ml
Pharmakologie	Hemmt wie Penicillin die Biosynthese der Zellwand. Keine Kreuzresistenz zu Penicillin	Tyrothricin hat direkte Wirkung auf Cytoplasmamembran (auch bei nichtwachsenden Bakterien). Gramicidin entkoppelt die Atmungskettenphosphorylierung
Resorption	Oral: keine; parenteral → erhebliche Nephrotoxicität stark toxisch	Oral: keine; bei Instillation → Resorptionsgefahr, parenteral stark toxisch
Standardisierung	1 IE = 13,51 µg (Handelspräparat 42—50 IE/mg)	Auf Gewichtsbasis
Wirkungsspektrum	Grampositive Bakterien und Kokken und gramnegative Kokken	Grampositive Kokken und Bakterien, Clostridien, Neisseria und Trichomonaden
Wirkungsweise	Ab 0,1—2,0 IE/ml ist Bacitracin bactericid	Bei pH 5,5—7, Gramicidin ist 10—50mal wirksamer als Tyrocidin. Bacteriostatisch bis -toxisch, Wirksamkeitsverminderung durch Bindung an Phospholipide (Blut, Urin, Speichel)
Resistente Keime	Selten, keine Kreuzresistenz	Selten, keine Kreuzresistenz
Kombinationsmöglichkeit	Mit Neomycin, z.B. Nebacetin (1 g: 250 IE Bacitracin plus 3,3 mg Neomycin-Base)	—
Synergismus	Mit Penicillin (besonders gegen Staphylokokken und Enterokokken)	—

Tabelle 288 (Fortsetzung)

	Bacitracin	Tyrothricin
Stabilität in galenischen Zubereitungen	Bei pH 4—5 relativ gut	Bei pH 3—8 sind alle Tyrothricin-Lösungen stabil und können bis 2 Std auf 100° C erhitzt werden
Galenik	Als Nebacetin Salbe, Puder usw. — Dosis: 250—1000 E/ml oder Gramm Salbe	Konzentration: 250—500 µg/ml Lösung, Puder, Salbe
Lokale Anwendung	Gut geeignet für Oberflächenbehandlung, keine Inaktivierung durch Eiweiß	Keine Tiefenwirkung, nur Lokalbehandlung der Oberfläche, Wirksamkeitsreduzierung durch Blut, Serum, Speichel (Bindung an Phospholipide)
Sensibilisierung	Gering	Gering

Tabelle 289

	Neomycin/Framycetin	Gentamycin
Chemie	Neomycin B Framycetin: Neomycin B + 3—5% Neomycin C	Ungeklärt, enthält 2-Desoxystreptamin wie die Neomycin/Kanamycin-Gruppe
Löslichkeit	Als Sulfate gut in Wasser, gering in Alkohol	Wasser gut (20 mg/ml); Sulfatsalz ist lösungsstabil
Pharmakologie	Verfälschung des genetischen Codes; Störung der sequenzgerechten Proteinsynthese	Störung der Proteinsynthese durch Änderung des Aminosäureeinbaus
Standardisierung	1 mg Framycetin-Sulfat = 710 µg Framycetin-Base. 1 IE Neomycin-Sulfat = 1,47 µg Neomycin-Base (1 mg Sulfat = 665 µg Base)	Auf Gewichtsbasis
Wirkungsspektrum	Gramnegative Keime (Coli, Aerobacter, Klebsiella, Proteus) und Staphylokokken	Breitband, besonders gramnegative Keime (insbesondere Pseudomonas aeruginosa)
Wirkungsweise	Optimum bei pH 7—8, bacteriostatisch bis bactericid; erhebliche Unterschiede bei einzelnen Keimen. Wirkungsverminderung durch Cystein, Hydroxylamin, Glucose, Chloride, Peptone, Al^{+++}, Fe^{++}, Mg^{++}; keine Inaktivierung durch Eiweiße	4 µg/ml (vitro) nur bei Proteus darüber: schnell bactericid. Verminderung durch Na^+, K^+, Ca^{++}, CO_3^{--}, SO_4^{--}, Cl^-. Zu 80% in wirksamer Form im Harn
Resistente Keime	Häufiges Auftreten resistenter Keime	Kreuzresistent mit Neo-, Kana- und Streptomycin
Kombinationsmöglichkeiten	In Soframycin-Salbe 1% Framycetin und 0,005% Gramicidin	Synergismus mit Ampicillin
Stabilität in galenischen Zubereitungen	Im pH-Bereich 2—9 ist die wäßrige Lösung weitgehend stabil [alkalische (pH 8) Lösung bis 1 Jahr]	Bis 100° C und bei pH 2,2—10 stabil
Galenik	5 g Neomycin-Sulfat/g oder ml. Präparate: Neomycin: Myacine, Bykomycin. Framycetin: Soframycin	In Salben u.ä. zu 0,1% (Refobacin-Creme)
Lokale Anwendung	Nur oberflächlich. Nephro- und ototoxisch bei Resorption	Möglichst parenteral bis 240 mg/Tag, Erwachsene 1—2 mg/kg/die, Kinder 0,6 mg/kg/die
Sensibilisierung	1—8%, regional unterschiedlich	Gruppenallergie mit Neomycin-Gruppe wohl möglich

Tabelle 290. Colistin (Polymyxin E)

Chemie	Basische, cyclische Peptide, weitgehend ähnlich mit Polymyxin B
Löslichkeit	> 1 mg/ml wasserlöslich (pH 6)
Pharmakologie	Direkte Wirkung an der Cytoplasmamembran (Ruhe- und Proliferationsstadium)
Resorption	Minimale Resorption
Standardisierung	1 mg Colistin-Base = 30000 E, 1 E Colistin = 0,033 µg Base
Wirkungsspektrum	Gramnegative Bakterien (Pseudomonas, Coli, Aerobacter); jedoch 5—20% resistente Stämme
Resistente Keime	Resistent: Grampositive Kokken und Bakterien und Proteus (komplette Kreuzresistenz mit Polymyxin B)
Wirkungsweise	Bacteriostatisch. Bei 3—5facher Konzentrationserhöhung bactericid, Inaktivierung durch Ca^{++}, Mn^{++}, Mg^{++} und Fe^{+++}
Galenik	Lösungen: 0,03% bzw. 1 Mega E (33,3 mg) Colistimethat-Natrium in 100 ml; Salben: 1—3% Colistimethat-Na, *Colistin*-Salben, -Puder, -Lösungen: 0,1—1%
Stabilität	10—14 Tage in Lösung (10 mg/ml) bei 4° C, bei pH 2—6 weitgehend stabil
Lokale Anwendung	Wirkung durch Bindung an Gewebebestandteile reduziert; für oberflächliche Applikation geeignet (ausreichender Kontakt zwischen Erreger und Antibioticum muß jedoch gewährleistet sein)
Sensibilisierung	Selten

Pilzkrankheiten der Haut

*Geophile Pilze von medizinischer Bedeutung**

Allescheria boydii, Aspergillus species, Basidiobolus haptosporus, Chrysosporium parvum, C. parvum var. crescens, Cladosporium carrionii, C. werneckii, Coccidioides immitis, Cryptococcus neoformans, Entomophthora coronata, Fonsecaea pedrosoi, Geotrichum candidum, Histoplasma capsulatum, Leptosphaeria senegalensis, Madurella grisea, M. mycetomii, Microsporum cookei, M. fulvum, M. gypseum, M. nanum, Neotestudina rosatii, Phialophora gougerotii, P. jeanselmei, P. richardsiae, P. verrucosa, Rhizopus arrhizus, R. oryzae, Sporothrix schenckii, Trichophyton simii.

*Pathogene Pilze vermutlich geophiler Natur**

Blastomyces dermatitidis, Cladosporium bantianum, Fonsecaea compactum, Histoplasma capsulatum var. duboisii, H. farciminosa, Leptosphaeria tomkinsii, Loboa loboi, Paracoccidioides brasiliensis, Penicillium marneffei, Phialophora dermatitidis, Piedraia hortae, Pyrenochaeta romeroi, Rhinosporidium seeberi.

*Zoophile Pilze von medizinischer Bedeutung**

Microsporum canis, M. distortum, M. persicolor, Trichophyton equinum, T. erinaceae, T. gallinae, T. mentagrophytes var. granulosum, T. mentagrophytes var. quinckeanum, T. verrucosum.

*Anthropophile Pilze von medizinischer Bedeutung**

Candida albicans, Malassezia furfur, Microsporum audotunii, M. ferrugineum, Trichophyton concentricum, T. gourvilii, T. megninii, T. mentagrophytes var. interdigitale, T. rubrum, T. schoenleinii, T. tonsurans, T. violaceum, T. soudanense, T. yaoundei.

Bei den Pilzkrankheiten der Haut, die durch Dermatomyceten und Blastomyceten hervorgerufen werden, stehen offenbar die

* Nach Vanbreuseghem, R. (1972).

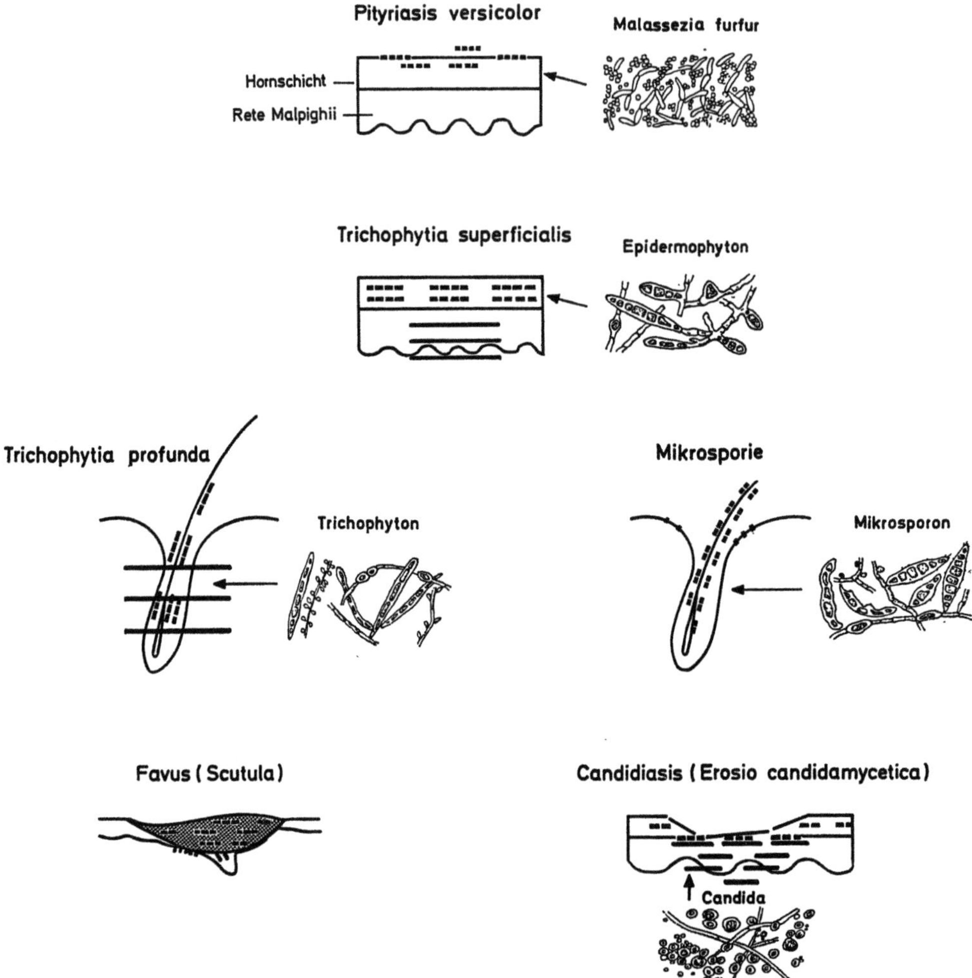

Abb. 98. Schema der Dermatomykosen (Pilzdarstellungen aus Fegeler, F.: Medizinische Mykologie in Praxis und Klinik. Berlin-Heidelberg-New York: Springer 1967). —— Ort und Intensität der Entzündung; ----- Pilzlokalisation

Terrainfaktoren mehr im Vordergrund, als bei Bakterien- und Virus-Krankheiten. Der Grund liegt darin, daß die Mehrzahl der Dermatophyten sich nur in den obersten Schichten der Haut, nämlich in der avitalen Hornschicht entwickelt. Dies gilt auch für die Haare und Nägel. Damit sind die Gegebenheiten der Hautoberfläche und der Umgebung für die Infektion und deren Unterhaltung wesentlich. Diese Situation macht besonders verständlich, daß eine Immunisierung mit Pilzextrakten nicht den Erfolgt hat, wie bei einigen Virus- oder Bakterienerkrankungen. Allgemein geben die positiven Reaktionen auf Pilzextrakte zwar einen Hinweis dafür, daß eine Immunabwehr sich eingestellt hat, doch ist diese für die Eliminierung der Infektion nicht ausreichend. Mykogene Schadensstoffe für das menschliche Gewebe werden nach Rieth als Mykotoxine bezeichnet.

Die Pilzerkrankungen können nach den Hautschichten eingeteilt werden, in denen sich die Pilze ausbreiten.

Tabelle 291. Erreger europäischer Mykosen. Tabellarische Übersicht (vereinfacht). In: Fegeler, F.: Medizinische Mykologie in Praxis und Klinik. Berlin-Heidelberg-New York: Springer 1967

Dermatomyceten (Dermatomykosen)			
Gattungen:	*Mikrosporon*	*Trichophyton*	*Epidermophyton*
Arten:	M. audouini M. canis M. gypseum	Tr. mentagrophytes Tr. rubrum Tr. verrucosum Tr. violaceum Tr. tonsurans Tr. schoenleini Tr. rosaceum	E. floccosum
	Malassezia furfur		
Krankheiten:	Mikrosporie, Favus, Tinea, Pityriasis versicolor		
Blastomyceten (Blastomykosen)			
Gattungen:	*Candida*	*Cryptococcus*	
Arten:	C. albicans C. tropicalis C. pseudotropicalis C. guillermondi C. krusei C. parakrusei C. parapsilos	C. neoformans	
	Sporotrichon schencki, Sp. beurmanni, Geotrichum candidum		
Krankheiten:	Candidiasis, Cryptococcosis, Sporotrichose, Geotrichose		
Actinomyceten (Aktinomykosen) Pseudomykosen, phageninduzierende Schizomyceten (Vanbreuseghem, R., 1972)			
Gattungen:	*Actinomyces*	*Nocardia*	
Arten:	A. israeli A. bovis	N. asteroides	
Krankheiten:	Aktinomykose, Nocardiose		
Schimmelpilze (Schimmelpilzmykosen)			
Gattungen:	Mucor, Aspergillus, Penicillium, Cephalosporium, Scopulariopsis		
Krankheiten:	Mucormykose, Aspergillose, Penicilliose, Cephalosporiose, Scopulariopsidose		

Oberflächliche Mykosen und tiefe Mykosen. Es kann der Versuch unternommen werden 1. vom Botanischen her eine Einteilung vorzunehmen, die pathogenen Pilze gehören zu den Fungi imperfecti, und 2. die Herkunft der Pilze zur Klassifizierung zu benutzen.

Götz hat sich dem Vorschlag angeschlossen, die Pilzerkrankungen nach dem Ort der Lokalisation zu benennen. Es ist dann eine Frage des Pilznachweises und der Pilzkultur, die Erkrankung näher zu charakterisieren. Während ein Großteil der Dermatophyten sich nicht über die Haut hinaus ausbreitet, können Hefepilze unter bestimmter immunologischer Situation sich im Organismus verbreiten, da die Lebensbedingungen für Hefepilze im Gegensatz zu Dermatophyten auch an inneren Organen gegeben sind. Charakteristisch ist in diesem Falle, daß der fungicide Effekt des Serums, der sich in der Pilzkultur nachweisen läßt, erloschen ist. Damit sind die immunologischen Faktoren für die systemische Ausbreitung der Candida-Infektion bestimmend (z. B. Immunsuppression nach Organtransplantation). Unabhängig davon gibt es eine größere Anzahl von Pilzerkrankungen, die sowohl die Haut als auch die tieferen Schichten der Haut und schließlich andere Organe befallen können.

Literatur

Marchionini, A., Götz, H.: Die Pilzkrankheiten der Haut durch Dermatophyten. In: Handbuch der Haut- und Geschlechtskrankheiten, Bd. IV/3. Berlin-Göttingen-Heidelberg: Springer 1962.

Marchionini, A., Götz, H.: Die Pilzkrankheiten der Haut durch Hefen, Schimmel, Aktinomyceten und verwandte Erreger. In: Handbuch der Haut- und Geschlechtskrankheiten, Bd. IV/4. Berlin-Göttingen-Heidelberg: Springer 1963.

Fegeler, F.: Medizinische Mykologie in Praxis und Klinik. Berlin-Heidelberg-New York: Springer 1967.

Einteilung der Infektionen durch Dermatophyten und Blastomyceten nach ihrer Lokalisation

Tinea barbae. Begrenzung der Infektion auf die Barthaare. Hervorgerufen durch:

Trichophyton verrucosum,

Trichophyton mentagrophytes — charakteristisch ist die entzündliche perifollikuläre Reaktion, besonders deutlich bei Infektion mit tierischen Pilzen,

Trichophyton violaceum.

Tinea capitis. Infektion der nicht-vitalen keratotischen Anteile der Kopfhaare, Lanugohaare, Augenbrauen, Augenlider. Bevorzugt ist das Anagenstadium des Haarcyclus. Infektion mit Trichophytonarten und durch Erreger der Mikrosporie.

Mikrosporie nur beim Jugendlichen bis zur Pubertät. Dabei Abbruch der Haare oberhalb der Haarfollikel, nur mäßige Reaktionen entzündlicher Art.

Diagnostisch wichtig: Fluorescenz im Wood-Licht. Die Mikrosporie kann auch auf der glatten Haut zu zarten erythematösen Herden führen.

Bei Infektion mit Trichophytonarten auf der behaarten Kopfhaut, insbesondere bei Pilzinfektionen vom Tier, massive Entzündung vom Typ des Kerion Celsi.

Tinea unguium. Infektion mit Dermatophyten, Hefen, Schimmelpilzen, Fadenpilzen vom freien Rand des Nagels ausgehend. Bei Hefepilzen steht eine Paronychie im Vordergrund, und bei Infektion mit Schimmelpilzen sind Nagelabhebungen unter variabler Verfärbung des Nagels zu beobachten.

Tinea inguinalis. Lokalisiert im Bereiche des Oberschenkel-Inguinaldreiecks, hervorgerufen durch

Trichophyton rubrum,

Trichophyton mentagrophytes,

weitere Ausbreitung von dieser Region auf den gesamten Stamm und dann Deklaration als

Tinea corporis. Charakteristisch die anulären Herde mit schuppendem Randsaum und peripherer Progredienz.

Tinea pedum et manuum. Durchseuchungsquote in Mitteleuropa 30%. Bevorzugte Erreger:

Trichophyton rubrum,

Trichophyton mentagrophytes.

Verschiedene Formen einer mykogenen Entzündungsreaktion (squamös, intertriginös, vesiculös). Sonderform der Trichophytie ist die tiefe Trichophytie, besonders an den Unterschenkeln in Form nodöser und follikulärer Herde.

Favus. Lokalisation auf dem Kopf und auch (seltener) am Stamm. Infektion im Kindesalter, aber auch im Erwachsenenalter möglich. Persistierende Form einer Infektion mit Trichophyton schoenleinii. Charakteristisch der schüsselförmige Belag von schwefelgelber Farbe und Mäusegeruch. Endzustand: narbige Alopecie.

Candida-Infektion. Interdigitale Erosionen mit Schuppensaum. Intertriginöse Lokalisation an den Umschlagsfalten der Haut (submammär, Oberschenkel, Genitalien). Beim Säugling häufig perianal als „Windeldermatitis". Der Schleimhautbefall (Mundschleimhaut, Vagina, Vorhaut) wird als Soor bezeichnet. Infektionen nicht selten auch im äußeren Gehörgang. Im Bereich der Nägel als Paronychia candidamycetica. Immer nach Diabetes fahnden!

Seltenere Pilzformen

Cryptococcose [europäische Blastomykose (Busse und Buschke)], häufig als Zweitkrankheit bei Lymphogranulomatose oder Leukämie. Generalisierung mit Zeichen an den inneren Organen, insbesondere an den Lungen (Röntgenaufnahme). An der Haut granulomatöse Reaktionen, die bei Färbungen der Excisionen mit Alcianblau/PAS erkannt werden können.

Die Blastomykose (Gilchrist) ist vornehmlich im nordamerikanischen bzw. mittelamerikanischen Raum beheimatet. Sowohl primär pulmonale Form als auch primär cutane Entwicklung.

Die südamerikanische Blastomykose = Paracoccidioides brasiliensis zeigt primär Sitz an Schleimhäuten und Haut. Mitbeteiligung der Lymphknoten.

Histoplasmose. Erreger Histoplasma capsulatum; Infektion durch verletzte Haut, Lungen- und Intestinaltrakt-Befall.

Chromomykosen. Infektion durch Hormodendron pedrosoi u.a., hauptsächlich in den Tropen und Subtropen mit Schwerpunkt Brasilien. Papillomatöse, partiell verrucöse Wucherungen mit Ulcerationsneigung, braun-schwarze Pigmentierung.

Sporotrichose. Erreger Sporotrichon schencki; vornehmlich in Mittel- und Südamerika, in Europa selten. Bei traumatischen Läsionen primäre Sporotrichose an der Haut mit sich entwickelnder Exulceration. Später rosenkranzartige Schwellungen der Lymphknoten. Entwicklung bis zur disseminierten Sporotrichose selten.

Aktinomykose. Hervorgerufen durch Actinomyces israeli in Symbiose mit Bakterien. Lokalisation am häufigsten im cervicofacialen Bereich, Ausgang von Mundschleimhautveränderungen und Zähnen. Brettharte Infiltrationen mit Fisteln, aus denen Actinomycesdrusen bereits histologisch erfaßt werden können.

Nokardiose. Mehr Befall der Lungen als der Haut, Ähnlichkeiten zur Aktinomykose, doch Infektionsort häufig Unterschenkel.

Maduramykose oder Mycetom. Infektion durch verschiedene Pilzformen, die dem actinomycetischen Typ oder dem maduromykotischen Typ zuzuordnen sind. Es handelt sich um ein typisches klinisches Bild auf dem Boden unterschiedlicher Infektionserreger. Schwerpunkt der Verteilung: Afrika und Madagaskar, Indien, Südamerika.

Antimykotica

wirken aufgrund der jeweiligen Penetration intercellulär oder intracellulär. Letztere verhindern nur eine weitere Ausbreitung der Pilze, die Zellen des Stratum corneum bleiben als Infektionsreservoir jedoch erhalten, und es kommt nach Absetzen zum Rezidiv. Eine intercelluläre Wirkung haben beispielsweise Hydroxychinolinverbindungen und quarternäre Ammoniumbasen. Benzoesäureester; Senföle und Salicylsäure haben eine kurze Expositionszeit, jedoch wirken sie intra- und intercellulär.

Nach Kimmig müssen folgende Bedingungen bei einer *antimykotischen Lokaltherapie* erfüllt werden:

1. Wirksamkeit innerhalb des physiologisch wichtigen pH-Bereichs.
2. Geringe Aktivitätsminderung in Gegenwart von Eiweiß.
3. Geringe Toxicität.
4. Breites Wirkungsspektrum.
5. Maximale Hemmkonzentration bei mindestens 1:50000.
6. Keine Resistenzentwicklung beim Krankheitserreger.
7. Keine Reizung oder Sensibilisierung der Haut bei längerer Verabreichung.

Phenole und Phenolderivate

Allgemeine Phenolwirkung. Desorganisation der Zellmembran (Protoplasmagift). Wirksamkeit: Phenol: 1:1000; chlorierte und bromierte Derivate: 1:50000 verdünnt. Phenole werden nur wenig angewendet (ätzend und hautreizend).

Substituierte Phenole (Hexylresorcin)

Wirken weniger toxisch, sind z.T. wirksamer als Phenol, gute Permeabilität. 2,2'-Dihydroxy-5,5'-dichlor-diphenylsulfid (Novex) hemmt bis zur Konzentration 1:50000 das Pilzwachstum.

Fungicide Hemmkonzentration einiger Phenolderivate in vitro

Resorcin: 1:500 (Fungicin).
Pyrogallol: 1:1000.
m-Kresol: 1:1000 (Mycatox, Pinal).
Thymol: 1:5000 (Mycatox, Pinal).

Hexylresorcin: 1:20000 (Phebrocon, Mikotin, Deraphen).

Trijodphenol: 1:20000.

Hexachlorophen: 1:10000 [ist sehr gut hautverträglich. Es wird in alkoholischer Lösung, in Corticoidsalben und Pudern (DDD-Puder) verwendet].

Dichlorophen: 1:50000 (Antiphen, Ovis).

Salicylsäure und Derivate

Salicylsäure. Geringe fungistatische (1:1000) und keratoplastische Wirkung. Sie ist in vielen Antimykotica enthalten.

Halogenierte Salicylanilide. Die Aktivität dieser Verbindungen ist in Gegenwart von Eiweiß bis 50% gehemmt.

a) *3,5-Dibrom-3',4'-dichlor- und 3,5-3',4'-Tetrachlor-salicylanilid.* Hemmkonzentration 1:100000.

b) *5-Brom-4'-chlor-salicylanilid.* Hemmkonzentration 1:50000.

In Multifungin (mit Soventol), in Salifungin. Wirkt bei Dermatophyten (weniger bei Hefen).

Salicylsäureamide (4-Chlor-salicylsäure-n-butylamid). „Gute antimykotische Wirkung" wird beschrieben. Mit 2% Salicylsäure im Jadit. Eingesetzt bei:

1. Tinea capitis,
2. Pityriasis versicolor,
3. oberflächlichen Trichophytien.

(Einige Halogen-salicylanilide wirken langfristig lichtallergisierend!)

Carbonsäuren (aliphatische und aromatische)

Für die Wirkung ist die Anzahl der C-Atome in der Kette wichtig. Besonders wirksam sind Kettenlängen von 7–12 C-Atomen. Veresterung erhöht die Wirksamkeit. Ungesättigte Carbonsäuren sind nur gering wirksam.

a) *Propionsäure.* Maximale Hemmkonkonzentration 1:1000 (in Deketon, Nycobon).

b) *Caprylsäure.* Maximale Hemmkonzentrationen 1:10000–1:50000 wirkt u. a. synergistisch. Caprylsäure befindet sich in sehr vielen Präparaten.

c) *Dekatetraensäure.* Hemmkonzentration 1:10000.

d) *Phenylacrylsäure (Zimtsäure).* Hemmkonzentration 1:1000.

e) *p-Hydroxy-benzoesäuremethyl- und -äthylester* (Nipagin M und A) *und -n-propylester* (Nipasol). Die Nipaester sind in vivo bei weitem nicht so wirksam wie in vitro (1:64000) und dienen daher vornehmlich zur Konservierung. Cave Sensibilisierung.

Sulfonamide und Sulfone

Für oberflächliche Behandlung ohne Bedeutung. Jedoch oral für *tiefe* Mykosen (Blastomykose, Nocardiose).

a) *Sulfa-diazin,*

b) *Sulfa-merazin* (Debenal M),

c) *3-Sulfanilamido-6-methoxy-pyridazin* (Lederkyn),

d) *Diamino-diphenylsulfon* (DADPS).

8-Hydroxy-chinolin und Derivate

a) *8-Hydroxy-chinolin-sulfat* (u. a. Chinosol). Für die Wirksamkeit ist die OH-Gruppe in 8-Stellung ausschlaggebend. Halogenierung des Moleküls führt zu Wirkungssteigerung (s. u.). Hemmkonzentration 1:50000–1:200000.

Anwendung. Lokal bei oberflächlicher Tricho- und Epidermophytie und cutaner Candidamykose.

b) *5-Chlor-8-hydroxy-chinolin* (Chlorisept).

c) *Broxichinolin und Brobenzoxaldin.* Hier wurde eine Potenzierung der chemotherapeutischen Eigenschaften erreicht: im Intestopan im Verhältnis 5:1.

d) *5-Chlor-7-jod-8-hydroxy-chinolin* (Vioform, Bactol, Enterosan u. v. a.).

e) *7-Jod-8-hydroxy-chinolin-5-sulfonsäure* (Yatren u. v. a.).

f) *5,7-Dichlor-8-hydroxy-chinolin* (Sterosan u. v. a.). Wird bei infizierten Dermatomykosen und mykotischen Ekzemen (in Verbindung mit Corticoiden) angewendet.

Triphenylmethanfarbstoffe

Brilliantgrün, Malachitgrün, Gentianaviolett und Methylviolett wirken antimykotisch bei Dermatophyten (Hemmkonzentration von 1:50000 – 1:100000) und bei Hefen (1:50000). Meist in wäßriger Lösung angewendet. Bei Fuß- und Hautmykosen, besonders bei Vaginal- und Mundsoor.

In der Sol. Castellani DRF ist, neben Fuchsin, 4% Phenol, 8% Resorcin, 0,8% Borsäure. Die besondere Wirkung des Farbstoffes ist in dieser Rezeptur umstritten, da mit der „farblosen“ Lösung das gleiche Ziel erreicht wird.

Keine besondere Tiefenwirkung von Gentianaviolett und Methylviolett in der üblichen Verdünnung. Konzentrationen über 0,1 – 1 % können zur Nekrosebildung führen.

Invertseifen

Es sind quarternäre Ammonium- und Phosphoniumbasen, oft als Sulfate oder Halogensalze. Eine totale Hemmung des Trichophytenwachstums in einer Konzentration von 1:50000 – 1:100000 kann erzielt werden. Hautallergisierung ist möglich.

a) *Zephirol.* Gemisch verschiedener Dimethyl-alkyl-benzyl-ammoniumchloride wirkt antibakteriell und antimykotisch bei sekundär infizierten Epidermophytien und oberflächlichen Trichophytien.

b) Dodecyl-bis-(2-hydroxyäthyl)-benzyl-ammonium-Salze als Salbe (1%).

c) Dodecyl-triphenyl-phosphonium-Salze als Pinselungen, Puder und Salbe (0,1%).

d) Dodecyl-dimethyl-2-phenoxyäthyl-ammonium-Salze als Salbe (0,05%).

Anwendung: b) und c) in Myxal, b) in Cohortan und d) in Bradosol und Ultracortenol.

Benzimidazole

In 2-Stellung substituiert wirken sie stark fungistatisch. Hemmeffekte bis 1:200000 (jedoch nicht bei Candida). Die Aktivität ist bei einfach gebauten Benzimidazolen am höchsten.

2-(β-Furfuryl)-4-chlorbenzimidazol (1:200000).

2-Piperidyl-benzimidazol (1:200000).

Thiadiazinderivate

Dibenzthion (2H-1,3,5-thiadiazin-2-thion). Gute Hautverträglichkeit. Gegen Dermatophyten (1:50000 – 1:200000) und Hefen 1:50000. In verschiedenen Zubereitungen zu 3% (z. B. Fungiplex).

Thiocarbaminsäurederivate

O-(2-Naphthyl)-N-methyl-N-(3-tolyl)-thiocarbamat [Tonoftal, Tinactin (USA)]: Gehört zu den Lokalantimykotica mit ausgezeichneter Hemmwirkung in vivo und vitro (totale Hemmung ab 0,01 µg/ml, aber keine Wirkung bei Hefen (Sproßpilze). – Wirkungsspektrum (fungicid): Bei Trichophyton, Mikrosporen, Epidermophyten, Aspergillus niger. – Anwendung bei Hand- und Fußmykosen (besonders intertriginöse, squamöse und fissurale Formen).

Antibiotica

Stoffwechselprodukte von Pilzen, die antimykotisch wirksam sind.

Griseofulvin. Benzofuranderivat aus Penicillium griseofulvum. – Wirkt fungistatisch. Blockiert Proteinsynthese und stört die Biosynthese von Chitin. Wird von Keratinocyten gespeichert und so zur Hautoberfläche in die Hornschicht transportiert. Wirksam gegen alle Trichophyton-Arten, Mikrosporum-Arten und Epidermophyton floccum.

Die orale Resorption wird durch fettreiches Essen gefördert. Inaktivierung durch Serum und Purinderivate. Pilzsporen werden von systemisch verabreichtem Griseofulvin nicht beeinflußt.

Griseofulvin kann aus der Hornschicht durch Salicylsäure herausgelöst werden, d. h. die zusätzliche Therapie mit Salicylsäure vermindert den therapeutischen Effekt. Resistenzsteigerung ist möglich. Bessere Resorption durch verringerte Partikelgröße (um 1,0 µ): Fulcin S und Likuden M.

Anwendung. Oral (4 × 125 mg täglich); lokale Anwendung nur sinnvoll bei Zusatz von DMSO (Meyer u. Spier, 1971).

Polyenantibiotica

Die Polyenstruktur stellt einen makrocyclischen Lactonring mit festen lipophilen und flexiblen hydrophilen Gruppen und eine unpolare Kohlenstoffkette mit vier, fünf oder mehr konjugierten Doppelbindungen dar. Ständig befindet sich in den Polyenen (Tetra- und Heptaenen) ein Mucosamin.

a) *Nystatin.* Amphoteres Tetraen aus Streptomyces Noursei. Wasserlöslich, gut löslich in Dimethylformamid, DMSO, Propylenglykol. Wirkt fungistatisch. Optimum der Wirkung bei pH 4,5–6,5 und 25° C. In hoher Konzentration bei diesem pH auch fungicid. Breites Wirkungsspektrum: Wachstumshemmung bei 3,13 µg/ml für Candida albicans und bei 6,25 µg/ml für Trichophyton rubrum. Cytoplasmamembran der Pilze soll geschädigt werden. – 1 IE Nystatin = 0,333 µg (WHO), die Reinsubstanz enthält 3000 E/mg Nystatin.

Galenik. Licht- und feuchtigkeitsgeschützt ist es ca. 1 Jahr haltbar. Suspensionen sind wenig stabil. Beste Stabilität bei pH 6.

Dosierung. Salbe, Puder: 100000 E/g, z.B. Moronal-Salbe.

Anwendung. Bei lokal begrenzter Infektion mit Hefen auf Haut, Schleimhaut und Intestinaltrakt*.

b) *Amphotericin B.* Aus Streptomyces-Kultur (nicht klassifiziert) gewonnenes Stoffwechselprodukt: Heptaen (B-Teil), Tetraen (A-Teil). Gering wasserlöslich, besser in einigen organischen Lösungsmitteln (Dimethylformamid). Nur der B-Teil wird verwendet (größere Wirksamkeit). Größere therapeutische Breite als Nystatin (in niedrigeren Dosen wirksam). Hemmkonzentration: 0,5 µg/ml. Fungistatisch optimal bei pH 5,5–7. Schädigt die Cytoplasmamembran der Pilze. Gute Wirksamkeit bei: Aspergillus fumigatus, Blastomyces, Cryptococcus, Histoplasmen, Candida-Arten, Sporotrichum. Handelsform: A - B - Natriumdesoxycholat - Komplex + Phosphat-Puffer (besser wasserlöslich). Handelsname: Amphotericin-B-Heyden, Fungizone, Amphomoronal.

Lokale Anwendung. Als Salben, Suspension und Dragees (Darmmykosen) (per os erfolgt keine Resorption). Anwendungsbereich wie bei Nystatin angeführt (jedoch stärker wirksam).

i.v.-Zufuhr bei Systemmykosen

α) Septicämien durch Candida paracrusei,

β) Kryptokokkosen,

γ) Aspergillosen (bronchopulmonär und in Cavernen).

c) *Trichomycin.* Heptaen aus Streptomyces hachijoensis. Die Hemmkonzentration zur Anwendung bei Dermatomykosen ist zu hoch (50–100 µg/ml). Bei Candidainfektion des Magen-Darm-Traktes und bei Mundsoor 3000–5000 E/kg/die per os. Auch bei Trichomonadeninfektion (Ovula). Nicht bei Dermatomykosen (s.o.).

d) *Pimaricin.* Aus Streptomyces natalensis. Stabil bis 100° C, schwer wasserlöslich. Es ist wenig resorbierbar und gut hautverträglich. In Salben: 20 mg/g [Pimafucin und Pimafucort (Neomycin + Hydrocortison)]. Gegen Candidainfektionen. Vermag die vermehrte Hefeflora bei Tetracyclingabe zurückzudrängen.

e) *Clotrimazol, Canesten* [Bis-phenyl-(2-chlor-phenyl)-1-imidazolyl-methan]. Breites Wirkungsspektrum gegen humane und tierpathogene Pilze. Dermatophyten, Hefen, Schimmelpilze, Paracoccidioides, Malassezia furfur. Transepidermale Permeation nachgewiesen.

Viruskrankheiten der Haut

Wie bei den bakteriellen Erregern und den dadurch hervorgerufenen Infektionskrankheiten kann man den Begriff der cyclischen Infektionskrankheiten im Hinblick auf ein Angehen und den Verlauf einer Viruserkrankung unter immunologischen Aspekten verwenden. Nach Inoculation von Viren, auch inaktiven Viren, beginnt u.a. *die celluläre Interferonbildung*, die kurzfristig anhält. Bei erneuter Viruseinwirkung tritt ein Booster-Effekt ein. Interferon kann nur im Innern der Zellen wirksam werden.

Die Halbwertszeit des gebildeten Interferons beträgt etwa 1 Tag, das Maximum der erzeugten Resistenz wird vielfach nach 5 Tagen erreicht.

* Keine Resorption vom Magen-Darm-Trakt, keine Nebenwirkungen.

Infektion epidermaler Zellen mit Herpes simplex-Virus führt zu so einer Interferoninduktion.

Interferon inaktiviert ein Virus nicht direkt, sondern verleiht den Zellen als intermediärer Hemmstoff eine Resistenz gegen das Virus. Es ist nicht virusspezifisch und nicht virucid. Bemerkenswert ist, daß Interferone als Antigen wirken können, und Interferon-Antikörper heben die Wirkung des Interferons auf. Die ursprüngliche Hoffnung, Interferon als Therapeuticum einzusetzen, hat sich nicht erfüllt. Es wirkt nur als Prophylacticum (1972). Bei Konfrontation mit Viren, die sich durch eine hohe Antigenität auszeichnen, kommt es zu einer weiteren Stimulierung von immunologischen Abwehrmechanismen, die das Krankheitsbild in seinem Verlauf und seiner Intensität charakterisieren. Ein erneutes Angehen einer Infektion wird dadurch verhindert, daß die körpereigene „Immunfabrik" durch wiederholte Konfrontation mit dem Erreger stimuliert wird. Nur bei einem Immundefekt oder unter einer Immunsuppression ist ein erneutes Aufflammen der Erkrankung nach entsprechender Infektion möglich.

Ein klassisches Beispiel für Veränderungen der immunologischen Situation auf dasselbe Virus, die sich auf das Erscheinungsbild einer Viruserkrankung an der Haut ausdrückt, ist die Beziehung zwischen *Varicellen* und *Zoster*. Ein (Herpes) Zoster ist nur dann auszulösen, wenn der Organismus vorher mit Varicellen in Kontakt kam. Beim Säugling wird diese Erkrankung beobachtet, wenn die Mutter vorher an Varicellen erkrankt war und entsprechende frei zirkulierende Antikörper diaplacentar dem Kinde mitgegeben wurden.

Wenn das infizierende Virus ein schwacher Antigenbildner ist, wird das Immunsystem nicht zur Stimulation von entsprechenden Antikörpern gereizt. Eine erneute Infektion auf das gleiche Virus ist dann durchaus die Regel, und das Wiederauftreten der Erkrankung wird insbesondere durch Terrainfaktoren der Haut gegeben. Typisch dafür ist auch der *rezidivierende Herpes simplex*, bei dem entsprechende Viren in der Haut liegen und nur zeitweise in ihrer krankheitsauslösenden Wirkung gehemmt werden. Bei entsprechender Veränderung der Gesamtsituation im Organismus bzw. beim Auftreten von Lokalfaktoren (Durchblutungsänderungen, Trauma, Insolation) kommt es zum erneuten Aufschießen des Herpes.

Antigene Gemeinsamkeiten der verschiedenen Viren gleicher Virengruppen haben gegenseitige Immunisation zur Folge, die besonders bei der Therapie, wie z.B. einer Vaccination, ausgenutzt werden kann. Als klassisches Beispiel gilt die Impfung mit Vaccineviren und Induktion einer Immunität gegen Pocken, die sich dann nicht nur allein auf Pocken, sondern auf verwandte Erkrankungen durch Quaderviren richtet. Im Gegensatz zu bakteriellen Erkrankungen ist die Virusforschung und Erkennung virusbedingter Hauterkrankungen noch im Fluß. Die Diagnose von Viruserkrankungen wird durch den serologischen Nachweis von Antigenstrukturen der verschiedenen Viren mit entsprechend experimentell erzeugten Antikörpern erleichtert.

Viren können weiterhin mittels Materialabnahme von der Haut unter besonderen Vorsichtsmaßnahmen in Abhängigkeit von dem Typ der Viren beim Transport zum Laboratorium einmal experimentell im Tierexperiment untersucht, zum anderen auch in der Gewebekultur eingesetzt werden. Die Analyse der Serumantikörper ist im Hinblick auf die Diagnose Virusinfektion zeitabhängig von der vorangegangenen Inkubationszeit. Die zur Erkennung der Viren benutzten Techniken sind:

Der Hämagglutinationstest,
Komplementfixation und
Techniken der Immunfluorescenz.

Viruskrankheiten, die *serologisch* ohne Schwierigkeiten erfaßt werden, sind im wesentlichen:

Pox-Virus-Gruppe,
Varicellen,
Zoster,
Herpes simplex,
Warzen,
Condylomata acuminata

und weiterhin die üblichen Infektionskrankheiten, wie Röteln und Masern.

Exanthematische Hautveränderungen, die aufgrund der serologischen Befunde z.B. auf Coxsackie- und Echo-G-Viren bezogen werden könnten, sind im Hinblick auf die alleinige morphologische Ausprägung durch diesen Virus schwierig zu beurteilen (Phänokopien bestimmter Dermatosen und Schleimhauterkrankungen; Hornstein, 1973).

Viruskrankheiten der Haut:

Verrucae vulgares (filtrierbares Virus),
Condylomata acuminata,
Molluscum contagiosum (Quaderviren, Molluscum-Elementarkörperchen),
Herpes simplex,
Stomatitis aphthosa,
Ekcema herpeticatum,
Zoster und
Varicellen.
Pockengruppe mit:
Variola vera,
Melkerknoten,
Kuhpocken als Paravaccine-Erkrankung
und schließlich Vaccinia.

Weiterhin die selteneren und uncharakteristischen Viruserkrankungen, wie Maul- und Klauenseuche und als Besonderheit die Katzenkratzkrankheit.

Übersicht über Virustypen und Erkrankungsformen in der Dermatologie

Virus-Typ	Nucleinsäure	Größe (mμ)	Zahl der Serotypen	Krankheiten mit Haut-Schleimhautveränderungen	Efflorescenzen
Adeno-Virus	DNS	80	31	Grippeformen	Schleimhaut-Erythem Conjunctivitis
Herpes-Virus	DNS	160	1	Varizellen-Zoster	Bläschen, intraepidermal
			2	Herpes simplex	
			1	Cytomegalie	
			1	Burkitt-Virus	Lymphom
			1	Epstein-Barr-Virus	
			1	Pfeiffer-Drüsenfieber (Mononucleose)	maculo-papulös
Papova-Virus	DNS	50		Verrucae, Condylome	epitheliale Tumoren
Pox-Virus	DNS	200	1	Pocken, Kuhpocken	Bläschen, Pusteln, Papel
			1	Vaccinia	
			1	Alastrim	
			1	Melkerknoten	
			1	Molluscum contagiosum	epidermaler Tumor
Orf-Virus und verwandte Viren				Dermatitis pustulosa contagiosa (Schaf)	
Arbor-Virus	RNS	80	28	übertragen durch Insekten, hämorrhagisches Fieber (Gelbfieber, Dengue-Fieber), Encephalitiden, Pappatacifieber	Petechien
Toga-Virus	RNS			Rubeolen	maculo-papulös
Myxo-Viren	RNS	80—250		Influenza A, B, C usw.	Schleimhaut-Erythem
Paramyxo-Viren				Parainfluenza	
				Mumps	maculo-papulöses Exanthem
				Masern	
RS-Virus (respiratory-syncytial virus)				grippeähnlich	

Übersicht (Fortsetzung)

Virus-Typ	Nucleinsäure	Größe (mμ)	Zahl der Serotypen	Krankheiten mit Haut-Schleimhautveränderungen	Efflorescenzen
Picorna-Virus (Enteroviren)	RNS		3	Poliomyelitis	
			23	Coxsackie A= Herpangina	maculo-papulo-vesiculös,
			6	Coxsackie B= Hand-Foot-Mouth (A 16, A 10)	Schleimhautbefall
			33	Echovirus= variable Exantheme, kein spez. klin. Symptom	Petechien, maculo-papulös
Rhino-Virus			50	grippale Infekte	
Maul- und Klauenseuche			7		Aphthen
Reo-Virus	RNS			grippale Infekte	
Rhabdo-Viren	RNS			Marburg-Virus-Erkrankung	Petechien, maculo-papulös
Pseudo-Viren: Psittakose, Lymphgranulom, Trachomgruppe (PCT)					variable Exantheme, Lymphome
Fragliche Virus-Infektionen Katzenkratzkrankheit, Erythema infectiosum, Exanthema subitum (3-Tage-Fieber)					
Viruside *Klinischer* Begriff für secundäre Exanthemformen bei primärem Virus-Gewebsbefall					

In den letzten Jahren hat sich die Gewebeschädigung durch Viren und die Entwicklung einer Autoimmunerkrankung gegen auf diese Weise degenerativ veränderte körpereigene Proteine in den Vordergrund geschoben. Eine derartige Pathogenese der Autoimmunerkrankungen gewinnt sowohl beim *Erythematodes* als auch beim *Pemphigus*, insbesondere beim Pemphigus foliaceus brasiliensis an Gewicht. Zwar ist es bisher nicht gelungen, die Viruserkrankung als solche zu spezifizieren, doch liegen ausreichende Hinweise dafür bereits vor, daß über eine Virusschädigung eine Autoimmunerkrankung gestartet wird.

In den letzten Jahren wurde auch eine wachsende Anzahl von Erkrankungen beschrieben, die als sog. *persistierende Virusinfektionen* diskutiert wurden. Diese sind:

1. Nach Gard (1969):

a) langsame Viruserkrankung,

b) virusinduzierte immunologische Störung,

c) Tumortransformation.

2. Nach Rössler (1970): Latente chronische Virusinfektion (z.B. Herpes simplex-Infektion), bei der offenbar keine Virusvermehrung mehr stattfindet, und chronische Virusinfektion mit verlängerter kontinuierlicher Vermehrung und Ausscheidung des Virus, z. B. Röteln und Cytomegalie.

Phillips u. Mitarb. fanden beim Erythematodes und bei weiteren Bindegewebserkrankungen erhöhte Antikörpertiter gegen Masern und Parainfluenza Virustyp 1; damit gewinnt die Hypothese, daß dem Erythematodes primär eine chronische Virusinfektion zugrunde liegt, an Wahrscheinlichkeit. Auch die Beobachtung von Remy und Bockendahl, die in einer Beobachtungszeit über 2 Jahre deutlich erhöhte Antikörpertiter gegen Ornithose und Coxsackievirus (B 4) fanden, ist geeignet, den Stellenwert der persistierenden Virusinfektion für Hauterkrankungen in der Zukunft zu beachten.

Therapie von Viruserkrankungen der Haut

Zur Zeit gibt es keine Chemotherapie von Viruserkrankungen, die allgemeine Gültigkeit hat.

Aus diesem Grunde steht die Immuntherapie mit entsprechenden Impfstoffen im Vordergrund. Unter einer solchen Therapie erscheint es möglich – zum Teil ist es bereits sichergestellt –, daß eine Viruserkrankung in ihrer Rezidivhäufigkeit und Erscheinungsform abgeschwächt wird. Vaccine mit starken Antigenen wirken schneller als solche mit schwachen.

Die lokale Behandlung mit Chemotherapeutica besitzt zur Zeit eine größere Anwendungsbreite als die mit systemisch gegebenen sog. Virustatica.

Chemotherapie der Viruskrankheiten

Eine eigentliche Chemotherapie der Viruserkrankungen über einen direkten Effekt auf Viruspartikel liegt heute noch nicht vor.

Die viruswirksamen Verbindungen können eingeteilt werden in:

1. Inhibitoren des Initialstadiums der Virusinfektion über eine Blockierung der Penetration des Virus in die Zelle [Adamantyl-(1)-amin (Hydrochlorid), Lysozym].
2. Inhibitoren der Nucleinsäuresynthese durch Antimetabolite, zu deren wirksamster Substanz z.Z. das 5-Jod-2-desoxyuridin als Pyrimidinsubstanz gehört.
3. Inhibitoren der DNS-abhängigen Ribonucleinsäuresynthese, wie Actinomyzin D.
4. Inhibitoren der Proteinsynthese (p-Fluorphenylalanin, β-Phenylserin) wirken auf bestimmte Stufen des Vermehrungscyclus der Viren. Weiterhin liegen
5. selektive Inhibitoren, wie Guanidine und Diguanidine, und schließlich sog. Reifungsinhibitoren, wie Acridin-Derivate, Thiosemicarbazone als chemotherapeutische Ansätze im obengenannten Sinne vor.

Literatur

Gard, S.: Persistent virus infection. International Virology I, p. 106–109. Proceedings of the First International Congr. for Virology, Helsinki 1968. Basel-New York: Karger 1969.

Hornstein, O. P., Seidl, V.: Zur Klinik und Histologie des ECHO-6-Virusexanthems. Hautarzt **24** (1), 6 (1973).

Nasemann, Th.: Die Viruskrankheiten der Haut. In: Handbuch der Haut- und Geschlechtskrankheiten, Bd. IV/2. Berlin-Göttingen-Heidelberg: Springer 1961.

Phillips, P. E., Christian, C. L.: Science **168**, 982 (1970).

Remy, W., Bockendahl, H.: Hautarzt **23**, 454–457 (1972).

Rössler, R.: Internist (Berl.) **11**, 70 (1970).

Parasitäre Hauterkrankungen (Epizoonosen)

Pediculosis

Pediculosis capitis (Kopfläuse): Läuse und an den Haaren festhaftende Nissen am behaarten Kopf.

Pediculosis corporis (Kleiderlaus): Auf der Haut wirkt sich der Befall lediglich durch Stichreaktionen aus.

Pediculosis pubis (Phthirius pubis, Filzlaus): Ablegen von Nissen an Haaren, Vorkommen vornehmlich im Bereiche apokriner Drüsen unter Entwicklung von Maculae coeruleae und Tâches bleues, die als enzymatische Einwirkungen des Speicheldrüsensekrets der Läuse auf Hämoglobin gedeutet werden.

Insecticid: DDT, HCC.

Pulicosis

Pulex irritans (Flohstiche): Menschen- sowie Hunde- und Katzenfloh. Gruppenförmige Anordnung der Stichreaktionen mit zentraler punktförmiger Blutung.

Sandfloh (Tunga penetrans) in warmen Zonen: Befruchtete Weibchen dringen oberflächlich in die Haut ein; bevorzugte Lokalisation Zehengegend, besonders unter den Nägeln. Variable Reaktionen, granulomatös bis abszedierend.

Insecticid: HCC.

Cimex lectularius (Bettwanze)

Als Folge persistierende Quaddel/Papel vornehmlich an unbedeckten Körperstellen. Tropische Bettwanzen und die Raubwanzen in Südamerika als Überträger der Chagaserkrankung.

Insecticid: DDT.

Myiasis linearis migrans

Form des Creeping-disease (Larva migrans s. Derm.-Reg.); Larveninfektion, die in unseren Breiten vornehmlich durch die Pferdemagenbremse übertragen wird.

Therapie: HCC.

Stechmücken, Bienen und Wespen

weisen variable Formen der Stichreaktionen auf. Allergische Schockphänomen sprechen akut auf die übliche Schockbehandlung an. Später empfiehlt sich Desensibilisierung.

Ixodes ricinus

Holzbock, vornehmlich in Waldregionen. Parasiten, die sich voll Blut saugen und als blaue Mikrotraube an der Haut hängen. Entfernung mit Öltropfen oder Äther unter schraubenförmigem Zug. Zusammenhang mit Erythema chronicum migrans, Lymphadenosis benigna cutis und Acrodermatitis chronica atrophicans wird immer wieder diskutiert.

Milbenerkrankungen

Scabies (Acarus scabiei): Befruchtetes Weibchen dringt in die Epidermis ein (Männchen bleibt auf der Hautoberfläche), Gangbildung kombiniert sich zunächst mit toxisch degenerativen Einwirkungen, später allergische Reaktionen auf Milbenresiduen, Ursache der „Pseudorezidive". Nachweis der Milben mit Klebestreifen, Anstechen und Flachschnitt.

Weitere Krätzeformen: Trombicula autumnalis (Heu- bzw. Erntekrätze). Auf Pflanzen lebend, befällt sie vornehmlich die untere Extremität unter Pruritus, Quaddelbildung und Mikrohämorrhagien.

Pediculoides ventricosus (Getreidekrätze), weiterhin Geflügelkrätze und schließlich die Krämerkrätze, die von Milben ausgeht, die auf Käse und Feigen leben.

Demodex folliculorum: Die Haarbalgmilbe, Parasit in den Talgdrüsen, deren Pathogenität bei seborrhoischer Dermatitis umstritten ist.

Therapie:

Jacutin-Einreibungen (Hexachlor-cyclohexan). Spätere Reaktionen bzw. sistierende Veränderung nach ausreichender Lokaltherapie, die vornehmlich allergischer Pathogenese auf Milbenprodukte sind, sprechen auf lokale Corticosteroidapplikationen an.

Cave: Resorption des Hexachlorcyclohexans über die Haut (Säuglinge). Akute Vergiftung bei oraler Einnahme. Antidot = Magenspülungen und Paraffinum liquidum oral.

Arachnoidosen

Hautreaktion — Ödem bis Nekrose — auf den Biß von Spinnen hin. Gift = Lipoid-Proteingemische, Proteasen, Histamin, Polypeptide.

Europa: Chiracanthium in niederen Sträuchern, Latrodectus-Arten („Black Widow").

Südeuropa: Taranteln in Spanien etc. (2 cm lang).

Afrika/Tropen: u.a. Latrodectus-Arten, Taranteln, Wolfsspinnen.

Auch Kontakt mit tropischen Irrgäste auf Bananenschiffen, wie

Acanthoscurria (Vogelspinne),

Phoneutria und Ctenopsis stellata (2 cm lang,

Bananenspinne (4 cm lang).

Biß mit Allgemeinsymptomen verbunden.

Therapie: Antisera, Corticosteroide.

Skorpione

Bienenstichartige Reaktion mit Allgemeinsymptomen.

Therapie: Corticosteroide, ggf. Antibiotica und Lokaltherapie.

Insecticide

1. *Rotenon.*

Heterocyclischer Körper, in Wasser schwer löslich. Gewonnen aus der Pflanze Derris elliptica (Java). Tötet Läuse bei Mensch und Tier in einer für den Wirt unschädlichen Verdünnung.

2. *Pyrethrum*

wird aus Blüten verschiedener tropischer Pyrethrumarten gewonnen. Toxisch für Insekten und Eingeweidewürmer (Askariden). Für Säugetiere bei oraler Zufuhr ungiftig.

3. *Veratrumalkaloide*

Aus Veratrum album. Sabadillessig (1 T Samen + 10 T Wasser/Alkohol/Essig) nur bei intakter Haut gegen Flöhe und Wanzen.

4. *Phenylbutazon (Butazolidin)*

Wirkt über den Blutweg des Wirtes stark toxisch auf Läuse.

5. *DDT* (Dichlor-diphenyl-trichloräthan)

Kristallin; in Wasser unlöslich, schwach in Alkohol, gut in Benzol, Äther und Lipoiden löslich. Wirksam gegen Läuse, Wanzen, Flöhe. Kontaktgift; aufgrund der Lipoidlöslichkeit wird es von den oberflächlichen Nervenbahnen der Insekten aufgenommen: Schädigung des Nervensystems.

Unwirksam bei: Krätzmilbe, Läusenissen und Fliegeneiern.

6. *HCC*

Das γ-Isomere des *Hexachlor-cyclohexans* ist wasserunlöslich, lipoidlöslich und in Lipoidlösungsmitteln löslich. Es ist relativ leicht flüchtig.

Resorption: Kann in den Lipoiden des Körpers gespeichert und dann wieder langsam abgegeben werden (chronische Schädigung möglich).

Wirkung: Wesentlich stärker als DDT (ca. 10mal toxischer gegenüber Fliegen). Wirkt erregend auf das ZNS (im EEG: Kurvenverlauf wie beim epileptischen Anfall). Ist für Mensch und Tier *nicht* indifferent, auch bei percutaner Applikation und bei Inhalation. Die Wirkungsdauer hält nur kurzfristig an.

Anwendung: Starke Wirkung gegen Krätzmilben und Oxyuren (chronische Vergiftungsgefahr durch kumulative Wirkung bei gehäufter Anwendung).

Hexachlor-cyclohexan DAB 7

Weißes, fast geruchloses Pulver. Insecticid (Latenzzeit 1—2 Std, Eier und Gelege werden nicht getötet). Bei Scabies: 3% Emulsion oder Suspension.

Galenische Unverträglichkeit: Basisch reagierende Stoffe (HCl-Abspaltung).

Insektenvertreibende Mittel

„Insect Repellents"

Diese Stoffe lösen durch Geruch und Geschmack bei Insekten Warnvorrichtungen aus, die vom Anflug abhalten.

1. *Ätherische Öle*

Einige wirken bis auf ca. 15 cm, verflüchtigen sich aber nach 3 Std auf der Haut. Diese Stoffe sind z.T. Insecticide und „natürliche" Repellents wie z.B. Menthol, Kampfer, Thymol, Sandelöl, Zimt- und Nelkenöl.

2. *Synthetische Stoffe*

Diesen Stoffen sind folgende Eigenschaften neben Indifferenz gegenüber Textilien, Nahrungsmitteln u.ä. gemeinsam: Geringe, jedoch ausreichende Flüchtigkeit, neutrale Reaktion auf der Haut, meist bitterer Geschmack.

a) Diäthyltoluamid (6—8 Std Schutz).

b) Dibutylphthalat (diese Ester sind Kunststoffweichmacher „Palatinole").

c) Benzoesäure-diäthylamid.

Hautreaktionen bei Infektionskrankheiten

Die intracutane Applikation von Gesamtextrakten bzw. von isolierten Fraktionen hat sich bei der Diagnose von Infektionskrankheiten verschiedenen Typs bewährt.

Zu unterscheiden ist in die Sofortreaktion und die Spätreaktion vom Tuberkulintyp.

Die allergische Genese dieser Reaktionen ist nicht immer so gesichert, daß nicht ein toxischer Effekt auch bei der Entwicklung solcher Reaktionen mit im Spiele ist. Eine summarische Übersicht über solche Hautreaktionen gab Jadasson (1961) (s. Tabelle 292).

Tabelle 292. Hautreaktionen bei Infektionskrankheiten nach W. Jadassohn (Europ. Akad. Allerg. Barcelona 1961).
TT= Tuberkulinreaktion, IR= Sofortreaktion, TR= toxische Reaktion

Reaktionen verursacht durch:			
Anthrax		TT	
Arthropoden			
Rhinitis und Asthma			
Caddis-Fliegen	IR		
May-Fliegen	IR		
Wanzen	IR		
Motten und Schmetterlinge	IR		
Aphiden (Blattläuse)	IR		
Reaktionen auf Stiche			
Bienen	IR	TT	
Fliegen	(strophulöse und bullöse Reaktion		
Läuse	IR (unspezifisch)	TT	
Milben	IR	TT	
Scabies	IR	TT	
Behcet's Syndrom		TT	
Brucellosis	IR?	TT	
Chagas Koht	IR	TT	
Coli-Infektion		TT	
Condylomata acuminata		TT	
Diphtherie	IR	TT	TR
Amöben-Ruhr	IR (dops)	TT	TR
Encephalomyelitis Western Equine		TT	
Erysipeloid		TT	
Frambösie		TT	
Rotz		TT	
Gonorrhoe		TT	TR
Granuloma inguinale		TT	
Helminthiasis			
Ascariasis	IR		
Oxyuriasis	IR		
Strongyloidiasis	IR		
Trichinosis	IR	TT	
Filariasis	IR		
Onchocercosis	IR		
Drancunculosis	IR	TT	
Schistosomiasis, Bilharziasis		TT, z.T. urticariell	
Fasciola-Infektionen			
Taeniasis	IR		
Echinococcosis	IR	TT	
Hepatitis infectiosa		TT	
Herpes simplex	IR	TT	
Influenza	IR (unspezifisch)	TT	
Lambliasis			
Leishmaniosis	IR?	TT	
Zebra		TT (sehr spät)	
Lymphogranulomatosis inguinalis		TT	

Tabelle 292 (Fortsetzung)

Katzenkratz-Krankheit [Lymphadenitis suppurativa benigna venerea (?)]		TT	
Malaria	IR (in normalen Tieren)	TT	
Melioidosis			
Mycosis			
Dermatomycosis	IR	TT	
Torulopsis neoformans		TT	
Nordamerikanische Blastomycosis		TT	
Südamerikanische Blastomycosis		TT	
Coccioidosis	IR	TT	
Lymphangitis epizootica			
Moniliasis	IR	TT	
Sporotrichosis	IR	TT	
Actinomycosis		TT	
Histoplasmosis		TT	
Geotrichosis		TT	
Aspergillosis		TT	
Toxomycosis			
Parotitis epidemica		TT	
Pasteurella multocida-Infektion		TT	
Pertussis	IR	TT	TR
Pest		TT	
„*Pleuropneumonia like organism infection*“		TT (Meerschweinchen)	
Pneumokokken-Infektion	IR	TT	TR
Pseudotuberkulose		TT	
Psittacosis (Lymphogranuloma-Gruppe)		TT	
Q-Fieber		TT (intrapalpebrale Reaktion bei Tieren)	
Reiter-Erkrankung		TT	
Rhinoscleroma			
Scharlach		TT	TR
Staphylokokken-Infektion	IR	TT	
Stomatitis epizootica			
Streptokokken-Infektion	IR	TT	TR
Syphilis		TT	
Toxoplasmosis		TT	
Trichomonas-Infektion		TT	
Tuberkulose	IR (Meerschweinchen)	TT	
Tularämie		TT	
Typhus abdominalis	IR?	TT	
Typhus exanthematicus		TT	
Ulcus molle		TT	
Variola und Vaccinia		TT	
Zoster und Varicellen		TT	

Die Permeabilität der Haut

Penetration, Absorption, Permeation sind Begriffe, die einer unterschiedlichen Deutung im Hinblick auf den Durchtritt von Substanzen durch die Haut bzw. dem Eintritt in die Haut unterliegen. Der Begriff *Sorption* könnte summarisch diese verschiedenen Begriffe zusammenfassen, und es bleibt dann übrig, diese Sorption in verschiedene Vorgänge zu unterteilen. Unter einer Penetration sollte man das Eindringen in die Hornschicht und Epidermis verstehen, ggf. auch die Aufnahme in die Cutis, ohne daß damit eine Resorption durch die Lymph- oder Blutgefäße verbunden ist. Permeation kann als Ausdruck einer Durchwanderung der Haut mit Aufnahme in die Blutgefäße, also synonym mit einer percutanen Resorption aufgefaßt werden.

Der Begriff Absorption erfaßt die Zusammenhänge zwischen einem — gleich wie gearteten — Vehikel auf der Haut und der Aufnahme von Substanzen aus diesem Vehikel durch die Haut, wobei alle weiteren Vorgänge wie Penetration und Permeation zunächst außer Betracht bleiben und gesondert untersucht werden.

Hiervon ist schließlich die Adsorption zu trennen, mit der ausschließlich der physikalisch-chemische Vorgang der oberflächlichen Bindung und Haftung im Gleichgewicht mit der Umgebung, im dermatologischen Sinne also die Affinität vor allem der Hornschicht mit der Summe ihrer verschiedenen Substanzen für extern zugeführte Stoffe beschrieben werden sollte.

Die anatomische Struktur und die Funktionen der Haut legen es nahe, diese im wesentlichen als ein *Ausscheidungsorgan* im Sinne einer partiell holokrinen Drüse anzusehen. Der schichtweise Aufbau der Haut bietet für die transepidermale Permeation von außen nach innen oder in umgekehrter Richtung verschiedenartige Bedingungen. Diese beruhen auf der unterschiedlichen Dichte der Schichten, ihren elektrischen Eigenschaften und auf weiteren physikalisch-chemischen Gegebenheiten, wie z.B. dem pH. Die Durchlässigkeit der Haut mit ihren verschiedenen zellarmen und zellreichen Schichten ist von den allgemeinen Gesetzmäßigkeiten der Zellpermeabilität abhängig. Unabhängig

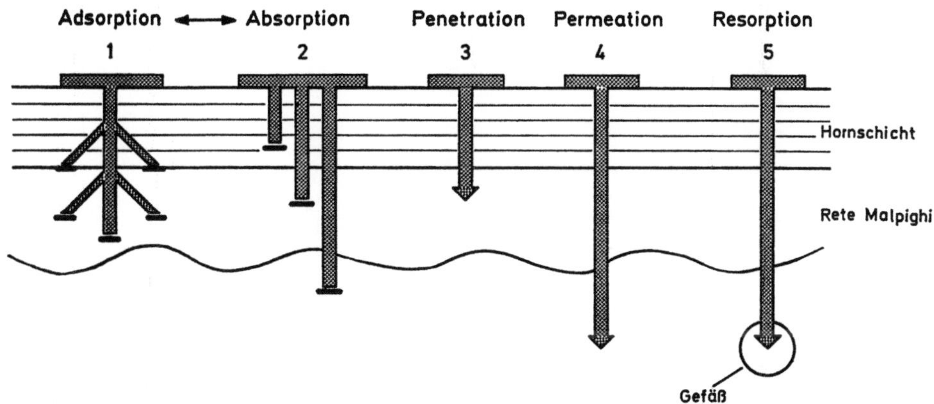

Abb. 99. Die Wege der Substanzaufnahme durch die Haut. Graphische Darstellung der Begriffe. *1* Bindung an Hautstrukturen, *2* Aufnahme von Substanzen durch bestimmte Schichten der Haut, *3* Eindringen in die Haut (allgemein), *4* Durchdringen der Haut, *5* Durchdringen der Haut und Aufnahme in Blut- bzw. Lymphgefäße

von den Gegebenheiten einer vitalen Zelle stellt die Diffusionskonstante eine Größe dar, die von der mittleren freien Weglänge und der mittleren Geschwindigkeit der diffundierenden Teilchen abhängt. Ist die Diffusionskonstante in einem Hautareal groß, so diffundieren die Teilchen dort schnell und Konzentrationsunterschiede werden rasch ausgeglichen. In der Hornschicht ist die Diffusionskonstante 100mal geringer als in der zellhaltigen Epidermis.

Als weiterer bestimmender Faktor für die Diffusion kommt die Konzentration der vorgelegten Substanzen hinzu.

Permeationswege

Eine Substanz, die die Hautschichten durchdringt, kann sich entweder in den Intercellularräumen bewegen oder direkt die Zellmembran durchwandern. Diese Differenzierung beginnt bereits bei der Durchdringung der Hornschicht, die mit ihrer lamellösen Struktur die Vorbedingung für diese zwei verschiedenen Diffusionswege bietet.

Das Eindringen in Zellen bzw. das Diffundieren aus dem Zellinnern ist mit dem Stoffaustausch der zellhaltigen Hautschichten gekoppelt. Dieser Stoffaustausch, der die Grundlage der Ernährung und des Energiestoffwechsels der vitalen Hautschichten darstellt, ist eine Funktion der kleinsten Hautgefäße, besonders der Venolen und des venösen Anteils der Capillaren und schließlich des Lymphsystems. Es ist zulässig, die qualitativen Gesetze der Permeabilität, die an biologischen Modellen tierischer Zellen studiert wurden, auch auf die menschliche Haut zu übertragen. Es ist allerdings notwendig, in qualitativer Hinsicht die besondere strukturelle Situation der menschlichen Haut zu beachten.

Man unterscheidet allgemein folgende Permeationsmöglichkeiten einer Substanz:

1. durch eine Zellmembran,

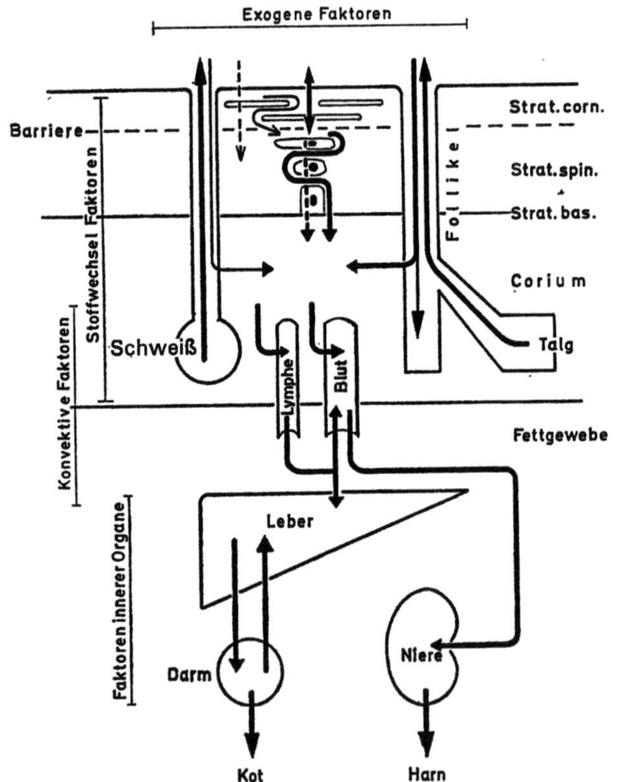

Abb. 100. Darstellung des transepidermalen und transfollikulären Permeationsweges (↓↓) epicutan angebotener Substanzen durch die Haut [und der Ausscheidung (↑) von Schweiß, Wasser und Talg]. Darstellung der Resorption in Hautgefäßen und der Gesamtverteilung im Organismus. Hinweise auf lokale Besonderheiten, die durch komplexe Faktoren charakterisiert sind. [Aus: Stüttgen, G.: Die Haut als Resorptionsorgan. Arzneim.-Forsch. (Drug Res.) 22, 324 (1972)]

2. durch multicelluläre Membranen, wie Epithelien (direkt und intercellulär).

3. Passive Permeabilität oder Durchlässigkeit in Form einer freien Diffusion, die ggf. als restriktive Diffusion von dem aktiven Transport, d.h. dem energieverbrauchenden Transport gegen ein Konzentrationsgefälle unterschieden werden kann.

Substanzen, die die Haut durchdrungen haben, können im Zuge des Säftestroms wieder in Richtung Hautoberfläche geschleust werden. Als weitere nach außen gerichtete Transportkräfte kommen die Zellproliferation sowie die Talg- und Schweißdrüsentätigkeit hinzu. Diffusion und energieverbrauchender Transport können sich somit in einem „steady state" einpendeln. Dieser Begriff kennzeichnet die Einstellung einer konstanten Flußrate, d.h. das Erreichen einer örtlich konstanten Konzentration durch ein Gleichgewicht zwischen den unter dieser Bedingung stets größeren Transportraten von außen nach innen und denen von innen nach außen.

Substanzen, die die Haut durchwandern, können in Abhängigkeit von ihren chemisch-physikalischen Eigenschaften adsorbiert werden. Daten, die von Wichtigkeit für den Durchtritt durch die Zellmembranen sind, stellen Porenweite, Löslichkeit der permeierenden Substanzen in Lipoiden und Wasser sowie weitere physikalisch-chemische Parameter dar.

Ein Penetrationsmechanismus durch passive, druckmechanische Einschleusung, die im Bereiche des Darmes von Volkheimer als *Persorption* bezeichnet wird, und bei der Modellkörper bis etwa 65 μ Durchmesser die Darmwand durchwandern, konnte auch an der Haut mit großmolekularen Partikeln bereits von Milbrad (1933) dargestellt werden. Sie läßt sich heute durch Verfolgung des Eindringens von lichtbrechenden Partikeln mit Hilfe des Interferenzmikroskopes quantitativ erfassen (Wolter, Schaefer, Frömming, Stüttgen 1972). Durch Massage von Partikeln in die Haut kann eine Permeation durch die Hornschicht erzwungen werden und eine Phagocytose in die Zellen der Epidermis bis zur Cutis erfolgen.

Die pinocytäre Aufnahme von Melanin sowie Ferritin durch epidermale Zellen, die unterhalb des Stratum granulosum liegen, wurde elektronenmikroskopisch belegt. Das Vorkommen einer *Pinocytose* im Bereich der Epidermis läßt eine andere Hypothese als die der Membranvesikulation bei dem Transport größerer Partikel nicht unbedingt notwendig erscheinen.

Dem Durchwandern der menschlichen Haut stehen folgende Systeme als Widerstand von seiten der Haut entgegen:

1. Die *Hautoberfläche.*

a) Der Hautfettfilm, ggf. in Form einer Mischung von Fett und Schweiß (sog. Hautoberflächenemulsion),

b) das locker haftende Stratum disjunctum,

c) das fester haftende Stratum conjunctum der Hornschicht, welches einschließlich des Stratum lucidum als Barriere nach Szakall bezeichnet werden darf.

2. *Die vitalen Zellschichten der Epidermis.*

a) Das relativ fest gefügte Stratum spinosum.

b) die strukturell davon unterscheidbare Schicht des Stratum basale.

3. *Die epidermale Grenzmembran* aus Anteilen der Bindegewebsfasern, des Coriums und der Basalschicht.

4. *Die Grundsubstanz*, in die die Fasersysteme mit adsorbierenden Eigenschaften eingelagert sind.

5. Als letzter Widerstand für die Resorption in die Hautgefäße stellen sich die *Gefäßwände* des Blut- und Lymphgefäßsystems dar.

Der Begriff der *Barriere* umfaßt die Permeationsbegrenzung durch verschiedene morphologische und funktionelle Gegebenheiten, und man spricht mit Braun-Falco besser von den Barrieren, da jede Hautschicht ihre Eigengesetzlichkeiten als physikalisch-chemische Barriere besitzt.

Intercellularräume vitaler Zellen wie auch der Abstand der Hornschichtlamellen im Stratum corneum sind Faktoren, die

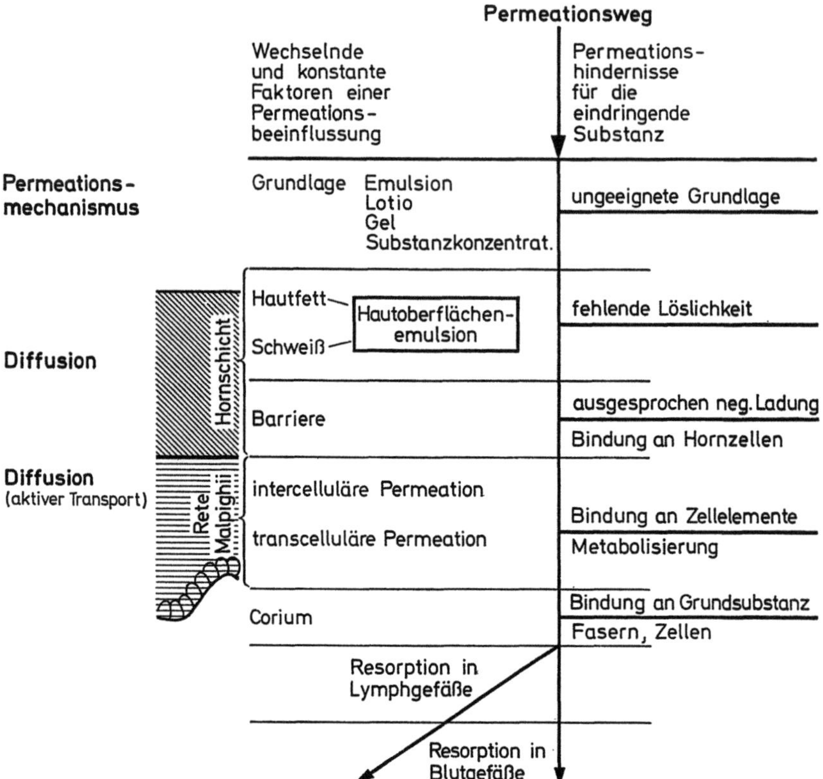

Abb. 101. Der Permeationsweg und seine Beeinflussung durch physikalisch-chemische Faktoren (Stüttgen, 1965)

beachtet werden müssen. Aufgrund der Ausfüllung dieser Räume mit der Intercellularsubstanz und den mosaikartigen Strukturen von Zelloberflächen mit Lipoid- und Proteincharakter können derartige Räume im Hinblick auf die Permeabilität besonderen Gesetzmäßigkeiten unterliegen. Die intercellulären Poren sind nicht einfache Fenster, sondern im elektronenmikroskopischen Bild Kanäle in Form oft komplizierter geschlängelter Schläuche. Keineswegs ist die Permeation durch die Haut einer freien Diffusion gleichzusetzen, welche ausschließlich durch eine molekulare Wärmebewegung bedingt ist.

Der Resorptionsweg durch die Haut kann *transepidermal* oder *transfollikulär* erfolgen und schließlich auch Schweißdrüsenausführungsgänge in gewissem Maß als Schiene benutzen. Der jeweilige Permeationsweg schließt die verschiedenen Mechanismen der Permeation, wie Diffusion und aktiven Transport einschließlich der epidermalen Phagocytose mit ein. Unterschiede in der Hautpermeabilität beruhen auch auf regionären altersbedingten und artdifferenten Verhältnissen. Die Penetration durch die erste Barriere, das Stratum corneum, geht nicht nur interlamellar vor sich, obwohl elektronenmikroskopisch ein geschichteter Aufbau des Stratum corneum mit Lamellen von 30 μ Länge dargestellt wurde, sondern im Stratum corneum können sich kleinmolekulare polare Verbindungen lösen und dann translamellar permeieren. Durch Wasseraufnahme der Hornschicht wird der Vorgang dieser Permeation aktiviert, da damit die Diffusionskonstante durch Vergrößerung der

Verteilungsräume erhöht wird. Beeinflussungen exogener Art können also die Funktion der Barriere beeinträchtigen. Auch morphologische und funktionelle, zur Hornschicht aufsteigende Abweichungen im Rete Malpighii können sich auf die Permeationsfähigkeit der Hornschicht auswirken. Unabhängig von der zu durchdringenden Materie und den zugeordneten Diffusionskonstanten können sich unter Umsetzung der eindringenden Substanzen die Diffusionsverhältnisse dann verändern, wenn sich niedermolekulare Verbindungen zu Komplexen aggregieren. Hierzu gehört einerseits die Bindung an das Keratin und das Eiweiß der einzelnen Schichten, andererseits eine biochemische Umwandlung zu andersartigen Substanzen mit neuen physikalisch-chemischen Parametern.

Bereits in der Hornschicht treten adsorptive Momente zutage, die die Basis dafür geben, daß bestimmte Substanzen in dieser Schicht festgehalten werden. Unabhängig von diesem Vorgang entwickelt sich auf der Hautoberfläche ein Diffusionspotential aufgrund der Wanderung von Kationen in die tieferen epidermalen Schichten. Die Diffusion der Anionen in die dermalen Schichten ist langsamer. Es bildet sich somit auf der Hautoberfläche ein negatives Potential aus. Zwischen dem unterschiedlichen pH der Hautschichten und der Entwicklung eines negativen Potentials besteht demnach ein enger Zusammenhang. Es hieße aber, die elektrobiologischen Eigenschaften im Hinblick auf eine Permeation in praktischer Hinsicht zu sehr in Anspruch zu nehmen, wenn man ihnen einen entscheidenden Einfluß auf die Pharmakokinetik zubilligen würde. Bereits mit dem Vorgang der Salben- oder Cremeauflage, zum Teil in Form einer Einreibung, verändert sich die elektrostatische Situation. Eine solche mechanische Behandlung ist im Sinne des galvanischen Druckeffektes nach Ebbecke bereits wirksam und schafft die Möglichkeit für eine Permeation geladener Substanzen. Auch wird durch Einreiben eine druckmechanische Einschleusung höhermolekularer Substanzen in die Haut gefördert. So gelingt es, großmolekulare Pollenallergene beim Allergen-Reibtest nach Gronemeyer in die tieferen Schichten der Haut einzumassieren, wo die Antigen-Antikörper-Reaktion stattfindet.

Wie in der Hornschicht können auch innerhalb der Epidermis Substanzen an Strukturen adsorbiert werden. Unabhängig von den physikalisch-chemischen Besonderheiten der verschiedenartigen Hautschichten ist die Metabolisierung der eindringenden Substanzen von besonderem Interesse. Beispielhaft ist die gute Permeation von Nicotinsäure-benzylestern, die im Zuge der Permeation hydrolysiert werden, wobei die gebildete freie Nicotinsäure dann zu pharmakologischen Effekten führt. Freie Nicotinsäure hat eine wesentlich geringere Permeationsrate, wenn sie auf die Haut aufgetragen wird. Mit der Ausnutzung der Metabolisierung und der chemischen Umsetzung wird eine Einschleusung von Substanzen ggf. erzwungen.

Pharmakokinetik in der Haut

Zugeschnitten auf die besonderen Gesichtspunkte der *Pharmakokinetik in der Haut, die auf der Unterteilung der Haut in verschiedene Kompartimente beruht*, können folgende Vorgänge hervorgehoben werden:

a) Substanzen, welche von der Haut aufgenommen werden und die Haut durchdringen, benutzen sowohl den transepidermalen als auch den transfollikulären Weg.

b) Das Erreichen eines steady-state resultiert aus einem Ausgleich aller Permeationswege hinsichtlich Zufuhr und Abtransport und ist von den chemischen Eigenschaften der eindringenden Substanzen abhängig.

c) Polare bzw. nicht polare Moleküle haben unterschiedliche Permeationswege.

d) Die Permeationsrate vergrößert sich mit steigender Löslichkeit der angebotenen Substanz im Stratum corneum entsprechend den Gesetzen der Diffusion.

Unter Berücksichtigung der Hornschichtdicke (je nach Lokalisation 2 – 80 μ) und deren Besonderheiten ist die Penetra-

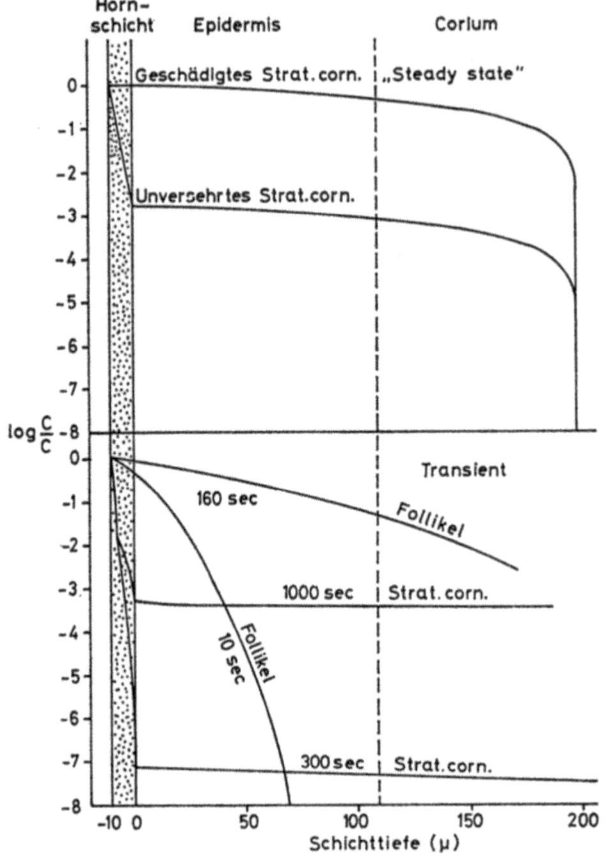

Abb. 102. Darstellung der Entwicklung eines „Steady state"-Gleichgewichts und des kurzen Übergangsstadiums zu Beginn der Permeationsvorgänge (Transient) in Abhängigkeit von der Zeit unter Berücksichtigung des Permeationsweges durch Follikel und Stratum corneum (log c/c= Relative Konzentration in der Haut im Verhältnis zur Hautoberfläche). [Aus: Blank, I. H., Scheuplein, R. H.: J. Invest. Derm. **81,** 4 (1969)]

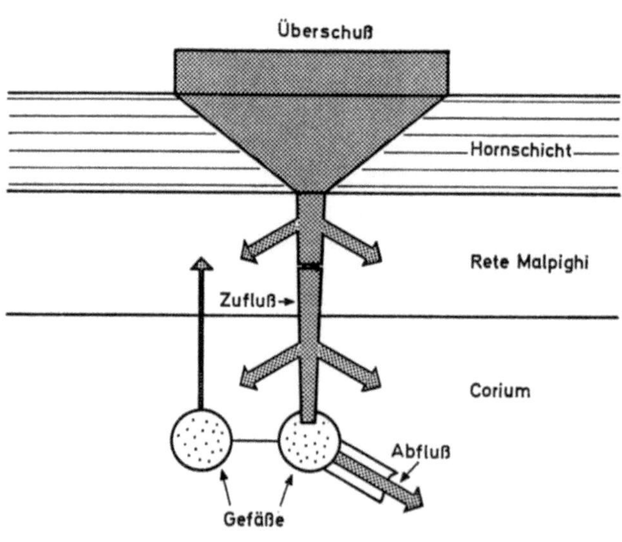

Abb. 103. Schematische Darstellung des sich einstellenden Gleichgewichts aus Zufuhr und Abfluß einschließlich Wiederangebot nach epicutaner Applikation einer Substanz

tion durch die Epidermis zunächst umgekehrt proportional der Hornschichtdicke und direkt proportional den Konzentrationsdifferenzen. Zu Beginn einer Diffusion *(Transient-Stadium)* wird vornehmlich der transfollikuläre Weg bevorzugt. Erwähnenswert ist, daß innerhalb des Follikels die Barrieren nicht in dem Maße entwickelt sind, wie in der normalen Hornschicht. Die danach einsetzende Diffusion durch das intakte Stratum corneum und die Epidermis führt schließlich zu einem Gleichgewichtsstadium, nachdem die Barrieren der Epidermis überwunden sind (Blank und Scheuplein).

Bei dem sich nun einpendelnden *Gleichgewicht*, dem *steady-state*, ist *die Größe der Durchblutung offenbar eine Stellgröße im Sinne der Konvektion von Dost* (vgl. Abb. 103). In diesem Falle erfolgt eine Fortschwemmung und Verteilung des resorbierten Stoffes durch Blut und Lymphe. Das Vehikel Blut kann nun diejenige Stoffmenge transportieren, die durch Diffusion, Absorption, chemische Umwandlung und aktiven Transport weiteren pharmakokinetischen Verteilungsmechanismen, z. B. in inneren Organen, unterliegt. Schließlich wird im nativen oder metabolisierten Zustand durch Harn und Kot, aber auch durch Schweiß und Talg, die Substanz ausgeschieden, die u. U. in veränderter Form auf diesem Wege, allerdings in entsprechender Verdünnung, wieder der Haut angeboten werden.

Die Permeation durch die Haut unter besonderer Berücksichtigung der eindringenden Substanzen

Liegt die permeierende Substanz in bekannter Grundlage und Konzentration vor, so kann die Hautclearance bestimmt werden. Sie gibt die Menge an, die unter der zu einem gegebenen Zeitpunkt im Gleichgewicht eingestellten Flußrate durch die Haut transportiert wird (Transportkennzahl). Sie kann aus den ermittelten Daten wie Permeationsrate, benetzte Hautoberfläche, Einwirkungszeit und einer Stoffkonstanten theoretisch berechnet werden. Die Clearance ist keine konstante Größe, sondern unterscheidet sich wegen der verschiedenen Stoffkonstanten für jede Substanz. So ist schon die Bindung an die Hornschicht sehr variabel. Auch ein Einfetten der Haut oder eine Erhöhung des Eigenfettspiegels der Haut ist eine Stellgröße für das Ausmaß der Permeation. Andererseits ist in Abhängigkeit von der Grundlage und den physikalischen Eigenschaften der angebotenen Substanz der Zustand der Hautoberfläche die Voraussetzung, daß sich eine Permeation anbahnt. Derartige lokale Faktoren lassen die Permeationsfähigkeit einer Substanz nicht im voraus berechnen. Jedoch eröffnen sie die Möglichkeit, den Substanztransport gezielt zu beeinflussen, sowohl im Sinne einer Beschleunigung als auch einer Verzögerung.

Die Variabilität der Hornschichtdicke und der Zustand der Struktur der Haut, z. B. ob normale Verhältnisse gegeben sind, eine Entzündung im Sinne einer Dermatitis vorliegt oder schließlich eine Veränderung der Hautoberfläche (insbesondere des Wassergehaltes der Hornschichtmembran durch einen Okklusivverband, der mit einer Schwellung und Erweichung der Keratinfilamente verbunden ist), bedeuten eine wesentliche Verschiebung der Basis für das Ausmaß der Permeation. Es ist gut einzusehen, daß die strukturellen und chemischen Bedingungen für eine Permeation durch Umweltfaktoren in so hohem Ausmaß überlagert werden können, daß diese in jede Überlegung über die Permeation einer Substanz mit einbezogen werden müssen. Eine Vernachlässigung dieser Faktoren und eine Beschränkung auf die normalen Verhältnisse werden den Tatsachen unter den Aggressionen der Umwelt nicht gerecht. Es konnte so festgestellt werden, daß die Permeabilität gegenüber organischen Substanzen unter einer Dermatitis solaris auf das 10fache verstärkt wird. Die gleiche Situation ergab sich unter Induzierung eines Erythems und anschließender Auflage markierten Schwefels. Weiter verstärkt die Einwirkung von Keratolytica (Haarwellmittel, Haarentferner) die Permeabilität erheblich. Mit Erhöhung des Blutdurchflusses zeigte sich eine erhöhte

Ausscheidung im Urin. Bei der Beachtung der Variabilität der Hautschichten auch im normalen Leben ist für die Eruierung der Pharmakokinetik einer Substanz eine Summe von Parametern, vornehmlich chemisch-physikalischer Art, notwendig. Zunächst handelt es sich

1. a) um die Wasser- oder Lipoidlöslichkeit,
   b) Polarität,
   c) Dielektrizitätskonstante,
2. Molekülgröße,
3. Metabolisierung im Zuge der Permeation.

Dazu addieren sich die Faktoren, die bei der gegebenen *Gewebssituation* von Wichtigkeit sind, wie

1. Art und Weise der Durchblutung,
2. Art und Weise des Lymphabflusses,
3. die Gegebenheiten der jeweiligen Zellpermeabilität,
4. die Weite der Intercellularräume
5. a) der Zustand der Hornschicht und
   b) schließlich spielt die Grundlage, in der die Substanz der Haut angeboten wird, eine wesentliche Rolle.

Vehikelfaktoren und Permeabilität

Vehikel beeinflussen in Abhängigkeit von ihrer Zusammensetzung

1. die flächige Ausbreitung der Substanz durch Verminderung der Oberflächenspannung. Damit wird auch das Eindringen in die Follikel gefördert und intensiviert (Transientstadium der Permeation).

2. In Abhängigkeit von der Viscosität und der vorliegenden Hauttemperatur besitzen die Grundlagen eine unterschiedliche Penetration in die obersten Hautschichten. Dabei muß nicht von einer Resorption im eigentlichen Sinne gesprochen werden, aber ein solches Eindringen des Vehikels bewirkt eine Vergrößerung der Permeationsräume.

3. Wesentlich für ein Vehikel ist die Bindung der einzuschleusenden Substanz an die Grundlage.

4. Durch Abdecken der Haut und eine Verminderung der Perspiratio insensibilis wird der Feuchtigkeitsgehalt der Haut, insbesondere der Hornschicht, erhöht (Okklusivverband!) und eine wesentliche Verstärkung der Permeation erreicht.

In vitro-Versuche zur Permeabilität der Haut in Permeabilitätskammern mit isolierter Haut bzw. isolierten Hautschichten

Derartige Versuche sind unter konstanten Bedingungen und unter Einhalten der verschiedenen Parameter möglich. Der Einfluß der Temperatur schlägt sich in Form einer Aktivierungsenergie für die permeierenden Substanzen nieder. Es gelingt auch rechnerisch, die Permeation von der Oberfläche zur Cutis hin und das Einpendeln eines Gleichgewichts im Zuge der

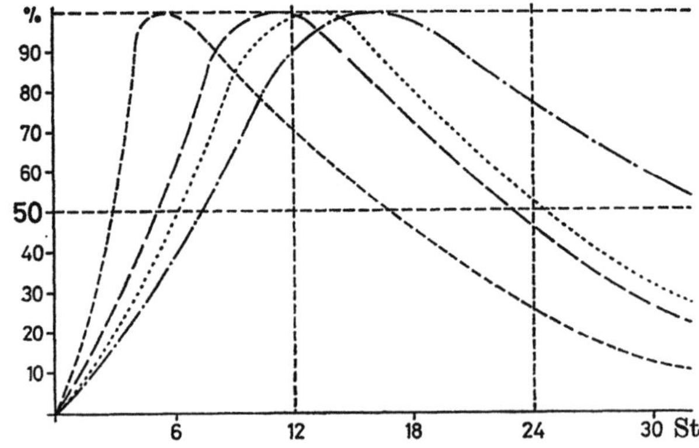

Abb. 104. Resorption aus verschiedenen Grundlagen inkorporierten Antihistamin Chlorphenoxamin 2%. Testung des in den Hautschichten vorliegenden pharmakologisch effektiven Antihistaminicums durch Ausmessung der Quaddelgröße und Erythemfläche. Schnellere Aufnahme aus einem Gel als aus Eucerin oder Lanette, Depoteffekt einer gemischten Salbengrundlage. ----- Chlorphenoxamin (Gel); — — — Chlorphenoxamin mit Eucerin; ····· Chlorphenoxamin mit Lanette; —·—·— Chlorphenoxamin (gemischte Grundlage). Die Kurven wurden an Hand von 4 Versuchsreihen an 50 Probanden ermittelt. [Aus: Stüttgen, G., Krause, H.: Arzneim.-Forsch. (Drug Res.) **6**, 650 (1956)]

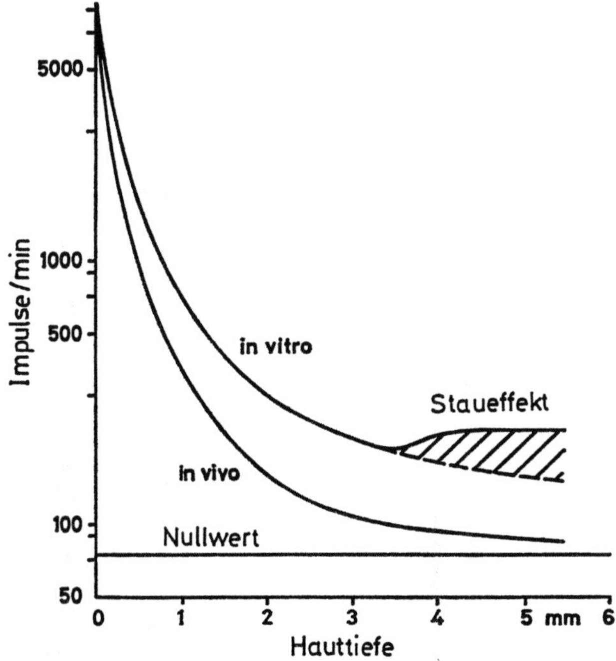

Abb. 105. Aufnahme und Verteilung von tritiummarkiertem Panthenol. [Stüttgen, G., Krause, H.: Arch. klin. exp. Derm. **209**, 578 (1960).] In vitro-Staueffekt in der Subcutis, der in vivo auf Grund der konvektiven Faktoren in gefäßführenden Hautschichten nicht zur Ausbildung kommt. Expositionszeiten 8 Std

Rückdiffusion gegen das Konzentrationsgefälle festzuhalten.

Das epicutane Auftragen von markierten Substanzen auf die excidierte Haut zeigt, daß sich durch Wegfall der Gefäße und des Lymphabflusses ein Stau in den tieferen Hautschichten entwickelt. So wird bei in vitro-Versuchen, auch wenn für eine Durchflutung der Kammern gesorgt wird, eine entsprechende Anreicherung in den tiefen Hautschichten beobachtet. Darüber hinaus ist festzuhalten, daß im Hinblick für die Darstellung der Penetration, also dem Weg durch die Hornschicht und Anreicherung in der Epidermis, ein prinzipieller Unterschied zwischen in vivo- und in vitro-Versuchen nicht festgestellt werden kann; dies gilt ungeachtet der Gegebenheit, ob mit markierten lipoidlöslichen Substanzen, wie mit tritiummarkiertem Vitamin A-Palmitat, oder mit tritiummarkiertem wasserlöslichem Pantothenol gearbeitet wurde. Entsprechende Untersuchungen aus dem Arbeitskreis von Schulze bestätigen diese Situation. Wesentliche Abweichungen ergeben sich jedoch, sobald die Cutis mit ihren Gefäßsystemen in Penetrationsuntersuchungen einbezogen wird. Da der Transport durch die Gefäße und die davon abhängige Gleichgewichtseinstellung in vitro nicht mehr möglich sind, sind solche Ergebnisse auf die in vivo-Verhältnisse nicht übertragbar.

Bemerkungen über die verschiedenen Salbengrundlagen im Hinblick auf die Permeation

Unabhängig von dem Typ der Emulsionen (Öl-in-Wasser oder Wasser-in-Öl, s. Kapitel Therapie) bleibt nach dem Verdunsten des Wassers ein feiner Fettfilm auf der Haut bestehen. In Abhängigkeit von dem Typ der Emulsion können wasserlösliche Medikamente in einer Öl-in-Wasser-, aber auch in einer Wasser-in-Öl-Emulsion aufgenommen werden, und ebenso kann eine öllösliche Substanz in beide Emulsionstypen inkorporiert werden. Nach Verdunstung des Wassers bleibt eine wasserlösliche Substanz in kristalliner oder amorpher Form in der Ölphase auf der Haut liegen, während eine öllösliche Substanz unabhängig von dem Typ der Emulsion in molekularer Verteilung in dem Ölfilm der Oberfläche liegen bleibt. Der wesentliche Unterschied zwischen den beiden Emulsionstypen ist die Verdunstungsgeschwindigkeit des Wassers, welche bei einer Öl-in-Wasser-Emulsion schneller vor sich geht und von einem entsprechend größeren Kühleffekt begleitet ist. Damit stellt sich eine Rückwirkung auf die Resorptionskinetik ein. Mit der Bildung eines Fettfilms auf der Haut ist deren Wasserabgabe die Perspiratio insensibilis, herabgesetzt und ihr Wassergehalt erhöht. Dagegen bleibt bei wasserdurchlässigen Salben die Abdunstung erhalten.

Mit der Auswahl der Grundlagen werden wesentliche Parameter für die Permeation variiert, die sich

a) auf die Verteilung der Medikamente auf der Hautoberfläche,

b) in der Veränderung des Wassergehaltes, insbesondere der Hornschicht und

c) in einer Einflußnahme auf die Durchblutungsgröße insbesondere in der terminalen Strombahn auswirken (Wärmestauung, Kühlwirkung).

Durch Auftragen einer Salbe, also einer Wasser-in-Öl-Emulsion bzw. eines reinen Fettkörpers, kann über eine Beeinflussung der chemisch-physikalischen Eigenschaften der Hautoberfläche eine Tiefenwirkung unter dem Gesichtspunkt einer Aktivierung der Permeation erzielt werden.

Nachweismethoden für Substanzen, die in die Haut eindringen oder sie durchdringen

Zur exakten Erfassung pharmakokinetischer Vorgänge bieten sich Isotopenmethoden, Substanzanalysen mit chemischen Nachweisen und schließlich auch biochemische Analysen an, wenn die zu untersuchende Substanz Einwirkungen auf enzymatische Aktivitäten im Bereiche der Haut aufweist. Die Eruierung der Pharmakokinetik einer Substanz ist dann von besonderer Wichtigkeit, wenn es im Interesse der therapeutischen Anwendung liegt, daß die Substanz in bestimmten Hautschichten eine Anreicherung erfährt, und zwar dort, wo der pathologische Prozeß abläuft bzw. unterhalten wird. Der Effekt eines therapeutischen Erfolges sagt nur aus, daß die Substanz in die Schicht diffundiert ist, die für die Pathogenese der Dermatose von Wichtigkeit ist.

Methoden:

1. Vorliegen einer Eigenfarbe der eindringenden Substanz bzw. histochemische Anfärbung in den verschiedenen Hautschichten.
2. Fluorescenzmarkierung dieser Substanz und Permeationsanalyse im Ultraviolettlicht.
3. Die Nachweismethode mit höchstem Empfindlichkeitsgrad ist die Markierung der Verbindung mit Isotopen.
4. Die einfachste Nachweismethode für eine percutane Absorption ist der Beleg einer therapeutischen Effektivität.

Klinische Beispiele zur Permeation an Hand der Beeinflussung der Reaktivität der Haut

1. Abblassungsphänome nach epicutaner Auftragung von Corticosteroiden unter dem Kunstgriff des Okklusivverbandes, der sog. McKenzie-Test. Diese Entwicklung einer Vasoconstriction nach epicutaner Applikation entspricht der Entwicklung einer Vasoconstriction, die durch intracutane Injektion der Corticosteroide ausgelöst werden kann.
2. Beeinflussung der Quaddelreaktion nach Auslösung physikalischer Urticariaformen bzw. intracutaner Injektion nach Histamin. Erfassung der Permeationsdynamik von Substanzen, die solche Quaddelreaktion abschwächen in bezug auf die Parameter Zeit/Dosis/Grundlage.
3. Nachweis der Permeation gefäßaktiver Substanzen an Hand der Erfassung der Blutfadenkonfiguration im Bereich der Capillaren durch die sog. Capillarmikroskopie. Diese Untersuchungen sind an Haut und Schleimhaut für entsprechende Substanzen, deren pharmakologische Eigenheit in dieser Hinsicht bekannt ist, eine wertvolle ergänzende Aussage zur allgemeinen pharmakologischen Wirkung.
4. Empfindlichster Nachweis für die Permeation einer Substanz ist die Entwicklung einer allergischen Reaktion.

Beeinflussung der percutanen Resorption

Bereits aus den vorhergehenden Kapiteln kann abgeleitet werden, daß eine Veränderung der Hautoberfläche durch eine Irritation oder eine mechanische Schädigung eine Erhöhung der percutanen Resorption zur Folge hat. Dies ist einer Veränderung der verschiedenen Barrieren gleichzusetzen, durch die sich eine Substanz ihren Weg bahnen muß. Auf die entsprechende Wahl der Grundlage wurde bereits hingewiesen und ergänzend darf hinzugefügt werden, daß durch bestimmte Substanzen wie DMSO im gegebenen Fall nicht nur eine Erhöhung der Permeation durch die Haut erfolgt, sondern die Aufnahmekapazität der Hornschicht für bestimmte Medikamente, wie Glucocorticoide wesentlich erhöht wird. Unter Zugrundelegung der anatomischen Verhältnisse wird eine Erhöhung der Permeationsrate unter folgenden Bedingungen zu erzielen sein:

1. *Entfettung* der Hautoberfläche, wenn wäßrige Lösungen aufgetragen werden, in denen die Substanzen gelöst sind.

2. *Entfernung der oberflächlichen Hornschicht* bzw. Störung der lamellaren Struktur (Tesafilmabriß, Stripping). Die Aussagekraft der Permeationserhöhung durch Tesafilmabriß wird allerdings dadurch eingeschränkt, daß bereits durch den Hornschichtabriß eine Irritation der gesamten Haut erfolgt, die insbesondere die der Hornschicht folgenden epidermalen Zellen erfaßt.

3. *Irritationen* der Haut mit Quellungsvorgängen und Veränderungen der Hautdurchsaftung und einer häufig damit verbundenen Veränderung der Gefäßwände.

Schwerster Eingriff ist die Entfernung der Hornschichtbarrieren und damit eine Entblößung der Haut von den für die Limitierung der Permeation strukturell und funktionell wichtigsten Membranen. Dabei ist zu beachten, daß die Entfernung dieser Schichten sowohl für die Permeation von außen nach innen als auch von innen nach außen Bedeutung hat, wie z.B. der hohe Wasserverlust nach Störung der Hautschichten durch Verbrennung zeigt.

Zu beachten ist, daß neben bestimmten exogenen und endogenen Situationen, wie *Sonnenlichtexposition*, insbesondere bei sich entwickelnder Dermatitis solaris, eine erhöhte *Transpiration* aufgrund entsprechender klimatischer Verhältnisse oder Besonderheiten einer abdeckenden Kleidung nun eintreten kann. Dieser Gesichtspunkt ist bei der Prüfung der Toxicität von Substanzen bei vorgelegter Konzentration auf die Haut besonders zu beachten.

Die Iontophorese

Durch Iontophorese können Ionen bzw. polare Substanzen in die Haut eingeschleust werden: In Abhängigkeit von der

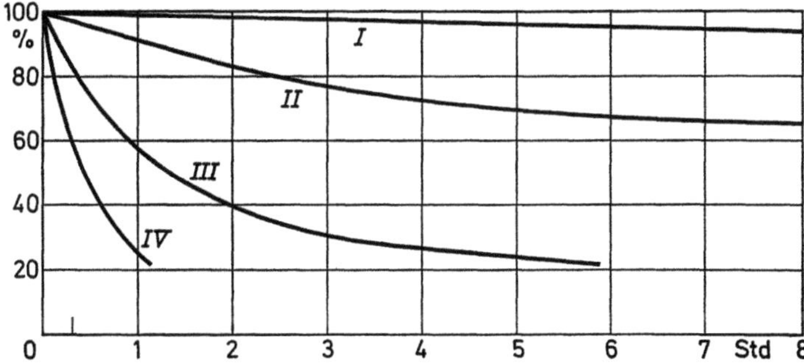

Abb. 106. Absorptionsrate und Hautzustand. [Kutzim, H.: Arch. klin. exp. Derm. **206** (1957).] (In: Stüttgen, G.: Die normale und pathologische Physiologie der Haut. Stuttgart: Fischer 1965.) Resorptionsmessungen mit ^{131}J. Überblick über die Absorption aus Vaseline bei verschiedenen Hautzuständen; *I* Absorption ohne abdeckenden Verband; *II* Absorption mit abdeckendem Verband; *III* Absorption bei abdeckendem Verband und mit Äther entfetteter Haut; *IV* Absorption bei Dermatitis

Polung der Elektroden wandern Kationen bzw. Anionen mit einem elektrischen Gleichstrom (um 1 mA) in die Haut. Durch Regulation der Stromstärke ist die percutane Resorption zu steuern. Die Iontophorese gehört als Unterbegriff zu dem stromabhängigen Transport der Elektrophorese. Diese Elektrophorese wird in die Iontophorese und die Elektroosmose unterteilt. Während bei der Iontophorese die Ionenwanderung im Vordergrund steht, liegt der Schwerpunkt bei der Elektroosmose auf der Wanderung der undissoziierten Flüssigkeitsmoleküle. Bringt man Wasser an die Elektroden auf der Haut, so beobachtet man unabhängig von dem Elektrolytgehalt der Lösung an der Anode eine dellenförmige Einsenkung und an der Kathode eine Rötung mit Quaddelbildung. Im Sinne der Elektroosmose wird Wasser von der Anode zur Kathode transportiert. Bei geringer Leitfähigkeit der Lösung ist die Elektroosmose am wirksamsten, während die Iontophorese am stärksten in Flüssigkeiten hoher Elektrolyt-Konzentrationen ausgebildet ist. Vor Anwendung der Iontophorese als Kunstgriff zur Einschleusung von Substanzen in die Haut hat man sich also über die entsprechende Ladung der einzuschleusenden Substanz, deren Löslichkeit und ihren Dissoziationsgrad zu informieren.

Molekulare Struktur und Permeation

Die Elektronenmikroskopie hat mit ihrem Auflösungsvermögen die Grenze der Differenzierung zwischen Struktur und Funktion erreicht, und man geht wohl nicht fehl, das Hautgerüst von der Struktur her als „Hautsieb“ zu betrachten, wenn man die Intercellularräume und die Zellwandporen als Unterbrechung der stofflichen Kontinuität ansehen will. Eine Variation durch Ausfüllung der „Sieblöcher“, der elektrobiologischen Eigenschaften mit der Differenzierung gebundener und freier Ladungen, der adsorptiven Eigenschaften von Fasern und der amorphen Substanzen erweitert aber die Vorstellung über die Diffusion durch ein starres Netzwerk in Richtung auf eine Permeationsdynamik.

Höhermolekulare Substanzen sind in ihrer chemischen Struktur nicht als starre Gerüste aufzufassen, sondern besitzen Möglichkeiten zur Gestaltsveränderung. Für die Bewertung der Ausfüllung eines Lumens sind anstelle der Bezeichnungen Durchmesser oder Radius besser die Begriffe Raumerfüllung oder Wirkungsdurchmesser einzusetzen. Damit ist der Wirklichkeit entsprechend die Veränderlichkeit und die plastische Verformbarkeit durch umgebende Kräfte angedeutet. Es gilt als Regel, daß bei Gasen und Flüssigkeiten und festen Körpern der Atom- bzw. Ionen-Radius von 5 Å niemals überschritten wird. Bei organischen Molekülen schiebt sich aber das aus den Atomabständen resultierende Molekülvolumen in den Vordergrund. Bei einer Atomanzahl von mehreren Hundert kommt man dann auf die Größe der höher molekularen organischen Polymerisate mit Längen von einigen 100—1000 Å. Hinzu kommt, daß große organische Moleküle häufig eine Solvathülle, d. h. in wäßriger Lösung eine Hydrathülle besitzen, die mehr oder weniger verschieblich ist und so zur Plastizität beiträgt. Die Moleküle anorganischer Verbindungen sind meist kleiner, als die aus der großen Gruppe der organischen Verbindungen unter Einschluß der hochmolekularen Eiweiß- und Kohlenhydratstrukturen.

In der Abb. 107 sind die Größen der nicht hydratisierten Moleküle, Ionen und Atome im Verhältnis zur Weite des *Intercellularspaltes* angegeben. Dieses Schema ist lediglich als Hinweis für die effektive Molekülgröße zu betrachten, da z. B. durch Hydratisierung sich die Verhältnisse im Hinblick auf eine ungehinderte Diffusion und Absorption zusätzlich verändern können. Summarisch ist festzustellen, daß unter Ausschluß der hochmolekularen Substanzen die Molekülgröße für die Penetration und Permeation durch die menschliche Haut eine untergeordnete Rolle spielt. So wurde für aliphatische Kohlenwasserstoffe, die in homologer Reihe für Permeationsteste radioaktiv markiert wurden, und bei denen somit die Molekülgröße der veränderliche Faktor war, belegt, daß bis

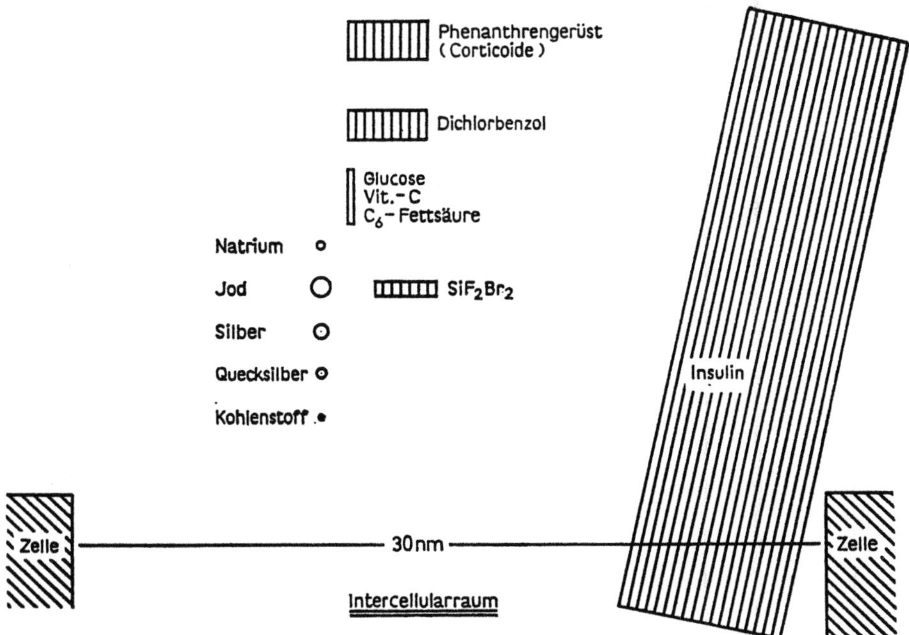

Abb. 107. Die Größe von nicht hydratisierten Molekülen, Ionen und Atomen im Vergleich zur Weite des Intercellularspaltes

zu einer Kettenlänge von C_6-C_8 die Permeation ansteigt, um dann mit zunehmender Länge wieder abzunehmen. Mit Veränderung der Kettenlänge variieren aber die Viscosität, die Wirkung der van der Waalsschen Kräfte und schließlich die Löslichkeit.

Am Beispiel der cyclischen Kohlenwasserstoffe und ihrer Derivate kann gezeigt werden, daß nicht die Molekulargröße für das Permeationsvermögen und für die Permeationsgeschwindigkeit von Bedeutung ist: So permeiert

Benzol schneller als das größere Benzylchlorid,

Benzyl-benzoat schneller als der kleinere Benzylalkohol,

p-Kresoläthyläther schneller als Salicylsäuremethylester,

Diphenyläther schneller als Phenyläthylalkohol.

In aliphatische Kohlenwasserstoffe eingeführte Hydroxylgruppen setzen das Permeationsvermögen herab, ohne daß damit die Molekülgröße wesentlich verändert wird.

Festzustellen ist, daß bei allen Molekülen, die die Haut gut durchwandern, eine Beziehung zwischen Molekülgröße und Permeabilitätsgeschwindigkeit nicht zu belegen ist.

Beispiele zur Permeationskinetik therapeutisch wichtiger Substanzen

Glucocorticoide

Angewandte Nachweistechniken nach Auftragen der Substanz:

1. Horizontales Abtragen der Haut und Messung der Aktivitäten

a) der Hornschicht durch Strippingverfahren,

b) durch Flachschnitte mit etwa 10 bis 50 μ Dicke.

2. Autoradiographie nach Excision innerhalb des mit Glucocorticoiden behandelten Hautgebietes.

3. Nachweis epidermal aufgetragener Substanzen im Urin unter besonderer Behandlung der Hautoberfläche

a) mit Stripping-Methode,

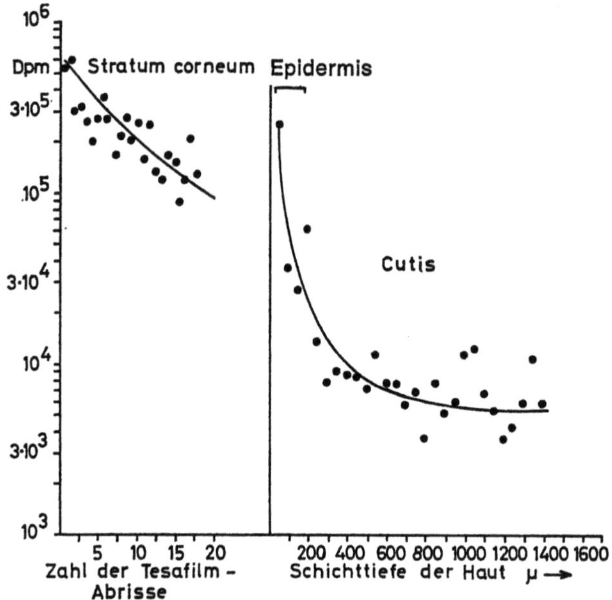

Abb. 108. Darstellung der Permeation eines markierten Steroids (tritiummarkiertes Formocortal), dessen Verteilung in der Hornschicht mittels Tesafilm-Abrissen (Stripping) und dessen Aufnahme in Epidermis und Cutis mittels Horizontal-Flachschnitten verfolgt wurde. 1,7 mg/Salbe; 2 Std Auflage ohne Verband. Dpm = radioaktive Zerfälle/min. (Schaefer, H., Stüttgen, G., Mailand 1970)

b) nach experimenteller Entzündung einschließlich der Verwendung verschiedener Grundlagen.

4. Messung des Impulsschwundes aufgetragener markierter Substanzen als Hinweis für die Geschwindigkeit der Aufnahme in die Haut.

Aus all diesen Untersuchungen ist festzuhalten, daß nicht eine homogene Sättigung der Hornschicht nach epicutaner einmaliger Auftragung eintritt, sondern daß sich Konzentrierungen in bestimmten Hautschichten im Zuge der Permeation einstellen können. Unter dem Begriff des *Topicals* sind Steroide zu verstehen, welche eine geringe Neigung zu schnellen systemischen Wirkungen zeigen. Ein Topical zeichnet sich durch eine langfristige Anreicherung in den oberen epidermalen Schichten nach epicutaner Auftragung aus. Die Permeationswege der markierten Steroide sind zunächst primär transfollikulär und zeigen zeigen später bei Einstellung des (steady-state) Gleichgewichtes in der Darlegung von Blank und Scheuplein eine eigene Resorptionskinetik, die durch mögliche Metabolisierung dieser Substanz wie z.B. des Hydrocortisons variiert wird.

Selbstverständlich wird die Funktion eines Topicals, welches lediglich eine Charakterisierung der Permeationskinetik unter gegebenen normalen Verhältnissen ist, dann verändert, wenn eine entzündliche Hautveränderung wie z.B. eine Dermatitis vorliegt.

Tabelle 293. Vergleich der Permeation zweier Steroide und eines Peptid-Antibioticums. Ausbeute in Prozent der wiedergefundenen Gesamtaktivität (Penetrationsdauer 300 min). (Nach: Zesch, A., Schaefer, A., Stüttgen, G.: Kongreß-Bericht, Internat. Kongr. Derm. Berlin-Heidelberg-New York: Springer, im Druck)

	^{3}H-Fluoro-formylon [a]	^{3}H-Hydro-cortison	^{3}H-Dista-mycin [b]
Hornschicht	94,3	82,6	99,6
Epidermis	2,2	3,8	0,34
Cutis	2,5 [c]	13,4 [d]	∅ [e]
Serum	∅	∅	∅
Harn	1,0	0,2	∅

[a] Fluoriertes Corticosteroid.
[b] Polypeptid-Antibioticum.
[c] Geringe Bindung in der Cutis, daher relativ größere Harnausscheidung.
[d] Starke Bindung in der Cutis, daher relativ geringe Harnausscheidung.
[e] Keine Penetration in die Cutis, daher keine Harnausscheidung.

Dann tritt eine schnelle Resorption ein, die z. B. auch durch die vorliegende endogen gesteuerte Situation der Hautdicke und Konsistenz verändert werden kann. Prinzipiell kann festgehalten werden, daß die Corticosteroide, welche eine schnelle Permeationsmöglichkeit besitzen, auch hinsichtlich ihrer biologischen Wirksamkeit eine Hemmung der eigenen Hydrocortisonproduktion in der Nebennierenrinde hervorrufen. Gleichzeitig kombiniert sich damit eine besondere Auswirkung auf die Durchblutung der Hautperipherie durch Vasoconstriction der Gefäße, insbesondere des subpapillären Venenplexus. Eigenhemmung der Permeation von Corticosteroiden kann durch Vorlage hochkonzentrierter Glucocorticoidexterna und nachfolgender Auflage markierter Corticosteroide bewiesen werden. In der Tabelle 293 sind vergleichende Untersuchungen zwischen der Permeation von Hydrocortison und fluorierten Corticosteroiden dargestellt. Besondere Beachtung ist der Verteilung der Markierung in den verschiedenen Hautschichten einschließlich des Serums und des Harnspiegels zu schenken.

Als wesentliches Ergebnis ist festzuhalten, daß *Hydrocortison* innerhalb der Haut metabolisiert werden kann und unter normalen Verhältnissen nur in Spuren im Urin erscheint. Bei dem Kunstgriff des *Okklusivverbandes* wird die Penetration verzehnfacht. Der Verteilungsmodus, der aus der Impulsverteilung in der Hornschicht und Epidermis abzulesen ist, zeigt insbesondere innerhalb der Hornschicht die Abhängigkeit der Permeation von dem Fickschen Gesetz, nämlich eine Verteilung in Form einer logarithmischen Funktion in Abhängigkeit von der Schichttiefe. Innerhalb der Epidermis und besonders der Cutis kann diese Funktion durchbrochen werden, da nunmehr der Vorgang der gehinderten Diffusion durch Bindung der Steroide an epidermale und cutane Strukturen im Vordergrund steht.

Da die Haut auf die Aggressionen der Umwelt reagiert und damit die Parameter für die Diffusion durch die Haut wesentlich verändert werden können, sind außergewöhnliche Variationen der *Permeationsgröße in Abhängigkeit von einer Vorschädigung der Haut zu erwarten.*

Maibach und Feldmann konnten an Serienuntersuchungen belegen, wie groß und wie unerwartet die Permeationsgröße einer Reihe von Substanzen ist, die bisher im Hinblick auf ihre Permeation noch nicht allgemeine Aufmerksamkeit auf sich gezogen hatten (so z. B. von Insecticiden). Es wird eine weitere Aufgabe der dermatologischen Forschung sein, festzustellen, wie groß die Einwirkungen auf physiologische und pathologische Vorgänge in der Haut durch diese Substanzen sind, wenn sie die Schranke der Hornschichtbarriere passiert haben. Das besondere Gebiet der Pharmakologie der Haut ist mit dem Vorgang der Permeation der lokal aufgetragenen Substanzen unter Berücksichtigung der Permeabilität untrennbar verknüpft. So konnte die hohe Permeabilität des *Coffeins* durch Nachweis der Veränderungen des Reflexerythem nach epicutaner Auftragung demonstriert werden.

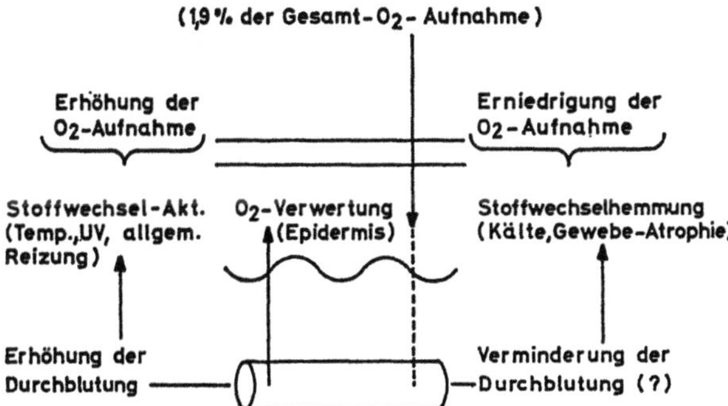

Abb. 109. Hautfaktoren der O_2-Aufnahme (1,9% der Gesamt-O_2-Aufnahme). [Aus: Kihn, L.: Arch. phys. Ther. (Lpz.) **1**, 1 (1963)]

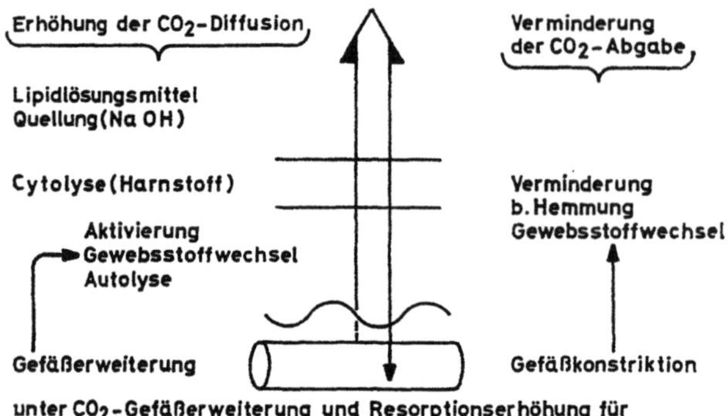

Abb. 110. Hautfaktoren der CO_2-Aufnahme und -Abgabe (2,7% der Gesamt-CO_2-Ausscheidung). [Aus: Kihn, L.: Arch. phys. Ther. (Lpz.) ((1, 1)) (1963)]

Einige Daten über die *percutane Aufnahme und Abgabe von Gasen*, insbesondere O_2 und CO_2, belegen, daß diese Gase von der Haut aufgenommen werden können und insbesondere CO_2 durch die Haut abgegeben wird. Die Aufnahme von O_2 spielt beim Erwachsenen in Relation zur alveolären Aufnahme eine untergeordnete Rolle. Todesfälle nach Auftragen von Substanzen, die die „Hautatmung" verhindern, sind wohl mehr Folge der Einflüsse auf die Temperaturregulation durch Verhinderung der Transpiration oder Folge einer Resorption dieser aufgetragenen Substanzen. Immerhin ist eine Verwertung transcorneal aufgenommenen Sauerstoffes durch die Epidermis belegbar. Auch die Resorption von CO_2 aus entsprechenden Badeflüssigkeiten ist durch den Nachweis eines scharf begrenzten Erythems innerhalb der Kontaktfläche des CO_2-Bades charakterisiert.

Faustregeln zur percutanen Resorption

[vgl.: Idson, B.: J. Soc. cosmet. Chem. **22**, 615—634 (1971).]

A. Zustand der Haut

1. Verdickung und Festigkeitszunahme der Hornschicht vermindern die Penetration.

2. Intensive Erhöhung der Resorption durch virtuelle bzw. pathologische Schädigung (z. B. bei psoriatischer Haut) bzw. Entfernung der Hornschicht, auch Entfernung des Hautoberflächenfetts begünstigt Resorption.

3. Hautalter. Die kindliche Haut resorbiert intensiver als die Haut des Erwachsenen.

4. Regionale Unterschiede. Je mehr Follikel, um so höher die Resorption. Sonderfall: Skrotalhaut mit stark erhöhter Resorption.

5. Hautdurchblutung. Bei erhöhter Durchblutung Erhöhung der lokalen Clearance-Rate.

B. Physiko-chemische Faktoren

1. Die Hydration des Stratum corneum bewirkt wesentliche Erhöhung der Penetrationsrate, durch Okklusivverband z. B. Permeationsförderung von Corticosteroiden um den Faktor 10—100.

2. Die Hauttemperatur ist im physiologischen Bereich unwesentlich.

3. Konzentration der penetrierenden Substanz. Es gilt das Ficksche Gesetz:

$$\frac{Q}{A \cdot t} = J_s = k_p \Delta C_s .$$

Q = Menge der penetrierenden Substanz; A = Auflagefläche; t = Zeit; J_s = Penetration pro Flächen- und Zeiteinheit; k_p = Permeabilitätskonstante; ΔC_s = Konzentrationsdifferenz.

4. Löslichkeitscharakteristika der permeierenden Substanz. Beispiel: Triamcinolon 5mal wirksamer bei systemischer Gabe

als Hydrocortison, aber nur $^1/_{10}$ der Lokalwirksamkeit. Überführung des Triamcinolons in Triamcinolon-acetonid mit Veränderungen des Lipid/Wasser-Löslichkeitsquotienten erhöht die lokale Wirksamkeit um den Faktor 10^3. Betamethason 30mal wirksamer als Hydrocortison bei systemischer Gabe, aber nur $^1/_{10}$ der topischen Wirksamkeit.

Bei Umwandlung des Betamethasons in Betamethason-17-valerianat mit verändertem Lipid-Wasserquotienten erhöht sich die topische Wirksamkeit um das 10fache.

5. Beziehungen zwischen Molekulargewicht und Resorption: Keine direkte Korrelation.

6. Einfluß der Grundlage, in die die penetrierende Substanz eingebettet ist: Je geringer die Affinität der Grundlage zur Wirksubstanz bzw. je geringer die Löslichkeitstendenz, um so höher die Permeationsrate. Die Rate der Abgabe aus der Grundlage wird durch die Phasen Grundlage/Stratum corneum reguliert.

Beispiel: Je weniger Propylenglykol in einer Grundlage mit Fluprednyliden-acetat, um so höher die Penetrationsrate (Sonderfall, meistens Permeationsbeschleunigung durch Propylenglykol).

7. Permeationsbeschleuniger: Dimethylsulfoxid (DMSO), Dimethylformamid (DMFA), Dimethylacetamid (DMA) und Dimethyllactamid (DMLA); einmal durch Erhöhung der Hydration bzw. Solvatation der Hornschicht, zum anderen durch Störung der Hornschichtstruktur durch Lösung von Lipoproteiden.

8. Für die Auswahl der Externa zur Behandlung einer Dermatose, die sich in einer bestimmten Schichttiefe der Haut ausprägt, sollte die Erreichung einer optimalen Konzentration in dieser Hautschicht angestrebt werden. In der Tiefe liegende Veränderungen (z. B. Vasculitiden) sollten mit solchen Substanzen behandelt werden, die die oberen Hautschichten gut durchdringen und sich in den tiefen Lagen anreichern. Demgegenüber sind oberflächlich liegende Dermatosen (z. B. Ekzeme) einer Behandlung mit solchen Substanzen besonders zugänglich, die in den oberen Schichten festgehalten werden und eine geringe Neigung zeigen in tiefere Lagen abzuwandern.

Tabelle 294 (vgl. auch Tabelle 4). Penetration von Substanzen in und Permeation durch die menschliche Haut (Literatur s. S. 375)

I. Steroide

A. Hydrocortison

1. Ausscheidung im Urin nach lokaler Applikation unter Okklusion bei *Kindern* (1)

Normale Haut	ca. 24%
Ekzematöse Haut	ca. 36%

2. Permeation von intravenös appliziertem Hydrocortison ins Hautoberflächenfett (7). In 24 Std ca. 1% des applizierten Steroids.

3. Ausscheidung im Urin nach lokaler Applikation von 5,7 µg/cm² in Aceton unter verschiedenen Bedingungen (14)

	% der applizierten Menge
Unveränderte Haut	0,46
Unter Okklusion	4,48
Nach Hornschichtabriß	0,91
Nach Hornschichtabriß und Okklusion	14,91

4. Ausscheidung im Urin nach lokaler Applikation einer 0,25%igen Lösung in Aceton in Abhängigkeit von der Lokalisation in 5 Tagen (9)

Lokalisation	% der applizierten Menge
Unterarm (ventral)	1,04
Unterarm (dorsal)	1,19
Fußbogen (plantar)	0,17
Fußknöchel (lateral)	0,31
Handinnenfläche	0,78
Rücken	1,26
Kopfhaut	4,41
Axille	3,07
Stirn	7,65
Kinnbogen	12,25
Scrotum	32,2

5. Permeabilitätskonstante K_p und Diffusionskonstante D für menschliche Hornschicht (20)
$K_p = 3 \cdot 10^{-6}$ cm/Std, $D = 4{,}8 \cdot 10^{-13}$ cm²/sec

6. Permeation durch excidierte Haut in 24 Std aus verschiedenen Vehikeln (16)

Vehikel	% der applizierten Menge
Dimethylsulfoxid	29,23
Dimethylacetamid	7,39
Dimethylformamid	2,28
Benzol	0,44

7. Penetration in excidierte Haut (Mamma) aus verschiedenen 1%igen Zubereitungen nach 100 min Applikationsdauer (26, 27, 28) [Bestimmung in der Hornschicht durch Hornschichtabriß, in der Epidermis und Cutis durch 10 µ- bzw. 40 µ-Schnitte parallel zur Hautoberfläche, errechnet in µMolarität (µMol/l Gewebe)]

	Vaseline	Wasserhaltige Wollwachs-alkoholsalbe	Wasserhaltige hydrophile Salbe	Polyäthylen-glykolsalbe
Hornschicht	61200	17100	48600	5100
Epidermis	55,2	65,4	58,0	11,1
Cutis	47,7	6,2	24,2	0,86

B. Weitere Steroide

1. Ausscheidung im Urin nach lokaler Applikation von 4 µg/cm² in Aceton unter Okklusion in 5 Tagen (11)

Steroid	% der applizierten Menge
Hydrocortison	1,87
Hydrocortison-acetat	2,55
Cortison	3,38
Corticosteron	8,78
17-Hydroxydesoxicorticosteron	8,41
Desoxicorticosteron	12,55
17-Hydroxyprogesteron	14,76
Progesteron	10,81
Fluocinolon-acetonid	1,34
Dexamethason	0,40
Oestradiol	10,62
Testosteron	13,24

Steroid	% der applizierten Menge
Testosteron-acetat	4,62
Testosteron-propionat	3,44
Dehydroepiandrosteron	18,45
Androstendion	13,47
Fluocortolon	ca. 30
(Harn und Stuhl, W/O-Emulsion) (24)	

2. Permeation durch excidierte Haut aus verschiedenen Vehikeln in 24 Std (16)

	% der applizierten Menge					
Steroid	DMSO[a]	DMAC[b]	DMFA[c]	Benzol	Methanol	Äthanol
Testosteron	20,16	7,80			0,87	
Oestradiol	6,89	2,45	2,16	0,32		
Fluocinolon-acetonid	4,87	0,09	0,31	0,16		0,03

[a] DMSO = Dimethylsulfoxid. — [b] DMAC = Dimethylacetatamid. — [c] DMFA = Dimethylformamid.

3. Permeabilitätskonstante K_p und Diffusionskonstante D für menschliche Hornschicht (20)

Steroid	$K_p \cdot 10^{-6}$ (cm/Std)	$D \cdot 10^{-13}$ (cm²/sec)
Progesteron	1500	160
Pregnenolon	1500	220
Hydroxypregnenolon	600	155
Hydroxyprogesteron	600	166
Cortexon	450	135
Testosteron	400	195
Cortexolon	75	36,1
Corticosteron	60	39,2
Cortison	10	13,1
Aldosteron	3	4,9
Oestron	3600	870
Oestradiol	300	72,4
Oestriol	40	19,3

4. Penetration in excidierte Haut (Mamma) aus verschiedenen 0,1%igen Zubereitungen nach 100 min Applikationsdauer (26, 27, 28) [Bestimmung vgl. I. A. 7. Angabe in μMolarität (μMol/l Gewebe)]

Steroid	Hautschicht	Vaseline	Wasserhaltige Wollwachsalkoholsalbe	Wasserhaltige hydrophile Salbe	Polyäthylenglykolsalbe
Fluocinolon-acetonid-acetat (Fluocinonid)	Hornschicht	2850	990	88	768
	Epidermis	0	0,012	0,05	1,4
	Cutis	0,003	0,003	0,008	0,17
4-Chlortestosteron-acetat	Hornschicht	576	103	212	1000
	Epidermis	0,89	0,44	1,14	3,95
	Cutis	0,046	0,13	0,31	0,002
Fluoroformylon	Hornschicht	291	537	738	512
	Epidermis	0,041	0,058	0,38	0,082
	Cutis	0,008	0,013	0,082	0,002

II. Weitere Medikamente

Literaturübersicht über die Permeation von Medikamenten und weiteren Substanzen s. (13, 21)

1. Salicylsäure, Ausscheidung im Urin nach lokaler Applikation von 5%igen Zubereitungen (25)

Vehikel	% der applizierten Menge
Vaseline	7,40
Eucerin c. aq.	17,37
Lanette	14,85
Polyäthylenglykol	2,21
Suppopharm	1,82
Aceton [Lit. (10)]	22,6

2. Griseofulvin, Permeation durch die excidierte Haut in 24 Std aus verschiedenen Vehikeln (16)

Vehikel	% der applizierten Menge
Dimethylsulfoxid	4,42
Dimethylacetamid	1,37
Dimethylformamid	0,17
Benzol	0,04
Äthanol	0,05

3. Methotrexat

a) Ausscheidung im Urin nach lokaler Applikation (1%ig in O/W-Creme) (6) in 48 Std: 0,07—0,54% der applizierten Menge

b) Permeation durch excidierte Haut in 20 Std 0,5- und 2,5%ig in Puffer (17)

Applizierte Menge	Permeierte Menge
0,5 μg/20 Std	3,69%
2,0 μg/20 Std	2,74%
8,0 μg/20 Std	3,88%
32 μg/20 Std	3,27%

c) Permeation durch excidierte Haut aus Dimethylacetamid in 20 Std (18)

Konzentration	% der applizierten Menge
0,2%ig	3,2
0,05%ig	3,1

4. Nicotinsäure, Nicotinsäureäthylester
Permeation durch excidierte Haut in 4 Std (8)

	% der applizierten Menge	
	Nicotinsäure	Nicotinsäureäthylester
Epidermis intakt	0,001	37,0
Epidermis entfernt	28,0	59,0

(Der Ester penetriert durch intakte Haut ca. 37000mal stärker als die Säure)

5. Hochmolekulare Substanzen, Permeabilitätskonstante K_p für excidierte Haut (22)

	K_p (ncm/min)
Menschliches Serum-Albumin	24 ± 2
Polyvinylpyrrolidon	3

6. Organische Substanzen, Ausscheidung im Urin innerhalb 5 Tagen nach lokaler Applikation von 4 μg/cm² (ggf. in Aceton) (10)

Substanz	% der applizierten Menge	Standard-Abweichung
Acetylsalicylsäure	21,81	3,11
p-Aminobenzoesäure	28,37	2,43
Benzoesäure	42,62	16,45
Buttergelb	21,57	4,88
Coffein	47,56	20,99
Chloramphenicol	2,04	2,46
Colchicin	3,69	2,50
Dinitrochlorbenzol	53,14	12,41
Diäthyltoluamid	16,71	5,10
Harnstoff	5,99	1,91
Hexachlorophen	3,10	1,09
Hippursäure	0,21	0,09
Kaliumthiocyanat	10,15	6,60
Malathion	7,84	2,71
Methylcholanthren	16,81	5,16
Nicotinsäure	0,34	0,09
Nicotinamid	11,08	6,17
Nitrobenzol	1,53	0,84
Phenol	4,40	2,43
Salicylsäure	22,78	13,25
Thioharnstoff	0,88	0,22

7. Ausscheidung im Urin nach lokaler Applikation verschiedener Substanzen (4 μg/cm²). Vergleich in vivo an Ratten, Kaninchen und Schweinen mit Untersuchungen am Menschen (2)

	% der applizierten Menge			
	Ratte	Kaninchen	Schwein	Mensch
Haloprogin	92,0	113,5	19,7	11,0
N-Acetylcystin	5,0	2,0	0	2,4
Cortison	22,0	30,2	4,0	3,4
Testosteron	54,9	63,8	25,4	13,2
Coffein	53,1	75,6	32,3	47,6
Buttergelb (Dimethylaminoazobenzol)	48,1	84,6	41,8	21,6

8. Penetration in excidierte Haut (Mamma) aus verschiedenen 0,1%igen Zubereitungen nach 100 min Applikationsdauer [Bestimmung s. I. A. 7., Angabe in μMolarität (μMol/l Gewebe)] (26, 27, 28)

Substanz	Hautschicht	Vehikel			
		Vaseline	wasserhaltige Wollwachsalkoholsalbe	wasserhaltige hydrophile Salbe	Polyäthylenglykolsalbe
Coffein	Hornschicht	3930	5620	3970	1630
	Epidermis	65,8	44,1	163,4	69,6
	Cutis	4,3	2,7	31,8	5,2
Noradrenalin	Hornschicht	674	1660	3430	1960
	Epidermis	0,34	0,00	0,215	2,51
	Cutis	0,009	0,048	0,42	0,52
Heparin	Hornschicht	2,05	4,01	38,20	1,41
	Epidermis	0,003	0,019	0,008	0,23
	Cutis	0,001	0,000	0,000	0,000

III. Organische Phosphate, Phosphorsäure
Permeation durch isolierte Hornschicht (15)

Phosphat	Verteilungs-koeffizient Benzol/Wasser bei 25° C	Maximale Permeationsrate im steady state	
		µg/cm² · min	10^{-2} µMol/cm² · min
Trimethylphosphat	0,5	1,47	1,047
Triäthylphosphat	1,3	1,12	0,623
Tri-n-propylphosphat	187	0,65	0,288
Tri-i-propylphosphat	84	0,78	0,350
Tri-n-butylphosphat	229	0,18	0,067
Tri-o-kresylphosphat	5800	0,003	0,0007
Diäthyl-o-kresylphosphat	151	0,35	0,128
Phosphorsäure (85%ig)	< 0,006	—	—
Phosphorsäure (8,5%ig)	< 0,006	0,003	0,003

IV. Alkohole, Äther, Ketone

1. Permeabilitätskonstante K_p für excidierte Haut, errechnet durch Tregear (23) aus veröffentlichten Daten (Lit. s. dort)

Alkohol	K_p (µcm/min)
Äthanol	4
n-Butanol	43
iso-Butanol	9
n-Pentanol	100

2. Permeation durch excidierte Haut (Abdomen) aus 0,85%iger Kochsalzlösung (4)

Alkohol (0,2 molar)	µmol/cm² · Std
Äthanol	0,05
t-Butanol	0,12
n-Pentanol	1,20

3. Permeabilitätskonstante K_p bei ca. 22° C für excidierte Haut aus verschiedenen Vehikeln (3)

Alkohol (0,2 molar)	Vehikel [$K_p \cdot 10^{-3}$ (cm/Std)]				
	Kochsalz-lösung	Polyäthylen-glykol 600	Isopropyl-palmitat	Olivenöl	Mineralöl
Äthanol	0,3	< 0,1	12,0	30	2,5
n-Propanol	1,0	< 0,1	6,7	4,0	4,5
n-Pentanol	6,0	< 0,1	1,0	1,2	1,5
n-Octanol	52,0	< 0,1	0,1	< 0,1	< 0,1

4. Permeabilitätskonstante K_p bei 30° C und Aktivierungsenergie der Permeation für isolierte Epidermis (5)

	$K_p \cdot 10^{-3}$ (cm/Std)	E (Kcal/Mol)
Äthyläther	15—17	16 ± 2
2-Butanon	4—5	16 ± 2
n-Butanol	2—4	16 ± 2
n-Propanol	0,2—0,3	19,6
2-Äthoxiäthanol	0,05	20 ± 2
2,3-Butandiol	1,7	> 20
n-Heptanol	37,6	11,0

5. Permeabilitätskonstante K_p bei 25° C und Verteilungskoeffizient K_m zwischen Stratum corneum (St.c.) und Wasser (19)

	$K_p \cdot 10^{-3}$	K_m (St.c./H_2O)
Wasser	1,0	0,3
Methanol	1,0	0,6
Äthanol	1,0	0,6
n-Propanol	1,4	2,0
n-Butanol	2,5	2,5
n-Pentanol	6,0	5,0
n-Hexanol	13,0	13,0
n-Heptanol	32,0	32,0
n-Octanol	52,0	52,0

6. Ausscheidung von 2-Naphthol und dessen Konjugaten im Urin nach lokaler Applikation (20%ig in einer Schälpaste auf 5% der Hautoberfläche, unter Verband) (12)
Ausscheidung in 24 Std: ca. 5% der applizierten Menge; biologische Halbwertszeit t'_{50} ca. 8—33 Std

V. Unterschiedliche Substanzen

A. Gase, Permeation in vivo [Lit. bei Tregear (23)]

Gas	Druckdifferenz (mm Hg)	Mengenfluß (µg/cm² · min)	Permeabilitätskonstante K_p (cm/min)
O_2 +	110	0,19	0,09
CO_2 —	50	0,30	0,23
He —	610	0,007	0,005
N_2 —	610	0,02	0,002
H_2O —	40	20	48

(+ = Diffusion in die Haut; — = Diffusion aus der Haut heraus, berechnet für die Gasphase)

B. Ionische Substanzen in wäßriger Lösung, Permeabilitätskonstante K_p (23)

Substanz	Konzentration	K_p (µcm/min)	Bemerkung
Laurat	0,005 m Na-laurat	20	E
Laurat	0,04 m	50	E
Dodecylsulfat	0,005 m Na-dodecylsulfat	0,5	E
Borat	10%ige Borsäure	0,6	I
Aluminium	20% AlCl $(OH)_2$	0,02—0,12	E
Kalium	1,2% KCl	1,1	I
Bromid	1,6% NaBr	0,3	E
Palmitat	0,04 m	0,7	E

E = excidierte Haut, I = in vivo-Bestimmung.

Literatur zur Tabelle 294

1. Aceto, T.: J. Amer. med. Ass. **197**, 237 (1966).
2. Bartek, M. J., LaBudde, J. A., Maibach, H. I.: Clin. Res. **19**, 358 (1971).
3. Blank, I. H.: J. invest. Derm. **43**, 415 (1964).
4. Blank, I. H.: Hautarzt **16**, 113 (1965).
5. Blank, I. H.: J. invest. Derm. **49**, 582 (1967).
6. Comaish, S., Juhlin, L.: Arch. Derm. **100**, 99 (1969).
7. Cook, T. J., Spector, A. R.: J. invest. Derm. **43**, 413 (1964).
8. Cronin, E., Stoughton, R. B.: Arch. Derm. **87**, 445 (1963).
9. Feldmann, R. J.: J. invest. Derm. **48**, 181 (1967).
10. Feldmann, R. J., Maibach, H. I.: J. invest. Derm. **50**, 351 (1968).
11. Feldmann, R. J., Maibach, H. I.: J. invest. Derm. **52**, 84 (1969).

12. Hemels, H. G. W. M.: Brit. J. Derm. **87**, 614 (1972).
13. Katz, M., Poulsen, B. J.: In: Handbuch der experimentellen Pharmakologie, Bd. 28/1. Berlin-Heidelberg-New York: Springer 1971.
14. Maibach, H. I., Feldmann, R. J.: Arch. Derm. **91**, 661 (1965).
15. Marzulli, F. N., Callaham, J. F., Brown, D. W. C.: Zbl. Haut- u. Geschl.-Kr. **122**, 90 (1967).
16. Munroe, D. D.: Brit. J. Derm. **81**, Suppl. 4, 92 (1969).
17. Newbold, P. C. H., Stoughton, R. B.: J. invest. Derm. **58**, 319 (1972).
18. Newbold, P. C. H., Stoughton, R. B.: Clin. Res. **20**, 212 (1972).
19. Scheuplein, R. J.: J. invest. Derm. **45**, 334 (1965).
20. Scheuplein, R. J., Blank, I. H., Brauner, G. J.: J. invest. Derm. **52**, 63 (1969).
21. Stüttgen, G.: Die normale und pathologische Physiologie der Haut, S. 324ff. Stuttgart: G. Fischer 1965.
22. Tregear, R. T.: Zbl. Haut- u. Geschl.-Kr. **121**, 484 (1966).
23. Tregear, R. T.: Physical Functions of the Skin. London-New York: Academic Press 1966.
24. Winkler, K.: Zbl. Haut- u. Geschl.-Kr. **43**, 247 (1968).
25. Würbach, G.: Derm. Wschr. **149**, 609 (1964).
26. Zesch, A., Schaefer, H.: Arch. Derm. Forsch. **246**, 103 (1973).
27. Zesch, A., Schaefer, H.: Arzneimittelforsch. **23**, 415 (1973).
28. Zesch, A., Schaefer, H.: Arch. Derm. Forsch. **246**, 335 (1973).

Die Reaktivität der menschlichen Haut

Die Haut ist ein mehrschichtiges Organ, welches passiv Schädigungen erleiden, aber auch in vielfältiger Form aktiv reagieren kann. In Abhängigkeit von dem Ausmaß einer Zellschädigung können irreparable oder restituierbare Folgen entstehen. Die Reaktion erfolgt auf einen Reiz, der als summarischer Begriff aufzufassen ist und jede Einwirkung auf lebende Substanzen einschließt, die eine Veränderung im Ablauf vitaler Vorgänge zur Folge hat.

Die Reaktionsformen der Haut werden durch den Reizort und durch die jeweilige Hautschicht — sowohl epidermale Zelllagen als auch cutan-vasculäre Hautschichten — bestimmt. Die Reizschwelle der Zellverbände in der Haut und ihrer Anhangsgebilde ist in Abhängigkeit von der Lokalisation verschieden.

Die Reaktion der menschlichen Haut auf einen traumatisierenden Reiz ist somit abhängig

a) von der Art des Reizes,

b) von der Hautschicht, die der Reiz trifft,

c) von der Besonderheit der Hautschicht oder auch der gesamten Haut im Hinblick auf eine charakteristische Zellbesetzung oder strukturelle Eigenarten.

Die primär gereizte Hautschicht, z.B. die Epidermis, braucht nicht der sichtbare Reaktionsort zu sein, wenn pharmakodynamische Substanzen freigesetzt werden, die erst nach Diffusion zum Gefäßsystem dort erkennbare Wirkungen auslösen. Der Mechanismus der Blasenbildung z.B. läßt nach Burbach die Möglichkeit zu, daß zum Auslösen einer subepidermalen Blase ein epidermales Reaktionsprodukt notwendig sein muß, eine Vorstellung, die auch bei der Entwicklung des UV-Erythems Boden gewonnen hat. Die Analyse der verschiedenartigsten Hautreize und der nachfolgenden Reaktionen zeigt häufig ein Ineinandergreifen unterschiedlicher Mechanismen in stufenförmiger Anordnung oder ketten-

Tabelle 295. Zusammenhänge der strukturellen und funktionellen Veränderungen nach Hautverbrennungen

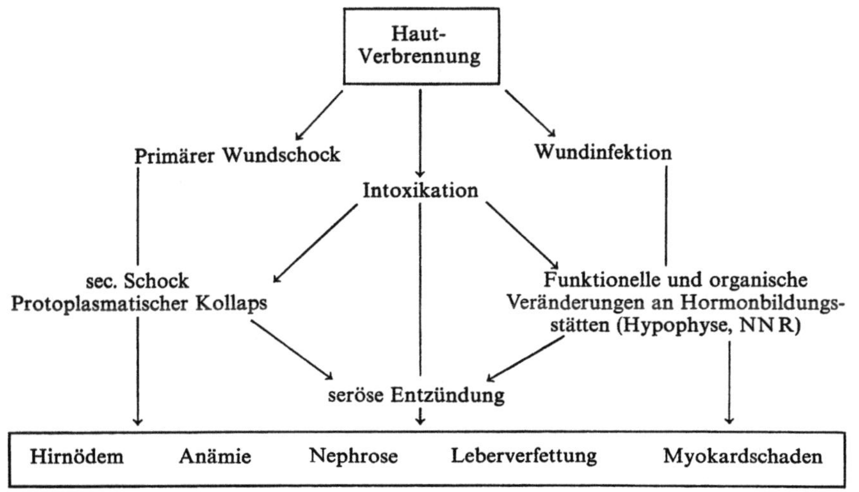

artiger Verknüpfung. Rückwirkungen auf andere Organe sind häufig. Als Beispiel hierfür sei die Verbrennung der Haut aufgeführt, bei der sie sich völlig passiv als Objekt verhält und in der Definition nach Proppe und Gahlen (1949) lediglich eine plastische Veränderung erleidet, während die reagierenden Organe auf die Verbrennungstoxine der Haut vornehmlich Kreislauf, Leber und Nieren (Tabelle 295) sind. Bei einer nicht zum Zelltod führenden Hitzeschädigung reagiert das Gefäßsystem, gleichzeitig wird durch eine Liberation hauteigener Substanzen eine allgemeine Auswirkung auf den gesamten Organismus ausgelöst. Bei einem Wärmereiz reagiert das Gefäßsystem der Haut sichtbar bereits auf Temperaturen, die von den epidermalen Zellschichten noch ohne klinische Veränderungen toleriert werden.

Das Erreichen eines Receptors für einen Reiz ist von der „Durchlässigkeit" der Haut abhängig. Eine Belastung der Haut mit strahlender Energie und die Möglichkeiten der Absorption haben ihre Eigengesetzlichkeiten, ebenso wie mechanische oder chemische Schädigungen, die die Haut von außen treffen.

Die Varianz der Reaktionsweise

der Haut hängt einmal von dem Typ des Reizes ab und zeichnet sich zum andern durch das Verhältnis der Reizstärke zur Intensität der Reaktion aus. Im Prinzip reagiert die Haut auf schädigende Reize in Abhängigkeit von dem Produkt aus Reizstärke und Einwirkungsdauer. Im allgemeinen wächst mit steigender Reizdosis die Reaktionsstärke. Es kommt dann zu einer Kumulation im Sinne einer Anreicherung toxischer Substanzen. Es werden folgende verschiedene *biologische Dosis-Wirkungsbeziehungen* unterschieden, die bei der Darstellung in einem Koordinatensystem (Ordinate = Wirkung; Abszisse = Dosis) in der Biologie allgemeine Gültigkeit haben.

1. Der lineare Verlauf spricht für eine summarisch irreversible Schädigung.

2. Die Exponentialkurve ist der Ausdruck einer Dosis-Wirkungsbeziehung, bei der mit steigender Dosis keine lineare Summation der Dosiswirkung eintritt, sondern sich eine relative Minderung der Reaktionsstärke auf die steigende Dosis hin darstellt.

3. Das Alles-oder-Nichts-Gesetz stellt eine weitere Eigenheit der Dosis-Wirkungsbeziehung dar. Erst bei einer bestimmten minimalen Dosis („Schwellendosis") setzt die Wirkung ein, die dann sofort maximal ist.

Überträgt man die mehr vom pharmakologischen Gesichtspunkt entwickelten Darstellungen über eine Dosis-Wirkungskurve auf die Reaktionsweise der menschlichen Haut, so zeigt sich, daß in Abhängigkeit von dem Typ der Hautreizung die Dosis-Wirkungskurve einer Variation unterliegt. *Im Prinzip gilt für jede Hautschädigung das Bunsen-Roscoe-Gesetz.* Es besagt, daß die Intensität I der Schädigung von der Konzentration c des schädigenden Reizes mal der Einwirkungszeit t abhängt.

$$I = c \cdot t.$$

Am Beispiel eines die Haut von außen treffenden toxischen Reizes konnte Schreus zeigen, daß der Verlauf der Hautreaktion auf eine Dosis, die von einer sichtbaren bzw. meßbaren Hautveränderung begleitet ist, nicht dem einfachen Bunsen-Roscoeschen Gesetz unterliegt, sondern eine Modifikation erleidet, die im Bereiche der photographischen Technik als *Schwarzschildexponent* bekannt geworden ist. Das Produkt zwischen Konzentration des einwirkenden Reizes und seiner zeitlichen Einwirkung unterliegt mit steigender Dosis einer stetigen Abschwächung, die sich als Exponentialkurve darstellt. Dieser Schwarzschildexponent ist bei toxischen und degenerativen Reizen kleiner als 1. Bei einer allergischen Reaktion, also einem pathogenetisch prinzipiell von einer degenerativen Reizung der Haut zu trennenden Prozeß, ist dieser Schwarzschildexponent Y größer als 1.

$$Y = c^n \cdot t.$$

Dieses Ergebnis wurde von Gahlen (1950) nach der Schreusschen Vorstellung bei der Formulierung des Ergebnisses von Hautläppchenproben quantitativ ausgearbeitet. Hierbei stellt sich die allergische Reaktion als ein Sonderfall heraus, dem eine *Reiztransformation* ähnlich dem Relaisprinzip innewohnt, wenn es hier erlaubt ist, eine Darstellung aus dem Gebiet der Kybernetik zu übernehmen. Während ein toxischer Schaden in Abhängigkeit von der Konzentration der einwirkenden Substanz zu einer direkten degenerativen Zellschädigung führt, reagiert bei einer *allergischen Reaktion* zunächst das indifferente Allergenmolekül im sensibilisierten Organismus mit dem Antikörper. Die Intensität der nachfolgenden hyperergischen Reaktion ist eine Summation der einzelnen Allergen-Antikörperkontakte, soweit man das Reservoir der biogenen Wirkstoffe einer allergischen Reaktion im Bereiche des Gewebsverbandes nicht verändert hat (z.B. durch Histaminliberatoren). Erfahrungsgemäß liegt im sensibilisierten Organ eine hohe Antikörperkonzentration vor, trotzdem ist infolge der relativ kleinen Molekülgröße der Allergene eine Absättigung dieser Antikörper zu erwarten. Mit dem Freiwerden der Wirkstoffe einer allergischen Reaktion, die sich aus den Zellverbänden lösen, bahnt sich eine *dosisabhängige Toleranz gegenüber den biogenen Wirkstoffen entsprechend einer Exponentialkurve an.* Eine Modifikation der einfachen Antigen-Antikörper-Reaktion ist durch gleichzeitiges Auftreten verschiedener Antikörper, insbesondere blockierender Antikörper möglich, die von Allergenen abgesättigt werden, ohne zu einer hyperergischen Reaktion an der Zelle zu führen.

Ein Schwarzschildexponent kleiner 1 darf allgemein als *Erholungsfaktor* der Haut angesehen werden und ist sowohl beim degenerativen Hautreiz als auch bei strahlenbiologischen Belastungen bekannt.

Besonders Strahleneinwirkungen, wie der Röntgenstrahleneffekt auf die menschliche Haut und deren Tumoren, sind geeignet, die Beziehungen zwischen Dosis und Hautreaktion anhand der Wirkung der Strahlendosis in Abhängigkeit von der Dauer des bestrahlungsfreien Intervalls näher zu charakterisieren. Eine protrahiert fraktionierte Bestrahlung bedeutet nichts anderes, als die Reizdosis über eine längere Zeit zu verteilen und damit dem Erholungsfaktor der Haut eine Realisationsmöglichkeit zu geben, allerdings unter der Voraussetzung einer größeren Schädigung des gezielt bestrahlten Gewebes (Tumoren etc.).

Hautreaktionen erschöpfen sich aber nicht in einer einseitigen Verwertung des Reizes, sondern sind auch in der Lage, entsprechend ihren biologischen Eigenarten Reize so zu transformieren, daß sie nach *Latenzzeiten* zur Wirkung kommen. Die Entwicklung der Röntgenerytheme ist dafür ein besonders instruktives Beispiel. Zunächst tritt nach einer Bestrahlung mit einer bestimmten Dosis innerhalb 24 Std ein Früherythem auf, während das Späterythem innerhalb der Grenzen des ursprünglichen Bestrahlungsfeldes sich erst nach 8 Tagen entwickelt. Es sind verschiedene Wege gezeigt worden, um diese mehrphasige Reaktion auf einen einmaligen Strahlenreiz zu erklären. Die Periodizität des Reaktionsablaufes nach einem primär degenerativen Reiz kann mit der Entstehung von *Zwischensubstanzen* erklärt werden, die später eine immunologische Reaktion im Sinne einer Antigen-Antikörper-Reaktion auslösen.

Die klinischen experimentellen Untersuchungen mit definierten chemischen oder mechanisch-physikalischen Primärreizen sind einer ungleich einfacheren Deutung zugänglich, als biochemisch oder physiologisch erfaßbare Begleiterscheinungen von Hauterkrankungen, bei denen die Wertigkeit einer analysierten Wirkstoffgruppe für das Krankheitsgeschehen schwer zu bestimmen ist. In Abhängigkeit von der Eigenart eines exogenen Reizes und der individuellen Verhaltensweisen treten Modifikationen in der Regulation der Hautgefäße, der Zellpermeabilität und der Durchsaftung der Epidermis auf, die sich zusätzlich auf eine monotone Hautreaktion aufpfropfen oder sie nicht in Erscheinung treten lassen. Es kann keineswegs von einer linearen Eskalation der Entzündungsformen in Intensität und ihrem cellulären Erscheinungsbild gesprochen werden, die Summe der Variablen ist zu groß. Die Mor-

Tabelle 296. Allgemeine Hauttest-Charakteristika

Test-Charakteristikum	Prüfungsart	Prüfung auf	Testsubstanzen
1. Stoffunspezifische Empfindlichkeit bei Toxicität der einwirkenden Substanz	epicutan	Hautempfindlichkeit	Alkali, Säuren, differente Substanzen, Licht
2. Stoffspezifische Reaktion in nichttoxischer Konzentration	epicutan, intracutan	Überempfindlichkeit	Allergene
3. Reaktionsstärke bei erwarteter pharmakodynamischer Reaktion	epicutan, intracutan	Gefäßreaktion Gefäßpermeabilität (Quaddel- und Blasenbildung)	biogene Amine (Histamin, Adrenalin) Polypeptide (Hypertensin, Bradykinin) pharmakodynamische Stoffe
4. Reiztransformierung bei mechanischer Irritation	epicutan	sog. physikalische Allergie Urticaria factitia Epidermolysis	Kälte-, Wärme-, Strichreiz Reibung

phogenese der verschiedenartigsten Hautreaktionen kann als Prototyp der Reaktion für einen definierten Reiz gewertet werden. Eine Histaminreaktion, ein Röntgenerythem, eine Lichtschwiele, ein Beryllium-Granulom, eine Tuberkulinreaktion und schließlich auch eine ekzematöse Kontaktdermatitis sind Reaktionen, die demonstrieren, ein welch wertvolles biologisches Prüffeld die menschliche Haut ist, zumal die Biopsie eine histogenetische Deutung und histochemische Untersuchung zuläßt. Molekularbiologische Betrachtungsweisen bahnen sich unter Anwendung der Elektronenmikroskopie an.

Morphologische Ausprägung der Reaktivität menschlicher Haut

Diese wird von seiten der Epidermis bestimmt durch deren Mitoserate, Zellgröße und die verschiedenen Formen der Verhornung. Im Corium stehen die Reaktion der Gefäße und deren Permeabilität im Vordergrund. Die Einwirkung auf die Permeabilität ist vielen Substanzen gemeinsam, von besonderer Bedeutung sind die hauteigenen gewebsirritierenden Substanzen, die aus verschiedenen Reservoiren freigesetzt werden können.

Zu nennen wäre an erster Stelle das Histamin. Doch wird die Einwirkung auf die gefäßführende Hautschicht nicht nur allein von diesen Substanzen bestimmt, sondern auch

a) von der Art und Weise der Anschoppung von Blutzellen,

b) der Entwicklung granulomatöser reticuloendothelialer Proliferationen vornehmlich aus der subendothelialen, adventitiellen Indifferenzzone, also dem embryonalen Mesenchym der Gefäße.

Aggressionen von Antikörpern und Immunzellen sowie Neutralisierung von Toxinen durch entsprechende Antikörper sind die weiteren Wurzeln, aus denen sich die Morphokinetik von Dermatosen entwickelt. Unter dem Begriff der Pathogenese ist gemeinhin nur der Ablauf der krankhaften Vorgänge zu verstehen, nachdem die ätiologischen oder kausalen Faktoren wirksam geworden sind. Von Wichtigkeit ist die reaktive Einheit zwischen Epidermis, Papillarkörper und der terminalen Strombahn.

Neben cytologischen Charakteristika sind die Bildung und der Abbau von Fibrillen, ein Umsatz von Substraten, die Stoffwechselaktivität in den Hautschichten und die Stärke der Durchsaftung, ausgehend vom terminalen Gefäßsystem, in groben Zügen die funktionellen Vorgänge, auf denen die Entwicklung der morphologischen Ausprägung beruht.

Die Efflorescenzen der Haut und die Grundlage ihrer Entwicklung

Maculae

Im Niveau der Haut liegende Flecken, nur durch den Farbton von der Umgebung verschieden (s. Greither, A.: Dermatologie und Venerologie, eine Propädeutik und Systematik. Berlin-Heidelberg-New York: Springer 1972).

Über die Haut erhabene Efflorescenzen:

Corneale Prominenz einschließlich Schuppung

a) als Parakeratose bei gehemmtem Kernabbau (z.B. Psoriasis),

b) Intensivierung der normalen Hornbildung als Orthohyperkeratose einschließlich der Entwicklung eines Hauthorns.

Papeln

a) Epidermale Papeln, meistens hautfarben durch Proliferation des Stratum Malpighii (Acanthose, Papillomatose).

b) Cutane Papel. Hochdrücken der Epidermis durch ein subepidermales Infiltrat mit sekundärer Veränderung der Epidermis, wie Einwanderung eines cutanen Infiltrats.

Epidermo-cutane Papel mit subepidermaler Infiltration und spongiotischer Auflockerung der Epidermis.

Seropapel mit Spongiose und inter- bzw. intracellulärem Ödem.

c) Quaddel = Urtica. Hochdrücken der normalen Epidermis durch ein coriales Ödem (relativ kurzfristiger Bestand). Die Quaddelfarbe wird durch Gefäßkompression infolge des Ödemdrucks bestimmt.

Bläschen (Vesikeln) und Blasen (Bullae)

a) Intracorneal als besonders vulnerable Bläschenbildung.

b) Subcorneal

c) intraepidermal als Ausdruck einer Lösung des epidermalen Zellgefüges,

d) subepidermal als Verlust des Zusammenhanges zwischen Epidermis und Corium,

Der Bläscheninhalt kann serumhaltig sein, Schweiß enthalten oder schließlich sich über Einwanderung von Leukocyten in Eiter (Pustel) umwandeln.

Tabelle 297. Beispiele zur Entwicklung der Farbtöne der Haut

Farbe	Pathologisch-anatomische Grundlage	Vorkommen
Rot	Hyperämie durch Gefäßerweiterung vornehmlich im subpapillären venösen Gefäßplexus	vasomotorische Dilatation, Entzündung
Bläulich	Passive Hyperämie	Stauung in venösen Gefäßen
Weiß	Anämie, vasomotorische Reaktion durch Catecholamine, Corticosteroide	Naevus anaemicus, anämische Höfe
Weiß	sekundärer Pigmentmangel, Melaninverlust, Melaninbildungsstörung	nach Trauma und Verletzungen
Braun, schwarz	sekundäre Hyperpigmentierung, Aktivierung der Melaningranulabildung, Hämosiderinablagerung	nach Trauma und Entzündungen
Gelb bis braun	verfärbte Hornschicht, chemische Umsetzungen in der Hornschicht	mangelnde Hautpflege, Pityriasis versicolor, Ichthyosis, schwarze Haarzunge
Rot bis blau-grün-gelb	Hämorrhagie, Erythrocytendiapedese	Traumata, Gefäßbrüchigkeit, Permeabilitätsstörung der Gefäßwände
Rot bis blau	Hyperplasie der Blutgefäße	„idiopathisch" in Narben über Tumoren
Gelb	Lipideinlagerungen	Xanthome
Gelb, braun	Eigenfarbe von Epitheloidzellen	Sarcoidose, Lupus vulgaris

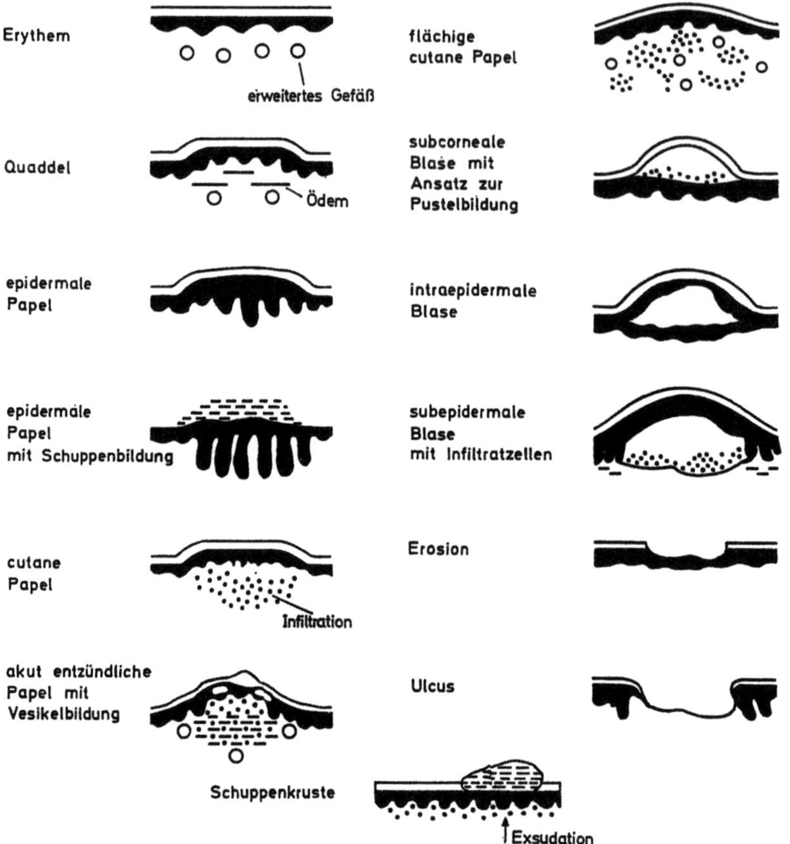

Abb. 111. Schematische Darstellung der Efflorescenzen (Auswahl)

Ein Sonderfall ist die follikelständige, d.h. um einen Haarfollikel angeordnete Pustel. In Abhängigkeit von der Beschaffenheit des Blasendaches können Pusteln und Blasen Einziehungen, wie Dellen, aufweisen. Diese Formation wird entweder durch partielle Gewebshaftung oder durch Austrocknung bewirkt.

Eine *Erosion* entsteht durch Verlust der oberen Zellagen der Epidermis. Die *Excoriation* ist ein Gewebsverlust, der bis ins Corium reicht. Deren Sonderform stellt die *Rhagade* dar, ein bis ins obere Corium reichender Spalt.

Das Geschwür (Ulcus) reicht bis in die mittleren und tieferen Schichten des Bindegewebes.

Eine *Narbenbildung* ist mit einer Verdünnung der Epidermis, ggf. durch Veränderung des Farbtons gekennzeichnet.

Eine *Narbenhypertrophie* (Keloid) entwickelt sich aufgrund einer verstärkten stetigen Aktivität der Fibroblasten nach einer Traumatisierung.

Eine *Konsistenzvermehrung*, als Tastbefund, kann sich

a) durch flächige epidermale Papelbildung,

b) flächige epidermo-cutane Papelbildung,

c) durch Vermehrung des Bindegewebes und

d) durch tumorartige Proliferationen von Zellverbänden in Corium bzw. Cutis entwickeln.

Vom Morphologischen aus versteht man unter einem *Exanthem* die Aussaat bestimmter, gleichförmiger, zum Teil auch verschiedene Stadien zeigende Efflorescenzen (Greither). Das Exanthem hat zusätzlich einen episodenhaften, zeitlich umrissenen Bestand.

Vom Funktionellen her versteht Spier unter dem Exanthem, soweit es sich um allergische Exantheme handelt, die Entwicklung von Hautveränderungen, die sich aufgrund von Überempfindlichkeitsreaktionen bei *frei zirkulierenden Antikörpern*, also Immunglobulinen entwickeln. Im Gegensatz dazu stellt das Ekzem, soweit es das allergische Kontaktekzem betrifft, eine Reaktionsform auf *Immunocyten* dar. Die Gegenüberstellung Exanthem—Ekzem ist allerdings keine Alternative, wirft aber im Rahmen der Propädeutik erfahrungsgemäß immer wieder Schwierigkeiten auf.

Schleimhautspezifische Efflorescenzen, Aphthen

Nach einem kurzen Vorstadium polygonales, flaches, scharf gestanztes Ulcus mit speckigem Grund.

Leukoplakie, geriffelte oder verrucöse Plaques, zum Teil stärker erhaben, als Ausdruck einer Verhornung des Schleimhautepithels.

Das Köbner-Phänomen

Die individuelle Eigentümlichkeit der Haut, auf die verschiedenartigsten Hautreize mit der Entwicklung eines bestimmten Efflorescenzentypes zu reagieren, bzw. mit einer Summe von Hautveränderungen zu antworten, die der Haut latent innewohnt oder bereits an anderen Hautstellen manifest ist, wird als *Köbner-Phänomen*, als isomorpher Reizeffekt bezeichnet. Damit wird die Problematik der *Reiztransformation* als ein wichtiges Glied in der Kausalkette zwischen Hautirritation und Auslösung einer der Haut eigenen spezifischen Reaktion aufgeworfen. Der Reiz ist im Hinblick auf seine Transformation zu einer spezifischen morphokinetischen Induktion als unspezifisch zu bezeichnen.

Isomorphie ist nicht Isogenie.

So führen z.B. ein Sonnenbrand, ein Arzneimittelekzem oder ein epidermaler Reiz beim Psoriatiker, der bereits histochemische Veränderungen der Zellverbände in der noch nicht von psoriatischen Efflorescenzen veränderten Haut aufweist, zu dem uniformen Bild des Aufschießens psoriatischer Hautveränderungen.

Als Grundlagen der Morphogenese von Dermatosen lassen sich folgende Vorgänge aufschlüsseln:

1. Genetisch determinierte Reaktionsformen der Haut.
2. Immunologische Konstellation.
3. Physikalisch-chemische Charakteristika eines Hautreizes.
4. Individuelle Hautreizschwelle.
5. Der Weg der Reiztransformation
   a) in der Haut,
   b) mit Rückwirkung auf die inneren Organe, sowie von dort zur Haut.

Die Zusammenfassung all dieser Vorgänge in den Begriff der *Reaction cutanée* ist als Symbol zu verstehen, die der Haut und ihren Anhangsgebilden innewohnende Programmierung von primär morphokinetischen cellulären Vorgängen zu trennen. Inwieweit eine derartige Trennung nützlich ist, mag dahingestellt sein, zumal jede pathologische Entwicklungsform der Haut auf eine im Verlaufe des Lebens erlittene Irritation, sei es am Chromosomensatz der Zelle, sei es auf immunologischer Basis, zurückgeführt werden kann.

Davon abzutrennen sind die genetischen Fehlinformationen, die allerdings wiederum den Boden für differenzierte Reaktionsformen bieten.

Pharmakologische Grundlagen der dermatologischen Therapie

Einleitung

Allgemeine Grundsätze der Pharmakologie, wie sie in der entsprechenden Literatur niedergelegt sind, können auf die Haut übertragen werden, wenn Strukturen und Funktionen angesprochen sind, die die Haut mit den übrigen Organen gemeinsam hat. In dieser Hinsicht sind das autonome und zentrale Nervensystem, die glatte Muskulatur, die Auswirkungen endokriner Organe auf die Haut, die Chemotherapie der Tumoren und insgesamt die antiphlogistische Therapie hervorzuheben.

Unabhängig davon, daß es gelingt, die von anderen Organen her bekannten pharmakologischen Einwirkungen von Substanzen auch an der Haut zu demonstrieren, bietet sich die Haut als ein spezifisches Feld der verschiedenartigsten Arzneimittelprüfungen an. Im Einklang mit Kuschinsky dürfte das Feld einer deskriptiven Pharmakologie der Haut nicht ohne weiteres mit der Therapie von Dermatosen auf eine Ebene gestellt werden.

Bei der Lokalbehandlung von Dermatosen können Dosierungen angewandt werden, die, bezogen auf die Verteilung zwischen Haut und Organismus, im Verhältnis zu einer oralen oder parenteralen Applikation unvergleichlich höher sind. Diese Situation wird dadurch für die Therapie wertvoll, daß häufig eine geringe oder fehlende Resorption in das Körperinnere vor Allgemeinauswirkungen dieser Therapie schützt. Insgesamt spielt die Pharmakokinetik bei externer Applikation, aber auch bei oraler Verabreichung von Medikamenten für die Behandlung eine besondere Rolle, da die Verteilung der Medikamente im Organismus in Relation zu der Effektivität des angewandten Medikaments an der Haut gesehen werden muß.

Ein Großteil der konservativen dermatologischen Therapie ist empirisch ermittelt worden und reicht mit seinen Wurzeln in die Anfänge der Volksmedizin zurück. Häufig ging die Beziehung zu dem ursprünglichen Gedankengut verloren, ohne daß damit eine Berechtigung besteht, solche ermittelten Behandlungsformen heute ohne weiteres abzulehnen.

Das Kriterium der Wirkung ist die therapeutische Wirksamkeit gegenüber der Placebo-Anwendung. Aufgrund der häufig verborgenen Ätiologie und Pathogenese von Hauterkrankungen hat es sich eingebürgert, vom pharmakoanalytischen Standpunkt die verschiedensten, in ihrer Ursache unklaren Dermatosen mit Medikamenten zu behandeln, die nicht ohne weiteres einen Receptor für ihre Wirkung in der Haut vermuten lassen. Inwieweit therapeutische Wirkungen bei derartigen Behandlungen als Nebeneffekte zu bezeichnen sind, ist nicht ohne weiteres zu definieren. Als Beispiel seien die Antimalariamittel wie Resochin hervorgehoben. Zweifelsohne hat Resochin seinen spezifischen Angriffspunkt am Erreger der Malaria, doch ist es darüber hinaus ein hervorragendes Mittel bei der Behandlung des Erythematodes, insbesondere des sog. chronisch discoiden Erythematodes. Antibiotica werden bei verschiedenen Dermatosen mit Erfolg gegeben, ohne daß man bisher den Erreger gefunden hat.

Unabhängig davon können Antibiotica, wie Penicillin, über Abbauprodukte (Penicillamin) besondere Wirkungen auf den Stoffwechsel haben; die Tetracycline zeichnen sich durch eine Anreicherung im Granulationsgewebe aus, so daß von diesen Fakten aus, unabhängig von einer chemotherapeutischen Therapie, sich andere Parameter zur Beurteilung eines Medikaments anbieten.

Röntgenoberflächentherapie

Im Rahmen eines Überblicks über die Möglichkeiten einer Hauttherapie kann nach wie vor die Röntgenoberflächentherapie nicht vernachlässigt werden. Es hat sich zwar herausgestellt, daß sich gegenüber früheren Jahren die damals breite Anwendung der Röntgenstrahlen bei Dermatosen heute auf bestimmte Gebiete der Hauttherapie beschränkt, aber dort nunmehr einen festen Platz besitzt. Es kann erwartet werden, daß im Zuge weiterer Einblicke in die Pathogenese von Dermatosen der Einsatz der Röntgentherapie zeitlich und in Beziehung auf die Dosis seinen besonderen, definierten Platz behält. Die Hemmung der Lymphocytenproliferation und weiterer zellproliferativer Vorgänge bei der Entwicklung von Retikulosen und Tumoren der verschiedenartigsten Hautschichten läßt erwarten, daß die Röntgentherapie einschließlich der Anwendung nuclearer Strahlenquellen allein oder bei gleichzeitiger Anwendung von Cytostatica oder Antiphlogistica wieder eine Renaissance erlebt, wie sie sich bei der Erzielung einer Immunsuppression bei Organtransplantationen gezeigt hat. Eine Tabelle der häufig bestrahlten Dermatosen von Gahlen gibt einen guten Überblick über die *heutige* Indikation der Röntgenbestrahlung.

Tabelle 298. Relativ häufig bestrahlte Dermatosen (Aachen 1968—1970, 200 Patienten/Jahr = $^1/_6$ aller Patienten). [Aus: Gahlen, W.: Möglichkeiten und Grenzen der dermatologischen Strahlentherapie. Hautarzt **22**, 325 (1971)]

Keloid (inklusive Rezidivprophylaxe)	40/42	= 95%
Spinaliom	23/36	= 65%
Mycosis fungoides und Retikulose		~ 60%
Basaliom	61/101	= 60%
Präcancerosen		~ 55%
Lichen ruber planus		~ 50%
Lichen simplex chronicus		~ 45%
Granuloma pyogenicum		~ 45%
Hämangiom	94/225	= 40%
Naevus flammeus (inklusive Probefeld)		~ 25%
Melanom	11/46	= 25%
Dyshidrosis		~ 20%
Psoriasis	29/190	= 15%
Ekcema chronicum		~ 10%

Lokaltherapeutica und ihre Trägerstoffe

Der therapeutische Wert jeder externen Therapie ist in hohem Maße von der Wahl der Salbengrundlage abhängig. Es erscheint daher von Nutzen, einige Grundkenntnisse über diese lokal applizierbaren Arzneiformen zu erörtern.

Allgemeine physikalisch-chemische Begriffsbestimmungen

Ein Arzneistoff kann als solcher verwendet werden (Einstoffsystem), oder er wird — wie es meist der Fall ist — in eine applizierbare Arzneiform (Salbe, Tablette, Lösung) verarbeitet. Befinden sich mehrere chemisch definierte Substanzen in einer homogenen oder heterogenen Mischung, so liegt ein Mehrstoffsystem vor. Im Gegensatz zur homogenen Mischung bzw. Lösung befinden sich die Stoffe bei einer heterogenen Mischung räumlich voneinander getrennt, was auch für disperse Systeme gilt.

So spielen disperse Systeme und die damit zusammenhängenden Erscheinungen an Grenzflächen (Adsorption, Benetzung, Grenzflächenspannung an den Phasengrenzen u.ä.) in der pharmazeutischen Technologie eine bedeutende Rolle.

In einem dispersen System sind Stoffe von beliebiger Form und Größe in einem anderen Stoff zerteilt. Dieser letztere Stoff befindet sich „außen" und wird als Dispersionsmittel oder Einbettungsmittel bezeichnet; die sich „innen" befindenden Stoffe sind die dispergierten Substanzen.

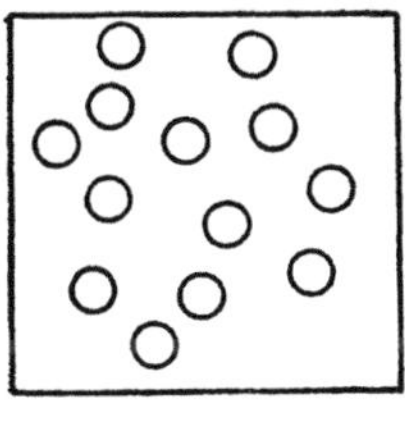
a

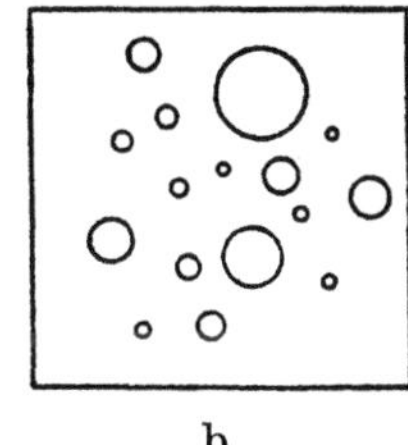
b

Abb. 112. Schema eines monodispersen (a) und eines polydispersen Systems (b) nach J. Stauff. (Aus: Gstirner, F.: Einführung in die Arzneibereitung, 3. neub. Aufl. Stuttgart: Wiss. Verlagsgesellschaft 1968)

Tabelle 299. Einteilung disperser Systeme

Dispergierte Teilchen	Größe der Teilchen	Anzahl der Atome	Eigenschaften	Beispiele
Kleine Moleküle	⌀ $< 10^{-7}$ cm (1 mμ)	$1-10^3$	Elektronenoptisch unsichtbar, laufen durch Ultrafilter, diffundieren und dialysieren leicht, Moleküle bzw. Ionen haben gleichen Bau und gleiche Größe	Lösung von Natriumchlorid oder Zucker in Wasser
Kolloide, kolloiddisperse Teilchen	⌀ $10^{-7}-10^{-5}$ cm (1 mμ—100 mμ)	10^3-10^9	Elektronenoptisch sichtbar, im Ultramikroskop z.T. auflösbar, laufen durch Papierfilter, nicht durch Ultrafilter, diffundieren und dialysieren kaum	Kolloide Lösungen von Eiweiß, Metallhydroxiden, Pflanzenschleimen
Mikroskopisch wahrnehmbar, grob disperse Teilchen, grobe Dispersionen	⌀ $> 10^{-5}-10^{-3}$ cm (100 mμ—10 μ)	$> 10^9$	Lichtmikroskopisch sichtbar, laufen nicht durch Papierfilter, dialysieren und diffundieren nicht	Milch, Schüttelmixturen, trübe Bäche
Makroskopisch wahrnehmbar	$10^{-3}-10^{-1}$ cm (10 μ bis 1 mm)			

Sind Dispersionsmittel und dispergierte Substanz jeweils in sich zusammenhängend, so spricht man von einem *kohärenten System* (Gele, Porenkörper). Ist dagegen die dispergierte Substanz ohne Zusammenhang, so liegt ein *inkohärentes System* (Emulsionen, Pasten) vor (Abb. 113).

Disperse Systeme treten in allen Aggregatzuständen und den entsprechenden Übergängen auf. Ein häufiger Zustand ist der des „halbfesten“ Systems, das auch als „weich“ oder „leicht deformierbar“ bezeichnet werden kann. Ist dieses „halbfeste“ System mehr fest, so handelt es sich um elastische Körper (Gele), ist es mehr flüssig, um fließbare, d.h. plastische oder viscöse Körper (Fette, Vaseline).

Gele sind also elastische Körper, die ein kohärentes Raumnetz enthalten, welches aus atomaren bis kolloiden Strukturen (Micellen, Ionengruppen, Makromolekülen) bestehen kann und durch einen behinderten Kristallisationsvorgang entsteht. Die Flüssigkeit wird im Raumnetz (Gelgerüst) durch „Sorption“ wie Wasser in einem Schwamm festgehalten. Das Gelgerüst wird durch elektrostatische Bindungen (Wechselwirkung zweier polarer Gruppen), Polymerisation zu Netzmolekülen, Dipol-Dipol-Wechselwirkungen und Wasserstoffbrückenbindungen stabil gehalten.

Tabelle 300

„Halbfeste“ Systeme		
Elastische Körper (Gele)	Fließbare Körper	
	Plastische Körper	Viscose Körper

Das „klassische“ Gel ist das Gelatinegel (Gel-Gelatine), welches als elastische Masse aus Gelatine (Knochenleim) und Wasser/Glycerin bereitet wird.

Plastische und viscöse Körper — es gibt keine scharfe Grenze — verändern beim Einwirken äußerer Kräfte ihre Form; sie „fließen“ (eine Flüssigkeit dagegen fließt spontan!). Allgemein ist die Fließfähigkeit aller dispersen Systeme von den dispergierten Teilchen, von der Temperatur, von der inneren Reibung und von der Veränderlichkeit der inneren Struktur (Erstarrung, Scherung) abhängig.

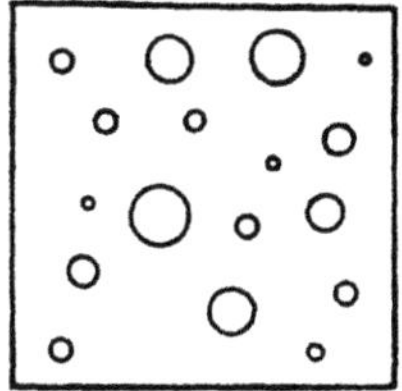
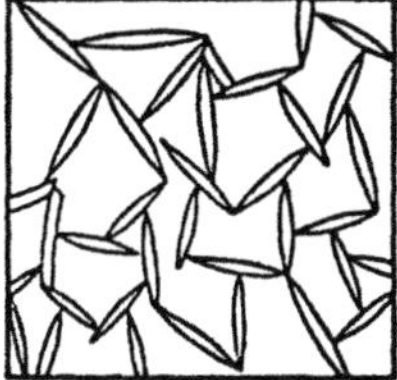
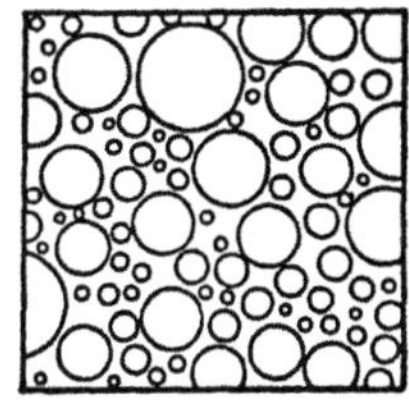
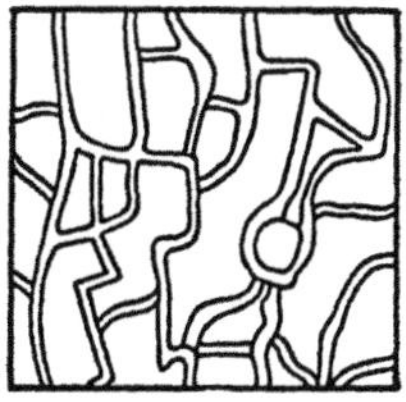

a b c d

Abb. 113. Beispiele disperser Systeme (schematisch nach J. Stauff). (Aus: Gstirner, F.: Einführung in die Arzneibereitung, 3. neub. Aufl. Stuttgart: Wiss. Verlagsgesellschaft 1968.) a Inkohärentes System, verdünnt (Emulsion); b kohärentes System (verdünnt (Bentonitgel); c inkohärentes System, konzentriert (Emulsion, Paste); d kohärentes System, konzentriert (Gel, Porenkörper)

Die plastischen Körper liegen als kohärente und auch inkohärente disperse Systeme vor (Vaseline, Fett, Wachs, Polyäthylenglykolsalben, Quellstoffsalben).

Es wird angenommen (Münzel), daß in den Salbengrundlagen einheitlicher chemischer Stoffklassen (Vaseline, Fettglyceride, Polyäthylenglykole) kohärente Strukturen existieren, die der Gelstruktur entsprechen. Es lägen hier demnach, wie teilweise bei den Gelen, elastoplastische Massen mit überwiegend plastischen Eigenschaften vor.

Die Eigenschaften der dispersen Systeme hängen einmal von der Größe und vom Aggregatzustand der dispergierten Teilchen und zum anderen — wie erwähnt — vom Aggregatzustand des Dispersionsmittels ab. Im pharmazeutischen Bereich spielt hauptsächlich die lichtmikroskopisch und makroskopisch (100 nm bis

Tabelle 301. Einteilung grobdisperser Systeme

Dispergierte Teilchen	Dispersionsmittel	Zustand	Bezeichnung	Beispiele
fest in fest		fest	„feste Suspensionen"	Metalleinschlüsse, Pulver in Kakaobutter (Suspensionssuppositorien)
flüssig in fest		fest	„feste Emulsionen"	Flüssigkeiten in Kakaobutter, z.B. Glycerin (Emulsionssuppositorien)
fest in flüssig				
a) Teilchen getrennt, mäßige Konzentration		flüssig	Suspensionen	Schüttelmixturen, Lotiones, Schüttelpinselungen
b) Teilchen getrennt, hohe Konzentration		weich	Suspensionen	Pasten, weiche Pillen
c) Teilchen netzgitter-, wabenartig zusammenhängend strukturiert		weich	α) plastische Masse: Salbengrundlagen, β) Gele, elastische Gallerten	α) Vaselin, Schweineschmalz, Polyäthylenglykolsalbe, Glycerin-, Adulsion-, Bentonitsalben (Hydrogele) β) Gelatina Zinci
flüssig in flüssig		flüssig	Emulsionen	Lebertranemulsion, flüchtiges Liniment
Gas in flüssig		Schaum	Schäume	Schaumbäder
fest in Gas		gasförmig	Rauch, Staub-Aerosole	Inhalationen fester Teilchen, Fumigatio antiasthmatica
flüssig in Gas		gasförmig	Nebel, Staub-Aerosole	Inhalationen versprühter ätherischer Öle

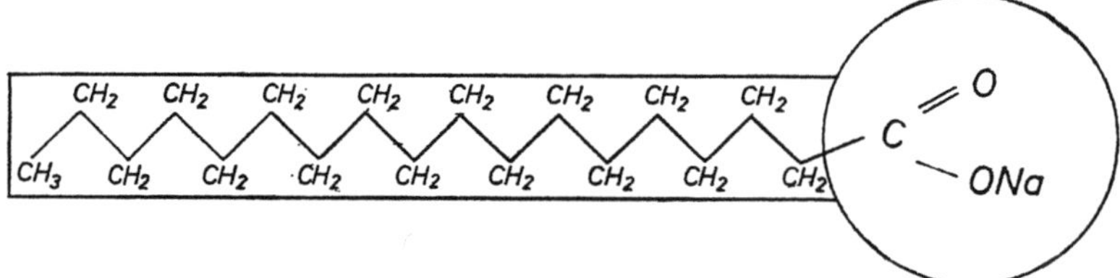

Abb. 114. Molekül von Natriumstearat als Beispiel für einen Öl-in-Wasser-Emulgator. Die lange Kohlenstoffkette ist lipophil, der zwar die kleine hydrophile Carboxylgruppe, aber mit starker Hydratation, gegenübersteht. (Aus: Gstirner, F.: Einführung in die Arzneibereitung, 3. neub. Aufl. Stuttgart: Wiss. Verlagsgesellschaft 1968)

1 mm) wahrnehmbare Teilchengröße der dispergierten Substanz eine Rolle.

Meist finden mehrfachdisperse Systeme therapeutische Verwendung. Befinden sich z.B. strukturierte Teilchen in einer flüssigen Phase, so liegt ein einfachdisperses System vor (Salbengrundlagen). Bei einer Emulsionssalbe muß man von einem zweifachdispersen System sprechen (Wasser und Salbengrundlage). Liegt wie bei einer Zinkoxidcreme gleichzeitig eine Emulsion und Suspension vor, so ist das System dreifachdispers.

Ein grobdisperses System von zwei oder mehr nicht ineinander löslichen Flüssigkeiten wird als Emulsion bezeichnet. Die dispergierte Substanz wird hier innere Phase genannt. Der von der mechanischen Kraft der Emulgierung abhängige Dispersionsgrad bewirkt eine längere Stabilität der Emulsion. Jede Emulsion hat die Tendenz, sich zu entmischen, einmal durch das unterschiedliche spezifische Gewicht der beiden flüssigen Phasen (Aufsteigen einer Phase), zum anderen durch Grenzflächenspannungen (Energiegewinn durch Zusammenfließen der dispergierten Teilchen). Dieser Kohäsions- oder Binnendruck, entstanden durch den nach dem Inneren einer Flüssigkeit gerichteten „Zug“ der Moleküle, erzeugt an jeder Oberfläche einer Flüssigkeit freie Energie, die bestrebt ist, die Oberfläche zu verkleinern [entgegengesetzte Wirkung der emulgierenden Kraft, die ja die Oberfläche vergrößert (viele kleine Tropfen)].

Emulgatorwirkung

Emulgatoren sind meist lösliche polare Stoffe, die im Molekül hydrophile und lipophile Gruppen enthalten. Sie gehören zur Gruppe der grenzflächenaktiven Stoffe (Tenside), wie Netzmittel, Waschmittel, Antischaummittel, Lösungs- und Suspensionsvermittler. Sie bilden an den Grenzflächen einen Adsorptionsfilm um die Flüssigkeitskügelchen der inneren Phase. Dabei orientieren sich die Gruppen so, daß die ursprüngliche Grenzflächenspannung beseitigt wird und zwei neue Grenzflächen aufgebaut werden. Hier ist die Grenzflächenspannung geringer, da die hydrophile, zur wäßrigen Phase ausgerichtete

Tabelle 302. Eigenschaften der Natriumsalze höherer Fettsäuren

Natriumsalze niederer Fettsäuren	keine Emulgatoren	molekular löslich
$C_5H_{11}COONa$ Capronsäure $C_7H_{15}COONa$ Caprylsäure	keine Emulgatoren	kolloidal löslich, Seifeneigenschaften
$C_8H_{17}COONa$ Pelargonsäure $C_9H_{19}COONa$ Caprinsäure	schwache Emulgatoren	kolloidal löslich, Seifeneigenschaften
$C_{11}H_{23}COONa$ Laurinsäure $C_{13}H_{27}COONa$ Myristinsäure	gute Emulgatoren	kolloidal löslich, Seifeneigenschaften
$C_{15}H_{31}COONa$ Palmitinsäure $C_{17}H_{35}COONa$ Stearinsäure	sehr gute Emulgatoren	kolloidal löslich, Seifeneigenschaften

Gruppe sich durch Betätigung von Nebenvalenzen hydratisiert, so Wassermoleküle bindet und sich in Wasser löst.

Die lipophile Gruppe richtet sich nach der öligen Phase aus, um sich dort zu solvatisieren und zu lösen. So ausgerichtet entsteht an der Grenzfläche der erwähnte Emulgatorfilm.

Löst sich ein Emulgator nun beispielsweise mehr in Wasser als in Öl, ist also die Bindung von Wassermolekülen durch dessen hydrophile Gruppen (Hydroxyl-, Carboxyl-, Sulfat-, Amino-, Keto-, Äther-Gruppen) größer als die von Ölmolekülen durch lipophile Gruppen (C-Ketten, C-Ringe, Carboxylgruppen mit zweiwertigem Kation $\left.\begin{matrix}-COO^-\\-COO^-\end{matrix}\right\}Me^{2+}$), so ist die Grenzflächenspannung auf der „öligen Seite" größer, d.h. der Zug der Grenzflächenmoleküle nach innen ist größer, und es entstehen durch Krümmung der Grenzflächen zur öligen Seite hin Öltröpfchen, die von Wasser eingeschlossen sind.

Es entsteht eine *O/W-Emulsion.*

Vereinfacht ausgedrückt: Diejenige Phase einer Emulsion ist die äußere Phase, in der sich der Emulgator löst.

Wird so eine O/W-Emulsion mit steigenden Mengen eines W/O-Emulgators versetzt, so tritt eine Emulsionsumkehr von O/W- in eine *W/O-Emulsion* ein.

Diese sog. echten Emulgatoren stabilisieren also eine Emulsion durch Filmbildung um die einzelnen Tröpfchen und durch Herabsetzung der Grenzflächenspannung.

Tabelle 303. Grenzflächenspannung an der Grenzfläche Wasser/Paraffinöl mit Wasser/Öl- und Öl/Wasser-Emulgatoren bei 20° C

Emulgator	Prozent des gelösten Emulgators	Grenzflächenspannung (dyn/cm)
Ohne	—	45,8
Öl/Wasser-Emulgatoren		
Tween 20 (Polyäthylensorbitan-monolaurat)	9	8,3
Tween 80 (Polyäthylensorbitan-monooleat)	9	3,7
Cremophor AP fest (Polyäthylenglykol-400-stearat)	9	4,9 (30° C)
Cremophor AP flüssig (Polyäthylenglykololeat)	9	3,5
Renes 30 (Polyäthylenäther von Tallölen)	9	3,3
Wasser/Öl-Emulgatoren		
Span 20 (Sorbitan-monolaurat)	3	5,2
Span 80 (Sorbitan-monooleat)	3	4,6
Arlacel 83 (Sorbitan-sesquioleat)	3	4,7
Emulphor FM öllöslich (Triäthanolamin-ölsäureester)	3	2,5

Tabelle 304. Vergleich der Grenzflächenspannung von Komplexemulgatoren mit der einzelner Bestandteile an der Grenzfläche Paraffinöl/Wasser bei 50° C in dyn/cm

Bestandteile des Komplexemulgators	Grenzflächenspannung von 6- bzw. 9%igen Lösungen	Grenzflächenspannung 9%iger Lösungen der Komplexemulgatoren
Cetylstearylalkohol + Cremophor A fest	15,9	
	4,5	1,6
Cetylstearylalkohol + Tween 60	15,9	2,5
	3,2	2,5
Pentaerythrit-monostearat + Tween 60	3,8	
	3,2	2,6
Pentaerythrit-monostearat + Cremophor A flüssig	3,8	
	2,3	1,6

Pseudo- oder Quasi-Emulgatoren dagegen stabilisieren die Emulsion durch Erhöhung der Viskosität der äußeren Phase, wie beispielsweise Schleimstoffe (Tragant, Carageen, Gummi arabic., Pektin).

Aus der Konsistenz einer Emulsion ist meist nicht ersichtlich, ob eine O/W- oder W/O-Emulsion vorliegt.

Folgende Kriterien sprechen für eine O/W-Emulsion:

1. mit Wasser verdünnbar,
2. Anfärben mit Methylenblau-Lösung (die äußere Phase erscheint blau im Mikroskop).
3. Elektrischer Strom wird geleitet.

Innerhalb der großen Gruppe der O/W- und W/O-Emulgatoren lassen sich folgende Arten von Emulgatoren unterscheiden:

1. ionogene [anionenaktive bzw. anionische, kationenaktive (quarternäre Ammonium-Verbindungen, Invertseifen)];
2. nicht ionogene;
3. amphotere.

Pharmazeutisch verwendete Emulgatoren zum äußeren Gebrauch

Anionenaktive Emulgatoren sind alle gebräuchlichen Seifen, d.h. die Alkalisalze höherer Fettsäuren (ab Capronsäure). Dem bei der Dissoziation in wäßriger Lösung entstehenden Anion kommt aufgrund seiner hydrophilen Carboxylgruppe die O/W-Emulgatorwirkung zu. Die schwefelsauren Ester höherer Fettalkohole gehören als O/W-Emulgatoren zu dieser Gruppe [cetylstearylschwefelsaures Na (DAB 7) = Lanette E].

Nicht ionogene Emulgatoren sind höhere Alkohole (Lauryl-, Cetyl-, Stearyl-Alkohol), die jedoch im Verhältnis zu ihrer großen Kettenlänge zu wenig Hydroxylgruppen haben und bei geringem Emulgiervermögen nur als Stabilisatoren für W/O-Emulsionen dienen. Dagegen haben die Wollwachse, die Diole und Stearinalkohole (Cholesterin) enthalten, ein hohes Emulgiervermögen (W/O-Emulsionen).

Weitere nicht ionogene Emulgatoren sind Partialfettsäureester mehrwertiger Alkohole: Diglyceride (Tegine), Ester von Sorbit und Mannit mit höheren Fettsäuren (Span, Arlacel, Crill). Hier überwiegt die lipophile Gruppe, d.h. es sind W/O-Emulgatoren.

Auch Wachs (Cera alba = Myricylpalmitinester) dient als guter W/O-Emulgator.

Ester und Äther von Polyäthylenglykolen, beispielsweise Polyäthylenglykol-400-stearat DAB 7 (Cremophor AP fest) und Polyäthylenglykol-sorbitanoleat DAB 7 (Tween 80) (das ist ein Äther aus Polyäthylenglykol mit einem Sorbitanfettsäureester, der freie OH-Gruppen hat) dienen als Emulgatoren und Lösungsvermittler von ätherischen Ölen und öllöslichen Vitaminen.

Bei diesen Emulgatoren können durch willkürliche Änderung der hydro- und lipophilen Gruppen Hydrophilie oder Lipophilie beliebig eingestellt werden.

Komplexemulgatoren bestehen aus O/W- und W/O-Emulgatoren, die sich gegenseitig durchdringen. Die hydrophilen Gruppen verankern sich gegenseitig und die lipophilen binden sich durch van der Waalssche Kräfte. Sie durchdringen die Grenzfläche und bilden einen stärkeren Film als jeder einzelne Emulgator; dabei wird die Grenzflächenspannung noch mehr herabgesetzt und die Emulsionsbildung vereinfacht (sog. „selbstemulgierende

Tabelle 305. Nicht ionogene Komplexemulgatoren

Wasser-in-Öl-Emulgator	Teile		Öl-in-Wasser-Emulgator	Teile
Cetylstearylalkohol	9	+	Cremophor A fest (Stearylalkohol + Polyäthylenoxid)	1
Cetylstearylalkohol	9	+	Tween 60 (Polyäthylenoxid-sorbitan-monostearat)	1
Pentaerythrit-monostearat	6	+	Tween 60	3
Pentaerythrit-monostearat	7	+	Cremophor A flüssig (Oleylalkohol + Polyäthylenoxid)	2

Wachse"). Die Komplexbildung ermöglicht bei hoher Wasserbindung die Bildung einer starken Hydratationshülle, wodurch eine salbenartige Gelbildung ermöglicht wird.

Bekanntester Komplexemulgator ist der emulgierende Cetylstearylalkohol DAB 7 (Lanette N), der aus 9 Teilen Cetylstearylalkohol (Lanette O) als W/O-Emulgator und 1 Teil cetylstearylschwefelsaurem Natrium (Lanette E) als ionogener O/W-Emulgator besteht. Da die O/W-Emulgator-Wirkung stärker ist, wird bei dieser Mischung eine O/W-Emulsion erzwungen. Auch Glycerinmonostearat (W/O-Emulgator) und Kaliumstearat (O/W-Emulgator) ergeben einen O/W-Komplexemulgator (Tegin).

Salbengrundlagen

Besonders wenn geringe Konzentrationen (bis 5%) der eingearbeiteten Arzneistoffe vorliegen, ist für die Resorption des Arzneistoffes auch die richtige Auswahl der Salbengrundlage von Bedeutung. So läßt sich beispielsweise in folgender Reihenfolge der Grundlagen eine bessere Resorption erzielen: Kohlenwasserstoffe (Paraffine), Fettsäureglyceride (Fette), Emulsionssalben (W/O- und O/W-Emulsionen).

Kohlenwasserstoffe

Vaseline wurde 1878 in die dermatologische Therapie eingeführt. Sie zeichnet sich durch chemische Indifferenz und hohe Haltbarkeit aus. Sie ist gut geeignet als Decksalbe, wenn keine Resorption der Arzneistoffe erwünscht ist, und dient auch als gutes Schmier- und Gleitmittel (Augensalben). Physiologisch gesehen ist diese Grundlage hautfremd und verhindert durch Abdeckung den Gas- und Flüssigkeitsaustausch an der Haut.

Die meisten Vaselinen werden heute aus Erdöldestillationsrückständen (Schmier- und Zylinderöle) ausgefroren und nach Zusatz von Vaselinöl raffiniert (sog. Petrolat-Vaseline). Naturvaseline ist der rektifizierte, mit Schwefelsäure behandelte Rückstand des Rohpetroleums. Kunstvaseline gewinnt man durch Mischen von festen und flüssigen Paraffinen, die aus Erdöl-, Braunkohlenteer- oder Schieferöldestillaten gewonnen werden.

Die plastische Konsistenz der Vaseline beruht auf der Anordnung der Kohlenwasserstoffketten.

Vaseline hat keinerlei Emulgatorwirkung. Sie nimmt, durch ihre Viskosität bedingt, eine kleine Menge Wasser als Pseudoemulsion auf. Schon ein Zusatz von 5% Wollwachsalkohol ermöglicht jedoch ein 60faches Wasserbindungsvermögen.

Soll unter extremen Klimaverhältnissen oder bei Verarbeitung großer Mengen unlöslicher pulvriger Arzneistoffe eine Konsistenzänderung der Salbe vermieden werden, so kann statt Vaseline ein Gemisch aus 95% dickflüssigem Paraffinöl und 5% Polyäthylenoxid (Molekulargewicht ca. 21000), das als Gerüstsubstanz dient (sog. Plastibase), verwendet werden.

Fette und Öle

Die natürlichen Fette zeichnen sich durch ausgezeichnete Hautverträglichkeit aus, sind aber von schlechter Haltbarkeit. Tierische und pflanzliche Fette sind gemischte Triglyceride, wobei ein Molekül Glycerin mit 2—3 verschiedenen Fettsäuren verestert ist. Die flüssige Phase des Fettes wird von Glyceriden ungesättigter Fettsäuren (Öl-, Linol-, Linolensäure), die feste von Glyceriden gesättigter Fettsäuren (Palmitin-, Stearinsäure u. ä.) gebildet.

Für die Rezeptur steht im DAB 7 Schweineschmalz zur Verfügung, es ist weiß, streichbar, weich und fast geruchlos.

Ein Triglycerid von nur gesättigten Fettsäuren, das dann natürlich von höherer Haltbarkeit ist, ist das Softisan. Diese Grundlage wird durch mechanische Bearbeitung streichfähig gemacht.

Haltbarer als die arzneilich verwendeten natürlichen Öle (Oliven- und Erdnußöl) ist der ungesättigte Fettsäureester des Oleylalkohols. Dieses Wachs ist unter dem Namen Ölsäureoleylester (Cetiol) im DAB 7 aufgenommen worden.

Ein weiteres Triglycerid gesättigter mittelkettiger Fettsäuren ist das Neutralöl Miglyol 812.

Polyäthylenglykole

Aus Äthylenoxid und Wasser werden über die Bildung von Diäthylenglykol die Polyäthylenglykole hergestellt. Die hydrophilen

Substanzen sind löslich in Wasser, Äthanol, Chloroform und Aceton und unlöslich in Äther, Fetten und Paraffinkohlenwasserstoffen.

Manche Arzneistoffe sind ebenfalls in Polyäthylenglykolen löslich, wie beispielsweise Anaesthesin, Cignolin, Pellidol, Chloramin-T, Harnstoff, Resorcin, Salicylsäure und Borsäure.

Da die Polyäthylenglykole nicht ionogen sind, sind sie unempfindlich gegen Metalle und Elektrolyte. Als Alkohole reagieren sie jedoch nicht indifferent, daneben sind sie zur Oxoniumsalzbildung fähig.

$$\left[\begin{array}{c} \quad\;\; H \\ CH_3\!-\!O^{+}\!-\!CH_3 \end{array}\right]^{+} OH^{-}.$$

Außerdem entstehen Unverträglichkeiten mit einigen Arzneistoffen (z. B. Silbersalzen → Silber, Sulfonamide → H_2S) und es können Verflüssigungen (Kreosol, Thymol) und Verfärbungen (Resorcin) auftreten.

Die Polyäthylenglykole sind bis zu einem Molekulargewicht von 600 viscöse Flüssigkeiten. Bei höherem Molekulargewicht sind sie fest. So ist die Polyäthylenglykolsalbe des DAB 7 ein Gemisch von 1 Teil Polyäthylenglykol-300 und 1 Teil Polyäthylenglykol-1 500, wobei beide Teile bis zu 10% bei der Herstellung gegeneinander ausgetauscht werden dürfen.

Verschiedene Mischungen von Polyäthylenglykolen stellen die *Cremolane*, *Polywachse* und *Carbowachse* dar.

Bei Zusatz von 1% Cetyl- oder Cetylstearylalkohol lassen sich bis zu 15% Wasser in die Salbe einarbeiten, und so läßt sich eine adstringierende, austrocknende Wirkung der schwach hygroskopischen Polyäthylenglykole verhindern.

Die hydrophilen Polyäthylenglykolsalben vermögen Wundsekrete aufzunehmen, wirken entquellend und behindern weniger als Fette den Gas-, Flüssigkeits- und Wärmeaustausch der Haut. Durch Mischung mit mineralischen oder pflanzlichen Ölen, mit Wachsen oder mit Ceresin (Paraffine) geht diese günstige therapeutische Wirkung verloren, und es kann zur Sekret- und Wärmestauung kommen.

Emulsionen

W/O-Emulsionssalben

1885 wurden die Wollwachse, gewonnen aus dem Wollfett der Schafe, in die Dermatologie eingeführt. In den letzten 20 Jahren wurde das Wollfett (Adeps Lanae anhydricus DAB 6), das ein Gemisch verschiedener Ester höherer Alkohole mit höheren Fettsäuren darstellt, wegen seiner zähen Konsistenz und begrenzten Haltbarkeit mehr und mehr durch Gemische gereinigter Wollwachsstoffe verdrängt.

Die Wollwachsalkohole sind die Emulgatoren des Wollwachses. Es sind Sterinalkohole, wie Cholesterin, Dihydrocholesterin, Lanosterin, Diole und aliphatische einwertige Alkohole ab C_{18}. Cholesterin ist hierbei der wesentlichste Emulgator (W/O). Jedoch unterliegen alle Wollwachsalkohole einer allmählichen Oxidation und verlieren Löslichkeit und emulgierende Eigenschaften. Deswegen sollten diese Salben licht- und luftgeschützt aufbewahrt werden.

Die Wollwachsalkoholsalbe DAB 7, die aus 6% Wollwachsalkoholen, 0,5% Cetylstearylalkohol und 93,5% weißer Vaseline besteht, gewinnt dadurch an Bedeutung, daß sie nach dem DAB 7 stets dann zur Bereitung einer Salbe benutzt werden muß, wenn der Arzt die Salbengrundlage nicht genau angegeben hat.

Eine Emulgatorsalbe ohne wäßrige Phase läßt aufgrund ihrer Grenzflächenaktivität eine feinere Verteilung und ein leichteres Eindringen in die Haut erwarten.

Diese nichtionogenen Grundlagen sind elektrolytunempfindlich und vermögen größere Arzneistoffmengen aufzunehmen. Die wasserhaltige Wollwachsalkoholsalbe (Unguentum Alcoholum Lanae aquos.) enthält zu 50% Wasser. Sie entspricht ungefähr der Eucerin-Salbe.

Das Wasseraufnahmevermögen kann sich bei Verwendung von Arzneistofflösungen beträchtlich ändern, da die Hydratation der hydrophilen Emulgatorgruppe verändert wird. Wasserhaltige Wollwachsalkoholsalben sollten nicht längere Zeit aufbewahrt werden.

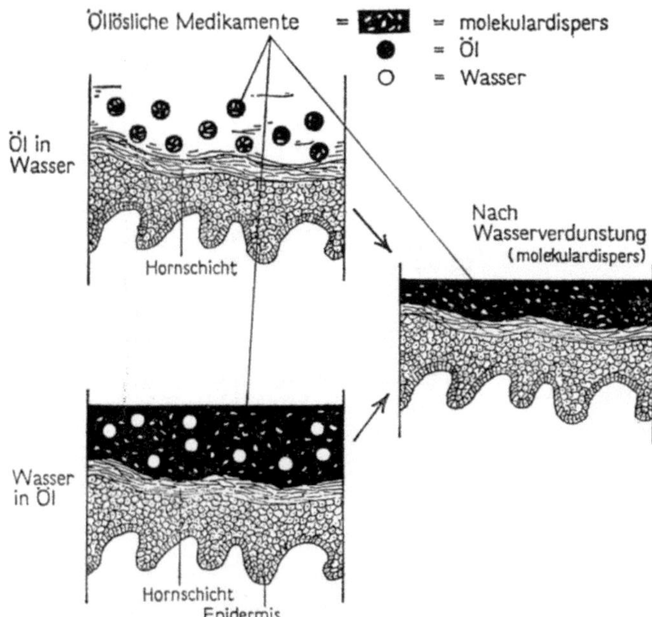

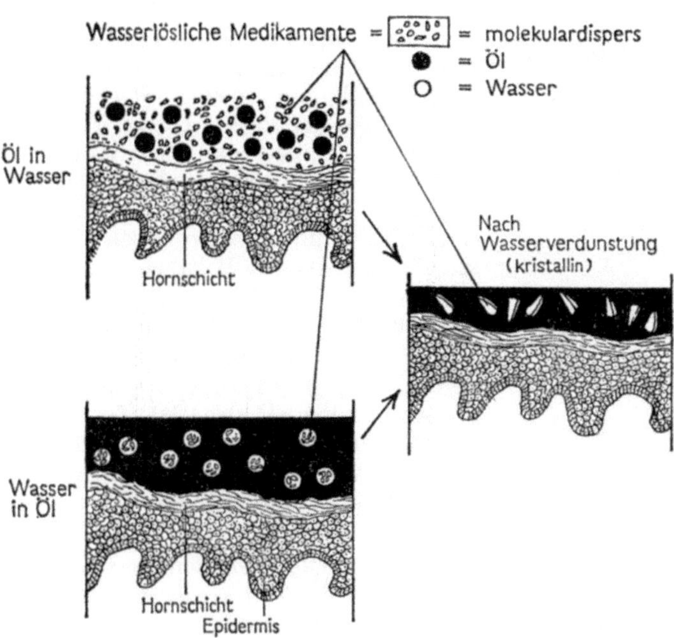

Abb. 115. Die Verteilung öllöslicher und wasserlöslicher Medikamente in Salbengrundlagen. (Frazier, Ch., Blank, J. H.: A Formulary for the External Therapy of the Skin. Springfield/Ill.: Ch. Thomas 1954)

Wollfett (Adeps Lanae) wird im DAB 7 als wasserhaltiges Wollwachs (Lanolin) geführt. Lanolin besteht aus 13 Teilen Wollwachs, 4 Teilen Wasser und 3 Teilen dickflüssigem Paraffin. Bei längerer Lagerung kommt es zur Hydrolyse der Ester (Wachse), zur Oxidation des ungesättigten Cholesterins (verminderte Emulgatorwirkung) und zur Bildung von Peroxiden, Aldehyden, Ketonen und Säuren. Deshalb erlaubt das Arzneibuch einen Zusatz von Antioxidantien (u. a. 0,1% Tokopherol oder 3% Borsäure).

Haltbare W/O-Emulgatoren sind Sorbitanmonolaurat (1, 3, 6%) oder Sorbitantrioleat (3%). Polyäthylenglykol und Rizinusöl ergibt den W/O-Emulgator Cremophor FM (1, 3, 6%).

O/W-Emulsionssalben

Die O/W-Emulsionssalben dienen als abwaschbare, große Mengen Wasser enthaltende Cremes zur Behandlung akuter Dermatosen und als Feuchtigkeitscremes in der Kosmetik. Die reine Fettsalbe gewährleistet auch ohne wäßrige Phase durch die Oberflächenaktivität des Emulgators eine gleichmäßige, feine Verteilung des Arzneistoffes.

Von den ionogenen O/W-Emulgatoren werden die alkalisch reagierenden Seifen nur in der Kosmetik als Salben verwendet. Der neutral reagierende ionogene Komplexemulgator Alcohol cetylstearylicus (emulgierender Cetylstearylalkohol) des DAB 7 (Lanette N) ist trotz seiner Anionenaktivität im pH-Bereich 4—10 elektrolytunempfindlich. Er wird durch Mischen von 90 Teilen Cetylstearylalkohol, 10 Teilen cetylstearylschwefelsaures Natrium und 5 Teilen Wasser unter schneller Verdampfung des Wassers (sonst Verseifung des Sulfates) hergestellt.

30 Teile dieses Emulgators mit 35 Teilen dickflüssigem Paraffin und 35 Teilen weißer Vaseline — die zu 10% gegeneinander ausgetauscht werden können — ergeben die hydrophile Salbe (Unguentum emulsificans) des DAB 7 (Unguentum Lanette).

Die wasserhaltige hydrophile Salbe DAB 7 besteht aus 30 Teilen hydrophiler Salbe und 70 Teilen Wasser. Zusätze von Konservierungsmitteln (Fettphase: 0,03% Tokopherol, Wasserphase: Tetraseptan) sind erlaubt, da diese Salbe sehr leicht verdirbt (Bakterien- und Schimmelbefall). Auch sollte diese stark zum Austrocknen neigende Salbe nur in Tuben und niemals in den nie ordentlich schließenden Salbentöpfen aufbewahrt und verwendet werden.

Kationenaktive Arzneistoffe (Trypaflavin, Pyoktanin), mehrwertige Metallkationen, starke Elektrolyte (NaCl und lösliche Calciumsalze) und saure Zubereitungen mit anorganischen Substanzen (pH unter 3) führen zur Wirkungslosigkeit des anionenaktiven Emulgators und zum Brechen der Emulsion. Dies gilt immer nur dann, wenn nicht mehr genügend freier Emulgator vorhanden ist. Nichtionogene Emulgatoren sind in solchen Fällen zu bevorzugen, z. B. die ester- und ätherartigen Verbindungen höherer Fettsäuren mit mehrwertigen Alkoholen mit Polyoxiäthylenketten als hydrophile Gruppen: Polyäthylenglykol-400-stearat DAB 7 (Cremophor AP, Tween).

Hydrogelsalben

Diese allgemein als Gele bezeichneten Salben sind vollkommen fettfrei, abwaschbar und eignen sich zur Anwendung auf fettempfindlicher Haut und bei Seborrhoikern.

Durch Quellung werden Wassermoleküle an den Makromolekülen des Quellstoffes durch unterschiedlich starke Nebenvalenzkräfte gebunden. Durch Volumenzunahme, Vernetzung und zusätzliche Sorption von Wasser entstehen aus diesem dispersen System überwiegend plastische, streichfähige und weniger elastische Massen. Je nach Quellstoff haben diese plastische, elastische, klebrige oder gleitende Eigenschaften.

Sie können 80—97% Wasser oder andere hydrophile Flüssigkeiten als flüssige Phase enthalten (Hydrogele). Zusätze von ca. 10% Sorbitlösung, Glycerin oder flüssigem Polyäthylenglykol erhöhen die Geschmeidigkeit und verhindern das unangenehme völlige Eintrocknen auf der Haut.

Vorteile: Die Konsistenz ist wenig temperaturabhängig. Elektrolytunempfindlich (alkalische oder sauer wirkende Arzneimittel können eingearbeitet werden). Wirken kühlend, trocknen als abwaschbarer Film auf der Haut ein.

Nachteile: Trocknen leicht ein (Tube fest verschließen!). Leichter Bakterienbefall (Konservierungsmittel notwendig).

Hydrogelbildner für Salben

1. *Organische Hydrogele:* Dafür eignen sich Tragant, Stärke, Cellulosederivate (Adulsion MH 300), Alginate, Pektin, Carageen, Gelatine, z. B.

Natriumalginat	2,5
Calciumalginat	0,2
Glycerin	15,0
Konservierungsmittel	0,1
Wasser	ad 100,0

Elastische Hydrogele, die beim gelinden Erwärmen flüssig werden, werden als Gallerten bezeichnet, z. B.

Gelatine Zinci (Zinkleim) DAB 7

Zinkoxid	10 Teile
Glycerin	40 Teile
Weißer Leim	15 Teile
Wasser	35 Teile

Dieser warm auf die Haut gepinselte Leim bildet eine feste luftundurchlässige Schicht.

2. *Anorganische Hydrogele:* Bentonite (Quelltone) sind Aluminium-Silicium-Hydroxide, die ein hohes Quellvermögen besitzen.

Da Bentonite als Kationenaustauscher wirken, werden kationische Arzneistoffe beeinflußt. Bentonite wirken schwach alkalisch. Ergeben gleichmäßige und geschmeidige Salben von ähnlicher Konsistenz wie die Fettsalben, sind im Gegensatz zu organischen Hydrogelen chemisch nicht völlig indifferent.

Silikonsalben (Silikonöl-Grundlagen)

Silikone sind synthetische polymere Verbindungen, in denen Siliciumatome über Sauerstoffatome verknüpft und zusätzlich mit organischen Resten (Methyl-, Phenylgruppen) besetzt sind.

$$CH_3-\overset{\displaystyle CH_3}{\underset{\displaystyle CH_3}{\overset{|}{\underset{|}{Si}}}}-O\left[-\overset{\displaystyle CH_3}{\underset{\displaystyle CH_3}{\overset{|}{\underset{|}{Si}}}}-O\right]_n-\overset{\displaystyle CH_3}{\underset{\displaystyle CH_3}{\overset{|}{\underset{|}{Si}}}}-CH_3$$

1. Silikonöle und Silikonfette mit Kettenstruktur.

2. Kautschukartige, elastische Silikone (lange Ketten, nur an bestimmten Stellen verknüpft).

3. Harzartige Produkte (dreidimensionales Netzwerk).

Eigenschaften:
Chemische Trägheit,
geringe Viskositätsschwankung,
geringe Grenzflächenspannung,
hohes Wasserabstoßvermögen,
physiologisch indifferent (nur Augenreizung).

Die geringe Oberflächenspannung erlaubt ein leichtes Einarbeiten von Arzneistoffen und leichte Ausbreitung auf der Haut (dünner, stabiler, wasserabstoßender Film).

Dieser Film ist stabil gegen alle wäßrigen Lösungen (Gewerbeschutzsalben!).

Weitere Vorteile der Silikonsalben:

1. Tiefere und gleichmäßigere Abgabe der Arzneistoffe als aus anderen Salbengrundlagen,

2. gutes Hautein- und -durchdringungsvermögen,

3. kein Fetten der Haut.

Verarbeitungsmöglichkeiten:

a) Silikonöl und 5—7% Aerosil (kolloidale Kieselsäure) ergeben ein plastisches Gel (kohärentes Kieselsäuregerüst).

b) Silikonöl mit festen Stoffen oder Fetten emulgiert oder vermischt. Geeignete Substanzen sind:

Cetylalkohol, Stearylalkohol, Wollwachs, Kakaobutter, Laurinsäure, Stearinsäure, Glycerin-monostearat, Polyäthylenglykol-400-monostearat. z. B.

Silikonöl	30 Teile
Cetylalkohol	10 Teile
Vaseline flav.	60 Teile

Ungeeignete Substanzen: Fette und mineralische Öle, Glycerin, Alkohole, Polyäthylenglykole.

c) Silikonöle in Emulsionen

O/W (+ Lanette N)

z. B.	Lanette N	15 Teile
	Silikonöl AK 350	25 Teile
	Wasser	60 Teile

W/O (+ Glycerin-monostearat)

z. B.	Silikonöl AK 350	25 Teile
	Glycerin-monostearat	7 Teile
	Wasser	68 Teile

Silikone finden zunehmend Verwendung als Hautschutzsalben. Jedoch ist erst bei Zusatz von 10% Silikonöl ein voller Hautschutz gewährleistet. Sie dienen zum Schutz bei Wundliegen, zum Abdecken gesunder Haut, die nässende Wunden umgibt und als Kontaktschutzsalbe bei Berufsdermatosen.

Puder

Puder bestehen aus Festteilchen mit einer Teilchengröße unter 100 μ. Die Pudergrundlagen (Talkum, Zinkoxid, Titandioxid u.ä.) ergeben in Kombination mit Wirk-, Duft- oder Farbstoffen die eigentlichen medizinischen oder kosmetischen Puder.

Pudereigenschaften:

1. *Korngröße:* Die beste therapeutische Wirkung wird vom feinsten Puder erwartet. Jedoch hat z.B. Zinkoxidpulver eine Durchschnittskorngröße von 0,825 mm, ist also relativ grobkörnig.

2. *Streufähigkeit:* Zu hoher Feuchtigkeitsgehalt und zu kleine Teilchengröße (kleiner als 10 μ) verhindern eine gute Streufähigkeit. Verbesserung durch Fließregulierungsmittel (Aerosile). Die höchsten Streuwerte zeigen Talkum und Maisstärke, die geringsten Kieselgur.

3. *Aufsaugvermögen* für Wasser oder Öl: Hohes und schnelles Wasseraufsaugvermögen hat Kieselgur; Magnesiumcarbonat saugt gut, aber langsam auf.

4. *Haftfähigkeit:* Das größte Haftvermögen an der Haut zeigen Maisstärke und Talkum. Zinkoxid hat nur eine minimale Haftfähigkeit.

5. *Kühlwirkung:* Der Puder entzieht der Haut Wärme. Hoher Wassergehalt des Puders (Zink- und Aluminiumstearat, Stärke) ergibt eine hohe Kühlwirkung.

Weiterhin muß die Deckkraft, Adsorptions- und Agglomerationsneigung beachtet werden.

Je nach dem Bestimmungszweck lassen sich somit Pudergrundlagen mit den gewünschten Eigenschaften herstellen.

Puderrohstoffe

Anorganische Rohstoffe (unbegrenzt haltbar):

Zinkoxid: 1. Wirkt schwach basisch, neutralisiert übelriechende Säuren. 2. Mildes Desinfiziens.

Talkum (Magnesium-polysilicat): Mangelnde Saugkraft *wird verbessert* durch Zusatz von Magnesiumoxid oder Kieselgur.

Titandioxyd, Magnesiumoxid, Magnesiumcarbonat, Kieselgur, Calciumcarbonat.

Organische Rohstoffe:

Stärke: Sie ist wenig haltbar, verkleistert bei Feuchtigkeit.

Vorteile: Gute Haft- und Fließfähigkeit, kleine Korngröße, gutes Adsorptionsvermögen (Feuchtigkeit und Fett).

Stärke ohne Quellfähigkeit: Biosorb Powder, ANM-Puder (Amylum non mucilaginosum).

Stearate: Aluminium-Magnesium-Zinkstearate haben eine gute Kühlwirkung.

Aerosil (kolloidale Kieselsäure):

Aerosil R 972: Methylierte Kieselsäure, wirkt hydrophob.

Aerosilzusatz von 3–5% macht schlecht streufähige Puder besser fließbar.

Aerosile verteilen die Wirkstoffe gleichmäßig und geben sie bei Gegenwart von Feuchtigkeit an die Haut ab.

Tabelle 306. Wahl der Grundlagen nach dem jeweiligen Hautzustand

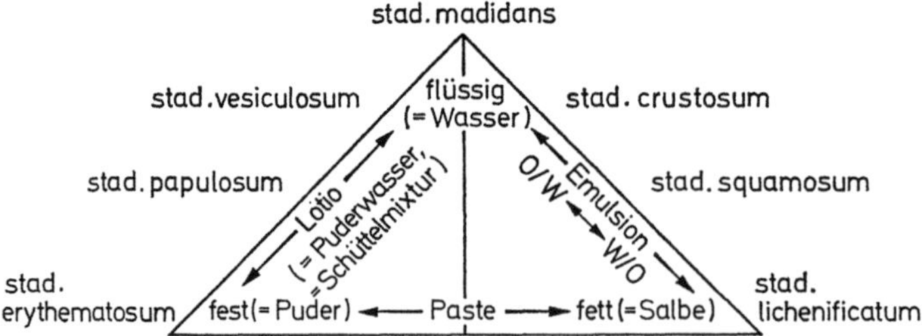

Tabelle 307. Eigenschaften, Anwendungsweise und Wirkungen dermatologischer Externa

Trägerstoff	Charakteristika des Trägerstoffes	Dermatologisches Anwendungsgebiet	Wirkungsweise Vorteile	Nachteile
Feuchte Verbände (Feuchtigkeit *muß* verdunsten können)	Frisches oder abgekochtes Wasser, Aqua dest.-Lösung mit desinfizierendem oder Gerbstoffzusatz	Akut entzündliche Dermatose, Typ: Vesiculös nässendes Ekzem oder entzündliche Schwellung der tieferen Hautschichten	Hemmung der Krustenbildung, Hemmung des Sekretnachflusses aus dem Gefäßnetz der Haut, Kühleffekt („Dochteffekt" am Sekretfluß)	Erhebliche Austrocknung, schmerzhafte Spannung, wenn kein stetiger Flüssigkeitsersatz erfolgt
Lotio (Auftragen mit Pinsel)	a) Feste Phase in wäßriger Phase dispergiert („Schüttelmixtur") b) Ölige Phase in wäßriger Phase emulgiert (Emulsion, „Milch")	a) Subakute Entzündung mit geringerer Exsudation b) Von Maceration bedrohte Hautareale (z.B. submammillär) c) Flächige Dermatose (Pruritus)	Zuführung eines „flüssigen Puders" (Schüttelmixtur), Kühleffekt, leichtere Verteilbarkeit, geringere Austrocknung	Austrocknend, feste Krustenbildung mit Exsudat möglich
Cremes	Wasserhaltige O/W-Emulsion oder abwaschbarer Mischtyp einer W/O- und O/W-Emulsion	Dermatitiden ohne besondere keratotische Veränderungen, subakute bis subchronische Dermatitiden, Ekzem	Gute und leichte Verteilbarkeit, Zuführung von Feuchtigkeit und „Fett" gut dosierbar	Wirken trotz „Fettanteil" durch Emulgatoren und Wasseranteil austrocknend
Salben	Wasserfreie oder gering wasserhaltige (W/O-Emulsion) überwiegend „fetthaltige" (Vaseline, Paraffin, „Fettalkohole", Wachse, Öle, Glyceride) Gemische; nicht abwaschbar	Hyperkeratotische Veränderung; Erweichen und Ablösen von Krusten, Lichenifikationen, alle Formen der „trockenen Haut"	Aufweichender Effekt auf das Keratin der Hornschicht, abdeckend	Geringe Verdunstung, Wärmestau, Einschränkung der Perspiratio insensibilis, zu dicke Salbenschicht vermeiden
Pasten (Abdecken mit Watte und Mullbinden ggf. zu empfehlen)	Suspension aus Fettphase (Vaseline, Glyceride) und fester pulvriger Phase (meist 1:1), auch „Dreiphasenpaste" mit Wasser und Emulgatoren in der Fettphase (zur Anwendung auf feuchtem Untergrund)	A. 1. Bei circumscripten akuten Herden (z.B. Herpesbläschen) 2. bei flächigen erythematösen Herden B. Zur Langzeittherapie und Nachbehandlung chronisch verlaufender Hauterkrankungen C. Zur Anwendung in intertriginösen Räumen	Vorzüge von Schüttelmixtur und Salbe vereinigt Arzneimittelträger mit Oberflächenwirkung, längere Haftung und langsamere Wirkstoffabgabe, keine Einschränkung der Perspiratio insensibilis, Aufnahme von Sekreten nur bei mäßiger Austrocknung (Kühleffekt)	Schlecht entfernbar (gilt nicht für „Dreiphasenpaste"), bei Krustenbildung Wärmestau

Tabelle 307 (Fortsetzung)

Trägerstoff	Charakteristika des Trägerstoffes	Dermatologisches Anwendungsgebiet	Wirkungsweise Vorteile	Nachteile
Tinkturen (Verdunstungszeit 15 min)	Lösung einer Festsubstanz in Alkohol (meist Äthyl- und Isopropylalkohol) und Wasser	a) Chronische infiltrierte und lichenifizierte Herde (nachfolgend Salben). b) Vesiculäre Veränderungen besonders im Palmar- und Plantarbereich c) Behaarte Körperstellen und Nagelbett- und -wallveränderungen	Penetrationsbeschleunigung des Wirkstoffes, schnelle Austrocknung	Mitunter Brennen beim Auftragen und kurzfristige Reizung der entzündeten Haut (Alkoholkonzentration verringern!)
Okklusionsverbandstechnik (12 Std)	a) Tinktur allein oder Tinktur mit anschließender Salbenauftragung, luftdicht mit weichmacherfreier Kunststoff-Folie (PVC) abdecken b) Tinktur und selbstklebende Folie c) Folie mit Wirkstoff selbstklebend	Dermatosen, die mit Lichenifikation oder Hyperkeratosen einhergehen (z.B. Psoriasis, Neurodermitis circumscripta)	a) Förderung der Resorption infolge Auflockerung der Hornschicht; starker Effekt bei nicht selbstklebender Folie b) Wirkung der Okklusion ohne zusätzliche Medikamente über Entwicklung hauteigener Wirkstoffe?	Irritation der Haut durch Wärmestau und Maceration, Besiedlung des abgedeckten Areals mit Bakterien und Pilzen (ggf. Wechsel des Okklusionsverbandes alle 8 Std)

Grundstoffe des Deutschen Arzneibuches (DAB 7) zur Herstellung von Salben

Hartfett (Adeps solidus)
Gemisch von Mono-, Di- und Triglyceriden der gesättigten Fettsäuren $C_{12}H_{24}O_2$—$C_{18}H_{36}O_2$.

Hartparaffin
Gemisch fester gesättigter Kohlenwasserstoffe (überwiegend n-Paraffine).

Dickflüssiges Paraffin (Paraffinum subliquidum)
Geruchlose, ölige Flüssigkeit. Zur Verwendung in Salben und Emulsionen.

Dünnflüssiges Paraffin (Paraffinum perliquidum)
Dient zur Verwendung für Sprays und Nasenöle.

Gelbes Wachs (Cera flava)
Durch Waschen und Filtrieren von allen Fremdkörpern befreites Naturprodukt.

Gebleichtes Wachs (Cera alba)
Aus Bienenwachs durch Bleichen gewonnenes Produkt.

Walrat (Cetaceum)
Feste Anteile des vom Pottwal gewonnenen Wachsgemisches.

Erdnußöl (Oleum Arachidis)
Geruchlos, 80—87% ungesättigte veresterte Fettsäuren.

Lebertran (Oleum Jecoris): 850 IE Vitamin A/g Öl, 85 IE Vitamin D_3.

Wirksame Bestandteile: Vitamin A-Anteile und freie Doppelbindungen der Fettsäuren wesentlich:

Ungesättigte Fettsäuren (wirken reduzierend und schwach bactericid).

Ungesättigte Paraffine, Sulfonate und Fettsäuren (wie im Granugenol) gelten als granulationsanregend.

Also synergistische Wirkung zwischen ungesättigten Fettsäuren und Vitaminen, wobei die

Hauptwirkung den ungesättigten Anteilen zukommt (Cholesterin und -derivate hemmen die Wundheilung).

Alle wirksamen Bestandteile sind fettlöslich.

Als Salbengrundlage sollten also Fett, Vaseline, Wachs oder entsprechende Mischungen verwendet werden. Jedoch bewirken sog. „Wundsalben" oft nur Verzögerung der Heilung!

Olivenöl (Oleum olivarum)
Charakteristischer Geruch, Ölsäureester (80 bis 85%). Linolsäureester (5—10%).

Ölsäureoleylester (Cetiol)
Durch Veresterung von Ölsäure mit einfach ungesättigten Fettalkoholen (besonders Oleylalkohol gewonnen.

Glycerinmonostearat
Gemisch von Monoglyceriden der Stearinsäure mit wechselnden Mengen Di- und Triglyceriden und freiem Glycerin, dient als nichtionogener Emulgator.

Polyäthylenglykol-400-stearat (Cremophor AP fest)
Monoester mit Stearinsäure. Durch Dispersion in Wasser entsteht eine sehr haltbare O/W-Emulsion.

Polyäthylenglykol-sorbitanoleat (Tween 80)
Ausgezeichneter, nichtionogener Emulgator und Lösungsvermittler. Das Produkt ist lipid- und wasserlöslich. Dient z.B. als Lösungsvermittler für ätherische Öle.

Cetylstearylalkohol (Lanette O)
Gemisch aus Cetyl- und Stearylalkohol. Wird in Salben und kosmetischen Zubereitungen vielfach als konsistenzgebender Faktor verwendet. Er hat keine echte Emulgatorwirkung, erhöht aber das Wasseraufnahmevermögen von z.B. Vaseline.

Cetylstearylschwefelsaures Natrium (Lanette E)
Gemisch aus gleichen Teilen Natriumcetylsulfat und Natriumstearylsulfat.

Emulgierender Cetylstearylalkohol (Lanette N)
Cetylstearylalkohol 90 Teile, cetylstearylschwefelsaures Natrium 10 Teile. Dieses Gemisch dient als Komplexemulgator zur Herstellung der O/W-Emulsionssalben des DAB 7 (hydrophile und wasserhaltige hydrophile Salbe, s. dort).

Wollwachsalkohole (Alcoholes Lanae)
Gemisch von Sterinen und aliphatischen Alkoholen aus dem Wollwachs.

Polyäthylenglykole
Kondensationspolymere des Äthylenoxids mit Wasser. Bis zum Molekulargewicht von 600 sind es farblose, klare, viscöse Flüssigkeiten.

Salbengrundlagen des Deutschen Arzneibuches (DAB 7)

Salben sind streichfähige Zubereitungen zum Auftragen oder Einreiben.

Cremes sind wasserhaltige Salben.

Pasten enthalten pulverförmige Bestandteile, diese sind meist in größerer Menge suspendiert.

Ohne genaue Verordnung ist *Wollwachsalkoholsalbe* zu verwenden.

Stabilisatoren und Antioxidantien dürfen enthalten sein.

Gelbes Vaselin
Wird Vaselin ohne sichere Hinweise verordnet, ist „weißes Vaselin" zu verwenden.

Gelbes Vaselin ist weniger raffiniert als weißes, die Lichtabsorption ist gegenüber weißem Vaselin etwa eine Zehnerpotenz stärker.

Diese Lichtabsorption ist für polycyclische Aromaten charakteristisch.

Weißes Vaselin
Gemisch gereinigter, gebleichter, gesättigter Kohlenwasserstoffe.

Schweineschmalz (Adeps suillus)
Vom Wasser befreites, zwischen 75 und 100° C ausgeschmolzenes Fett frischer, ungesalzener Gewebe (Netz, Nierenumhüllung).

Physiologische, fettende Salbengrundlage. Ranzig riechendes oder schmeckendes Schweineschmalz wirkt hautreizend.

Wollwachs (Adeps Lanae anhydricus)
Aus Schafwolle gewonnene, gereinigte, salbenartige Masse. Durch Cholesterinester kann es 200—300 % Wasser in Form einer stabilen W/O-Emulsion aufnehmen.

Lanolin (wasserhaltiges Wollwachs)
Bestandteile: Wollwachs 13 Teile, Wasser 4 Teile, dickflüssiges Paraffin 3 Teile.

Die Salbe vermag 200% Wasser aufzunehmen. Der Wassergehalt des Lanolins erzeugt eine gewisse Kühlwirkung auf der Haut.

Wollwachsalkoholsalbe (Ungt. Alcoholes Lanae)
Wollwachsalkohole 6 Teile, Cetylstearylalkohol 0,5 Teile, weißes Vaselin 93,5 Teile.

Der Cetylstearylalkohol vermag die Beständigkeit einer durch Wasseraufnahme gebildeten W/O-Emulsion zu erhöhen.

Wasserhaltige Wollwachsalkoholsalbe
Wollwachsalkoholsalbe 1 Teil, Wasser 1 Teil.

Ähnliches Handelspräparat: Eucerin-Creme. Brechung der Emulsion z.B. durch Phenole, Teere, Schieferölsulfonate u.ä.

Kühlsalbe (Ungt. leniens)
Gelbes Wachs 6,5 Teile, Walrat 8,0 Teile, Erdnußöl 60,0 Teile, Glycerinmonostearat 0,5 Teile, Wasser 25,0 Teile.

Hydrophile Salbe (Ungt. emulsificans)
Emulgierender Cetylstearylalkohol 30 Teile, dickflüssiges Paraffin 35 Teile, weiße Vaseline 35 Teile.

Wasserhaltige hydrophile Salbe
Hydrophile Salbe 30 Teile, Wasser 70 Teile.

Ein Zusatz von insgesamt 0,1 % p-Hydroxybenzoesäureestern zur Konservierung ist gestattet.

Polyäthylenglykolsalbe
1 Teil Polyäthylenglykol 300+ 1 Teil Polyäthylenglykol 1500.

Löslichkeit: Wie oben.

Mehr als 6—8 % Wasser werden nur unter Verflüssigung aufgenommen.

Desinfektionsmittel

1. Desinfektionsmittel sind *keimtötende Stoffe* mit Wirkung außerhalb des menschlichen Organismus (jedoch auf inneren und äußeren Oberflächen).

2. *Antiseptica* sind bakteriostatisch und bactericid wirksame Substanzen außerhalb des Organismus.

3. Wirken solche Substanzen erst nach Resorption vom Organismus, so zählen sie zu den *Chemotherapeutica.*

Halogene und halogenabspaltende Verbindungen als Desinfektionsmittel

Chlor

Es reagiert mit Wasser unter Bildung von unterchloriger Säure (HOCl) und Salzsäure (HCl).

Einfache Chloramine bilden ebenfalls unterchlorige Säure und wenig freies Chlor.

Komplizierte „Chloramine", wo die Wasserstoffatome ganz oder teilweise durch bestimmte Reste substituiert sind, sind stabiler und hautverträglicher [s. Chloramine-T, DAB 7].

Chlor wirkt ca. 200mal stärker bactericid als Phenol. Dient zur Wasserdesinfektion (bis 1 : 5 Mill. verdünnt).

Hypochlorite
Unterchlorige Säure und ihre Salze lösen die Bakterienmembran und Eiweiße durch Desamidierung und Umwandlung der NH_2-Gruppen in Chloramingruppen auf. Wirken auch durch Abspaltung von freiem Chlor und Sauerstoff.

Neutrale Hypochloritlösungen sind stärker bactericid als alkalische (bei pH 7,4 ist HOCl zu 100 % undissoziiert).

1. **Dakinsche Lösung** (Eau de Javelle). Aus Chlorkalk, Borsäure und Natriumcarbonat hergestellt. Relativ haltbares, neutrales Präparat.

2. **Chloramin-T DAB 7** (Chlorina). 98 % N-Chlor-p-toluol-sulfonamid (Natriumsalz), in Wasser leicht löslich, langsame Abspaltung von HOCl. Gute Hautverträglichkeit.

Dosierung: 0,5 % zur Händedesinfektion, 0,1—0,3 % zur Wundspülung, 5—10 % in Salben und Pudern.

Jod
In Wasser schwer löslich, jedoch mit KJ unter Bildung von $K(J)_3$.

Leicht löslich in Alkohol und organischen Lösungsmitteln. Es ist gewebsfreundlicher als Chlor, lipoidlöslich und von mäßiger irritativer Wirkung.

Ausgezeichnetes Wund- und Hautdesinfektionsmittel. Bei Eiweißanwesenheit Wirkungsminderung um 1/100.

Von Nachteil sind: Mögliche Provokation einer Allergie, gute Resorption und Rückwirkung auf die Schilddrüse und Braunfärbung der Haut.

Dient zur Wunddesinfektion [bis 2 Std nach der Infektion (Hausschild)] und Schleimhautdesinfektion unter Berücksichtigung der erwähnten Nachteile.

1. **Alkoholische Jodlösung DAB 7** (Tinctura jodi): 2,4—2,7 % Jod, 2,4—2,7 %ige Kaliumjodid.

Verwendet wird eine 3—10 %ige Jodkonzentration für desinfizierende Anstriche und Pinselungen.

2. **Wäßrige Jodlösung DAB 7** (Lugolsche Lösung): 4,8—5,2 % Jod, 9,5—10,5 % Kaliumjodid.

Jodorganische Verbindungen
(s. auch Antimykotica)

1. **Jodoform** (CHJ_3). Geringe Desinfektionskraft durch Abspaltung minimaler Jodmengen.

Reizlos, exkretionshemmend, granulationsfördernd. Nur noch zum Imprägnieren von Verbandsmaterial.

2. **Vioform** (5-Chlor-7-jod-8-hydroxy-chinolin). Die Desinfektionswirkung kommt dem gesamten Molekül zu, es dient auch als Chemotherapeuticum.

Wird als wenig allergisierender Zusatz in Salben und Schüttelmixturen verwendet.

3. **Yatren** (7-Jod-8-hydroxy-chinolin-5-sulfonsäure). Wirkung und Anwendung ähnlich wie Vioform. In der Dermatologie seltener verwandt.

Durch Oxidation wirkende Desinfektionsmittel

H_2O_2, Peroxide
Spalten atomaren Sauerstoff ab.

$2H_2O_2 \rightarrow 2O + 2H_2O$
$2O \rightarrow O_2$

Peroxidasen (Katalasen) sorgen für schnelle Spaltung in Anwesenheit von Blut, Eiter u.ä.

Besonders Anaerobier werden wirksam beeinflußt, ansonsten geringe bactericide Wirkung (nur während der Dauer der sichtbaren Gasentwicklung).

0,5—3 % H_2O_2 Lösungen (bactericid),
0,2—0,3 % (bacteriostatisch).

1. **Konzentrierte Wasserstoffperoxid-Lösung DAB 7.** 30,0—32,0 % H_2O_2. Ein Zusatz von H_2SO_4, H_3PO_4 bzw. Natriumpyrophosphat als Stabilisatoren ist gestattet.

Größte Haltbarkeit bei schwach saurer Reaktion. Starkes Oxidationsmittel mit kurzfristig wirkenden desinfizierenden Eigenschaften.

Wirkt *nicht* ätzend, Weißfärbung von Haut und Schleimhaut beruht auf der Einlagerung kleinster O_2-Blasen und ist reversibel.

2. Verdünnte Wasserstoffperoxid-Lösung DAB 7. Konzentrierte Wasserstoffperoxid-Lösung 100 Teile, verdünnte Phosphorsäure 2 Teile, Wasser 898 Teile.

Dient 5—10fach verdünnt zur Spülung von Wunden, Schleimhäuten und als Gurgelwasser. Zur Erleichterung des Verbandwechsels.

3. Kaliumpermanganat ($KMnO_4$). Es wird atomarer Sauerstoff unter Bildung von MnO_2 abgespalten. Wirkt durch den gebildeten atomaren Sauerstoff. Braunstein (MnO_2) bildet mit Eiweiß lockere Komplexe (adstringierend, desodorierend). Dabei Verfärbung der Haut durch Imprägnation von MnO_2. Wird als wäßrige Lösung von 1 % bis Verdünnung von 1:50000 angewendet, z.B. als desinfizierende Bäder bei Pyodermien.

Nachteil: Gefahr der Allergisierung.

Reduzierende Desinfektionsmittel

Formaldehyd (CH_2O)
Es wirkt lokal reizend, desodorierend und eiweißfällend (adstringierend) durch Reaktion mit den freien Aminogruppen der Eiweiße. Basische Aminogruppen der Eiweiße werden abgesättigt und die gebildeten Moleküle reagieren sauer (Veränderung der Kolloidstruktur und Löslichkeit). Gefahr der Allergisierung!

Gegen die Reizwirkung hilft verdünnte Ammoniaklösung (Bildung von Hexamethylentetramin).

Wäßrige Verdünnungen von 1:5000 bis 1:20000 wirken bacteriostatisch, bactericide Lösung: 1:500 bis 1:40.

Formaldehyd-Lösung DAB 7 (F. solutus, Formalin). 35—37% CH_2O. Ist mischbar mit Wasser und Äthanol (90%).

Anwendung: Als 3%ige Lösung (Spir. dil., Gehalt auf Formaldehyd bezogen) mitunter als Antihidroticum und Desodorans, jedoch starke lokale Reizwirkung).

Glutaraldehyd. Wäßrige Lösung (um 3%, geeignet für alle Instrumente!).

Säuren als Desinfektionsmittel

Caprylsäure (C_8), Undecylensäure (C_{11})
Antiseptisch, jedoch nicht desinfizierend. Werden häufig in Seifen verwendet. Schwache Wirkung als Antimykoticum.

Benzoesäurebenzylester (Benzylbenzoat) (Arylester der Benzoesäure)
Bactericide Eigenschaften, Konservierungsmittel (u.a. gegen Schimmelbildung).

Salicylsäure
Chemie: o-Hydroxybenzoesäure. Die phenolische OH-Gruppe kann verestert werden, die Carboxylgruppe ebenfalls, auch Esterbildung Salicylsäure-salicylat (Diplosal) ist möglich.

Wirkung: Durchdringt die oberflächlichen Schichten schnell und reizt deshalb Schleimhäute stärker als ihrer Acidität (pH 2,4 in wäßriger Lösung) entspricht. Wirkt bacteriostatisch und fungicid. Sie ist eiweißfällend und hat keratoplastische (schuppenlösende 1—2%) Eigenschaften. Dadurch lokale Resorptionssteigerung zugegebener Arzneistoffe.

Nur die freie Säure (pH unter 5) wirkt bactericid und fungicid.

Das Salicylat-Ion ist ein schwaches Gift für zahlreiche biologische Enzymsysteme. Hyaluronidase wird gehemmt, ebenfalls die Pantothensäure-Biosynthese. Antiphlogistische Wirkung nur bei intakter NNR.

Schnelle Resorption aus Emulsions-Salben und auch als Methylester (Wintergrünöl). Danach ist Salicylsäure bis zu 70% an Plasmaproteine gebunden.

Ausscheidung in Harn und Schweiß (im sauren Harn an Glucuronsäure gekoppelt, im neutralen oder alkalischen Harn als Salicylat).

20% werden hydroxyliert, 1—5% erscheinen im Harn als Gentisinsäure (2,5-Dihydroxybenzoesäure), der Rest sind weitere Umwandlungsprodukte. Resorption aus Vaselin-Zinkpasten: gering (ca. 1—2%), W/O-Emulsionen (Eucerin): gut (ca. 5%), O/W-Emulsion (wasserhaltige hydrophile Salbe DAB 7) stark (ca. 40%). Wasser bringt Keratin zur Quellung und erleichtert das Eindringen der Salicylsäure.

Die Resorption wird verstärkt:

1. Durch Kaliseifen (mäßige Maceration, alkalisches pH, Salicylatbildung).

2. Durch ätherische Öle (Hautreizung, erhöhte Durchblutung.

Gute und sehr gute Resorption (Nachweis im Harn) sagt nichts über schuppenlösende Keratolysewirkung u.ä. Wirkungen auf der Haut aus, da die Einwirkungszeit (bei schnellem Durchdringen) auf die Haut zu kurz sein kann.

Bei Behandlung großer Flächen — besonders bei Kindern — mit leicht abgebenden Salben (O/W-Emulsion) können Intoxikationen auftreten.

Galenik: Salben: 1—2% (keratoplastisch), 2—5% (keratinablösend). In hohen Konzentrationen ätzend (Schälsalben: 10%). Zur Mundspülung und Zahntinktur: 0,3%.

Präparate: Penatencreme: Zinksalbe mit Salicylsäure, Borsäure, ätherische Öle, Vaseline, Paraffin, Adeps Lanae.

Rheumaeinreibungen (Rheumasan): Salicylsäure 5%, Sapo kalinus 5%, Terpentinöl 20%, Vaselin 70% (gute Resorption).

Salicylsäure DAB 7 (2-Hydroxy-benzoesäure)
Löslichkeit: Äthanol 90%, Äther: leicht löslich; Wasser 20° C: schwer löslich; Wasser siedend,

Ricinusöl: löslich; Glycerin, Chloroform: wenig löslich.

Galenische Unverträglichkeiten: Eisen-III-salze, Jod (Fällung und Färbung), Carbonate, Hydrogencarbonate, Borax (Neutralisation), Chinin und Chininsalze (Verflüssigung und Verfärbung).

Salicylsäuremethylester
Salicylsäuremethylester ist eine charakteristisch riechende ölige Flüssigkeit, Hauptbestandteil des Wintergrünöls (Ol. Gaultheriae).

Wirkung: Hautreizend, beträchtliche Reizung der Schleimhäute. Leichte Resorption, ca. 30mal toxischer als Natriumsalicylat.

Galenik: 10—30% (Salben oder Emulsionen).

Verwendung: Hyperämisierende Rheumasalben u.ä., Adjuvans bei der Salicylsäuretherapie. Der typische Geruch trägt wesentlich zum therapeutischen Effekt bei (Hausschild).

Anwendung: Conc. als Ätzmittel bei Warzen; 1%ige Lösung für Hautwaschungen und Umschläge; zur Hyperämisierung.

3,5-Dibromsalicylsäure
Stärker als Salicylsäure bactericid und fungicid wirkend.

Zimtsäurebenzylester
Diese Verbindung ist der wirksame Bestandteil des Perubalsams (neben Benzylbenzoat). Wirkt antiseptisch, antiparasitär und granulationsfördernd.

Perubalsam DAB 7
50—70% eines Gemisches der Benzylester der Benzoe- und Zimtsäure sowie ätherischer Öle.

Perubalsam ist in absolutem Äthanol und Chloroform leicht löslich, mit Fetten und Ölen nicht mischbar (jedoch 100 Teile Balsam sind in 15 Teilen Ricinusöl löslich).

Wird tropfenweise unverdünnt oder 10%ig in Salben angewendet.

Antiseptisch, keratoplastisch.

Resorption der ätherischen Öle kann zur Nierenreizung führen.

Allergisch bedingte Unverträglichkeit bei 2% der Hautgesunden und bei 10% der Ekzematiker.

Phenol
Phenol ist ein Protoplasmagift. (Chinoide Oxidationsprodukte aus Phenol sind Enzyminhibitoren.)

Ätzwirkung auf die Haut in über 5%iger Lösung, leicht resorbierbar.

Bis 1% lokalanästhetische Wirkung.

1. Phenol DAB 7. Enthält mindestens 98% C_6H_5OH.

Chlumskys Lösung dient als Depotantiseptikum. (Es werden 40 Teile Phenol mit 60 Teilen Campher verrieben.)

2. Verflüssigtes Phenol DAB 7. Die Lösung (90,9 Teile Phenol + 9,1 Teile Wasser) enthält 89—92% C_6H_5OH.

Dient zur Grobdesinfektion. Daneben als 1—2%ige Lösung zur Juckreizstillung und 4%ig in der Sol. Castellani DRF (s. Antimykotica). Stets Gefahr der Gewebsnekrose und resorptiven Vergiftung.

Phenolabkömmlinge

Thymol DAB 7 (3-Methyl-6-isopropyl-phenol)
Thymol ist u.a. ein Bestandteil des Thymianöls. In Äthanol, Äther, Chloroform sehr leicht und in flüssigem Paraffin, fetten Ölen leicht löslich. In vitro 30mal wirksamer als Phenol, Verminderung der Wirkung durch organische Stoffe.

Toxicität: $^1/_4$ des Phenols, keine Reizung und Verätzung von Haut und Schleimhaut.

Hefe- und Schimmelpilzwachstum wird gehemmt (s. dort). Dient als Desinfizienz mit desodorierender und fungicider Wirkung an Haut und Schleimhäuten.

Relativ kurze Kontaktzeit am Gewebe, deshalb nicht (wie in vitro) stärker bactericid als Phenol. Gute Gewebsverträglichkeit.

Dosierung: Für Spülungen 0,05—0,1% in Alkohol, in Salben 2%.

Chlorthymol
Es ist 75mal wirksamer als Phenol. In alkoholischer Lösung (5%) Ersatz für Jodtinktur. Anwendung in Mundwässern und Zahnpasten.

Polyhydroxybenzole:

a) Resorcin DAB 7 (1,3-Dihydroxy-benzol). Wirkt als Phenolderivat antiseptisch und lokalanalgetisch. Die Desinfektionswirkung von Phenol ist jedoch 3mal stärker. Reizt die Haut ohne tiefgreifende Schädigung. Wirkt schwach keratoplastisch. (Je nach Dosierung: ätzend, schälend, epithelisierend.) Resorptive Vergiftung (Nierenschädigung, Methämoglobinbildung) bei Behandlung großer Flächen *(Cave Säuglinge!)*.

Dosierung: Für Waschungen 2%, Haarspiritus 1%, in Salben 5%, in Schälpasten 20%.

b) 1,8-Dihydroxyanthranol (Dithranol). Cignolin s. Cytostatica.

c) Chinosol (Heterocyclisches Phenol) [8-Hydroxy-chinolinium]-kalium-sulfat. Wasserlösliches Pulver.

In wäßrigen Lösungen (0,01—0,05%) bacteriostatisch. Bei über 24 Std Einwirkung bactericid.

Anwendung: Als 0,1%ige wäßrige Lösung zur Spülung von Wunden, Desinfektion von Bädern, zum Gurgeln.

Teere

1. Steinkohlenteer

Hauptinhaltsstoffe: Phenole, Kohlenwasserstoffe, Naphthalin, Anthracenderivate, Pyridinverbindungen (basisch). Diese Stoffe sind fast sämtlich fettlöslich. Steinkohlenteer reagiert basisch.

Die Phenole im Teer wirken juckreizstillend und antimykotisch (s. dort). Benzol-, Naphthalin- und Anthracenderivaten werden „Heilwirkungen" zugeschrieben.

Pyridine dagegen sind toxische Substanzen. Nach 5 Tagen Teerbehandlung ist die Phenolausscheidung im Harn kaum erhöht und geringer als nach Holzteerbehandlung. Trotzdem sollte nicht mehr als 1/4 der Körperoberfläche behandelt werden. Die fettlöslichen Bestandteile werden rasch resorbiert. „Teer" wirkt keratoplastisch.

a) Pix lithanthracis (arzneilich verwendeter Steinkohlenteer) sensibilisiert stark gegen Licht im Gegensatz zu Liquor carbonis detergens.

b) Pix solubilis stellt ein Teersulfonat dar. Teer-Salben werden meist mit Vaseline hergestellt. Keine Fernwirkung, geringere Resorption der Phenole.

c) Liquor carbonis detergens DAB 6 ist eine alkoholische Teer-Wasser-Emulsion (Quillaiasaponin dient als Emulgator).

Herstellung:
13 Teile einer Seifenrinden-Tinktur,
3 Teile Rinde,
15 Teile 75% Äthanol und
7 Teile Steinkohlenteer.

Das Gemisch bleibt unter häufigem Umschütteln 1 Woche lang stehen und der filtrierte Überstand stellt die fertige Steinkohlenteerlösung dar.

2. Holzteere

Bestandteile: Phenole, Terpene (ätherische Öle), Essigsäureverbindungen, Kresole, Brenzcatechin. Enthält keine Basen oder Anthracenderivate, reagiert sauer.

Nadelholzteer ist wasserunlöslich, löslich in absolutem Alkohol.

Die Wirkung ist hauptsächlich durch den Inhaltsstoff Phenol bedingt (s. unter Phenolwirkung).

Phenolausscheidung soll nach 5 Tagen großflächiger Behandlung $1^1/_2$—3fach erhöht sein. Die Resorption ist u.a. auch von der Schweltemperatur abhängig. Neben Phenolen sind besonders die ätherischen Öle (s. dort) wirksam (u.a. antiseptisch).

Holzteere sensibilisieren die Haut weniger gegen Licht.

Alkohole als Desinfektionsmittel

Äthylalkohol

70% Äthylalkohol tötet die meisten Bakterien ab, Sporen nicht. Hochprozentiger Alkohol ist unzureichend (schützende Eiweißmembran).

Pharmazeutische Bezeichnung:

Alkohol absolutus: 95—99% Äthanol,
Spiritus: 90% Äthanol,
Spiritus dilutus: 70% Äthanol.

Äthanol DAB 7

Mindestens 96% Vol.-% bzw. 93% Gew.-%. Siedetemperatur: 78—79° C.

Anwendung: Desinfizienz, 70%, Sporen überleben auch bei langer Einwirkung; in Tinkturen: konservierend, hyperämisierend; in Umschlägen: kühlende Wirkung.

Zunehmende bactericide Eigenschaften der Alkohole:
Äthyl < Amyl < Propyl < Butyl < Octylalkohol.

Schwermetalle

Wirken als Desinfektionsmittel durch ihre Affinität zu SH-Gruppen: Eiweiß wird denaturiert und ausgefällt. Dadurch jedoch universelle Giftigkeit, da die SH-Gruppen der Enzyme blockiert werden.

Quecksilber

(s. auch II. Nebengruppe) (Cave Hg-Allergie!).

1. Sublimat ($HgCl_2$): Oft Hautunverträglichkeiten, sollte nicht mehr benutzt werden

In Lösung: (1:1000 in Wasser) zur Haut- und Händedesinfektion.

2. Organische Quecksilberverbindungen: Diese wirken meist als Molekül, spalten jedoch auch Hg^{++}-Ionen ab. Der organische Rest ist von erheblichem Einfluß auf Adsorption und Resorption. Stark antiseptisch und bactericid.

3. Phenylquecksilberverbindungen: a) Merfen (Phenyl-mercuri-borat) schlecht wasserlöslich, löslich in Alkohol und Glycerin. b) Phenyl-mercuri-acetat: wasserlöslich und löslich in Aceton und Alkohol.

Die Verbindungen dienen zur Haut- und Wunddesinfektion. Haben daneben starke spermicide Eigenschaften.

4. Mercurochrom [2,7-Dibrom-4-hydroxymercuri-fluorescein (Dinatriumsalz)]. Der Hg-Gehalt beträgt 25%; ist in Alkohol, Aceton und Wasser löslich.

Zur Haut- und Wunddesinfektion (1:50 verdünnt).

In Salben, Pudern (2%) und Lösungen bei Verbrennungen; bildet mit dem Wundsekret einen Film.

Silberverbindungen

Adsorptive Bindung an die Bakterienmembran. Auf infizierten Schleimhäuten werden lösliche Komplexe gebildet, woraus Ag-Ionen abgegeben werden (sog. Depotantiseptica).

Keine adstringierende Wirkung. Acetyltannat-Silbereiweißverbindung (Targesin).

Ätherische Öle (s. auch Lokalanaesthetica)

Tiefenwirkung durch Flüchtigkeit und Lipidlöslichkeit.

Campher	6,2 mal	stärker bactericid als Phenol
Menthol	0,9 mal	
Thymol	20,0 mal	
Anisöl	0,4 mal	
Nelkenöl	8,0 mal	
Lavendelöl	1,6 mal	

Kosmetische Wässer wirken deshalb stärker desinfizierend als dem Alkoholgehalt entspricht.

Cave: Vergiftungen durch Menthol bei Säuglingen und Kleinkindern durch Inhalation!

Campher, Menthol und Thymol werden meist in Salben, Linimenten und Inhalationspräparaten angewendet. Daneben sind ätherische Öle in Mund-, Haar-, Hautwässern und als kosmetische Wässer im Handel.

Farbstoffe

1. **Acridinfarbstoffe** (basisch reagierend):

a) **Trypaflavin:** Seine Desinfektionskraft wird durch Bluteiweiße nicht gemindert.

Es verbindet sich mit den sauren Nucleotiden der Zelle.

Phagocytose und Leukocytose werden gefördert. Wirkt in Verdünnungen bis 1:10000 bactericid.

Als wäßrige Trypaflavinlösung (0,1—1%) verwendet; bei über 2% ist Haut- und Schleimhautreizung möglich. Als Puder zur Wunddesinfektion. Hautverfärbung!

b) **Äthacridinlactat, (Äthoxy-diaminoacridinlactat), DAB 7:** Rivanol, gelbes, feinkristallines Pulver, nicht so färbend wie Trypaflavin, leicht wasserlöslich.

Antisepticum (kokkeninfizierte Wunden, Brandwunden).

Wirkt bactericid, Affinität zu Nucleinsäuren, keine Beeinträchtigung durch Plasmaproteine und Eiter.

2. **Triphenylmethanfarbstoffe** (s. auch unter Antimykotica). Gentianaviolett, p-Rosanilin, Pyoktanin, Malachitgrün und Brillantgrün.

Wirken allgemein durch spezifische Affinität zu Bakterienbestandteilen (wie alle Farbstoffe). Brillantgrün tötet z.B. Staphylokokken noch in Verdünnungen von 1:10 Mill. Bei Eiweiß-(Serum)-Anwesenheit bis 1:30000.

In wäßrigen und alkoholischen Lösungen bis zu 2% bei Ulcerationen, Pyodermien und Mykosen.

Sonstige Desinfektionsmittel

1. **Tyrothricin** (s. Antibiotica)
Antibioticum, das jedoch nur als Desinfektionsmittel verwendet wird. Es ist parenteral stark toxisch (LD_{50} Maus 3—5 mg i.v.).

2. **Nitrofuranderivate** (s. unter Antibiotica) wirken 1:50000—75000 bactericid und sind gewebsindifferent.

3. **Hexachlorophen** (s. Antimykotica). Substituiertes Diphenylmethan; wirksames Desinfektionsmittel mit guter Tiefenwirkung. Dient als Zusatz zu Seifen u.ä. (0,1—1%). Cave Resorption bei Säuglingen!

Lichtfilter (vgl. S. 138)

Die bekannten Lichtschutzmittel sind in der Mehrzahl Lichtfilter, die zumeist die stärkste Filterwirkung im Bereich des UV-B und UV-C, gelegentlich auch eine schwächere Wirkung im UV-A zeigen. Hauptsächlich verwendet werden:

Benzophenon und Derivate
(z.B. 2,2'-Dihydroxy-4,4'dimethoxybenzophenon in Contralum).
Benzophenone sind im allgemeinen schlecht schleimhautverträglich.

P-Aminobenzoesäureester
(in einigen kosmetischen Lichtschutzpräparaten) Gefahr der Sensibilisierung und Kreuzallergie mit anderen para-substituierten Phenolen (sog. Paraallergene).

p-Methoxyzimtsäureester
Deutlicher Lichtschutz nur gegen UV-B, läßt UV-A weitgehend durch (um eine Bräunung nicht zu unterdrücken). Z.B. als p-Methoxyzimtsäureäthoxyäthylester (Girvtan F®) o.ä. in vielen kosmetischen Lichtschutzpräparaten.

Gerbsäure (Tannin)
Durch Eiweißcoagulierung in der Hornschicht Erzeugung einer „künstlichen Lichtschwiele", die das primäre Lichterythem abschwächt. Ähnliche Wirkung durch Quercetin.

Dihydroxyaceton
Künstliche Bräunung durch Bildung von Kondensationsprodukten in der Hornschicht, *kein Lichtschutz!*

Wirkungen von Tensiden, Seifen- und Waschmitteln auf die Haut

Tenside (nach W. Schneider)

Tenside sind Verbindungen mit grenzflächenaktiven Eigenschaften. Sie haben die Fähigkeit, sich an Grenzflächen anzureichern und deren physikalische Eigenschaften, besonders die Grenzflächenspannung, zu verändern.

Weitere gebräuchliche Bezeichnungen für Tenside sind: Oberflächenaktive Stoffe, grenzflächenaktive Stoffe, Surfactants, Detergentien, Syndets.

Tenside sind stark polare Verbindungen und bestehen aus einem hydrophoben Rest und einer hydrophilen Gruppe. Es ist zweckmäßig, Tenside aufgrund ihrer Ionogenität in vier große Gruppen zu unterteilen: Aniontenside, Kationtenside, Amphotenside, nichtionogene Tenside.

Die Hauptgruppen können aufgrund des Bauprinzips der Tenside und der Konstitution der hydrophilen Gruppe weiter unterteilt werden.

1. Jedes Waschprinzip (Emulsions-, Lösungs- und Adsorptionswäsche) muß zwangsläufig zu

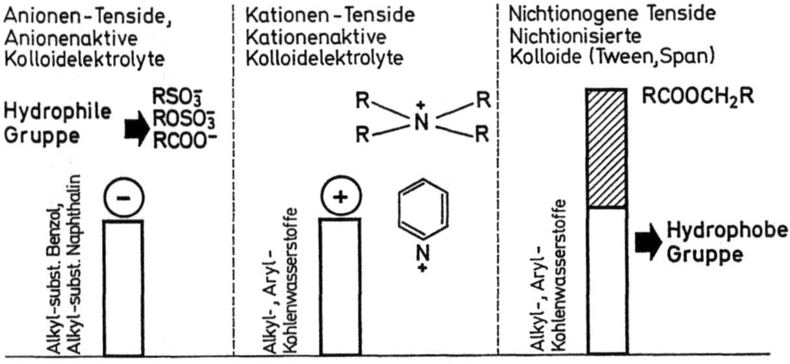

Ausrichtung der oberflächenaktiven Substanzen in Abhängigkeit von dem Wasser- bzw. Fettgehalt der Hautoberfläche.

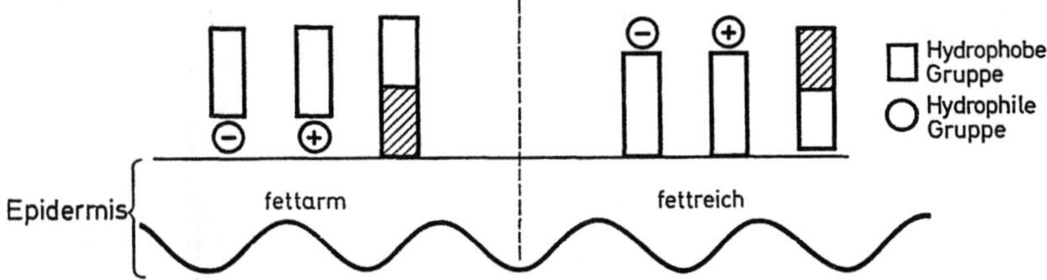

Abb. 116. Struktur und Ladung oberflächenaktiver Reinigungsmittel und ihre mögliche Ausrichtung auf der Haut (unter Verwendung der Daten von Stüpel, H., Szakall, A., Herrmann, F.). (Stüttgen, G.: Die normale und pathologische Physiologie der Haut, S. 363. Stuttgart: Fischer 1965)

einem partiellen und vorübergehenden Lipidverlust an der Haut führen.

2. Die Extraktion der natürlichen benetzungsfördernden Stoffe des „Wasserlöslichen" kann allein schon durch Wasser zu einer Austrocknung führen.

3. Die beiden genannten Wirkungen können sich ausgleichen, zumal sich die Grenzen zwischen Seifen und Syndets zu verwischen beginnen.

4. Wenn auch für Träger einer konstitutionell trockenen Haut (Sebostatiker, Ichthyotiker) die Seife vorzuziehen ist, so betrifft das nicht den absolut vorherrschenden Typ mit erhöhtem Talgfluß, den Seborrhoiker, der Syndets gut bzw. besser verträgt. Darüber hinaus kann einem Lipid- bzw. Wasserverlust durch nachträgliches Eincremen begegnet werden.

5. Für eventuelle Nebenwirkungen von Waschmitteln sind Art, Dauer und Häufigkeit der Anwendung entscheidend. Hierbei verhält sich das temperierte Wannenbad von mittlerer Dauer bei weitem am günstigsten.

6. Syndets bilden in hartem Wasser — im Gegensatz zu Seifen — keine unlöslichen Kalkseifen und hinterlassen daher keine Schmutzränder.

7. Syndets sind heute weltwirtschaftlich nicht mehr wegzudenken, sie sind auch in vielen Industriezweigen (z.B. als Netzmittel in der Textilindustrie und Färberei) nicht mehr durch Seifen zu ersetzen.

Seifen und Waschmittel

Stoffe, die die Oberflächenspannung eines Lösungsmittels herabsetzen, nennt man oberflächenaktiv. Netzmittel (Detergentien) sind besonders oberflächenaktiv. Die Fett- oder Fett-Schmutzschicht wird „aufgerollt". Das Netzmittel wird an der Hautoberfläche adsorptiv angereichert, der Aufrollprozeß — Umhüllung und Emulgierung von „Schmutzpartikeln" — eingeleitet, und die aufgerollten Kugeln werden emulgiert (s. auch die Ausführung unter Emulgatorwirkung).

1. Natron- und Kaliseifen

Chemie: Triglyceride werden durch Kochen mit Natron- oder Kalilauge unter Bildung von fettsauren Salzen (Seifen) und Glycerin verseift.

Resorption: Die Resorptivwirkung ist gering, nur kleine Mengen kommen mit der Haut kurze Zeit in Berührung (beim Händewaschen ca. 0,2 g!). Als Medikamentträger ist Seife ungeeignet.

Wirkung: Die durch Hydrolyse bedingte schwach alkalische Reaktion besorgt die Aufweichung der Haut. Lipophile (Kohlenwasserstoffketten) und hydrophile (Carboxylgruppen) in das

Wasser hineinragende und eine Hydratationshülle aufbauende Gruppen ergeben eine Emulsions- und Schaumbildung: der Schmutz geht in den Schaum. Daneben werden Verhältnisse an Oberflächenmembranen und Grenzflächen geändert (Veränderung der Resorption von Pharmaka).

Das abdissoziierte Fettsäureanion macht die Seifenwirkung aus (anionenaktiv). Durch Seifen wird das „Oberflächenhäutchen" (wollfettähnlicher Cholesterin-Lecithin-Wachsfilm) abemulgiert. Im Normalfall ist es in wenigen Stunden regeneriert.

Reizungen können vorkommen, wobei K^+-Seifen stärker als Na^+-Seifen reizen. Gut verträglich sind u.a. Mais-, Mohn-, Sesam-, Mandel-, Oliven-, Erdnußöl- und Lebertranseifen. Stark reizend sind Seifen der kurzkettigen Laurin- und der Myristinsäure und Ricinus-, Kokosnuß- und Baumwollkernölseifen.

Galenik: Einige Seifenzusatzstoffe haben eine desinfizierende, therapeutische Wirkung. Thymol- und Hexachlorophen-Seifen (desinfizierend), Schwefelseifen (antiparasitär). Teer- und Ichthyolseifen sind wenig wirksam. Kationenaktive Desinfektionsmittel (Zephirol) verlieren in Gegenwart anionenaktiver Seife („Seife") ihr Wasch- und Desinfektionsvermögen.

2. Neutrale und saure Waschmittel

a) Alkylsulfonate ($R-SO_3Na$), gut wasserlöslich, von Kalksalzen nicht ausfällbar. Weit höherer Waschwert als Seifen, die Haut wird stark entfettet (Dauergebrauch nicht ratsam).

b) Tweene (s. auch Salbengrundstoffe): Polyäthylenglykol-sorbitanester mit verschiedenen Fettsäuren. Nichtiongene Netzmittel, *keine Waschmittel.*

c) Eiweißkondensate (Polypeptide amidartig mit Fettsäureestern verbunden). Reinigungswert zwischen Seifen und Sulfonaten. Entfetten stärker als Seife, gut hautverträglich. Mit Gerbstoffzusatz (Dermolane) als Satina und Praecutan bekannt.

d) Invertseifen: Der abdissoziierende basische Rest aromatischer und aliphatischer Ammoniumverbindung bedingt die Wirkung (kationenaktiv). Gutes Emulgier- und Benetzungs-, geringeres Reinigungsvermögen.

Analoge Phosphonium- und Arsoniumverbindungen dienen als Antimykotica (Myxal = Dodecyl-triphenyl-phosphoniumbromid).

Literatur

Stüpel, H., Szakall, A.: Die Wirkung von Waschmitteln auf die Haut. Heidelberg: A. Hüthig 1957.

Anorganische Stoffe nach Elementgruppen

Die Aufteilung nach dem periodischen System wird deswegen zugrunde gelegt, da diese Klassifizierung zugleich den Vorzug hat, auf die zahlreichen Beziehungen zwischen pharmakologischer Wirkung und Einordnung in diesem System schon von selbst hinzuweisen.

Elementgruppe I

H^+ und Alkalimetalle

Selektive Durchlässigkeit der Zellmembran für die Ionen dieser Gruppe. Es gilt folgende Reihenfolge der Permeation: $K^+ > Na^+ > Li^+$.

Wasser

Die große Oberflächenspannung des H_2O wird von der Dipoleigenschaft der gewinkelten Wassermoleküle hervorgerufen. Der polare Charakter bedingt auch die hohe Dielektrizitätskonstante. Wegen der hohen Oberflächenspannung sind alle im Wasser gelösten Stoffe „capillaraktiv", sie versuchen, dessen Oberflächenspannung zu verringern.

Nur bei langer Einwirkung kommt es zur osmotischen Wasseraufnahme der Epidermis (Quellung).

H^+-Ionen (Säuren)

Die freien H^+-Ionen bzw. in wäßrigen Lösungen die H_3O^+-Ionen bedingen in Abhängigkeit vom jeweiligen Dissoziationsgrad die Säurewirkung. Weiterhin sind Sekundärreaktionen, wie Oxidation oder Reduktion noch wesentlich für die Wirkung. Daneben kommt dem Anion bzw. dem gesamten Säuremolekül oder auch dem entsprechenden Salz eine bestimmte Wirkung zu. So ist die biologische Wirkung um so stärker, je größer die Lipoidlöslichkeit einer Säure ist.

Die lokale Säurewirkung beruht auf Eiweißausfällung unter Bildung von Säurealbuminaten, (auch die adstringierende Wirkung verdünnter Säuren).

Konzentrierte Säuren führen zu *Verätzungen*, es bildet sich ein geschlossener Ätzschorf, der eine stärkere Tiefenwirkung verhindert:

H_2SO_4 conc. bildet schwärzlichen Ätzschorf (Verkohlung durch Wasserentzug),

HNO_3 conc. bildet gelblichen Ätzschorf (Xanthoproteine = nitrierte Eiweiße),

HCl conc. bildet weißlichen Ätzschorf.

Therapie der Säureverätzung

Entfernung durch Wasserspülung, danach mild neutralisierende Zusätze (Seifenwasser, Magnesiumoxid, Calciumcarbonat oder Milch).

Anschließend lokale und systemische Gabe von Steroiden, um entzündliche Reaktionen zu unterdrücken.

OH^--Ionen (Laugen)

Durch die OH-Ionenkonzentration, d.h. den Dissoziationsgrad der jeweiligen Laugen, wird deren Wirkung bestimmt. Die Lipoidlöslichkeit ist für die Art der Wirkung wesentlich.

Die Gewebspufferwirkung ist gegen Laugen schlechter als gegen Säuren.

Aus dem Eiweiß der Gewebe werden von den Alkalihydroxyden gallertartige, in Laugen lösliche Alkalialbuminate gebildet. Durch diese Löslichkeit wird eine erhebliche Tiefenwirkung erreicht.

Verdünnte Alkalilösung bewirkt eine milde Erweichung der Hornhaut (s. unter Seifen).

Therapie der Laugenverätzung

Laugenverätzungen dringen daher noch nach Stunden weiter in die Tiefe und sind von außen schwer beeinflußbar. Besonders schwere Verätzungen durch NaOH-, KOH-, NH_3-Lösung und Ätzkalk. Es hinterbleibt kein trockener Schorf, sondern eine sulzig-schleimige Fläche.

Zweckmäßig ist eine Neutralisationstherapie mit schwachen Säuren wie Milchsäure, Citronensäure. Unterbindung der nach der Verätzung eintretenden Entzündung durch Steroide (systemisch und lokal).

Natriumchlorid

Stark hypertone NaCl-Lösungen sollen eine NaCl-Resorption durch die Haut ermöglichen.

Isotonische NaCl-Lösung ist lokal indifferent, hypotone Lösung wirkt schwach und hypertone Lösung wirkt stark lokalreizend (physiologische Lösung 0,9%).

Ammoniak, Ammoniumsalze

Leichte lokale Reizwirkung. In alkalischem Milieu entsteht NH_3, das leicht in Zellen eindringt.

Werden Ammoniumsalze in Harnstoff umgewandelt, so resultiert ein Überschuß an Säureäquivalenten (Regulation im Säure-Basen-Gleichgewicht). NH_4^+ im Ichthyol (A. sulfichthyolicum) hat nur Kationwirkung.

I. Nebengruppe: Kupfer, Silber (Gold)

Die oligodynamische Wirkung — Adsorption von Metallionen an die Bakterienoberfläche, die noch in extrem hoher Verdünnung eine desinfizierende Wirkung hat — ist bei Kupfer am größten.

Sie nimmt in folgender Reihenfolge ab: Cu > Hg > Ag > Pb > Sn > Zn > Al > Fe.

Mit Fettsäuren bilden die Schwermetalle lipoidlösliche Salze, die durch die Haut resorbiert werden. Sie bilden Komplexe mit den SH-Gruppen der Eiweiße und Fermente.

Auf Wundflächen und Schleimhäuten wird Eiweiß gefällt.

Konzentrierte Lösungen wirken ätzend, verdünnte adstringierend.

Penetration der Metallsalze

1. Wasserlösliche [Kochsalz (NaCl)]: Sie dringen *nicht* durch die gesunde Haut.

2. Fettlösliche und fettemulgierbare (Ungt. diachylon, also fettsaures Blei): Diese haben ein geringes Eindringvermögen, wobei die Pigmente an der Oberfläche bleiben.

3. Unlösliche (Titandioxid und andere Oxide): Dienen nur zum Abdecken, auch zum Lichtschutz. Keine Resorption.

Kupfer

Erhebliche bactericide Wirkung, wirkt auch gegen Parasiten, Pilze und Algen.

Kupfersalze wirken in höherer Konzentration adstringierend.

Die adstringierende Wirkung (Eiweißfällung) ist in alkalischer Lösung stark, bei pH 5 fehlt sie. Kupferalaunstift ätzt milder als Silbernitrat. Durch die Haut wird Cu^{++} höchstens als Kupferoleat resorbiert.

Silber

Körperfremdes Metall. Silberionen fällen Eiweiß, Gerbstoffe, Alkaloide. Sie reagieren mit SH-Gruppen (Enzymhemmung). Wirken demnach adstringierend und stark bactericid.

Silbernitrat: Wirkt ätzend durch Bildung von Silberproteinverbindungen (10—20%ige Lösungen):

Es bildet sich zunächst ein weißer Ätzschorf, durch Reduktion (schnell durch Licht) entsteht oberflächlich metallisches Silber (grauschwarz!). Es kann mit 10% KJ-Lösung entfernt werden.

Verdünnte (0,2—1%) Lösungen dienen zur Spülung von Schleimhäuten und Wunden.

Silberfolien (bis 0,002 mm dick): Können bei Epitheldefekten und Brandwunden Verwendung finden.

Nebenwirkung: Argyrosis. — Sie entsteht durch Ablagerung von Silbersulfid in Schweiß- und Talgdrüsen.

Silbereiweiß-Acetyltannat DAB 7 (Targesin). 5,6—6,4% organisch gebundenes Ag.

Tabelle 308. Kupfersalze

	Wirkung	Galenik	Anwendung
a) Wasserlösliche Kupfersalze			
Kupferacetat	Ätzend	1. Salben	2% als Ätzmittel
Kupfersulfat	Ätzend, unter 2% granulationsanregend	2. 0,2—2% als wäßrige Lösungen	Lösung auf Schleimhäute
b) Öllösliche Kupfersalze	Gut penetrierend (auch gesunde Haut)	Als Cuprum oxyoleinicum	Ektoparasiten und deren Eier Ekzeme, dyshidrotisches Ekzem
Kupferchlorid	Absorbiert Sonnenstrahlen (3000—3400 Å)	Wasser/Wollfett/ Vaseline-Salbe	Urticaria solaris (Sonnenschutz)

Wäßrige Lösungen reagieren im Gegensatz zu anderen kolloidalen Silberpräparaten schwach sauer (pH 6,5).

Es dient als Antisepticum und Adstringens. Die komplexe Bindung des Silbers bewirkt eine wesentlich mildere Wirkung als $AgNO_3$, ebenso keine starke Reizwirkung an Schleimhäuten.

Dosierung: In Wundsalben 5%, zu Schleimhautspülung 0,2%, in Stäbchen 10%.

Galenische Unverträglichkeiten: Elektrolyte, Hydrochloride organischer Basen.

Silbernitrat DAB 7. Wasser: sehr leicht löslich; 1% Lösung: pH 6; 10% Lösung: pH 5,5—7. Äthanol: in 14 Teilen löslich.

Unlösliche Silber-Eiweiß-Verbindungen werden nicht resorbiert.

$AgNO_3$ wirkt über: 1. Metallisches Ag (entstehendes elementares Silber (Schwarzfärbung) ist teilweise Träger der Wirkung), 2. freiwerdende HNO_3, 3. Silbereiweißbildung.

Galenik: Als „Wundsalbe": 1—3% $AgNO_3$ (10% ZnO, Perubalsam und Vaseline).

Bei gleichem Prozentsatz ist es in einer O/W-Emulsion erheblich wirksamer, oft zu intensiv. Üblicherweise in Wollfett/Vaseline oder entsprechender W/O-Emulsion.

Allgemeine Dosierung: unverdünnt (Höllensteinstift), 5—10%ige Lösung zur Ätzung, zu Spülungen 0,1—0,5%, in Salben 1—2% (bei schlecht heilenden Wunden und Geschwüren).

Elementgruppe II

Erdalkalimetalle

Sie sind durchweg zweiwertig und bilden basische Hydroxyde. Die Carbonate, Sulfate und Phosphate sind schwer- oder unlöslich.

Der Austausch von Na^+ und K^+ zwischen innen und außen wird an der Zellmembran von Ca^{++} und) Mg^{++}-Ionen gehemmt.

Die lebende menschliche Haut ist für K^+-Ionen am stärksten und für Al^{+++}-Ionen am geringsten durchlässig: Maximal: $K > Na > Li > Mg > Al$: minimal.

Tabelle 309. Magnesium

	Wirkung	Galenik
Mg-Polysilicat (Talkum)	Völlig unlöslich	Streupuderbestandteil
Mg-carbonat	Weich, reizlos	Oft Bestandteil von Kühlsalben
$Mg(OH)_2$	Wirkt pH verändernd, Tiefenwirkung von Kohlenwasserstoff-Salben verbessernd und leicht adstringierend	

Calcium

Im Blut liegt Calcium als Bicarbonat und als tertiäres Calcium-orthophosphat $(3Ca_3 \cdot (PO_4)_2 \cdot Ca(OH)_2]$ vor.

Das Calciumion bindet ca. 5mal mehr Wasser als das Kaliumion (entquellender Effekt der Ca^{++}-Ionen).

Die sog. antiallergische Wirkung steht in engem Zusammenhang mit den entzündungswidrigen und exsudationshemmenden Eigenschaften.

Eine Therapie in diesem Sinne bezweckt eine Transmineralisation (Exantheme, Verbrennungen, Dermatosen).

Nebenwirkungen der Therapie: Wärmegefühl bei i.v. Injektion. Bei gleichzeitiger Digitalisbehandlung kann es durch Verstärkung der Digitaliswirkung zum Herzstillstand kommen.

II. Nebengruppe: Zink und Quecksilber

Zink

Konstanter Bestandteil der Zellen und Gewebssäfte.

Wirkung der Zinksalze: Zinkchloridlösungen wirken ätzend infolge starker hydrolytischer Spaltung, verdünnt dienen sie als Adstringentien.

Ein günstigeres Adstringens ist eine Zinksulfatlösung (0,2—0,5%).

Zinkoxid wirkt austrocknend; mit Wund- und Hautsekreten werden lösliche Zinkverbindungen gebildet, die adstringierend und antiseptisch wirken.

Zinkpuder können bei Kleinkindern zu Pneumokoniose führen.

Zinkverbindungen und Zinkoxidsalben steigern die Virulenz von Candida albicans!

Zinkoxid DAB 7 (Zincum oxydatum). Fast weißes, feines, amorphes Pulver (99% ZnO).

Löslichkeit: Wasser: fast unlöslich; Verdünnte Säuren: unter Salzbildung löslich.

Anwendung: leicht adstringierender Wirkung, Haut und Schleimhaut werden nicht gereizt.

Indifferentes Mittel in Pudern, Salben und Pasten.

Zinkpaste DAB 7 (Pasta Zinci). 23,5—26,5% Zinkoxid, 47—53% Vaseline.

Zusammensetzung: Zinkoxid 25 Teile, Weizenstärke 25 Teile, weißes Vaselin 50 Teile.

Der Stärkezusatz des DAB 7 (im DAB 6: Talkum) ist besser als die Verarbeitung von Talkum, da Stärke eine größere Oberfläche hat. Stärke wie auch Talkum werden vom Fett nur umhüllt (Talkum: scharfkantige, Stärke: rundliche Partikel!).

Physiologische Wirkung: Sekrete können austreten und auf der Paste eintrocknen (Klappenventilmechanismus).

Chemische Wirkung: 1. Leichtes Desinfiziens. 2. Adstringens: ZnO + Hautsekret bildet Zinkate (gerbend, entquellend). (Die chemische Wirkung ist in Pasten jedoch sehr gering, da ZnO von der Salbe innig umschlossen ist.) 3. Pigment (strahlenabhaltend).

Anwendung: Abdeckung und Schutz der Haut (s. auch Zinksalbe).

Zinkstearat u. a. fettsaure Salze bieten erhebliche Vorteile gegenüber dem leicht klumpenden Zinkoxid (Kosmetik).

Zinksalbe DAB 7 (Unguentum Zinci). 9,5—10,5% Zinkoxid.

Zusammensetzung: Zinkoxid 10 Teile, Wollwachsalkoholsalbe 90 Teile.

Die Zinksalbe DAB 6 wurde mit Adeps benzoatus hergestellt, wegen der Neigung zum Ranzigwerden wurde sie trotz guter dermatologischer Eigenschaften abgeschafft.

Brit. P. 1963 15% ZnO, ähnliche Grundlage.
USP 1965 20% ZnO, Paraffine, Bienenwachs.

Anwendung: Als Decksalbe mit leicht adstringierender Wirkung und als Vehikelbestandteil.

Zinksulfat DAB 7 (Zinc. sulfuricum)

Löslichkeit: Wasser: in etwa 1 Teil, Äthanol: praktisch unlöslich.

Anwendung: Adstringens und Antisepticum bei Schleimhautentzündung.

Dosierung: Bei Spülung (Augen) und Umschläge 0,1—0,2%; Augensalbe: 2%.

Quecksilber

Der hohe Dampfdruck (bei 20° C: 0,0013 mm) des Hg ermöglicht — besonders bei größerer Oberfläche — ein schnelles Verdampfen.

Die I- (Mercuro-) und II- (Mercuri-) Verbindungen bilden leicht Additions-, Molekülverbindungen und komplexe Salze.

Resorption: Gute Resorption des metallischen Hg; primärer mechanischer Transport des Hg in tiefere Hautschichten, dort Oxidation und Bildung löslicher Verbindungen (Hg-Seifen, Komplexverbindungen). Resorptive Vergiftung ist möglich bei lokaler Auftragung von Salben, die Hg-Verbindungen (s. u.) enthalten.

(Kopfschmerz, Unruhe, Tremor der Finger, Augenlider und Zunge, verstärkte Salvationen, Stomatitis).

Normale Hg-Ausscheidung: 10 μg täglich im Urin.

Größere Mengen von Hg-Ionen sind für alle lebenden Substanzen toxisch. Sie reagieren mit den Sulfhydrylgruppen der Proteine. Die Zellpermeabilität wird vorübergehend gehemmt. Die Ausscheidung von resorbiertem Hg erfolgt extrem langsam, s. o.

Galenik: Rotes Quecksilberoxid (Hydrargyrum oxydatum, HgO), in Wasser fast unlöslich; Gelbes Quecksilberoxid (allotrope Modifikation des HgO, Hydrargyrum oxydatum via humida paratum).

Gelbe Quecksilbersalbe: Die Substanz ist feiner verteilt, bei gleicher Konzentration wirksamer, und es erfolgt eine größere Resorption als bei der roten HgO-Salbe (stark lichtempfindlich).

Weißes Präzipitat ($HgNH_2Cl$). Hydrargyrum praecipitatum album, wenig wasserlöslich, wird in Salben (5—10% in Wollfett und Vaseline) häufig verwendet. Salicylsäurezusatz verstärkt die Reizwirkung und ist schädlich. Keine gleichzeitige Zufuhr von Jodsalzen.

Anwendung: Als Desinfektionsmittel, parasiticides Chemotherapeuticum. Weiterhin als Bleich- und Schälmittel (5% weiße Quecksilbersalze), bei Pyodermien und gegen Kopfläuse (1% gelbe Quecksilbersalbe).

Quecksilber(II)chlorid (Hydragyrum bichloratum, Sublimat). Fast weißes Pulver, in 15 Teile Wasser (20° C) löslich. Ausgangssubstanz zur Herstellung der gelben (HgO) und der weißen ($HgNH_2Cl$) Quecksilbersalbe.

Wirkung: Ätzung an Schleimhäuten mit Tiefenwirkung (gefälltes Eiweiß im Eiweißüberschuß löslich). Gute percutane Resorption (Vergiftungsgefahr).

Galenische Unverträglichkeiten: Fällung durch basisch reagierende Stoffe. Abscheidung von metallischem Hg durch Reduktionsmittel.

Nicht zusammen mit Schwefel, Selen (Selensulfid) oder Cadmium (Ichthocadmium) benutzen! $HgCl_2$ nicht in Salben einarbeiten (Dissoziation).

Quecksilbersalben des Arzneibuches (DAB 7)

1. Gelbe Quecksilberoxidsalbe (Ungt. Hydragyri flavum), 4,8—5,2% HgO.

Herstellung: Aus Quecksilber(II)chlorid, Natriumhydroxid, Wasser, Wollwachs und weißer Vaseline.

Anwendung: HgO wirkt antibakteriell und schleimhautreizend und wird entsprechend verwendet.

2. Quecksilberpraecipitatsalbe (Ungt. Hydragyri album). 9,7—10,3% $HgNH_2Cl$ [Quecksilber-(II)-amidochlorid].

Herstellung: Aus Quecksilber(II)chlorid, Ammoniaklösung, Wasser, Wollwachs und weißer Vaseline.

Anwendung: Parasitäre und bakterielle Hautinfektionen, Kopfpsoriasis, Impetigo contagiosa (resorptive Vergiftung bei Behandlung großer Hautpartien möglich).

Elementgruppe III

Bor, Aluminium, Thallium

Bor

Borsäure ist eine sehr schwache Säure. Borax reagiert schwach alkalisch.

Resorption: Schnelle Resorption bei geschädigter Haut, langsame Ausscheidung (Kumulation!). Kumulativ-chronische Intoxikation führt zu schuppendem Hautausschlag (Psoriasis borica), Erbrechen und Appetitlosigkeit. Vergiftung bei Säuglingen durch Reinigung der Brustwarzen mit Borsäure; Borax ist weniger toxisch (enthält 11% Bor).

Borsalbe DAB 7 (Unguentum Acidi borici). 2,7 bis 3,3% Borsäure in weißer Vaseline. (In DAB 6 betrug der Gehalt 10% Borsäure.)

Anwendung: Schwach antiseptisch und antimykotisch. Toxisch, besonders für Säuglinge und Kleinkinder. Relikt aus voraseptischer Zeit. Jedoch noch heutzutage eine der häufigst gewünschten Salben in Apotheken!

Borax (Natrium-tetraborat), alkalisch reagierend, wird durch gesunde Haut nicht resorbiert, ist ein schwacher Emulgator. Dient u.a. als Konservierungsmittel in Kosmetica. Boraxglycerin zur „Mundpflege".

Aluminium

Resorption: Keine Resorption wegen eiweißfällender Wirkung.

Wirkung: Lösliche Aluminiumsalze fällen Proteine aus, dadurch mild adstringierende und antiseptische Wirkung (z.B. bei lokalen entzündlichen Prozessen). Aluminiumsalze haben Puffereigenschaften.

1. Alaun koaguliert Eiweiß (1:100), wirkt schwach sauer, entquellend und gefäßabdichtend.

2. Essigsaure Tonerde: adstringierende [$Al(OH)_3$-Wirkung] und schwach antiseptische (Essigsäurewirkung) Eigenschaften.

3. Aluminiumchlorhydrat (25% Lösung) wirkt sistierend auf die Schweißproduktion und gegen die bakterielle Zersetzung des Schweißes.

Galenik: Alaun, (Alumen, Kalium-aluminiumsulfat) als 1—2%ige wäßrige Lösung.

Essigsaure Tonerde (Liquor Aluminii acetici) enthält etwa 8% basisches Aluminiumacetat kolloidal in wäßriger Lösung; unstabil! s.u.).

Weißer Ton (Bolus alba): Aluminiumsilikat, Kaolin: Wasserunlöslich, bindet basische Stoffe.

Anwendung: 1. Alaun: Gurgelwasser; gegen Hyperhidrosis, als Bleichmittel, Alaunstift (Blutstillung). 2. Essigsaure Tonerde: Umschläge (pH 3,5 Pufferwirkung) und in Wollfett in vielen „Kühlsalben". 3. Bolus alba: Wundsekretionsaufsaugender indifferenter Pudergrundstoff. 4. $Al(ClO_3)_3$: Als Adstringens und Antisepticum (Mallebrin).

Aluminiumacetat-tartrat-Lösung DAB 7

Gehalt: 1,3—1,45% Al, 4,3—4,9% Essigsäure, ca. 10,5% Al-acetat-tartrat.

Hinweis: Wird „Aluminiumacetatlösung" oder „Essigsaure Tonerde" verordnet, so ist die durch Weinsäurezustaz stabilisierte Aluminiumacetatlösung abzugeben.

Anwendung: Als Adstringens. (Al^{3+} fällt Eiweiß unter Bildung fester Coagula.)

Bewirkt Entquellung der oberflächlichen Schichten und Abdichtung der darunterliegenden Schicht (besonders Schleimhaut).

Dosierung: Für Umschläge und Wundspülung: 1,5% Lösung (ca. 60fach verdünnt) und in Salben zu 10%.

Elementgruppe IV

Kohlenstoff, Silicium, Zinn, Blei

Kohlenstoff

Kohlendioxid (CO_2): Die Haut ist CO_2-durchlässig; CO_2 diffundiert schnell durch Membranen in das Zellinnere.

CO_2-Aufnahme beim Baden in kohlensäurehaltigen Wässern erfolgt nach den Gesetzen der Diffusion von Gasen. Durchblutungssteigerung (Erythem) der Haut um das 4—5fache.

Wirkung: Kohlensäure ist lokal ein schwaches Stimulans für Haut und Schleimhäute. Wirkt oft hyperämisierend und leicht anästhesierend. CO_2-Bäder: CO_2 erweitert die Hautgefäße, initiale Reizung der Wärmereceptoren (kühles Bad erscheint warm).

Kohlensäureschnee bei Kälteanästhesie, Warzenentfernung, Aknebehandlung.

Silicium und Silikone

Bedeutung haben Methylsilikone, die je nach Struktur ölige, fettige oder gummiartige Konsistenz haben. Silicium-Verbindungen befinden sich in allen Geweben, besonders in den Haaren.

Silicate: 1. Talkum (Magnesiumsilicate) nicht in Weichteilwunden geben (Fremdkörperreaktionen) (s. Mg-Verbindungen). Nur geringes Adsorptionsvermögen. 2. Bolus alba, Al-Silicate: Wesentlich besseres Adsorptionsvermögen (s. Al-Verbindungen).

Silikonöle und -fette. Hydrophob und gleichzeitig lipophob, wenig löslich in üblichen Lösungsmitteln. Als Salbengrundlage sehr beständig und ohne Veränderung sterilisierbar. Bessere Wärmeleitfähigkeit als Vaseline, keine Wärmestauung.

Wirkung: Reizlos auf Haut und Schleimhäuten. Wirken im Organismus nur mechanisch als Fremdkörper.

Zinn

Zinnverbindungen wirken antiseptisch und fällen z.T. Eiweiße aus. Die meisten Zinnsalze sind ungiftig.

Blei

Bleiverbindungen werden von Haut und Schleimhäuten leicht resorbiert. Parenteral sind Bleiverbindungen hochtoxisch! Meist im Knochen abgelagert, in Faeces ausgeschieden. Bei Bleiwasseranwendung erfolgt nur Resorption bei häufigem Gebrauch auf großen Flächen.

Wirkung: Reagiert mit Sulfhydrylgruppen von Fermenten und Eiweißen. Bildet mit Eiweißen unlösliche Bleialbuminate. Hemmung der oxidativen Decarboxylierung von Brenztraubensäure und α-Ketoglutarsäure. Stärkste adstringierende Wirkung aller Metallverbindungen, dabei keine lokale Schädigung.

Galenik: Bleiessig (Liquor Plumbi subacetici DAB 6): Wird nur 1:50 verdünnt (Bleiwasser) angewendet. Bleipflaster: Aus PbO so hergestellt, daß das Blei als fettsaures Salz, hauptsächlich als Oleat vorliegt. Angeblich erfolgt eine unterschwellige Resorption. Vergiftung per os muß durch Verbandstechnik verhindert werden.

Ungt. diachylon (DAB 6): Mittelding zwischen Suspension und Emulsion, kann nur bei Gegenwart von Wasser hergestellt werden. Frischzubereitung notwendig (alte Salbe enthält mehr resorbierbare Produkte). Bei Herstellung mit Vaseline geringere Resorption als mit Fett oder Adeps Lanae (Wollfett).

Anwendung: Adstringierend, desinfizierend (Decubitus, Lichen ruber planus). Anwendung mitunter bei tylotischem Ekzem.

IV. Nebengruppe

Titandioxid (TiO_2)

Eigenschaften: unlöslich in verdünnten Säuren und Wasser. Hat eine größere Deckkraft und ist leichter als ZnO. Es erfolgt keine Reaktion mit saurem Schweiß.

Anwendung: Als Deckpuder und in kosmetischen Grundlagen. Es wird dort eingesetzt, wo die physikalische, jedoch nicht die chemische Wirkung des *Zinkoxids* erwünscht ist.

Elementgruppe V

Stickstoff, Phosphor, Arsen, Antimon, Wismut

Arsen

Arsentrioxid (Arsenik): Wasserlösliches Oxid, das im Organismus kumuliert. Carcinogene Wirkung.

Wirkungsweise: Wirkt lokal gewebsschädigend, ohne zu ätzen. Keine erheblichen Reizerscheinungen. Die Gewebsdestruktion beruht auf Capillarschädigung. Gefäße werden zunächst reversibel gelähmt. Die Haut erscheint rosig und gut durchblutet, eine beginnende Intoxikation wird leicht verkannt. Glutathion hebt die Arsenwirkung durch Reaktivierung der SH-Gruppen auf.

Antimon

Eigenschaften: Wirkt ätzend im sauren Milieu (Follikelausführungsgänge werden angegriffen). Wird von der geschädigten Haut gut resorbiert (Todesfall möglich).

Anwendung: Als Salbe (2—10%) bei Leishmaniose (schmerzhaft!) benutzt.

Wismut

Resorption: In geringem Ausmaß durch die Haut. Rectal erfolgt keine Resorption. Schnelle Ausscheidung durch den Harn (4—10% durch Faeces).

Bleibt Bi-Puder lange Zeit auf großflächigen Wunden: Resorptionsvergiftung (Wismutsaum, ulceröse Stomatitis) durch Bildung lipidlöslicher fettsaurer Bi-Salze.

Wirkungsweise: Bi-Verbindungen stehen wirkungsmäßig zwischen Blei und Quecksilber bei erheblich geringerer Toxicität. Intensiver adstringierender Effekt. Gutes Adsorptionsvermögen durch Fällung der Wundsekreteiweiße unter Bildung einer schwerlöslichen Schicht. Die schwerlöslichen Verbindungen sind reizlos. Verfärbung der Haut durch Ablagerung von unlöslichem Wismutsulfid ist möglich (Redoxvorgang durch Belichtung.)

Basisches Wismutgallat DAB 7 (Bismutum subgallicum)
Gehalt: 48—52% Bi.

Löslichkeit: Wasser, Äthanol 90% und Äther: praktisch unlöslich.

Galenik: Unverträglichkeiten: Mineralsäuren (Zersetzung), Alkalien (Verfärbung).

Anwendung: Adstringens an Haut und Schleimhäuten (durch Schorfbildung mechanische Schutzwirkung und Hemmung des Bakterienwachstums). Schwere Löslichkeit, keine Reizwirkung.

Dosierung: 10% in Salben, in Pudern unverdünnt (Dermatol).

Basisches Wismutnitrat DAB 7 (Bismutum subnitricum)
Gehalt: 71—74% Bi.

Weitere Verbindungen: 1. Basisches Wismutcarbonat (Puder). 2. Basisches Wismuttetrabrombrenzcatechin (Noviform), beliebte desinfizierende und adstringierende Augensalbe.

Elementgruppe VI

Sauerstoff, Schwefel, Selen, Tellur

Schwefel

Schwefel ist unlöslich in Wasser, wenig löslich in Alkohol; wäßrige Lösungen von H_2S, Sulfiden und Polysulfiden lösen Schwefel.

Resorption: Elementarer Schwefel wird durch die Hautsekrete in H_2S bzw. Sulfide umgewandelt und resorbiert. Zerteilungsgrad, Salbengrundlage, zugesetzte Emulgatoren und Hautzustand beeinflussen das Ausmaß der Resorption.

Bei Säuglingen und Kindern: Keine Ganzkörperbehandlung (erhebliche Intoxikationsgefahr: Reizung der Atemwege, entzündliche Schwellung der Bronchien, Degenerative Veränderungen an Leber und Nieren).

Schwefel wird gut aus *schwefelhaltigen Wässern* (Bad Aachen, Bad Nenndorf) durch die intakte Haut aufgenommen. Oft beträchtliche Resorption in Abhängigkeit von der Badetemperatur. Intensiverer Effekt als bei percutaner Anwendung.

Die Ausscheidung erfolgt geringgradig als H_2S (Ausatmungsluft, Haut), mehr als Sulfat oder an Phenol und Indol gekoppelt im Harn und mit der Galle.

Wirkung: Reizwirkung auf Zellen und Gewebe. Schwefel wirkt quellungsfördernd (besonders bei alkalischer Reaktion), keratolytisch, antiparasitär und keimwidrig. Schwefel wirkt als H_2S bzw. in Form von Sulfiden und Polysulfiden und teilweise in Gestalt von Polythionsäuren.

Alle diese Verbindungen können mit den SH-Gruppen der Thiole im Gewebe unter Disulfidbildung reagieren.

Die Hautgefäße werden dilatiert, der Gehalt an Cystein und Glutathion wird erhöht, der Ascorbinsäuregehalt steigt (Stabilisation). Es wird so ein stark negatives Potential aufgebaut (Redoxsystem mit negativem Potential), wodurch die Toxinabwehr des Organismus verbessert wird.

Die Reaktionsfähigkeit nimmt in folgender Reihenfolge (Teilchengröße!) ab: Kolloidaler, präzipitierter, sublimierter Schwefel.

Sulfide und Hydrosulfide der Alkali- und Erdalkalimetalle (und besonders Thioglykolsäure und Thiomilchsäuresalze) lösen durch ihre alkalische Reaktion (Hydrolyse) sowie durch die Spaltung von Disulfidbrücken oberflächliche Horn-, Keratin- und Fettschichten, so daß H_2S z.B. mit dem Haarcystein unter Polysulfidbildung reagieren kann und das Haar — nicht die Haarwurzel — zerstört.

Galenik: Schwefel ist molekular in Schweinefett (1%) und in Olivenöl (0,5%) und in Polyäthylenglykol löslich. In Fettsalben und Vaseline gute Resorption, dabei mehr Fernwirkung.

Bei Emulsionssalben mehr Oberflächenwirkung.

Frischbereitung aller Salben ist nötig, da schnell Rekristallisationsvorgänge (Ostwaldsche Alterung) einsetzen: von feiner Verteilung des Schwefels zu reizenden therapeutisch unwirksamen Einzelkristallen.

Zerteilungsgrad: Schwefelblüte (Sulfur sublimatum) feinkristallin (in Salben und Pasten). Gefällter Schwefel (Sulfur praecipitatum, Schwefelmilch) amorph, Dosierung kann um die Hälfte geringer als bei Schwefelblüte sein.

Schwefel DAB 7 (Sulfur depuratum). Gelbes geruch- und geschmackloses Pulver. Wird Schwefel für äußerliche Zwecke verordnet, so ist „Feinverteilter Schwefel" zu verwenden.

Feinverteilter Schwefel (Sulfur praecipitatum). Er wird durch mechanische Zerkleinerung (Mahlen o.ä.) gewonnen und dient als Ersatz für den nicht mehr im Handel erhältlichen Sulfur praecipitatum DAB 6.

Dosierung: 5—10% in Pudern und Salben.

Schwefelverbindungen

Sulfide: Kaliumsulfid (K. sulfuratum, Schwefelleber), alkalisch reagierend, Polysulfide enthaltend (Bäder).

Calcium-, Strontium- und Bariumsulfid in Pasten (Enthaarung).

Natriumthiosulfat als Antiseborrhoicum und Mittel gegen Kopfschuppen.

Thiole (R—SH): Thioglykolsäure, Thiomilchsäure als Depilatorien.

Disulfide (R—S—S—R): 2,7-Dimethyl-diphenylen-disulfid (Mitigal) als ein Krätzemittel.

Isothiocyansäure-ester (S=C=N—R, Senföle, Allylsenföl): Senfölglykosid im Senfsamen, hyperämisierend, lokal reizend

Thioharnstoffe: Phenylthioharnstoff, dient zur Insektenabwehr. (Neuerdings als Carcinogene beschrieben!)

Diarylsulfide, Diphenylsulfide: Novex: 2,2'-Dihydroxy-4,4'-dichlor-diphenylsulfid. Als Antimykoticum verwendet.

Sulfonierte Schieferöldestillate

Chemie: Schwelung schwefelhaltiger Ölschiefer bei 400° C, wobei schwefelhaltige Ringsysteme und Paraffinkohlenwasserstoffe entstehen. Diese werden fraktioniert destilliert. Danach erfolgt eine Schwefelsäurebehandlung (Sulfonierung).

Eigenschaften: Die Ammoniumsalze dieser Verbindung sind teils öl-, teils wasserlöslich. Sie haben Netzmitteleigenschaften, d.h. sie sind oberflächenaktiv. Sie enthalten Thiophene, aliphatische Sulfide, Polysulfide und auch oestrogene Substanzen.

Wirkung: Schwefelwirkung (s. dort), da die Schieferölsulfonate schwefelreich und emulgierbar sind. Eigenwirkung durch Thiophenschwefel (Redoxsystem und Katalysator). Insgesamt milde unspezifische Reizung der Haut, antiseptisch, desinfizierend, gefäßerweiternd und epithelisierend. Eine geringe UV-Sensibilisierung der Haut durch Thiole ist möglich.

Galenik: Ichthyol aus Seefelder Schiefer, Tumenol aus Warmstädter Schiefer (schwefelarm), beide sind gut wasserlöslich.

Ichthyol und Tumenol werden allgemein in allen Grundlagen verarbeitet. Bei Zusatz von Adeps Lanae erfolgt jedoch eine bessere Verteilung; die Verarbeitung in Vaseline ist wenig wirksam, da Ichthyol auf der Haut wie ein Firnis liegen bleibt. O/W-Emulsionen sind geeignet, da eine gute Resorption aus dem wasserlöslichen Anteil erfolgen soll.

Ammoniumbituminosulfonat DAB 7 (Ichthyol, Karwendol).

Gehalt: 50,0—56,0% Trockenrückstand, 2,5 bis 3,5% Gesamtammoniak, 9,0—11,0% Gesamtschwefel, 1,2—1,5% Sulfatschwefel, mindestens 0,5% Sulfidschwefel.

Löslichkeit: Wasser, Glycerin, Fett, Vaseline: mischbar; Äthanol (90%), Äther: teilweise löslich.

Anwendung: Desinfizienz, „Hautreizmittel".

Dosierung: Salben, Lösungen und Trockenpinselungen 10—20% und pur (z.B. auf Watte bei Furunkeln und Abscessen).

Galenische Unverträglichkeit mit 1. Säuren und Salzen in hoher Konzentration (Aussalzung), 2. Alkalien (NH_3 wird freigesetzt), 3. Alkaloide, Erdalkalien, Schwermetalle (Fällung).

Selen

Selen kann sich in den Sulfhydrylverbindungen an Stelle des Schwefels setzen.

Haarausfall bei Intoxikation (Cystinschwefel des Haares durch Selen ersetzt).

Selensulfid zur Behandlung der Seborrhoe und Schuppung der Kopfhaut.

Selen-Verbindungen werden bei Belichtung durch Sulfhydryde reduziert und das elementare Selen lagert sich in der Haut ab.

Die Selenvergiftung hat ähnliche Symptome wie eine Bleivergiftung.

Halogene

Elementgruppe VII

Fluor, Chlor, Brom, Jod

Chlor

(s. Desinfektionsmittel).

Jod

(s. Desinfektionsmittel).

Veränderungen durch Halogene entsprechend der Hoffmeisterschen Reihe. Hautreizwirkung. Verwendet in Jodvasogen.

VII. Nebengruppe

Mangan

Lebensnotwendiges Spurenelement. Kaliumpermanganat (s. Desinfektionsmittel).

Elementgruppe VIII

Eisen, Kobalt, Nickel und Nebengruppe

Eisen

Eigenschaften: Durch die Dissoziation wäßriger Lösungen von z.B. Eisen-III-chlorid liegt neben Salzsäure kolloidal gelöstes Eisenhydroxyd vor: die Lösung reagiert sauer. Das Eisenchlorid bildet komplexe Kationen, deren Stabilität vom pH der Lösung abhängig ist und von denen die Metallionen abdissoziieren.

Wirkungsweise: Gelöste Schwermetallsalze werden aufgrund der geannnten Eigenschaften adsorptiv an Eiweiß oder hydrophile Kolloide gebunden und schließlich ausgeflockt (adstringierend, blutgerinnungsfördernd).

Bei der Ätzwirkung hat auch das Anion eine erhebliche Bedeutung.

Im Gegensatz zu Eisen-III-chlorid (eiweißkoagulierend, ätzend) gelingt mit dem fast indifferent wirkenden Fe-II-chlorid nur im alkalischen Milieu eine Eiweißfällung.

Im Gegensatz zur systemischen Wirkung der Eisenpräparate, die allein durch die Abgabe von Fe^{++}-Ionen ins Blut eine therapeutische Wirkung entfalten, sind also Fe^{+++}-Ionen bei der lokalen Therapie stärker wirksam: 1. Adstringierend (auch Fe^{++}), 2. lokale Reizwirkung auf defekter Haut und Schleimhaut, 3. blutstillend und erythrocytenagglutinierend (nur Fe^{+++}).

Anwendung: Nur noch Eisen-III-chlorid als Liquor Ferri sesquichlorati (10% Eisenchloridlösung, sauer reagierend). Zur Blutstillung und in blutstillender Watte.

Lokalanaesthetica

Lokalanaesthetica sind Substanzen, welche einen örtlich begrenzten, reversiblen Zustand der peripheren Nerven oder ihrer Endigungen herbeiführen, der mit teilweiser oder völliger Unerregbarkeit (Blockade der Impulsweiterleitung) einhergeht.

Eine Oberflächenanästhesie wird durch Diffusion einer ausreichenden Menge (leicht auf Schleimhäuten und Wunden) zu den sensiblen Nervenendigungen erreicht.

Tabelle 310. Lokalanaesthetisch wirksame Stoffe (ohne die eigentlichen Lokalanaesthetica)

I. Stickstofffreie Verbindungen	II. Stickstoffhaltige Verbindungen	
	natürlich vorkommende	synthetische
Benzylalkohol	Aconitin	Antipyrin
Phenyläthylalkohol	Atropin	Antihistaminica
Phenol	Chinin	Trasentin u. a.
Guajacol	Conessin	Plasmochin
Gentisinsäureäthylester	Harmin	Aliphatische Aminoalkohole
Saponine (diverse)	Hyoscyamin	Ephedrinderivate
Herzglykoside	Morphin	
Ca-, Sr-, Ba-, Mg-Ionen	Papaverin	
CO_2	Yohimbin	
Campher, Menthol		
Äthylenoxid-Polymere		

Sämtliche gebräuchlichen Lokalanaesthetica sind Basen, die als Salze (mehr wasserlöslich) oder als freie Base (mehr lipoidlöslich) angewendet werden.

p-Aminobenzoesäureäthylester DAB 7

(Anaesthesin)

Löslichkeit: Äthanol: leicht löslich; Fette, Öle: wenig löslich; Wasser: sehr schwer löslich (0,1%).

Anwendung: Lokalanaestheticum, schwache Hautoberflächenwirkung bei guter Schleimhautpermeation.

Das wasserlösliche Anaesthesin-hydrochlorid reagiert stark sauer und ruft Gewebsreizungen hervor.

Größere Mengen können resorptive Vergiftungen verursachen (Methämoglobinbildung).

Dosierung: In Pudern und Salben 10%. Cave Sensibilisierung!

Procain (Novocain). Salzsaures oder salpetersaures Salz des 4-Aminobenzoesäure-[2-diäthylaminoäthyl]-esters. Gut wasserlöslich, gute Gewebsverträglichkeit, große therapeutische Breite.

Resorption: Wird von Schleimhäuten langsam, von intakter Haut jedoch nicht resorbiert. (Für Oberflächenanästhesie wenig geeignet wegen unzureichender Tiefenwirkung.) Schnelle Resorption aus einem Injektionsdepot. Ausscheidung im Harn: 25% als unveränderter Diäthylamino-äthanolester der p-Aminobenzoesäure, der Rest wird im Organismus abgebaut.

Wirkung: Vielfältig, da sowohl Wirkung durch direkte Beeinflussung von Organzellen, als auch Anästhesie bestimmter Nervenendigungen vorliegen können. Es wirkt sympathico- parasympathico-, spasmolytisch und ganglienlähmend.

Oberflächenanästhesie (Haut, Schleimhaut): nur als freie Base (ölige Lösung oder Salbe) und nur in relativ hoher Konzentration. (An Cornea erst ab 2% Lösung wirksam.)

Enzyminduktion besonders in der Leber.

Anwendung: Neben der Lokalanästhesie zur Ausschaltung von Reflexzonen („Heilanästhesie, „neurale Störungsfelder"): Novocain + Coffein an Polyvinylpyrrolidon adsorbiert (Depot-Impletol). Als Geriatricum empfohlen (Aslan).

Cinchocain (Percain). Chinolinabkömmling mit amidartig verknüpfter Seitenkette, unterliegt somit nicht der Esterspaltung, Mäßige Gewebsfreundlichkeit, 30—50mal wirksamer als Cocain, jedoch toxischer (3—6fach). Oberflächenanaestheticum besonders für Schleimhautanästhesie (0,05—2%).

Tetracain (Pantocain). Starke Haftfestigkeit an den Nervenfasern. 10—15mal langsamere Elimination als Novocain. Schleimhautanaestheticum.

Lidocain (Xylocain). Kein Ester, gehört chemisch zu den Acetaniliden (wie auch Hostacain). Große Stabilität, ziemlich langsame Elimination, Adrenalinzusatz kaum nötig. Es wirkt anticholinergisch (im Gegensatz zu Novocain).

Anwendung: Infiltrations- und Leitungsanästhesie: 0,5—2%ige Lösung. Als Oberflächenanästhesie nur im Kopf-Bereich.

Mepivacain (Scandicain). 1-Methyl-pipecolinsäure-[2,6-xylidid], Hydrochlorid. Passiert den Organismus unverändert, gute lokale Verträglichkeit und Stabilität in wäßrigen Lösungen; ausreichend lange Wirkung auch ohne Zusatz vasoconstrictorischer Stoffe. Ungeeignet für Oberflächenanästhesie.

Phenol (s. Desinfizierende Stoffe)

Wirkung: Deutlich reversible Lähmung sensibler Nervenendigungen.

Galenik: 2—10% Karbolspiritus. Höhere Konzentrationen wirken ätzend (irreversible Schäden an den Nervenendigungen).

Ätherische Öle (s. Desinfizierende Stoffe und entzündungserregende Substanzen). Nach initialer Erregung wird eine z.T. starke Anästhesie auf der Haut ausgelöst.

Eugenol [Hauptbestandteil des Nelkenöls (Ol. Caryophylli)]. Ähnliche, jedoch gewebsfreundlichere Wirkung wie Phenol (Tamponade von Zahn-Kavitäten).

Campher (wie Eugenol)

Menthol: Reizung der kälteempfindlichen Thermoreceptoren. Das Kältegefühl wird schon von niedrigsten Dosen hervorgerufen.

Wirkt lähmend auch auf andere Sinnesqualitäten der Haut (Schmerz).

Histaminantagonisten

Die Aktivität des Histamins ist an die Struktur $\rangle N-\overset{|}{\underset{|}{C}}-\overset{|}{\underset{|}{C}}-N\langle^{H}_{H}$ gebunden.

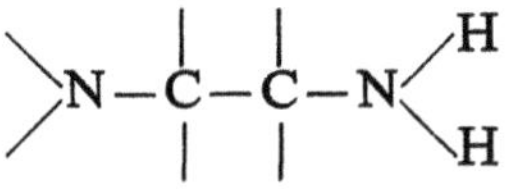

Ähnlich gebaute Verbindungen treten als Antihistaminica mit ihm in Konkurrenz.

Chemie: Drei wirksame chemische Gruppen haben diese Eigenschaften:

1. Substanzen mit *Äthyldiaminstruktur*

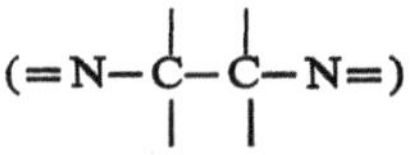

$(=N-\overset{|}{\underset{|}{C}}-\overset{|}{\underset{|}{C}}-N=)$

2. Ersatz des Stickstoffs durch Sauerstoff als *Colamin* (Monoäthanolamin) $-O-\overset{|}{\underset{|}{C}}-\overset{|}{\underset{|}{C}}-N=$

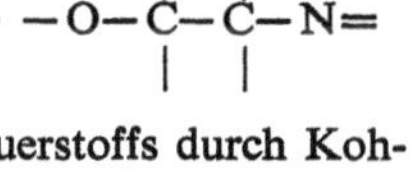

3. Ersatz des Colaminsauerstoffs durch Kohlenstoff, jetzt liegt eine *Propylaminstruktur* vor:

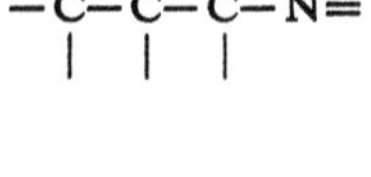

$-\overset{|}{\underset{|}{C}}-\overset{|}{\underset{|}{C}}-\overset{|}{\underset{|}{C}}-N=$

Hauptvertreter der erwähnten drei Gruppen sind: Antergan (Äthyldiaminverbindung), Benadryl (Colaminverbindung), Avil, Atosil (Propylaminverbindung und Isopropylaminverbindung).

Wirkung: Verdrängung des Histamins von den Receptoren der Zelle (kompetitive Hemmung). Sie erfolgt linear der Antihistaminicadosis und folgt dem Massenwirkungsgesetz.

Ein Wirkungsoptimum wird erreicht durch Einführung von zwei Methylgruppen an die Aminogruppe $\left(=N-\overset{|}{\underset{|}{C}}-\overset{|}{\underset{|}{C}}-N\langle^{CH_3}_{CH_3}\right)$.

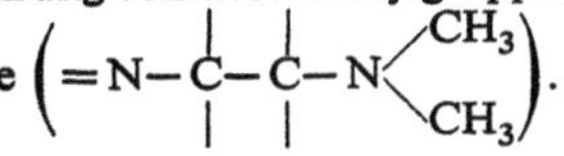

Die Antihistaminica führen wie Lokalanaesthetika zu Membranverdichtungen, also zur Hemmung der Depolarisierung und der Kaliumabgabe. Sie wirken lokalanästhetisch, spasmolytisch, oft sedativ, und es besteht ein Antagonismus gegenüber der K^+-Ionen-Wirkung.

1 Mol eines guten Antihistaminicums hebt den Effekt von 100 Mol Histamin (Arteriolen), 5 Mol Histamin (isolierter Darm), und 0,01 Mol Histamin (Haut) auf.

Antihistaminica sind meist fungistatisch wirksam und auch als Konservierungsmittel (Blut) verwendbar. Atosil ist bis 1:100000 verdünnt fungistatisch wirksam (Tricho- und Epidermophyten).

Externe Antihistaminica-Applikation in USA, Schweden u.a. Ländern wegen Sensibilisierungsgefahr nicht im Gebrauch.

Substanzen mit cytostatischer Wirkung bei epicutaner Applikation

Auf S. 17/18 sind in Abhandlungen über die Immunsuppression die entsprechenden Stoffgruppen genannt worden. Cytostatica werden allgemein eingeteilt in:

1. Alkylierende Substanzen.
2. Antimetaboliten.
3. Hormone.
4. Die sog. Colchicingruppe (Colcemid).

Auch bei epicutaner Applikation haben Cytostatica Wirkung auf proliferierendes Gewebe, welche im Prinzip der oralen oder parenteralen Applikation entspricht.

Stickstoff-Lost, Endoxan (Cyclophosphamid), Trenimon sind besonders in der letzten Zeit bei der Mycosis fungoides empfohlen worden. Erfahrungen zeigten, daß bei hochkonzentrierter Anwendung in 30%iger Form durchaus bei großflächiger Auftragung Nebenwirkungen in Form einer Blutkörperbildungshemmung auftreten können. Diese Nebenwirkung ist allerdings selten belegt. Die percutane Resorption ist aber eindrucksvoll und die der oralen Applikation äquivalent. Auch bei den Antimetaboliten ist eine lokale Wirkung, sowohl bei der Psoriasis als auch bei Tumoren wie Carcinom und Basaliom beschrieben worden. Colchicin ist eines der ersten lokal angewandten Mitosegifte.

In den letzten Jahren wurde 5-Fluoruracil, welches die DNS-Synthese hemmt, in Salbenform u.a. bei Basaliomen angewandt. Es wurden eindrucksvolle Hemmungen des Tumor-Wachstums beschrieben, allerdings ist die Flächen- und Tiefenwirkung häufig *nicht* ausreichend.

Während die Antimetaboliten sowohl bei epidermalen Tumoren als auch bei der Psoriasis bei lokaler Anwendung ihre Wirkung zeigen, ist der Effekt der Corticosteroide im wesentlichen auf die Psoriasis beschränkt. Unter einer lokalen Anwendung von Corticosteroiden, insbesondere bei der Okklusivverbandstechnik zeigt sich eine Senkung des RNS-Gehalts der Haut und eine Hemmung der DNS-Synthese. Demgegenüber ist eine therapeutische Wirkung bei Basaliomen und Spinaliomen nicht nachweisbar.

Interessanterweise verbindet sich der proliferationshemmende Effekt der Cytostatica mit einer Entzündung und zeigt damit Gemeinsamkeiten mit wachstumshemmenden Effekten im Zuge einer Induktion einer allergischen Kontaktreaktion ekzematösen Typs wie bei der Dinitrochlorbenzol (DNCB)-Sensibilisierung des Tumors (Klein). Auch bei lokaler Applikation von Vitamin A-Säure, bei der mehr über einen toxischen direkten Weg eine Hemmung auf proliferierende epidermale Tumoren verschiedener Genese eintritt, wurde ein Entzündungsvorgang beobachtet (Remy u. Stüttgen, 1973).

Dithranol (Cignolin). Es wurde der Versuch gemacht, die Wirkungsweise des Cignolins auf die Hemmung der RNS-Synthese zu beziehen. Es wirkt wie Colchicin und Podophyllin zellteilungshemmend, u.a. wird das Wachstum des Ehrlich-Acsites-Tumors gemindert, doch sind noch andere Effekte bei der Hemmung der epidermalen Proliferation, insbesondere bei der Psoriasis, in Betracht zu ziehen.

Tabelle 311. Lokale Therapie mit Cytostatica

Colchicin	0,5–1%ig	Salben
Colcemid	0,5%ig	Salben
Methotrexat	0,25–0,5%ig	Salben
Trenimon	0,05%ig	Salben
5-Fluor-uracil	5%ig	Salben
Stickstoff-Lost in wäßriger Lösung 0,05%ig,		
Podophyllin-Tinktur 10%ig		

Die cytotoxische Aktivität erschöpft sich in vivo in den ersten lebenden Zellagen durch schnelle Umwandlung in andere Produkte. Erosion und Entzündung, die auch an gesunder Haut auftreten, sind nur Folgen dieser primären Zellschädigung.

Anwendung: Als Antipsoriaticum in Vaseline (geringste Resorption) $^1/_4$–2%ig. Ein Zusatz von 1–2% Salicylsäure verstärkt die Gesamtwirkung bei der Psoriasis (s. von Cannel). Es ließ sich nicht belegen, daß als Nebenwirkung eine Nierenschädigung auftritt. Jahrzehntelang mit Cignolin behandelte Psoriatiker zeigten bei der Biopsie (wobei der Exitus unabhängig von der Psoriasis erfolgte) keine Hinweise für eine Nierenschädigung (Ippen gemeinsam mit Meessen).

Podophyllin. Die Wirkung auf Tumoren und Condylomata acuminata bei lokaler Anwendung ist ausgeprägt. Die Anwendung erfolgt in 25%iger Suspension in Paraffinum subliquidum (meist nur einmaliges Auftragen notwendig). Unter einer Entzündung kommt es dann primär zur örtlichen Wirkung unter basophiler Färbbarkeit der sauer werdenden Proteine, Stoffwechselsteigerung, Zunahme des osmotischen Druckes.

Entzündungserregende Mittel (Phlogistica)

Unter lokaler Applikation von Hautreizmitteln, die von milder Hyperämie bis zur Blasenreaktion wirksam werden, kommt es über eine Einwirkung auf die Haut über viscerocutane Reflexe in den Headschen Zonen zu einer Einwirkung auf innere Organe. Dieser Effekt wird in der inneren Medizin häufig ausgenutzt und die entzündungserregenden Mittel haben in dieser Hinsicht eine breitere Verwendung in der Allgemeinmedizin als in der Dermatologie.

Bei den Hautreizstoffen können folgende Substanzen unterschieden werden:

1. Schmerzhafte Hautrötung z.B. durch *Senfmehl*, *Meerrettich*, Ameisensäure.

2. Urticarielle Reaktionen z.B. durch *Brennessel* (Histamin + Acetylcholin), *Histamin.*

3. Vasculäre bis pustuläre Reaktion z.B. durch *Seidelbast*, insgesamt durch Suppurantia.

4. Blasenbildende Reaktion z.B. durch *Cantharidin* (Vesicantia).

Eine hyperämische Wirkung besitzen auch

a) Alkohole,

b) verdünnte Chloroformlösung,

c) Schwefel und Ichthyolpräparate,

e) ätherische Öle bzw. deren Inhaltsstoffe, wie Campher, Eucalyptus, Menthol.

Diese Substanzen sind oberflächenaktiv und haben eine gewisse lokale anaesthetische Wirkung.

Eucalyptusöl DAB 7

Gehalt: mindestens 70%ig Cineol, mischbar mit Äthanol 90%, Chloroform, Benzol, Benzin, flüssigem Paraffin, fetten Ölen.

Anwendung: Lokal reizendes und hyperämisierendes Einreibemittel (20%ig in Öl und Salbe).

Terpentinöl (bzw. die wesentlichen Inhaltsstoffe α-Pinen und Δ^3-Caren) ist hautreizend und entzündungserregend. Gute percutane Resorption. Die Ausscheidung erfolgt über Lunge und Nieren (Nierenschädigung bei hohen Dosen!). Allergen (s. Berufsdermatosen).

Jod (s. VII. Gruppe)

Allylsenföl (Allyl-isothiocyanat, das glykosidisch im Sinigrin des Senfsamens (Semen Sinapis) gebunden ist. Wird äußerst schnell resorbiert, reizt lokal sehr stark (Brennen, Hautrötung, Entzündung bis Ulceration je nach Einwirkungsdauer).

Allylsenföl DAB 7 (Oleum Sinapis)

Gehalt: Mindestens 92% Allyl-isothiocyanat.

Beschreibung: Klare farblose bis gelbliche Flüssigkeit. Tränenreizend, blasenziehend.

Löslichkeit: Äther, Chloroform: mischbar; Wasser: schwer löslich.

Anwendung: Zur intensiven Hyperämisierung der Haut. Reizt die Nerven und schädigt die Zellen (Brennen, Rötung, später Blasen und Nekrosen).

Dosierung: In Salben und alkoholischen Lösungen 2%.

Cantharidin [wirksamer Bestandteil der spanischen Fliegen (Lytta vesicatoria) und anderer Käferarten].

Äußerst wirksam (oberflächliche Entzündung mit intraepidermaler und subepidermaler Blasenbildung), schnelle Resorption, Ausscheidung durch die Nieren (Nierenschädigung!).

Capsaicin (aus Capsicum annuum u.a. Paprikaarten).

Die Empfindlichkeit der Wärmereceptoren wird erhöht. Das auslösende Wärmegefühl und Brennen soll eine reine Nervenwirkung sein (Heubner, 1925). Ähnliche Wirkung durch Piperin (in Pfeffer und Cubeben).

Galenische Zubereitung: Tinctura Capsici (10%), Capsicum-Pflaster.

Entzündungshemmende Substanzen

Gelingt es nicht, eine Entzündung ursächlich zu beseitigen, wie durch Chemotherapeutica oder Antibiotica bei entsprechender Infektionskrankheit, werden verschiedenartige lokale, orale und parenterale, therapeutische Wege beschritten, um eine Entzündung symptomatisch zum Abklingen zu bringen.

Die anzuwendenden Mittel können sehr unterschiedlich wirken und beziehen sich auf Membranabdichtung, Elektrolytverschiebung, Phagocytoseanregung und Beeinflussung der entzündungsbedingten Stoffwechselvorgänge einschließlich einer Hemmung der Mediatoren einer Entzündung.

Tabelle 312. Möglichkeiten der Entzündungsbekämpfung

Lokal		Lokal und allgemein entzündungshemmend	
reizmildernd Schleimstoffe	entzündungshemmend Adstringentien	Antiphlogistica	Sonstige
indifferente Salben Puder Umschläge	Gerbstoffe Metallsalze Oxidantien Verdünnte Säuren	Pyrazole Benzmethoxazone Salicylsäure und Derivate Atophan, Chinin, Isoniazid, p-Aminosalicylsäure, Azulene(?) Glucocorticoide, Ca-Salze	Lokalanaesthetica (Procain u.a.) Antihistaminica Ca-, Mg-Salze Aconitin Capsicum Colchicin

Adstringentien

Am häufigsten werden dafür die natürlichen Gerbstoffe (Tannine) verwendet. Diese sind Zuckerester (Glykoside) von Phenolkarbonsäuren, vor allem der Gallussäure (3,4,5-Trihydroxybenzoesäure). Daneben auch Aluminiumsalze (s. dort), Blei- und Zinksalze, verdünnte Säuren und Kaliumpermanganat (s. dort).

Pharmakologie: Die kleinsten Capillaren werden durch eine Oberflächenmembranbildung — infolge der Eiweißfällung der obersten Gewebsschichten der Wunden und des Bindegewebes und der damit verbundenen Verdichtung des kolloidalen Gefüges — komprimiert und die Capillaröffnungen werden verschlossen (blutstillende Wirkung).

Adstringentien besitzen einen antibakteriellen Effekt (Eiweißfällung und direkte Wirkung). Sie bewirken eine Austrocknung der entzündeten Oberfläche und eine Verringerung der Reizbarkeit der nervösen Receptoren (milde Oberflächenanästhesie).

Gerbstoffe werden fast nicht resorbiert.

Tannin DAB 7: Ester der D-Glucose mit Gallus- und Galloylgallussäure.

Löslichkeit: Wasser: in 1 Teil; Glycerin: in 8 Teilen; Äthanol, Aceton: leicht löslich; Fette: unlöslich.

Wirkung: Entquellend und gerbend. Keine Wirkung auf gesunder Haut. Die Eiweißfällung erfolgt nur auf Verletzungen, entzündlichen Exsudaten, Sekreten und Schleimhäuten. Keine Resorption (Eiweißbindung!). Die Zellpermeabilität wird herabgesetzt. Schorfbildung schützt.

Galenik: Die beste Wirkung der Tannine und deren Abkömmlinge wird in Emulsionen (O/W und W/O) erzielt.

Dosierung: Schleimhautspülung, Gurgelwasser 1—2%, Salben 5%, Puder und Pinselungen 20%. Höhere Konzentrationen wirken gewebsreizend und entzündungssteigernd.

Eichenrinde (Cortex Quercus DAB 7): 10—30%iger Decoct für Umschläge und Bäder.

Tinct. Rhataniae DAB 7 (20% Rhataniawurzel) Mundwasserzusatz, bei Zahnfleischbluten als Pinselung.

Tinct. Tormentillae DAB 6 (als Ersatz der obigen).

Ätzmittel (Caustica)

Nur quantitativer Unterschied zu den Adstringentien (Eiweißfällung und Denaturierung). Als Caustica können verwendet werden: Anorganische und organische Säuren, Zinkchlorid, Silbernitrat, Phenol.

Der bei der Anwendung entstehende feste Schorf schützt das darunterliegende Gewebe.

Antiphlogistica

Bezeichnung für entzündungshemmende Stoffe, die nicht chemotherapeutisch wirksam sind: Glucocorticoide, Pyrazole, Salicylsäure, wobei die systemische Wirkung von *Salicylaten* (s. S. 392) auch an die Funktion der Nebenniere gebunden ist.

Azulene

Eigenschaften: Dunkelblaue, fluorescierende, cyclische Kohlenwasserstoffe, wasserunlöslich. Gewonnen aus Kamille (Chamazulene) und Schafgarbe. Auch synthetisch herstellbar.

Wirkung: Beruht wahrscheinlich auf einem unstabilen Umwandlungsprodukt der Azulene (gelagerter Kamillenextrakt).

Glucocorticoide

Antiphlogistische Wirkung: Die exsudative und die Granulationsphase des Entzündungsvorganges werden beeinflußt. Hemmung der Fibrocytenaktivität (Wachstum und Vermehrung), Einsprossen von Gefäßen und Ausbildung eines Granulationsgewebes wird gehemmt. Leukocyteninfiltration (und Phagocytose) wird reduziert. Abbauvorgänge an kollagenen Fasern (s. S. 66).

Hauptvertreter der körpereigenen Glucocorticoide ist das Hydrocortison (70% der menschlichen NNR-Sekretion). Es bewirkt eine starke Gluconeogenese aus Aminosäuren bei gleichzeitiger Hemmung des Eiweißabbaues durch den Organismus. Verschiebung des intracellulären Wassers in den Extracellulärraum.

Die stärkere lokale Wirkung der *fluorierten Steroide* gegenüber Hydrocortison beruht auf der langsameren und damit geringeren Metabolisierung, d.h. der längeren Verweildauer im Gewebe. Die Eiweißbindung und damit die Desaktivierung ist geringer als bei Hydrocortison, der Transport im Gewebe erfolgt ungehemmter.

In einer Doppelblindstudie fand Polano (1970) allerdings, daß 0,1%ige Hydrocortison-Butyrat-Creme nach 1 Woche einen signifikant besseren therapeutischen Effekt beim Ekzem ergab als 0,1%iges Triamcinolon-acetonid.

Nebenwirkungen bei lokaler Applikation

1. *Systemischer Art:* Resorption größerer Mengen von Steroiden, die zu einer erkennbaren Verminderung der NNR-Aktivität führt — erkennbar an den 17-Hydroxy- und 17-Ketosteroidspiegeln in Plasma und Harn —, erfolgt nur bei den halogenierten und besonders den doppelt fluorierten Steroiden. Die Substanz muß dabei großflächig auf geschädigter Haut angewendet werden, okkludierende Verbandstechnik verstärkt den Effekt.

Dabei ist weniger die aufgetragene Absolutmenge, sondern mehr die Größe der Hautfläche von Einfluß.

2. *Lokaler Art:* Längere Anwendung — besonders der fluorierten Steroide — führt zur Atrophie der Haut (des Kollagens und elastischer Fasern) (s. S. 66).

Die synthetischen Steroide wie z.B. Triamcinolon, Fluocinolon und Betamethason als freie Alkohole und besonders als Ester führen auch bei lokaler Applikation zu Striae und Teleangiektasien.

Die gebräuchlichen Konzentrationen der verschiedenen Corticosteroide bei externer Anwendung:

a) Nicht halogenierte Corticosteroide:
Hydrocortison (Scheroson-F-Salbe, Sanatison): 1 %
Prednisolon (Decortin-H-Creme, Sanatison comp.): 0,5 %.

b) Einfach fluorierte Corticosteroide:
Fluocortolon: 0,5 % (Ultralan),
Betamethason, Betamethasonvalerianat: 0,1 % (Celestan-V),
Triamcinolon-Acetonid: 0,05—0,1 % (Delphicort, Volon A),
Fluprednyliden-acetat: 0,1 % (Decoderm),
Fluorandrenolon-acetonid: 0,05 % (Sermaka),
Dexamethason: 0,01—0,02 % (Dexinolon), Millicorten-Vioform, Fissancort,
Fluoro-metholon: 0,025 % (Delmeson).

c) Doppelt fluorierte Corticosteroide:
Fluocinolon-acetonid: 0,025 % (Jellin),
Fluocinonid: 0,025 % (Topsym).

Tabelle 313. Klinische Wirkungsintensität verschiedener lokal angewandter Steroide im Vergleich zu Hydrocortison (Hydrocortison = 1)

Steroid	Systemische Wirkung	Lokale Wirkung
Prednisolon	4	1—2
Triamcinolon	5	1
Triamcinolon-acetonid	5	40
Dexamethason	30	10
Betamethason	30	5—10
Fluocinolon-acetonid	—	40—100
Fluorandrenolon-acetonid	—	20—50

Intraläsionale Anwendung: Es wird ein Depot mit einer schlecht löslichen Kristallsuspension gesetzt. Dadurch wird eine hohe Wirkstoffkonzentration am Ort und damit auch länger dauernde und verstärkte Wirksamkeit erreicht.

Langsame Freisetzung des im Gewebe schwer löslichen Corticoids aus dem Depot, Diffusion auch in die darüberliegende Cutis und Epidermis.

Während bei zu vermeidender subcutaner Injektion als Spätwirkung eine kosmetisch störende, langfristig bleibende Atrophie auch der tieferen Gewebsschichten auftreten kann, wird dergleichen wohl kaum nach streng intraläsionaler bzw. intracutaner Applikation, insbesondere auch bei Anwendung eines Druckinjektors (Dermojet) gesehen. Zur Anwendung stehen zur Verfügung:

1. Triamcinolon-diacetat als Kristallsuspension,
2. Triamcinolon-acetonid als Kristallsuspension,
3. Betamethason-dinatriumphosphat und Betamethason-acetat als gelöstes Corticoid und als Kristallsuspension.

Dosierung: 1 mg Triamcinolon-acetonid pro 1 cm^2, also 10 mg für eine Fläche von 9—10 cm^2 (Grimmer).

Hyaluronidase

Ein Polymerisationsprodukt von Acetylglucosaminen und Glucuronsäure stellt die Hyaluronsäure dar. Mucopolysaccharide sind die bekanntesten Bausteine der Bindegewebsgrundsubstanz.

Eine Auflockerung dieser Grundsubstanz wird von manchen Bakterien und einigen Schlangengiften erzielt, die über lytische Fermente („spreading factor" oder Hyaluronidase) verfügen. Hyaluronidase wird meist aus Stierhoden oder Bakterien gewonnen.

Eigenschaften: pH-Optimum bei 4,6, gut wasserlöslich, irreversible Hemmung bei einem pH über 7,5.

Wirkung: Depolymerisierung der Hyaluronsäureketten (Auflockerung der Grundsubstanz).

Kollagen wird nicht angegriffen.

(Mobilat-Salbe: Hyaluronidase, Salicylsäure und NNR-Extrakt!).

Galenik: In fast reiner Form (fremdeiweißfreie Präparate in Trockenampullen) ist sie unbeschränkt haltbar.

Lösungen sind 12 Std, bei 0° C einige Wochen haltbar. Präparate: Kinetin, Aspertase, Permease.

Anwendung: Viscöse Ergüsse werden verflüssigt und punktierbar. Resorption anderer Arzneistoffe in Kombination mit Hyaluronidase beträchtlich beschleunigt bzw. erst ermöglicht.

Kontraindikationen: Stets erhöhte Gefahr einer Infektionsausbreitung (infiziertes Gewebe, unsterile Injektion) oder Ausschwemmung von Tumorzellen (Injektion in Tumorgewebe). Möglichkeiten einer Sensibilisierung sind gegeben.

Literatur zu Arzneimittel — Permeation und Therapie

Brodie, B. B., Gilette, J. R. (Hrsgb.): Handbuch der experimentellen Pharmakologie, Bd. 28: Concepts in Biochemical Pharmacology, Part 1. Berlin-Heidelberg-New York: Springer 1971.
Dost, F. H.: Grundlagen der Pharmakokinetik. Stuttgart: G. Thieme 1968.
Gstirner, F.: Einführung in die Arzneibereitung. 3. neub. Aufl. Stuttgart: Wiss. Verlagsgesellschaft 1968.
Ippen, H.: Index Pharmacorum. Synonyma, Struktur und Wirkung der organisch-chemischen Arzneistoffe. Stuttgart: G. Thieme 1968.
Kimmig, J.: Therapie der Haut- und Geschlechtskrankheiten. In: Handbuch der Haut- und Geschlechtskrankheiten, Bd. V/1 A. Berlin-Göttingen-Heidelberg: Springer 1962.
Kimmig, J.: Therapie der Haut- und Geschlechtskrankheiten. In: Handbuch der Haut- und Geschlechtskrankheiten, Bd. V/1 B. Berlin-Göttingen-Heidelberg: Springer 1962.
Korting, G. W.: Therapie der Hautkrankheiten. Stuttgart: F. K. Schattauer 1967.
Stauff, J.: In: Gstirner, F.: Einführung in die Arzneibereitung, 3. neub. Aufl. Stuttgart: Wiss. Verlagsgesellschaft 1968.
Stüttgen, G.: Die normale und pathologische Physiologie der Haut. Stuttgart: G. Fischer 1965.
Wirkstoffe in der Kosmetik. II. Symposium der Gesellschaft Deutscher Kosmetik-Chemiker e.V., Bad Kreuznach, 15. u. 16 Jan. 1971. Heidelberg: A. Hüthig 1973.

Literatur zu den Tabellen*

1. Abbot zit. in: Champion, R. H., Gillman, T., Rook, A. J., Sims, R. T., (Edts.): An Introduction to the Biology of the Skin. Oxford-Edinburgh: Blackwell Scientific Publications 1970.
2. Adamĉiĉ, M., Friŝer-Herman, M.: Arch. klin. exp. Derm. **229**, 7 (1967).
3. Astaldi, G.: Minerva med. **61**, 604 (1970).
4. Atlas, M., Bond, V. P.: J. Cell Biol. **26**, 19 (1963).
5. Baden, H. P., Bonar, L.: J. invest. Derm. **51**, 478 (1968).
6. Bagatell, F. K., Dugan, K.: J. invest. Derm. **47**, 606 (1966).
7. Baker, H., Kligman, A. M.: Arch. Derm. **96**, 441 (1967).
8. Bamshad, J.: J. invest. Derm. **55**, 188 (1970).
9. Bantley, J. P. zit. in: Champion, R. H., Gillman, T., Rook, A. J., Sims, R. T. (Edts.): An Introduction to the Biology of the Skin. Oxford-Edinburgh: Blackwell Scientific Publications 1970.
10. Bean, W. B.: J. invest. Derm. **20**, 27 (1953).
11. Berube, G. R., Messinger, M., Berdick, M.: J. Soc. cosmet. Chem. **22**, 361 (1971).

* Die Ziffern vor den Literaturzitaten werden in den betreffenden Tabellen angeführt.

12. Bettley, F. R., Grice, K. A.: Brit. J. Derm. **77**, 627 (1965).
13. Black, M. M.: Brit. J. Derm. **81**, 661 (1969).
14. Blank, H., Rosenberg, E. W., Taplin, D. zit. in: Montagna, W., Ellis, R. A., Silver, A. F.: Advances in Biology of Skin. III. Eccrine Glands and Eccrine Sweating, p. 97. Oxford: Pergamon Press 1963.
15. Blomstrand, R., Fregert, S., Nakayama, F.: Acta derm.-venereol. (Stockh.) **41**, 281 (1961).
16. Bloom, R. E., Woods, S., Nicolaides, N.: J. invest. Derm. **24**, 47 (1955).
17. Bohn, L., Bothenborg, H. W.: J. invest. Derm. **48**, 257 (1967).
18. Boughton, B., Wheatley, V. R.: J. invest. Derm. **33**, 49 (1959).
19. Braun-Falco, O.: Arch. klin. exp. Derm. **227**, 419 (1966/67).
20. Braun-Falco, O., Rassner, B.: Arch. klin. exp. Derm. **223**, 501 (1965).
21. Braun-Falco, O., Christophers, E., Kurban, A.: Arch. klin. exp. Derm. **229**, 276 (1967).
22. Brown, J., et al.: J. invest. Derm. **54**, 431 (1967).
23. Brunn, G.: Dissertation: Vergleichende Untersuchungen des Hautoberflächenfettes Gesunder und Aknekranker 1971.
24. Cattanio, S. M., Quastler, H., Sherman, F. G.: Nature (Lond.) **190**, 923 (1961).
25. Champion, R. H., Gillman, T., Rook, A. J., Sims, R. T.: An Introduction to the Biology of the Skin. Oxford-Edinburgh: Blackwell Scientific Publications 1970.
26. Christophers, E., Schaumlöffel, E.: Arch. klin. exp. Derm. **228**, 57 (1967).
27. Cochran, A. J.: J. invest. Derm. **57**, 38 (1971).
28. Cochran, A. J.: J. invest. Derm. **55**, 65 (1970).
29. Cornish, H. H., Block, W. D., Lea, W. A.: J. invest. Derm. **32**, 43 (1959).
30. DeBersaques, J.: Arch. klin. exp. Derm. **234**, 52 (1969).
31. Decker, R. H., Dicken, C. H.: J. invest. Derm. **48**, 128 (1967).
32. Dunphy, J. E., Udupa, K. N.: New Engl. J. Med. **253**, 847 (1955).
33. Ebadi, M. S., Weiss, B., Costa, E.: J. of Neurochem. **18**, 183 (1971).
34. Eisele, C. W., Eichelberger, L.: Proc. Soc. exp. Biol. (N.Y.) **58**, 97 (1945).
35. Everett, M. A., Olsen, R. L., Sayer, R. M.: Arch. Derm. **92**, 713 (1965).
36. Fiedler, H. P.: Der Schweiß. Aulendorf: Editio Cantor 1969.
37. Fisher, L. B., Maibach, H. J.: Arch. Derm. **103**, 39 (1971).
38. Fitzgerald, L. R., Klein, M.: J. invest. Derm. **42**, 209 (1964).
39. Fleischmajer, R., Burgoyne, A., Piamphongsant, T.: J. invest. Derm. **54**, 316 (1970).
40. Fleischmajer, R.: J. invest. Derm. **51**, 81 (1968).
41. Flesch, P.: J. invest. Derm. **51**, 337 (1968).
42. Frost, P., van Scott, E. J.: Arch. Derm. **94**, 113 (1966).
43. Greene, R. S., Downing, D. T., Pochi, P. E., Strauss, J. S.: J. invest. Derm. **54**, 240 (1970).

44. Grimmer, G., Jacob, J., Kimmig, J.: Z. klin. Chem. **2**, 15 (1971).
45. Grosfeld, J. C. M., Mighorst, J. C. A.: Dermatologica (Basel) **137**, 381 (1968).
46. Grüneberg, T., Szakall, A.: Arch. klin. exp. Derm. **201**, 361 (1955).
47. Halprin, K. M., et al.: J. invest. Derm. **48**, 149 (1967).
48. Halprin, K. M., Ohkawara, A., Adachi, K.: J. invest. Derm. **49**, 559 (1967).
49. Hammar, H.: Acta derm.-venereol. (Stockh.) **51**, 93 (1971).
50. den Hartog, B. C., van Ramhorst, A. G. S.: Dermatologica (Basel) **137**, 381 (1968).
51. Heenen, M., Galand, P.: J. invest. Derm. **56**, 425 (1971).
52. Hollmann, E., Mier, P. D., van den Staak, W., Urselmann, E., Warndroff, J. A.: Brit. J. Derm. **85**, 421 (1971).
53. Holley, R. W., Apagars, J., Merill, S. H.: J. biol. Chem. **236**, PC42 (1961).
54. Holzmann, H., et al.: Arch. klin. exp. Derm. **239**, 355 (1971).
55. Hsu, T. C., Dewey, W. C., Humphrey, R. M.: Exp. Cell. Res. **27**, 441 (1962).
56. Huck, P. J., Baddick, C. B.: J. Soc. cosmet. Chem. **22**, 401 (1971).
57. Im, M. I. C.: J. invest. Derm. **55**, 277 (1970).
58. Im, M. J. C., Hoopes, J. E.: J. invest. Derm. **57**, 184 (1971).
59. Ipsen, I., in: Ratschow, M.: Die peripheren Durchblutungsstörungen, S. 109. Leipzig: Steinkopff 1963.
60. Iversen, O. H., Enersen, H., in: Norwegian Monographs on Medical Science and Norwegian Universities Press, Oslo 1962.
61. Jacobi, O.: Arch. Derm. Forsch. **230**, 183 (1967).
62. Jacobi, O.: Arch. Derm. Forsch. **240**, 113 (1971).
63. Juhlin, L.: Acta derm-.venereol. (Stockh.) **47**, 383 (1967).
64. Kahn, G., Übersicht: J. invest. Derm. **50**, 459 (1968) (Ref. Lit. s. dort).
65. Kansky, A.: Derm. Wschr. **152**, 239 (1966).
66. Kansky, A.: Arch. klin. exp. Derm. **223**, 393 (1965).
67. Kerpel, W., Fröhlich, E., zit. in: Stüttgen, G.: Wasser- und Elektrolythaushalt. Budapest: Akadémiai Kiadó 1961.
68 Kraus, S J.: J. invest. Derm. **51**, 497 (1968).
69. Laden, K.: J. Soc. cosmet. Chem. **16**, 491 (1965).
70. Laerum, O. D.: J. invest. Derm. **52**, 204 (1969).
71. Lambke, L. O., Wedin, B.: Acta derm.-venereol. (Stockh.) **51**, 111 (1971).
72. Landois, L., Rosemann, R.: Lehrbuch der Physiologie des Menschen, Bd. I. München-Berlin: Urban u. Schwarzenberg 1960.
73. Lee, T. H., Lerner, A. B., Halberg, R. J.: J. invest. Derm. **20**, 19 (1953).
74. Liebsohn, E., Appel, B., Ullrick, W. C., Tye, M. J.: J. invest. Derm. **30**, 1 (1958).
75. Lipkin, M., Quastler, H.: J. clin. Invest. **41**, 141 (1962).
76. Lipkin, M., Sherlock, P., Bell, B. M.: Nature (Lond.) **195**, 175 (1962).
77. Lowell, A., Goldsmith, M. D., Baden, H. P.: The Mechanical Properties of Hair. I. The Dynamic Sonic Modulus. J. invest. Derm. **55**, 256 (1970).
78. McCarter, J. A., Quastler, H.: Nature (Lond.) **194**, 107 (1962).
79. McGinley, K. J., Marpels, R. R., Plewig, G.: J. invest. Derm. **53**, 107 (1969).
80. Menkart, J., Wolfram, L. J., Mao, I.: J. Soc. cosmet. Chem. **17**, 769 (1966).
81. Monash, S., Blank, H.: Arch. Derm. Syph. (Chic.) **78**, 710 (1958).
82. Morsches, B., Holzmann, H., Korting, G. W.: Arch. klin. exp. Derm. **224**, 117 (1966)
83. Müting, D., Langhof, H., Wortmann, V.: Z. klin. Med. **152**, 495 (1955).
84. Nadel, A.: Arch. Derm. Syph. (Berl.) **156**, 507 (1932).
85. Nicolaides, N., Ansari, M. N. A., Fu, H. C., Lindsay, D. G.: J. invest. Derm. **54**, 487 (1970).
86. Nicolaides, N., Wells, G. C.: J. invest. Derm. **29**, 423 (1957).
87. Nikkari, T.: J. clin. Lab. Invest. **17**, 85 Suppl. (1965).
88. Nyfors, A., Rothenborg, H.: J. invest. Derm. **54**, 381 (1970).
89. Oberste-Lehn, H., Alberti, Ch.: Arch. klin. exp. Derm. **227**, 342 (1966/67).
90. Ogura, R., Knox, J. U., Griffin, A. C., Kusuhara, U.: J. invest. Derm. **38**, 69 (1962).
91. Ogura, R., Knox, J. U., Griffin, A. C.: J. invest. Derm. **36**, 29 (1961).
92. Ohara, K., Ono, T.: J. appl. Physiol. **18**, 1019 (1963).
93. Okonkwo, B., Rust, S., Steigleder, G. K.: Arch. klin. exp. Derm. **223**, 99 (1965).
94. Padberg, G.: Arch. klin. exp. Derm. **229**, 33 (1967).
95. Pascher, G., Spier, W.: Arch. klin. exp. Derm. **210**, 485 (1960).
96. Pecoraro, V., Astore, I., Barman, I. M.: J. invest. Derm. **56**, 362 (1971).
97. Peter, G., Peter, R.: Arch. Derm. Forsch. **241**, 141 (1971).
98. Peter, G., Ritter, W., Schröpl, F., Peter, R.: Arch. Derm. Forsch. **241** 22 (1971).
99. Pilgrim, C., Maurer, W.: Naturwissenschaften **49**, 544 (1962).
100. Pinkus, H., in: Rothmann, St.: Physiology and Biochemistry of the Skin. Chicago: Academic Press 1954.
101. Quastler, H., Sherman, F. G.: Exp. Cell Res. **17**, 420 (1959).
102. Raab, W.: Arch. klin. exp. Derm. **234**, 44 (1969).
103. Ramasastry, P., Downing, D. T., Pochi, P. E., Strauss, J. S.: J. invest. Derm. **54**, 139 (1970).
104. Rauschkolb, E. W., Davis, H. W., Fenimore, D. C., Black, H. S., Fabre, L. F., jr.: J. invest. Derm. **53**, 289 (1969).
105. Reinertson, R. P., Wheatley, V. R.: J. invest. Derm. **32**, 49 (1959).

106. Richter, G.: Arch. klin. exp. Derm. **233**, 407 (1969).
107. Riley, P. A.: J. invest. Derm. **48**, 28 (1967).
108. Rosenberg, E. W., Blank, H., Resnik, S.: J. Amer. med. Ass. **179**, 809 (1962).
109. Rottier, P. B., van der Leun, J. C.: Brit. J. Derm. **72**, 256 (1960).
110. Rovensky, J., Saxl, O.: J. invest. Derm. **43**, 171 (1964).
111. Salfeld, K., Blonski, G.: Arch. klin. exp. Derm. **236**, 26, 35 (1969).
112. Salfeld, K.: Aesthet. Med. 16 (1966).
113. Salfeld, K.: Aesthet. Med. 332 (1965).
114. Salfeld, K., Schmidt, R.: Aesthet. Med. 178 (1966).
115. Salomon, T.: Derm. Wschr. **157**, 783 (1971).
116. Sato, K., Dobson, R. L.: J. invest. Derm. **54**, 443 (1970).
117. Sato, K., Dobson, R. L.: J. invest. Derm. **55**, 53 (1970).
118. Sato, K., Feibleman, C., Dobson, R. L.: J. invest. Derm. **55**, 433 (1970).
119. van Scott, E. J., Flesch, P.: Arch. Derm. Syph. (Chic.) **70**, 141 (1954).
120. van Scott, E. J., Ekel, T. M.: Arch. Derm. **88**, 373 (1963).
121. Segear, W. E., Hancock, C. J., Sawyer, T., Bullard, R. W.: Pediatrics **35**, 693 (1965).
122. Shahidullah, M., Faffle, E. J., Frain-Bell, W.: Brit. J. Derm. **79**, 589 (1967).
123. Sherman, F. G., Quastler, H., Wimber, D. R: Exp. Cell Res. **25**, 114 (1961).
124. Smith et al., in: Montagna, W., Lobitz, W. C.: The Epidermis. New York: Academic Press 1964.
125. Sohl, A. T.: Mineral Metabolisms. New York: Reinhold Publ. Corp. 1939.
126. Sondergaard, J., Zachariae, H.: Arch. klin. exp. Derm. **233**, 323 (1968).
127. Spier, H. W., Pascher, G.: Arch. klin. exp. Derm. **201**, 181 (1955).
128. Spier, H. W., Pascher, G.: Physiologie der Hautoberfläche. Akt. Probl. Derm. **1**, 1 (1959).
129. Spier, H. W., Pascher, G.: Arch. Derm. Syph. **200**, 59 (1955).
130. Spier, H. W., Martin, K.: Dermatologica (Basel) **111**, 9 (1955).
131. Spruit, D., Malten, K. E.: J. invest. Derm. **45**, 6 (1965).
132. Spruit, D.: J. invest. Derm. **56**, 359 (1971).
133. Summerly, R., Woodburg, S.: Brit. J. Derm. **85**, 424 (1971).
134. Schaaf, F.: Probleme dermatologischer Grundlagenforschung. Heidelberg: A. Hüthig 1969.
135. Schroeder, H. A., Nason, A. P.: J. invest. Derm. **53**, 71 (1969).
136. Schultze, B., Oehlert, W.: Science **31**, 737 (1960).
137. Schulz, I., Ullrich, K. J., Främter, E., Holgreve, H., Frick, A., Hegel, U.: Pflügers Arch. ges. Physiol. **284**, 360 (1965).
138. Schwarz, E.: Arch. klin. exp. Derm. **227**, 191 (1967).
139. Schwarz, E., Thies, W.: Arch. klin. exp. Derm. **235**, 43 (1969).
140. Schwarz, E., Kloss, G.: Arch. klin. exp. Derm. **231**, 311 (1968).
141. Steigleder, G. K., Enders, E.: Arch. klin. exp. Derm. **218**, 105 (1964).
142. Steigleder, G. K.: Klin. Wschr. **40**, 1154 (1962).
143. Steigleder, G. K., Raab, P.: J. invest. Derm. **38**, 209 (1962).
144. Steigleder, G. K.: Arch. klin. exp. Derm. **209**, 313 (1959).
145. Steigleder, G. K., Elscher, H.: Arch. klin. exp. Derm. **208**, 489 (1959).
146. Steigleder, G. K.: Klin. Wschr. **36**, 307 (1958)
147. Steigleder, G. K., Röttchen, K. H.: Arch. klin. exp. Derm. **209**, 293 (1958).
148. Steigleder, G. K.: Kongr. Bd. I des Int. Kongr. Histochemie Paris.
149. Steigleder, G. K.: Hautarzt **12**, 108 (1961).
150. Steigleder, G. K.: Klin. Wschr. **36**, 984 (1958).
151. Steigleder, G. K., Raab, P.: Klin. Wschr. **39**, 598 (1961).
152. Steigleder, G. K.: Fette, Seifen, Anstrichm. **9**, 691 (1964).
153. Strauss, J. S., Pochi, P. E.: J. invest. Derm. **36**, 293 (1961).
154. Stüttgen, G., Richter, S., Wildberger, D., Ollig, D.: Arch. klin. exp. Derm. **230**, 349 (1967).
155. Stüttgen, G., Lobbes, D.: Arch. klin. exp. Derm. **214**, 131 (1961).
156. Stüttgen, G.: Physiologie und Pathophysiologie der Haut. Stuttgart: G. Fischer 1965.
157. Stüpel, H., Szakall, A.: Die Wirkung von Waschmittel auf die Haut. Heidelberg: A. Hüthig 1957.
158. Tabachnik, J., et al.: J. invest. Derm. **54**, 24 (1970).)
159. Thiele, F. A. J., van Senden, K. G.: J. invest. Derm. **47**, 307 (1966).
160. Tregear, R. T.: Physical Functions of the Skin. London-New York: Academic Press 1966.
161. Tronnier, H., Hoppe-Seyler, G.: Aesthet. Med. **9**, 254 (1965).
162. Voorhees, J. J., Chakarabarti, S. G., Botero, F., Miedler, L., Harrell, E. R., Arbor, A.: Arch. Derm. **100**, 669 (1969).
163. Weinstein, G. D., Frost, P.: J. invest. Derm. **50**, 254 (1968.
164. Weinstein, G. D., van Scott, E. J.: J. invest. Derm. **45**, 257 (1965).
165. Wheatley, V. R., Reinertson, R. P.: J. invest. Derm. **31**, 51 (1958).
166. Wheatley, V. R.: The Chemical Composition of Sebum. Libre jubilaire 1901—1951. Societé Belge de Dermatologie et de Syphiligraphie, p. 90—102. Bruxelles: Imprimerie medicale et scientifique 1952.
167. Wissenschaftliche Tabellen Geigy. Basel: Geigy, S.A. 1968.
168. Zachariae, H.: Acta derm.-venereol. (Stockh.) **44**, 219 (1964).
169. Zelickson, A. S., Mottaz, J. H.: Arch. Derm. **98**, 652 (1968).
170. Zesch, A., Nordhaus, R., Schaefer, H.: Arch. Derm. Forsch. **242**, 398 (1972).

Dermatosenregister

Alphabetisch geordnetes Register geläufiger Hautveränderungen.
Geordnet nach: Diagnose, Bezugseite im Text, Morphologie, Pathogenese und Therapie.

Acanthosis nigricans
(s. S. 467)
Papillomatöse, keratotische, grau-schwärzliche Herde, vornehmlich im Bereiche der Achseln, Brustwarzen, Nabelgegend. Frauen bevorzugt befallen. Farbtönung bedingt durch Melanin, aber auch durch Hornpigment.

Unterscheidung in:

a) *benigne Form*
dominant vererblich (Acanthosis nigricans benigna familiaris).
Beginn in der Kindheit,
häufig mit kongenitaler Lipodystrophie verbunden (Endokrinopathie).

b) *maligne Form*
als paraneoplastisches Syndrom,
besonders häufig bei Adenocarcinom,
Schleimhautbefall,
Pruritus,
progredienter Verlauf,
korreliert mit Palmar- und Plantarkeratosen.

Pseudoacanthosis nigricans bei Fettleibigkeit, Akromegalie.

Therapie: Bei b) Tumorentfernung.

Acrodermatitis chronica atrophicans Pick-Herxheimer
(s. S. 35, 36, 349)
Frühphase circumscripte bis flächige gerötete Schwellung, Prädilektion = Hand- und Fußrücken, Ellbeugen und Kniegegend.

Histologisch stehen zunächst perivasculäre, bandförmige Rundzellinfiltrationen mit frühzeitigem Einsetzen einer Elasticadegeneration vor einer Kollagendegeneration im Vordergrund. Später zunehmende plasmacelluläre Proliferation.

Spätphase: Atrophie der Epidermis und des Coriums mit Durchscheinen der Hautgefäße. Zigarettenpapierartige Fältelung der Haut, sklerosierte Stränge z.B. als sogenanntes Ulnarband. Unter Kollagendegeneration Atrophie der Hautanhangsgebilde.
Sekundäre Calcifikationen. Tumoren einmal als Reticulumzellhyperplasie, zum andern als fibröse, iuxtraarticuläre Knoten. Auch selten maligne Tumoren im atrophischen Gebiet. Patienten über 50 Jahre bevorzugt, Frauen häufiger als Männer befallen.
Die Erkrankung kommt nur in nördlichen Regionen vor (Stopp am 44. Breitengrad) und ist offenbar an das Ausbreitungsgebiet des Ixodes ricinus gebunden (s. S. 349). Pathogenetisch ist reaktive Entzündung auf diesen Zeckenstich, ggf. Einimpfung von Virus-Material diskutabel. Homotransplantation der Herde führte zu äquivalenten Reaktionen beim Empfänger (Götz, 1952).

Allgemeinsymptome: Häufig Makroglobulinämie, Kryoglobulinämie, generalisierte Stimulation des reticuloendothelialen Systems mit Vermehrung der Eosinophilen und Gewebsmastzellen im Knochenmark.

Therapie: Penicillin, Antibiotica; darunter auch Rückgang benigner, retikulärer Proliferationen, Wirkungsmechanismus dabei unbekannt.

Acrodermatitis continua suppurativa Hallopeau
Vesiculo-pustulöse Eruption mit psoriasiformen Veränderungen an den Acren, ggf. Einzelfinger. Frühzeitige Nagelveränderungen. Spongiforme Pusteln lassen an eine pustulöse Psoriasis denken („Ewige" Kongreßdiskussion).

Therapie: Ansprechen auf Corticosteriode oral, Methotrexat oral, i.v.

Acrodermatitis enteropathica
(s. S. 81)
Aufschießen vesiculo-pustulöser Herde vornehmlich acral und periorificiell. Zum Teil psoriasiformes Bild, verbunden mit Onychodystrophie, Alopecie und Diarrhoe.
Vornehmlich bei Kindern.

Allgemein: Anämie, Hyperproteinämie und Steatorrhoe charakteristisch.

Ätiologisch ist ein Cöliakie-Syndrom mit Resorptionsstörung und sekundärer Entwicklung einer Candida-Infektion auf dem Boden einer unspezifischen Resistenzschwäche ggf. annehmbar.

Therapie: Oxychinolin-Körpern wie Dijodhydroxychinolin. Ohne Behandlung bei Kleinkindern in schweren Fällen Überlebenszeit 1—3 Jahre.

Acrodermatitis papulosa infantum
(Gianotti-Crosti-Syndrom)
Aufschießen von Vesikeln, ggf. Pusteln (Gesicht, Nacken, Extremitäten) neben Papeln, die sich zu Pusteln transformieren können, verbunden mit generalisierter Lymphadenopathie, Milz- und Leberbeteiligung, Fieber, Krankheitsgefühl. Pathogenetische Zuordnung zur Zeit schwierig.

Therapie: Corticosteroide systemisch wirksam.

„Adenoma sebaceum" (Morbus Bourneville-Pringle)
(s. S. 260)
Autosomal dominant. Disseminierte derbe, halbkugelige, braunrötliche, transparente Knötchen in der

Nasen-, Wangen-, Kinnregion, auch verbunden mit Zahnfleischwucherungen. Verbunden mit Talgdrüsen und Follikelobliteration.
Assoziiert mit: Sklerose und Hyalinose des cutanen Stroma, naevoiden Tumoren, Debilität; Koenenschen Tumoren, ausgehend von der Nagelfalz an den Fußendphalangen.

Histologisch: Bindegewebsverdichtung, Kollagenvermehrung und hyperplastische Gefäßwucherung, Vermehrung der Talgdrüsen und Haarfollikel.

Phakomatose verbunden mit mentaler Retardation, Epilepsie, retinale Abnormitäten, hoher Gaumen, gingivale Hyperplasie. Tuberöse Sklerose.

Adiponecrosis subcutanea neonatorum
(s. S. 49)
Isolierte, multiple, harte, schmerzlose Herde. Fettgewebsnekrose mit Granulomatose und Riesenzellen unter Bildung von Ölsäurekristallen.

Auslösung: Trauma, Unterkühlung.
Spontane Knotenresorption nach 2—4 Monaten.

Adipositas dolorosa
(s. S. 49)
Schmerzhafte, umschriebene oder diffuse Fettpolster an den Extremitäten mit Cyanose. Allgemein handelt es sich um dickleibige Frauen mit gewisser psychischer Instabilität.

Histologisch: Vermehrung des interstitiellen Kollagens mit lymphocytärer Infiltration und Auftreten von Riesenzellen.

Biochemisch: Hinweise auf einen Block der C_{18}Fettsäure-Synthese, verbunden mit einer Verwertungsstörung langkettiger Fettsäuren.

Literatur
Blomstrand, R.: Acta derm.-venereol (Stockh.) **51**, 243 (1971).

Akanthom (Degos)
Schuppende, papulöse, rot-braune Herde.
Acanthose und Papillomatose aus epidermalen Zellen mit hellem Cytoplasma (Klarzellen).

Therapie: Excision.

Akne vulgaris
(s. S. 182)
Disseminierte Aussaat von Comedonen, Papeln, Pusteln vornehmlich im cranialen Körperabschnitt mit Bevorzugung der Gesicht-, Hals-, Schulterregion.
Der Comedo, der sich im oberen Anteil des Follikels im Follikeltrichter entwickelt, besteht aus einem Maschenwerk von Hornlamellen, ausgefüllt mit eingetrockneten Talgresten. Hypertrophie der Talgdrüsen und Hornpfropfverschluß der Follikelostien, perifollikuläre Entzündung, Sebumbildung mit Rückstau in den Drüsenkörper. Infektion der Talgmassen, besonders durch Corynebacterium acnes u. a.

Auslösung durch endogen endokrine Beeinflussung, wie auch Androgenmedikation. Nutritive Stimulation (Schokolade, Nüsse) fraglich.

Pharmakoanalyse: Antiandrogene stoppen die vermehrte Talgbildung (aber effektiver auf Seborrhoe als Akne).

Funktionelle Synopsis: Endokrin stimulierte Talgproduktion mit bakterieller Infektion bei Sebumrückstau und Verhornungsanomalie. Erhöhte Hautempfindlichkeit, besonders der gefäßführenden Hautschichten auf Bakterienstoffwechselprodukte und Fettsäuren.

Therapie:
1. Gegen bakterielle Infektion: Tetracyclin-Langzeittherapie 250 mg täglich ggf. weniger, auch Sulfonamide (Madribon, Bactrim).
2. Keratolytica,
3. Comedonenrückbildung durch Vitamin A-Säure lokal (0,3–0,1%).
4. UV-Strahlung wirksam.
5. Corticosteroide kurzfristig lokal bei entzündlicher Reaktion.
6. Cave Fettsalben!

Akne vulgaris im Erwachsenenalter ohne direkten endokrinologischen Bezug.
Häufig nach Barbituraten, wenn in der Jugend Akne vulgaris vorgelegen hat. (Durch Barbiturate stimulierte Erhöhung der Talgsekretion.) Zusammenhänge zwischen Zwischenhirn und Talgsekretion, siehe: Sedativa und Hautfettfilm, S. 182

Akne conglobata
(s. S. 182)
Besondere Reaktionsform auf dem Boden einer Seborrhoe (Akne vulgaris) mit Entwicklung eitriger, abszedierender Einschmelzung, flächige Ausbreitung. Abheilung unter Keloiden.

Therapie: Incision der Abszedierungen, Tetracycline, intraläsional Corticosteroide.

Akne excoriée
(s. S. 256)
Artefizielle Erosivpapeln als Dermatomanie (Psychose)

Therapie: Aufklärung und ggf. Transquilizer.

Akne necroticans
(s. S. 182)
Papeln mit varioliformer Nekrose, Perifolliculitis. Bevorzugt an der Kopfhaargrenze bei Erwachsenen.

Akne durch Medikamente
(s. S. 66)
a) *Corticosteroide*
   Follikuläre Hyperkeratose mit mäßiger Talgdrüsenvergrößerung, Aussaat gleichförmiger Efflorescenzen. Accidentelle bakterielle Folliculitis, comedonenreich.
b) *Halogene* (Jod und Brom)
   Ohne Comedonenbildung.

c) *Lithium-Salze*
Bei Therapie psychiatrischer Krankheiten.
d) *Sedativa* (Angriff auf den Hirnstamm?)
Besonders bei überstandener Akne in der Pubertät und Provokation durch Barbiturate.
e) Vitamin B_{12}.

Akne infantum
(s. S. 60)
Der Akne entsprechende Hautveränderungen im Kleinkindesalter, s. S. 182. Entstehung durch mineralische Externa, Kunststoffe, Candidainfektion.

Akne neonatorum
(s. S. 3)
Seltene Comedonenakne in den ersten Lebenswochen, entzündliche Folliculitis. Offenbar diaplacentare Übertragung von Hormonen und exogene Infektion.

Akne bei Pubertas praecox
(s. S. 60)
Sowohl die eigentliche Pubertas praecox (Anstieg des SH, FSH und SH-RH) als auch die Pseudo-Pubertas praecox durch vermehrte periphere Androgenbildung (Tumoren) ist häufig mit einer Akne vulgaris als Ausdruck einer Stimulierung der Talgdrüsen durch Dehydroepiandrosteron verbunden.

Akne venenata
(s. S. 182)
Hervorgerufen durch „billige Brillantine", rohes Petroleum, Kohle-Teer-Destillate, Asbest, Perchlornaphthalin.

Therapie: Topische und systemische Anwendung von Corticosteroiden.

Akrocyanose
(s. S. 208)
Assoziiert mit Erythrocyanose und Livedo reticularis. Rot-livide Verfärbung an Hand und Füßen mit Hyperhidrose.

Pathogenese: Dysregulation der terminalen Strombahn. Erweiterung der Venolen bei arteriellem Spasmus. Endokrinologische Beeinflussung des peripheren Gefäßtonus mit besonderer Kälteempfindlichkeit (Akrophyxie, Kryoglobulinämie).
Symptomatisch bei: Phäochromocytom, Carcinoid-Syndrom.

Therapie: Oestrogene, Dihydroergotamin.

Akrodynie (Feer)
Dermatopolyneuritis unter Entwicklung von Erythemen, Ödemen, Pruritus, verstärkter Transpiration. Vornehmlich bei Kindern bis zu 8 Jahren.

Pathogenese: Quecksilber-Intoxikation mit vegetativen Koordinationsstörungen und Stammhirnsymptomen.

Therapie: Corticosteroide, Ausschleusung von Quecksilber durch Dimercaptopropanol (BAL).

Aktinische Retikulose (Reticuloid)
(s. S. 128)
Hochgradige Empfindlichkeit gegen Licht bis zu einer Wellenlänge von 600 nm unter dem Bilde einer ekzematoiden Lichtdermatose.

Histologisch: Proliferation retikulärer Gewebselemente. Häufig mit einer Photoallergie kombiniert, die wohl der hauptsächlichste auslösende Faktor dieser Erkrankung ist.

Therapie: Corticosteroide (Depotpräparate).

Aktinomykose (Pseudomykose)
(s. S. 337)
Bretthartе, ggf. von Fisteln durchsetzte Infiltration besonders im cervicofacialen Bereich, weniger Thorax oder Abdomen.
Infektion durch Actinomyceten (A. israelii, A. bovis). Systematisierung möglich.

Therapie: Antibiotica, insbesondere Penicillin (täglich 20 Mega über 4 Wochen). Also auch pharmakoanalytisch wie bei der Nocardiose mehr eine bakterielle Infektion; s. Tabelle 291. Ggf. Excision.

Alopecia androgenica
(s. S. 60, 85)
Telogen-Effluvium in Form von Geheimratsecken und weitere Zeichen einer männlichen Glatzenbildung bei der Frau.
Provokation durch Androgentherapie beim Mammacarcinom; spontane Entwicklung bei Überwiegen androgener Faktoren (Ludwig). Empfohlene Therapie: Antiandrogene systemisch und Oestrogene lokal.

Alopecia areata
(s. S. 93)
Kreisrunder Haarausfall mit fehlenden oder nur geringen Haarbodenveränderungen.
Bandförmige Lokalisation um Hinterhaupt = Ophiasis, assoziierte Nageldystrophie.
Oft mit Vitiligo kombiniert.

Histologisch steht eine Rundzellinfiltration im unteren Teil des Follikels (bienenschwarmähnlich), verbunden mit degenerativen Veränderungen und Entwicklung dystrophischer Haare bei Gefäßschwund, Kommahaare, sowie Melaninvermehrung der dermalen Papille im Vordergrund.
Histochemisch: Alkalische Phosphatase negativ, charakteristische histochemische Merkmale auch in der unbefallenen Kopfhaut..

Funktionelle Synopsis: Autoimmunopathie unter vegetativer Stigmatisierung diskutabel (Thies).

Therapie: Auf intracutane Injektion (Cave Stirn und Glabella! Gefäßgebiet der Retina: Kristall-Emboliegefahr!) von Corticosteroiden (unter Zusatz von Anästhetica) passageres Wachstum dunkel pigmentierter Haare im intraläsional behandelten Herd. ACTH-Depot, Corticosteroid-Langzeittherapie (z.B. 1 mg Dexamethason), Kromayer-UV-Kontaktbestrahlungsserien.

Alopecia atrophicans (Pseudopedale Brocq)
(s. S. 93)
Übergang aus *Folliculitis decalvans.* Narbige Alopecie bei Keratosis pilaris spinulosa. Entsprechende

Herde in Kombination mit Lichen ruber werden als Graham-Little-Syndrom bezeichnet. Atrophischer Endzustand eines Lichen ruber, welcher an der Kopfhaut in dieser Form auch isoliert vorkommen kann.
Histologisch stehen bei diesen narbigen Alopecien in Frühstadien lymphocytäre Infiltrationen im Vordergrund. Bei der Folliculitis decalvans infektiöses Agens, vermutlich Staphylokokken.
Therapie: Im Frühstadium Corticosteroid-Tinktur (ggf. plastische Deckung aus behaarten Regionen).

Alopecia mucinosa
s. Mucinosis follicularis
(s. S. 141)

Amoebiasis
Erreger: Entamoeba histolytica.
Hautbefall durch direkten Hautkontakt oder vom Darm her und schließlich von durchgebrochenen Leberabszessen, möglicherweise nach Laparotomien.
Ulcerierende Granulome besonders in der Anal- bzw. abdominalen Region, seltener uncharakteristische Erytheme, Petechien und urticarielle Veränderungen.
Therapie: Emetin 10 Tage 1 mg/kg (10 Tage); Resochin 650 mg/die für 2 Wochen, Metronidazol (bei intestinaler und exintestinaler Form).
Prophylaxe: Mexaform.

Amyloidose
(s. S. 141)
Amyloid ist kein einheitlicher Körper und wird offenbar verschiedenartig gebildet: degenerativ, durch Präcipitation, bei immunpathologisch induzierten Prozessen im Zuge einer sekretorischen Zellleistung (Amyloidbildung durch Sensibilisierung im Tierexperiment möglich).
Amyloidose auch als Ausdruck einer Altersdegeneration bzw. einer Thesaurismose.
Histologische Charakteristika. Färbung mit Kongorot und Untersuchung im Polarisationsmikroskop, Metachromasie, Affinität für Fluorochrome
Primäre systematisierte Amyloidose
Dichtstehende stecknadel- bis linsengroße prominente Knötchen, zum Teil konfluierend, die sich zu papulösen gelblichen, transparenten Platten vereinigen. Neigung zu Hämorrhagien. Ablagerung in quergestreifter und glatter Muskulatur, Subcutis und Cutis. Innere Organe frei.
Sekundäre Amyloidose
Bei chronischen Infekten Ablagerungen im Parenchym innerer Organe.
Lichen amyloidosus
Sonderform mit Tropokollagenablagerung (*kein* Amyloid) vornehmlich in Form dichtstehender papulöser transparenter Knötchen an den Unterschenkeln. Häufig in Tropen und Subtropen (Brasilien).
Therapie: Bei der sekundären Form Focusbehandlung.

Anetodermien als maculöse Atrophien
(s. S. 36)
Typen:
a) *Typ Jadassohn-Pellizari*
mit vorausgegangener Entzündung, ggf. Urticaria.
b) *Typ Schwenninger-Buzzi*
als sogenannte idiopathische Form ohne vorangegangene Inflammation.
c) *Sekundäre Form*
nach entzündlichen Prozessen, wie Lues, Tuberkulose.
d) *Endokrine Störungen.*

Gemeinsames Kennzeichen der Anetodermien: Hernienartiges Vorquellen tieferer Hautschichten (Protrusion) aus atrophisch eingesunkenen Hautbezirken, verbunden mit Elasticadegeneration.

Angiokeratom
Angiokeratome kommen vor: generalisiert, lokalisiert, einzeln oder in verrucöser Abart.
Unterscheidung in
Angiokeratoma digitorum,
Angiokeratoma scroti (Fordyce),
Angiokeratoma naeviforme.
Das Angiokeratom wird möglicherweise durch Durchströmungsanomalien hervorgerufen (Symbiose Gefäße/Epidermis).

Angiokeratoma corporis diffusum Fabry
(s. S. 147)
Vererbbare Lipidstoffwechselstörung, die durch Speicherung von Xeramid-Trihexosiden in verschiedenen Organen einschließlich der Haut auftritt. Der Ablagerungsprozeß kann in den Capillarendothelien, aber auch im Bindegewebe einschließlich der perineuralen Scheiden vor sich gehen. Veränderungen sind elektronenmikroskopisch faßbar; Axon-Degenerationen der nicht myelinisierten Nervenfasern.
Hyperkeratotisch cavernöse Hämangiome, verbunden mit Knötchen und Flecken der Mundschleimhaut.
Beginn in der Kindheit mit uncharakteristischen Allgemeinsymptomen. Die diffuse Form endet letal, Männer mehr als Frauen befallen.
Hinweisende Augensymptome: Katarakt; Lidödem, erweiterte, verzweigte Gefäße der Conjunctiva.

Angiokeratoma Mibelli
(s. S. 38)
An Füßen und Händen, rundliche Herde mit Hyperkeratose und rötlicher Farbe.

Angiomatosis haemorrhagica hereditaria Rendu-Osler
(s. S. 191)
mit Systematisierung in Schleimhäuten, der Nase, des Mundes, des Magens, des Darms.
Neigung zu profuser Blutung, auch ohne Hautbefall.

Histologisch: Stark erweiterte Venen und Capillaren als Ausdruck einer generalisierten Gefäßerkrankung.
In der Haut — einschließlich subungual — Verbindung mit arteriovenösen Kurzschlüssen (NÖDL).

Angiomatosis neuro-oculo-cutanea (von Hippel-Lindau-Syndrom)
(s. S. 260)
Phakomatose mit Retina-Beteiligung.

Morbus Sturge-Weber-Krabbe
Naevus flammeus (Portwein-Naevus) verbunden mit Angiomen der Choroidea und Pia mater.
Häufig im Verlauf des oberen und mittleren Zweiges des Trigeminus (Fegeler).

Epileptiforme Anfälle und interkranielle Verkalkung bei cerebraler Minderleistung.

Angulus infectiosus oris (Perlèche)
(s. S. 326)
Mundwinkelrhagaden. Folge einer Infektion mit Bakterien bzw. Candida. Entwicklung auch bei Eisenmangel und Diabetes, Avitaminose (Ariboflavinose). Hinweis für schlecht sitzende Zahnprothese und damit verbundenen mangelnden Mundschluß und stetiger Speichelbenetzung.

Therapie: Substitution des Mangelzustandes, Behebung der Infektion.

Anhidrosis, Hypohidrosis
(s. S. 158)
Fehlende ekkrine Transpiration; primär auf dem Boden einer Dysplasie, eines kongenitalen, ektodermalen Defekts oder Hypohidrosis bei sekundären Veränderungen, wie endokrinen (Myxödem) oder nervösen Störungen, sowie bei anticholinergischer Medikation. Die insensible Perspiration bleibt in diesen Fällen als Ausdruck der Wasserdampfdiffusion, unabhängig von den Schweißdrüsen, normal.

Unterteilung u.a. in

1. *Christ-Siemens-Syndrom*
   als Anhidrose mit ektodermaler Dysplasie (Fehlen der Talgdrüsen, der Schleimdrüsen, Hypotrichose, Zahnanomalien).
2. *als partielles Sjögren-Syndrom*
   verbunden mit einer Minderleistung der Salivation und weiteren Haut- und Schleimhautveränderungen.

Toxisch im Zuge einer Atebrin-Medikation mit Sweat-Retention-Syndrom (Sulzberger u. Herrmann).

Zusätzliches Syndrom bei zentral-nervösen Störungen (Diabetische Neuropathie, multiplen Myelomen). Lokalisationsmerkmal bei Rückenmarkleitungsstörungen.

Anthrax (Pustula maligna), Zoonose.
(S. S. 327)
Hämorrhagisch zentrale Nekrose in kraterförmig aufgeworfener Papel.
Infektion mit Bacillus anthracis, Übertragung von Pflanzenfressern, auch häufig von Tierfellen u. a. bei beruflicher Verarbeitung. Bei Schnittverletzung Sepsis ohne typische Hautveränderung möglich.

Therapie: Gutes Ansprechen auf Antibiotica (Penicilline, Tetracycline.

Aphthen
Morphologisch solitär oder in Mehrzahl auftretende, scharf begrenzte, häufig mit gezacktem Rand sich entwickelnde, bis linsengroße, erosiv bis ulceröse Herde der Schleimhaut mit umgebendem Erythem; meist fibrinös-speckiger Belag, schmerzhaft. Entwicklung in einigen Stunden nach lokalen Prodromi mit spongiotischer Auflockerung mit mehr oder weniger ausgeprägten perivasculären Infiltrationen.
Aphthen entstehen ohne sicheren Hinweis für eine Infektion und werden von den vornehmlich durch Viruserkrankungen hervorgerufenen Aphthoiden getrennt.

Unterteilung:

Chronisch rezidivierende, habituelle Aphthen
Selten bereits im Kindesalter, vornehmlich im Erwachsenenalter; einzeln oder in wenigen Exemplaren.
Schmerzhafte Erosionen bis Ulcerationen.
Ohne Zusammenhang mit mechanischer Reizung oder vorangehender Infektion.
Die Ursache scheint polyvalent zu sein, die Pathogenese ungeklärt. Eine sichere Zuordnung zu einer Vasculitis wird vermißt.

Das sogenannte *Ulcus vulvae acutum* (Lipschütz), welches mit Allgemeinbeschwerden und Fieber sich entwickelt und nach 8—10 Tagen abheilt, dürfte als Variante einer Aphthosis aufgefaßt werden. Ein sicherer Zusammenhang mit einer Infektion stellt sich nicht dar.

Aphthosis Touraine
ist die Maximalvariante der habituellen Aphthen und kann auch dem Formenkreis der Behçetschen Erkrankung zugeordnet werden, wenn auch daran festgehalten werden sollte, daß eine Hypopyon-Iritis für die Behçetsche Erkrankung spricht.

Behçetsche Erkrankung besteht aus den Kardinalsymptomen:
Aphthöse Mundschleimhautveränderungen, Hypopyon-Iritis sowie ulceröse Genitalveränderungen. Damit verbunden rheumatoide Erscheinungen und papulo-erosive Veränderungen, die sich in einigen Stunden entwickeln können. Thrombophlebitisneigung.
Insgesamt ein Krankheitsbild, welches immer die Gefahr einer akuten schweren Eruption mit nachfolgender Erblindung in sich trägt. Kein sicherer Hinweis für einen spezifischen Erreger; Allgemeinerkrankung, die auch mit verschiedenen Begleitsymptomen von seiten des Nervensystems begleitet ist. (Therapeutisch Ansprechen auf systemisch gegebene Corticosteroide!)
Die eigentlichen Aphthen von den habituellen bis zur Grande-Aphthose von Touraine sind in ihrer Entwicklung ungeklärt, wenn auch die Vermutung nahe liegt, daß es sich um eine Autoaggression

handelt. Hinweise werden durch Reaktionen auf Hautextrakte, aber auch durch erosive Veränderungen von einfachen Hautstichen oder Injektionen von Kochsalz nach einigen Tagen gegeben.

Von Aphthen sind die *infektiösen Aphthoide* zu trennen:

Gingivostomatitis herpetica (Stomatitis aphthosa)
Vornehmlich im Kindesalter als sog. infektiöse Aphthen, verbunden mit Allgemeinsymptomen.
Erreger: Herpes simplex virus.

Dazu kann auch gerechnet werden:

Aphthoid Pospischill-Feyrter
Charakterisiert durch gruppierte Bläschen, Erosion, Ulcerationen bei Infektion mit Herpes simplex virus. Gyrierte, Impetigo contagiosaartige Veränderungen; auch Befall des Genitale. Häufig induziert durch eine vorangehende andere Infektionskrankheit.

Auch die *Stomatitis epizootica* bei Maul- und Klauenseuche wie auch gelegentlich bei der Virus-Kratz-Lymphadenitis ist von den Aphthen zu trennen (S. 461).

Aphthoide, erosive bis ulceröse Veränderungen mit kräftigen Ödemen und Lokalisationen vornehmlich an der Zunge sind bei Vaccinia secundaria, aber auch bei *isolierten Kuhpocken bzw. Paravaccine* an der Mundschleimhaut bekannt (S. 463).

Bednarsche „Aphthen" entwickeln sich bei Kindern und Säuglingen durch mechanische Manipulationen und bakterielle Nekrosen als Ulcerationen. Das gleiche Bild liegt bei Erwachsenen vor, wenn sich durch traumatische Einwirkungen (Gebiß, Zähne) eine Ulceration im Munde mit variabler bakterieller Besiedlung entwickelt.

Therapie der Aphthen: Im Vordergrund steht eine allgemeine Sedation mit Tranquilizer und Sedativa (Bellergal).
Die lokale Behandlung mit Corticosteroiden, wie Corticosteroid-Lutschtabletten oder Corticosteroid enthaltende Schleimhautsalben, bietet sich an.
Die weiteren empfohlenen Maßnahmen, wie Oestrogene bei Frauen oder Eisenpräparate bei Hinweisen auf Eisenmangel, sind symptomatische Maßnahmen, die unterstützend wirken können.
Demgegenüber bei *infektiösen Aphthoiden* entsprechende Behandlung vornehmlich mit Immunglobulin ggf. Desensibilisierung.

Besonderheit: Aphthen-Entwicklung nach Rauch-Karenz.

Aplasia cutis
Circumscripte Herde mit Fehlen epidermaler, dermaler und tieferer Cutisschichten.

Apoplexia cutis
(s. S. 233)
Purpurische Sugillation als Folge einer Gefäßruptur im Alter (Purpura senilis) oder als unerwünschter Nebeneffekt einer langzeitigen oralen oder lokalen (fluorierte Verbindungen) Corticosteroidtherapie.

Argyrie
(s. S. 35)
Graues Hautcolorit.
Silbergranula an elastische Fasern adsorbiert, in Fibroblasten und Epithelzellen der Membrana propria der Schweißdrüsen.
Auftreten bei oraler Applikation von silberhaltigen Medikamenten, wie Targesin.
Therapie: Bindung an Dimercaptopropanol und damit Ausscheidung.

Artefakte
(s. S. 256)
Je nach schädigender Prozedur morphologisch variable Hautveränderungen, die von den Patienten selbst, bewußt oder unbewußt, ausgelöst werden.
Therapie: Psychotherapie.

Atherom
(s. S. 170)
Verschiebbare Tumoren variabler Größe unter der Epidermis; bei Infektion Abszedierung mit Perforation.
Proliferation von Talgdrüsen ohne Verbindung mit der Hautoberfläche (Epidermoidcyste).
Abzugrenzen von *Retentionscysten,* die Rückstauphänomene der Talgbildung bei Follikelhalserweiterung sind.
Therapie: Excision in toto (Incision und scharfer Löffel).

Arzneimittelexantheme
(s. S. 285 u. Tabelle 260)

Atrophie blanche
(s. S. 229)
Elfenbeinweiße Verschwielung im Bereiche von chronischen Stauungsdermatosen mit Neigung zu Ulcusbildung.
Progressive Fibrosis mit Teleangiektasien, verbunden mit perivasculärer Infiltration und Gefäßwandverdickung.
Subakute Ischämie, Ulceration in 30 % der Fälle.
Therapie: Durchblutungsfördernde Maßnahmen, ggf. plastische Deckung, auch Corticosteroide intraläsional.

Atrophodermia idiopathica (Pasini-Pierini)
(s. S. 33, 35)
Unter dem Bilde einer Atrophia vermiculata ggf. abortive Form der Morphaea.
Elasticaverklumpung,
ödematöses Kollagen,
vornehmlich bei jungen Frauen.

Aurantiasis cutis
(s. S. 140)
Gelbfärbung der Haut als Ausdruck einer Carotinspeicherung bei Angebot an Carotin, insbesondere bei Karottenfütterung von Säuglingen.
Bei entsprechender Exposition bei Diabetikern ausgeprägt (Ausdruck des Gefäßwandschadens).

Badedermatitis/Cercarien-Dermatitis
(s. S. 349)
Entstehung durch intracutanes Eindringen von Cercarien-Larven von Trematoden aus der Familie der Schistosomatiden (Trichobilharzia szidati, etwa 1 mm lang) in den Fehlwirt Mensch. Zwischenwirte der Cercarien sind allgemein Schnecken der Gattung Limnaea im Süßwasser. Endwirte des Adultstadiums sind Wasservögel.
Die Cercarien verursachen kurz nach Eindringen in die Haut Juckreiz, Erythem und Papelbildung. Ggf. Übergang in kleine derbe Papeln als Sensibilisierungsphänomen. Absterben der Cercarien in einer Woche.
Positive Hautteste mit Cercarienmaterial.
Hiesiges Vorkommen in der warmen Jahreszeit bei Wassertemperatur über 20° z. B. im Züricher See, Bodensee und Havelseen Berlin.

Bilharziose
(s. S. 349)
Bei der Bilharziose in warmen Ländern, also der *humanen Schistosomiasis,* dringen die Cercarien über die Haut in den Organismus ein und führen zu schweren Erkrankungen, hervorgerufen durch das Schistosoma japonicum, Schistosoma mansoni und Schistosoma haematobium. Unabhängig von einer Dermatitis durch Befall dieser Cercarien entwickeln sich 4—7 Wochen nach der Infektion im Zuge der Sensibilisierung gegenüber Antigenen der Schistosomen allergische variable Hautreaktionen urticariell-ödematöser Art.
Im Spätstadium nach einigen Wochen Eiablage mit Granulombildung in verschiedenen Venenbereichen einschließlich denen der Haut unter Fieberentwicklung und hochgradiger Eosinophilie. Hauttest auf Cercarien oder Wurmmaterial positiv.
Therapie: Niridazol 25 mg/kg 7 Tage lang.

Balanitis
Gemeinsames Charakteristikum der verschiedenen Formen sind entzündliche Veränderungen an der Glans und Vorhaut, in diffuser oder circumscripter Form.
Balanitis traumatica
durch chemische Irritation,
bakterielle und mykotische Infektion.
Sonderfall: *Desqualinium-Nekrose* als Reaktion auf ein Desinfizienz (obligate Reaktion).
Balanitis erosiva circinata
girlandiforme Konfiguration in Verbindung mit Urethritis bei Reiterscher Erkrankung.
Balanitis chronica circumscripta plasmacellularis (Zoon)
Im Hautniveau liegende, dunkelrote Herde, assoziiert gelegentlich mit äquivalenten Veränderungen auf der Wangenschleimhaut (selten), zu trennen von der Erythroplasie als bowenoide Herde auf der Glans penis.
Balanitis gangraenosa
Ulceröse Veränderungen nach spirillo-fusiformer Infektion (Plaut-Vincentsche Krankheit) des Genitale bis zum akuten Gangrän.
Balanitis xerotica obliterans
Als Sonderform der Kraurosis penis (Lichen sclerosus). Bei latenter Disposition Entwicklung nach Circumcision (Stühmer).
Balanitis medicamentosa/allergica
Ausdruck eines fixen Arzneimittelexanthems, allerg. Kontaktekzem.
Balanitis candidamycetica
Infektion durch Soor-Mykose, häufig bei Diabetikern.
Therapie: Ursachengerecht. Candidainfektion = lokal Amphotericin B.
Balanitis gangraenosa bzw. erosiva circinata: Antibiotica. Balanitis plasmacellularis: Circumcision.

Basaliom (Epithelioma basocellulare)
(s. S. 19)
Ausgehend von embryonalen Keimanlagen, Epidermis oder Follikel.
Basalzellproliferation mit variabler Entdifferenzierung bis zum Basalzellcarcinom.
Papulo-nodulöse Herde mit typischem perlmuttartigem Rand, langsame Entwicklung, keine Absiedlung in regionäre Lymphknoten.
Histologisch: solide Nester bis spitzentuchartige Verzweigungen, cystische Entwicklungen und gelegentlich Verwilderungen, die an Übergangsformen zum spinocellulären Epitheliom erinnern (s. Nödl).
Histochemisch zeigt sich eine Glykogenvermehrung und eine Umhüllung der Zellnester mit sauren Mucopolysacchariden.
Sonderformen:
Epithelioma basocellulare exulcerans,
Ulcus rodens,
Ulcus terebrans.
Zentrale Ulceration, relative Strahlenresistenz mit ausgeprägtem penetrierendem aggressivem Wachstum (Knochenzerstörung).
Epithelioma basocellulare pigmentosum
Von Melanocyten durchsetztes Basaliom.
Epithelioma basocellulare planum cicatricans
Zentral vernarbend, charakteristischer perlartiger Saum.
Epithelioma basocellulare sklerodermiforme
Plattenförmige Herde; histologisch spitzentuchartig in der Tiefe des Coriums verteilt mit Stimulierung zur Kollagenisierung.
Epithelioma basocellulare superficiale
Identisch mit Rumpfhautbasaliomen; histologisch mäßige Aussprossung ins Corium (Oberflächentherapie ausreichend).
Fibroepitheliom von Pinkus
Am Stamm vorkommend; Gemeinsamkeiten mit dem nodulären Epitheliom.
Therapie der Basaliome: Wenn möglich Excision, am günstigsten in Form von Verschiebeplastiken bzw. freier Plastik.
Die Ansprechbarkeit auf Röntgenstrahlen ist auf Grund der langsamen Zellteilung bei klinisch langsamer Proliferation geringer (Fraktionierte Bestrahlung 400 r/wöchentlich bis 7000 r).

Lokale Behandlung mit Cytostatica nur bei oberflächlichen Basaliomen bei Erschöpfung anderer Wege.
Zinkchloridätzung mittels Mohs-Technik empfohlen, aber schmerzhaft und langwierig, Rezidivneigung;
weitere Möglichkeiten: Diathermie, Vereisung.

Klinisch-experimentelle Wege bei oberflächlich gelegenen Basaliomen:
Lokale Sensibilisierung, z. B. mit Dinitrochlorbenzol.
Lokal Vitamin A-Säure, 0,3%ig.
Lokal 5-Fluor-uracil 5%ig.
Tumorschwund bei allen 3 Behandlungsformen über ein akut-entzündliches Stadium.

Besenreiservaricen
(s. S. 205)
Teleangiektasien und erweiterte Venolen (in Verbindung mit arteriovenösen Anastomosen). Besondere Ausprägung an den Beinen.

Therapie: Injektion mit Varicenverödungsmitteln, wie Äthoxysklerol 0,5%ig.
1. Infiltrierung des befallenen Gebietes.
2. Auch direkte Injektion in das Gefäßlumen.
3. Stichelung mit Diathermienadel ebenfalls möglich.

Blastomykose
(s. S. 337)
Serpiginöse, ulceröse, zum Teil auch verrucöse Herde.
Infektion mit Blastomyces dermatitidis Gilchrist.

Nordamerika: Selten cutan, häufiger nach inhalativer, Infektion Aussaat zur Haut als Folge einer systemischen Ausbreitung.

Südamerika: Unter dem Namen *Lutzsche Mykose* wird die *südamerikanische Blastomykose,* die brasilianische Blastomykose und die Paracoccidioidiomycose verstanden. Der Befall der Wangenschleimhaut steht im Vordergrund. Hautveränderungen sind polymorph, einzeln oder multiple Papeln. In etwa 80% der Fälle ist ein Lungenbefall vorhanden.
Sonderform: Blastomykose vom Typ Jorgo Lobo, auf die Haut beschränkt, keloidales Aussehen.

Europa: Infektion mit Cryptococcus neoformans als *Cryptococcosis oder sogenannte Torulosis.* Systemerkrankung mit Herden an der Haut.
Zur histologischen Erkennung bei allen Formen Färbung mit Alcian-blau-PAS empfohlen.

Therapie: Amphotericin B intravenös.

Blut und Haut
(s. S. 458)
Durch Cytopenie bedingt:
Anämie
a) Glossitis,
b) Blässe,
c) Koilonychie.

Leukopenie
a) Pyodermien,
b) Pseudomembrana granulocytopenica.
Thrombocytopenie (Neigung zu Blutungen).

Unspezifische Veränderungen durch *pathologische Serumeiweiße* bedingt:
Paraproteine
a) Macroglossia, Impressionis digitatae,
b) Papeln, Noduli, Vesikel, Prurigo, xanthelasmoide Plaques,
c) Purpura,
d) Alopecie,
e) Coppo-Duperratsche subunguale amyloide Vegetation.

Kryoglobulin
a) Pseudo-Raynaudsches Syndrom,
b) Geschwüre, Nekrosen, Gangrän,
c) Purpura,
d) Urticaria a frigore,
e) Cutis marmorata, Erythrocyanosis asphyctica.

Bowensche Erkrankung (Morbus Bowen)
(s. S. 440)
Präcancerose.
Flache scheibenförmige, zum Teil papulös hyperkeratotische Herde, die histologisch eine intraepidermale Proliferation und Entdifferenzierung zu „Riesenepidermiszellen" aufweisen.
Neigung zur Amitose und anormaler Keratinisation.
Häufig Neigung zur Carcinomentwicklung innerer Organe.
Arsenanamnese häufig.

Therapie: Oberflächen-Röntgenbestrahlung, Excision, lokale Cytostatica (auch Vitamin A-Säure).

Brill-Symmersche Erkrankung
(s. S. 474)
Großfollikuläres Lymphoblastom mit Übergang in Retothelsarkom ggf. mit erythrodermischen Hautveränderungen verbunden. Lymphknotenschwellung und Splenomegalie. Häufig Beginn in der Jugend.

Bromhidrosis (Osmidrosis)
(s. S. 158, 167)
Unangenehmer Körpergeruch durch bakterielle Zersetzung des Schweißes und damit verbundener Entwicklung kurzkettiger Fettsäuren.
Lokalisation
a) apokrin (Achselschweiß),
b) ekkrin (intertriginöse Reaktion).

Therapie: Lokale Desinfektion (z. Zt. vornehmlich mit Hexachlorophen, nicht höher als 0,3%. Cave Säuglinge!).

Allgemeines zum Körpergeruch
Geruchsstoffe:
Amine und Steroidketone (Anogenitalgegend), Niedere Fettsäuren im zersetzten Schweiß. Andere Zersetzungsprodukte in den Sekreten der apokrinen Drüsen (Duftdrüsen).
Durch die Haut werden z. B. ausgeschieden: Allylsenföle aus Zwiebeln (Talgdrüsen), Harnbestandteile (Schweißdrüsen).
Beeinflussung durch:
1. Verminderung und Veränderung des natürlichen Hautgeruchs durch Einschränkung der Geruchsquellen, penible Reinigung.

2. Veränderung des natürlichen Hautgeruchs durch Behandlung der gesamten Oberfläche (Bad, Haarpflege, Wäsche).
3. Gezielte Behandlung der wichtigsten Geruchsquellen (Desodorierung, Schweißbekämpfung in Kosmetik).

Bromoderma tuberosum
Vegetierende, weiche akneiforme Tumoren nach Einnahme von bromhaltigen Medikamenten nach einer Latenzzeit um 2 Monate.

Histologisch: Acanthose mit Mikro- und Makroabszessen unter Entwicklung eines ausgeprägten Granulationsgewebes. Pseudoepitheliomatöse Hyperplasie.

Therapie: Bromkarenz, Corticosteroide intraläsional.

Brucellosen [Bang sche Erkrankung (bovin), Maltafieber, Schweinebrucellose]
(s. S. 327)
Infektionserkrankung vornehmlich bei Tierärzten.

A. Exanthem durch
   a) Proteinkontakt und Entwicklung eines Erythems bis zur Urticaria,
   b) Toxinwirkung in Form disseminierter folliculärer Papeln,
   c) Brucellose-Primärkomplex im Verletzungsgebiet in Form hämorrhagischer Knötchen.

B. Generalisation: variables disseminiertes, teils hämorrhagisches Exanthem.

C. Mono- und polytrope Organmanifestation: Lymphknotenschwellung, Granulome (Brucellome).

Therapie: Tetracyclin über 2 Wochen.

Calcinosis cutis
(s. S. 149)

a) *Dystrophische Form* bei Gewebsschädigungen, wie chronisch entzündliche Herde. Circumscripte Herde nicht selten bei Kleinkindern (Geburtstrauma).
b) *Metabolische Form* bei z.B. Kalkanlagerung an saure Mucopolysaccharide bei Phanerose von Bindegewebe (Sklerodermie, Thibièrge-Weissenbach-Syndrom).
c) *Sogenannte metastatische Calcinosis* bei endokrinologischen Störungen.
d) In *Verbindung mit Durchblutungsstörungen* wie Raynaud-Syndrom, Vermehrung saurer Mucopolysaccharide und Entwicklung von Teleangiektasien *CRST-Syndrom* (Winterbauer, 1967).

Therapie: Excision, sonst Infusion von Äthylendiamintetraessigsäure.

Candidiasis (Candidose)
im erweiterten Sinne zu den Blastomykosen gehörig.
(s. S. 337, 432)

Erscheinungsformen: Rundliche, kleienförmige, schuppende Herde mit erosiven Veränderungen im Zentrum; periphere Progredienz.
Erosio interdigitalis candidamycetica,
Candidiasis pedum,
Paronychia candidamycetica,
Angulus infectiosus candidamyceticus,
Intertriginöse Candidiasis,
Candidiasis cutis generalisata,
Candidiasis penis als Soor-Balanitis,
Candidiasis vulvae et vaginae (Soor-Kolpitis),
Intertrigo candidamycetica (Windelekzem),
und schließlich als Sonderform
Candidiasis granulomatosa, die histologisch durch Acanthose, Proliferation der Reteleisten, Parakeratose und Pilzmyzele im Stratum corneum charakterisiert und mit ausgeprägten perivasculären chronisch entzündlichen Infiltraten verbunden ist.

Therapie: Amphotericin B lokal, bei Organbefall intravenös, ggf. lokal Nystatin, Pimaricin.
Bei gesunden Personen ließen sich Candida-Agglutinine (IgM) ziemlich regelmäßig nachweisen. Unter einer Candidainfektion steigen auch die Candida-Agglutinine an. Eine Candidainfektion ist somit bei intakter humoraler Immunabwehr serologisch zu erkennen [Bläker, F. u. Mitarb.; Dtsch. med. Wschr. **98**, 194—201 (1973)].

Carcinoma spinocellulare = Epithelioma spinocellulare (Spinaliom, Plattenepithel-Carcinom)
(s. S. 440)
Im Gegensatz zum Basaliom sich rasch entwickelnde knotige zentral ulcerierende Tumoren von derber Konsistenz.
Metastasierung in regionären Lymphknoten und Tendenz zur weiteren Absiedlung.

Histologisch: Mehr oder weniger entdifferenzierte Zellen des Stratum spinosum mit Neigung zur Hornzwiebelbildung und umgebende, mesenchymale Reaktion (Lymphocyten, Plasmazellen um das Tumornest).
Entwicklung häufig auf dem Boden einer Röntgenstrahlendermatitis, Brandnarben, Hautatrophien.
Lokalisiert auch an den Epithelübergängen, wie Lippe (vornehmlich an der Unterlippe als Ausdruck der Lichtexposition), weiterhin an der Zunge und dem Penis, wenn nicht in der Kindheit eine Circumcision vorgenommen wurde. Die Entwicklung eines Carcinoms auf dem Boden primärer Dermatosen, wie Acrodermatitis chronica atrophicans, Lichen ruber ist relativ selten, aber beachtenswert.
Als intraepidermales Carcinom kann der Morbus Paget bezeichnet werden, der als Carcinom der Milchdrüsenausführungsgänge beginnt (s. S. 466) und somit keine Metastase darstellt, sondern ein Carcinoma in situ ist.

Therapie: Röntgenbestrahlung, radikal chirurgisches Vorgehen unter Beachtung der Lymphknotenmetastasen.

Carcinomatöse Hautmetastasen
Ausgehend von visceralen, aber auch primären Hautcarcinomen. Absiedlung auf dem Lymph- und Blutwege in die Haut.

Tabelle 314. Die klinische Klassifikation der chronischen mucocutanen Candidiasis als Beispiel der Zusammenhänge zwischen geweblicher Reaktion und Infektabwehr. (Nach Janet M. Higgs u. R. S. Wells, 1972)

Diagnose	Vererbungsmodus	Klinische Merkmale	Alter bei Beginn der Erkrankung
Familiäre chronische mucocutane Candidiasis	Autosomal recessiv	Chronische Candidiasis der Mundschleimhaut. Nägel gewöhnlich befallen. Keine Endokrinopathie oder andere Erkrankung	Gewöhnlich in den ersten 10 Jahren
Diffuse chronische mucocutane Candidiasis	Autosomal recessiv?	Befall der Mundschleimhaut und der Nägel. Bei einigen Personen ausgesprochene cutane Herde und Granulome. Rezidivierender Lungenbefall und Verdacht auf andere pilzbedingte Infektionsherde	In den ersten 5 Jahren
Candida/Endokrinopathisches Syndrom	Autosomal recessiv	Chronische Candidiasis der Mundschleimhaut, die Nägel können befallen sein. Hypoparathyroidismus, Hypoadrenocorticismus, Hypothyreoidismus, Hepatitis möglich	In den ersten 10 Jahren
Agammaglobulinämie vom Swiss-Typ	X-verbunden oder autosomal recessiv	Fehlende Thymusentwicklung und Antikörperproduktion. Lymphopenie. Wiederholte bakterielle und Virusinfektionen. Schubweise orale Candidiasis ggf. systemischer Befall	Kleinkinder (Tod im ersten Lebensjahr)
Hereditäre Aplasie des Thymus (Nezelof/Allibone)	Autosomal recessiv	Keine Entwicklung des Thymus, sich wiederholende bakterielle und Virusinfektionen. In Schüben orale Candidiasis. Systemischer Befall möglich	Kleinkinder (Tod im ersten Lebensjahr)
Chronische granulomatöse Erkrankung	X-verbunden oder autosomal recessiv	Polymorpher Defekt. Bakterieneliminierung gehemmt. Sich wiederholende Hautinfektionen. Purulente Lymphadenitis, systemische Granulome und Abszesse. Candida kann dabei mit im Spiele sein, ist aber nicht das hervorstechende Merkmal	In den ersten 5 Jahren
Chronische mucocutane Candidiasis im fortgeschrittenen Alter	Nicht genetisch determiniert	Die vorliegende chronische Candidiasis der Mundschleimhaut kann sein: a) idiopathisch, b) Stomatitis der Zahnleisten, c) mit malignen Tumoren verbunden oder d) Syndrom der cutanen Candidiasis verbunden mit Myopathie und Thymom	Nach dem 35. Lebensjahr
Di George's Syndrom	Nicht genetisch determiniert	Congenitales Fehlen des Thymus und der Parathyreoidea als Fehlentwicklung des dritten Kiemenbogens. Candidiasis der Mundschleimhaut kann auftreten	Bei Geburt

Beispiele:
Cancer en cuirasse
Flächig-papulöse, scharf abgegrenzte Hautrötung, auch als *Erysipelas carcinomatosum* benannte oberflächige Ausbreitung des *Brustkrebses*, der von den Milchgängen seinen Ausgang nahm.
Im Alter verschmelzen die Grenzen zwischen echter Metastasierung und kontinuierlich fortschreitendem Wachstum in den Lymphspalten.

Absiedlung von Carcinomen des *Magens* und auch der Brust in die Kopfhaut sind ebenfalls charakteristisch.

Carrionsche Krankheit (Verruga peruviana) Oroyafieber beschränkt auf die Hochtäler der Anden
Erreger: Bartonella bacilliformis.

Neben einem Enanthem noduläres Exanthem hämorrhagischen Typs (zum Teil angiomartig). Allgemeinsymptome bei der malignen Form (perniziöse Anämie, toxisches Fieber).

Cheilitis
(s. S. 41)

1. *Cheilitis glandularis,*
2. *Cheilitis exfoliativa,*
   zum Teil in Verbindung mit verschiedenen Ekzemformen.
3. *Cheilitis actinica,*
   vornehmlich an der Unterlippe als isolierte Lippenerkrankung oder in Zusammenhang mit Lichtdermatosen ggf. bei Anwendung von Photosensibilisatoren.
   Sonderform:
   Anatolische Sommercheilitis
   als klimagebundene Lippenerkrankung.
4. *Cheilitis abrasiva praecancerosa.*
   Schließlich *symptomatische Cheilitiden* wie beim Melkersson-Rosenthal-Syndrom,
   als dessen Partialbild:
   Cheilitis granulomatosa Miescher.
   Mehr Oberlippe als Unterlippe befallen.

Therapie: Corticosteroide, intralaesional bei 4.

Chloasma
(s. S. 107)
Oft symmetrische, scharf begrenzte, gelblich-braune Flecken im Gesicht, Pigmentierung durch Melanin.
Pathogenese: Stoffwechselerkrankung und besonders endokrine Störungen (Chloasma uterinum, Chloasma gravidarum) unter Einschluß der Kontraceptiva-Nebenwirkung.
Therapie: s. Noxe. Versuch mit Depigman, hohe Dosen Vitamin C (Pigmentreduktion).

Chlor-Akne (Perna-Krankheit),
(s. S. 182, Tabelle 315)
Comedonen, Papeln, Pusteln und Pigmentierungen bei Ausscheidung von chloriertem Naphthalin, Chlordiphenylen, Chlordiphenyloxiden über Talgdrüsen.
Primäre Veränderungen im supra-sebo-glandulären Abschnitt der äußeren Haarwurzelscheide.
Therapie: Kontaktmeidung der angegebenen Substanzen. Vitamin A-Säure lokal 0,1%ig. Comedonenlösung aus den Follikelostien. Abrasio durch hochtouriges Schleifen.

Chondrodermatitis nodularis chronica helicis Winkler
Schmerzhafte rötlich-graue Knötchen am oberen Helixpol der Ohren, Keratose, Acanthose mit Druckeinwirkung auf den Ohrknorpel, verdicktes Perichondrium.
Therapie: Excision.

Chondrom
Derbe, die Haut hochdrückende Knorpelproliferationen.

Tabelle 315. Chlorakne in verschiedenen Arbeitsbereichen (Braun, W., 1970)

Chemische Industrie:
- Elektrolytische Chlorgewinnung
- Salzsäuregewinnung nach Hargraeve (1899–1905)

Chemische Industrie:
- Herstellung von gummiartigen Kunststoffen und Wachsen (1914–1918)
- Herstellung von Gasmasken (Verwendung von Chlornaphthalinen - Perna-Krankheit [*Per*chlor*na*phthalin!])

Elektroindustrie:
- Radioherstellung, chlorierte Naphthaline als Isoliermaterial von Kondensatoren (1935–1938), Europa und USA

Holzindustrie:
- Fungicide Holzimprägnierungsmittel (1937)

Schiffsbau:
- Anwendung von chlorierten Naphthalinen und chlorierten Diphenylen und Diphenyloxiden als Isoliermaterial (1942/43), USA

Elektroindustrie:
- Herstellung von Radio- und Fernsehgeräten (1947–1960)

Chemische Industrie:
- Produktionszwischenfälle bei der Herstellung von chlorierten Phenolen (1954, 1968)

Chemische Industrie:
- Herstellung von Herbiciden (Trichlorphenoxyessigsäure) (1961)

Chemische Industrie:
- Herstellung von Insekticiden (Hexachlor-cyclohexan, DDT)

Chromhidrosis
(s. S. 163)
Farbiger Schweiß durch Ausscheidung chemischer Stoffe über ekkrine und apokrine Schweißdrüsen. Die apokrine Chromhidrosis ist durch Lipofuscinpigmentgranula ausgezeichnet. An weiteren Ausscheidungsprodukten ist Eisen und Kupfer zu nennen.
Verfärbungen auch über direkte bakterielle Ansiedlung an den Haaren der Achselhöhle.

Chromomykosis
(s. S. 337)
Erreger: Phialophoren, parasitäre und saprophytäre Phasen.
Pilzerkrankung, die durch Erreger mit charakteristischer pigmentierter Kultur und bräunlich gefärbten Zellen im Gewebe charakterisiert ist. Die Hautveränderungen sind vornehmlich verrucös, flächig mit peripherer Progredienz. Sie kann in cutane und Schleimhaut-(Conjunctiva-)Formen unterschieden werden. Kombination von Haut und Schleimhaut

ist möglich. Unabhängig davon kann die Erkrankung sich in systemischer Form darbieten.

Histologisch: Pseudoepitheliomatöse Struktur mit Granulombildung.

(Vornehmlich Südamerika, Australien)

Chrysiasis
(s. S. 140)
Bläulich-graue Haut, besonders an lichtexponierten Stellen, obligat nach medikamentöser Goldbehandlung (Rheumatherapie) ab insgesamt 150 mg/kg parenteral.

Clavus
(s. S. 28)
Sogenanntes „Hühnerauge" (interdigital, Zehenrücken).

Umschriebene Hyperkeratose als knochenwärts gerichteter Hornkegel.

Provokation durch chronischen Druck.

Therapie: Orthopädische Beratung, Diathermie, scharfer Löffel, keratolytische Pflaster zur Vorbehandlung.

Coccidioidomykose
(s. S. 344)
system. Mykose,
Erreger: Coccidioides immitis.
Vornehmlich im südlichen Teil der Vereinigten Staaten von Amerika, Mittel- und Südamerika.

Aerogene Infektion, auch Laborinfektionen.

Im Vordergrund stehen die Erscheinungen der Lunge mit schweren Allgemeinsymptomen. In 3—10% tritt ein Erythema nodosum oder ein Erythema multiforme zusätzlich auf. Bei 0,2—0,5% der Fälle progressiver Verlauf unter Ausbildung sog. Coccidioidomykome in der Haut, Knochen und Meningen. Meistens Ausheilung unter Narbenbildung.

Colitis ulcerosa — Hauterscheinungen bei
(s. S. 294)
nach H. Reich, 1967

1. Dermatitis ulcerosa (Pyoderma gangraenosum).
2. Nodöse Erytheme.
3. Erythema exsudativum multiforme.
4. Dermatitis herpetiformis-ähnliche vesiculöse Hautausschläge.
5. Psoriasiforme und lichenoide (besonders follikulär-lichenoide) Exantheme.
6. Pyodermite végétante (Hallopeau).
7. Alopecia areata.
8. Akneiforme Efflorescenzen.

Literatur
Nürnberger, F.: Z. Haut- und Geschlechtskrankheiten **46**, 19 (1971).

Combustio
(s. S. 377)
Durch Wärmeeinwirkung auf die Haut dosis-abhängige, toxische Gewebsschädigung, die in Abhängigkeit von der befallenen Fläche mit toxischen Allgemeinsymptomen (Verbrennungstoxine, Gefäß-

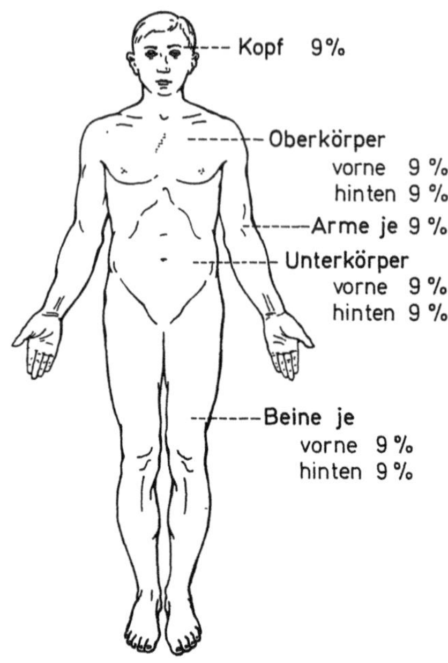

Abb. 117. Schema zur Abschätzung der Ausdehnung von Verbrennungen (Neuner-Regel)

Schädigung) an den inneren Organen einhergeht (s. S. 378).

Unterteilung in verschiedenartige Grade der Schädigungsfolge:
Verbrennung I. Grades: Erythem und Schwellung.
Verbrennung II. Grades: Blasenbildung.
Verbrennung III.–IV. Grades: Hautnekrose.

Therapie: In Abhängigkeit von der Schwere der Verbrennung *lokal* sofort nach der Verbrennung Corticosteroide. Bei Schockzuständen und Volumenmangelkollaps Infusion (Plasmaexpander, Elektrolyte) in Abhängigkeit von der befallenen Hautfläche (Schema nach Evans.)

Bei *großflächigen* Verbrennungen sofortige Infusion. Die Volumenverluste — Wasser, Eiweiß und Elektrolyte — sind in den ersten 3 Std nach dem Trauma am höchsten, Autotransplantation (beste Form der Keloid-Prophylaxe), ggf. Homotransplantate.

Verbandstechnik: Sterile Mull-Kompression, mit Antibiotica versetzte Gaze, antibiotische Salben, Freiluftbehandlung im klimatisierten Raum.

Bei ausgedehnten Verbrennungen wird die Wundversorgung und Pflege durch Hibernisation mit mäßiger Hypothermie erleichtert.

Antibiotica-Prophylaxe (Proteus!).

Condylomata acuminata
(s. S. 344)
Terrainbedingte Virusinfektion (Papova-Virus).

Beetförmige papilläre, zum Teil blumenkohlartige Wucherungen vornehmlich in der Genitalgegend.

Therapie: Diathermie (Schlinge, Messer, Knopf), Exsiccation durch Puder, wie Summitates sabinae, Tupfen mit Podophyllin (10%–25%).

Congelatio
(s. S. 218)
Erfrierung durch Temperaturen unter dem Gefrierpunkt, aber auch bei hochgradiger Abkühlung um den Gefrierpunkt (bei Nässe).
Erfrierungen I. Grades: Blässe, später bei Wiedererwärmung Ödem und Juckreiz.
Erfrierungen II. Grades: Ödem und Blasenbildung.
Erfrierungen III. Grades: Nekrosen.

Soforttherapie: Allgemeine Erwärmung, Corticosteroide.
Infektionsprophylaxe: Hautdurchblutungssteigernde Medikamente vom Nicotinsäuretyp. Nach schweren Erfrierungen vor Amputation Demarkation abwarten.

Cornu cutaneum
Hyperkeratose auf der Basis seniler Keratosen als Präcancerose, auf dem Boden eines Basalioms oder Carcinoms; weiterhin naeviforme Entwicklung oder Sonderform von Keratodermien.

Therapie: Excision (Histologie).

Cutis agricolae
(s. S. 128)
Landmannshaut bei chronischer Lichteinwirkung. Aktinische Elastose.

Cutis anserina
(s. S. 252)
Sogenannte Gänsehaut, Kontraktion der Muskuli arrectores pilorum auf Erregung sympathischer Nerven unter Freisetzung cholinergischer und adrenergischer Transmittersubstanzen.

Cutis hyperelastica = Cutis laxa
(s. S. 35)

Cutis laxa (Gummi-Haut)
Abnorme Dehnbarkeit und träge Rückkehr zur Ausgangslage bei Dehnbelastung. Mucopolysaccharidvermehrung der Haut, dünne Kollagenfasern und Minderung der Elastica, Beginn um das 2. Lebensjahr als Teil des **Ehlers-Danlos-Syndroms** mit Überstreckbarkeit der Gelenke, Fragilität der Blutgefäße.

Cutis marmorata
(s. S. 208)
Verbunden mit Erythrocyanose, ggf. netzartige Gefäßzeichnung auf Kälte.

Cutis rhomboidalis nuchae
(s. S. 135)
Rautenförmige Felderung der Nackenhaut als besonderer ortsgebundener Ausdruck der aktinischen Elastose.

Cutis vagantium
Landstreicherhaut, Einwirkungen mikrobieller und mykotischer Infektionen sowie Epizoonosen bei mangelnder Körperpflege.

Cutis verticis gyrata
Wulstförmige Faltenbildung der Haut, einmal idiopathisch (Naevus cerebriformis), zum anderen bei Akromegalie.

Therapie: Plastische Chirurgie.

Cylindrome (Spiegler) (Naevus epithelioma-cylindromatosus)
(s. S. 141)
Verschieden große, in der Zahl variierende knollige Tumoren auf der Kopfhaut, Glatte atrophische Oberfläche, meistens haarfrei, familiär gehäuft.
Gutartiger Tumor auf der Basis embryonaler Fehlbildung des Haarkeims mit basalzellartigen Zellsträngen und Zellnestern, die Hyalin ausscheiden und von hyalinen Membranen umgeben sind.

Therapie: Excision (maligne Entwicklung äußerst selten).

Cysten der Haut und Anhangsgebilde
Entwicklung aus präformierten Strukturen, die durch Rückstau oder Sekretion der Epithelwandung sich vergrößern oder sich von Keimanlagen entwickeln. (S. Comedonen, Milien, Atherome als Epidermoidcysten, Retentionscysten.)
Cysten der Schweißdrüsen (Hidrocystome), Schleimcysten, besonders an den Lippen. Schließlich die sogenannten *Dorsalcysten* mit gallertartiger Ausfüllung, häufig in Verbindung mit Sehnenscheiden. Letztere können verödet werden nach Entleerung des Inhalts und Injektion mit Äthoxysklerol 1%ig.

Dactylosis spontanea (Ainhum)
Progressive rassegebundene (bestimmte Negerstämme) Tendenz zur Abschnürung von Zehen auf Grund von Infektionen in Gelenknähe mit fibroplastischer Narbenbildung (fibrotische Konstriktion der Blutversorgung). 5. Zehe bevorzugt.

Pseudo-Ainhum
bei neuraler Lepra und Syringomyelie.

Dariersche Erkrankung (Darier-White im angloamerikanischen Sprachraum)
(s. S. 28)

Dyskeratosis „follicularis"
Bis höchstens linsengroße, einzelstehende oder zu Beeten konfluierende braun-graue Knoten mit krustiger Schuppenbildung; charakteristische Lücken der Papillarlinien der Hände, kleinpapulöse Veränderungen an der Schleimhaut möglich.
Es handelt sich um eine autosomal dominante Keratinisierungsanomalie, die mit Schwachsinn verbunden sein kann und ggf. akromegale Züge zeigt.
Histologisch handelt es sich um Dyskeratosen mit partieller intraepidermaler Lösung der Zellbindung

und Entwicklung von „Corps ronds et grains". Die Bindung an Follikel ist nicht obligat.

Therapie: Vitamin A oral, massive Dosen (200000 Einheiten tgl.). Vitamin A-Säure lokal, auch oral wirksam (tgl. 20–50 mg, 4 Wochen).

Decubitus
(s. S. 191)
Erosiv-ulceröse Veränderungen an druckexponierten Hautpartien, hervorgerufen durch Störungen der Hautdurchblutung.
Akzentuierung dieser Veränderung nach *Barbiturat-Überdosierung* (Vita reducta).

Dermatitis bullosa et striata pratensis (Wiesengräser-Dermatitis)
(s. S. 132)
Photosensibilisierung nach exogenem Kontakt mit Wiesengräsern, Heracleum spondylium (Bärenklau), Feigenbaum, Herkulespflanze, Waldklette (Umbelliferen) u.a.
Kontaktmuster der Gräser nach Lichteinwirkung auf der Haut rot, papulös bis blasenförmig. Diffusion von photosensibilisierenden Substanzen vom Typ der Furocumarine und anderen Stoffen aus dem Pflanzensaft in die Haut.

Pathogenetisch: Kein allergischer Vorgang, sondern Senkung der Reizschwelle auf Licht (Photo-Auto-Reaktion nach Ippen).

Dermatitis exfoliativa neonatorum (Ritter von Rittershain)
(s. S. 327)
Generalisierte, blätterteigartige Schuppung bei Neugeborenen mit Staphylokokken-Infektion vornehmlich vom Phagentyp 71 (großblasige Impetigo), als *partielles Lyell-Syndrom* diskutiert.

Therapie: Antibiotica.

Dermatitis herpetiformis Duhring-Broq
(s. S. 153)
Einzelstehende oder gruppenförmige, z.T. konfluierende, papulovesiculöse bis bullöse Eruptionen auf gerötetem Grund, vornehmlich cranialer Befall. Brennender Juckreiz, erosive Kratzeffekte.

Histologisch: Subepidermale Blasenbildung ohne Anlagerung von Immunglobulinen im Gegensatz zum Pemphigoid.
Gelegentlich auch Ausdruck
a) eines Arzneimittelekzems,
b) eines paraneoplastischen Syndroms (?).
Exacerbation durch psychische Belastung augenfällig.
Oestrogen- und Progesteronapplikationen können das Bild einer Dermatitis herpetiformis hervorrufen (selten).
Jodkali als epicutaner Hauttest in der differentialdiagnostischen Wertung umstritten (Hoffmeistersche Reihe als Ioneneffekt).

Therapie: DADPS (Diamino-Diphenylsulfon) 100 mg täglich, damit pharmakoanalytische Differenzierung vom Pemphigoid möglich. Corticosteroide. Jodfreie Diät (Provokation durch Jodkali oral).

Dermatitis ulcerosa (Pyoderma gangaenosum)
(s. S. 328)
Oberflächiger recht scharf umschriebener Gewebszerfall mit flächiger Narbenbildung, primär keine Pyodermie.
Ausdruck einer systemischen Erkrankung, bei Colitis ulcerosa (s. S. 434), rheumatischer Arthritis, verbunden mit Paraproteinämie (z. B. Plasmocytom).

Pathogenese: Gefäßschädigung durch toxische Antigen-Antikörper-Reaktion bzw. toxisch wirkende Plasmaproteine, Complement erhöht.

Therapie: Corticosteroide in mäßiger Dosierung. ACTH z.B. Depot-Synacthen. Gammaglobuline (3–4mal 5–10 ml).

Sonderform: Als Symptom der regionalen Ileitis, der sogenannten *Crohnschen* Erkrankung, die sich durch sarkoidale Gewebsreaktion und nekrotischen oberflächlichen Zerfall der Haut im perianalen Raum ggf. mit Fistelbildung auszeichnet (auch an cutane Form einer Amöbiasis denken).

Dermatochalasis
(s. S. 310)
Abnorme Erschlaffung der Haut mit hängenden Falten.
Unterteilung in
a) *Kongenitale Form*
assoziiert mit Emphysem als besonders schwere Verlaufsform; auch kombiniert mit Neurofibromatose.
b) *Erworbene Form*
nach vorausgegangenen entzündlichen Veränderungen.
c) *Circumscripte Form*
an der Bauch- und Thoraxhaut im Verein mit Dysplasie der Bauchmuskulatur.

Dermatofibrosarcoma protuberans (E. Hoffmann)
(s. S. 32)
Erhabene livid-bräunliche Tumoren wechselnder Größe von derber Konsistenz und stetiger progressiver Wachstumstendenz, Metastasierung selten.

Histologisch: Fibroblastenwucherung bis tief in die Subcutis, Eisen- und Lipidspeicherung, Übergänge zum Xanthofibrom bzw. Fibrosarkom gegeben.

Therapie: Frühzeitige Excision weit im Gesunden, Röntgentherapie wenig befriedigend, Cytostatica ohne Erfolg.

Dermatomyositis
(s. S. 275, 467)
Systemische Erkrankung mit Haut-, Muskel- und Gefäßbefall. Erytheme, Ödeme, papulöse Exantheme, z.T. buntes poikilodermieartiges Bild (Petges-Cléjat-Syndrom), später mit sklerodermischer Komponente, Livedo reticularis mit Nekroseneigung.

Charakteristisch der auffällige depressive Gesichtsausdruck.

Muskuläre Veränderungen, die sich als Muskelschwäche zeigen, sind besonders im Schulter-, Armgürtel ausgeprägt und beruhen auf entzündlichen Veränderungen, die durch Elektromyogramm faßbar sind.
Hypergammaglobulinämie, hohe Senkung; im Serum Aldolase und besonders Creatin-Phosphokinase als Ausdruck der Muskelfaserschädigung erhöht, im Urin Creatinvermehrung, sekundäre Calcinose.

Pathogenetisch ist die Erkrankung als paraneoplastisches Syndrom auf dem Boden einer Autoaggression durch Tumoreiweiße gesichert, soweit es das Erwachsenenalter anbetrifft.
Bei Kindern ist die infektiöse Pathogenese der Erkrankung belegt.

Therapie: Entsprechend dem Grundleiden. Tumorbehandlung oder Infektionseliminierung (Appendektomie). Immunsuppression: Corticosteroide 50–100 mg Prednisolon täglich, zusätzlich 100 mg Imurel®.

Dermatose, akute febrile neutrophile (Sweet)
Disseminierte Aussaat von hell- bis dunkelroten, runden, mäßig derben Papeln. Der Ausbreitungsmodus entspricht dem Erythema exsudativum multiforme, doch ist ein Befall der Mundschleimhaut nicht sicher belegt. Die papulösen Eruptionen sind druckschmerzhaft und zeigen *histologisch* ein dichtes, überwiegend neutrophiles Infiltrat im mittleren und oberen Corium mit subepidermalem Ödem. Frauen sind eindeutig gegenüber Männern bevorzugt. Die Erkrankung tritt erst ab mittlerem Lebensalter auf.

Allgemeine Symptome, wie Fieber, Leukocytose und erhöhte Blutsenkung, weisen zwar auf eine Infektion hin, doch wurden Erreger bisher nicht nachgewiesen.

Therapie: Promptes Ansprechen auf Corticosteroide wie Prednisolon 30–40 mg.

Dermographismus
(s. S. 197)
Reaktionen der Hautblutgefäße auf Strichreiz.
Unterscheidung in: Latenzzeit bis zu Beginn der Hautrötung und Erythemzeit, Dauer der Rötung.
Differenzierung in:
Dermographismus albus
(charakteristisch bei Neurodermitis constitutionalis),
Dermographismus ruber
(intensiviert bei exanthematischen Infektionskrankheiten),
Dermographismus elevatus
als nachfolgende Quaddelbildung im Bereiche des Strichreizes.
Letztere urticarielle Abart des Dermographismus ist im mit Nicotinsäureester vorbehandelten Hautfeld typisch.
Dermographismus elevatus *nicht* identisch mit Urticaria factitia (Illig).
Seltener *Dermographismus haemorrhagicus.*
Einzelbeobachtung: *Dermographismus bullosus haemorrhagicus.*
Sofort-Entwicklung einer hämorrhagischen Blase.

Dermoidcyste
Tumorbildung unter Einschluß aller Hautschichten aus embryonalen Anlagen.
Ggf. Hormonbildungsstätte, wenn die Keimanlage entsprechende Gewebe mit einschließt (LH, FSH), die das Bild einer Pubertas praecox hervorrufen kann.

Diabetes mellitus
(s. S. 62)
Hautveränderungen bei Diabetes mellitus

Dyshidrosis lamellosa sicca
Dünnschichtige Abschuppung der Haut, ohne daß eine Bläschenbildung vorausging. Diagnostisch ist immer eine Pilzuntersuchung notwendig, doch wird in den meisten Fällen ein Pilznachweis vermißt. Histologisch handelt es sich um eine Abhebung des Stratum corneum ohne sonstige Veränderungen.

Digitus mortuus
(s. S. 205)
Arterieller Spasmus einzelner oder mehrerer Finger, Symptom bei Raynaudscher Erkrankung. Provokation durch Unterkühlung, synkopenartige Anfälle mit nachfolgender reaktiver Hyperämie und Cyanose.

Dracunculosis
Tropische Dermatose (Afrika). Infektion mit Medinawurm, der sich aus Cyclops der Crustaceen entwickelt. Länge bis 1,20 m möglich. Mikrofiliarienentwicklung im Körper.

Therapie: Langsames Aufspulen von der Hautoberfläche her.

Dyshidrosis (Cheiropompholyx)
(s. S. 167)
Stecknadelgroße wasserhelle Bläschen, die sich eruptiv unter starkem Juckreiz und Hautrötung entwickeln. Die Bläschen stehen nicht immer in einem sicheren Zusammenhang mit Schweißdrüsen (Simons).

Pathogenetische Unterteilung
1) in mykotische Infektion, „Id"-Reaktion auf mikrobielle bzw. mykogene Infektionen,
2) Exanthem auf Arzneimittel, die über die Haut, ggf. die Schweißdrüsen ausgeschieden werden,
3) Schweiß-Retentionssyndrom,
4) schließlich Kontaktekzem.

Therapie: Nach anfänglicher oraler Corticosteroidgabe auf lokale Corticosteroidbehandlung (alkoholische Tinkturen) umstellen, Kaliumpermanganat-Lösung.
Bei Infektionen: Erregergerechte Chemotherapie.

Ecthymata (s. Pyodermien)
(s. S. 328)
Ausgestanzte Ulcerationen auf dem Boden einer vorangegangenen Verletzung mit vornehmlich

streptogener Besiedlung, ggf. Mischinfektion, provoziert durch besondere Umstände exogener Natur als auch durch herabgesetzte Resistenz.

Eczema (Ekzem)/Dermatitis
(s. S. 270, 271, 296)
Zum Teil synonym gebrauchte Begriffe, zum Teil getrennt abgehandelt, wenn darunter verschiedene pathogenetische Mechanismen verstanden werden

Ekzem vorwiegend epidermale Reaktion mit der Leiteffloreszenz Papulo-vesikel (akutes Stadium).

Dermatitis vorwiegend subepidermale Reaktion mit dem Leitsymptom Ödem und Rötung.

Übergangsformen: *Dermo-epidermitis* (s. S. 223)

Eczema herpeticatum
(s. S. 344)
Flächige Herpes simplex-Infektion ekzematöser Herde, bevorzugt sind Neurodermitiker (Atopiker). Komplikationen durch viscerale Beteiligung.

Therapie: Antibiotica als Prophylaxe einer systemischen Superinfektion, zusätzlich Gamma-Globuline.

Eczema vaccinatum
(s. S. 344)
Infektion eines ekzematösen Herdes mit Vaccine-Virus. Schweres Krankheitsbild mit Lymphknotenbeteiligung bei fehlendem Impfschutz.

Komplikation: Encephalitis bei Ungeimpften.

Therapie: Isolierung, sofort Hyperimmunglobuline.

Elastoidosis actinica
(s. S. 133)
Elasticadegeneration durch Lichteinwirkung bei:
Cutis rhomboidalis nuchae,
diffuses Elastoma Dubreuilh,
Elastoidosis cutanea cystica et comedonica Favre-Racouchot, Citronenhaut der Hände.
Vergröberte pigmentierte Haut mit verstärkter Hautfelderung der belichteten Hautpartien.

Elastéidose cutanée à kystes et à comédons Favre-Racouchot
(s. S. 182)
Perifollikuläre Dermatitis mit ausgeprägten Comedonen ggf. Riesencomedonen und Talgdrüsenerweiterung.
Provozierender Faktor: Ultraviolettes Licht verbunden mit genetischem Faktor.
Entwicklung bei Männern und Frauen im vorgerückten Alter.

Therapie: Oestrogen-Salben, Vitamin A-Säure lokal 0,1%ig.

Elastoma (intrapapillare perforans (colli) verruciformis Miescher)
(s. S. 35)
Verrucöse Papel, serpiginös oder circinär angeordnet.

Morphokinetik: Elimination von bionekrotisch veränderten Elastinmassen durch die Epidermis nach Durchbruch in den Follikel.

Elephantiasis
(s. S. 239)
Chronisches Lymphödem der Beine mit ausgeprägten Veränderungen einer chronischen Lymphstauung, wie Papillomatose, Pigmentanomalien, Mastzellvermehrung im Corium.

Zu unterscheiden in:

Elephantiasis nostras
Chronisches Lymphödem, in unseren Breiten oft nach rezidivierendem Erysipel.

Elephantiasis bei *Filariasis bancrofti* (Tropen, seltener mediteraner Raum)
Verlegung der abfließenden Lymphwege mit Filarien unter Entwicklung einer Lymphangitis, -adenitis, -follikulitis. Nachweis der Filarien aus dem strömenden Blut *nur* nachts.
Zwischenwirte sind Culex-, Anopheles- und Aedes-Arten.
Im indisch-malayischen Raum Brugia malayi.
Zwischenwirte: Mansonia- und Anopheles-Arten.
Die ersten auf Filariasis zu beziehenden Symptome treten durchschnittlich 3–16 Monate nach Kontakt auf.

Nebenerscheinungen: Sogenannte tropische Eosinophilie (polyätiologisch!).

Therapie: Bei Elephantiasis nostras ggf. operative Entfernung der Bindegewebsmassen. Elastische Verbände mit Kompression von distal nach proximal.
Bei Elephantiasis bedingt durch Filarien: Antimon-Präparate; auch chirurgische Eingriffe.

Endangiitis obliterans
(s. S. 208)
Winiwarter-Bürgersche Erkrankung. Ausdruck einer arteriellen Gefäß-Lumen-Verlegung durch arteriosklerotische Prozesse.

Endometriose der Haut
Flache gefäßreiche Tumoren in der Haut (Bauch). Absiedlung bei iatrogener Verschleppung von Endometrium-Gewebe nach operativen Eingriffen.

Charakteristisch: Anschwellen der Tumoren während der Menses.

Epidermodysplasia verruciformis Lewandowski-Lutz
Disseminierte Aussaat gelb-brauner flacher Warzen. Selten Carcinomentwicklung.

Epidermolysis acuta toxica (Lyell-Syndrom)
(s. S. 27)
Epidermolysis necroticans combustiformis
Blasige Abhebung der oberen epidermalen Schichten bei geröteter und ödematöser Haut. Die Mundschleimhaut (Zunge) ist bei der Erkrankung befallen, während die Schleimhäute innerer Organe, insbesondere der Lungen, keine Nekrolyse aufweisen.

Charakteristisch: Vorangehende Conjunctivitis.

Histologisch: Ödem mit degenerativen Veränderungen der *oberen* epidermalen Schichten und Darstellung einer intraepidermalen bzw. subcornealen bis suprabasalen Hohlraumbildung. Nikolski-Phänomen ausgeprägt.

Pathogenetisch steht im Erwachsenenalter eine Arzneimittelallergie mit besonderer immunologischer Prägung im Vordergrund. Im Kindesalter mehr Hinweise für Bindung an Infektion mit Staphylokokken Phagentyp 70/71, ggf. Viren (Immuncytolyse bei Epidermotropie).
Eine Antigen-Antikörper-Reaktion wird durch Gruppenallergien und Mehrfachschübe bei gleicher Symptomatologie belegt. Allerdings selten. Im Vordergrund der auslösenden Medikamente stehen Sulfonamide, Butazolidine und Barbiturate. Bezogen auf den Gesamtverbrauch der genannten Medikamente ergibt sich kein spezifischer Hinweis für die Häufigkeitsverteilung der Erkrankung.

Therapie: Die Erkrankung ist mit ausgeprägtem Flüssigkeitsverlust und Eiweißverlust aus der Gefäßbahn verbunden und dementsprechend die Therapie wie bei einer schweren Verbrennung.
Zusätzlich aber: Hohe Dosen von Corticosteroiden, Prednisolon 100 bis 500 mg täglich, für die ersten 8 Tage.
Exitus häufig durch Infektionsfolgen (Proteus!).
Die Erkrankung läßt sich, soweit es sich um die Ausprägung der Gefäßveränderungen mit Auswirkungen auf die Haut anbetrifft, durch Elektrolyt- und Flüssigkeitsubstitution einschließlich humanen Albumins und Corticosteroiden beherrschen.

Literatur
Braun-Falco, O., Bandmann, H.J. (Hrsg.): Das Lyell-Syndrom; Das Syndrom der „verbrühten" Haut. Bern-Stuttgart-Wien: H. Huber 1970.
Lyell, A.: A review of toxic epidermal necrolysis in Britain. Brit. J. Derm. **79**, 662 (1967).

Epidermolysis bullosa hereditaria (Bullöse Genodermatose)
(s. S. 155)

a) — *simplex*
Blasenbildung, die sich druckmechanisch subepidermal entwickelt und ohne Atrophie abheilt. Autosomal dominant vererblich.

b) — *dystrophica* (hyperplastica)
Unter Atrophie abheilende Blasenbildung, verbunden mit Nagelwachstumsstörungen, mutilierenden Veränderungen an den Endgliedern. Dominant vererblich. Die Krankheit erlischt im Alter.

c) — *polydysplastica*
Vegetierende Form autosomal recessiv.
Sonderform der Epidermolysis hereditaria dystrophica *Mendes-de Costa.*
Therapie: Hohe Corticosteroiddosen.

d) — *letalis* (Herlitz)
Mit Dysembryopathie gekoppelt, wohl Variante der polydysplastischen Form.

Epidermophytie
(s. S. 337)
Durch Trichophytonarten ausgelöste oberflächliche Pilzerkrankung.

Epithelioma adenoides cysticum
Gemeinsamkeiten mit *Trichoepitheliomatose* bzw. *Trichoepithelioma papulosum multiplex.*
Autosomal dominanter Erbgang bekannt. Histologisch Horncysten und Epithelstränge des Haarfollikels. Bis erbsengroße grau-gelbliche Knötchen; vornehmlich im Gesicht, Entwicklung um die Pubertätszeit, meistens multipel.
Therapie: Elektocoagulation.

Epithelioma basocellulare
(s. S. 429)
Siehe Basalzellenepitheliom.

Epithelioma calcificans Malherbe
(s. S. 149)
In der Cutis gelegener Tumor bis Kastaniengröße. Charakterisiert durch typische Entwicklung von epithelialen, basophilen Zellen zu sogenannten Ghost-Zellen und Calcifikation.
Nicht selten schon im Kindesalter.
Vornehmlich Lokalisation in der Wangenregion.
Therapie: Excision.

Epizoonosen
(s. S. 348)

Erysipel
(s. S. 328)
Flächige ödematöse Rötung nach *Streptokokkeninfektion,* die sich in den oberflächlichen Hautschichten (Grenzschicht zwischen Epidermis und Corium) entwickelt. Verbunden mit Schüttelfrost, kurzfristigem Fieberschub.
Eintrittspforte des Erysipels häufig Rhagaden z.B. Nasengegend, Interdigitalräume, ohne daß das Erysipel diese Eintrittspforte in die klinische Erscheinungsform mit einbezieht.
Sekundärinfektionen und Entwicklung zu Phlegmonen vornehmlich bei Diabetikern.

Chronisch rezidivierendes Erysipel
Charakterisiert durch progressive Verlegung der Lymphwege mit chronischem Lymphödem.

Therapie: Penicilline, bei Penicillinallergie andere Chemotherapeutica. Bei chronisch rezidivierendem Erysipel: Sanierung der Eintrittspforten, Langzeit-Therapie mit Penicillinen; ggf. Vakzine.

Erysipeloid (Schweinerotlauf, Zoonose)
(s. S. 328)

Erreger: Erysipelothrix.

Circumscripte ödematöse Rötung ohne hohen Fieberschub. Infektion nach Verletzung durch Gräten oder Fischschuppen bzw. bei Tierabdeckung. Vornehmlich an den Händen lokalisiert.

Therapie: Penicilline.

Tabelle 316. Einteilung der prämalignen und malignen Veränderungen der Epitheliomgruppe. [Nach: Handbuch der Haut- und Geschlechtskrankheiten, Bd. I/2, S. 726. Berlin-Göttingen-Heidelberg-New York: Springer 1964; G. K. Steigleder: Dermatologie und Venerologie, S. 415. Stuttgart: G. Thieme (1972)]

I. Präcancerosen im engeren Sinne:
   1. Keratosen
      a) aktinisch bedingte (einschließlich der aktinischen Cheilitis und der Röntgenhaut)
      b) chemisch bedingte (Teer- und Arsenkeratosen)
   2. Morbus Bowen (einschließlich des Morbus Bowen unter dem Bild der Leucoplakie und Erythroplasie)
   3. Erythroplasie Queyrat
   4. Morbus Paget
      a) mamillärer
      b) extramamillärer
   5. präcanceröse Melanose (prämaligne Melanose, Melanosis circumscripta praeblastomatosa Dubreuilh)
   6. Cheilitis glandularis
   7. Parapsoriasis } beide als Vorläufer von Retikulosen (Mycosis fungoides)
   8. Mucinosis follicularis }

II. Präcancerosen im weiteren Sinne:
   1. chronische Entzündungen, z.B. die Tuberculosis cutis luposa, im besonderen nach Strahlenbehandlung, Ulcerationen im Narbengebiet (z.B. Verbrennungen), die Epidermolysis bullosa dystrophica
   2. Lichen planus der Mundschleimhaut
   3. Kraurosis vulvae bzw. penis als Teilbild des Lichen sclerosus et atrophicans
   4. manche benigne Hauttumoren, z.B. Talgdrüsennävus

III. Relativ „gutartige" Tumoren:
   lokal:
      Basaliome, besonders oberflächliche Basaliome
      Keratoakanthom
   systemisch:
      Multiple (nävoide) Basaliome verbunden mit anderen Mißbildungen?

IV. Maligne Tumoren:
   Stachelzellcarcinom (Plattenepithelcarcinom)
   Adnexcarcinom (keine Einordnung zu dem Stachelzellcarcinom oder Nachahmung von Strukturen der Schweißdrüsen und Talgdrüsen)

Erythema anulare centrifugum Darier
Multiple ineinander übergehende, der Bezeichnung entsprechende Herde mit peripherer Progredienz. Auslösung häufig durch Insektenstiche Virusinfektion (?). Pathogenetisch offenbar aggressive Auswirkung eines allergisierenden Agens, welches zentrifugal ähnlich der Entwicklung von Liesegangschen Ringen diffundiert.

Histologisch: Lymphocytäre Infiltration mit Eosinophilie, Parakeratose.

Therapie: Penicilline (5 Tage hochdosiert).

Erythema anulare rheumaticum
Zart-rosa girlandiforme kurz dauernde episodenhafte diskrete Exantheme mehr bei Kindern als Erwachsenen *immer* in Verbindung mit akutem Rheuma.

Erythema chronicum migrans (Afzelius-Lipschütz)
(s. S. 349)
Hellrotes, peripher sich ausbreitendes *solitäres* Erythem nach *Zeckenbiß*. Im Gegensatz zum Erythema anulare Darier kein Ineinanderfließen der Herde, sondern multiple solitäre Erytheme.

Therapie: Penicillin (5 Tage hochdosiert).

Erythema elevatum diutinum
(s. S. 216)
Knotige, oft livide bis bräunliche Herde vornehmlich an den Streckseiten und in Gelenknähe (selten).

Histologisch: Panvasculitis (hämorrhagica), häufig mit extracellulärer Lipideinlagerung als Ausdruck einer Insudation sudanpositiven Materials.

Therapie: Corticosteroide oral, intraläsional.

Erythema gyratum repens
(s. S. 467)
Serpiginöse, zirkuläre, sich überdeckende, z. T. zusammenfließende jahresringartige Erytheme mit Schuppensaum.
Cutanes *paraneoplastisches Syndrom* auf dem Boden einer immunopathogenen Wirkung von Tumoren (vornehmlich Carcinome).

Erythema exsudativum multiforme (Hebra)
(s. S. 153, 286)
Charakteristische Efflorescenz ist der scheibenförmige, kokardenartige Herd, erythematös, papulourticariell mit zentraler Neigung zur Blasenbildung, besonders an den Extremitäten (Handinnenflächen, Fußsohlen).

„Sonderformen":

Ectodermosis pluriorificialis Fiessinger-Rendu
mit Allgemeinerscheinungen, wie Fieber, erhöhte Blutsenkung, Leukocytose.

Dermatostomatitis Baader,
welche keine wesentlichen Unterschiede zur Ectodermosis pluriorificialis aufweist.

Stevens-Johnson-Syndrom,
schweres Krankheitsbild mit Stomatitis und Conjunctivitis, sepsisartiger Zustand.
Zusammenfassung dieser drei Sonderformen als *Syndroma mucocutaneum oculare Fuchs von Proppe 1949.*

Die weniger intensiven Veränderungen können als:
Erythema exsudativum multiforme minor
und bei Intensivierung der Allgemeinerscheinungen als
Erythema exsudativum multiforme major
bezeichnet werden.

Histologisch: Spongiose und intracelluläres Ödem der Epidermis neben Ödem und entzündlichem Infiltrat im Corium in variabler Stärke. Die Blasen liegen subepidermal. Blasengrund mit Eosinophilen durchsetzt. Der Typ der Blasenbildung ist nicht einheitlich und kann von der Basalmembran aus gesehen als sub- bzw. supralaminär, einschließlich intraepidermal entwickelt sein. Ödem, Zellschwellung bis zur Nekrolyse stellt offenbar eine Intensivierung eines gleichartigen pathogenetischen Vorgangs polyätiologischer Genese dar.
Die *Ursache* des Erythema exsudativum multiforme ist vielgestaltig, sowohl allergische Arzneimittelexantheme als auch idiopathische Formen oder Zuordnung zum rheumatischen Formenkreis im Einzelfall diskutabel. Besondere Beachtung fand in den letzten Jahren der Zusammenhang mit Viren, Mykoplasmen. Häufig vorausgehender Herpes simplex und Wertung des E.e.m. als Virusid (s. Ide) (S. 441).

Therapie: Corticosteroide oral.

Erythema infectiosum (Megaloerythem)
(s. S. 347)
Neigung zu circinären Formen, charakteristisch die Bluteosinophilie in der 3.–4. Woche. (In den Jahren 1958–1959 offenbar identisch mit der sogenannten Margarine-Erkrankung, die als Allergie auf Margarine-Emulgatoren diskutiert wurde.)

Erythema nodosum
(s. S. 217)
Schmerzhafte rote, sogenannte heiße Knoten auf der Streckseite vornehmlich der Unterschenkel. Disseminierung und Ausbreitung auf alle Extremitäten möglich.

Histologisch: In Abhängigkeit von der Dauer der Vasculitis um perivasculäre Infiltrate, die vornehmlich aus Lymphocyten bestehen. Endothelproliferationen an größeren Gefäßen, insbesondere zeigen Venen massive Durchsetzung der Gefäßwände mit entzündlichen Zellen im akuten Stadium.
Von Miescher wurden charakteristische Histiocyten in palisadenförmiger Anordnung beschrieben.
In der Subcutis: Radiarknötchen.

Pathogenese: Das Erythema nodosum kann als Vorläufer des Boeckschen Sarkoids bzw. als dessen akute Phase aufgefaßt werden.
Im Kindesalter ist eine Beziehung zur Tuberkulose und im Erwachsenenalter zu chronischen Rheumaformen als immunologisches Phänomen nicht zu übersehen.
Nodöse Erytheme auch bei lepromatöser Lepra und Lepra in reaction als Erythema nodosum leprosum, weiter bei dem Morbus Behçet. Auch bei diesen Formen erstrecken sich die histologisch faßbaren Veränderungen in die Subcutis.

Therapie: Kühle Umschläge und Abwarten zur Rückbildung. Corticosteroide wirken prompt. Antiphlogistica ebenfalls zu empfehlen.

Erythematodes
(s. S. 275–277)
Erythematodes gilt als Prototyp einer Autoaggressionskrankheit.

Tabelle 317. Übergänge zwischen den verschiedenen Formen des Erythematodes. [Nach: Röckl, H.: Z. Haut- u. Geschl.-Kr. **46**, 586 (1971)]

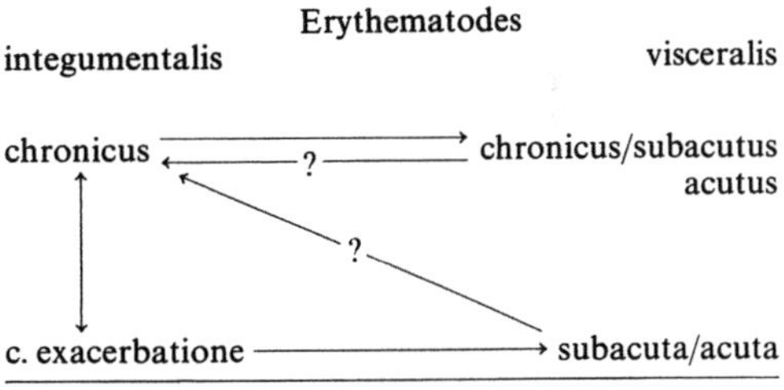

Erythematodes		
integumentalis		visceralis
chronicus	←— ? —→	chronicus/subacutus acutus
↕	↖ ? ↘	
c. exacerbatione	——→	subacuta/acuta

Einteilung des Erythematodes nach Haserick:
1. E. ohne klinische Erscheinung, lediglich Laborcharakteristika, wie: LE-Faktor positiv.
2. Nicht systemischer, nur auf die Haut begrenzter Erythematodes unter dem Bilde des discoiden Erythematodes mit histologisch deutlicher lymphocytärer Proliferation und Hyperkeratose.
3. Systemischer Erythematodes mit Hautveränderungen variabler Form.
4. Systemischer Erythematodes ohne dermatologische Zeichen.

a) *discoides chronicus*
Der Schwerpunkt der Erkrankung liegt auf der Haut, nur geringe allgemeine Symptome. Scharf begrenzte, rötlich-livid tingierte Herde mit zentralen, follikulären Hyperkeratosen, die zapfenförmig in die Follikelöffnungen hineinragen.
Im Zuge der weiteren Entwicklung zentrale Atrophien, Depigmentierungen, Teleangiektasien.
Auf dem Kopf narbige Alopecie.

b) *subacutus*
Hier stehen mehr papulöse ödematöse Veränderungen besonders im Gesicht und an den Ohren im Vordergrund. Weiterhin Livedo racemosa mit Beinulcerationen. Differentialdiagnostisch ist von seiten der exanthematischen Veränderungen eine polymorphe Lichtdermatose in Erwägung zu ziehen, die sich aber nicht selten in weiterer Entwicklung als Erythematodes entpuppt. Erythemschwelle auf UV erniedrigt. Im weiteren Verlauf mündet der viscerale Erythe-

matodes in eine Nephritis ein, die mit Urämie endet.

Histologisch in Abhängigkeit von dem jeweiligen Typ des Erythematodes:

Atrophie der Epidermis mit basaler Liquefaktion. Epidermotropie des Lymphocyteninfiltrats, welches eine Proliferationstendenz mit den verschiedensten Stufen der Lymphocytenentwicklung erkennen läßt. Isolierte tief liegende lymphocytäre Inseln = Erythematodes profundus.

Charakteristisch die durch Immunfluorescenz nachzuweisende Adsorption von Gamma-Globulinen an der veränderten z. T. mehrschichtigen Basalmembran der Epidermis und Besetzung der Lymphocyten mit Fluorescein-Natrium-markiertem Anti-Gamma-Globulin.

Literatur

Haustein, U.-F.: Elektronenmikroskopische Untersuchungen über die Epidermis-Korium-Grenze bei Lupus erythematodes. Dermatologica (Basel) **145**, 256 (1972).

Entsprechende Veränderungen auch an der Basalmembran der Niere.

c) *acutus*

Vornehmlich bei Frauen, Einmündung in eine verrucöse Endokarditis (Libmann-Sacks-Syndrom), bzw. in eine Urämie.

Exacerbationen des Erythematodes im Frühjahr zu Beginn der Insolation und insbesondere nach längerer Insolationskarenz.

Die wesensmäßige Verbindung zwischen discoidem Lupus erythematodes und systemischem Lupus erythematodes wird durch Vergleich allgemeinklinischer Daten hervorgehoben, wie:

Gelenkschmerzen, Erhöhung der Serumglobuline, Leukopenie, Thrombopenie beim discoiden Erythematodes, während Fieber und Nieren- sowie Herzbeteiligung und LE-Zellen im Blut nur beim sog. systemischen Erythematodes vorkommen.

Serologie

a) Indirekter Immunfluorescenz-Test spricht weitgehend für Erythematodes.
b) LE-Zellen bei akuten Stadien des Erythematodes zu 80 bis 90% positiv.
c) Nucleoprotein-Latex-Agglutinisationstest positiv; Antihumanglobulin-Konsumptionstest-empfindlicher Nachweis (Steffen).
d) Loose-body-Test.
   Anticytoplasmatische Antikörper und Serumkomplementbestimmung sind weitere Hinweise.

Therapie:

In Abhängigkeit von dem Ausprägungsgrad: Resochin, Corticosteroide, Immunsuppression und Lichtschutz der Haut. Überlebenszeit des systemischen Erythematodes nach 10 Jahren $\approx 60\%$).

Erythrasma

(s. S. 329)

Infektion mit *Coryne-Bakterien* unter den Achseln, Oberschenkeln, Genitaldreieck.

die Skrotalhaut ist ausgespart, während die sonstigen Veränderungen auf der Haut sich durch recht scharfe Begrenzung, Rötung und Schuppung u. Juckreiz auszeichnen.

Charakteristisch ist die ziegelrote Fluorescenz im Wood-Licht.

Therapie: Erycin, Tetracycline oral. Lokal: Corticosteroid + Vioform.

Erythrodermien

Aus historischen Gründen Unterscheidung in primäre Erythrodermien und sekundäre Erythrodermien.

Primäre Erythrodermien:

Dermatitis exfoliativa generalisata subacuta Wilson-Brocq

Schwere Dermatose, die in 4—8 Monaten abheilen kann. Entwicklung innerhalb von 10—14 Tagen.

Erythrodermia desquamativa Leiner

Die sogenannte seborrhoische Erythrodermie beim Säugling im ersten Trimenon.

Vorläufer ausgeprägter seborrhoischer Dermatitiden, die später mit chronischer Conjunctivitis, Alopecie auf dem Boden einer dermatitisch veränderten Kopfhaut und flächigen seborrhoischen Herden am Stamm, die langfristig bestehen bleiben können, verlaufen.

Pityriasis rubra Hebra

Langsamer schleichender Beginn, ausgeprägtes Bild in Monaten bis Jahren. Im Vordergrund steht eine kleienförmige Schuppung mit Vergrößerung der Lymphknoten. Später Ausfallen der Kopfhaare und der sekundären Geschlechtsbehaarung, Nachlassen der Schweiß- und Talgsekretion, Atrophie der Haut. Die Zuordnung zur Retikulose kann rückblickend zu den beschriebenen Fällen nicht in Abrede gestellt werden.

Sekundäre Erythrodermien

Erythrodermie, kongenital, ichthyosiform,
Skleroedema Buschke,
Erythematodes acutus,
erythrodermisches endogenes Ekzem,
erythrodermisches vulgäres Ekzem,
seborrhoische Erythrodermie,
psoriatische Erythrodermie, Pityriasis rubra pilaris erythrodermica,
Lichen ruber acutus,
lymphatische Erythrodermien,
erythrodermische chronische Retikulosen der Haut,
erythrodermisches großfollikuläres Lymphoblastom.

Erythromelalgie

(s. S. 215)

Schmerzattacken unter *Wärmeeinwirkung* an Händen und Füßen von einigen Minuten bis Stunden Dauer.

Lividrote Hyperämie, Verschlimmerung bei Stase. Gelegentlich verbunden mit Hochdruck und Polycythämie, keine Parästhesien.

Therapie: Dihydro-ergotamin.

Erythroplasie Queyrat

(s. S. 440)

Dem Morbus Bowen äquivalente Veränderung an der Übergangsschleimhaut der Glans penis in Form

Tabelle 318. Exantheme, akute, infektiöse im Kindesalter

Erkrankung	Erreger	Inkubationszeit	Exanthemtyp	
Masern	Masernvirus	9–11 Tage	Enanthem, Epithelnekrose der Wangenschleimhaut, Koplikscher Flecke	hinter den Ohren beginnendes großflächiges zinnoberrotes bis lividrotes Exanthem mit stecknadelkopfgroßen follikulären Knötchen
Scharlach	Streptokokken Virus (?)	2–5 Tage	Enanthem, Himbeerzunge nach Abstoßen des Zungenbelages	Allgemeine Rötung, durchsetzt mit dunkelroten kleinsten Pünktchen, zunächst an Hals, Brust und Rücken. Aussparung des Kinn-Mund-Dreieckes
Röteln	Virus	14–21 Tage	occipitale retroauriculare Lymphknotenschwellung, Enanthem	Erythem cranial betont
Erythema infectiosum	?	7–14 Tage	Enanthem, fleckförmig	variables urticarielles Erythem
Exanthema subitum (Säuglinge, Kleinkinder)	?	7–9 Tage		variables rubeoli-morbilliformes Exanthem

scharf begrenzter, flach-erhabener intensiv lackglänzender purpurner Herde. Zugehörig zu den Präcancerosen, obwohl dieses Stadium bei intraepidermaler Proliferation bereits Charakteristika des beginnenden malignen Wachstums aufweist.

Therapie: Röntgenbestrahlung, lokal: 5-Fluor-uracil-Salbe.

Exantheme
(s. S. 383, Tabelle 318)

Fibroma
(s. S. 33)
a) *durum.* Bis erbsengroße, derbe, häufig lividbräunliche verfärbte Knötchen.
b) *molle.* Von weicher Konsistenz gestielt als Fibroma pendulum. Konsistenz ist abhängig von der Kompaktheit der Zellbesetzung und der Kollagenbildung (Fibrocyten).

Fingerknöchelpolster (Knuckle pads).
Kissenartige Verdickungen an den Endphalangen.
Histologisch sowohl Epidermis als auch Bindegewebe vermehrt.
Therapie: Versuch mit Corticosteroiden intraläsional.

Folliculitis decalvans capillitii
(s. S. 95)
Intrafollikuläre Abszedierung mit perifollikulärer Entzündung, peripher fortschreitend, einmündend in narbige Alopecie.

Histologisch: Abakterieller Vorgang mit plasmacellulärer Infiltration.
Therapie: Corticosteroid-Tinktur.

Folliculitis nuchae scleroticans
Folliculitis keloidalis
Dermatitis papillaris capillitii
(s. S. 328)
Wulstförmige Keloide im Nacken.
Histologisch ausgeprägtes Granulationsgewebe mit Plasmazellen.
Sonderform einer Reaktion auf follikuläre Staphylokokkeninfektion. Häufig bei dunkelhäutigen Rassen.
Therapie: Corticosteroide intraläsional, Röntgenstrahlen, Excisionen, Epilation.

Fox-Fordycesche Krankheit
(s. S. 169)
Halbkugelförmige Papeln, starker Juckreiz, Erkrankung der apokrinen Drüsen, verbunden mit verminderter Haarbesetzung, vornehmlich in den Achselhöhlen und in der Pubisregion.
Funktionell auch als apokrines Schweiß-Retentions-Syndrom aufzufassen, mit keratinöser Obstruktion und Ruptur des oberen Schweißdrüsenausführungsganges, Begleitvasculitis. Frauen sind häufiger als Männer befallen, Alter zwischen 10—35 Jahren bevorzugt.
Therapie: Corticosteroide intraläsional.

Frambösie
Erreger: Treponema pertenue
Infektionsweg: Meistens im Kindesalter durch direkten Kontakt, Übertragung auch durch Fliegen. Klassifizierung entsprechend der Syphilis. Primäraffekt, vornehmlich an Füßen und Unterschenkeln in Form ovaler Erosionen mit granuliertem Wundgrund.
Exophytisches Wachstum der Hautveränderungen im *Sekundärstadium* („himbeerartig").
Im *Tertiärstadium* tiefe Geschwüre mit narbiger Abheilung. Arthralgien, Osteoporose, juxtaartikuläre Knoten, ulcerative Verstümmelungen im Gesicht. Kein Befall innerer Organe oder des Nervensystems, keine kongenitalen Formen.
Therapie: Wie bei der Syphilis I/II (s. S. 480).
Seroreaktionen zeigen keine Differenzen gegenüber der Syphilis. Die serologischen Reaktionen bleiben häufig positiv, ohne daß dadurch das therapeutische Vorgehen beeinflußt wird.
Inwieweit die klimatischen Charakteristika der tropischen Waldregionen Afrikas für die Entwicklung der Erkrankung verantwortlich sind, steht zur Diskussion.

Furunkel s. Pyodermien
(s. S. 328)

Gangränentwicklung an der Haut
(s. S. 215)
Durch *äußere* Einwirkungen, Hitze, Kälte, Röntgenstrahlen, chemische Irritation, Infektion, Artefakte.
Bei hochgradigen *Durchblutungsminderungen:* Gefäßverschluß (Thrombosen), Gefäßwandschädigung (Vasculitiden, Panvasculitis nodosa) besonders bei Diabetes.
Therapie: Entsprechend der Pathogenese.

Geschlechtskrankheiten
(s. Tabelle 319)

Gicht (Harnsäuretophi)
(s. S. 149)
insbesondere an Ohrmuscheln und Fingergelenken, von harter Konsistenz, gefüllt mit bröckligen weißen Massen, die auf Murexidprobe positiv reagieren.
Therapie: Hemmstoff der Harnsäurebildung (Allopurinol), Aktivierung der Harnsäureausscheidung (Probenecid).

Glomus-Tumor (Angiomyoneurom)
(s. S. 249)
Druckschmerzhafte blaurote rundliche Tumoren, häufig subungual, selten generalisierend. Glomuszellen gehen von der arteriovenösen Kurzschaltung der Endstrombahn aus. Glomustumoren bestehen aus Epitheloid-Zellen, die mit dem *Hämangiopericytom* gewisse Gemeinsamkeiten aufweisen.
Funktionell wird die Glomuszelle durch Nervenreize zur Kontraktion gebracht, entsprechende Kontakte von Nervenfasern sind nachgewiesen; weiterhin scheint die Glomuszelle (wie die Herzmuskelzelle) eine Eigenkontraktilität zu besitzen.
Solitärer Glomus-Tumor ist kälteempfindlich im Gegensatz zu *systematierten* Formen.

Tabelle 319. Geschlechtskrankheiten im weiten Sinn (*nicht* nach dem Gesetz)

	Erreger	Krankheit
Spirochaeten	[a]Treponema pallidum	Syphilis
	[b]Treponema pertenue	Framboesia (Jaws)
	[b]Treponema carateum	Pinta (Carate)
Bakterien	[a]Neisseria gonorrhoeae	Gonorrhoe
	[a]Haemophilus ducreyi	Ulcus molle
	Donovania klebsiella granulomatis	Granuloma venereum
	„I" Mycoplasma (PPLO)	
	„Pseudogonokokken"	Urethritis non specifica
	Mimae	Vulvitis et Colpitis non specifica
	Andere Bakterien	
Viren	*Chlamydia* (Miyagawanella lymphogranulomatis)	Lymphogranuloma inguinale (venereum)
	Papova-Gruppe (Kondylom-Virus)	Condylomata acuminata
	Herpes-Virus Typ 2	Herpes progenitalis, Cervix-Carcinom
Protozooen	Trichomonas vaginalis	Trichomoniasis
Fungi	Candida albicans	Moniliasis
Phthirii		
Sarcoptes scabiei		

[a] Meldepflichtig.
[b] Infektion durch einfachen Kontakt, auch Fliegen (sog. nicht-venerische Treponematose).

Glossitis mediana rhombica
Fehlbildung in der Mittellinie des Zungenrückens. Glatte oder gefurchte, zum Teil erosive Herde im hinteren Abschnitt des Zungenrückens. Weiche Konsistenz, Abgrenzung vom Carcinom auf Grund der typischen Lokalisation, der Weichheit und der rhombischen Zungenveränderungen möglich.

Therapie: Aufklärung des Patienten über den benignen Charakter des Prozesses, ggf. Corticosteroid-Lutschtabletten.

Glossodynie
Brennen und Schmerzen der Zunge ohne sichtbare Veränderung. Häufig isoliertes Symptom (psychosomatisch) ohne Zusammenhang mit internen Störungen, nach denen aber immer gefahndet werden muß.

Gonorrhoe
Erreger: Gonokokken (Neisseria gonorrhoeae). Gramnegative, extra- und intracelluläre Diplokokken im leukocytenhaltigen Sekret; Ansiedlungsorte am Plattenepithel bevorzugt.

Infektion: Durch Geschlechtsverkehr, Schmierinfektion bei Conjunctivitis oder Vulvitis infantum.

Inkubationszeit: 2–3 Tage, Verlängerung bis zu 2 Wochen beobachtet (durch Antibiotica, z.T. in *Spuren,* z.B. Nahrungsmittel).

Gonorrhoe des Mannes: Urethritis anterior/posterior. Komplikationen: Prostatitis, Epididymitis (etwa nach 14 Tagen), Proctitis (homosex.), Tonsillitis, Sterilität durch Verlegen der abführenden Samenwege. Selten Monarthritis und Sepsis gonorrhoica benigna.

Gonorrhoe der Frau: Cervicitis, Urethritis, Bartholinitis und Proctitis, in 80% symptomarm.
Exacerbation und Komplikationsgefahr während der Menses, dann auch günstiger Zeitpunkt zur mikrobiologischen Sicherung.
Komplikationen: Adnexitis, Salpingitis, Salpingoophoritis. Selten Monarthritis gonorrhoica, Sepsis gonorrhoica benigna. Fitz-Hughes-Curtis-Syndrom (Perihepatitis gonorrhoica), Tonsillitis gonorrhoica.

Begleitende Hautveränderungen: Diskrete Keratose an Hand- und Fußsohlen, Pyodermien im Genitalbereich.

Diagnose: Sekretentnahme mit der Platinöse von der Urethra beim Mann (ev. nach Prostatamassage),
von Cervix, Urethra, Exprimat der Bartholinischen Drüsen und Rectum bei der Frau.
Urethralabstrich beim Manne mit Methylenblau- und Gramfärbung.
Bei der Frau immer Kultur, am besten auf Selektivnährboden, im Exsiccator anaerob und im Brutschrank bei 37° C inkubieren.
Nach 18–24 Std verdächtige Kolonien mit Oxidase-Reagenz betropfen. Oxidase-positive Kolonien werden schwarz. In Zweifelsfällen noch Zuckerfermentation. Zur Abgrenzung von der sogenannten unspezifischen Urethritis oder auch von der Trichomonaden-Urethritis ist auch beim Manne die Kultur unumgänglich.
Siehe Urethritis.

Therapie: Seit Jahren besteht ein Trend zur relativen Resistenz gegen Antibiotica und damit eine erzwungene höhere Dosierung.
Benzylpenicillin-Procain: 4 Mega (Einzeldosis), 2 × 4 Mega besonders bei Frauen mit Proktitis oder anderen Komplikationen.
Ampicillin: 3,5 g/Tag oral.
Doxycyclin (Vibramycin): 300 mg Einzeldosis oral, (2 × 300 mg bei ♀).
Minocyclin (Klinomycin): 300 mg Einzeldosis oral, (2 × 300 mg bei ♀).
Gentamycin: 280 mg i.m.
Trimethoprim (80 mg) und Sulfa-methoxazol (400 mg): (Bactrim) 3 × 2 Tabletten über 5 Tage.

Heilungsfeststellung: 2 × kulturell negativ. (Nach 3 Monaten Seroreaktionen auf Lues).

Urethritis postgonorrhoica
Immer kuturell auf Trichomonaden untersuchen (30% Go und Trichomonadenurethritis gleichzeitig).

Granulome der Haut
(s. Tabelle 320, S. 446).
Ohne Bindung an bestimmte Latenzzeiten histologisch geprägte Form einer Gewebsreaktion auf verschiedenartige körperfremde Substanzen unter Entwicklung derber, meist livid-bräunlicher Knötchen, z.T. subcutan, plattenförmig. Die lymphocytäre und auch partiell leukocytäre Reaktion kann die Fettläppchen der Subcutis mit einbeziehen.
Übergänge zu den entzündlichen Granulomen mit Erregernachweis bei Tuberkulose, tiefen Mykosen; unter dem Bilde einer nekrotisierenden, granulomatösen Entzündung mit Riesenzellen.

Sonderform: Fremdkörperreaktion allergischen Typs nach Insulininjektionen mit späterem Übergang in Nekrobiosis.

Granuloma anulare
Ringförmige, zum Teil serpiginöse Gruppierung blasser bis rötlicher Knoten mit peripherem Wachstum und zentraler Einsenkung.

Histologisch zeigt sich ein nekrobiotischer fibrinoider, zentraler Herd, der von Epitheloidsäumen umgeben ist. Beim Granuloma anulare wurden auch im Gegensatz zu den rheumatischen Knötchen keine Adsorption von Antigammaglobulin mittels der Immunfluorescenztechnik nachgewiesen.
Ein Unterscheidungsmerkmal ist die Mucinablagerung im Granuloma anulare, die bei den rheumatischen Knötchen in den Hintergrund tritt. Generalisierung möglich.
Im Sommer stärker ausgeprägt als im Winter.

Therapie: Rückgang häufig nach Probeexcision, Corticosteroide intraläsional.

Tabelle 320a. Mononucleäre Granulome. (Nach Pinkus, 1969)

Infektions-krankheiten	Histio-cyten	Lympho-cyten	Plasma-zellen	Ver-käsung	Lokalisation	Nachweisbare ursächliche Substanzen
Tuberkulose	(+) bis +++	+ bis +++	–	0 bis (+)	oberflächlich bis tief	säurefeste Bazillen + bis 0
Lepra lepromatosa	++	+	(+)	0	verschieden, perineural	säurefeste Bazillen ++ bis ++++
Lepra, tuberkuloid	+++	+	(+)	0	verschieden, perineural	(+) bis 0
Syphilis	++	++	++	+ bis +++	tief	keine
Sarkoidose	++++	0 bis +	–	(+)	oberflächlich und tief	keine
Histoplasmose	+++	+	–	0	mittlere Dermis	intracelluläre Körper
Leishmaniasis, Frühstadium	+++	++	+	0	oberflächliche Dermis	intracelluläre Leish-manien
Leishmaniasis, Spätstadium	+++	+	–	0	oberflächliche bis mittlere Dermis	0
Fremdkörper-granulome, Paraffinom	++++	(+)	–	0	tiefe Dermis	
Siliciumgranulom	++++	+	–	0	verschieden	polarisierende Kristalle
Zirkoniumgranulom	++	++	–	0 bis (+)	oberflächlich	keine
Berylliumgranulom	+++	+	–	+++	verschieden	keine

Tabelle 320b

Öl-Granulome Paraffinom	*Lipogranulome*	*Fremdkörper-Granulom*	*Sarkoidale Reaktion*
Injektionen (Kosmetik)	Traumatisch: Druck, Schlag Vasculäre Störung (idiopathisch)	Trauma (chirurgische Nähte), Tätowierung, Talgdurchbruch, u. a.	Resorption: Talk, Beryllium, Quarz, Zirkonium; a) lokale Reaktion b) system. Reaktion Infektion: tuberkuloide Lepra, Sarkoidosis, Viren, Bakterien
Fremdkörper-Reaktion, Ölcysten, Fettzellnekrosen, „Schweizer Käse-Muster" derInfiltrationen im Fettgewebe	Lipophages Granulom, keine Doppel-brechung	Lymphocytäres Granulom, Riesenzellen, Doppelbrechung	Epitheloidzellen, wenig Lymphocyten. Doppelbrechung bei Silicaten und Sarkoidosis

Granuloma eosinophilicum
(s. S. 451)

1. *Zugehörig zur Histiocytosis X* mit Beteiligung innerer Organe als Reticulogranuloma eosinophilicum cutis. Histologisch dichte Durchsetzung der retikulärhistiocytären Infiltrate mit granulierten eosinophilen Leukocyten.
   Verlaufsform
   a) Unter dem Bilde einer „seborrhoiden Dermatitis" des behaarten Kopfes mit braun-roten konfluierenden Papeln und Knötchen. Dabei Neigung zur Ulceration im Bereiche konfluierender Herde.
   b) Tiefer liegende subcutane Granulome im Fettgewebe mit Ulcerationsneigung.
2. *Granuloma eosinophilicum faciei*
   Ohne Zugehörigkeit zur Histiocytosis X. Solitäre oder multiple, runde, braun-violette, etwa kirschkerngroße Tumoren, ggf. mit halbkugelig eingezogenen Follikeln (Apfelsinenhaut).

Therapie:
zu 1. Corticosteroide systemisch, Cytostatica, Röntgen.
zu 2. Intraläsional Corticosteroide, Röntgentherapie.

Granuloma glutaea infantum
(s. S. 329)
Kissen- oder plattenartige Infiltrationen, die sich innerhalb von 4–6 Monaten spontan zurückbilden. Histologisch handelt es sich um ein polymorphzelliges granulomatöses Infiltrat mit reichlichen Eosinophilen, das bis in die Subcutis hinabreicht. Diese Erkrankung tritt nach einem Windelekzem auf und zeigt neben den weder spontan noch druckschmerzhaftigen Granulomen eine mäßige regionäre inguinale Lymphknotenvergrößerung.

Granuloma gangraenescens
Granulomatosis nasi
(s. S. 217)
Granulomatöse Wucherung ausgehend vom Nasen-/Rachenraum mit destruktiver Tendenz wie Knocheneinschmelzung.
Bei Systematisierung auch cutane kleine, zum Teil bis linsengroße Herde mit typischer Granulombildung.
Diese Systematisierung ist in Zusammenhang mit sich einstellenden Nierenstörungen als Ausdruck einer periglomulären Nephritis mit zentraler Verkäsung charakteristisch für die *Wegenersche Granulomatose,* die sich auf Grund des Nierenbefundes (diffuse Glomerulonephritis) von der Periarteriitis nodosa als Systemerkrankung abgrenzen läßt.
Die Granulomatosis nasi kann *therapeutisch* mit Corticosteroiden, ggf. in Kombination mit Cytostatica in Form einer Immunsuppression beherrscht werden. Die Wegenersche Granulomatose spricht auf die gleiche Therapie an, erfordert dann aber eine mehrjährige Behandlung dieser Art mit sorgfältiger Kontrolle; die Medikation kann als Intervallbehandlung in der Form vor sich gehen, daß 3 Tage in der Woche Corticosteroide gegeben werden, die übrige Zeit Cytostatica, auch läßt sich eine Corticosteroiddosierung ein über den anderen Tag durchführen.

Granuloma teleangiectaticum
(s. Tabelle 321)
Etwa kirschkerngroße, weiche, rötliche Tumoren mit erosiver Oberfläche.
Naevoider Gefäßtumor mit primärer Capillarsprossung.

Granuloma pyogenicum
Als Reaktion auf eine Infektion mit sekundärer Capillarwucherung, morphologisch dem Granuloma teleangiectaticum ähnlich.
Bei beiden Granulomformen geht anamnestisch häufig eine Traumatisierung voraus.
Therapie: Excision (an Melanom denken!), Diathermie.

Granuloma venereum (Donovaniosis)
(s S. 444)
Ulcus an den Geschlechtsorganen mit lokaler Ödembildung. Progrediente Entwicklung mit mutilierenden Veränderungen am Penis.
Erreger: Klebsiella (Donovania) granulomatis.
Cytologisch sind im Abstrichpräparat von der Ulcusfläche Donovansche Körperchen extra- und intracellulär nachzuweisen.
Ein primärer Befall der Lymphknoten durch Klebsiella liegt nicht vor.
Therapie: Tetracycline 1 g/die über einen Monat.

Granulomatosis disciformis chronica et progressiva (Miescher)
(s. S. 148)
Flache, recht scharf abgesetzte rötlich braune Herde mit Gefäßzeichnung.
Das *histologische* Bild des Granuloms mit Riesenzellen entspricht weitgehend dem Bild der Nekrobiosis lipoidica, so daß die Zuordnung zur Granulomatosis disciformis mehr willkürlich ist, wenn die extracelluläre Lipoidablagerung in den Hintergrund tritt und sclerodermieartige Veränderungen sich andeuten.
Therapie: Corticosteroide intraläsional.

Granulomatosis rubra nasi
(s. S. 157)
Stecknadelkopfgroße rote Knötchen mit dort lokalisierter Hyperhidrose.
Entwicklung auf Grund einer regionären Hyperhidrosis mit Schweiß-Retentionssyndrom.

Gynäkomastie
(s. S. 60)
Mehr oder weniger ausgeprägte Entwicklung eines Brustdrüsenkörpers beim Mann durch:
1. Lebererkrankung (ggf. in Kombination mit Digitalismedikation),
2. Oestrogen produzierende Tumoren,
3. endokrinologische Situation beim Klinefelter-Syndrom,

4. Mamma-Carcinom.
   Entwicklung auch bei lepromatöser Lepra. (Pseudohermaphroditismus bei massiver Anwendung von Oestrogen-Salben, Oestrogen-Haarwässern.)

Hämangiome
(s. Tabelle 321)
Unter Berücksichtigung des histologischen Befundes mit Verlagerung des Schwerpunktes auf Zwischengewebe werden die Hämangiome histologisch als Hämangio-Fibrom, Fibro-Hämangiom und Hämangio-Lymphangiom unterschieden.

Haemangioma cavernosum
1. Aus der Haut ragende reiskorn- bis handflächengroße Geschwülste.
2. Tiefer bis subcutan liegende Veränderungen (Übergangsformen).
   Spontanremissionen bis zum 12. Lebensjahr in über 90%.
   Thrombocytenagglutinationen im Geschwulstlumen unter Entwicklung von Gerinnungsstörungen bei großen cavernösen Hämangiomen- = *Kasabach-Merrit-Syndrom.*
   Multiple cavernöse Hämangiome der Haut und innerer Organe verbunden mit disseminierter Chondromatose oder Dyschondroplasie werden als *Mafucci-Syndrom* bezeichnet. Neigung zu Angiosarkom und Chondrosarkom

Haemangioma planum, Haemangioma simplex
Flache, in der oberen Haut liegende Variation des cavernösen Hämangioms.

Haemangioma senile
Um das 40. Lebensjahr bereits auftretende Gefäßerweiterungen, also gutartige Hämangioblastome.

Davon wesensverschieden die *Feuermäler: Naevus flammeus lateralis*
Bei der Geburt bereits vorhandene Blutgefäßektasie (venöse Capillarhyperämie). *Keine* Geschwülste. Vornehmlich segmentale Anordnung (2. Trigeminusast), *selten* Rückbildung

Naevus flammeus medialis = Naevus Unna
Erweiterung des subpapillären Gefäßnetzes, dominant erblich.
Rückbildung in den ersten 2 Jahren (Stirn). Typische Lokalisation: Hinterhaupt, Nacken oder Nasenwurzel, Stirnmitte.

Hämochromatose
(s. S. 111)
Braune, diffuse Pigmentierung der Haut auf Grund einer erhöhten Melaningranulastimulation in der Epidermis bei Hämosiderinablagerung im Corium.
Primäre idiopathische Hämochromatose mit erhöhter Eisenresorption, autosomal dominant.
Auch *sekundäre* Formen auf Grund eines erhöhten Eisenangebotes (Pigmentierung nach parenteraler Eisentherapie, Gartmann 1972).
Eisenthesaurismose *mit* Funktionsstörung der befallenen inneren Organe (Pankreas, Leber, Hoden).
Eisenthesaurismose *ohne* funktionelle Störung wird als *Hämosiderose* bezeichnet.

Tabelle 321. Fehlbildungen der Gefäße

Als reaktive Proliferation	Granuloma teleangiectaticum
Bei Stoffwechselstörungen (Leber)	Spider-Naevus
Gefäßnaevi als Gefäßerweiterungen	Capillarer Naevus Portweinnaevus
Hämangiom als Reticuloendothelioma capillare	capilläre, tuberöse, kavernöse Formen
In Verband mit degenerativen Veränderungen	Senile Angiome Senile Ektasien Capillare Aneurysmen
Als eigentliche Neubildungen	Glomustumor Hämangiopericytom Kaposi's Sarkom Lymphangiosarkom Hämangioendotheliom Hämangiosarkom und diffuse maligne Proliferation des Gefäßendothels

Therapie: Aderlaß (Kalk), 400 ml Blut entfernen etwa 160 mg Eisen.
Desferal.

Hämorrhagische Hautnekrosen
(s. S. 236)
Häufig als *Sanarelli-Shwartzman-Phänomen* gedeutet, zum Beispiel als Zweitinfektionskrankheit bei Sepsis und zusätzlicher Hautinfektion.
Auch als *Arthus-Phänomen* mit sekundärer Hämorrhagie.

Als Sanarelli-Shwartzman-Phänomen bei
1. septischem Abort,
2. Meningokokkensepsis,
3. Purpura variolosa,
4. Purpura fulminans.

Damit verbunden Aktivitätsverlust von Gerinnungsfaktoren.
Die dabei auftretenden hämorrhagischen Phänomene werden als *Verbrauchscoagulopathie* durch Ausfall von Fibrin in den Gefäßendstrecken gedeutet mit Thrombocytopenie.
Pharmakoanalytisch wird diese Vorstellung durch die *therapeutischen Erfolge* mit intravenöser Infusion von α-Heparin 5000—10000 E/500 ml unterstützt.

Hämorrhoiden
(s. S. 230)
Livid-rote, zusammendrückbare, ggf. aber fest-elastische, bis pflaumengroße Tumoren im Analring. Varicöse Erweiterungen und Ausstülpungen der oberflächlichen Gefäße des Enddarmes.
Bei Hämorrhoiden immer Rectumcarcinom ausschließen.

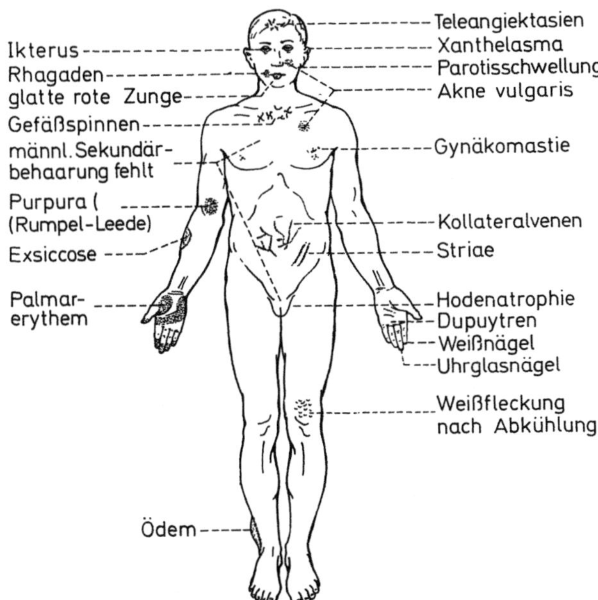

Abb. 118. Hautveränderungen bei chronischen Lebererkrankungen. [Martini, G. A.: Z. ärztl. Fortbild. **48**, 190 (1959)]

Therapie: Verödung mit dem Protoskop nach Blond. Bei dieser Technik wird das Protoskop in den Anus eingeführt und im Bereiche der durch Hämorrhoiden bedingten Verwölbung streng submukös eine Injektionsserie ringförmig mittels einer Sklerosierungslösung und einer besonderen Tropfspritze durchgeführt. Die Injektion wird in die Mitte oder in den oberen Teil der sich vorwölbenden Knoten vorgenommen. Durch diese Behandlung wird eine Entzündung induziert, die mit einer Verklebung der stark erweiterten Bluträume verbunden ist. Empfohlen auch Kryotherapie.

Hand-, Fuß-, Mundkrankheiten
(s. S. 344)

Erreger: Coxsackie-Virus Typ A.
Inkubationszeit: 4—8 Tage.

Exanthemtyp
Exanthem mit Bläschenbildung
Entwicklung der Erytheme zu kleinen Bläschen, besonders palmar und plantar.
Papulöses Exanthem an Nates und Oberschenkeln.
Chronische Verlaufsformen beschrieben.

Haut und Leber
(Abb. 118)

Heberdensche Knoten
Linsengroße symmetrisch angeordnete Exostosen an den distalen interphalangealen Gelenken.
Rheumatische Pathogenese.

Hemiatrophia faciei
Halbseitenatrophie der Hautgewebsschichten im Trigeminusbereich.

Herpes gestationis
Polymorphe, vesiculöse Eruptionen vom Typ subepidermaler Bläschen auf dem Boden dermatitisch veränderter Haut in der zweiten Schwangerschaftshälfte.
Intensiver Juckreiz.
Differentialdiagnostische Abgrenzung zur Dermatitis herpetiformis, Impetigo herpetiformis und Psoriasis pustulosa u. Progesteron-Dermatitis (autoimmun)

Therapie: Corticosteroide 15—20 mg täglich.

Herpes simplex
(s. S. 344)

a) Primärinfektion.
b) Selten rezidivierende Verlaufsweisen mit Intervallen von 1—2 Jahren.
c) Der eigentliche Herpes recurrens mit den Erregertypen:
   Virustyp 1: Vor allem im Gesicht, Oberkörper und Mundschleimhaut
   Virustyp 2: Im Genitalbereich (s. Nasemann)

Stecknadelkopfgroße, gruppierte, oft confluierende Vesikeln auf geröteter, ödematöser Haut.
Vorangehendes Prodromalstadium mit Kopfschmerzen, regionäre Lymphknotenschwellung. Auf Grund der geringen Antigenität des Herpes-Virus häufig Rezidive, zum Teil in regelmäßigen Intervallen, ggf. gebunden an biologische Rhythmen wie Menses. Entwicklung auch durch Streß, emotionelle Abwehrhaltung, Fieber.
Herpes-simplex-Eruptionen auch provoziert durch mangelnde spezifische immunologische Abwehrlage.

Herpes progenitalis = Herpes recurrens, Virustyp 2. Schmerzhafte Schübe im Bereiche der Geschlechtsorgane.

Therapie: Herpesantigen Lupidon (langfristig, da schwaches Antigen). Besonders bei Virustyp 2 zu empfehlen. Bei mäßigem Ansprechen Langzeittherapie (1—2 Jahre).
Virustatica lokal.
Alle Therapeutica, die die Interferonproduktion anregen.
Bei Schleimhaut-Herpes als *Stomatitis aphthosa* Corticosteroide (5—10 mg Prednisolon) lutschen.

Hertoghesches Symptom
Ausfall der seitlichen Augenbrauen u.a. beim endogenen Ekzem und Hypothyreodismus. Es handelt sich um Ausfall von Haaren, die phylogenetisch mit dem autonomen Nervensystem enge Beziehungen aufweisen. Weniger Ausfall durch Reiben oder Zupfen, welches als Ursache des Hertogheschen Phänomens ebenfalls diskutiert wird.

I. Herzerkrankungen und Haut (Ring, 1969)
unter besonderer Berücksichtigung des Sauerstoffdefizits und der Blutverteilungsänderungen sowie systemischer, sich an der Haut ebenfalls darstellbaren Veränderungen bei entzündlichen Herzerkrankungen.

Ductus arteriosus persistens (Botalli)
Cyanose der Haut besonders nach entwickelter Lungengefäßsklerose;
Cyanose an der linken Hand stärker entwickelt als an der rechten Hand, desgleichen Bevorzugung der Entwicklung von Uhrglasnägeln, links.

Fallot-Tetralogie
Cyanose der Haut und Schleimhäute, besonders Finger, Nase, Lippe, Zunge;
Wärmeabgabe an den Füßen geringer als an den Händen.
Spätere Entwicklung von Uhrglasnägeln.

Mitralfehler
Facies mitralis:
Rötung der Wangen,
Cyanose der Lippen,
subikterisches Hautcolorit.

Aortenklappenfehler
Hautblässe.

Tricuspidal-Insuffizienz
Ictero-Cyanosis.

Endokarditis rheumatica
Erythema annulare rheumaticum am Stamm in 10% der Fälle.

Endokarditis lenta
Petechiale Blutungen partiell mit zentraler Nekrose, Oslersche Knötchen von blau-roter Farbe und Druckschmerzhaftigkeit.

Myokarditis
Querrillenbildung an den Fingernägeln.
Von systemischen Erkrankungen, die Haut und Herz gleichzeitig angreifen, sind Erythematodes, progressive Sklerodermie und Dermatomyositis hervorzuheben (s. Denk u. Korting: Über Aspekte der Beziehungen von Haut und Herz bei den sogenannten Kollagenosen, Hautarzt **15**, 1964).

II. Herzbeteiligung bei Hauterkrankungen (Denk, 1970)

Beispiele
Progressive Sklerodermie,
Fibrosierungen im Myokard usw.,
Systemamyloidose mit Herzbefall,
Angiokeratoma corporis diffusum mit myokardialer Insuffizienz.
Bei Klippel-Trenaunay-Syndrom arteriovenöse Kurzschlüsse im erkrankten Extremitätengebiet, Rechtsherzinsuffizienz.
Pseudoxanthoma elasticum mit jugendlicher Angina pectoris und Hochdruck.
Ehlers-Danlos-Syndrom, Dehnung der Herzklappenringe.

Hibernom
(s. S. 3)
Bräunliche Fett-Tumoren (fetales Fett) bis Apfelgröße. Fettzellen weisen granuliertes Cytoplasma auf.
Therapie: Excision.

Hidradenoma papilliferum
(s. S. 158)
Kleine Tumoren bis 1 cm Durchmesser.
Als Adenom der apokrinen Schweißdrüsen von glandulärer bzw. papillomatöser Struktur.
Therapie: Excision.

Hidroa vacciniformia
(s. S. 133)
An lichtexponierter Haut bullös-vesiculöse, z.T. ekzematöse Veränderungen vornehmlich bei Kindern. Solardermatose. Beziehungen zur polymorphen Lichtdermatose (*Prurigo aestivale?*). *Keine* Porphyrinstoffwechselstörung.
Formen:
a) *„Kontakttyp"*
Dyskeratose, Erythem, hydropische Degeneration.
b) *Papulöser Typ*
(klein, nekrotisch)
c) *Plaque-Typ*
Erythematodesähnlich.

Hirsutismus
(s. S. 60)
Männlicher Behaarungstyp bei Frauen bei:
Akromegalie,
Cushing-Syndrom,
adreno-genitalem Syndrom,
androgenbildenden Tumoren,
Stein-Leventhal-Syndrom,
Gravidität,
Encephalitis,
Hirntumoren,
androgen-anaboler Medikation.

Insgesamt
Induzierung von Haarwachstum auf direkten oder indirekten androgenen Reiz in männlicher Behaarungszone.

Einfacher Hirsutismus
Hereditäre, konstitutionell gesenkte Reizschwelle auf Androgene.

Virilisierung mit Hirsutismus
Klitoris-Hypertrophie und tiefe Stimme bei Nebennierenrindenhyperplasie und Nebennierenrindentumor.

Histiocytom (Naevus cutaneus)
(s. S. 32, 38)
Derbe, halbkugelige, bräunliche Hauttumoren aus Histiocyten.
Häufig damit verbunden die Entwicklung einer Acanthose bis zum Pseudobasaliom (Symbiose: Epidermis/Cutis).

Histiocytosis-X-Syndrom
Unter diesem Sammelbegriff wird eine Gruppe von Erkrankungen verstanden, bei denen „idiopathische" histiocytäre Granulome im Vordergrund stehen. Die dazugehörigen Krankheitsbilder zeichnen sich durch einen bislang unbekannten auslösenden Mechanismus, eine vergleichbare histiocytäre Proliferation und weitere Gewebsveränderungen einschließlich Rückbildungstendenzen und Transformationen aus.

a) *Naevoxanthoendotheliom*
Besser juveniles Xanthogranulom, da diese gelblich isolierten oder multiplen Knötchen weder naeviformen noch endotheliomatösen Charakter haben.
Die aus Granulationsgewebe bestehenden Tumoren sind von Eosinophilen und Leukocyten durchsetzt und weisen Fettspeicherung und Toutonsche Riesenzellen auf.
Spontane Rückbildung.

b) *Xanthoma disseminatum*
Xanthoma multiplex.
Disseminierte, noduläre, kleine Xanthome vornehmlich an Ellbeugen, Hautfalten, Mundschleimhaut und Respirationstrakt. Histologisch: Schaumzellen mit intracellulärem Cholesterin. Besonderheit: Epibulbärer Augenbefall und meningiale Herde.

c) *Letterer-Siwe-Abt-Syndrom* in der *Kindheit* und *Hand-Schüller-Christian-Syndrom* als Ausdruck der gleichen Erkrankung im *Erwachsenenalter*.
Histiocytäre Granulomatose mit Befall von Haut, Knochen und visceralen Organen (Leber, Milz).
Auch bei dieser Histiocytose ist die Entwicklung von Schaumzellen und Lipideinlagerungen charakteristisch, zusätzlich Eosinophilie.

Symptomenbild:
1. Hautveränderungen in Form klein-papulöser gelblich-roter Xanthome mit Hämorrhagien, disseminiert, meistens symmetrisch,
2. Lückenschädel,
3. platte Knochen,
4. Exophthalmus,
5. Diabetes insipidus.

d) *Lipogranulomatosis* (Farber-Erkrankung)
Es handelt sich um Granulome vornehmlich in der Haut, im subcutanen Gewebe, in Sehnen und auch in inneren Organen, verbunden mit einer Stoffwechselstörung, die sich vornehmlich auf das zentrale Nervensystem auswirkt. Eine Glykolipidanhäufung im Nervengewebe wird diskutiert. Bisher nur wenige Fälle (um 10) beschrieben.

e) *Granuloma eosinophilicum* s. S. 447

Hodentumoren, Klassifizierung von
(s. S. 447)

A. *Germinale Hodentumoren* (97%)
   1. Reines Seminom
   2. Teratomatöse Tumoren
      a) Embryom
      b) Choriocarcinom
      c) embryonales Carcinom
      d) Teratocarcinom
      e) adultes Teratom
   3. Mischformen
      (seminomatöse und teratomatöse Anteile)

B. *Nichtgerminale Hodentumoren* (3%)
   1. aus interstitiellen Zellen
      (Leydig-Tumoren)
   2. aus Sertoli-Zellen
   3. Gynandro-(Orchio-)blastom
   4. aus Stroma, Rete testis etc.

C. *Metastasen im Hoden*
   1. Lymphom
   2. Myom
   3. Carcinom (primär: Penis, Prostata, Rectum)
   4. Melanom

Literatur
Vahlensieck, W.: Hodentumoren. Therapiewoche Heft 6/1973.

Hyalinosis cutis et mucosae (Lipoidproteinose Urbach-Wiethe)
(s. S. 141)
Recessiv vererblich. Reiskorngroße Knötchen von weiß-gelblicher bis bräunlicher Farbe.
Konfluenz mit Neigung zu Plattenbildung. Im Gesicht, am Capillitium, an Achselhöhlen, Ellbogen, Händen und Knie.
Solitär an Lidrändern, Naseneingang und Mundwinkeln, an den *Schleimhäuten Knötchen, Stippchen,* die *Lippen* sind von blaß-gelblichen Knötchen besetzt, *Zunge* häufig grob verdickt,
Befall des *Kehlkopfs* führt zur chronischen Heiserkeit.
Systematisierung an den übrigen Schleimhäuten des Organismus möglich.
Im Serum Vermehrung von β-Globulin, Cholesterin, β-Lipoprotein.
Die der Erkrankung zugrunde liegende *Hyalinthesaurismose* ist durch eine perivasculäre, amorphe, eosinophile Ablagerung von Hyalin charakterisiert; positive Farbreaktion auf PAS sowie Sudan-Fettfärbung.

Elektronenmikroskopisch dünne Kollagen- und Elasticafasern. Der Verlauf ist langsam progredient, eine Gefahr (Erstickungsanfälle) geht vom Kehlkopfbefall aus.
Die Hyalinosis cutis zeigt allgemein keine Lichtsensibilität. Liegt eine Lichtsensibilität vor, so muß auf erythropoetische Porphyrie untersucht werden.

Histoplasmose
(s. S. 341)
Erreger: Histoplasma capsulatum, aerogene Infektion.
Unterteilung in die essentiellen, durch Histoplasma bedingten Granulationsgeschwülste und die in Kombination mit anderen primären Erkrankungen hervorgerufenen Histoplasma-Granulome.
Cutane Veränderungen als Papeln, Ulcerationen, Knötchenabszesse, Fisteln, Narben und Pigmentveränderungen, vornehmlich im afrikanischen und amerikanischen Raum.
Histoplasmin-Test positiv.
Therapie: Amphotericin B i. v.

Hyperhidrosis manuum
(s. S. 165)
Emotionell ausgelöste ekkrine Transpiration bis zur Tropfenbildung als Ausdruck eines cholinergischen exzessiven Dauerreizes. Niedrige Reizschwelle auf cholinergische Stimuli.
Toxische Entwicklung auf Thioglykolsäure (Friseusen).
Therapie: Lokale Antischweißmittel s. S. 167. Bei schwersten Fällen präganglionäre Denervation nach Cux, s. S. 252.

Hyperkeratosis follicularis et perifollicularis in cutem penetrans (Morbus Kyrle)
(s. S. 454)
Hornknötchen bis Linsengröße, rötlich bis gelbgrau. Im Sinne von *Kyrle* sich coriumwärts entwickelnde Hyperkeratose, die die Epidermis penetriert und zu einer reaktiven Entzündung im Corium führt.

Hyperkeratosis lenticularis perstans Flegel
(s. S. 454)
Multiple oberflächliche Keratosen, Stuccokeratose, vornehmlich am Fußrücken, die histogenetisch mit dem Entwicklungsgang der Kyrleschen Erkrankung Gemeinsamkeiten haben können.

Hypertrichose
(s. S. 65, 91)
Als verstärkte, bei Frauen noch feminin lokalisierte und begrenzte Terminalbehaarung. Anlagebedingte Störungen.
Hypertrichose mit Hirsutismus s. S. 450.

Hypertrichosis congenita universalis
(s. S. 91)
Als Weiterwachsen der fetalen Lanugobehaarung in disseminierter Form oder circumscript als Lanugobüschel, z. B. über dem Kreuzbein.

Hypogonadismus
(s. S. 64)
Idiopathischer Eunuchoidismus.
Primäre (s. Klinefelter-Syndrom) und sekundäre hypogonadotrope Form.
Adrenogenitales Syndrom.
FSH-Hemmung durch Oestrogene.
Lebercirrhose.
Hämochromatose mit gestörtem Oestrogenabbau.
Organische Erkrankung der intrasellären Hypophyse.
Nerval bedingter sekundärer Hypogonadismus.
Idiopathische Leydig-Zellinsuffizienz.
Hypophysärer Zwergwuchs nach Schirren.

Ichthyosis
(s. S. 453, Tabelle 322)
Therapie: Oral Versuch mit Vitamin A-Palmitat. Bei Ichthyosis congenita Corticosteroide oral. Bei Ichthyosis lamellaris und Erythrodermia ichthyosiformis symptomatisch Vitamin A-Säure lokal im Wechsel mit Corticosteroiden. Symptomatische Schuppenlösung mit Kochsalzbädern, Harnstoff 10%ig (Calmurid).

Impetigo herpetiformis
(s. S. 63)
Aufschießen gruppierter Pusteln auf gerötetem Grund zum Teil girlandenförmig.
Zu unterteilen:
1. Impetigo herpetiformis während der Gravidität mit Fieber, Erbrechen, Krämpfen.
2. Impetigo herpetiformis außerhalb der Gravidität ohne Störungen der Nebenschilddrüse.
3. Unabhängig von der Gravidität, als Störung der Nebenschilddrüse mit Abfall des freien Calciums im Serum in Korrelation zur Intensivität der Hautveränderungen (Leonhardi).

Therapie: A.T. 10 bei entsprechender Calciumstörung, Corticosteroide als Dauertherapie; 30 mg Prednisolon/die sind in der Lage, die Impetigo herpetiformis zu unterdrücken.

Incontinentia pigmenti
(s. S. 107)
a) *Typ Bloch-Sulzberger*
Ektodermaler, mesodermaler Defekt von Geburt an, zunächst in partiell bullöser dermatitischer und anschließend unter spritzerartigen Pigmentierungen in striärer oder segmentaler Form. Eine intrauterine Virusinfektion wird diskutiert.
b) *Melanophoren-Naevus von Naegeli* als pigmentäre Retikulose mit Palmar- und Plantarhyperkeratose.

Induratio penis plastica
(s. S. 36)
Ring- und plattenförmige Herde am Penisschaft infolge Kollagenisierung und ggf. sekundärer Calcifikation. Dadurch bei der Erektion Abknickungen und Abwinklungen.
Häufig kombiniert mit Dupuytrenscher Kontraktur.

Tabelle 322. Formenkreis der Ichthyosis

Diagnose	Erbgang	Beginn	Befall	Histologie	Assoziierte Symptome
Ichthyosis vulgaris	Autosomal dominant	Kindheit	Ellbeugen frei	Strat. granulos. schwach entwickelt	Refsum-Syndrom, Atopie
Ichthyosis vulgaris, X-gebunden	Autosomal recessiv	Frühe Kindheit	Ellbeugen befallen	Strat. granulos. entwickelt	
Ichthyosis lamellaris	Autosomal recessiv	Geburt	Ellbeugen befallen	Strat. granulos. entwickelt	Ektropium
Ichthyosis congenita (Erythrodermia ichth. non bullosa)	Autosomal recessiv	Geburt	Kollodium-haut Babies	Hyperkeratose perivasc. lymph. Infiltration	Ektropium, Netherton-Syndrom, Rud-Syndr. Sjögren-Larsson-Syndrom
Erythrodermia ichthyosiformis congenita bullosa	Autosomal dominant	Geburt	Mehr lokalisiert	Granuläre Degeneration	Leukoplakie

Tabelle 323. Formenkreis der Erythrokeratodermien

Diagnose	Erbgang	Beginn	Befall
Erythrokeratodermia figurata variabilis	dominant	Geburt	Stamm und Extremitäten
Erythrokeratodermia congenitalis progressiva symmetrica Gottron	?	Kindheit	Knie, Ellbogen palmar, plantar
Ichthyosis linearis circumflexa Comel		steht zwischen Ichthyosis und Erythrokeratodermie	

Therapie: Röntgenstrahlen bis 2000 r in fraktionierter Dosierung. Vitamin E-Wirkung fraglich; intraläsionale Injektion von Corticosteroiden des Versuches wert.

Intertrigo
(s. S. 329)
Erosive zum Teil macerative Veränderungen an Hautfalten (Kontaktflächen) mit Hautinfektion bei erhöhter Feuchtigkeitsabsonderung (Candida, Bakterien).

Therapie: Trockenhalten der Haut durch Pudern; Desinfektion.

Iododerma tuberosum
Exophytisch vegetierende Tumoren, von Pusteln durchsetzte erosive Oberfläche; immer geht eine *orale* Jodeinnahme dem Jododerma parallel.

Therapie: Cave Jod. Unter Corticosteroiden langsame Rückbildung.

Kälteagglutininkrankheit
(s. S. 275, 283)
Intravasale Thrombosierung mit Nekrose an den Acren.

Kältefolgen an der Haut
(s. S. 212)
Erkrankungen, die durch Kälte verursacht oder verschlimmert werden. Es handelt sich bei Kälteeinwirkungen um komplexe Reaktionen, bei denen folgende Mechanismen beteiligt sind:

1. Reduzierung des myogenen Tonus durch Kälte.
2. Eine durch Kälte reduzierte Reaktion der Gefäße auf die vasoconstrictorischen Impulse.
3. Bildung dilatatorischer Stoffe mit beginnender Gewebsschädigung (Fokow, 1963, zitiert nach Gohlenhofen, K., in: Bauereisen, E. (Redigiert): Physiologie des Kreislaufs, 1. Bd. Berlin-Heidelberg-New York: Springer 1971).

Reaktion auf abnormale Kälte
Erfrierung.
Gradmäßige Abstufung in Schweregrade I—III.

Abnormale Reaktionen auf Kälte
Akrocyanose: Häufig bei Kryoglobulinämie (Kryoglobulin = abnormales Globulin im Serum, bei 4° C Präcipitation, reversibel bei Wiedererwärmung).
Perniones, Erytrocyanose, Kälteerythem, Livedo reticularis, Raynaudsches Phänomen, Kälteurticaria, Kältepanniculitis, Adiponekrosis (neonatale Kälteschädigung), Prurigo hiemalis

Kälteagglutininkrankheit
Intravasale Autoagglutination ggf. auch Hämolyse
a) idiopathische wärmereversible Akrocyanose
b) symptomatische Form bei primär maligner Lymphoproliferation
c) reakt. postinfektiöse Form (Mycoplasmen, Viren)

Keloid
(s. S. 33)
Wulstförmige Narbenbildung auf Grund außergewöhnlich langer persistierender Sekretionsleistung der Fibrocyten (Tropokollagensekretion) nach einem Wundreiz mit vermindertem Kollagen-Abbau. Vornehmlich bei sekundärer Narbenbildung, häufig nach Verbrennung, aber auch anlagebedingt.
Gezielte Keloidbildung durch Tätowierung mit Reizstoffen (Stammessitten in Afrika).
Sogenannte *Spontankeloide* im Brustbereich.
Therapie: Excision nach Vorbestrahlung und Nachbehandlung mit Corticosteroiden und Röntgentherapie bei Verbrennungskeloiden. Die Behandlung von sog. Spontankeloiden im Brustbereich erfordert alle Maßnahmen. Trotzdem wenig befriedigend. Bei Autotransplantation ggf. auch Keloid an der Entnahmestelle.

Keratoacanthom (Molluscum sebaceum)
(s. S. 346)
Kurzfristig entstandener Tumor mit aufgeworfenem, scharf begrenztem glattem Rand und zentralem, mit Hornmassen gefülltem Krater. Selten multipel.
Entwicklungsgang: Zunächst Acanthose, dann Stachelzellproliferation mit zentraler, vornehmlich intrafollikulärer Keratinisation. Schließlich steht die Keratinisation im Vordergrund und die papillomatösen, wallartigen, tumorbegrenzenden Proliferationen zeigen eine regressive Tendenz.
Ätiologisch steht eine Virusinfektion im Vordergrund. Der gesamte Vorgang kann als Symbiose Virus-Stachelzellen mit abschließender Abstoßung durch cellulären Immunvorgang aufgefaßt werden.
Therapie: Spontane Rückbildung ggf. Excision.

Kraurosis penis/vulvae
Morphokinetisch handelt es sich um einen progressiven Schrumpfungsprozeß mit quälendem Juckreiz, der zu einer Stenose des Orificium externum urethrae, Atrophie der Klitoris und der Labien des Präputiums bzw. der Glans führt (Balanitis xerotica obliterans).
Pharmakoanalytisch unterstützt der therapeutische Erfolg der intraläsionalen Corticosteroid-Applikation (Grimmer) den entzündlichen Charakter der Erkrankung.

Kryoglobulinämie
(s. S. 266, 453)
Monoclonale und gemischte Formen, die sich durch physikalisch-chemische Charakteristika auszeichnen und den IgG-, IgA- oder IgM-Antikörpertypen zuzuordnen sind. Klinisch verbunden mit vasomotorischen Zeichen, wie Akrocyanose, Raynaud-Symptomen-Komplex, Nekrosen und Purpura.

Tabelle 324. Follikuläre **Keratosen**

Diagnose	Erbgang	Beginn	Verteilung	Assoziierte Symptome
Keratosis pilaris	+	Jugend	Extremitäten	Erythrocyanose
Phrynoderma	–	–	Extremitäten	Pigmentierungen, trockene Haut
Keratosis follicularis spinulosa	dominant		Stamm und Extremitäten	
Keratosis pilaris atrophicans (Ulerythema ophryogenes)	unregelmäßig dominant	Kindheit	Augenbrauen Wangen	Alopecie
Keratosis pilaris spinulosa decalvans	X-gebundener Erbgang, unregelmäßig dominant			Corneatrübung
Keratosis follicularis epidemica Schuppli	–	Kindheit, Erwachsene	Ähnlich Comedonenakne	exogen toxisch, Infektion
Hyperkeratosis follicularis et parafollicularis in cutem penetrans	?	Erwachsene (50—70 J.)	Stamm, Extremitäten, auch palmar und plantar	
Hyperkeratosis lenticularis in perstans (Flegel)	—	Erwachsene	Gliedmaßen	

Tabelle 325. Die circumscripten erblichen **Palmo-Plantarkeratosen** im engeren Sinn als die Polykeratosis Touraine (A. Greither, 1964)

Typ	Klinische Form	Assoziierte Symptome	Beginn	Erbgang
Brauer (Buschke-Fischer)	inselförmig striär	∅	1.–2. Jahrzehnt	dominant
Brünauer-Fuhs	papulös	∅	2.–6. Jahrzehnt	dominant
Richner-Hanhart	inselförmig	Kleinwuchs, Enuresis, Cornea-Dystrophie, Imbecillität	1. Jahrzehnt	recessiv
Hanhart	inselförmig	keine Hyperhidrosis, Lipome, Lingua plicata, Vierfingerfurche	3. Jahrzehnt	dominant
Spannlang-Tappeiner	papulös-trichterförmig, zum Teil diffus	Hyperhidrosis, Alopecie, Bandkeratitis, Vierfingerfurche	2. Jahrzehnt	?

Tabelle 326. Die wichtigsten **Polykeratosen** und ektodermalen Dysplasien (A. Greither, 1969)

	Palmo-Plantarkeratosen	Follikuläre (auch herdförmige) Keratosen	Leukokeratosen	Nagelveränderungen (subunguale Keratosen und Dystrophien)	Zahnmißbildungen (in Form und Zahl)	Hypotrichie (ev. Alopecie)	Hyp-(An-)hidrosis	Pigmentierungen	Innersektorische Störungen	Veränderung an inneren Organen	Hautatrophie	Erbgang
Pachyonychia congenita		+	+	+								
Dyskeratosis congenita		+	+	+	(+)			+	(+)	+	+	dominant
Keratosis multiformis	+		+	+								
Dyskeratose, Typ Franceschetti	+				+	+						intermediär geschlechtsgebunden
Polykeratose, Typ Fischer-Schnyder	+			+		+						recessiv
Dysplasie der Sippe L. (Heidelb. Beobachtung)	+	+			+	+	+	(+)	+			dominant
Incontinentia pigmenti, Typ Nägeli-Franceschetti-Jadassohn	+	+		+	+		+	+				dominant

Kryotherapie
Vereisen mit Kohlensäure bei −70° C bzw. flüssigem Stickstoff bei −190° C und einer Applikationszeit bis zu 60 sec (bei Warzen, Molluscum contagiosum, seborrhoischen Warzen, Tumoren, Hämorrhoiden). S. A. Zacarian Cryosurgery, Charles Thomas 1969.

Kryptorchismus
Fehlender ein- oder doppelseitiger Hoden-Descensus auf Grund anatomischer Gegebenheiten des Hodenkanals oder Unterentwicklung des Hodens mit zu geringem Gewicht, welches zum Descensus offenbar notwendig ist. Ausdruck eines Hypogonadismus.
Eine *frühzeitige Behandlung* des Kryptorchismus oder auch des Wander- oder Pendelhodens, bei der eine Verlagerung des Hodens in das Scrotum manuell noch möglich ist, *muß* infolge sonst tiefgreifender Hodenschäden (Fertilitätsstörung) erfolgen.
Bei mechanischen Hindernissen: Operation.
Bei *Retentio testis* ohne mechanisches Hindernis: Hormonbehandlung mit Gonadotropin (Chorion-Gonadotropin, Primogonyl).
Beim Bestehenbleiben des Kryptorchismus ist eine Infertilität die Regel, die auch durch eine relativ späte Behandlung nicht verhindert werden kann. Bevorzugte Neigung zur malignen Entartung (?).

Kwashiorkor
(s. S. 81)
Depigmentierte, fleckige, z.T. atrophische, von Pyodermien durchsetzte Haut bei hochgradigem

Eiweißmangel (Säuglinge und Kleinkinder in entsprechenden tropischen Ländern). Siehe Haut und Ernährung.

Larva migrans
(s. S. 348)
Intracutanes Einwandern von Larven z.B. des Ancylostoma brasiliense nach Kontakt mit faecesverseuchtem Sand.
Als *Erreger* der Larva migrans kommen weiterhin in Frage:
Der Hundehakenwurm,
Ancylostoma canium,
der menschliche Hakenwurm,
Necator americanus und
Ancylostoma duodenale,
der bovine Hakenwurm.
Darüber hinaus kann die Larva migrans auch durch Strongyloides-Infektionen verschiedener Arten ausgelöst werden.
Die Larven bleiben in den oberen Hautschichten des Fehlwirtes Mensch lokalisiert und durchfurchen die Haut mit einer Geschwindigkeit von 2 cm pro Stunde.
Therapie: Thiabendazol 50 mg/kg (maximal 3 g insgesamt) oder auch lokale Anwendung. Diathermie im Ganggebiet der vermuteten Larve, bzw. Chloräthyl-Spray.

Leiomyome
(s. S. 249)
Ausgehend von glatter Muskulatur.
Erbsgroße Knötchen, hautfarben bis gelblich-rötlich. Glatte Oberfläche, druckschmerzhaft, Kälteschmerz.
Unterscheidung in:
a) *Multiple cutane Leiomyome.*
b) *Solitäre Angioleiomyome* (Venenmuskulatur).
c) *Solitäre genitale Leiomyome* bis zu einem Durchmesser von 10 cm.
Darstellung der Nerven in den Knötchen mit histochemischem Cholinesterase-Nachweis.
Neuromyogene Tumore offenbar von den Haarbälgen ausgehend.
Ebenfalls durchsetzt mit somatischen und autonomen Nervenfasern sind *Angiomyome*, die sich von der Tunica muscularis der Gefäße ableiten und druckschmerzhaft sind.
Gegenüber den festen Leiomyomen sind *Glomus-Tumoren* (s. S. 249) weicher, im Prinzip aber ebenfalls schmerzhaft und empfindlich auf Temperaturwechsel.

Leiomyosarkom
(s. S. 249)
Druckschmerzhafte Knoten aus glatten Muskelzellen mit atypischen Kernformen (Histochemisch: Cholinesterase-positiv).

Liposarkom
Seltenes Bild. Subcutan gelegene Tumoren mit Fettzellen retikulären Aufbaues.

Leishmaniasis cutis (Orientbeule)
(s. S. 329)
Lokale und disseminierte Form. Letztere als Ausdruck einer Abwehrschwäche.
Epitheloid-granulomatöse Reaktionen der vielgestaltigen Hautherde, die sich 2—6 Wochen nach Stich von Phlebotomen und Übertragung von Flagellaten (Leptomonas, Leishmania tropica 10 bis 20μ lang) entwickeln. Am Einstichort lokale Vermehrung von 2—4μ großen Leishmanien, die intracellulär in Histiocyten, aber auch extracellulär darzustellen sind. In der Kultur Wachstum von Leptomonas. Das klinische Bild sind runde bis circinäre, markstückgroße erosiv papulöse Infiltrate mit zentraler Ulceration, einzelstehend oder gruppiert. Durchschnittliche Bestandsdauer ohne Therapie 1 Jahr. **Schmierinfektion möglich.**
Hautreaktionen auf „Leishmanin" geben immunologischen Status wieder. Insgesamt handelt es sich um eine typische epitheloid-granulomatöse immunpathologische Reaktion mit Spontanheilung.
Leishmanoid, eine Überempfindlichkeitsreaktion bei partiell immunen Patienten.
Therapie: Trotz mehrerer Ansätze einer modernen Chemotherapie kann nach wie vor offenbar auf Antimon nicht verzichtet werden.
Excision der im Gesicht störenden Narben können in diesem Stadium, aber auch, um den gesamten Verlauf abzukürzen, im chronisch-entzündlichen Stadium vorgenommen werden.

Leishmaniasis visceralis (Kala Azar)
(s. S. 329)
Infektion mit Leishmania donovani ohne wesentlichen Hautbefall. Inkubationszeit etwa 10—14 Tage.
Die allgemeinen Krankheitssymptome stehen im Vordergrund. Remittierender Fiebertyp mit Splenomegalie, Lebervergrößerung und Leukopenie.
Vornehmlich in Indien kommt es zu einem sogenannten post-kala-azar Haut-Leishmanoid. Diese zum Teil erythrodermieartigen, ekzematösen, debzw. hyperpigmentierten Veränderungen lassen Parasitenbefall erkennen, zeigen aber keine Ulceration und können über Jahrzehnte bestehen bleiben. Typische Lokalisation: noduläre Veränderung an Lippe und Kinn.
Reservoir für Phlebotomen geeignete Klimagebiete (tropische u. subtropische Zonen).
Übertragung der Erkrankung auf Hunde, Ratten u.a. und somit Unterhaltung der Infektionsmöglichkeit:

	Leishmania tropica	→	Haut	→	Orient-Beule
	↑		|		
Hunde, Ratten →	Phlebotomen		Mensch		
	↓		|		
	Leishmania donovani	→	RES	→	Kala-azar

Leishmaniasis mucocutanea brasiliensis (Espundia)
Auch bei dieser Form der Leishmaniasis, hervorgerufen durch Leishmania brasiliensis, sind die unbe-

deckten Körperstellen als Prädilektionsstellen für Phlebotomenstiche überwiegend befallen. Kontaktinfektion von Mensch zu Mensch gesichert (Itani, 1973). Inkubationszeit 14 Tage bis zu 3 Monate. Die ulceröse Form führt zu schweren Gewebsdefekten mit Übergreifen auf Knorpel- und Knochenpartien.

Therapie: Amphotericin B i.v.

Lentigo
(s. S. 107)
Angeborene Hyperpigmentierung mit vermehrter Melaningranula- und Melanocytenbildung in der hyperplastischen Epidermis, Acanthose und mäßigem Cutisinfiltrat. Auftreten im mittleren Lebensalter.

Lepra
(s. S. 254, Tabelle 327)
Erreger: Mycobacterium Leprae. Inoculation von Leprabakterien in Mäusepfoten führt experimentell zu einem kurzfristigen Angehen der Infektion. Keine Kulturmöglichkeiten (1973).

Nachweis: Ohrläppchen-Smearpräparat, Nasensekret (Röntgenaufnahme, Befall der Spina nasalis ant. bei lepromatöser Form).

Inkubationszeit: Etwa 7—20 Jahre.

Infektionsweg: Langfristiger Kontakt im infizierten Milieu bei besonderer Infektionsbereitschaft.

Charakteristisches Frühstadium: Leukodermie und Anästhesie (s. Tabelle 327).

Bestimmende Faktoren des Krankheitsverlaufes: Ernährung, Resistenz, immunologische Situation.

Gewebereaktionen:
tuberkuloid (gute Abwehrlage bei cytergischer Reaktion),
lepromatös (Leprabakterien in Haut, Leber, Niere u.ä.).

Lepra in reaction. Fieberhafte Allgemeinreaktion bei beiden Formen mit Exacerbation der Hautveränderungen und Beteiligung innerer Organe. Therapie der Lepra in reaction = Thalidomid (keine Chemotherapie!).

Hautteste: Lepromin 0,15 ml i.c. Spätreaktion nach 4 Wochen. Relative Spezifität.

Therapie: Sulfone, DADPS, Sulfonamide (Sulfamethoxypyridazin).

Tabelle 327. Die Lepra unter besonderer Berücksichtigung der Hautveränderungen bei verschiedenen immunologischen Konstellationen

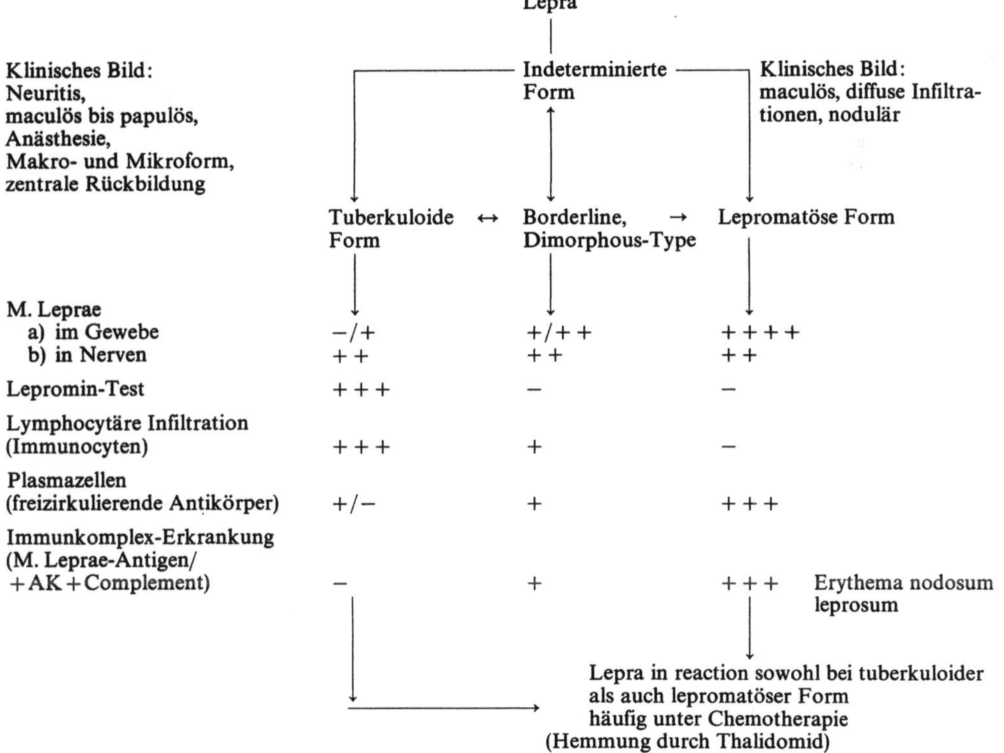

	Tuberkuloide Form	Borderline, Dimorphous-Type	Lepromatöse Form
M. Leprae			
a) im Gewebe	−/+	+/++	++++
b) in Nerven	++	++	++
Lepromin-Test	+++	−	−
Lymphocytäre Infiltration (Immunocyten)	+++	+	−
Plasmazellen (freizirkulierende Antikörper)	+/−	+	+++
Immunkomplex-Erkrankung (M. Leprae-Antigen/ +AK+Complement)	−	+	+++ Erythema nodosum leprosum

Die Behandlung von lepromatösen Patienten mit *DADPS* zeigt bei einer Behandlungsdauer, die über 4 Jahre liegt, eine signifikante Abnahme der Leprabakterien. Eine kleine Patientenzahl bleibt positiv, obwohl die Behandlung auch nicht durch eine Lepra in reaction unterbrochen wurde (Koticha, 1972).
Alle bisherigen Therapieformen der Lepra sind im Prinzip nur bacteriostatisch. Eine Kombinationstherapie der verschiedenen chemotherapeutisch wirksamen Verbindungen ist in den verschiedenen Leprazentren programmiert.
BCG-Impfung offenbar in ihrer Erfolgsaussicht rassenabhängig (Südamerika fraglich, Afrika günstiger).
Die Entwicklung einer Tuberkulose bei Lepra wird auf eine nachfolgende Infektion mit Tuberkulose zurückgeführt. Die primäre Tuberkulose soll vor Lepra schützen.
Zur Frage der Infektiosität der Lepra in Europa ist nach R. Schuppli mit großer Wahrscheinlichkeit die Gefahr gehäufter Leprainfektionen durch Einschleppung der Erkrankung aus dem Mittelmeerraum oder Asien nicht gegeben [Dermatologica (Basel) **145**, 102—105 (1972)].

Literatur

Klingmüller, G.: Pathologie und Klinik der Lepra.
Bechelli, Luiz, Marino: Prämunition und Behandlung der Lepra. In: Handbuch der Haut- und Geschlechtskrankheiten, Bd. IV/1 B. Berlin-Heidelberg-New York 1970.

Leukämische Hautveränderungen
(s. Abb. 119, S. 464)
Papulöse, tumoröse, ulcerative Veränderungen mit Blutungen.
Allgemeinsymptome bei *akuten Leukämien* verbunden mit Infektionen auf Grund mangelnder Resistenz.
Bei *akuter Para-* bzw. *Myeloblasten-Leukämie* maculo-papulöse, pustulöse Herde.
Bei *chronischer lymphatischer Leukämie* Facies leontina charakteristisch.
Weitere Leukämieformen können unterteilt werden in:
Eosinophile Leukämie,
Basophile Leukämie,
Plasmazellen-Leukämie, einschließlich retothelialer Plasmazellbildung.
Monocytenleukämie einschließlich Ausschwemmung aus cutanen Herden als sogenannte *Cytodiabase* bei Retikulosen,
Sezary-Syndrom
und Mycosis fungoides.
Die *Monocyten-Leukämie* kann als leukämische Variante der physiologischen retikulär-histiocytären Monocytenpoese angesehen werden.
Mastzell-Leukämie: Neben dem Blutbild gibt auch die Hauthistologie Aufschluß über den Typ der jeweiligen Leukämie.
Im allgemeinen sind die leukämischen Infiltrate durch ein infiltratfreies Band von der Epidermis getrennt mit Ausnahme der erythrodermischen Formen.

Leukoderm
(s. S. 107)
Verlust der Melaninpigmentierung,
Dopareaktion nicht auslösbar.
Ätiologie vielfältig, wie
Lues II,
Lepra,
weiterhin Folge *entzündlicher* Veränderungen bei dunkler Haut, während bei weißer Haut durch den gleichen Vorgang Pigmentierung durch Aktivierung der Melanocyten ausgelöst wird.
Sonderformen
Leukoderma acquisitum centrifugum (Sutton) als leukodermischer Hof um Pigmentnaevi (auch gelegentlich bei Melanomen).
Wie bei der Vitiligo kann auch beim Leukoderm, insbesondere dem Sutton-Naevus, eine autoaggressive Reaktion gegen Melanin mit Depigmentierungserfolg auf Grund des histologischen Bildes diskutiert werden.

Leukoplakie
(s. S. 41)
Weiße, flacherhabene bis verrucöse Epithelverdikkungen auf der Übergangs- und übrigen Schleimhaut.
Die verhornten Zonen können parakeratotisch bzw. orthokeratotisch sein.
Neben *idiopathisch-naeviformen* auch *symptomatische* Entwicklungen bei Infektionskrankheiten, Gewebsreizungen (Epithesen).
Die Leukoplakie kann unter gewissen Kautelen als *Präcancerose* bezeichnet werden, insbesondere bei Reizung der Mundschleimhaut durch Kombinationsschäden (Rauchen und Betelnuß-Kauen, s. **Stüttgen**, **Hornstein**, **Arch. klin. exp. Dermat. 221, 1964/65**).
Leukoplakien der verschiedensten Genese werden durch orale Gabe von Vitamin A-Säure, 25 mg täglich bis zu einer Gesamtdosis von 3—4 g, wesentlich gebessert (Schettler, Düsseldorf, 1972; Desai u. Stüttgen, Bombay, 1970).

Lichen myxoedematosus
(s. S. 141)
Flache bis wulstige papulo-nodöse Herde.
Histochemisch Alcianblau-positive, intercelluläre Ablagerung von Mucin innerhalb histiocytärer Proliferationen.
Mucopolysaccharide auf Hyaluronidase hin (i.c.) depolymerisierbar.

Lichen nitidus
Stecknadelkopfgroße, weißliche, glänzende Knötchen, besonders am Penis und Handrücken.
Histologisch
Epitheloidzellige Infiltration mit Riesenzellen, ohne daß ein Zusammenhang mit Tuberkulose besteht (u.a. Tuberkulin negativ bei Kindern).
Therapie: Corticosteroide.

Lichen ruber planus
Polygonale Papel mit steilem Rand, mäßig erhaben, wachsartig glänzend, z.T. zentrale Nabelung, starker Juckreiz.

Bevorzugt lokalisiert auf der Beugeseite der Handgelenke und auf den Genitalien. Bei zentraler Rückbildung sekundäre anuläre Herde im Gegensatz zur primären Form. Besonders bei größeren Herden weiße Netzzeichnung auf der Oberfläche („Wickhamsche Streifen"), die einer Verbreiterung des Stratum granulosum mit Hyperkeratose entsprechen.

Histologisch ist das schüsselförmige Infiltrat, welches in die Epidermis diffundiert und die unteren Zellagen auflockert, charakteristisch. Der Zellersatz durch das Infiltrat der geschädigten Zellen der tieferen Epidermis geht offenbar von einer Auswanderung epithelialer Zellen von den Randgebieten aus. Cytologisch polymorphes Bild von Infiltratzellen granulösen Typs. Orthokeratotische Hyperkeratose. Stratum granulosum beträchtlich verbreitert. Bei älteren Herden Abnahme des Infiltrats zugunsten von Histiocyten und Fibroblasten. Abtropfungsphänomen des Melanins in Histiocyten, die als Melanophoren imponieren. Atrophisches Endstadium nicht selten.

Breite Variationsmöglichkeit der morphologischen Entwicklung von der Papel bis zu verrucös daumengroßen Obtusus-Formen (besonders an Unterschenkeln) und in der Gruppierung von striären bis primär anulären Formen.
Übergänge in atrophischen Endzustand, der im Bereiche der *Kopf*haut als narbige Alopecie (*Graham-Little-Syndrom*) imponiert.
Der *isomorphe Reizeffekt* ist bei Lichen ruber ausgeprägt. Provokation auch durch bestimmte Kontaktallergene, ggf. *Arzneimittelexantheme.*
Zu nennen wären Exantheme, die nach Gold, Quecksilber, Atebrin, Resochin auftreten und große Ähnlichkeiten mit dem Lichen ruber aufweisen. An Substanzen, die durch epicutanen Kontakt ein Lichen-ruberähnliches Bild auslösen, sind Farbfilm-Entwickler, nämlich p-Phenylendiaminsalze wie 2-Amino-5-diäthylamino-toluol-*monochlorid* (*CD 2*) und 4-Amino-N-diäthyl-anilin-sulfat (TTS) zu nennen.
Die *Nagelveränderungen* beim Lichen ruber sind in streifenförmiger bzw. punktförmiger Veränderung der Nagelsubstanz bekannt (s. dort).
Streifenförmiger oder punktierter *Schleimhautbefall* besonders an Wange und Zunge in netzförmiger Form typisch. Auch isolierter Befall der Mundschleimhaut. Herde auf Glans penis oder an Vulva möglich.
Sonderform ist der *Lichen ruber pemphigoides* mit Blasenbildung besonders im Bereiche der Schleimhäute. Eine carcinomatöse Entartung des Lichen ruber pemphigoides ist selten.
Lichen planus tropicus (Indien, Afrika etc.) ist eine durch klimatische und aktinische Einflüsse vornehmlich auf die lichtexponierten Körperpartien beschränkte Variation des Lichen planus, der im übrigen histologisch die gleichen Charakteristika aufweist. Die Pigmentation bleibt auch nach Abklingen der übrigen morphologischen Veränderungen bestehen.

Therapie: Corticosteroide sind besonders gut bei exanthematischen Formen wirksam.
Unterspritzungen verrucöser Lichen-ruber-Herde mit Corticosteroiden bieten sich an.
Der Lichen ruber zeigt eine spontane Ausheilung; nach 1—2 Jahren aber auch persistierende Formen.

Lichen sclerosus et atrophicus
Zusammengesetzt aus kleinen Morphaea-ähnlichen Herden (s. S. 477)
Schwund elastischer Fasern bei Bindegewebshomogenisierung. Follikuläre Keratose.

Lichen simplex chronicus Vidal (Neurodermitis circumscripta)
(s. S. 250)
Bis handtellergroße einzelstehende Herde. Bei voller Ausbildung 3 Zonen:
Zentral Lichenifikation,
dann einzelstehende Lichenknötchen,
peripher verwaschene Pigmentierung.

Therapie: Corticosteroide intraläsional, Teer (hochprozentig), Röntgenstrahlen.

Lichtdermatosen
s. Schema S. 460, Tabelle 328

Linea fusca
(s. S. 107)
Pigmentstreifen an der Stirn parallel zum Haaransatz, am Rumpf in Nabelhöhe.
Hautsegmentbedingte Melaninbildung.

Lingua geographica (Landkartenzunge)
Bizarre Zeichnung der Zungenoberfläche in variabler und relativ schnell wechselnder Form auf Grund eines umschriebenen Abschilferns der Epithelien der Papillae filiformes.

Lingua plicata
Faltenzunge beim Melkersson-Rosenthal-Syndrom, aber auch idiopathisch.

Lingua villosa nigra (schwarze Haarzunge)
Ausdruck braun-schwarzer Färbung durch fadenförmige (Hyperkeratose), verlängerte Papillen; häufig bei Stoffwechselstörungen und bei Antibioticagaben (Auswirkungen von Antibiotica auf die bakterielle Darmbesiedlung).

Lipogranulom
s. Granulome Tabelle 320

Lipom
(s. S. 49)
Einzeln oder multiple in der Subcutis liegende, gelappte, verschiebbare Tumoren von Kirsch- bis Apfelgröße aus Fettzelltrauben. Autosomal dominanter Vererbungsgang häufig.
Zusammenhang mit allgemeinen Fettstoffwechselstörungen besteht nicht.
Bei erblicher Disposition ist auch die Vererbbarkeit des Lipomverteilungsmusters bemerkenswert.

Therapie: Excision.

Tabelle 328. Einteilung der Lichtdermatosen. [Nach: Tronnier, H.: Z. Haut- u. Geschl.-Kr. **46**, 19 (1971)]

Art der Reaktion	Auslösender Wellenlängen-bereich	Notwendige Dosis	Klinische Bilder
A. Photo-traumatisch			
1. akut	UV-B	erhöht	Erythema solare
2. chronisch	UV-B (UV-A?)	erhöht	Cheilitis actinica, Leukomelanoderm (entzündliche Atrophie). Landmanns-, Seemannshaut, Praecancerose, Licht-Ca.
		normal	Xeroderma pigmentosum Pigmentiertes Xerodermoid, de Sanctis-Cacchione-Syndrom
B. Photodynamisch			
1. photo-toxisch	vorwiegend UV-A	normal	Wiesengräser-Dermatitis, Berlock-Dermatitis, Melanodermitis Hoffmann-Habermann sowie durch Teer, Furocumarine (Pflanzen), Farbstoffe, Phenothiazine, Tetracycline u. a. Porphyrien, Tryptophan-Malabsorption
2. photo-allergisch	vorwiegend UV-A	normal	durch Sulfonamide, Antidiabetica, Phenothiazin, Blank ophore, Tuberkulostatica, Antibiotica u. a.
3. photo-anaphylaktisch (-unbekannter Mechanismus)	UV-B und A	normal	polymorphe LD, Hidroa vacciniformia, Licht-Urticaria, Licht-Ekzem (seborrh.) Summer-Prurigo, Erythematodes- bzw. Erythema exsudativum multiforme — ähnliche LD

Lipomelanotische Retikulose (Pautrier-Woringer)
(s. S. 104)
Reaktive Lymphknotenschwellung bei erythrodermischer Hautveränderung mit Melaninpigmentierung und Melaninabtransport auf dem Lymphwege. Symptomatische Entwicklung polyätiologischer Natur.

Listeriose
Erreger: Listeria monocytogenes.
Neben der anginös-septischen Form auch oculoglanduläre Form mit Conjunctivitis und Parotisschwellung. Übertragung auch durch Intim-Kontakt.

Livedo racemosa
(s. S. 208, 215)
Bläulich-rote Zeichnung in verschiedener Ausprägung sowohl strömungsdynamisch als auch durch Vasculitiden zu deuten. Dann unterteilt in perivasculäre Infiltrationen und intravasale Thrombosen. Physiologische Form der Livedo racemosa ist die *Cutis marmorata* bei Auskühlung.
Die Livedo racemosa ist ein Hinweis für:
Polypanvasculitis nodosa,
Erythematodes,
Dermatomyositis,
Syphilis,
Kryoglobulinämie.

Sonderform:
Livedo calorica,
die sich durch chronische Wärmeeinwirkung an jeder Hautstelle bei entsprechender Exposition entwickeln kann.

Loa-Loa (Loaiasis)
Durch Insektenstich übertragene Infektion mit Filarien (Afrika).
In hautnahen Regionen entwickelt sich eine Überempfindlichkeits-Reaktion in Form eines entzündlichen Ödems. Diagnose durch Nachweis der Mikrofilarien im peripheren Blut.
Ggf. ist der Wurm in der oberflächlichen Haut oder in den Conjunctiven sichtbar (bis 7 cm lang).
Therapie: Diäthylcarbamazin (Citrat) 2 mg/kg 3 × täglich für 10—20 Tage.

Lymphangiom
(s. S. 241)
Gruppiert stehende Erweiterung von Lymphgefäßen, ggf. in Kombination mit Hämangiom.
Komplikation: Lymphfisteln (Cave bei operativer Behandlung!)

Lymphangitis
(s. S. 241)

Lymphogranulomatosis maligna Paltauf-Sternberg (Morbus Hodgkin)
(s. S. 464)
Juckreiz und Lymphknotenvergrößerung, besonders zu Beginn in der Halsgegend, gelegentlich Entwicklung einer exfoliativen Dermatitis. Es handelt sich insgesamt um eine Systemerkrankung mit Hautbefall, die den übrigen Organbefunden einer malignen Granulomatose äquivalent sein kann.
Histologisch variables Bild als symptomatische und spezifische Infiltration.
Bei der *spezifischen* Infiltration ist das histologische Bild des malignen Granuloms mit Sternbergschen Riesenzellen und ausgeprägter Eosinophilie erhalten.
Bei der *unspezifischen* begleitenden Entwicklung von Prurigoknötchen und Pigmentationen fehlen histologische charakteristische Hinweise für einen Morbus Hodgkin.

Therapie: In Abhängigkeit vom Entwicklungsgrad Cystostatica (sog. Polychemotherapie), Corticosteroide, Immunsuppression, Milzexstirpation, Röntgenstrahlen.

Lymphopathia venerium (Lymphogranuloma inguinale Nicolas-Favre)
(s. S. 347)

Erreger: Virus der Psittakosegruppe.
Inkubationszeit: 14 Tage.
Auf regionäre Lymphknoten beschränkte Geschlechtskrankheit, die mit Entwicklung von Lymphknotenpaketen und Ulcerationen gekennzeichnet ist.

Spätfolgen
Elephantiasis gigantea mit anorectalem Symptomenkomplex unter ausgeprägter Fistelbildung und narbigen Strikturen.
Auf *Freisches Antigen* (Gewebsextrakt bzw. Ornithose-Antigen) positive Hautreaktion vom Spättyp.
Der gesamte Verlauf der Erkrankung kann als immunpathologische Reaktion vom Spättyp auf Virus-induzierten Lymphknotenbefall zurückgeführt werden.

Therapie: Tetracycline, Sulfonamide.

Lymphocytoma cutis
Lymphadenosis benigna cutis Bäfverstedt
Spiegler-Fendtsches Sarkoid
lokalisierte und disseminierte Form.
Sowohl größere umschriebene weiche blau-rote Tumoren als auch diffuse bräunliche kleinere Resistenzen, die diskret das Niveau der Haut überragen. Solitäre Formen vor allem im Gesicht und an den Ohren. Spontane Rückbildung möglich.

Histologische Charakterisierung durch lymphocytäre Keimzentren sowie Reticulumzellen in follikulärer Anordnung.

Therapie: Penicillin, Gesamtdosis 8—12 Mega. Röntgenstrahlen etwa 2—4mal 200—300 r nach Chaoul oder Dermopan Stufe 3—4.

Lymphoreticulosis benigna (Katzenkratzkrankheit)
(s. S. 347)
Virusinfektion, percutan (cutan-glanduläre Form). Subacute regionäre Lymphknotenschwellung, kann einseitig auftreten (im Gegensatz zum Morbus Hodgkin). Infektion auch über Wangenschleimhaut, Konjunctiven.

Histologisch: Granulom vom sarkoidalen Typ mit pseudoepitheliomatöser Hyperplasie und eosinophilen Zellen. Später Mikroabszesse und Langhanssche Riesenzellen und damit Übergang in eine nekrotisierende Granulomatose.
Foshay- oder Hanger-Rose-Test i.c.

Lymphocytosis Jessner-Kanof
Lymphocytäre Infiltration *ohne* Keimzentren, lediglich monomorphe Lymphocyten, vornehmlich in der *lichtexponierten Haut.*

Therapie: Corticosteroide.

Marburg-Virus-Krankheit
(s. S. 347)
Übertragung von grünen Meerkatzen (Cercopithecus aethiops). Epidemie im Februar 1967 in Marburg und Frankfurt/Main.
Infektion cutan, conjunctival, nasal, oral.
Tiefrotes Enanthem mit Bläschen und kleinpapulöses, zum Teil hämorrhagisches Exanthem mit Neigung zur Konfluenz.
Ausscheidung des infektiösen Agens auch im Sperma.

Marfan Syndrom
Arachnodactolie mit Herz- und Augenveränderungen sowie Striae. Ähnlichkeit mit *Dermatosparaxie* und Hydroxylasinmangelerkrankung. Kollagensynthesestörung des postribosomalen Kollagenmoleküls (echte Kollagenose) Meigel und Spranger, 1973.

Melanodermitis toxica (Melanosis Riehl)
(s. S. 107)
Diffuse flächige, variabel getönte Melaninpigmentierung mit Infiltration und Schuppung. Häufig freier Saum an der Haargrenze.
Histologisch: Vacuolige Veränderungen in den basalen Schichten der Epidermis.

Pathogenetisch: Entwicklung einer Toxicodermie mit sekundärer Pigmentierung durch Einwirkung von Mineralölen und Teerdämpfen auf die Haut.

Therapie: Depigman forte, langfristig.

Melanom, juveniles benignes (Spitz)
(s. Tabelle 329)
Gutartig, variabler Farbton, fibröse Konsistenz. Histologisch epitheloidzelliger (Riesenzellen) bzw. gemischtzelliger (Spindelzellen) Naevuszell-Naevus. Geringe bzw. fehlende Pigmentbildung.

Melanom, malignes
(s. Tabelle 329)
Weitaus die Mehrzahl dieser bösartigen Tumoren entwickelt sich aus der Melanosis circumscripta praeblastomatosa (zu 75%) und damit aus epidermalen Melanocyten.

Tabelle 329. Pathogenese des Melanoms. [Gartmann, H.: nach: Mishima, Y., Schaub, F. F., jr.: Proc. XII. Intern. Congr. Derm. Excerpta med. Found. **2**, 1588 (1963); Kosmet. Dermat., Heft 37 (1971)]

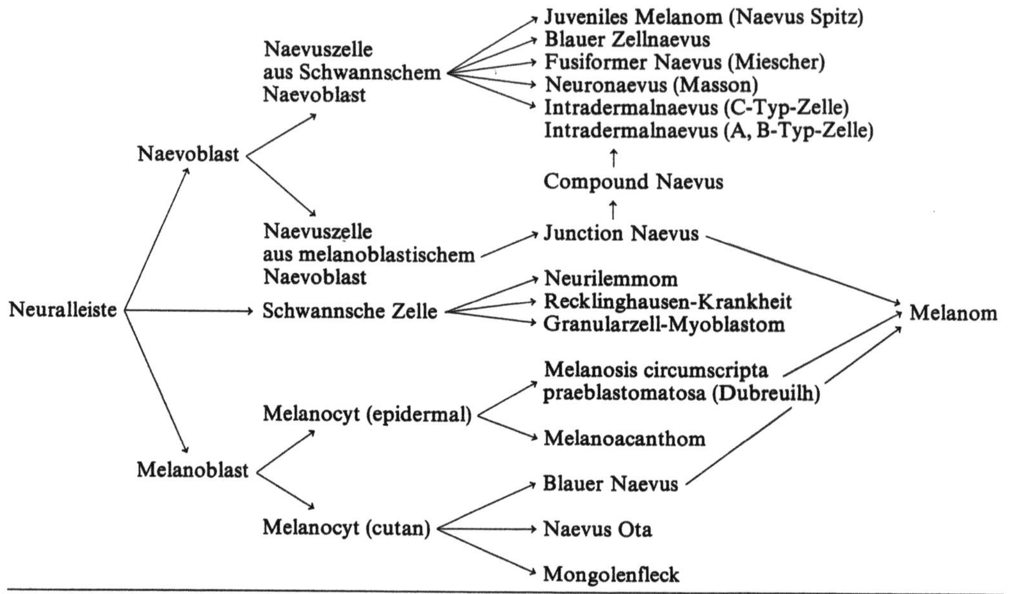

Der geringere Teil leitet sich von pigmentierten Naevuszellen ab. Intensität der Melaninbildung nicht mit der Malignität korreliert.

Brauner Tumor mit glatter Oerfläche, Blutungsneigung und peripherer Pigmentdiffusion in die normal erscheinende Epidermis. Die Entwicklung des malignen Melanoms aus dem sogenannten *Junction-Naevus* stellt sich histologisch als ein Abtropfungsvorgang aus der Epidermis ins Corium dar, wo die aus melanoblastischen Naevoblasten bestehenden Zellverbände inselförmig gelagert sind. Die cytologischen Charakteristika — globoide Zellen, Spindelzellen, anaplastische Veränderungen — deuten bereits auf ein Melanom hin, geben aber keinen Hinweis für die Verlaufsform.

Differentialdiagnose:

Blauer Naevus

Es handelt sich um eine gutartige Geschwulstbildung in der Cutis ohne epidermale Beteiligung, die von cutanen Melanocyten ausgeht.

Seborrhoische Warzen

sind mit ihrer gefalteten Oberfläche und ihren z. T. bröckligen Keratosen vom Melanom zu unterscheiden.

Ähnlich sehen die papillomatösen Naevi aus, die wesentlich mehr zerklüftet sind und nicht die kugelige, zum Teil glatte Oberfläche des nicht von Follikel durchsetzten Melanoms haben.

Harte Fibrome

sind trotz ihrer dunklen Farbtönung von Melanomen zu trennen, wie auch weiche Fibrome, die weniger mit einem Melanom verwechselt werden können als das *pigmentierte Basaliom.*

Plantare Pseudochromhidrose

Folge von Gummiresten (Tennisschuhe) in der Haut über der Achillesferse. Juhlin, L.: Acta derm.-venereol. **41** (1964).

Gefäßgeschwülste, insbesondere das *Granuloma teleangiectaticum* zeigen Möglichkeiten einer Verwechslung und sind im Zweifelsfalle unter den Kautelen einer Melanomtherapie zu entfernen.

Therapie des frühzeitig erkannten Melanoms: *Excision* weit im Gesunden in Vollnarkose.

Cytostatica bisher nicht wirksam.

Röntgentherapie erfordert hohe Dosierung und ist insbesondere bei gleichzeitiger Erfassung der abführenden Lymphwege nach manchen Autoren zu empfehlen (Radioisotopen-Therapie in Form von Injektionen in die Lymphbahn).

Die wesentliche Unterscheidung zwischen chirurgischer Maßnahme und röntgenologischer Behandlung hat sich bisher noch nicht herausgeschält, trotzdem sich langsam die Waage zugunsten einer operativen Behandlung neigt.

Immuntherapie wie Injektion von Vaccine, Tumor-Antigen, ggf. mit Freudschem Adjuvans, BCG-Impfung steht zur Diskussion.

Melanosis circumscripta praeblastomatosa Dubreuilh
(s. Tabelle 329)

In den Farbtönungen variable Melanin-Pigmentierung länger bestehender Melanocytennaevi, mit Neigung zu flachen, über dem Hautniveau liegenden Erhebungen, die die Tendenz haben, sich zu Melanomen zu entwickeln, ohne dessen hochgradige Malignität *zunächst* zu besitzen. Im Gegensatz zum Melanom aus Naevuszellen röntgentherapeutisch *besser* ansprechbar.

Melkerknoten
(s. S. 347)
Blau-rote derbe Knoten, vornehmlich an den Händen. Infektion vom Euter von mit Paravaccine-Virus infizierten Kühen. Spontane Abheilung. Abzugrenzen von den

Kuhpocken.
Livid-schwärzliche Knoten mit Ödem am Kontaktort. Infektion mit originären Kuhpocken-Viren. Das Krankheitsbild ist beim Menschen stärker entwickelt: Lymphbahnentzündung, Fieber und Schmerzen, im Gegensatz zu den Melkerknoten, die keine Allgemeinerscheinungen aufweisen.
Die Kuhpocken können auch durch Vaccine ausgelöst werden, und zwar handelt es sich in diesen Fällen um Übertragung der Vaccineviren von Melkern auf die Kuheuter.
Bei fehlender Immunität breitet sich dann von den Kühen auf nichtgeimpfte Melker eine Vaccine-Infektion aus, die mit entsprechenden pustulösen und zum Teil panaritiumartigen Veränderungen und Lymphangitis einhergeht.
Kreuzimmunität zwischen Variola und Vaccinia und Paravaccine (S. 484).

Mikrosporie
(s. S. 338)
Pilzinfektion der Kopfhaare vor der Pubertät mit Mikrosporon audouini. In den letzten Jahren immer häufiger Herde am Stamm. Variable Lokalisation bei gleichem Erreger in größeren Kollektiven (z. B. Schulen).
Siehe Schema Pilzerkrankungen.

Miliaria (Schweißretentions-Syndrom)
(s. S. 158)
An den oberen Teil des Schweißdrüsenganges gebundene Hautveränderungen (abzugrenzen von Dyshidrose).

a) *Miliaria cristallina*
Oberflächliches kristallklares Bläschen, Blasendach Hornschicht.
b) *Miliaria rubra*
Intraepidermal gelegene Bläschenbildung mit umgebender Entzündung,
Blasendach oberer Anteil der Epidermis
c) *Miliaria profunda*
Vornehmlich subepidermal liegende Destruktion des Schweißdrüsenganges mit starker entzündlicher Reaktion.

Behandlung: Kühle Umgebung, Schüttelmixturen, Antibiotica bei im Vordergrund stehender bakterieller Infektion der Miliaria („roter Hund“ in den Tropen).

Milium
Hornperlenbildung in der Epidermis, häufig in Narbenbildungen, besonders nach blasenbildenden Erkrankungen.

Möller-Huntersche Glossitis
(s. S. 78)
Bei perniciöser Anämie.
Zunge belagfrei, feuerrot, atrophische Schleimhaut, beim Herausstrecken der Zunge Entwicklung anämischer Streifen (Arndtsches Zeichen).

Molluscum contagiosum
(s. S. 347)
Hautfarbene gelbliche, bis erbsengroße, gedellte Tumoren. Infektion durch Quader-Virus der Pockengruppe. Entwicklung durch epidermale Proliferation (Epitheliose) mit degenerativem Zelluntergang durch *Virusbefall.* Keine Entwicklung einer Immunität.
Therapie: Diathermie, scharfer Löffel.

Mondorsche Krankheit
(s. S. 216)
Strangförmige Verhärtung und Obliteration von cutanen Venensträngen, besonders im Bereiche der Vena thoracoepigastrica. Möglicherweise auch Lymphbahnbefall.
Siehe Vasculitiden.

Mongolenfleck
(s. S. 104)
Bläuliche Verfärbung meist über dem Kreuzbein durch tiefliegende pigmentbildende Melanocytennester der Cutis.

Mononucleosis infectiosa (Pfeiffersches Drüsenfieber)
(s. S. 347)
Virusinfektion mit einer Inkubationszeit von 7 bis 50 Tagen.
Fleckiges Exanthem bei Lymphknotenschwellung, besonders in Hals-, Nackenregion.
Charakteristische Plasmazellinfiltration (Igm).
Korrelierte Leber- und Milzschwellung.
Serologischer Nachweis durch *Paul-Bunnel-Reaktion.*
Ein entsprechendes Symptom kann durch *Hydantoin-Allergie* nachgeahmt werden.
Bei Ampicillin-Gaben hohe Wahrscheinlichkeit eines Ampicillin-Exanthems.

Mucinosis follicularis
(s. S. 141)
Mucophanerosis intrafollicularis et seboglandularis
Gruppiert zusammenstehende Knötchen von gelblicher Farbe, polyätiologische Entstehung.
Histologisch PAS-positive Darstellung von Mucopolysacchariden, die sich aus einer komplexen Bindung von Proteinen gelöst haben.
Häufig Vorläufer der Mycosis fungoides.

Mycosis fungoides
(s. Abb. 119, Tabelle 330)
In verschiedenen Stadien ablaufende maligne Granulomatose mit vornehmlichem Hautbefall. Endstadium häufig Reticulosarkomatose. Die retikuläre Proliferation als maligne Granulomatose

Cytologische Differenzierung

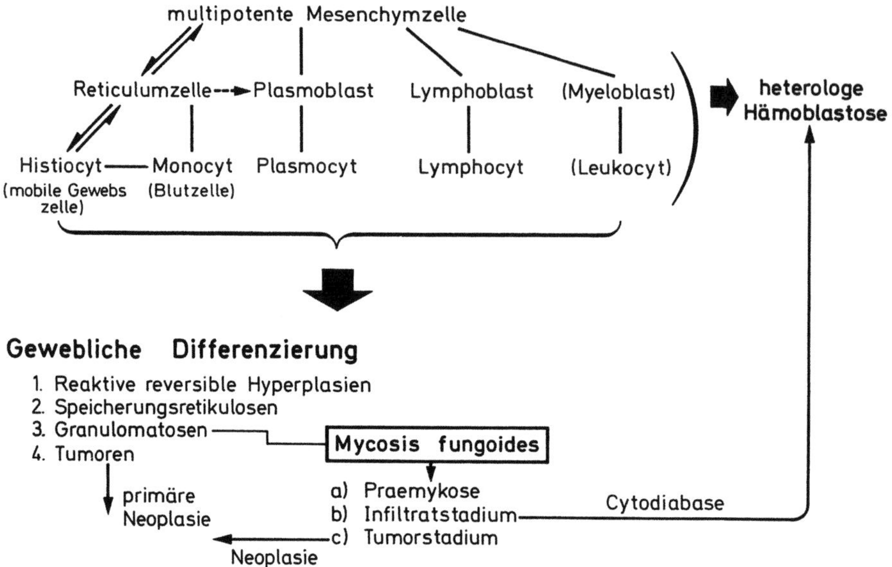

Abb. 119. Die Stellung der Mycosis fungoides im retothelialen System (RES bzw. RHS)

Tabelle 330. Die Stellung der Mycosis fungoides (M.f.) im reticulo-histiocytären System nach Winkelmann, 1962. (Aus: Stüttgen, G., Meisterernst, W.: Mycosis fungoides. In: Handbuch der Haut- und Geschlechtskrankheiten, Bd. III/1. Berlin-Göttingen-Heidelberg: Springer 1963)

Retikulosen	Maligne Lymphome
1. Primitive oder Stammzellretikulose (Eine Proliferation primitiver retikulärer Zellen, die Haut, Blut und Eingeweide befällt; charakteristische Zelle: primitive retikuläre Zelle im Knochenmark und im Gewebsausstrich)	1. Retikuläre Granulomatosen (Proliferation neoplastischer retikulärer Zellen, die von einer polymorphen, entzündlichen Reaktion begleitet sind) a) Hodgkinsche Erkrankung (typische Zellen: Sternberg-Reedsche Zellen im Gewebsausstrich) b) M.f. (typische Zellen: retikuläre Monocyten im Gewebsausstrich.
2. Lymphocytäre Retikulose (Proliferation lymphocytärer Zellen, ausschließlich in der Haut = Sézary-Syndrom. Lymphocy täre Zellen im Blut)	2. Reticulumzellsarkom (ein Tumor neoplastischer Zellen, der bei alleinigem Hautbefall protahiert verläuft) a) Stammzellentyp, b) monocytärer Typ. Beide Formen zeichnen sich durch differente Cellulation aus.
3. Monocytäre Retikulose (Diffuse hyperplastische Proliferation von Monocyten und histiocytären Reticulumzellen, die sich vom Reticulumzellsarkom unterscheiden. Typische Zellen: Monocyten im Blut und Knochenmark)	3. Lymphosarkom (primär neoplastischer Tumor von Lymphocyten und Lymphoblasten) a) unreifer Typ (lymphoblastisches Lymphosarkom), b) reifer Typ (lymphocytäres Lymphosarkom). Beide Zelltypen zeichnen sich vornehmlich durch unterschiedliche Chromatindarstellung der Zellen aus

Es liegen Ansätze vor, den Ausdruck „Retikulose" durch „immunoblastische Sarkome" mit entsprechenden Untergruppen zu ersetzen; Annäherung an den Begriff der malignen Lymphome im amerikanischen Schrifttum. Neben der cytologischen Differenzierung Charakterisierung durch den von Immunoblasten gebildeten Immunglobulintyp (K. Lennert, Goos, 1973).

nimmt von den indifferenten, mesenchymalen Zonen der Gefäß-Adventitia ihren Ausgang.

Unterteilung in folgende Stadien:

1. *Prämykose:* recht unspezifisch, oft ekzemartig.
2. *Mykosiforme* Infiltrationen mit polymorphem reticulo-lymphocytärem Zellbild. Scharf gegen das untere Corium abgesetzt.
3. *Tumorstadium:* Bis tomatengroße Tumoren von livid-rötlicher Farbe und histologischem Aufbau eines Reticulo-Sarkoms.

Die verschiedenen Stadien können als variable immunologische Abwehrreaktion gegen *maligne Zellen* des reticulo-endothelialen Systems gewertet werden.
Nicht ausgeschlossen ist allerdings eine durch *entzündliche Vorgänge induzierte* retotheliale granulomatöse Entzündung mit Entwicklung maligner Zellverbände.

Sonderformen:
Mycosis d'emblée mit Tumorbeginn und als inverse Form mit nachfolgender „Prämykose".
Als „primäre" Erythrodermie mykosiformen Typs wird die *Erythrodermie von Leredde* bezeichnet.
Die *Histologie* zeigt eine granulomatöse Durchsetzung der oberen epidermalen Schichten mit Infiltration der Epidermis und scharfer Absetzung gegen die unteren Hautschichten. Große retikuläre Zellen werden häufig als Mycosis-fungoides-Zellen bezeichnet.

Therapie: Die Behandlung richtet sich nach den jeweiligen Stadien. Im Frühstadium intensive Insolation (Linser) und Corticosteroide in mäßiger Dosierung.
Mit Beginn der Infiltratentwicklung und auch Tumorbildung ist die Röntgenbestrahlung die Therapie der Wahl. Auffällig ist dabei das gute Ansprechen auf jeweils 300 bis 400 r (z.B. Stufe 3 Dermopan).
Der Einfluß einer Polychemotherapie in Kombination von jeweils Vincristin 1,4 mg/m^2 i.v. und Endoxan 600 mg/m^2 i.v., bzw. Natulan 100 mg/m^2 oral/die und Prednison 40 mg/m^2 oral/die ist im Gegensatz zu der erfolgreichen Behandlung des Morbus Hodgkin noch nicht sicher zu beurteilen, soweit es den *Dauererfolg* anbetrifft.
Die *lokale* Anwendung von Cytostatica, wie Endoxan oder 5-Fluor-uracil, führt zur Rückbildung der Infiltrationen.

Myoblastenmyome (Abrikossoff-Tumor)
Solitäre, erbsengroße, gutartige Tumoren an Zunge, Haut, Vulva.
Therapie: Excision.

Myxoedema circumscriptum praetibiale
(s. S. 61)
Derbe, flächige, mehr oder weniger prominente Infiltrate an den Oberschenkelstreckseiten, besonders nach Strumektomien mit Exophthalmus. Offenbar Auswirkung thyreotroper (hyphophysärer) Hormone, s. Abb. 12b, S. 61.

Myxödem, diffuses
(s. S. 61)
Teigige Schwellung der Haut mit Turgorverlust, strohgelbe Hautfarbe.
Pathogenese: Verminderte Ausschüttung von Schilddrüsenhormonen.

Naevus
Angeborene, meistens retardierte Entwicklung von Fehlbildungen der Haut, die jede dortige Gewebsart betreffen kann.

Naevoxanthoendotheliom
S. Histiocytosis X, S. 451

Necrobiosis lipoidica (diabeticorum)
(s. S. 148)
Von Teleangiektasien durchzogene gelb-braune, scharf begrenzte, plattenartige, atrophische Herde. Meist bei Frauen an den Unterschenkeln, oft symmetrisch.
Histologisch: Elasticaschwund, Infiltration mit Histiocyten, Plasmazellen und extracelluläre Lipidablagerung in Form von Phospholipiden und Cholesterin. Es handelt sich um eine primäre Vasculitis mit nachfolgender Nekrobiose.
Abgrenzung von der Granulomatosis disciformis Miescher schwer möglich (s. S. 447).
Therapie: Intraläsionale Injektion von Corticosteroiden.

Neurinom
(s. S. 249)
Hautfarbene Knötchen.
Aus dem Perineurium hervorgehende Geschwülste (Neuromfibromatose).
Naeviforme Fehlentwicklung.

Neurodermitis circumscripta (Lichen simplex chronicus Vidal)
(s.S. 459)

Neurodermitis diffusa constitutionalis
(s. S. 287)
Synonyma: Endogenes Ekzem. Atopic ekzema. Prurigo Besnier. Spätexsudatives Ekzematoid Rost, s. S. 287.

Neurofibromatose (Recklinghausensche Krankheit)
(s. S. 260)
Phakomatose mit unregelmäßig dominantem Erbgang.
Auftreten von *Neurinomen* (Klingelknopf-Phänomen) und *„Café au lait"-Flecken* (mehr als 5) als diagnostischer Hinweis.
Außer Hautbefall auch Neurofibrome der Lippen und Zunge sowie Pigmentflecken an der Wangenschleimhaut; Hypertrichosis sacralis und Debilität.

Niere und Haut
Bei eingeschränkter Nierenfunktion Flüssigkeitsretention in Cutis und Subcutis unter Ödementwicklung, besonders in der Augengegend.

Das nephritische Ödem ist unabhängig von der statischen Belastung. Ausdruck der Retention organischer Stoffe im Blut bei Verminderung der Nierensekretion sind Pyodermien (Melanodermie und die sog. urämische Dermatitis, die in ihrem Ausdruck ein unspezifisches Bild ergibt). In schwersten Fällen Entwicklung der Urhidrosis faciei, Harnstoff- und Kochsalzkristalle auf der Haut.
Bei chronischer Nephritis Purpura, Facies nephritica.
Bei Schrumpfniere gelbes Kolorit der lichtexponierten Hautareale.
Bei Urämie Pruritus.
Bei Nephritis im Kindesalter Neigung zu Pyodermien. Bei Nierensteinen Projektion der Erkrankung auf die Haut im Segment DX.

Noma
Progressie Ulceration (Stomatitis ulcerosa) als schwerste Form einer Abwehrschwäche gegen Mischinfektionen im Mund-Wangenbereich. Häufig Gemisch von fusiformen Bakterien und Spirochäten.
Therapie: Massive Antibioticagaben.

Onchocerkose
Infektion durch weibliche Kriebelmücken, die beim Stechen eines Kranken Mikrofilarien aufnehmen. In der Mücke innerhalb von 11 Tagen Entwicklungsstadien und Rückwanderung in das Stechorgan der Mücke. Von dort aus Infektion der menschlichen Haut und Augenbefall. In der menschlichen Haut Heranwachsen der Filarien zu geschlechtsreifen Würmern und Paarung. Danach Fremdkörperreaktion, ggf. unter bindegewebiger Einkapselung und Knotenbildung. Pruritus, Presbydermie, Pigmentierungsanomalien. Ausgewachsenes Weibchen bei 300 bis 400 μ Durchmesser bis zu 50 cm Länge. Männlicher Parasit 2—4 cm lang bei einem Durchmesser von 150 μ.
Therapie: 8tägige Kur mit Diäthylcarbamacin (Citrat) 6 mg/kg Körpergewicht täglich.

Onychophagie (Nägelknabbern)
(s. S. 98)
Psychogen ausgelöste „Ersatzhandlung".

Onychorrhexis
(s. S. 98)
Aufsplittern des Nagels in Längsrichtung.

Onychoschisis
(s. S. 98).
Lamelläre Aufsplitterung parallel zur Oberfläche. Ausgelöst durch exogene Verspannung (Nagellack z. B.) bzw. Wachstumsstörung.

Pachyonychia congenita (Jadassohn-Lewandowsky-Syndrom)
(s. S. 98)
Autosomal dominant vererbliche, zentrale Nagelverdickung, z. T. kombiniert mit braun-gelber Verfärbung.

Morbus Paget
(s. Tabelle 316)
Bei Frauen häufiger als bei Männern.
Ekzemartige scharf begrenzte Herde im Mamillenbereich. Von den Milchgängen oder apokrinen Drüsen ausgehender Tumor als Carcinoma in situ.
Der seltene, *extramammäre Paget* findet sich an den Körperstellen, wo apokrine Drüsen vorherrschend sind. Anogenitalregion.
Kombination mit Adenocarcinom möglich.
Histologisch: Nesterartige Anhäufung von großen hellen Zellen mit vesiculösen Kernen (Cytodiagnose möglich).
Therapie: Röntgenstrahlen, Radikal-Operation.

Morphaea
(s. S. 477)

Panniculitis
(s. S. 49)
In der Subcutis liegende, plattenförmige, entzündliche Herde. Dichte entzündliche Infiltrate, die das subcutane Fett durchsetzen.

1. *Panniculitis bei Erythema indurativum und Erythema nodosum.*
2. *Panniculitis nach Trauma* (Stoß, Druck, Quetschung), Kälte und nach Injektionen, insbesondere von körperfremden Heteroproteinen (allergisch-toxisch).
3. Spontan sich entwickelnde Panniculutus, *Pfeifer-Weber-Christian-Syndrom,* als akute Entzündung mit Fieberschüben.
4. *Panniculitis Rothmann-Makai*
ohne Fieber und Allgemeinsymptome, häufig bei Kindern.
5. *Panniculitis assoziiert mit Pankreatitis,*
offenbar mit erhöhtem Serum-Lipasespiegel verbundene abakterielle Entzündung im Fettgewebe.

1.-4. Die lividen entzündlichen subcutanen Knoten sind vornehmlich an den Unterschenkeln in der Supramalleolar-Gegend lokalisiert. Systematisierung auf der Haut möglich. Allerdings bleibt das Gesicht ausgeschlossen. Im Blutbild Leukocytose mit Eosinophile.

Histologisch steht die Fettnekrose im subcutanen Fettgewebe im Vordergrund. Liquefaktion mit Auftreten von freiem und verestertem Cholesterin, von Neutralfetten, Triglyceriden und freien Fettsäuren.

Papillomatose confluente et reticulée (Gougerot-Carteaud)
Bräunliche, z. T. konfluierende Papeln, die auf Vitamin A ansprechen.

Papillomatosis cutis carcinoides Gottron
Massive papillomatöse Wucherungen an den Unterschenkeln mit Ulcerationen.
Entwicklung vornehmlich bei Stauungsdermatosen.
Differentialdiagnose: Carcinom.
Therapie: Plastische Deckung.

Papulosis atrophicans maligna (Köhlmeier-Degos) (s. S. 217)
Bohnengroße, zentral eingesunkene, peripher gerötete Papeln.
Atrophische Angiitis korreliert mit anämischen Infarkten des Magen-Darm-Traktes.
Seltenes Krankheitsbild.

Parakeratosis variegata
Netzförmige Hyperkeratose mit variablem Erythem und Hämorrhagien; Teleangiektasien und organische Gefäßerweiterungen.
Pathogenetisch als *Dermatitis reticularis hämorrhagica* (Musger) zu deuten, da zusätzliche mehr oder weniger ausgeprägte granulomatöse bzw. lymphocytäre Infiltrationen. Auch der Parapsoriasis zugeordnet.
Therapie: Corticosteroide.

Paraneoplastische Syndrome der Haut
Cutane, heterogene, unspezifische Symptome bei malignen, inneren Tumoren, im Gegensatz zu cutanen Metastasen von Malignomen.
Unterteilung in cutan paraneoplastische Syndrome im engeren Sinne, d. h. in die weitgehend gesicherten tumorspezifischen Dermatosen, wie

A. *Acanthosis nigricans*
Akrokeratose bei Carcinom des Rachenrings.
Erythema gyratum repens,
Tylosis palmoplantaris (Howell-Evans-Syndrom)
Dermatomyositis im Erwachsenenalter.

Weitere, den paraneoplastischen Syndromen zugeordnete Hautveränderungen:

B. *Morbus Bowen,*
Pruritus,
Zoster generalisatus,
Paraamyloidosis,
Thrombophlebitis saltans,
Pemphigoid (Alterspemphigus).

Herzberg, J. J.: Cutane paraneoplastische Syndrome. Stuttgart: Fischer 1971.

Paraphimose
Schwellung der Vorhaut mit Nekrose und Strangulationsring.
Therapie: Im Frühstadium Stichelung und Auspressen des Ödems, ggf. Hyaluronidaseinjektion, dann Reponierung. Wenn diese nicht gelingt: Vollnarkose, anschließend Dorsalincision des Schnürringes. Auf luischen Primäreffekt achten.

Parapsoriasis
Unterteilung in:

1. *Erythrodermie pityriasique en plaques disseminées Brocq*
Scharf begrenzte, schuppende, band- bis guirlandenförmige Herde bräunlichen Tons.
Histologisch nicht vom Ekzem zu trennen.
Übergang in Mycosis fungoides häufiger.
2. *Parapsoriasis guttata = Pityriasis lichenoides chronica*
Linsengroße, mehr oder weniger rötlich-braun getönte flache Papeln, mit Schüppchen vom „Kollodium-Häutchen"-Typ bedeckt.
Histologisch liegt diesen Veränderungen ein Rundzelleninfiltrat, vornehmlich perivasculär, mit Tendenz der Invasion unterer epidermaler Schichten zugrunde.
Übergang in Mycosis fungoides, aber auch in Morbus Hodgkin beschrieben (selten).

Davon abzugrenzen:
Pityriasis lichenoides varioliformis akuta Mucha-Habermann
als akute partiell hämorrhagische Vasculitis (Allergie?) unter Einbezug der Epidermis.
Auch als Eskalation der Pityriasis lichenoides chronica diskutiert. Bemerkenswert häufig vorangehende Infektion (Virus).
Therapie: Corticosteroide, UV-Bestrahlung, ggf. bei 1. Röntgen-Oberflächenbestrahlung.

Paronychia acuta
(s. S. 98)
Akute Nagelwallentzündung auf *bakterieller Basis.*
Therapie: Nagelextraktion, antibakterielle Behandlung.
Davon abzutrennen
Paronychia candidamycetica
als Infektion mit *Hefepilzen* (s. S. 98, 337)

Pellagra (s. Avitaminosen)
(s. S. 78)
Vitamin- und Aminosäurenmangelkrankheit.
Chronischer Alkoholismus führt zu einem vermehrten Niacindefizit.

Pemphigoid, Parapemphigus
(s. S. 153, 154)

1. *Schleimhautpemphigoid der Augen*
Nach Bindehauterkrankung mit sich entwickelndem Symblepharon (Ankyloblepharon) narbige Strikturen an Mund, Rachen und Gaumenschleimhaut. Endzustand Erblindung.
Therapie: Corticosteroide oral, lokal.
2. *Parapemphigus, Pemphigoid*
Blasenbildung auf erythematöser Haut mit variabler Konfiguration; chronischer Verlauf in Schüben.
Subepidermale Blasenbildung mit Absorption von IgG-Globulinen, welche an der Basalmembran mittels Anti-Gamma-Globulin und Fluoresceinmarkierung nachgewiesen werden können.
Autoaggression im Alter bzw. Wertung als cutan paraneoplastisches Syndrom.

Pharmakoanalyse durch Therapie mit 4,4-Diamino-diphenyl-sulfon (DAPS): Nur die Dermatitis herpetiformis spricht auf Sulfone an, während Pemphigoid, aber auch die Dermatitis herpetiformis auf Corticosteroide und ACTH ansprechen.

Die Vorstellung der *Pathogenese* als Autoaggression mit Bildung von Autoantikörpern gegen die Basalmembran führt auch zum *therapeutischen Einsatz* einer Immunsuppression in Kombination von Corticosteroiden mit Cytostatica.

Literatur

Lever, W.F.: Pemphigus and Pemphigoid. Springfield/Ill.: Ch. Thomas 1965.

Pemphigoid der Neugeborenen (Ritter von Rittershain)
(s. S. 327)
Großblättrige, zum Teil bullöse, pustulöse Eruption vornehmlich mit Staphylokokken vom Phagentyp 71. Gemeinsamkeiten mit dem *Lyell-Syndrom* im Kindesalter werden diskutiert.

Therapie: Antibiotica.

Pemphigus chronicus benignus familiaris Hailey-Hailey (Bullöse Genodermatose)
(s. S. 153)
Besonders an intertriginösen Bezirken lokalisiert. Blasenförmige, z.T. ekzematöse, desquamative Veränderungen mit Erosionen und Kombination mit mikrobieller Infektion.

Histologisch Acantholyse und dyskeratotische Herde. Lösung der Desmosomen von Tonofibrillen unter epidermaler und basaler Blasenbildung.

Therapie: Corticosteroide, Antibiotica, plastisch-chirurgische Behandlung (Achselhöhle) beschrieben.

Pemphigus foliaceus
Blätterteigartige Variation des Pemphigus mit Neigung zur exfoliierenden Erythrodermie.
Subcorneale Blasenbildung mit elektronenmikroskopischen und immunologischen Charakteristika des Pemphigus vulgaris. Nikolski-Phänomen positiv.

Therapie: Wie Pemphigus vulgaris.

Der **Pemphigus brasiliensis** (Fogo selvagem) entspricht dem Pemphigus foliaceus, dessen benigne Abart in mehr lokalisierter, herdförmiger, umschriebener Form der *Pemphigus Senear-Usher*, synonym Pemphigus erythematodes ist.
Eine Kombination des brasilianischen Pemphigus, also des Pemphigus foliaceus mit Pemphigus vulgaris wird beobachtet.
Beachtenswert ist beim Pemphigus brasiliensis die Entwicklung von Verrucae vulgares bei guter Heilungstendenz des Pemphigus sowie häufiger Eczema herpeticatum.
Hinsichtlich der Ätiologie des Pemphigus brasiliensis scheint eine Infektion von Bedeutung zu sein, da Einwanderer in Gebiete, in denen der brasilianische Pemphigus endemisch vorkommt, nach einigen Jahren befallen werden können. Der allgemeine Befall im Mato Grosso liegt um 0,1%.
Folgende Umgebungsfaktoren begünstigen die Entwicklung des Pemphigus brasiliensis (Azulay):
Wasserläufe und Wasserfälle, Temperaturen zwischen 22° und 30°, Feuchtigkeit zwischen 55 und 75% (es wurde noch kein Fall in einer Region beobachtet, die eine höhere Feuchtigkeit als 75% hatte), Meereshöhe zwischen 530 und 985 m.

Pemphigus seborrhoicus = Pemphigus erythematosus (Senear-Usher-Syndrom)
Besonders in Gesicht-, Brust- und Rückenregion schuppende, relativ scharf begrenzte Herde. Enge Beziehungen zum Pemphigus foliaceus. Gemeinsamkeiten von Erythematodes (?) mit Pemphigus seborrhoicus, ggf. Übergänge.
Immunfluorescenz an Basalmembran und Lymphocyten.

Therapie: Corticosteroide, Methotrexat.

Pemphigus vulgaris
(s: S. 153)
Blaseneruption auf z.T. unveränderter Haut und Mundschleimhaut.
Intraepidermale, suprabasale Blasenbildung mit Acantholyse.
Tzank-Test positiv (Acantholysezellen im Smearpräparat).
Intraepidermaler Nachweis von Immunglobulin-Niederschlägen an Grenzen des Stratum malpighii und Zwischenzellsubstanzen mit Hilfe der Immunfluorescenz mit markiertem Anti-Gamma-Serum. Nikolski-Phänomen positiv.

Funktionelle Synopsis: Autoaggression gegen epitheliale Elemente, ggf. in Kombination mit Virusinfektion.
Im Verlaufe der nicht behandelten Erkrankung Reduktion des Allgemeinzustandes, hypochrome Anämie, Absinken der Serumproteine unter Blasenschüben. Überlebenszeit ohne Therapie ca. 8 Jahre.

Therapie: Unter Corticosteroiden und Cytostatica (Methotrexat) entscheidende Besserung, die durch eine niedrig dosierte Corticosteroid-Therapie aufrecht erhalten werden kann.

Penisfraktur
Traumatische Ruptur der Schwellkörper.

Penis, sclerosierende, nicht venerische Lymphangitis
Vornehmlich zwischen 30—40 Jahren, spontane Remission.

Periarteriitis nodosa
(s. S. 216)
Panvasculitis nodosa
Rötliche, papulöse Herde, meistens mit zentraler Hämorrhagie oder Nekrose.

a) *benigna*
   Nur auf die Haut begrenzt.
   Vasculitis allergica in den mittleren Regionen des terminalen Endnetzes.
b) *Systemerkrankung (Kussmaul-Mayer)*
   hautfarbene subcutane Knoten (rosenkranzförmige Anordnung) bei hyperergischer Media-Nekrose.

Assoziiert mit:
Neuritis,
Nephritis,
Hirnsymptomen,
Iridocyclitis, Leukocytose
und Blutdrucksteigerung.

Synopsis: Partielle Autoimmunerkrankung, Kombination mit Arzneimittelallergie häufig beschrieben.

Therapie: Corticosteroide oral. Cytostatica.

Perniones
(s. S. 453)

Peutz-Jeghers-Syndrom — Pigmentflecken-Polypose (Klostermann)
(s. S. 98, 260)
Durch spezifisches Gen bedingte, dominante Phakomatose, die der Neurofibromatose nahesteht.
Etwa linsengroße, bräunliche Lentigines, vornehmlich in der Mundregion mit Übergreifen auf Lippe und Mundschleimhaut.
Assoziiert mit Polyposis des Darmes.

Therapie: Hautherde und auch Übergangsschleimhautherde hochtourig schleifen. Operative Behandlung der Darmpolypose.

Literatur
Klostermann, G. F.: Pigmentfleckenpolypose. Stuttgart: G. Thieme 1960.

Pest
Infektion mit Pestbazillen.
Cutane Infektion mit Entwicklung von Pestkarbunkeln.
Infektion über den Respirationstrakt: Entwicklung einer Bronchopneumonie, verbunden mit purpurischen Exanthemen, Adenitis und Periadenitis.

Therapie: Streptomycin, Sulfonamide.

Phakomatosen
(s. S. 260)
Syndrome von naeviformen Veränderungen an Haut, Schleimhaut und Hirn (s. S. 260).

Phimose
Kongenital oder erworben, häufig nach Entzündungen (Luischer Primäraffekt, Balanitis). Entwicklung im Verlaufe der Balanitis xerotica obliterans, bzw. Lichen sclerosus et atrophicans.

Therapie: Circumcision.

Phrynoderm
s. Avitaminosen, S. 78.

Piedra (Trichomycosis nodularis)
(s. S. 337)
Im Gegensatz zu den bakteriellen Erkrankungen beim Erythrasma und Trichomycosis palmellina ist der Erreger, ein Trichosporum, auch als Geotrichum bezeichnet.

Schwarze Piedra
Piedraia (Trichosporon) an Kopfhaaren, Südamerika.

Weiße Piedra
Weiche Knötchen, Trichosporon, Kopfhaare, Körperhaare, ubiquitär, selten.

Therapie: Antimykotica.

Differentialdiagnose:

Trichomycosis palmellina
Nocardien, Micrococcen, Achsel- und Schamhaare.

Trichorrhexis nodosa
Nur Knoten, keine Erreger
(s. S. 95)

Monilethrix
Dystrophie mit Alopecie.

Pigmentatio reticularis calorica
Pigmentierung, Gefäßerweiterung bei chron. Wärmeeinwirkung.

Pinta (Carate)
(s. Tabelle 319, S. 444)
Inkubationszeit 7—60 Tage nach Eindringung des Erregers: Treponema carateum, von Treponema pallidum nicht unterscheidbar; aber nicht auf Tiere überimpfbar. Erkrankung auf die Haut beschränkt. Verbreitung in tropischen Ländern, besonders Südamerika.

Frühsymptome: erythematöse Papel, im Sekundärstadium Disseminierung.

Spätmanifestationen: Atrophie, Depigmentierung. Dyschromie nach 2 Jahren verbunden mit Alopecie und Xerosis.
Charakteristische *Seroreaktionen* wie bei Lues, aber keine sichere Immunität gegenüber Lues und Frambösie.

Therapie: Penicillin.

Pityriasis rosea
In den Spaltlinien der Haut in mehreren Schüben sich entwickelnde streuende, medaillon-artige, blaßrosa Herde mit aufgehelltem Zentrum und Schuppenkrause. Flache Papeln mit zentraler Aufhellung und zarter Schuppung.
Vorreiter: Primär-Medaillon als großer isolierter Herd.
Variable Verlaufsformen von seborrhoisch-ekzematös bis urticariell.

Histologisch: Zunächst leukocytäre, dann lymphocytäre Infiltration der Epidermis bei primärer perivasculärer Entzündung im oberen Gefäßnetz der Haut.

Therapie: Blande; lokal: Schüttelmixturen.

Pityriasis rubra Hebra
(s. S. 442)
Kleienförmige schuppende Erythrodermie mehr auf dem Boden einer Retikulose ggf. einer Leukämie, als primäre „Erythrodermie“.

Pityriasis rubra pilaris Devergie
(s. S.78)
Charakteristisch sind gruppierte follikuläre reibeisenartige Hornstacheln, die vornehmlich an den Extremitätenstreckseiten (Finger) lokalisiert sind. Flächenhafte Herde mit ausgeprägter psoriasiformer, aber mehr wohl kleienförmiger gipsmehlartiger Schuppung können sich bis zum Bild einer Erythrodermie entwickeln. Solche Schübe scheinen sich bevorzugt nach einer Infektionskrankheit zu entwickeln. Ein isomorpher Reizeffekt mit Schwerpunkt an Follikelostien und Schweißdrüsenführungsgängen kann verbunden mit einer lokalisierten Anhidrose gelegentlich beobachtet werden.
Charakteristische gelblich palmare und plantare Keratose.
Eine Beziehung zum Vitamin A-Spiegel in der Haut oder im Serum besteht nicht, obwohl unter Vitamin A-Palmitat oral in Dosen von 100000—300000 E täglich eine Tendenz zur Rückbildung beschrieben wurde.

Pityriasis senilis (Ichthyosis senilis)
(s. S. 312)
Austrocknungsdermatose im Alter auf Grund der Verminderung von Schweiß- und Talgdrüsen (Ekcema craquelée).
Therapie: Harnstoffsalbe 10%ig (Calmurid).

Pityriasis simplex (albafaciei)
Klein-lamellöse Schuppung der relativ scharf begrenzten, gelegentlich geröteten, auf gebräunter Haut hell erscheinenden Herde.
Kleinkindesalter bevorzugt.
Mikrobielle Infektion.
Therapie: Desinfizierende Salben.

Pityriasis versicolor
(s. S. 338)
Oberflächliche Pilzinfektion, die durch Malassezia furfur hervorgerufen wird.
Charakteristische, kleienförmige Schuppung.
Nach Sonnenexposition und Bräunung scharf umschriebene, leukodermische Herde, da UV-B vom Pilzrasen adsorbiert wird. Bei Abblassen der Melaninpigmentation graue Schuppen, die mikroskopisch unter der Ölimmersion leicht als Pilzbefall zu erkennen sind.
Charles *et al.* heben 1973 hervor, daß durch den Befall der Haut mit Melassezia furfur zusätzlich abnorme Melanosomen gebildet werden und ein partieller Block des Melanosomentransfers in die Keratinocyten vorliegt.
Therapie: 2%iger Salicylspiritus, Natriumthiosulfat-Lösung 20%ig, Tonoftal.

Poikilodermie
(s. S. 471)
Buntes Bild von Hyper- und Hypopigmentierung, Atrophie, partieller Sklerosierung, Teleangiektasien bei:
a) *angeborenem Rothmund-Thomsen-Symptom.* Folge einer kongenitalen, ektodermalen und mesodermalen Dysplasie (juveniler Katarakt, Knochendefekte, Haarwachstumsstörung, Lichtempfindlichkeit, Zahn- und Nagelstörungen, Hypogonadismus).
b) *Dermatomyositis, Mycosis fungoides.*
c) Idiopathische Form als *Poikilodermia vascularis atrophicans (Jacobi),* allerdings als nosologische Einheit umstritten. Offenbar stets Endzustand von Dermatosen mit narbig-atrophischer Tendenz.

Polykeratosis Touraine
s. Schema S. 455.

Polycythaemia vera (rubra)
Erythrocytenvermehrung, 6–12 mill/mm^3.
Mehr rote als livide Plethora, die mit den Symptomen einer Rosacea verbunden sein kann.
Abzugrenzen von *Erythrosis faciei:*
Brennen der Haut,
Teleangiektasien,
keine Pusteln und Papeln,
Form einer Erythrocyanose (Steigleder).
Macroglossia polycythaemica,
Krankhafte Vermehrung der Erythrocyten und des Hämoglobins als idiopathische (*Morbus Vaquez*) und symptomatische Form (Polyglobulie).
Therapie: Cytostatica.

Porokeratosis Mibelli
Unregelmäßig dominant vererbbare, lokalisiert bleibende Verhornungsstörung in Form kleinherdiger, polycyclischer Keratosen mit wallförmiger Umgrenzung und zentraler Einsenkung.
Vgl. *Morbus Kyrle* und *Elastom.*

Porom (ekkrin)
Von den Schweißdrüsenausführungsausgängen ausgehender epithelialer Tumor meistens an der Fußsohle.

Weitere Klassifikation der **Tumoren der Schweißdrüsen**

ekkrin	*apokrin*
↓	↓
ekkrines Porom, Syringom (Syringocystadenom, eruptive Hidradenome),	Naevus syringocystadenomatosus papilliferus (Syringoma papilliferum, Hidradenoma papilliferum)
Hidrocystom	Apokrines Cystadenom

Schweißdrüsenadenom,
dermales Cylindrom,
noduläre oder tiefe Hidradenome wie ekkrines Spiradenom,
Myoepitheliom,
Chondroid-Syringom,
Hidradenocarcinom.

Simple Nomenklatur:
Ekkrines Porom,
Poroepitheliom,
Porocarcinom (Mishima, 1969).

Porphyrien
(s. S. 135)

Porphyria erythropoetica congenita Günther (autosomal recessiv) selten.
Ausscheidung und Ablagerung von Porphyrin I (braun-roter Harn) mit stark lichtsensibilisierender Wirkung, Erythrodontie.
Entwicklung von Ulcerationen, Mutilationen und Narben, verbunden mit Erythrodermie und Hypertrichose, hämolytische Anämie, Milztumor.

Coproporphyria congenita (selten)
Normaler Porphyringehalt im Stuhl,
Erythrocyten zeigen Coproporphyrin-III-Fluorescenz,
klinische Symptome entsprechen der erythropoetischen Porphyrie in milderer Form, keine Verstümmelung.

Erythropoetische Protoporphyrie (unregelmäßig dominant)
Erhöhter Protoporphyrin-Gehalt im Blut und Knochenmark,
Erythrocytenfluorescenz,
gesteigerte Lichtempfindlichkeit mit variablen Hautveränderungen wie Sonnenbrand, Urticaria solaris, Erythema solare, temporäre Hypertrichose.

Therapie: β-Carotin (400 mg/die) unter Entwicklung einer Aurantiasis (Magnus, 1972).

Porphyria hepatica

A) *Akute intermittierende Form*
Primär erhöhte Ausscheidung von δ-Amino-Laevulinsäure im Harn,
sekundär Porphobilinogen im Harn,
Induktion durch Medikamente,
Hautveränderungen fehlen meist, im Vordergrund stehen abdominale Koliken und neurologische Symptome (Münchhausen-Syndrom).

B) *Porphyria cutanea tarda*
Erworbene Erkrankung, bei der die Leberschädigung im Vordergrund steht und sich an lichtexponierten Hautpartien erhöhte Traumatisierung und Blasenbildung entwickelt.
Neigung zu Farbsinnesstörungen.
1. *Klinisch*
a) Blasenbildung an den belichteten Hautpartien, insbesondere den Handrücken;
b) leichte Verletzbarkeit der freigetragenen Hautpartien;
c) auffällig braune Haut, oft mit leicht bläulichem („plethorischem") Unterton;
d) starke Brauenbehaarung, die sich sowohl zum Haaransatz als vor allem auch zum Unterlid fortsetzt;
e) bei Frauen und Kindern z.T. pelzartige Vermehrung der Lanugobehaarung vor allem des Gesichts;
f) auffällig grobe Faltung der Gesichtshaut, die besonders im Brauenbereich mit leicht gelblicher Verfärbung betont sein kann;
g) ganz leicht conjunctivale Injektion, die zusammen mit der Verfärbung und den Behaarungsanomalien manchem Porphyriker ein so charakteristisches Aussehen verleiht, daß seine Erkennung bereits beim Betreten der Praxis möglich ist.
2. *Laboratoriums-Hinweise*
a) hohe Hämoglobinwerte;
b) hohe Serumeisen- und evtl. Kupferwerte;
c) hohe Serumeiweißwerte;
d) pathologische „Leberfunktions"-Proben, vor allem pathologische Exkretionstests;
e) rötliche Verfärbung des Urins.

Therapie: Aderlässe (Ippen).

C) *Porphyria variegata*

D) *Toxische cutane Porphyrie*
(ausgelöst z.B. durch Hexachlorbenzol)
s. S. 138.

Präcancerosen
(s. S. 440)
Sammelbegriff für Dermatosen, die Vorläufe eines malignen Tumors sind oder sein können (s. Tabelle 315).

Priapismus
Anhaltende, schmerzhafte Peniserektion, bedingt durch Thrombose oder neurogene Störung, auch bei Leukämie.

Therapie: a) Heparin, Streptokinase i. v., Operation. b) Narkose.

Pringle-Bournevillscher Symptomenkomplex
s. „Adenoma sebaceum" S. 260

Primel-Dermatitis
(s. S. 269)
Allergisches Kontaktekzem gegen Primula obconica. Allergen: Primin = 2-Methoxy-6-n-pentyl-p-benzochinon.
Kreuzreaktion mit Rosenholz und Teakholz. 3,7% aller dermatologischen Patienten (Kopenhagen) zeigen eine positive allergische Kontaktreaktion. Obligat sensibilisierende Substanz bei entsprechender Konzentration und Anwendungsdauer.
Läppchentest wird mit 25 μ Substanz durchgeführt (entsprechend einer Konzentration von 0,01%).

Literatur

Hjorth, N., in: Current Problems in Dermatology, Vol. 3. Basel: Karger 1970.

Progeria

a) *Progeria adultorum Werner*
Vorzeitige Vergreisung mit Vogelgesichtsentwicklung nach der Pubertät

b) *Progeria adultorum Rothmund-Thomson*
Beginn während der ersten Lebensmonate (Gesicht, Gesäß unter dem Bilde einer Poikilodermie). Familiäre Progerie, bilaterale Katarakte.

Differentialdiagnose:
Bloom's Syndrom: Zwergwachstum, erythematöse Teleangiektasien, Blasenbildung an den Lippen, Sonnenlicht-Empfindlichkeit, Café au lait-Flecken.

c) *Progeria infantum* (Hutchinson-Gilford-Syndrom) Zwergwachstum, Alopecie des Capillitiums, der Augenbrauen, Wimpernverlust.

Prurigo
(s. S. 249)
Sammelbegriff für verschiedene morphologische Variationen, bei denen das juckende Knötchen im Vordergrund steht.

Histologisch ist dieses Knötchen durch Acanthose und Spongiose unterhalb der artifiziellen Erosion charakterisiert.

Differente Formen der Prurigo:

Prurigo simplex acuta (Strophulus durch Insektenstiche).
Übergang in die chronische ekzematisierte Form; identisch mit Prurigo Hebrae bzw. Prurigo simplex temporanea Tomasoli.

Subakute Formen:

Urticaria papulosa chronica perstans (Lichen urticatus Vidal)
und schließlich
die *chronische Form* als *Prurigo nodularis Hyde.*

Prurigo Besnier ist identisch mit der Neurodermitis constitutionalis und damit zugehörig zum Formenkreis der Atopie.

Besonderheiten bei den einzelnen Prurigoformen
Eskalation der klinischen und ätiologischen Veränderung von Prurigo simplex acuta bis zur Prurigo nodularis Hyde mit haselnußgroßen, hyperkeratotischen, halbkugeligen Knoten und ausgeprägter Eosinophilie bei Acanthose.
Im Hinblick auf eine Auslösung der verschiedenen Prurigoformen ist eine funktionelle Synopsis noch nicht zu erstellen.

Therapeutisch bieten sich Corticosteroide an, bei Prurigo nodularis die intraläsionale Injektion. Vom internistischen Standpunkt ist eine Allgemeinuntersuchung angezeigt. Bei der Prurigo simplex subacuta ist die endokrine Situation besonders abzuklären.

Pruritus
(s. S. 249)
a) Allgemeiner Ausdruck für Juckreiz ohne Entwicklung sichtbarer primärer Hautveränderungen (Pruritus sine materia). Ausdruck des Pruritus sind dann Kratzeffekte, Erosionen und entsprechende „polierte" Fingernägel.
   Beobachtet bei: Atherosklerose, Diabetes, Lebererkrankungen, Lymphogranulomatose, Leukämien, malignen Tumoren und damit als partielles neoplastisches Syndrom.
b) Der Pruritus ist vielen primären Dermatosen als auch Beteiligungen der Haut bei internen Erkrankungen gemeinsam, wenn sich entsprechende Veränderungen auf der Haut zeigen, z. B. Mycosis fungoides, Leukämien, Ekzeme usw.
c) Eine Sonderstellung nimmt Juckreiz mit psychogener Fixierung ein. Allerdings ist notwendig, sämtliche anderen möglichen Ursachen eines Pruritus auszuschließen.
   Auch ohne sichtbare Zeichen einer Kraurosis vulvae, die mit einem intensiven Juckreiz verbunden ist, scheint auch bei dem Pruritus vulvae eine intraläsionale Corticosteroidapplikation von Wert zu sein.

Therapie:
zu a) Dem Grundleiden entsprechend.
zu b) Behandlung der Hautveränderungen.
zu c) Valium etc. (s. S. 255).

Allgemein: Systemisch: Antihistaminica, lokal: Ingelan-Puder, Euraxil-Lotio.

Pseudoxanthoma elasticum (Elastorrhexis, Groenblad-Strandberg-Syndrom)
(s. S. 35)
An der Haut flache gelbliche Papeln in felderförmiger oder streifiger Anordnung.

Histologisch basophile, granuläre Degeneration in der mittleren Cutis.
Systemerkrankung des elastischen Gewebes.

Assoziiert: Augenhintergrundsveränderung als Angoid-streaks, Purpura an Haut- und Schleimhäuten, sekundäre Kalkablagerung als Ausdruck einer Mucopolysaccharid-Phanerose mit Freisetzung saurer Valenzen, die Kalk, insbesondere Calciumphosphat abbinden.

Sogenannte Elastose bei: Osteiitis deformans, Sichelzellanämie, Marfan-Syndrom, Ehlers-Danlos-Syndrom.
Elastosis perforans serpiginosa.

Psoriasis
(s. S. 21)
Variable, flache, papulöse Herde mit silbrig glänzender, lose haftender deckelartiger Schuppung. Behutsame Schuppenentfernung legt rote Papel frei. Kratzen der Herde mit Blutung verbunden (Auspitz-Phänomen). Tüpfelung der Nagelplatten.

Histologisch steht die Proliferation der Reteleisten bei vermehrter Mitose (insbesondere Beschleunigung der S_1-, G_1-Phase) und Parakeratose mit Schwund des Stratum granulosum im Vordergrund. Hochgezogene Papillen mit erweiterten Capillaren. Diskrete assoziierte Symptome funktioneller und organischer Natur an Erythrocyten, Muskel, Milz (Holzmann) und Haaren (Orfanos).

Charakteristisch: Köbner-Phänomen, isomorpher Reizeffekt als provozierbare Mitosesteigerung und Differenzierungsstörung der Keratinocyten.
Exogene Provokation bei Psoriasis vulgaris (Köbner-Phänomen) bei entzündlichen Dermatosen mit epidermaler Beteiligung nach Braun-Falco, 1970: Zoster, Dyshidrosis, Miliaria rubra, Hg-Dermatitis, Impetigo contagiosa, Pyoderma gangraenosum, Ölakne.
Mykosen: intertrig. Candidiasis und Mykide.
Kontaktallergien: Terpentin, Formalin, Chromate, Neomycin, Cosmetica, Waschmittel u. a.

Neigung zu arthritischen Störungen bei Fehlen einer serologischen Rheumakonstellation als Psoriasis arthropatica. (Denkbar wie ein partieller Immuneffekt?)

Funktionelle Synopsis (s. Parkeratose S. 20)
Induktion erhöhter Mitose vielleicht auf dem Boden endokrinologischer hereditärer Anomalien (Holzmann) mit sekundären Veränderungen auf Grund des erhöht anfallenden Schuppenmaterials. Vielleicht verminderte immunologische Ansprechbarkeit bei cutaner Sensibilisierung (Maibach).

Pathologische Befunde an klinisch normaler Haut bei Patienten mit Psoriasis vulgaris nach Braun-Falco, 1970.

1. Erhöhter elektrischer Hautwiderstand
2. Änderung der elektrischen Leitfähigkeit
3. Erhöhte Perspiration
4. Veränderungen an Lipiden an der Hautoberfläche
5. Verminderte Aminopeptidasen-Aktivität an der Hautoberfläche
6. Veränderungen von SH- und SS-Gruppen
7. Pathologische Histotopie der sauren Phosphatase
8. Veränderung der Glykolyse in der Epidermis
9. Erhöhte DNS-Synthese in der Epidermis
10. Herabgesetzte Histamin-Empfindlichkeit
11. Herabgesetzte Trafuril-Empfindlichkeit
12. Pathologische Veränderungen und Reaktionsweisen zu Capillaren
13. Pathologisches Verhalten nervöser Elemente
14. Andere histochemische Befunde

Sonderform:
Psoriasis pustulosa Zumbusch mit Schleimhautbeteiligung.
Exsudative Phase mit disseminierter Pustelbildung und schwerem Krankheitsgefühl.

Therapie: Cignolin und Psoil lokal, Meladinin lokal, danach UV (Blacklight).
Okklusivverbände mit Corticosteroiden (Wirkung über Abdeckphänomen auf Grund degenerativer Veränderungen der Hautoberfläche mit erhöhter Permeationschance); bei *Nagelpsoriasis* Corticosteroide intraläsional.
Cytostatica, wie Methotrexat auch Hydroxy-harnstoff und Azauridin), in schweren Fällen.
Indikation für eine systemische Corticoidtherapie der Psoriasis stellen nur fulminante generalisierte Pustulosaformen dar. Bei längerer Anwendung muß damit gerechnet werden, daß eine erythrodermische oder pustulöse Psoriasis auch protrahiert verlaufen kann.

Literatur
Braun-Falco, O.: Fortschritte der praktischen Dermatologie und Venerologie, Bd. 6. Berlin-Heidelberg-New York: Springer 1970.

Pustulöses Bakteriid Andrews
(s. S. 274)
Sterile Pusteln auf geröteter Haut an Fußsohlen und Handtellern. Pathogenetisch wird eine „Id"-Reaktion (streuender Focus) angenommen.

Therapie: Fokalsanierung, Corticosteroide, lokal Tinkturen.

Pustulosis subcornealis (Sneddon-Wilkinson)
(s. S. 153)
Sterile Pustel, häufig in gyrierter Anordnung auf wenig veränderter Haut.
Acantholytische Zellen in mäßiger Ausprägung. Die subcorneale Pustulosis ist häufig mit einer Darmschleimhautveränderung und einer Proteinorrhoe verbunden.

Therapie: Versuch mit Omeril (Landes).

Pyodermie
s. Schema S. 327

Quincke-Ödem
(s. S. 279)
Episodenhaftes, kurzfristiges Ödem in der Subcutis, vornehmlich im Bereiche der Lider, der Lippen, der Genitalien und der Mundschleimhaut.
Kombination mit oberflächigen Ödemen in Form urticarieller Herde möglich.
Reaktion auf frei zirkulierende Antikörper in den tieferen Hautschichten.
Therapie: Antihistaminica, Corticosteroide.
Sonderform:
Hereditäres angioneurotisches Ödem
mit charakteristischem C'1-Inhibitor-Defekt (s. Complement).

Therapie: Konzentrat von C'1-Inhibitor, ε-Aminocapronsäure (15—30 g/die oral).

Rattenbißkrankheit (Sodoku)
Infektion mit Spirillum minus (Spirochaeta morsus muris) 2 Wochen nach Biß,
Primäraffekt mit Lymphangitis, danach maculopapulöses Exanthem.

Therapie: Tetracycline.

Raynaudsche Krankheit
(s. S. 205)
Vasoconstrictorischer, adrenergischer Stimulus bevorzugt bei Frauen.
Vasospasmen mit weißer Haut an Fingern und Zehen mit nachfolgender Cyanose und schmerzhafter reaktiver Hyperämie.
Mit der Zeit Neigung zur Ulceration.
Funktionelle Entwicklung der *Sklerodermia diffusa progressiva* im *Frühstadium* mit Raynaudscher Symptomatik verbunden.
Teilsymptom des *CRST-Syndroms (Winterbauer). CRST s. S. 150*

Therapie: Oestrogene, Dusodril oral, Nicotinsäure-Derivate (Complamin, Ronicol). *Cave* Kälte und Rauchen!

Raupendermatitis
(s. S. 483)
Form einer Kontakt-Urticaria.
Urticariell-vesiculöses Exanthem nach Raupenhaarkontakt.
Häufig durch Raupenhaare der Kiefernprozessions-Spinner, Eichenprozessionsspinner, Kupferglucke, Goldafter.

Reitersche Krankheit (Keratoderma blennorhagica)
Im Vordergrund steht die Urethritis, die Balanitis circinata parakeratotica und die Enteritis

1. Arthritische Symptome,
2. Conjunctivitis, Keratitis interstitialis, Iridocyclitis,
3. Urethritis (auch Prostatitis, hämorrhagische Cystitis, Spermatocystitis und Epididymitis),
4. cutane Manifestationen (pustulös-parakeratotische Morphen, Nagelveränderungen) und Schleimhautbefall (Balanitis circinata, Erytheme der Mundschleimhaut, Exfoliatio linguae, Rhinitis).

Funktionelle Synopsis: Cutan-urogenitales Syndrom mit Schleimhaut- und Gelenkbeteiligung, assoziiert mit Keratitis, Uveitis, Iridocyclitis, Myokard- und Pleurabeteiligung.
Spez. Erreger nicht nachgewiesen. Allergen-Komplexe von Bakterien mit Gewebsproteinen (?).

Therapie: Immunsuppression unter Antibioticaschutz.

Retikulosen
(s. S. 464)
Allgemeiner Begriff für benigne und maligne Proliferationen des retothelialen Systems, einschließlich der im erweiterten Sinne zum RS gehörenden subendothelialen und adventiellen Indifferenzzone der Gefäße, die eine multipotente, cytologische Differenzierungsmöglichkeit besitzt.
Einteilung der reticulo-histiocytären Erkrankungen der Haut nach Knoth:

	Gutartig	*Bösartig*
Lokalisiert	Retikulom	Reticulosarkom (unizentrisch und multizentrisch)
	Lymphocytom	Lymphosarkom
Disseminiert	Retikulose	Reticulosarkomatose (primäre Retikulose)
	Lymphadenose	Lymphosarkomatose

Unterscheidung in verschiedene cytologische Formen:

1. *Retikulose,* die in der *akuten,* malignen Form als sogenannte *Reticulosarkomatose Gottron* dermatologischerseits bezeichnet wird. Es handelt sich um autochthon- multizentrische braun-rote, halbkugelige Infiltrate an der Haut mit Entwicklung entsprechender Herde in Lymphknoten, Milz und Leber.
   Cytologisch zeigt die Zelle der retikulären Hyperplasie blasses Cytoplasma, blassen Kern (Hypotetraploid bis Tetraploidverteilung der DNS).
2. *Chronisch monomorphe Retikulose*
   Eher flächige Veränderungen bis zur Erythrodermie wie bei chronischer *Lymphadenose.*
   Cytologisch retikuläre Hyperplasie nierenförmiger Reticulumzellen.
3. *Polymorphe Retikulose*
   Wie bei der chronisch monomorphen Form, aber mit größeren Tumoren und starkem Juckreiz.
4. *Angioplastische Retikulose* identisch mit *Morbus Kaposi,* rot-braune vornehmlich acral (Füße) lokalisierte Herde mit Neigung zur Ulceration. Beginn zunächst als Angiomatose, später Disseminierung.
   Cytologisch: Spindelzellen und neugebildete Capillaren häufig ohne Lumen.
5. *Reticulosarkom,* bösartige nicht systemische Geschwulst (Tetraploides DNS-Verteilungsmuster).

Reaktive Retikulosen
Unter diesem Begriff sind die Formen granulomatöser, retikulärer, lymphocytärer Wucherungen einzuordnen, die sich auf einen Fremdreiz (Bakterien oder Viren) entwickeln und unter Erlahmung des induktiven Reizes zur Regression kommen können. Von Gottron als reaktive Retikulose auf Bang-Infektion erstmalig beschrieben.

Der Begriff der *Lymphome,* soweit es die monomorphe Gruppe betrifft, die durch bestimmte cytologische Charakteristika und Strukturen ausgezeichnet ist, ist vornehmlich ein Einteilungsmodus, der im angloamerikanischen Raume sich eingebürgert hat. Unterscheidung in:

1. Stammzellenlymphom,
2. Reticulumzellenlymphom,
3. lymphoblastisches Lymphom,
4. lymphocytäres Lymphom,
5. follikuläres Lymphom (Brill-Simmers).

Als polymorphe Gruppe werden in der Einteilung (s. Lever) noch die Hodgkinsche Erkrankung und die Mycosis fungoides als maligne Granulomatosen genannt. Bei dieser Einteilung sind cytologische Charakteristika zu beachten.

Therapie: Röntgenbestrahlung, Polychemotherapie mit verschiedenen Cytostatica, z.B.: Endoxan, 5-Fluor-uracil, Methotrexat, Natulan und Velbe (kurzfristige kombinierte Therapie in Form mehrerer Cyclen).

Rheumatismus nodosus (Noduli rheumatici)
(s. S. 217)
Multiple symmetrische, reis- bis kirschgroße, in Gelenknähe liegende Knoten.
Gelegentlich Entwicklung zu Riesenformen. Differentialdiagnose: Gichtknoten. Histologisch steht die zentrale fibrinoide Nekrose im Vordergrund. Ausdruck von Hautveränderungen bei Rheuma: Erythema anulare rheumaticum und Heberdensche Knoten (s. dort).

Rhinophym
(s. S. 170)
Hyperplasie von Talgdrüsen und Bindegewebe der Nase, verbunden mit Status seborrhoicus.
Hypertrophische Form der Rosacea.

Therapie: Abtragen durch hochtouriges Schleifen, Diathermie-Knopf und -Messer.

Rhinoscleroma
Endemische Herde in Europa, Asien und Amerika.

Erreger: Klebsiella rhinoscleromatis (1,6—2,4 μ lang, 0,8 μ breit). Gramnegativ.

Katarrhalische Rhinitis zu Beginn mit Verlegung der nasalen Atemwege, foetide nasale Sekretion, noduläres Stadium mit Nasen-Knochen-Defekt.

Histologisch: Plasmacelluläre Entzündung. Mikuliczsche Zellen und Russelbodies, sog. Kolloidbodies.

Therapie: Chloramphenicol.

Rosacea
(s. Tabelle 331, 332)
Besonders in umschriebenen Arealen der Stirn, Nase, Wange (in Schmetterlingsform) Entwicklung von Rötung mit Teleangiektasien, Papeln, Pusteln Papulopusteln und Hyperplasie der Talgdrüsen. Ein Übergreifen auf andere Körperregionen ist möglich. Insbesondere der Erfolg der Tetracyclin-Langzeitbehandlung hat den Stellenwert der Infektion bei der Rosacea hervorgehoben.
Akute Exacerbationen ggf. über ein congestives Erythem über den Reflexbogen vom Magen-Darmtrakt möglich. Befallen sind vornehmlich die mittleren Altersgruppen.

Therapie: Massage der Gesichtsregion bei entsprechendem Befall ggf. mit desinfizierenden Pasten. Tetracyclin-Langzeitbehandlung.

Sonderform:
Lupoide Rosacea Lewandowsky
Zusätzlich liegen bei dieser Rosaceaform Granulome in der Subcutis vor.
Neben einer Behandlung mit Tetracyclinen ist ein Versuch mit Resochin zu empfehlen.
Abgrenzung der lupoiden Rosacea von der Granulomatosis nasi ggf. schwierig.

Tabelle 331. Formenkreis Rosacea

1. a) Klassische Form mit Befall nur des Gesichtes
   b) Exacerbierte Form (z.B. nach Absetzen fluorierter Steroide)
2. Ausgedehnter Befall außerhalb des Gesichtes z. B. Brust
3. Isolierte Formen:
   a) Befall des behaarten Kopfes
   b) Pseudo-Granulosis rubra nasi
   c) Befall des Auges (Blepharitis, Conjunctivitis, Keratitis, Iritis)
   d) halbseitiger Befall des Gesichtes
4. Umschriebene Talgdrüsenwucherungen
5. Erythrosis facialis

Tabelle 332. Differentialdiagnose der Rosacea gegen andere Erkrankungen

1. Rosaceaartige Dermatitis (Periorale Dermatitis, Pseudo-Rosacea)
2. Lupus miliaris disseminatus faciei
3. Kleinknotige Form der Sarkoidosis Boeck
4. Anlagemäßig bedingte Teleangiektasien
5. Erytheme und Exantheme verschiedener Genese (Lichtdermatosen, Infektionskrankheiten, L.E. etc.)
6. Steroidhaut mit Steroidakne
7. Ungewöhnliche Akneformen (zentrofaciale Akne, Brom-, Jodakne)
8. Tumoren und tumorartige Erkrankungen (Lymphocytome, Lymphocytische Infiltration, Leukämien, Retikulosen)
9. Erythemato-squamöse Veränderungen
10. Elastose mit Talgdrüsenhypertrophien und Teleangiektasien bei Leberstörungen

Literatur
Steigleder, G.K.: Hautarzt **22**, 94 (1971).

Rotz (Malleus), Zoonose
Durch Infektion mit Rotzbazillen sich entwickelnde Knoten, die geschwürig zerfallen.
Papulo-pustulöse Veränderungen in der Nasenschleimhaut.

Therapie: Antibiotica.

Sabra-Dermatitis
(s. S. 318)
Eine Berufsdermatose, die eine Scabies simulieren kann und durch Kontakt mit stacheligen Früchten hervorgerufen wird (Opuntia ficus indica). Die Stacheln der Opuntia sind widerhakenartig geformt. Ähnlichkeiten mit entsprechenden Hautreaktionen bei beruflicher Exposition mit Glasfasern.

Sarkoidose (Morbus Besnier-Boeck-Schaumann)
Definition nach der II. Internationalen Sarkoidosekonferenz, Washington.
Die Sarkoidose ist eine systemische Granulomatose von unbekannter Ätiologie und Pathogenese. Mediastinale und periphere Lymphknoten, Lunge, Leber, Niere, Haut, Augen, phalangiale Knochen und Parotis sind am häufigsten befallen, aber auch andere Organe oder Gewebe können betroffen werden. Die Kveimreaktion ist häufig positiv, die Tuberkulinüberempfindlichkeit ist gering. Andere bedeutende Labordaten sind Hypercalciurie und Vermehrung der Serumglobuline. Das charakteristische histologische Bild der epitheloiden Tuberkel mit geringer oder fehlender Nekrose ist nicht pathognomonisch, und Tuberkulose, Pilzinfektionen, Beryllium-Granulome und lokale Sarkoidreaktionen müssen ausgeschlossen werden. Die Diagnose sollte auf die Fälle beschränkt bleiben, die typische klinische Veränderungen aufweisen, einen positiven Kveimtest und Hinweise in der Biopsie zeigen.

Klinik: Charakteristische, livid-bräunlich getönte Papeln bis Knoten mit zentraler Einsenkung und variabler Konfiguration.

Frühsymptom: Vergrößerung mediastinaler Lymphknoten.
In Abhängigkeit von dem Status der Erkrankung: *Im akuten Stadium* flache papulöse Erytheme, verbunden mit Erythema nodosum, Polyarthritis, Iridocyclitis, Lymphadenopathie.
Im subakuten Stadium mehr papulös nodöse Veränderungen
und schließlich die
chronisch progressive Form unter dem Bilde des Lupus pernio ggf. Erythrodermie verbunden mit Knochencysten (Jünglingsche Ostitis, Katarakt, Milzvergrößerung).
Schließlich geht das Bild in eine *progressive Lungenfibrose* mit Nephritis, Katarakten und Glaukom über.

Histologisch handelt es sich an der Haut um ein epitheloidzelliges, riesenzellarmes Granulom mit Einschlußkörpern (Asteroid-Bodies).

Pathogenese: Hinweise für eine *immunpathologische* Reaktion mit erhöhter Reizschwelle auf Tuberkulin sowie positiver Reaktion vom Spättyp nach einigen Wochen Latenzzeit auf einen Gewebsextrakt i.c. der Sarkoidherde *(Kveim-Test)*.
Der in vitro Kveim-Test unter Verwendung der Leukocytenmigration-Inhibition und Gebrauch von Kveim-Milzzellenpräparaten als Antigen liefert nur bei Patienten mit Sarkoidose häufig positive Teste (Kalden u. Mitarb., 1972. Kongreß Tokio).

Klinische Besonderheiten:
Löfgren-Syndrom (akutes Sarkoid),
Heerfordt's Syndrom (Ureoparotitis),
Sjögren-Syndrom.

Therapie: Ansprechen auf Corticosteroide.

Sarkoid Darier-Roussy
Vielfach als subcutane Form des Boeckschen Sarkoids aufgefaßt.
Subcutanes lympho-histiocyten, epitheloidzelliges Granulom, erbsen- bis pflaumengroß, Zusammenhang mit Tuberkulose fraglich.

Sarcoma idiopathicum multiplex haemorrhagicum Kaposi (s. Angioplastische Retikulose)
(s. Tabelle 333)
Von Hämorrhagien durchzogene, multifokale Knoten, flächenhaft oder prominent.
Am Bein häufig Ödementwicklung, visceraler Befall möglich.

Histologisch: Proliferation lymphocytoider Gefäßwandzellen mit Ansätzen zur Capillarbildung, die teilweise von Erythrocyten passiert werden.

Das Sarcoma idiopathicum ist bei den Bantunegern in *Südafrika* und in *Südamerika* besonders häufig (Unio int. contra Cancrum **18**, 1962) und beginnt in der Kindheit mit Adenopathien; Männer häufiger als Frauen befallen.
Ätiologisch steht ein infektiöses Granulom mit neoplastischem Potential zur Diskussion.
Die Überlebenszeit beträgt ≈4—8 Jahre (3—20).

Therapie: Röntgenbestrahlung.

Tabelle 333. Sarkomgruppe (s. G. K. Steigleder in: Handbuch der Haut- und Geschlechtskrankheiten, Bd. I/2, S. 726. Berlin-Göttingen-Heidelberg-New York: Springer 1964)

Prä-cancerosen	lokal: ? systemisch: Parapsoriasis en plaques (Neurofibromatosis v. Recklinghausen?)
Relativ gutartige Tumoren	lokal: Dermatofibrosarcoma protuberans Hämangiopericytom Fasciitis systemisch: Mycosis fungoides Hodgkinsche Krankheit Chronische Leukosen und verwandte Erkrankungen, wie Retikulosen, Angiosarkomatose (*Kaposi*)
Maligne Tumoren	lokal: Sarkome verschiedener Bauart systemisch: Reticulosarkomatosen und verwandte Erkrankungen

Sarkome

Isoliert oder multizentrisch in der Haut sich entwikkelnde maligne Bindegewebstumoren bzw. Metastasen der Haut.
Fibrosarkom
Solitäre Tumoren, an der Schnittfläche fleischfarben, cytologisch zellreiches Fibrom aus Spindelzellen.
Spindelzellensarkom
Halbkugelig sich vorwölbende Tumoren, weiche Fibrome aus Spindelzellen. Bei Rundzellensarkom stehen chromatinreiche Zellen im Vordergrund, während beim polymorphzelligen Sarkom ein Trend zur „Verwilderung“ vorliegt.
Reticulosarkom
(s. Tabelle 330, S. 464)
Myxosarkom
Transparente tumorale Geschwülste mit hämorrhagischen Zentren, cytologisch Myxome mit sternförmigen schleimigen Zellen.

Scabies
(s. S. 348)
Papulös erosive Reaktion auf Eindringen von Acarus scabiei, deren Weibchen die epidermalen Schichten der Haut unter Eiablagerung durchwandern.
Erreger befallen auch Hunde, Katzen, Wild.

Scabies canina.
Hautreaktionen direkt toxisch oder sekundär allergisch nach mehrwöchentlicher Inkubationszeit. Rezidivschübe nach Chemotherapie mit Gammahexachlor-cyclohexan (Jacutin) als allergische Reaktion auf Erreger-Reste deutbar (Corticosteroidsalben).

Sonderform:
Scabies Norvegica sive crustosa. Hochgradige generalisierte Hyperkeratose, von Scabiesmilben durchsetzt. Besondere Reaktionsform auf Scabiesbefall bei pathologisch-psychogener Toleranz.

Therapie: Jacutin-Emulsion (S. 349).

Sclerema adiposum neonatorum
(s. S. 32)
Fettsklerem der Neugeborenen, harte plattenförmige Konsistenz.
Kann unter die Panniculitiden eingeordnet werden. Granulomatöse Reaktion, die durch Trauma lokal oder auf anderer Basis generalisiert und dann mit schlechter Prognose auftritt.
Davon abzugrenzen

Sklerema oedematosum neonatorum
als teigige Schwellung von Cutis und Subcutis. Schlechte Prognose

Skleroedema adultorum Buschke (s. S. 32)
Generalisiertes teigiges Ödem. Zunahme von Kollagen und Glucosaminoglucan, häufig nach Infekten (Grippe); spontane Rückbildung nach Jahren. Häufung bei Diabetes.
Schwierig histologisch von der Sklerodermie abzugrenzen; hinweisend für Sklerödem interfibrillinäre Ablagerung metachromatischen Materials.

Sklerodermie
(s. S. 36, 37)
Klinische Unterteilung der Sklerodermie
1. Circumscripte Sklerodermie (Morphaea)
2. Disseminierte circumscripte Sklerodermie
3. Akrosklerose-Typ der progressiven Sklerodermie (CRST)
4. Diffuse progressive Sklerodermie

Sclerodermia circumscripta
Morphaea
Rundliche derbe platten- auch bandförmige Herde nach ödematoser Frühphase.
Durchmesser 2—20 cm. Häufig mit lilafarbenem Randsaum. Herabgesetzte Sensibilität im Herd. Atrophie bis auf den Knochen möglich, dann häufig Knochenverdünnung.

Generalisierte circumscripte Sklerodermie,
die keine sicheren Gemeinsamkeiten mit der progressiven Sklerodermie besitzt.

Histogenese: Ödem, Homogenisierung, Fibrose und Sklerose des Kollagens in Kombination mit Obliteration der Gefäße.

Therapie: Penicillin im Frühstadium, Excision bei günstiger Lage („Coup de sabre"-Formation).

Sclerodermia diffusa progressiva
Den progressiven, an den Acren beginnenden Sklerosierungen (Madonnenfinger) gehen häufig *Vasospasmen der Acren* mit nachfolgendem Ödem voraus.
Vermehrung des PAS-positiven Materials und der elastischen Fasern mit Neigung zur Melaningranula-Vermehrung und Aktivierung der Fibrocyten.
Frühsymptom: verkürztes weiß-glänzendes Zungenbändchen.
Hypertrophische Sklerosierung des Parodontiums.
Atrophie der Schweiß- und Talgdrüsen.

Assoziiert Lungensklerose, Oesophagus-Versteifung.

CRST-Syndrom: *C*alcifizierung (bei Phanerose der Mucopolysaccharide Kalkablagerung als Thibièrge-Weissenbach-Syndrom),
*R*aynaud-Syndrom
*S*klerodermie,
und *T*eleangiektasien
werden im CRST-Syndrom von Winterstein zusammengefaßt. Dieses Syndrom bezieht sich vornehmlich auf die Haut und beinhaltet weniger viscerale Veränderung und ist damit relativ gutartig.

Synopsis: Mit Durchblutungsstörungen verbundene progressive Sklerosierung.
Vermehrung des von Fibrocyten sezernierten Tropokollagens und gesteigerte Aktivität der Protokollagen-Prolin-Hydroxylase sowie verminderte kollagene Abbaurate. Hydroxyprolin im Urin vermehrt.
Hinweise für eine primäre Auto-Immunerkrankung z.Z. nicht überzeugend.
Ähnlichkeiten tierexperimentell mit dem Lathyrismus der Ratte (Korting).
Sklerodermieartige Hautveränderungen an den Händen nach Vinylchlorid (PVC)-Kontakt.

Therapie: Stadiumgerecht, nur symptomatisch, mit mäßigen Resultaten. Corticosteroide; Resochin; Gestagene, Nicotinsäure.

Seborrhoe
(s. S. 179)
Seborrhoea sicca, von Schuppenbildung begleitet,
Seborrhoea oleosa,
Seborrhoisches Ekzem (s. S. 270).

Therapie: Verkleinerung des Quotienten

$$\frac{\text{Androgen} + \text{Gestagen}}{\text{Oestrogen}}$$

(Oestrogen- oder Antiandrogen-Gaben).

Lokaltherapie: Alkoholische Tinkturen mit Desinfizientien.

Bei entsprechend seborrhoischem Hauttyp cave Fettsalben!
Empfohlene Grundlagen:
Lotionen oder Cremes mit Umschlagsemulgatoren, Corticosteroide lokal bei seborrhoischer Dermatitis (keine Dauertherapie!).
Eine Sonderform der Seborrhoea sicca ist die Pityriasis sicca mit deren extremen Varianten, der **Tinea amiantacea**. Es handelt sich um eine mehr trockene Schuppung der Kopfhaut, die sich bis zu einem asbestartigen Überzug entwickeln kann. *Kein* Pilzbefall.

Sebostase
Verminderte Talgproduktion.

Therapie: Anwendung von Fettsalben, Vermeidung intensiver Waschvorgänge.

Sézary-Syndrom
(s. S. 464)
Wechselnde Beurteilung, einmal als *maligne Variante der Mycosis fungoides* mit ausgeprägter Cytodiabase, zum andern als cutane benigne Erkrankung mit Reticuloämie bei normalem Knochenmark und visceralem RES charakterisiert. Die Sézaryzelle im Blut ist elektronenmikroskopisch und histochemisch charakterisiert (Spezifität fraglich).

Sjögren-Syndrom
Sekretionsminderung von Speichel, Tränen, Schweiß- und Talgdrüsen verbunden mit psoriasiformen Hautveränderungen und Nagelwachstumsstörungen.
Beziehungen zum rheumatischen Formenkreis.

Skorbut
s. Avitaminosen S. 78

Sommersprossen
(s. S. 107)
Epheliden: nur Melanin*granula*vermehrung.
Therapie: Bleichmittel wie Depigman.

Steatonekrose
(s. S. 446)
Lipogranulom nach Trauma, zur entsprechenden Panniculitis gehörend.

Striae cutis atrophica (Striae distensae)
(s. S. 60)
Rote bis blasse Streifen mit Kontinuitätstrennung der Epidermis auf Grund eines Faserschwundes durch Degeneration der Elastica.
a) endokrin spontan (ACTH-Stimulierung bei intakter Nebennierenrinde) bei ≈90% der Schwangeren.
b) endokrin iatrogen durch lokale oder systemisch verabreichte Corticosteroide.
Darüber hinaus Ausdruck überstürzten Wachstums (?) etwa bei 20% der Kinder im Pubertätsalter der heutigen Zeit.

Sycosis
(s. S. 328, 338)
parasitaria s. Mykosen, S. 337
simplex, nonparasitaria s. Pyodermien S. 327

Syphilis (Lues)
(Therapie S. 480, Tabelle 334)
Erreger: Spirochaeta pallida = Treponema pallidium (Nachweis im Dunkelfeld, Reizserum).
Verlauf:

Primärstadium
Vermehrung und systemische Verteilung der Spirochäten kurz nach Eindringen der Spirochäten. Nach spätestens 3 Wochen an der Kontaktstelle Primäraffekt („Ulcus" durum) (Genitale als auch extragenitale Lokalisation, besonders an Mammae, Fingern, Lippen) als indolente, indurative *Erosion* mit Tendenz zur Ulceration bei nachfolgender regionaler Lymphbahn-Lymphknotenschwellung.

Sekundärstadium
Nach weiteren 5 Wochen Entwicklung maculo-papulöser Exantheme und generalisierter indolenter Lymphknotenschwellung. Das exanthematische Bild kann vielgestaltig sein und geht von der zartesten Roseola bis zu ausgeprägten papulösen Efflorescenzen, unter Berücksichtigung der individuellen Hautkonstitution (Seborrhoe, Psoriasis etc. Isomorpher Reizeffekt als Modulationsfaktor).
Mehrere Exanthemschübe in jeweils variabler Form. Die Akzentuierung der Exantheme palmar und plantar und die Entwicklung eines Leukoderma colli gehören zu exanthematischen Spätstadien, wie auch die seborrhoiden papulösen Formen.
Zusätzlich:
Alopecia specifica,
Laryngitis specifica,
Angina specifica und
Condylomata lata.

Lues latens
Seropositiv, ohne Exanthem.

Nach Jahren *Tertiärstadium* in Form tuberöser, tubero-serpiginöser-ulceröser Syphilome, die Narbenbildung und progressive Entwicklung nebeneinander zeigen. Sog. Gummata können als tiefliegende Knoten mit destruierender Tendenz auf das Skeletsystem übergreifen. Zusätzlich zu den Hautveränderungen können sich zur Spätlues cerebrale spezifische Angiitiden, Aortenaneurysma und schließlich Tabes dorsalis und Paralyse hinzugesellen.

Lues congenita bzw. *Lues connata*
wird durch diaplacentare, fetale Invasion ab 5. Schwangerschaftsmonat hervorgerufen. Die Folgen sind fetale Syphilis, ggf. mit Fruchttod, die Syphilis infantum der Säuglinge, ggf. unter dem Bilde des Pemphigus syphiliticus, Osteochondritis mit Pseudoparalyse, Coryza syphilitica, Hepatosplenomegalie. Eine Infektion des Kindes ist auch während des Geburtsvorganges möglich, wenn ein Intensivkontakt mit einer floriden infektösen Efflorescenz des Frühstadiums im Bereich der Geburtswege vorgelegen hat.

Lues connata tarda
Die häufigsten Charakteristika sind die Hutchinson-Trias:
Zahnanomalien, Keratitis parenchymatosa und Labyrinthtaubheit.
Deformitäten und Dystrophien des Skelets.
Radiare Lippennarben.
Parenchymatose Neurolues.

Endemische Syphilis
Regional variables Bild einer seit vielen Generationen in einem bestimmten Bevölkerungskollektiv heimischen Syphilis (Bejel in Vorderasien).
Auffällig geringer Befall des Nervensystems im Spätstadium und auch an den übrigen Organen. Offenbar Adaption bzw. partielle Entwicklung eines biologischen Gleichgewichts zwischen Erreger und Erkranktem.

Transfusionsyphilis
Beginn mit Lues II nach Transfusion von Frischblut von unbehandelten Syphilitikern.

Lues maligna
Verlauf einer Lues mit intensiven Hautveränderungen und Allgemeinerscheinungen bei herabgesetzter Immunitätslage (frei zirkulierender Antikörper und Immunocyten).
Seroreaktionen dementsprechend im Verhältnis zum sonstigen Bild der Syphilis weniger ausgeprägt.

Serologische Diagnostik der Syphilis

A. *Charakteristische Reaktionen* (auch klassische oder konventionelle R. genannt).
   Verwendete Antigene
   Cardiolipin und Pallida-Antigen = Phospholipid, Cholesterin, Lecithin und Treponemen-Eiweiß-Antigen vom Reiter-Stamm.
   Diese Antigene gehören zu dem Non-Treponemal-Test.
   Serologische Technik
   1. Flockungsreaktion (VDRL, Kahn, Meinikke II).
   2. Komplementbindungsreaktion (CKBR = Cardiolipin-Komplementbindungsreaktion, Pallidareaktion
   Empfohlene Kombination für Routineuntersuchungen
   CKBR und Pallida-Komplementbindungsreaktion bzw. CKBR und Meinicke-Klärungsreaktion
   Die Erfassung der Titer ergibt diagnostische und im Zuge der Therapie gewisse prognostische Hinweise.
B. *Spezifische Reaktionen mit Treponema-Antigen* (Nichols-Stamm)
   1. *Treponema-Pallidium-Immobilisierungs-Test* (TPI)
      (im allgemeinen Sprachgebrauch in Deutschland als „Nelson-Mayer-Test" bezeichnet).
   2. *Fluorescenz-Treponemen-Antikörper-Absorptionstest* (FTA-ABS-Test).
   Der Nelson-Test beruht im Prinzip auf der Verwertung des Immobilisationsphänomens unter Komplementverbrauch durch Antikörper im luischen Serum, die zugegebene Treponemen immobilisieren.
   Beim FTA-ABS-Test wird die Bindung von fluorescierenden Antihumanglobulinen an Gamma-Globuline, die sich an Treponemen angelagert haben, nach Absorption an Gruppenantigen verwandt. Beide Tests geben bei der sekundären und tertiären Form der Syphilis fast zu 100% positive Ergebnisse.

TPHA (Trep. pall. Hämaggl. Test) erreicht bei einfacherer Technik trotzdem die Spezifikation des FTA-ABS.

Die sogenannten falsch-positiven Seroreaktionen
Der Begriff „falsch" ist dabei sicherlich nicht richtig, denn eine positive Seroreaktion beruht auf einer „echt" abgelaufenen Antigen-Antikörper-Verbindung. Der Begriff „falsch" ist im Hinblick auf das Vorliegen einer Lues oder einer anderen Erkrankung zu sehen.

Die sogenannten falsch-positiven Seroreaktionen sind bei Patienten über 50 Jahre häufiger als bei jüngeren Patienten, bei denen mit den charakteristischen, aber nicht spezifischen Seroreaktionen häufig positive Reaktionen in der Lues-Serodiagnostik aufgefunden werden, z. B. bei:
Malaria
Lepra
Mononucleosis infectiosa
Erythematodes
Hashimoto-Thyreoiditis
Hepatitis epidemica
Periarteriitis nodosa
Carcinomatosis
rheumatische Arthritis
rheumatisches Fieber

Syringome (Hidradenome)
(s. S. 470)
Hautfarbene bis gelbliche im mittleren Corium liegende multiple Knötchen auf Grund einer Proliferation der Schweißdrüsenknäuel.
Lokalisation: Brust, Gesicht, besonders Lidgegend.

Tätowierung
(s. S. 446)
Variable Technik der Injektion von Farbstoffen in die Haut.
Als Komplikation Keloidbildung und mit verschiedener Latenzzeit Granulome sowie allergische Kontaktreaktion, insbesondere bei Zinnober-Injektion.
Therapie: Excision bei tiefer, hochtouriges Schleifen bei oberflächlicher Tätowierung. Mit einem Laser und beweglichem Lichtleiter wurden umfangreiche Tätowierungen nur mit örtlicher Betäubung entfernt. Die Hautstellen verheilen gut.

Talgdrüsen, heterotope
Nicht an Haare gebunden; besonders an der Wangenschleimhaut und auf dem Lippenrot.

Teleangiektasien
(s. S. 205)
Erweiterung terminaler Gefäße in feinfädiger, oft verzweigter Form.
Ursachen: Endogene Faktoren, wie Verminderung der Grundsubstanz, idiopathische Entwicklung als auch symptomatisches Vorkommen bei Kälteeinwirkung und offenbar auch vasomotorische Reflexe von seiten des Magen-Darm-Traktes, verbunden mit kongestiver Hyperämie.
Teleangiektasien, *hereditäre benigne* in Form punktierter linearer ringförmiger Herde, vornehmlich im Bereiche des Gesichts, des Nackens, der Brust, der Hände und auch der Knie.
Therapie: Ästhetisch störende Teleangiektasien können durch intravasale als auch perivasale Injektion mit Äthoxysklerol 0,5%ig behandelt werden. Stichelung mit Diathermienadel.

Tabelle 334. Einmal-Serien der Penicillinbehandlung der Lues (einschließlich der oralen Darreichungsform) (Bartunek u. Stüttgen)

Stadium		Penicillin-Typ	Verabreichungsform	Gesamtdosis	Zeit
Lues I/II	* 1a	Clemizol-Penicillin G 1 Mega	3mal wöchtl. i. m.	8 Mega	18 Tage
	RVK		2 × 60 Mega p. infus.	120 Mega	36 Std.
	** 2	Procain-Penicillin H in öliger Lösung (PAM) 600000 I. E.	3mal wöchtl. i. m.	5,4 Mega	4 Wochen
	** 3	Procain-Penicillin G 600000 I. E.	täglich i. m.	4,8 Mega	8 Tage
	** * 4	Benzathin-Penicillin G (Tardocillin) 2,4 Mega	1mal i. m.	2,4 Mega (Grimmer)	
	RVK 5a	Propicillin 1 Mega (Baycillin, Oricillin)	4mal 1 oral	80 Mega	20 Tage
	RVK 5b	Penicillin-V-Kalium 1,2 Mega (Isocillin)	4mal 1 oral	96 Mega	20 Tage
Lues latens	wie 1b oder **	Benzathin-Penicillin G 4,8 Mega	im Abstand von 8 Tagen i. m.	9,6 Mega	
Lues III Neurovasculäre Lues	wie 1b **	Benzathin-Penicillin G 4,8 Mega	im Abstand von 8 Tagen i. m.	9,6 Mega	
Lues gravid.		entsprechend dem jeweiligen Stadium			
Lues grav. sero positiva satis curata	wie 5a 5b	orale Behandlung			
Lues connata		Frühstadium Benzathin-Penicillin G oral (z. B. Tardocillin-Saft)	100000—200000 I. E. täglich	1—2 Mega	10—20 Tage
Lues connata tarda		wie Neurosyphilis			

RVK = Behandlung im Rudolf-Virchow-Krankenhaus, Berlin. * = empfohlen in deutscher Literatur. ** = empfohlen in amerikanischer Literatur (American Public Health Association).

Thrombophlebitis migrans (saltans)
(s. S. 216)
Bleistiftdicke Verhärtung von Venensträngen wechselnder Lokalisation, häufig als Vorbote oder bereits assoziiert mit einer Endarteriitis obliterans, auch paraneoplastisches Syndrom.

Tinea (Mykosen)
s. Tabelle S. 340.

Toxoplasmose
Erreger: Toxoplasma gondii. Dieser kann in die lebenden Zellen von Warmblütlerwirten u. a. durch die Haut aktiv eindringen. Infektion über Haustiere (Katzen).

1. *Konnatale* Toxoplasmose durch diaplacentare Übertragung der Erreger.
2. *Postnatal* erworbene Toxoplasmose im Kindesalter, auch im Erwachsenenalter.

Häufig Schmierinfektionen von Tieren. Die Lymphknotentoxoplasmose ist die häufigste Form (Lymphadenitis cervicalis et nuchalis subacuta Piringer-Kuchinka). Hautveränderungen als toxoplasmotisches Exanthem bei der postnatal erworbenen Form, aber auch bei der konnatalen Toxoplasmose als Reaktivierungsphänomen. Polymorphes Exanthem, auch toxoplasmotische Knoten mit Erweichungsherden. Diagnose neben serologischer Sabin-Feldmann-Reaktion auch durch Toxoplasmin-Hauttest.

Therapie: Pyrimethamin ggf. mehrfach Sulfonamidkombinationen.

Tuberkulose
(s. Tabelle 335)
Chronische Infektionskrankheit bedingt durch Mycobacterium tuberculosis.
Unterschieden in: humanen und bovinen Typ und atypische Formen.

Tabelle 335. Tuberkulose der Haut (Orfanos, C., in: Dermatologie und Venerologie. Stuttgart: G. Thieme 1970)

Tuberculosis cutis primaria,
Tuberkulöser Primärkomplex,
Inoculationstuberkulose

Klinische Formen der Hauttuberkulose, Erregernachweis pos.	Immunitätslage gegen Tbc-Erreger
Tuberculosis colliquativa	mäßig
Tuberculosis cutis luposa	gut
Tuberculosis cutis verrucosa	sehr gut
Tuberculosis cutis miliaris	sehr schwach
Tuberculosis cutis ulcerosa	schwach

Hautveränderung, die ggf. mit einer Tbc in Zusammenhang stehen können:
Erythema nodosum,
Hyperpigmentierung bei Morbus Addison,
Sarkoidose??

?

Klinische Formen der Tuberkulide, Erregernachweis neg.		Immunitätslage
Papulöse Papulonekrotische Lichenoide Noduläre	Tuberkulide	hohe Immunität

?

Fraglicher Zusammenhang mit Tuberkulose:
Lupus miliaris facici,
Acnitis,
Tuberkuloide Rosacea

Chemische Charakteristika des Mycobacteriums
Lipide verantwortlich für Gewebsreaktion.
Phthionsäure bewirkt Granulombildung.
Mycolsäure ist für die Säurefestigkeit verantwortlich, und schließlich wird die Sensibilisierung durch Proteine in die Wege geleitet.

Infektionsweg: Exogen, hämatogen, lymphogen, per continuitatem.

Bestimmende Faktoren des Krankheitsverlaufes: Immunitätslage, Erstinfektion, Zweitinfektion unter Entwicklung immunkompetenter Zellen wenn die Massivität der Infektion ausreichend ist.

Gewebsreaktion: Primäre, leukocytäre Entzündung, epitheloidzellige Reaktion mit Granulombildung und hyperergischer Reaktion.

Teste: ATK-Tuberkulin Koch, GT = Gereinigtes Tuberkulin, Injektion 0,1 cm^3 intracutan in Verdünnungsreihe von 1:100000 bis 1:1000.
Erfolgsreaktion bis Spätreaktion: Beginn nach 7 Std., Ablesung nach 48—72 Std.

Prophylaxe gegen die tuberkulöse Infektion: BCG-Impfung, deren Komplikation: kolliquative BCG-Tuberkulose.

Klinische Formen

1. *Tuberculosis colliquativa*
   Massive Schwellung verbackener Lymphknoten mit Fistelbildung, Durchbruch des aufgeweichten Infiltrats mit Ulcusbildung. Bei Abheilung bizarre Narbenbildung.
2. *Tuberculosis cutis luposa*
   Maculo-papulöses Infiltrat in Form gruppierter Knötchen (Lupusknötchen) oder flächiger, scharf begrenzter, bräunlicher Herde mit Neigung zur Erosion. Auf Glasspateldruck apfelgeleeartige Pigmentierung, bedingt durch Eigenfarbe der epitheloiden Infiltrate. Leichte Vulnerabilität (belegbar durch Druck mit der Knopfsonde).
3. *Tuberculosis cutis verrucosa*
   Papuloverruköse Herde von fester Konsistenz und rötlichem Rand.
4. *Tuberculosis cutis ulcerosa*
   Ulcusbildung mit unterminiertem Rand, schmierigem Belag und Befall regionärer Lymphknoten.
5. *Tuberculosis cutis miliaris*
   Aussaat multipler Papeln von livid-rötlicher Farbe, häufig mit zentraler Nekrose.

In etwa dreiviertel der Fälle von Hauttuberkulose muß mit gleichzeitig vorhandener oder sich nachfolgend entwickelnder Visceraltuberkulose gerechnet werden. Die sogenannten *Tuberkulide* dürften auf Grund neuerer Befunde wohl nur in seltenen Fällen (10–20%) auf eine Tuberkulose zurückzuführen sein (Lindemayr in Bestätigung von Orfanos, 1970).

Therapie: Isonicotinsäurehydrazid (INH) 8—10 mg pro kg und Tag reicht für die cutanen Tbc-Formen (Kalkoff. 1956).

Tüpfelnägel
(s. S. 98)
Wachstumsstörungen der Nagelplatte.
Charakteristisch bei Psoriasis; auf parakeratotische kleine Herde in der Nagelplatte zurückzuführen.

Tularämie (Zoonose)
Infektion durch Pasteurella tularensis (Insekten, Nagetiere) nach einer Inkubationszeit von 3—4 Tagen.
Ulcusbildung an der Eintrittspforte mit regionärer Lymphknotenschwellung, schwere Allgemeinsymptome.
Exanthementwicklung.
Nachweis durch spezifische Serumagglutinie, auch durch Hauttest.
Therapie: Streptomycin.

Typhus abdominalis
Erreger: Salmonella typhosa
Inkubationszeit: 3—30 Tage.
Exanthemtyp: zarte, etwas erhabene, rosafarbene bis linsengroße Roseolen vornehmlich am Bauch (etwa 5—20 Efflorenscenzen), daneben Facies typhosa.
Alopecia diffusa in der Rekonvaleszenz
Bei *Paratyphus* ausgeprägtere und zahlreichere Roseolen auch über die Bauchhautregion hinaus.

Typhus exanthematicus
Erreger: Rickettsia Prowazeki.
Inkubationszeit: 7—21 Tage.
Exanthemtyp: Stecknadelkopf- bis linsengroße rötliche Herde mit zentraler Blutung.
Lokalisation vornehmlich infraclaviculär, palmar und plantar sowie Achselhöhle.

Ulcus cruris
(s. S. 224).
Therapie: Desinfektion, Granulationsanregung, Hemmung wuchernder Granulationen, Hemmung der periulcerösen Dermatitis. Normalisierung der Durchblutung:
a) Beseitigung venöser Stauung (Varicenentfernung, Kompressionsverband),
b) Aktivierung der arteriellen Durchblutung,
c) Beide Behandlungsmaßnahmen dienen auch zur Prophylaxe der oberflächigen Thrombophlebitiden.

Ulcus molle
(s. S. 444)
Erreger: Haemophilus Ducreyi.
Inkubationszeit: 1—3 Tage.
Unterminiertes weiches, schmerzhaftes Ulcus an den Genitalorganen mit oft multipler Lymphknotenschwellung, ggf. Abscedierung.
Therapeutisches Ansprechen auf Gentamycin (Refobacin), Sulfonamide.
Weitere Beobachtung wegen Spirochätensuperinfektion nötig und nach Gentamycin und Sulfonamiden möglich.

Ulerythem ophryogenes
Im Bereiche der Augenbrauen lokalisierte Rötung, Schuppung, zarte Rötung.
Partielle Atrophie.
Polyätiologische Pathogenese.
Follikuläre Keratose auf gerötetem Grund mit Haarverlust (S. 88)

Urticaria
(s. S. 76, Tabelle 336)
Episodenhaftes, kurzfristiges, scharf begrenztes Ödem mit rotem Rand und zentraler Blässe auf Grund einer Kompression des venösen Plexus durch das interstitielle Ödem. Die Entwicklung einer urticariellen Eruption ist an normale Druckverhältnisse im peripheren Kreislauf gebunden. Bei Schocksyndromen nach intracutanen Allergen-Infektionen entwickelt sich eine Quaddel als Ausdruck einer allergischen Reaktion vom Soforttyp erst nach Erholung des Kreislaufs.
Als Charakteristikum für den hämatogenen Typ der Urticaria ist die Neigung zu Konfigurationen der urticariellen Herde mit Bildung von Rosetten und Ringfragmenten mit unregelmäßiger, besonders am Stamm betonten Verteilung.
Mediatoren der Ödementwicklung: Histamin, Kinine.
Die Dauer einer Urticaria kann zwischen einem Tag bis Jahrzehnten schwanken. Das Entstehen einer Urticaria, die nicht den physikalischen Urticariaformen zuzuordnen ist, über einige Jahre hinaus ist selten. Erfahrungsgemäß klingen die meisten Urticariaformen innerhalb der ersten vier Wochen ab, insbesondere wenn es sich um endogen ausgelöste Arten handelt. Illig hat empfohlen (1973), folgende Einteilung vorzunehmen:

1. a) Kurzfristige akute Urticaria:
   Bestanddauer bis 4 Wochen.
   Besonders heftige und ausgedehnte Hauterscheinungen mit Allgemeinsymptomen (Fieber, Kopfschmerzen, Schockfragmente).
   Pathogenetisch ist eine Arzneimittelüberempfindlichkeit oder eine nutritive Urticaria, also eine Urticaria mit einem deutlichen Hinweis für ein Allergen anzunehmen.
   b) Langfristige akute Urticaria:
   Bestanddauer über 4 Wochen.
   Akute Schübe mit Allgemeinsymptomen in gößeren Intervallen von Wochen und Monaten („akut-intermittierender" Typ).

2. a) Kurzfristige chronische Urticaria:
   Bestanddauer bis zu 4 Wochen.
   Nur subakute oder chronische, mildere Hauterscheinungen ohne Allgemeinsymptome.

   b) Langfristige chronische Urticaria vom kontinuierlichen Typ (chronisch-kontinuierliche Urticaria):
   Bestanddauer über 4 Wochen.
   Nur chronische Hauterscheinungen ohne Allgemeinsymptome. Praktisch pausenlose Eruptionen.
   Diese Urticariaform gibt besondere Schwierigkeiten bei der ätiologischen Aufklärung. Zusammenhänge mit dem Intestinum sind auch bei der

   c) Langfristigen chronischen Urticaria vom rezidivierenden Typ (chronisch-rezidivierende Urticaria) anzunehmen. Bei dem letzteren Typ handelt es sich nur gegenüber 2b um verschieden große Intervalle von mindestens 1 Tag zwischen den einzelnen Schüben.

Therapie (s. S. 295): Entsprechend der Auslösung. Symptomatisch: Antihistaminica, Corticosteroide.

Bei Patienten mit chronisch rezidivierender Urticaria geht die Normalisierung der Darmflora, wenn diese anormal war, meist mit der klinischen Besserung bzw. Heilung parallel. [Meyer-Rohn, J.: Fortschritte der Therapie **5**, 1 (1973)].

Urticaria pigmentosa
(s. S. 31)
Mit circumscripter Melaninvermehrung verbundene Mastzellenanhäufung.
Auf physikalische Irritation lokalisierte Quaddelbildung durch Mastzellenliberation; bei Mastzellenzerstörung durch U.V., Röntgenstrahlen, zeitweiliger Rückgang der Herde, aber Neuentwicklung nach längerer Latenzperiode (1 Jahr).
Urticaria pigmentosa kann als Sonderform einer Mastzellen-Retikulose aufgefaßt werden, die kongenital auftreten kann und durch Apfelsinenhaut und diffuse Mastzellendurchsetzung der oberen Hautschichten charakterisiert ist. Mastzellenvermehrung bei Erwachsenen auch im Knochenmark.

Literatur
Sagher, F., Even-Paz, Z.: Mastocytosis and the Mastcell. Basel - New York: Karger 1967.

Tabelle 336. Auslösungswege der Urticaria

Chemisch	Physikalisch[a]	Elektromagnetische Wellen
Exogen direkt: Insektenstiche, Pflanzliche Substanzen (Brennessel), Histamin, Kinine indirekt: über Antigen-Antikörper-Reaktion	Urticaria factitia (Soforttyp), Urticaria factitia tarda[b] ("delayed and persistent dermographia"), Druck-Urticaria (mechanogenes Quincke-Ödem), mechanogenes Köbner-Phänomen durch Dermographie und Druck bei endogener Urticaria, Kälte-Urticaria vom Kontakttyp: idiopathisch, familiär, Kälte-Urticaria vom „Reflextyp" (?), Kälte-Urticaria bei Kryoglobulinämien (symptomatisch), Wärme-Urticaria vom Kontakttyp, Wärme-Urticaria vom „Reflextyp" (cholinergische Wärme-Urticaria) „Summations"-Urticaria, Urticaria durch Kälte und Dermographie	kurzwellige UV-Urticaria, langwellige UV-Urticaria, Licht-Urticaria durch sichtbares Licht, Infrarot-Urticaria, Licht-Urticaria mit breitem Auslösungsspektrum (kontinuierlich oder diskontinuierlich), Licht-Urticaria bei der familiären Protoporphyrinämie (symptomatisch), Röntgen-Urticaria
Endogen akute Urticaria: Nahrungsmittel, Focus, Medikamente	chronische Urticaria: Magen-Darmstörungen, Nahrungsmittel, Medikamente	auf emotioneller Basis: cholinergische Urticaria, Anstrengungs-Urticaria (Beziehung zur Wärme-Reflex-Urticaria)
Arzneimittel-Urticaria		
Anaphylaktische Reaktion bei bereits vorliegenden freizirkulierenden Antikörpern (IgE).	Serumkrankheitstyp als Reaktion auf noch im Gewebe fixierte Allergene, die nach entsprechender Latenzzeit Antikörper (IgG) induzieren.	

[a] Siehe Illig, L., Kunick, J.: Hautarzt 1969. — [b] Ryan, T. G., 1969.

Tabelle 337. Lichturticaria, auslösende Faktoren. (Nach Harber, Holloway and Mathews, Washington 1962)

Typ	Spektrum (Å)	Mechanismus
I	2850–3200	Allergisch, passiver Transfer und invers. passiver Transfer möglich
II	3200–4000	Unbekannt, kein Serumfaktor nachweisbar
III	4000–5000	Allergische Pathogenese möglich passiver Transfer positiv invers. Transfer negativ
IV	>4000	Störung im Porphyrin-Metabolismus (Kosenow-Magnus-Langhoff)

Vaccinia
(s. S. 344)
Impfkomplikationen direkter Natur sind:

1. Das Vaccine-Exanthem als allergische Reaktion.
2. Die Vaccinia secundaria als Schmierinfektion von Impfpusteln unter Einschluß des Ekcema vaccinatum.
3. Die Vaccinia generalisata als Virusabsiedlung bei Erstimpflingen oder bei Wiederimpflingen höheren Alters, die ohne immunbiologischen Schutz trotz sicherer Impfnarben aus früherer Zeit auftreten kann.
4. Eine sekundäre Impffolge ist noch die keloide Veränderung der Impfnarbe, die später excidiert werden kann.
   Impfnarben können als Vorfeld einer Neigung zu Basaliomen bzw. Spinaliomen gesehen werden (selten).
5. Postvaccinale Encephalitis nur beim Erstimpfling.

Variola
(s. S. 344, Tabelle 328)
Die Übertragung des Pockenvirus kommt in erster Linie unmittelbar durch die beim Sprechen, Husten oder Niesen verstreuten Tröpfchen aus Nase und Mund (Tröpfcheninfektion), seltener mittelbar durch Einatmen erregerhaltigen Staubes, z. B. aus Bett- und Leibwäsche und durch Gegenstände, an denen die Pockenerreger haften (Staubinfektion), zustande (Bundesgesetzamt 1969).

Inkubationszeit 8—18 Tage mit einer statistischen Häufung am 12. Tag.

Danach das 4tägige *Initialstadium* als Zeichen einer ersten klinisch erfaßbaren Auseinandersetzung des Organismus mit dem Erreger.

Charakteristika dieses Stadiums sind: Steiler Fieberanstieg; katarrhalische Veränderung; Kreuz-, Kopf- und Gliederschmerzen; gelegentlich scarlatiniforme Exantheme, die kurzfristig existieren, aber auch kontinuierlich in die Phase des Pockeneruptionsstadiums einmünden können. Petechien werden bei diesem Prodromalexanthem im Bereich der Achsel oder in der Leiste häufiger gesehen.

Im Anschluß *an das Initialstadium unter Fieberabfall Eruption des eigentlichen Pockenexanthems.* Es entwickeln sich zunächst isolierte oder disseminierte klein-papulöse Veränderungen, die linsengroß sind und verschiedene Konfigurationen, breitbasig oder hanfkorn-ähnlich spitzkegelig, aufweisen. Beide Formen können in Schüben nebeneinander auftreten, ohne daß eine vesiculöse bzw. pustulöse Transformation in den ersten Stunden erkennbar ist. Erst in den nächsten Tagen bzw. auch Stunden zeigt sich auf der Kuppe der Papel eine Bläschenbildung. Die Papeln sind von einem mehr oder weniger ausgeprägten Erythem umgeben. Die sich später entwickelnden Bläschen und Pusteln zeichnen sich durch eine prall elastische Festigkeit aus, eine Eigenschaft, die den Efflorescenzen des Pustelstadiums bis zur vollen Reife treu bleibt. Man muß sich von der Vorstellung lösen, daß die Variola in der Frühzeit des Eruptionsstadiums ein einheitliches monomorphes Bild zeigt.

Wenn Personen mit abgeschwächtem Impfschutz an Pocken erkranken, bilden sich oft nur wenige kleine Bläschen, besonders im Gesicht. Ein nur leicht an Pocken Erkrankter kann die Erreger auf andere übertragen, die schwer, sogar tödlich erkranken können.

Lokalisation der Efflorescenzen
Die ersten Eruptionen liegen meistens im Gesicht, und zwar in Hautarealen, welche die Gesichtsknochen überspannen. Nach dem Gesicht werden Hände und Arme und schließlich Schultergürtel, Brust und untere Extremitäten befallen.

Varicen
(s. S. 219)

Vasculitis allergica
(s. S. 282 ff.)

Verrucae seborrhoicae (sog. Alterswarzen)
(s. S. 312)
Deutlich umschriebene, ovale, bohnen- bis fünfmarkstückgroße, epidermale, das Niveau der Haut überragende Wucherungen, deren braun-graue Auflagerungen abkratzbar sind. Entwicklung meistens nach dem vierten Lebensjahrzehnt, meistens in mehreren Herden auftretend.

Therapeutisch werden die braunen bis schwarzen Hornkrusten durch Stichelung mit der Diathermienadel entfernt und der erosive Wundgrund ebenfalls durch Diathermie behandelt. Lokal kann auch Vitamin A-Säure-Salbe 1%ig angewandt werden. Schwund der seborrhoischen Warzen im Zuge einer entzündlichen Reizung.

Weiterhin bietet sich die Fräsbehandlung an. Nachbehandlung mit Corticosteroidsalben.

Verrucae vulgares
(s. S. 344)
Blumenkohlartig aus der Haut sprossende epidermale Tumoren. Virus-Infektion.

Im Frühstadium häufig stecknadelkopfgroße bis linsengroße, papulöse Erhebung von fester Konsistenz und glatter Oberfläche, öfters disseminierte Aussaat, auch familiär vorkommend.

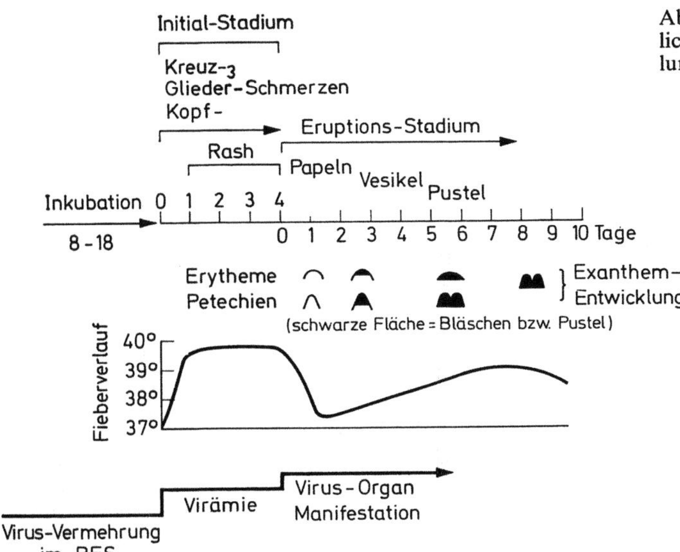

Abb. 120. Überblick über die zeitliche und exanthematische Entwicklung der Variola

Tabelle 338. Infektionswege (=) und Kreuzimmunität (—) bei Krankheiten der Pox-Virus-Gruppe

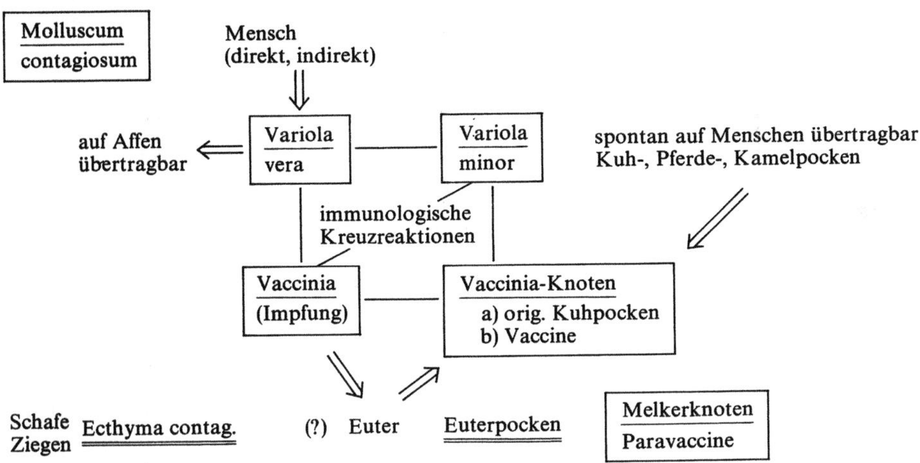

Verlauf: Sowohl kurzfristige Entwicklung als auch Rückbildung möglich.

Verrucae planae juveniles

Sonderform einer disseminierten Aussaat.

Terrainbedingtheit der verschiedenen Verrucaeformen, insbesondere für den Virusbefall, ist offensichtlich.

Therapie: Vereisung mit flüssigem Stickstoff. Nach 48 Std hebt sich die Warze blasenförmig ab. Entfernung der Warze mit Scherenschlag und Behandlung des Wundgrundes mit konzentrierter Essigsäure, Trichloressigsäure oder Salpetersäure.

Elektrocoagulation besonders im Frühstadium der Warzenentwicklung. Sorgfältige Entfernung der Fußsohlenwarze in Vollnarkose, Nachbehandlung mit Podophyllin 10 bis 20 %ig, ggf. auch entsprechende Handelspräparate.

Rezidivneigung in der Umgebung. Therapeutische Techniken nicht zu kleinflächig durchführen.

Virus-Exantheme

(s. S. 344)

Vitiligo

(s. S. 107)

Scharf begrenzte, depigmentierte Herde, gegebenenfalls mit hyperpigmentierter Randzone der normalen Haut. Erbgang beschrieben.

Patienten, die an Vitiligo leiden, neigen früher und in stärkerem Maße zu Magen-Schleimhautveränderungen in Richtung chronisch-atrophischer Gastritis. Prophylaktisch Vitamin B_{12}.

Therapie: Unter Furocumarinen (s. S. 110) (Meladinine) ggf. Repigmentierung, häufig von den Follikeln ausgehend.

Unterstützende Maßnahmen: UV-Licht (Blacklight, 360 nm), Kromayer-Lampe.

Abdeckung der Herde: Covermark.

Tätowierung mit Kupfer-Verbindungen.

Literatur

El Mofty, A. M.: Vitiligo and Psoralens. Oxford: Pergamon Press 1968.

Vulvitis plasmacellularis

(s. Balanitis plasmacellularis S. 429).

Ggf. assoziiert mit bullösen Veränderungen der Mundschleimhaut.

Waterhouse-Friderichsen-Symptom

(s. S. 236)

Akute hämorrhagische Nekrosen auf dem Boden einer Nebennierenrindendestruktion verbunden mit Verbrauchcoagulopathie.

U. a. bei Meningokokkensepsis.

Therapie: Chemotherapie, Infusion mit Anticoagulantien (α-Heparin).

Windel-Dermatitis

(s. S. 329)

Entwicklung eines Erythems, später Papeln, Vesikeln und Erosionen im Bereiche der Genitalien und Gesäßbacken.

Pseudosyphilitische Erosiv-Papeln (Dermatite syphiloide postérosive).

Xanthelasma palpebarum

(s. Tabelle Xanthomatosen S. 144).

Gelb-weiße scharf begrenzte, flache Platten im Bereich der Augenlider.

Phagocytose von Cholesterin.

Entweder bei Normocholesterinämie oder bei Hypercholesterinämie in Kombination mit weiteren Symptomen einer Lipoidose.

Therapie: Excision, Stichelung mit Diathermienadel, häufig Rezidive.

Xeroderma pigmentosum

(s. S. 133)

Bereits im frühen Kindesalter oder auch später sich entwickelnde Veränderungen im Bereiche lichtexponierter Hautregionen.

Verlauf

a) Erythemato-pigmentöses Stadium

↓

b) Hautatrophie

↓

c) Hyperkeratosen und maligne Proliferationen

Die Eruption verschiedener Tumoren, Basaliome, Spinaliome, Sarkome und Hyperkeratosen sowie Pigmentationen und Teleangiektasien sind Ausdruck einer verminderten Resistenz gegen Lichteinwirkung auf Grund eines genetischen Defektes. Pathogenetisch steht ein verhinderter Dark-repair-Mechanismus im Vordergrund und damit eine nicht reparable Schädigung der Desoxyribonucleinsäure mit entsprechenden Folgeerscheinungen (s. S. 47). Dieser Vorgang ist die Basis der Entstehung der verschiedenen Stadien und der Tumoren einschließlich der basophilen Degeneration des Kollagens.

Therapie: Excision der Tumoren, Lichtschutz.

Zoster

(s. S. 344)

Infektion mit Zoster-Virus, identisch mit dem Erreger der Varicellen. (Dem Zoster des Säuglings gehen Zoster oder Varicellen der Mutter während der Gravidität voraus.)

a) Gebunden an Ausbreitungsgebiete von Nerven des ZNS, in 25% der Fälle ist der Trigeminus I betroffen.
b) Generalisiert bei Abwehrschwäche, Immundefekten wie bei Leukämie.
   Trauma und lokalisierte Tumoren können Realisationsfaktoren des Zoster im entsprechenden Segment sein.

Neben Befall des sensiblen Nervensystems auch motorische Lähmungen passagerer Natur.

Postneuritische Schmerzen als besondere Komplikation.

Die Dauer der Erkrankung ist bei 30% weniger als 2 Wochen, bei 24% mehr als 4 Wochen.

Therapie: Aktivierung der Interferon-Produktion im Frühstadium, Verhinderung einer Superinfektion mit Bakterien, Gamma-Globulin bei Verdacht auf Immundefekt.

Sachverzeichnis

Halbfette Ziffern: Besondere Abhandlung im Text, einschließlich Dermatosenregister
Kursive Ziffern: Datenangabe in tabellarischer Form
Gewöhnliche Ziffern: Bezugnahme auf Textstellen

Literaturhinweis

Neben den im Text hervorgehobenen Handbüchern, insbesondere der Ergänzungsbände zum Jadassohnschen Handbuch, anderen Monographien und weiteren Abhandlungen, möchten wir folgende Basisbücher zur funktionellen Dermatologie in zeitlicher Reihenfloge herausstellen.

Rothman, S.: Physiology and Biochemistry of the Skin. Chicago/Illinois: University of Chicago Press 1954.

Pastinszky, I., Rácz, I.: Hautveränderungen bei inneren Krankheiten. Berlin-Jena: Verlag Volk und Gesundheit 1965.

Stüttgen, G.: Physiologie und Pathophysiologie der Haut. Stuttgart: G. Fischer 1965.

Rook, A. J., Walton, G. S.: Comparative Physiology and Pathology of the Skin. Oxford: Blackwell Scientific Publications 1965.

Rook, A. J., Wilkinson, D. S., Ebling, F. J. G. (Hrsg.): Textbook of Dermatology. Oxford-London-Edinburgh-Melbourne: Blackwell Scientific Publications 1969/1972.

Champion, R. H., Gillman, T., Rook, A. J., Sims, R. T.: An Introduction to the Biology of the Skin. Oxford-Edinburgh: Blackwell Scientific Publications 1970.

Gertler, W.: Systematische Dermatologie und Grenzgebiete. Leipzig: G. Thieme 1970

und schließlich besonders

Fitzpatrick, T. B., Arndt, K. A., Clark, W. H., Eisen, A. Z., VanScott, E. J., Vaughan, J. H.: Dermatology in General Medicine. New York: McGraw-Hill 1971.

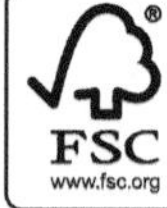

MIX
Papier aus verantwortungsvollen Quellen
Paper from responsible sources
FSC® C105338

If you have any concerns about our products, you can contact us on
ProductSafety@springernature.com

In case Publisher is established outside the EU, the EU authorized representative is:
Springer Nature Customer Service Center GmbH
Europaplatz 3, 69115 Heidelberg, Germany

Printed by Libri Plureos GmbH
in Hamburg, Germany